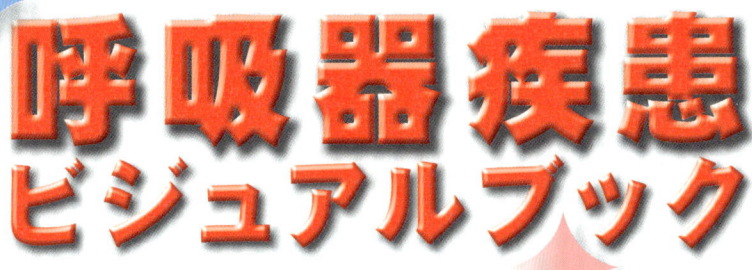

呼吸器疾患ビジュアルブック

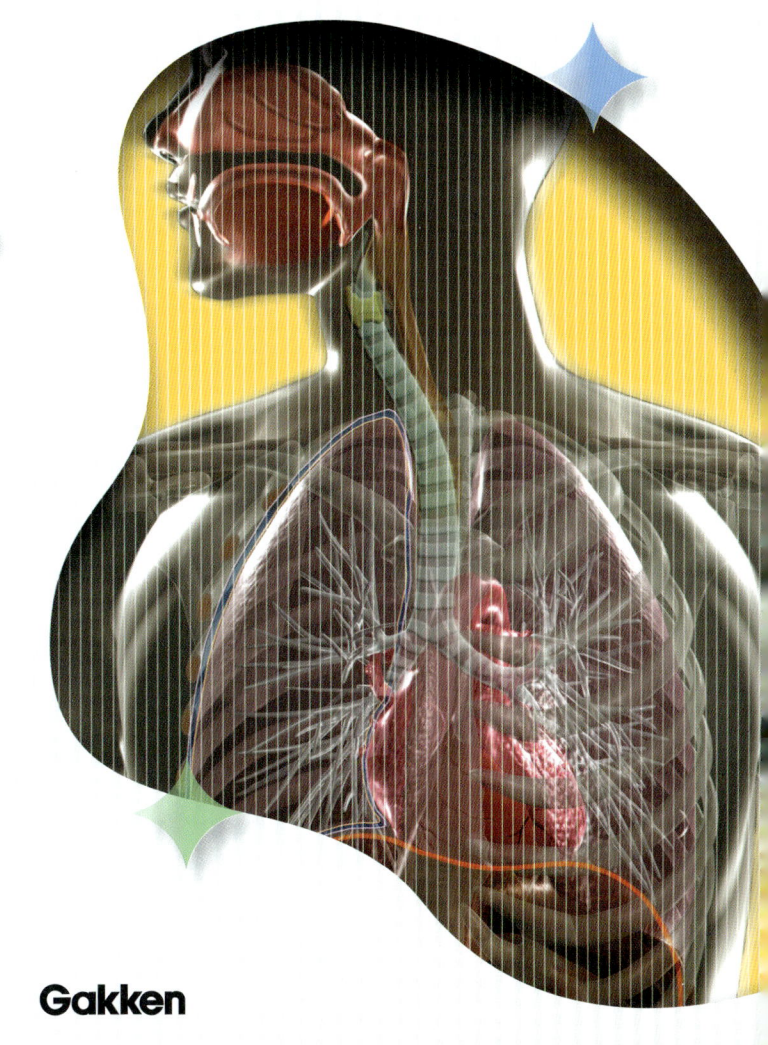

Gakken

■**監修**
　落合慈之（NTT東日本関東病院　院長）

■**編集**
　石原照夫（NTT東日本関東病院呼吸器科・肺外科　部長）

■**著者（執筆順）**
　臼井一裕（NTT東日本関東病院呼吸器科・肺外科　医長）
　石原照夫　前掲
　神谷紀輝（東京慈恵会医科大学外科学講座呼吸器外科）
　棚井千春（NTT東日本関東病院呼吸器科・肺外科）
　野田裕道（NTT東日本関東病院呼吸器科・肺外科）
　江島美保（日本赤十字社大森赤十字病院呼吸器内科）
　小林英夫（防衛医科大学呼吸器内科　准教授）
　阿部典文（NTT東日本関東病院呼吸器科・肺外科　主任医長）
　田中良明（NTT東日本関東病院呼吸器科・肺外科）
　鹿毛秀宣（東京大学医学部附属病院呼吸器内科）
　吉村邦彦（日本赤十字社大森赤十字病院呼吸器内科　部長）
　坂本　晋（東邦大学医療センター大森病院呼吸器内科）
　本間　栄（東邦大学医療センター大森病院呼吸器内科　教授）
　戸島洋一（東京労災病院呼吸器内科　部長・アスベスト疾患センター長）
　久能木真喜子（順天堂大学医学部呼吸器内科）
　瀬山邦明（順天堂大学医学部呼吸器内科　先任准教授）
　小倉高志（神奈川県立循環器呼吸器病センター呼吸器科　部長）
　山口哲生（JR東京総合病院呼吸器内科　部長・副院長）
　熊崎智司（NTT東日本関東病院連携診療科　部長）
　笠木　聡（国家公務員共済組合連合会虎の門病院睡眠呼吸器科）
　成井浩司（国家公務員共済組合連合会虎の門病院睡眠呼吸器科　部長）
　植木　純（順天堂大学医療看護学部専門基礎内科学　教授）

■編集担当：黒田周作／田口由利
■編集協力：ボンソワール書房／鈴木　健（メディカル・ライフ）／武内敬子
■カバー・表紙デザイン：上條　正
■表紙3DCG：メタ・コーポレーション・ジャパン
■本文デザイン：センターメディア
■DTP：ボンソワール書房
■本文イラスト：青木　隆デザイン事務所（青木　隆，木村嘉孝，青木福子）／日本グラフィックス／佐藤成美

introduction

　この20年間，呼吸器疾患は著しい変貌をとげている．患者数でみれば，肺がん患者の増加が突出しているのはいうまでもないが，気管支喘息，過敏性肺炎や薬剤性肺炎をはじめとする各種間質性肺炎なども増加している．自然環境の変化や，新薬が続々開発される医療情勢の反映である．

　一方，以前は難治性の下気道感染症に悩まされていた，びまん性汎細気管支炎や気管支拡張症などは，新規に遭遇することはほとんどない．

　治療では，以前は希望のもてない状況にあった進行肺がんの治療成績にあかるい兆しが見えはじめている．EGFR（上皮成長因子受容体）遺伝子変異の有無に基づいた分子標的薬EGFR-TKI（イレッサ®）の選択，小細胞がん・非小細胞がんの組織型別の抗がん薬の選択，後者はさらに扁平上皮がん・非扁平上皮がんにわけての抗がん薬の選択へと個別化医療の方向に進んでいる．

　こうした呼吸器疾患の変貌と病態の理解・治療の進歩を本書に反映させたいと考え，内容を編集した．その方針として，1）実地臨床に役立つ内容，2）呼吸器疾患全体の理解をすすめる分類と構成，3）病因・病態・治療についての最新の知見の提供を掲げた．

　呼吸器疾患は，肺という生命の維持に最も重要な臓器の1つに起こる病気である．その臓器が病に冒されれば，患者が受ける，不安，苦痛，負担ははかりしれないものである．最良の治療効果とQOLの改善維持を目指すには，よりきめ細かなチーム医療を提供する必要がある．そのためには，各医療スタッフが，疾患の病態，治療についての理解を深めることが不可欠であろう．

　各執筆者には，この目的に沿うように，簡潔な記述と図表・画像を多用して，わかりやすい解説を心がけていただくようにお願いした．現在，活躍しておられる医療従事者はもとより，医療従事者を目指して勉学されている学生諸氏が，本書により，呼吸器疾患に関心をもっていただければ，著者たちの望外の喜びである．

　また，現在の医療は，患者の選択権や自由意志を最大限尊重することが基本になっている．そのためには，患者にも，疾患の基礎知識が求められる時代である．患者およびその家族にも，本書を活用していただき，医療者と患者との間にみられる「知識の不均衡」の是正に，少しでも役立っていただければと願っている．

　最後に，日常診療の多忙の中，本書のために，創意工夫をこらして，執筆の労をとっていただいた先生方に深甚なる謝意を表する．

2011年3月

監修・編者

呼吸器疾患ビジュアルブック
How to use 本書の読み方

Step 1 総論で基礎をおさえる
臓器の解剖・生理と機能，検査法を学習する．

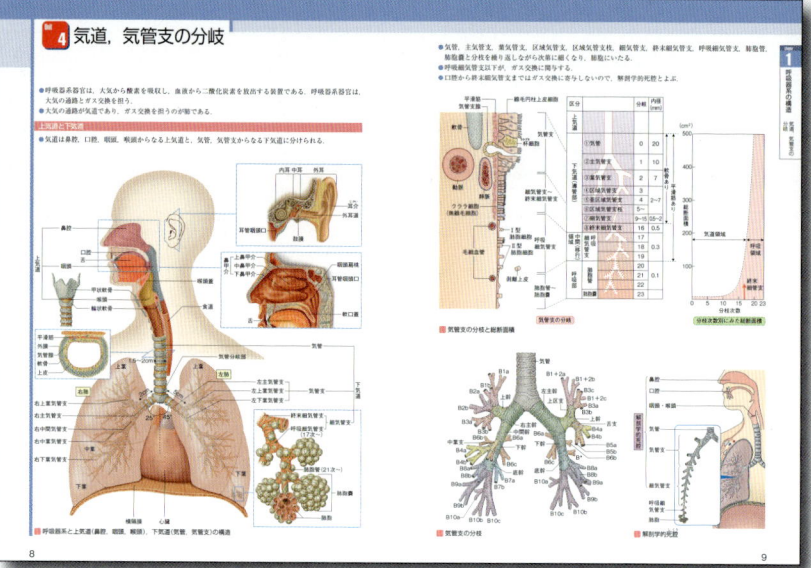

臨床から基礎を確認 **Review**

ICD-10（国際疾病分類第10版）に基づいたコードを示しています．

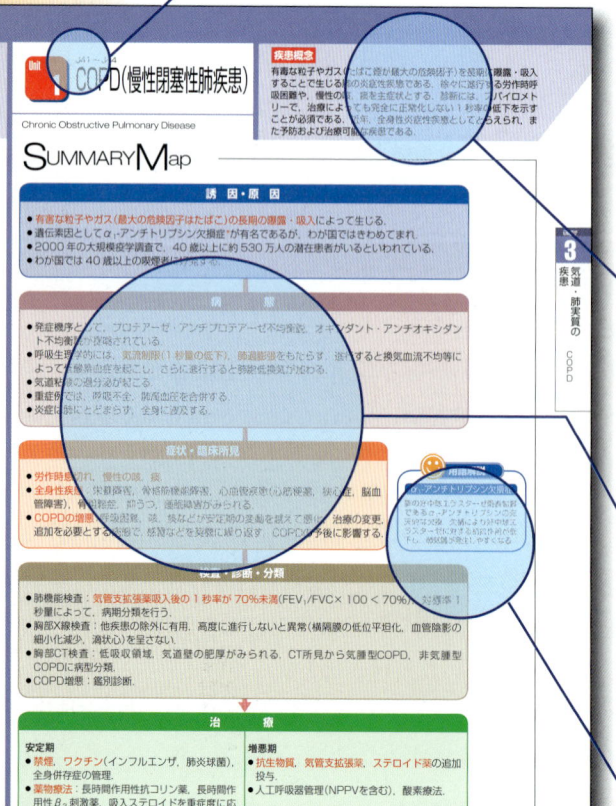

Step 2 治療までの流れをおさえる
疾患の原因から治療までの要点を把握する．

疾患概念
各論については，各疾患の概念を簡潔に解説しています．

SUMMARY Map
各論では各疾患の誘因・原因，病態，症状・臨床所見，検査・診断・分類，治療までの流れをフローチャート形式のマップで示しています．重要で覚えるべき内容や用語については，赤字で示しています．

用語解説
難解または重要な用語について，本文中に＊印をつけ，ここで解説しています．

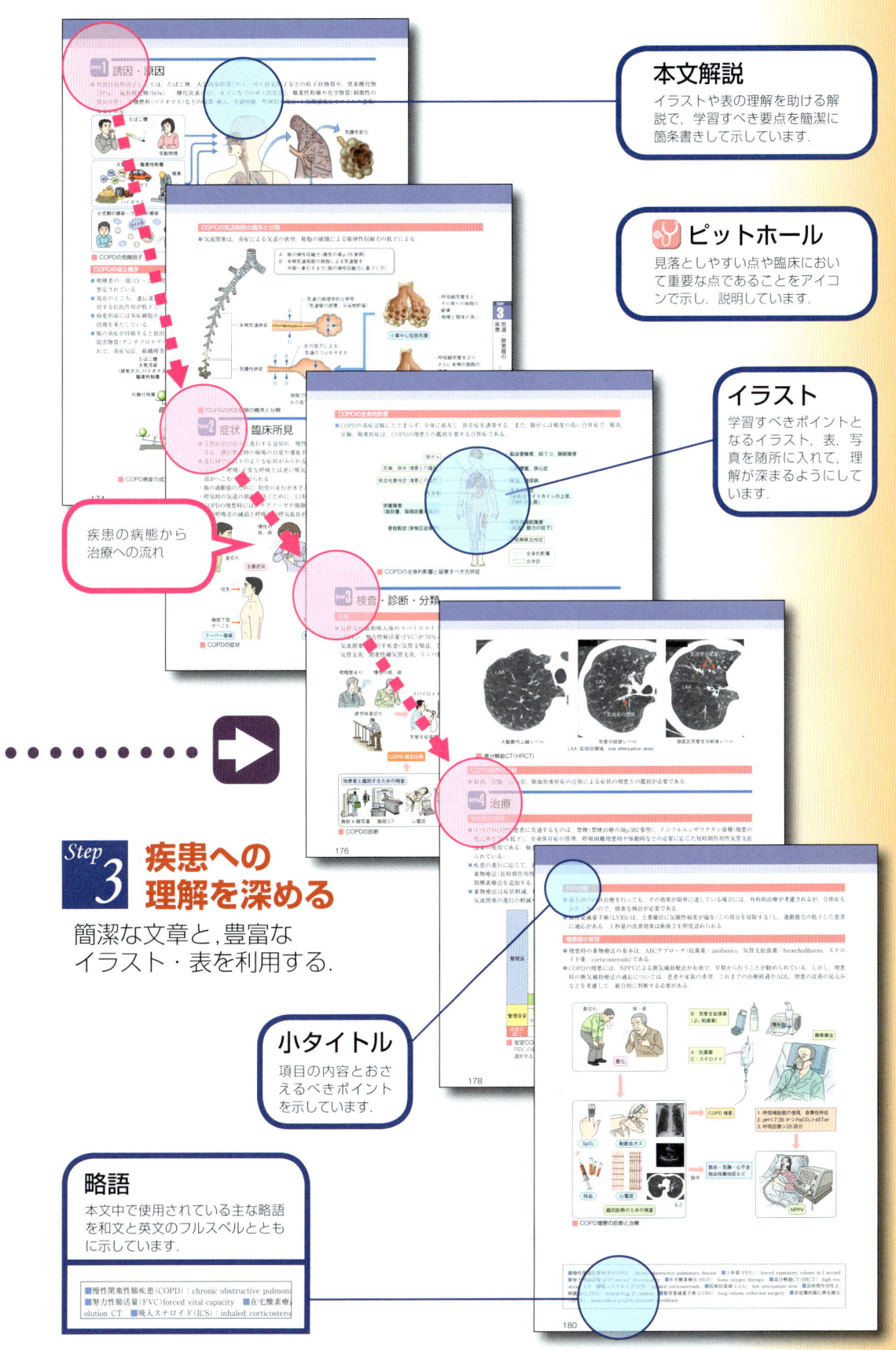

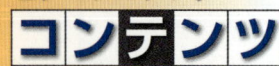

Contents

Part 1 呼吸器系の構造と機能

Chapter 1　呼吸器系の構造

Unit 1　呼吸器の全体像——（臼井一裕）　2
- ●呼吸器の構造…2

Unit 2　胸郭と胸腔——（臼井一裕）　3
- ●胸郭と胸腔の位置…3　●呼吸運動…3　●胸腔内圧…4
- ●胸膜と横隔膜…5

Unit 3　葉と区域——（臼井一裕）　6
- ●葉と区域…6　●肺の血管系…7

Unit 4　気道，気管支の分岐——（臼井一裕）　8
- ●上気道と下気道…8　●気道の構造と粘液線毛輸送系…10

Unit 5　肺実質——（臼井一裕）　11
- ●肺実質：肺胞の構造と機能…11

Unit 6　肺循環——（石原照夫）　12
- ●肺循環と体循環…12　●肺血管…13

Unit 7　縦隔——（神谷紀輝）　14
- ●縦隔（mediastinum）…14　●胸腺・胸管…15
- ●リンパ節…15

Chapter 2　呼吸生理

Unit 1　換気——（石原照夫）　16
- ●換気のしくみ…16

Unit 2　呼吸調節——（石原照夫）　17
- ●呼吸リズムと呼吸中枢…17

Unit 3　ガス交換——（石原照夫）　18
- ●外呼吸と内呼吸…18　●肺胞でのガス交換…19

Unit 4　酸素輸送と二酸化炭素輸送
——（石原照夫）　20
- ●酸素（O_2）輸送…20　●（動脈血）酸素飽和度（SaO_2）と酸素（O_2）解離曲線…20　●酸素含量（CaO_2）…21　●二酸化炭素（CO_2）の輸送…21

Unit 5　低酸素血症の病態生理と原因
——（石原照夫）　22
- ●低酸素血症の原因：換気と血流のミスマッチ…22　●低酸素血症の原因：解剖学的シャント…23

Unit 6　高炭酸ガス血症の病態生理と原因
——（石原照夫）　24
- ●高炭酸ガス血症の原因…24　●呼吸性アシドーシス…25

Part 2 呼吸器疾患の症状と診断に用いられる検査

Chapter 1　主要症状

Unit 1　咳（咳嗽）——（石原照夫）　28
- ●咳のメカニズム…28　●鎮咳薬…30

Unit 2　痰（喀痰）——（石原照夫）　31
- ●気道と肺胞の構造…31

Unit 3　息切れ・呼吸困難——（石原照夫）　32
- ●疾患と息切れの関係…33

Chapter 2　身体所見

Unit 1　視診と触診——（棚井千春）　34
- ●視診…34　●触診…37

Unit 2　打診——（棚井千春）　38
- ●打診とは…38　●打診の方法…39

Unit 3　聴診——（棚井千春）　40
- ●聴診とは…40　●呼吸音と副雑音…40　●聴診の方法…43

Chapter 3　呼吸機能検査

Unit 1　スパイロメトリー——（石原照夫）　44

Unit 2　フローボリューム曲線
——（石原照夫）　46
- ●フローボリューム曲線の見方…46　●フローボリューム曲線の評価…47

Unit 3　残気量，機能的残気量と拡散能
——（石原照夫）　48
- ●残気量，機能的残気量…48　●拡散能…49

Unit 4　気道可逆性試験と気道過敏性試験
——（野田裕道）　50
- ●気道可逆性試験…50　●気道過敏性試験…50

Unit 5　動脈血ガス分析——（石原照夫）　52
- ●目的と基準値…52　●動脈血ガス分析のための採血時の留意点…52　●PaO_2の評価…53　●$AaDo_2$の評価…54
- ●$PaCO_2$の評価…54　●HCO_3^-の評価…55

Unit 6　パルスオキシメトリー
——（石原照夫）　56
- ●SpO_2とPaO_2の対比…57

Chapter 4　喀痰微生物検査
Unit 1 喀痰微生物検査(迅速検査)
──────────────(石原照夫)　58

Chapter 5　胸水検査
Unit 1 胸水検査 ────────(江島美保)　59
● 胸水…59　● 胸水の性状…60　● 生化学検査…60　● 微生物学的検査…61　● 病理学的検査…61　● 胸腔穿刺(胸水検査)…61

Chapter 6　画像検査
Unit 1 胸部単純X線写真 ──────(石原照夫)　62
● 撮影,読影前の留意点…62　● 正常像…63　● 胸郭(胸壁)の異常所見…64　● 肺野の異常所見…65
Unit 2 胸部X線CT検査 ──────(小林英夫)　71
● 撮影法…71　● ウィンドウ機能…71　● 適応…71　● 肺野条件と縦隔条件…71　● 高分解能CT(HRCT)…72　● 異常陰影…73　● CTガイド下生検…75
Unit 3 胸部MRI検査 ──────(小林英夫)　76
● 原理…76　● 撮像法:T1強調像とT2強調像…76　● 適応…77　● MRIの主な長所と短所…77　● MRI検査における禁忌と注意すべき体内留置金属…77

Chapter 7　内視鏡検査
Unit 1 気管支鏡検査 ──────(小林英夫)　78
● 適応と禁忌…78　● 方法と観察…78　● 判定方法…79　● 直視下生検と経気管支肺生検(TBLB)…80　● 擦過細胞診…80　● 気管支洗浄,気管支肺胞洗浄(BAL)…80　● 気管支鏡的治療…80　● 針穿刺吸引…80　● 合併症…80
Unit 2 胸腔鏡検査 ──────(阿部典文)　81
● 胸腔鏡検査とは…81　● 適応と禁忌…82　● 目的と意義…82　● 検査手順…82　● 合併症…83

Chapter 8　超音波検査
Unit 1 超音波(エコー)検査 ──(小林英夫)　84
● 診断方法…84　● 観察方法…85　● 超音波ガイド下生検…85

Part 3　呼吸器疾患の理解

◆ 肺炎で使用される頻度の高い代表的な抗菌薬一覧表…86

Chapter 1　呼吸器感染症
Unit 1 かぜ症候群 ──────(臼井一裕)　88
SUMMARY MAP…88　／誘因・原因…89　／症状・臨床所見…89　／検査・診断・分類…90　／治療…90　● 抗菌薬の適応…90　● 予防…90
Unit 2 インフルエンザ ──────(臼井一裕)　91
SUMMARY MAP…91　／誘因・原因…92
Supplement:高病原性鳥インフルエンザ(H5N1)…93
／症状・臨床所見…94　／検査・診断・分類…94　／治療…94　● 予防…94　● 薬物療法…95

Unit 3 肺炎
Unit 3-1 肺炎・総論 ──────(臼井一裕)　96
● 定義と分類…96　● 重症度の判定…97　● 市中肺炎の診断と治療…97　● 肺炎の予防…98
Unit 3-2 肺炎球菌肺炎 ──────(田中良明)　99
SUMMARY MAP…99　／誘因・原因…100　／症状・臨床所見…100　／検査・診断・分類…100　／治療…101　● 予防…101
Unit 3-3 インフルエンザ菌肺炎
──────────────(田中良明)　102
SUMMARY MAP…102　／誘因・原因…103　／症状・臨床所見…103　／検査・診断・分類…103　／治療…103
Unit 3-4 黄色ブドウ球菌肺炎
──────────────(田中良明)　104
SUMMARY MAP…104　／誘因・原因…104　／症状・臨床所見…105　／検査・診断・分類…105　／治療…105
Unit 3-5 クレブシエラ肺炎 ─(田中良明)　106
SUMMARY MAP…106　／誘因・原因…106　／症状・臨床所見…107　／検査・診断・分類…107　／治療…107
Unit 3-6 マイコプラズマ肺炎
──────────────(田中良明)　108
SUMMARY MAP…108　／誘因・原因…108　／症状・臨床所見…109　／検査・診断・分類…109　／治療…109
Unit 3-7 クラミジア肺炎 ──(田中良明)　110
SUMMARY MAP…110　／誘因・原因…110　／症状・臨床所見…111　／検査・診断・分類…111　／治療…111
Unit 3-8 レジオネラ肺炎 ──(田中良明)　112
SUMMARY MAP…112　／誘因・原因…113　／症状・臨床所見…113　／検査・診断・分類…114　／治療…114
Unit 4 誤嚥性肺炎 ──────(鹿毛秀宣)　115
SUMMARY MAP…115　／誘因・原因…116　／症状・臨床所見…116　／検査・診断・分類…117　● 胸部X線およびCT所見…117　● 病原診断…117　● 診断…117　● 嚥下機能検査…117　／治療…118　● 薬物療法…118　● 非薬物療法:予防…118
Unit 5 ウイルス性肺炎 ──────(鹿毛秀宣)　119
SUMMARY MAP…119　／誘因・原因…119　／症状・臨床所見…120　／検査・診断・分類…120　● 画像診断…120　● ウイルスの存在診断…121　／治療…121
Supplement:重症急性呼吸器症候群(SARS)…122
Unit 6 抗酸菌感染症
Unit 6-1 肺結核 ──────(田中良明)　123
SUMMARY MAP…123　／誘因・原因…123　／症状・臨床所見…125　／検査・診断・分類…125　／治療…128
Unit 6-2 非結核性抗酸菌症 ─(田中良明)　131
SUMMARY MAP…131　／誘因・原因…131　／症状・臨床所見…132　／検査・診断・分類…132　／治療…133
● 肺MAC症,M. kansasii症について…133
Unit 7 肺真菌症
Unit 7-1 肺アスペルギルス症
──────────────(臼井一裕)　135
SUMMARY MAP…135　／誘因・原因…136　／症状・

臨床所見…137／検査・診断…137／治療…138

Unit 7-2 肺クリプトコッカス症
──────────────（臼井一裕）139

SUMMARY MAP…139／誘因・原因…140／症状・臨床所見…140／検査・診断・分類…141 ●画像所見…141 ●病理組織所見…141／治療…141

Unit 7-3 ニューモシスチス肺炎
──────────────（臼井一裕）142

SUMMARY MAP…142／誘因・原因…143／症状・臨床所見…143／検査・診断・分類…143／治療…144

Unit 8 細菌性胸膜炎 ────（石原照夫）145

SUMMARY MAP…145／誘因・原因…146／症状・臨床所見…146／検査・診断・分類…147 ●胸部X線検査…147 ●胸水穿刺…149／治療…150

Chapter 2　気道系の疾患

Unit 1 気管支喘息────（野田裕道）151

SUMMARY MAP…151／誘因・原因…152 ●喘息のアレルギー性炎症のメカニズム…153 ●アスピリン喘息(AIA)…153 ●運動誘発喘息(EIA)…154／症状・臨床所見…154 ●聴診所見…154 ●咳喘息…154 ●重症度分類…154／検査・診断・分類…155／治療…156 ●長期管理における薬物治療…156／日常生活の管理…158
Supplement：慢性咳嗽…159

Unit 2 びまん性汎細気管支炎
──────────────（吉村邦彦）161

SUMMARY MAP…161／誘因・原因…162／症状・臨床所見…162／検査・診断・分類…162／治療…163

Unit 3 閉塞性細気管支炎 ──（吉村邦彦）164

SUMMARY MAP…164／誘因・原因…164／症状・臨床所見…165／検査・診断・分類…165 ●病理組織学的分類…165 ●HRCT所見…166／治療…166

Unit 4 気管支拡張症 ───（吉村邦彦）167

SUMMARY MAP…167／誘因・原因…168／症状・臨床所見…168／検査・診断・分類…168 ●診断…168 ●診断基準…168 ●嚢胞性線維症(CF)に伴う気管支拡張症…169 ●非CF性の気管支拡張症…169／治療…172 ●薬物療法…172 ●気管支動脈塞栓術…172 ●外科的療法…172 ●その他の治療法…172

Chapter 3　気道・肺実質の疾患

Unit 1 COPD（慢性閉塞性肺疾患）
──────────────（石原照夫）173

SUMMARY MAP…173／誘因・原因…174 ●COPDの成立機序…174 ●COPDの気流制限の機序と分類…175／症状・臨床所見…175 ●COPDの全身的影響…176／検査・診断・分類…176 ●診断…176 ●病期分類…177 ●画像診断…177 ●COPD増悪の鑑別…178／治療…178 ●安定期の管理…178 ●外科治療…180 ●増悪期の管理…180

Unit 2 好酸球性肺疾患
Unit 2-1 急性好酸球性肺炎
──────────────（坂本　晋，本間　栄）181

SUMMARY MAP…181／誘因・原因…182／症状・臨床所見…182／検査・診断・分類…182 ●診断基準…182 ●胸部X線検査…182 ●胸部CT検査…183 ●その他の検査…183 ●鑑別診断…183／治療・予後…183 ●生活指導など…183

Unit 2-2 慢性好酸球性肺炎
──────────────（坂本　晋，本間　栄）184

SUMMARY MAP…184／誘因・原因…185／症状・臨床所見…185／検査・診断・分類…185 ●画像検査…185 ●血液検査…185 ●その他の検査…185 ●CT検査…186／治療・予後…186

Unit 2-3 アレルギー性気管支肺アスペルギルス症
──────────────（坂本　晋，本間　栄）187

SUMMARY MAP…187／誘因・原因…188／症状・臨床所見…188／検査・診断・分類…188 ●診断基準…188 ●血液検査…189 ●胸部単純X線検査…189 ●CT像…189 ●病期の分類…189／治療・予後…190

Chapter 4　肺実質の疾患

Unit 1 特発性間質性肺炎
Unit 1-1 特発性間質性肺炎・総論
──────────────（石原照夫）191

●間質性肺炎…191 ●特発性間質性肺炎…191
Supplement：腔内線維化(intraluminal fibrosis)…195

Unit 1-2 特発性肺線維症 ──（石原照夫）196

SUMMARY MAP…196／誘因・原因…197／症状・臨床所見…197／検査・診断・分類…197／治療…200
Supplement：CPFE(combined pulmonary fibrosis and emphysema)…202

Unit 1-3 非特異性間質性肺炎
──────────────（石原照夫）203

SUMMARY MAP…203／誘因・原因…204／症状・臨床所見…204／検査・診断・分類…205／治療…206

Unit 1-4 特発性器質化肺炎 ─（石原照夫）207

SUMMARY MAP…207／誘因・原因…208／症状・臨床所見…208／検査・診断・分類…208／治療…210

Unit 2 過敏性肺(臓)炎 ───（石原照夫）211

SUMMARY MAP…211／誘因・原因・病態…212 ●発症機序と病理…212 ●誘因・原因…212／症状・臨床所見…214／検査・診断・分類…214 ●検査…214 ●診断…217／治療…217

Unit 3 薬剤性肺炎 ────（田中良明）218

SUMMARY MAP…218／誘因・原因…218／症状・臨床所見…219／検査・診断・分類…219／治療…220

Unit 4 放射線肺炎────（臼井一裕）221

SUMMARY MAP…221／誘因・原因…222／症状・臨床所見…222／検査・診断・分類…222／治療…222

Unit 5　塵肺
Unit 5-1　珪肺症 ————（戸島洋一）223
SUMMARY MAP…223 ／誘因・原因…224 ／症状・臨床所見…224 ／検査・診断・分類…224 ●胸部X線所見…224 ●胸部CT所見…225 ●じん肺管理区分…225 ／治療…225

Unit 5-2　石綿肺 ————（戸島洋一）226
SUMMARY MAP…226 ／誘因・原因…227 ／症状・臨床所見…227 ●病態…227 ●病理組織所見…228 ／検査・診断・分類…229 ●画像所見…229 ●呼吸機能検査…229 ／治療・管理…229

Unit 6　リンパ脈管筋腫症
————（久能木真喜子，瀬山邦明）230
SUMMARY MAP…230 ／誘因・原因…231 ／症状・臨床所見…231 ／検査・診断・分類…232 ●胸部CT検査…232 ●腹部CT検査…232 ●病理検査…232 ／治療…233 ●妊娠・出産…233
Supplement：Birt-Hogg-Dubé症候群…234

Unit 7　肺ランゲルハンス細胞組織球症
————（小倉高志）235
SUMMARY MAP…235 ／誘因・原因…236 ／症状・臨床所見…236 ／検査・診断・分類…236 ●胸部X線検査…236 ●胸部CT検査…236 ●肺生検による病理学的組織検査…237 ●気管支肺胞洗浄による診断アルゴリズム…238 ／治療…238

Unit 8　肺胞タンパク症 ————（臼井一裕）239
SUMMARY MAP…239 ／誘因・原因…240 ●発症機序…240 ●原因による分類…240 ／症状・臨床所見…241 ／検査・診断・分類…241 ／治療…242

Chapter 5　全身性疾患
Unit 1　サルコイドーシス ————（山口哲生）243
SUMMARY MAP…243 ／誘因・原因…244 ／症状・臨床所見…244 ●サルコイドーシス特有の全身症状…244 ●代表的な多臓器病変…244 ／検査・診断・分類…246 ●主な検査所見…246 ●病理組織所見…246 ●胸部X線検査…247 ●胸部CT検査…248 ／治療…248

Unit 2　膠原病随伴性間質性肺炎
Unit 2-1　膠原病随伴性間質性肺炎・総論
————（田中良明）249
SUMMARY MAP…249 ／誘因・原因…249 ／症状・臨床所見…250 ／検査・診断・分類…250 ／治療…250

Unit 2-2　膠原病随伴性間質性肺炎・各論
————（田中良明）251
●関節リウマチ(RA)…251　●全身性硬化症(強皮症，SSc)…252　●多発性筋炎/皮膚筋炎(PM/DM)…253　●シェーグレン症候群(SjS)…254　●全身性エリテマトーデス(SLE)…254　●混合性結合組織病(MCTD)…254

Unit 3　ウェゲナー肉芽腫症 —（小倉高志）255
SUMMARY MAP…255 ／誘因・原因…256 ／症状・臨床所見…256 ／検査・診断・分類…256 ●血液検査…256 ●胸部画像検査…257 ●気管支鏡検査…257 ●生検…258 ／治療…258

Unit 4　チャーグ-ストラウス症候群
————（小倉高志）259
SUMMARY MAP…259 ／誘因・原因…260 ／症状・臨床所見…260 ／検査・診断・分類…261 ●検査…261 ●診断…262 ／治療…262
Supplement：ANCA関連肺疾患…263

Unit 5　グッドパスチャー症候群
————（熊崎智司）264
SUMMARY MAP…264 ／誘因・原因…265 ／症状・臨床所見…265 ／検査・診断・分類…266 ●生化学検査…266 ●胸部X線検査…266 ●CT検査…266 ●気管支鏡検査…266 ●びまん性肺胞出血の分類…267 ●生検…267 ／治療…267

Unit 6　血液疾患に伴う肺病変
————（臼井一裕）268
SUMMARY MAP…268 ／誘因・原因…269 ／症状・臨床所見…270 ／検査・診断・分類…270 ／治療…270

Chapter 6　呼吸不全
Unit 1　呼吸不全 ————（石原照夫）271
SUMMARY MAP…271 ／誘因・原因…272 ／症状・臨床所見…273 ●低O_2血症，高CO_2血症…273 ●肺性心…273 ／検査・診断・分類…274 ●動脈血ガス分析…274 ●呼吸不全，慢性呼吸不全，慢性呼吸不全の急性増悪かの診断…274 ●換気血流ミスマッチ，肺低換気のいずれかが主体かを検索…274 ●呼吸性アシドーシスが代償性か非代償性か…274 ●呼吸器系以外の臓器障害…274 ／治療…275 ●酸素療法…275

Chapter 7　呼吸調節の異常
Unit 1　過換気症候群
————（笠木　聡，成井浩司）278
SUMMARY MAP…278 ／誘因・原因…278 ／症状・臨床所見…279 ／検査・診断・分類…279 ／治療…279

Unit 2　肺胞低換気症候群
————（笠木　聡，成井浩司）280
SUMMARY MAP…280 ／誘因・原因…280 ／症状・臨床所見…281 ／検査・診断・分類…281 ／治療…282 ●原発性肺胞低換気症候群(PAHS)…282 ●肥満低換気症候群(OHS)…282

Unit 3　睡眠時無呼吸症候群
————（笠木　聡，成井浩司）283
SUMMARY MAP…283 ／誘因・原因…284 ／症状・臨床所見…284 ／検査・診断・分類…285 ／治療…287

Chapter 8　肺腫瘍
Unit 1　肺がん・総論 ————（棚井千春）289
●疫学…289　●危険因子…289　●組織型…290　●診断…291　●病期診断…291　●病期別の治療戦略…293　●分子標的治療…294

Unit 2　非小細胞肺がん ————（棚井千春）295
SUMMARY MAP…295 ／誘因・原因…296 ／症状・臨床所見…296 ／検査・診断・分類…296 ／治療…297

- ●切除不能局所進行例…297　●進行例…297

Unit 3 小細胞肺がん ――（棚井千春） 298
SUMMARY MAP…298 ／誘因・原因…298 ／症状・臨床所見…299 ／検査・診断・分類…299 ／治療…300
- ●限局型（LD）…300　●進展型（ED）…300

Unit 4 肺がんの外科的治療 ―（阿部典文） 301
- ●手術適応…301　●全身的・機能的な適応因子…301　●手術の実際…303　●術後管理…305　●術後補助療法…306

Supplement：末梢発生小型肺腺がんと野口分類…（石原照夫） 307

Unit 5 転移性肺腫瘍 ――（阿部典文） 308
SUMMARY MAP…308 ／誘因・原因…309 ／症状・臨床所見…309 ／検査・診断・分類…309 ／治療…310

Unit 6 肺良性腫瘍 ―――（阿部典文） 311
SUMMARY MAP…311 ／誘因・原因…312 ／症状・臨床所見…312 ／検査・診断・分類…312 ／治療…313

Chapter 9　肺循環障害

Unit 1 肺血栓塞栓症 ――（石原照夫） 314
SUMMARY MAP…314 ／誘因・原因…314 ●病態…315　●分類…316 ／症状・臨床所見…316 ／検査・診断・分類…316 ／治療…318　●抗凝固療法…320　●血栓溶解療法…321　●その他の治療…321

Supplement：旅行者血栓症（エコノミークラス症候群）…322

Unit 2 肺高血圧症

Unit 2-1 肺高血圧症 ――（石原照夫） 323
- ●肺高血圧症の臨床分類〔ダナポイント（Dana Point）分類2008〕…323

Unit 2-2 特発性肺動脈性肺高血圧症
―――――――（石原照夫） 325
SUMMARY MAP…325 ／誘因・原因…326 ／症状・臨床所見…328 ／検査・診断・分類…328 ／治療…330
- ●IPAH／HPAH治療のアルゴリズム…331　●日常生活の注意点…332

Unit 3 心原性肺水腫 ――（江島美保） 333
SUMMARY MAP…333 ／誘因・原因…334 ／症状・臨床所見…334 ／検査・診断・分類…335 ／治療…336

Unit 4 急性呼吸窮迫症候群（ARDS）
――――――――（臼井一裕） 337
SUMMARY MAP…337 ／誘因・原因…338 ／症状・臨床所見…339 ／検査・診断・分類…340　●検査…340　●診断…341 ／治療…341　●薬物療法…341　●呼吸管理療法…341

Unit 5 肺動静脈瘻――（臼井一裕） 343
SUMMARY MAP…343 ／誘因・原因…343 ／症状・臨床所見…344 ／検査・診断・分類…344 ／治療…344

Chapter 10　胸腔疾患

Unit 1 乳び胸 ―――（神谷紀輝） 345
SUMMARY MAP…345 ／誘因・原因…346　●胸管の走行…346　●原因…346 ／症状・臨床所見…346 ／検査・診断・分類…347 ／治療…347　●保存的治療…347　●外科治療…347

Unit 2 血胸 ―――――（神谷紀輝） 348
SUMMARY MAP…348 ／誘因・原因…349 ／症状・臨床所見…349 ／検査・診断・分類…349

Unit 3 気胸（自然気胸） ――（神谷紀輝） 350
SUMMARY MAP…350 ／誘因・原因…351　●特発性自然気胸（idiopathic pneumothorax）…351　●二次性（続発性）自然気胸（secondary pneumothorax）…351 ／症状・臨床所見…351 ／検査・診断・分類…352 ／治療…353

Supplement：外傷性気胸と医原性気胸…354

Unit 4 腫瘍性疾患

Unit 4-1 胸膜がん症 ――（棚井千春） 355
SUMMARY MAP…355 ／誘因・原因…356 ／症状・臨床所見…356 ／検査・診断・分類…356　●画像検査…356　●その他の検査…357 ／治療…357

Unit 4-2 胸膜中皮腫 ――（戸島洋一） 358
SUMMARY MAP…358 ／誘因・原因…359　●病態…359 ／症状・臨床所見…359 ／検査・診断・分類…359　●画像診断…359　●細胞診・生検…360　●生化学検査…360　●組織による分類…360　●病期分類…360 ／治療…361　●外科的治療…361　●放射線療法…361　●化学療法…361　●労災補償と石綿救済法…361

Chapter 11　縦隔腫瘍

Unit 1 胸腺腫 ―――（阿部典文） 362
SUMMARY MAP…362 ／誘因・原因…363 ／症状・臨床所見…363 ／検査・診断・分類…363 ／治療…364

Supplement：胸腺がん（thymic carcinima）…365

Unit 2 胚細胞腫瘍 ――（臼井一裕） 366
SUMMARY MAP…366 ／誘因・原因…367 ／症状・臨床所見…367 ／検査・診断・分類…367 ／治療…368

Unit 3 神経原性腫瘍 ――（神谷紀輝） 369
SUMMARY MAP…369 ／誘因・原因…370 ／症状・臨床所見…370 ／検査・診断・分類…370 ／治療…371

Chapter 12　呼吸リハビリテーション

Unit 1 呼吸リハビリテーション
―――――――――（植木　純） 372
- ●呼吸リハビリテーション（respiratory rehabilitation）の定義…372　●わが国における呼吸リハビリテーションの現状…372　●呼吸リハビリテーションの適応と効果…373　●呼吸リハビリテーションの実際…375　●呼吸リハビリテーションと患者教育…381

Chapter 13　禁煙治療

Unit 1 禁煙治療 ―――（瀬山邦明） 382
SUMMARY MAP…382 ／ニコチン依存症とは…383 ／喫煙による健康被害，受動喫煙の影響とその対策…383 ／禁煙指導の基本…385 ／禁煙外来での治療…386

Part 1
呼吸器系の構造と機能

Chapter 1 呼吸器系の構造
- Unit 1 呼吸器の全体像
- Unit 2 胸郭と胸腔
- Unit 3 葉と区域
- Unit 4 気道, 気管支の分岐
- Unit 5 肺実質
- Unit 6 肺循環
- Unit 7 縦隔

Chapter 2 呼吸生理
- Unit 1 換気
- Unit 2 呼吸調節
- Unit 3 ガス交換
- Unit 4 酸素輸送と二酸化炭素輸送
- Unit 5 低酸素血症の病態生理と原因
- Unit 6 高炭酸ガス血症の病態生理と原因

Unit 1 呼吸器の全体像

呼吸器の構造

- 生体は，栄養素を燃焼し，各組織で必要なエネルギーを得ることで生命維持をしている．栄養素の燃焼に必要な酸素(O_2)を取り入れエネルギーを生成し，栄養素の燃焼の結果生じた二酸化炭素(CO_2)を排泄する『呼吸』という働きを行っている．

- 呼吸器は，気道を通して酸素を外気から取り入れ肺胞に運び，酸素を血液に拡散させ，血液循環で全身の各臓器組織に行きわたらせる．そして，代謝によって各臓器組織で産生された二酸化炭素を血液循環で肺胞に運搬し，肺胞内へガスとして排出して気道を通して外気へ排出する．

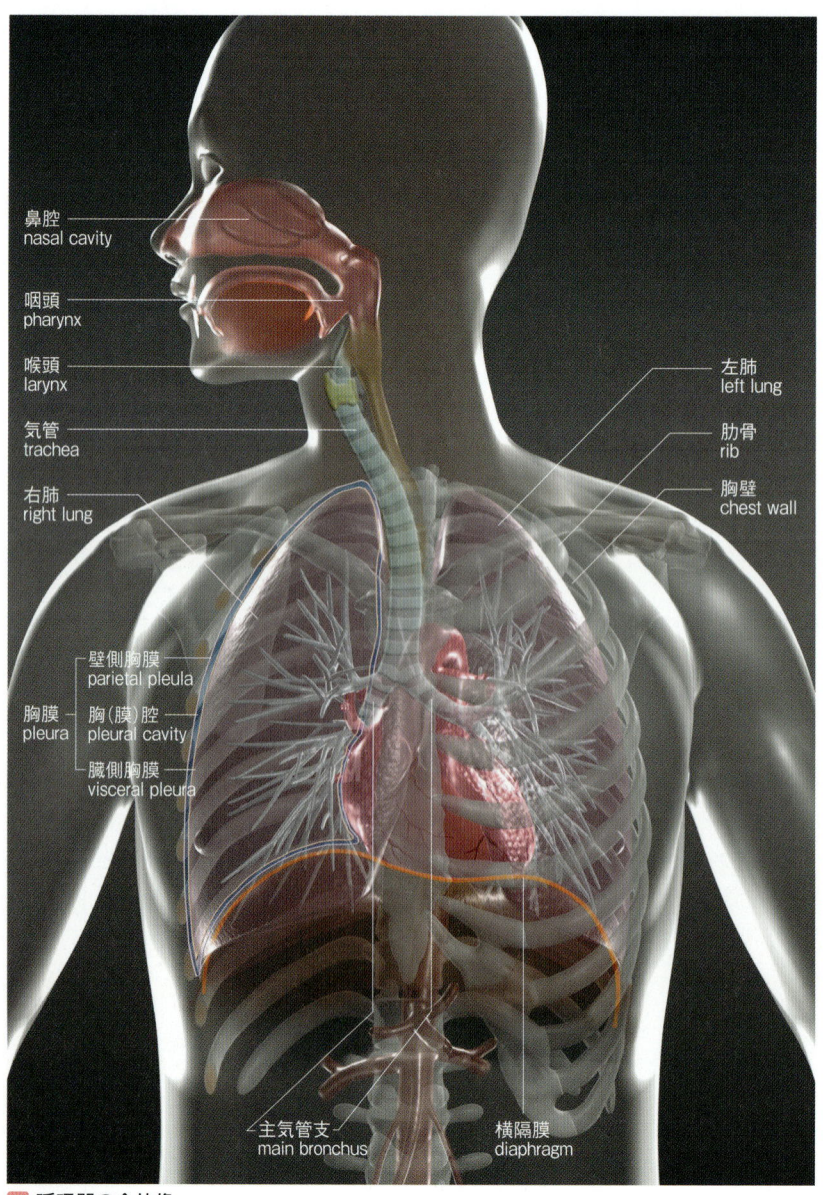

■ 呼吸器の全体像

Unit 2 胸郭と胸腔

胸郭と胸腔の位置

- 胸郭は12個の胸椎，12対の肋骨および肋軟骨，胸骨からなるカゴ状の骨格であり，胸郭に囲まれた空間が胸腔である．
- 第7肋軟骨までが胸骨と関節し，第8〜10肋軟骨は第7肋軟骨と関節する．第11，12肋骨は胸骨と関節していない．すべての肋骨は脊柱と関節している．
- 胸郭の入口部は第1胸椎，第1肋骨，第1肋軟骨，胸骨柄からなり，下方は横隔膜によって腹腔と隔てられている．

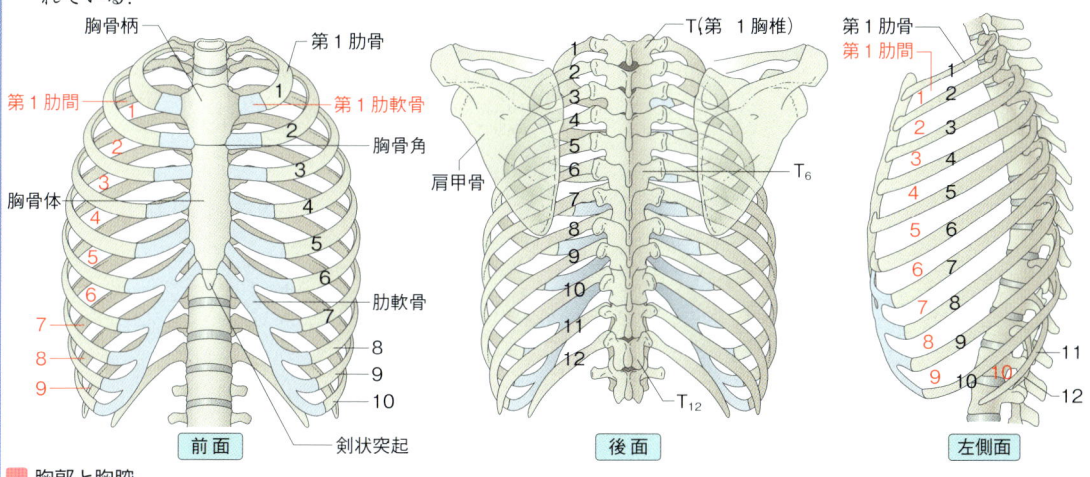

胸郭と胸腔

呼吸運動

- 呼吸運動は，胸郭の変形と横隔膜の移動により生じる．
- 吸気時には外肋間筋，横隔膜が収縮し，胸郭が上下，前後左右に拡大する．呼気時には横隔膜が弛緩，内肋間筋が収縮し，また腹部の筋肉が収縮し，弛緩した横隔膜を押し上げて，胸郭を縮小させる．
- ただし，安静時呼気時には内肋間筋の作用は顕著ではなく，安静時呼気は吸気によって得られた肺の弾性収縮力により，受動的に実施される（努力呼吸時についてはp.16参照）．

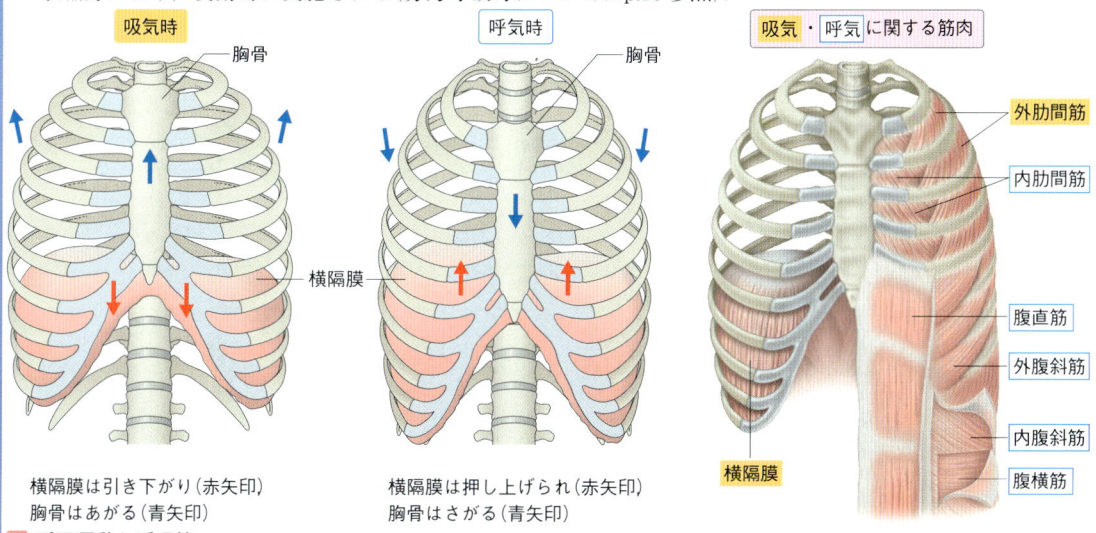

呼吸運動と呼吸筋

- 呼気時に水汲みポンプのハンドルの動きに類似し，肋椎関節を中心に胸骨を前上方向に，胸郭部が多少後ろに動くことで，胸部の前後径が増加する．
- 肋骨の回転運動はバケツの取手の動きに類似し，肋骨が上方に移動すると，胸郭は拡大し，下方に移動すると胸郭は縮小する（バケツハンドル運動）．
- 横隔膜は収縮すると下降し，胸郭の上下径が拡大する．

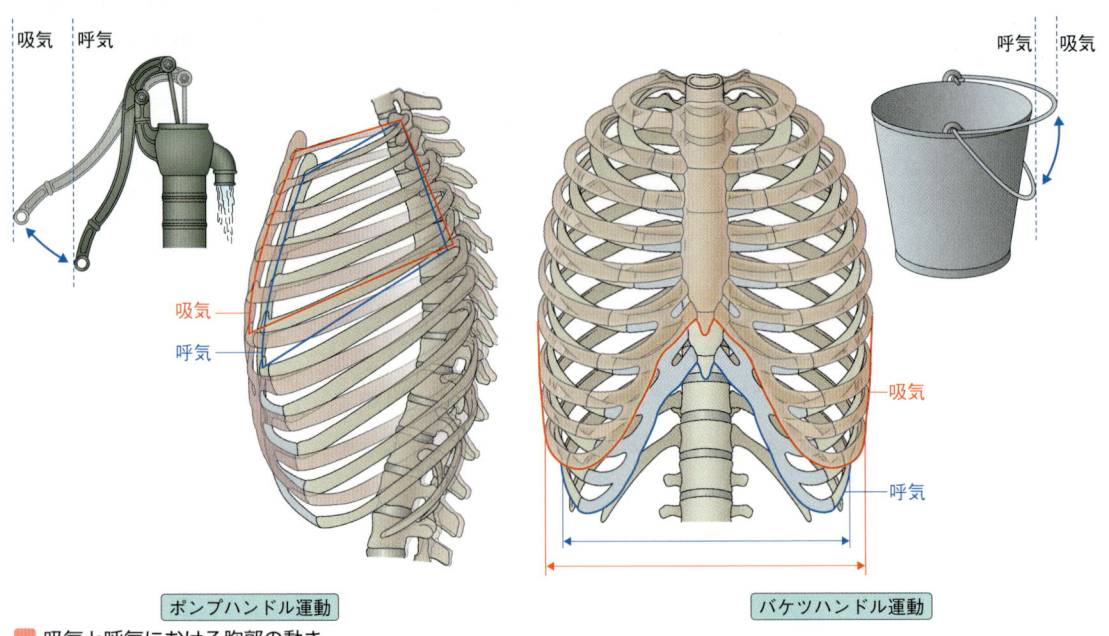

吸気と呼気における胸郭の動き

胸腔内圧

- 安静呼吸時の胸腔内圧は常に大気より陰圧であり，呼吸運動により胸腔内陰圧は変化する．
- 肺自身は，弾性線維の張力と肺胞内面の表面張力によって常に縮まる力が働いており，胸腔内圧が陰圧でないと縮んでしまう．
- 呼吸筋がはたらいていないとき（安静呼気終末期，機能的残気量位），肺の元に戻ろうとする力とバランスをとるため，胸郭には広がる力が働いている（すなわち，少し小さめな胸郭）(p.16 参照)．
- 気胸などにより肺が虚脱し肺の縮まる力が消失すると，胸郭は広がる．

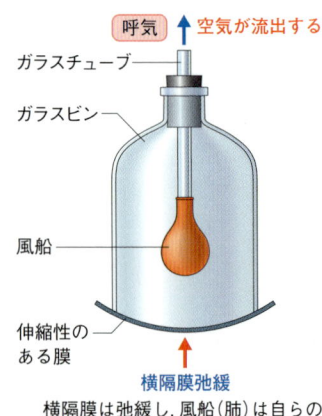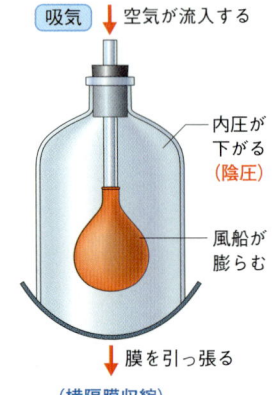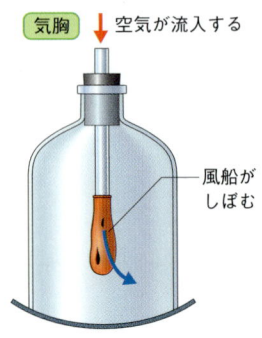

呼気と吸気の胸腔内圧の変化

- 圧変化（⊿P）に対する容量変化（⊿V）の比をコンプライアンス（C）という．
- コンプライアンスが大きいほど，その容器は柔らかく，伸びやすいことを示す．つまり，肺の伸展性の指標となる．
- 呼吸器全体のコンプライアンス（C_T）は，肺コンプライアンス（C_L）と胸郭コンプライアンス（C_W）からなる．
- 肺コンプライアンスは，肺気腫では増加し，肺線維症では低下する．

$$C = \frac{\Delta V}{\Delta P}$$

$$\frac{1}{C_T} = \frac{1}{C_L} + \frac{1}{C_W}$$

胸膜と横隔膜

■胸膜
- 肺の表面と胸壁の内面は，それぞれ臓側胸膜，壁側胸膜で覆われている．胸膜はひとつながりの膜であり，閉鎖空間である胸（膜）腔を形成している．
- 胸（膜）腔内は正常時でも，0.1〜0.2mg/kgの胸水（胸膜液）が存在する．体循環から壁側胸膜構造を通過して胸腔内に0.01mL/kg/時間の速度で形成され，壁側胸膜内に存在するリンパ管を経て，胸腔外に排出される．臓側胸膜は通常，胸水産生・吸収には寄与していない．
- 壁側胸膜には感覚神経が存在するが，臓側胸膜には存在しない．

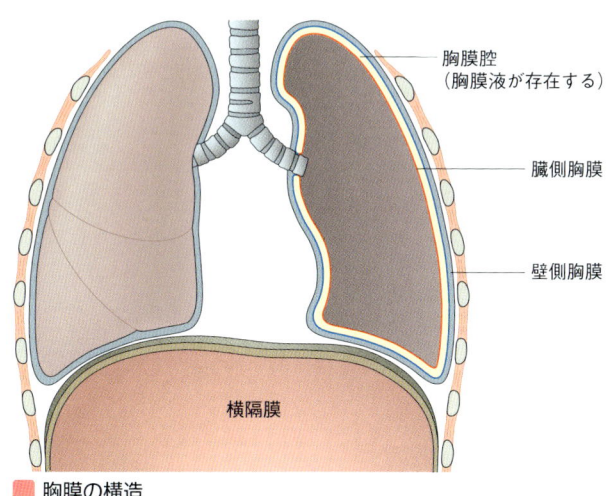

胸膜の構造

■横隔膜
- 横隔膜は筋腱性で，横隔神経（C3〜5）の支配をうけ，大静脈裂孔（下大静脈のため），食道裂孔（食道のため），大動脈裂孔（大動脈のため）の3つの孔が開いている．

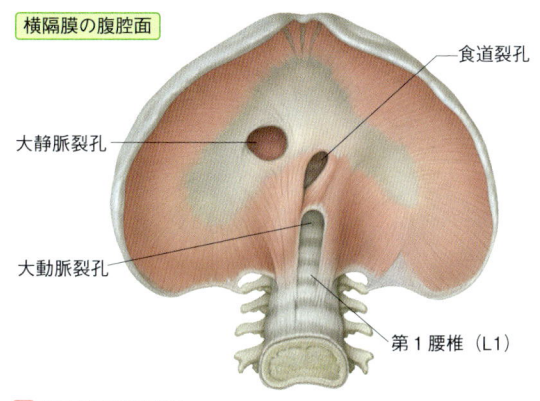

横隔膜の腹腔図

Unit 3 葉と区域

葉と区域

- 肺は気管支の分枝に対応して区分される．
- 右肺は3葉，左肺は2葉に分かれる．
- 右肺は10区域，左は8区域に分かれる．

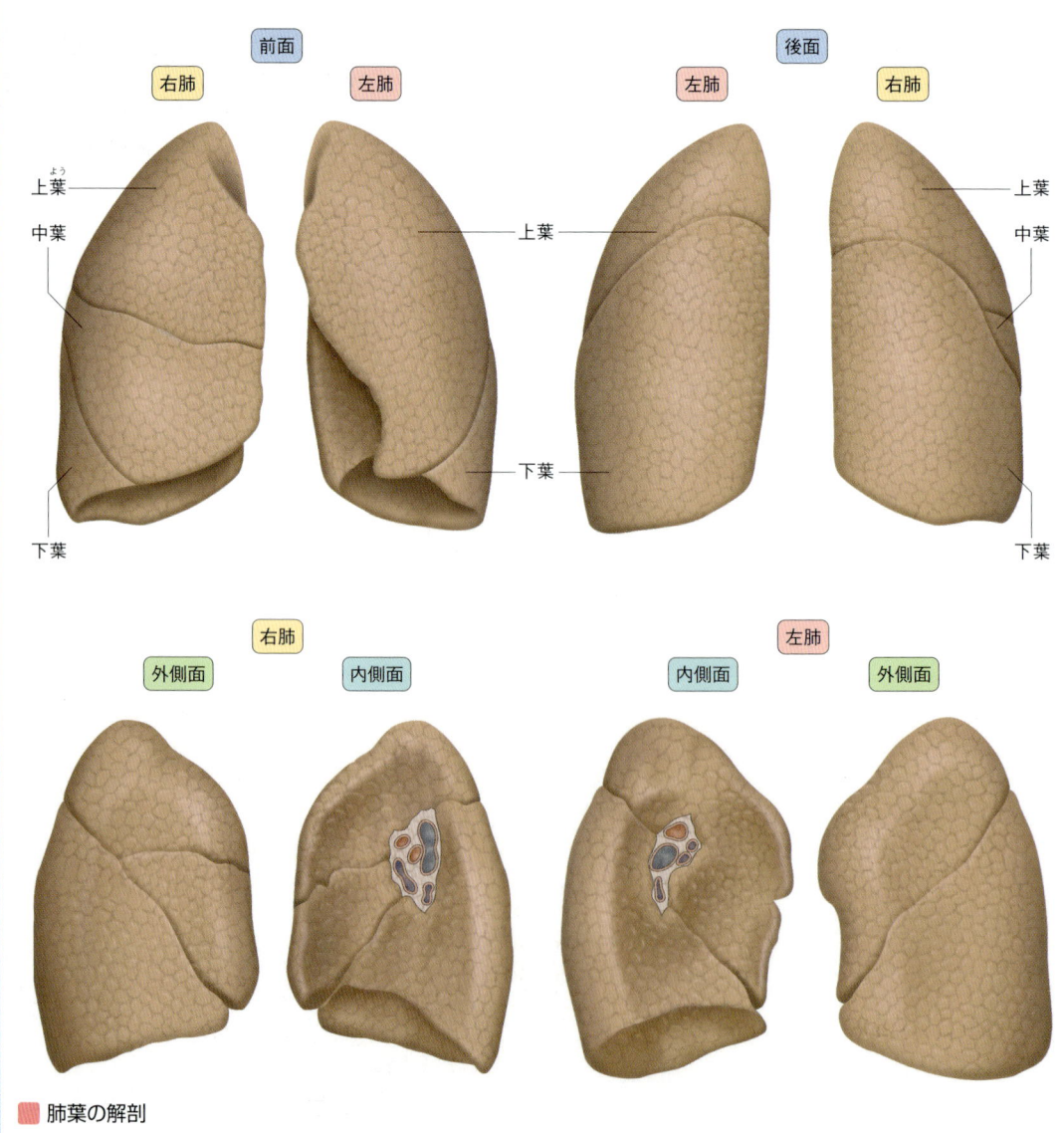

肺葉の解剖

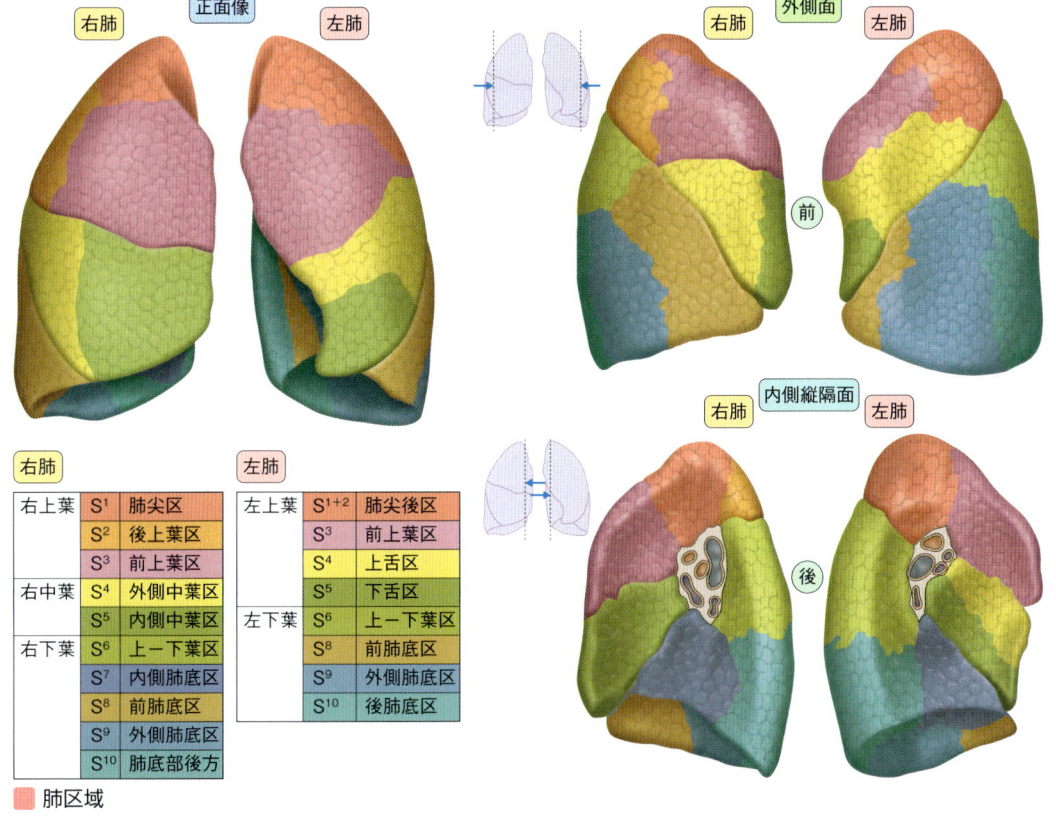

右肺		
右上葉	S¹	肺尖区
	S²	後上葉区
	S³	前上葉区
右中葉	S⁴	外側中葉区
	S⁵	内側中葉区
右下葉	S⁶	上-下葉区
	S⁷	内側肺底区
	S⁸	前肺底区
	S⁹	外側肺底区
	S¹⁰	肺底部後方

左肺		
左上葉	S¹⁺²	肺尖後区
	S³	前上葉区
	S⁴	上舌区
	S⁵	下舌区
左下葉	S⁶	上-下葉区
	S⁸	前肺底区
	S⁹	外側肺底区
	S¹⁰	後肺底区

■ 肺区域

肺の血管系

- 肺区域には固有の区域気管支とそれに伴走する肺動脈，気管支動脈が分布する．
- 肺静脈は区域間または亜区域間を走行する．

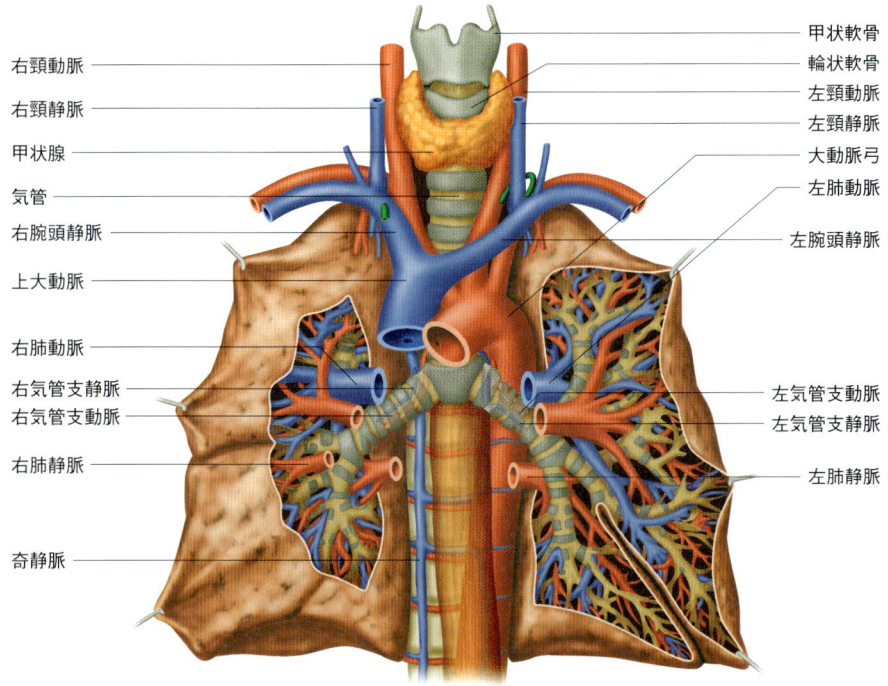

■ 肺の血管系

Unit 4 気道，気管支の分岐

- 呼吸器系器官は，大気から酸素を吸収し，血液から二酸化炭素を放出する装置である．呼吸器系器官は，大気の通路とガス交換を担う．
- 大気の通路が気道であり，ガス交換を担うのが肺である．

上気道と下気道

- 気道は鼻腔，口腔，咽頭，喉頭からなる上気道と，気管，気管支からなる下気道に分けられる．

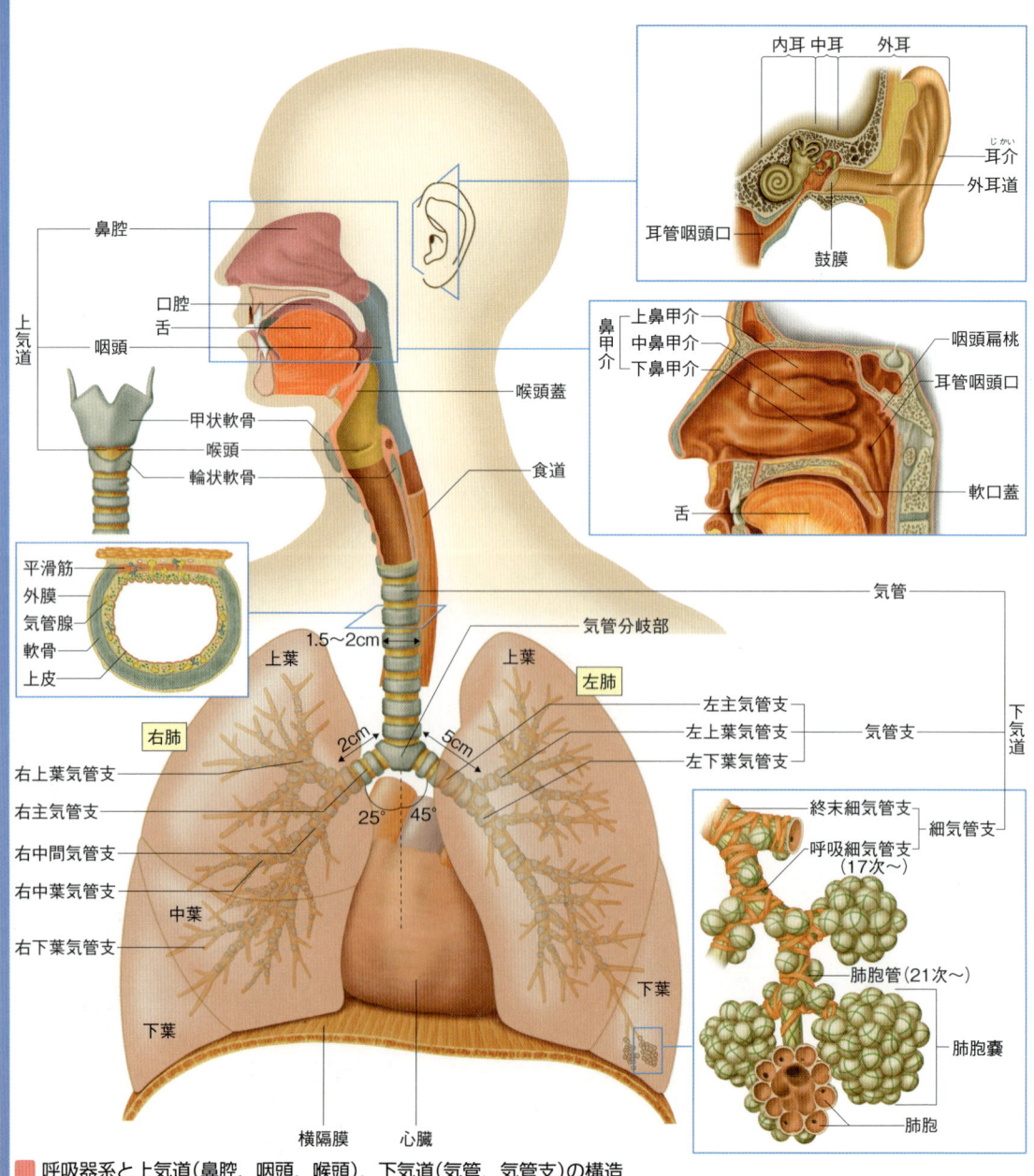

■ 呼吸器系と上気道（鼻腔，咽頭，喉頭），下気道（気管，気管支）の構造

- 気管，主気管支，葉気管支，区域気管支，区域気管支枝，細気管支，終末細気管支，呼吸細気管支，肺胞管，肺胞嚢と分枝を繰り返しながら次第に細くなり，肺胞にいたる．
- 呼吸細気管支以下が，ガス交換に関与する．
- 口腔から終末細気管支まではガス交換に寄与しないので，解剖学的死腔とよぶ．

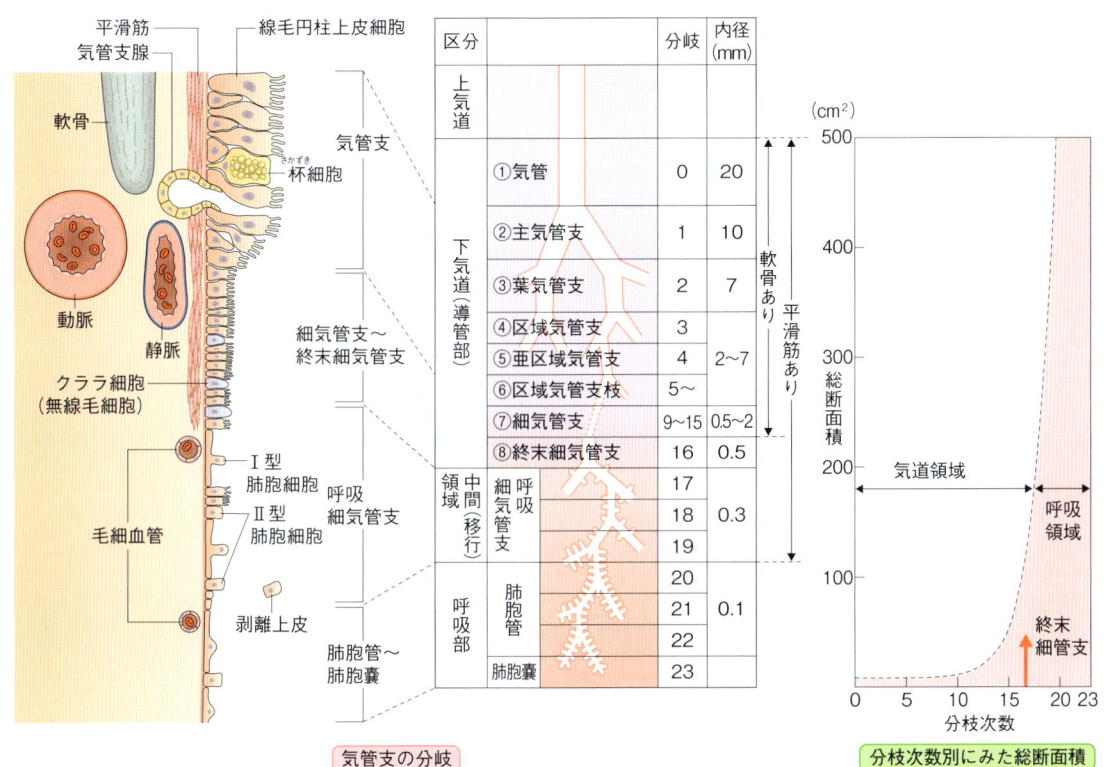

気管支の分枝と総断面積

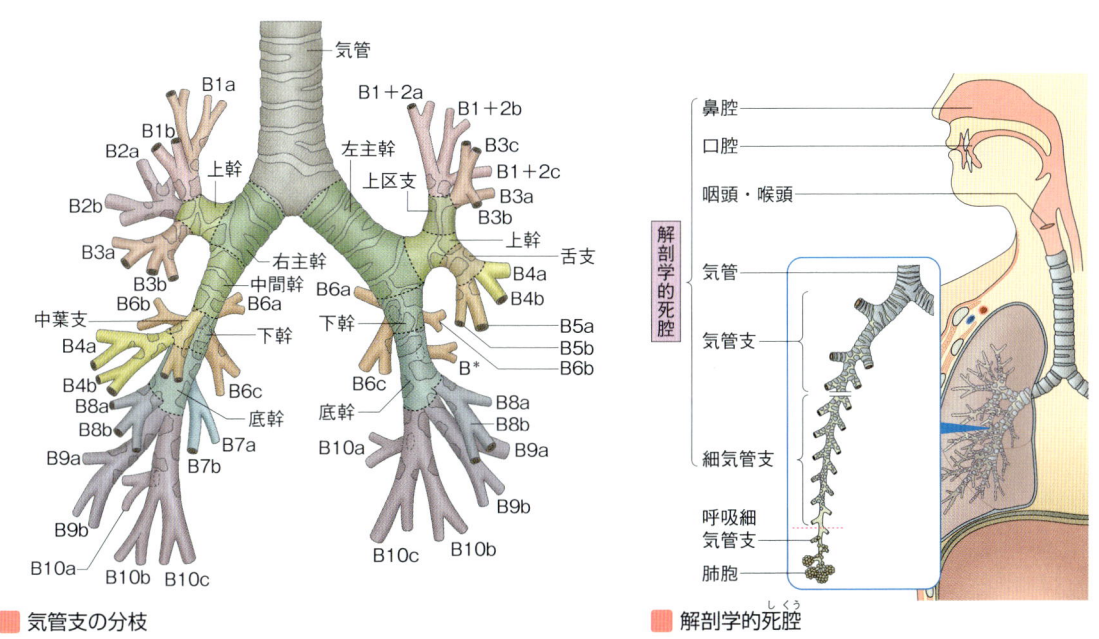

気管支の分枝　　解剖学的死腔

気道の構造と粘液線毛輸送系

- 気管支上皮は多列線毛上皮からなり，主に線毛細胞と杯細胞により構成され，その他，基底細胞，気管支腺（混合腺）が少数存在する．
- 区域気管支までは軟骨が存在する．細気管支は円柱線毛上皮からなり，杯細胞はほとんどなく，変わってクララ（Clara）細胞が混在するようになる．
- 細気管支細胞は，気管支上皮に比較して小さい．呼吸細気管支は，気道と気腔の中間領域に存在し，細気管支上皮と肺胞上皮とが混在している．
- 線毛細胞は管腔面に，長さ5μmの線毛を200本ほど有する．線毛は，毎秒十数回の速度で鞭打ち運動を反復する．
- 杯細胞または気管支腺から分泌された粘液により形成されたゲル・ゾル層内に存在して，効率的な鞭打ち運動をすることで，気道内異物を口側に排出する作用を有する．
- 線毛はチュブリンで形成された微小管構造を有し，中心に存在する2対の微小管を9対の微小管が取り囲む「9＋2配列」を有する．2対の微小管はA，B細管からなり，A細管上に存在するモータータンパク質であるダイニンの腕突起の頭部が，ATP分解によるエネルギーを利用してB細管上を動くことで，微小管のスライドを生じ，線毛運動が生じる．

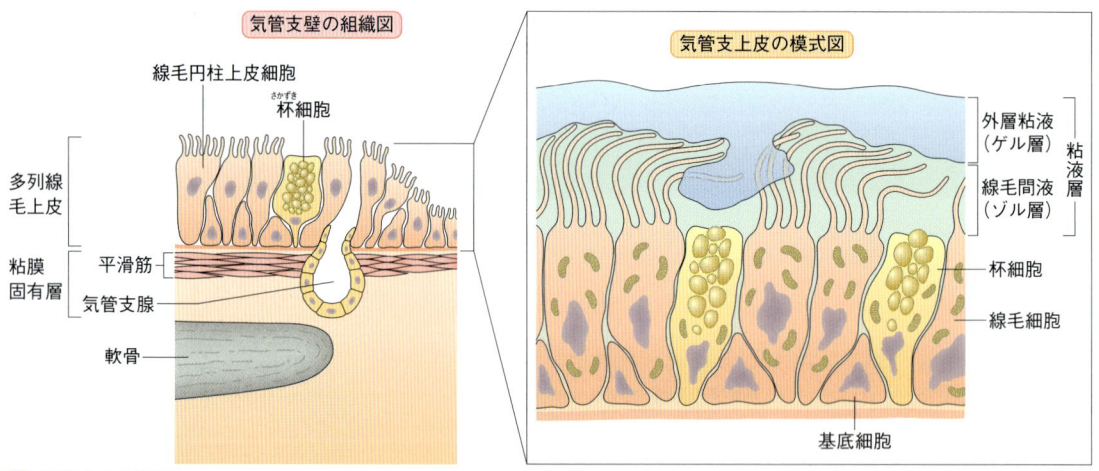

■ 気管支の組織図
気管支上皮は多列線毛上皮からなっており，主に線毛細胞と杯細胞からなる．

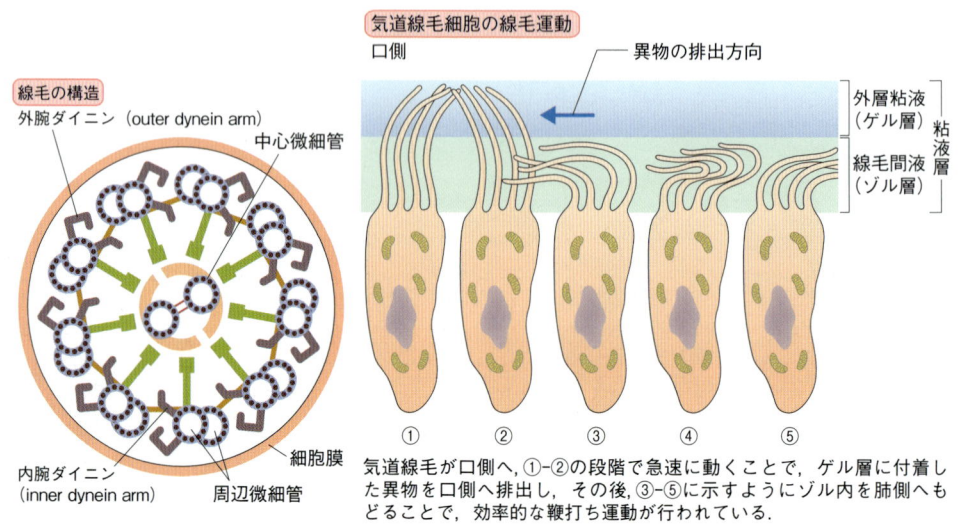

■ 気道線毛運動と構造

Unit 5 肺実質

肺実質：肺胞の構造と機能

- 細気管支は，結合組織の中隔に囲まれた小葉とよばれる小区画の中心に入り込む．
- 終末細気管支の支配領域を1次小葉または細葉(acinus)，細葉が数個集まって小葉間隔壁で境界された領域を2次小葉または小葉(lobule)とよぶ．
- 肺胞と血液のガス交換は，ガス分圧勾配による拡散によって行われる．すなわち，肺胞腔内の酸素は毛細血管へ，毛細血管内の二酸化炭素は肺胞内へ拡散する．
- 肺胞は肺胞上皮で覆われている．
- 肺胞上皮は，Ⅰ型肺胞上皮細胞とⅡ型肺胞上皮細胞からなる．Ⅰ型肺胞上皮細胞は，肺胞の約95%を覆っている．Ⅰ型肺胞細胞の0.05〜0.2μm厚の薄い細胞質からなる膜をガスが拡散していく．ただし，実際に血液内に酸素が入り込むためには，基底膜と毛細血管内皮の3層からなる血液空気関門(平均0.5μm)を通過しなければならない．
- Ⅱ型肺胞上皮は，DPPC(dipalmitoyl phosphatidyl choline)，SP-A, B, C, D(surfactant protein)などの表面活性物質を産生，分泌する．この表面活性物資により，肺胞の表面張力が減少し，肺胞は虚脱しない．
- 肺胞腔内には，肺胞マクロファージが存在する．肺胞マクロファージは，肺胞内の異物を貪食する．

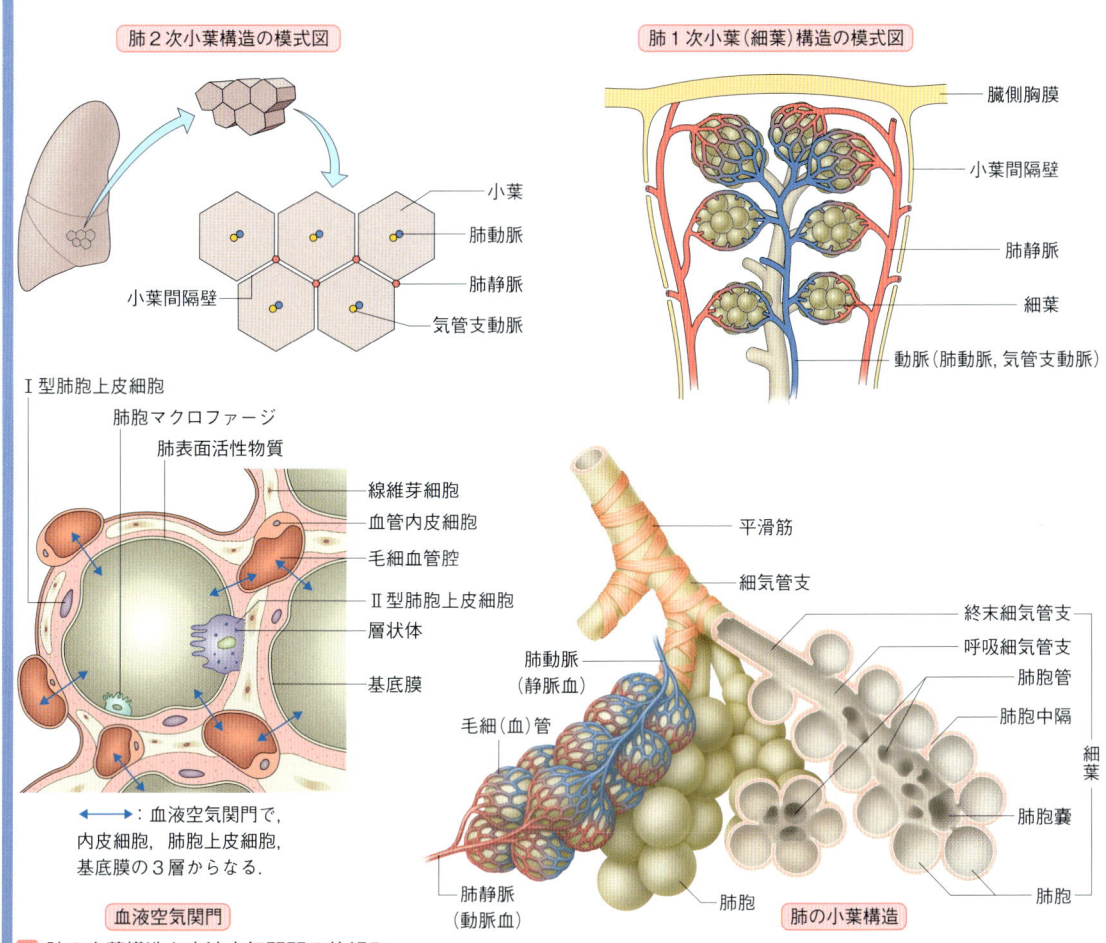

肺の小葉構造と血液空気関門の仕組み

Unit 6 肺循環

肺循環と体循環

肺循環と体循環
肺循環は心臓の右心系と左心系を結ぶ循環路で，そこに位置する臓器は肺のみである．

- 肺循環(pulmonary circulation)とは，右心室から心臓を出て，主肺動脈を経て肺に入り，肺毛細血管，肺静脈を経て左房に戻る血液の循環路をいう．
- 一方，体循環(systemic circulation)とは，左心室から心臓を出て，大動脈を経て，全身の各臓器・四肢などの毛細血管を経て，静脈，上大静脈・下大静脈を経て右心房に戻る血液の循環路のことをいう．
- 肺循環の臓器は肺のみで，肺はこの循環路で直列に位置している．心臓に戻ってきた血液のほとんどが（正常でも存在するシャント血を除いて），肺を通過する．つまり，全身の血液のフィルターとしての役目を果たしている（血液濾過作用）．肺動脈が大きな血栓で詰まれば，血の流れが滞り，ショック状態に陥る．
- 一方，心臓・肺以外の全身の臓器は体循環の血液の一部を受け取る（体循環において並列に位置している）だけで，その血流障害が全身の循環動態に直接影響することはない．

肺血管

- 肺循環の最も重要な生理学的特徴は，この循環路が低圧系であることである．健常人では，主肺動脈圧は収縮期 25mmHg，拡張期 10mmHg，平均で 15mmHgである．これは，体循環系の平均血圧が 100mmHgであるのと比較して，著しく低い．これは，ガス交換の場である肺胞に，血液がしみ出さないためである．
- 低圧系を維持するために，肺血管は2つの特性をもっている．第一に，肺血管が非常に拡張性に富んでいる点である．第二に，肺には血液の流れていない血管が存在し，肺血管床が不足するような状況になれば，これらの血管に血液が流れる（リクルートメント）仕組みがある．
- たとえば，肺がんのために左肺を全摘出しても，残存右肺が健常であれば，肺動脈圧が上昇することなく，2倍の血液量を受け入れることができるのは，これら2つの特性のためである．
- 肺動脈を流れる血液は，体循環の静脈血である．主肺動脈の血液は混合静脈血とよばれ，全身の静脈血の平均的組成を示すものである．
- 肺毛細血管は，網目状のネットワークを形成し，肺胞を取り巻いている．赤血球が肺毛細血管を通過する時間は安静時で 0.75 秒，運動時には 0.25 秒までに短縮する（p.19）．
- 肺胞と接している肺毛細血管の総面積は $60 \sim 80 m^2$（テニスコート半面に相当）で，総容量は約 140mLである．肺の重要な機能のガス交換を短時間で行うのに適した解剖学的特徴であるといえる．
- 毛細血管内皮細胞は，血管作動性の物質代謝にもかかわっている（肺の生化学的機能）．アンジオテンシンIからIIへの変換やブラジキニンの不活性化，ノルアドレナリンの除去などを行っている．

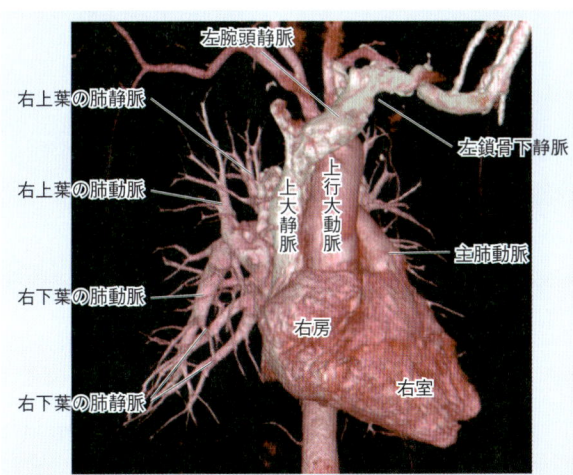
右肺動脈と右肺静脈（右斜め前方から見た像）

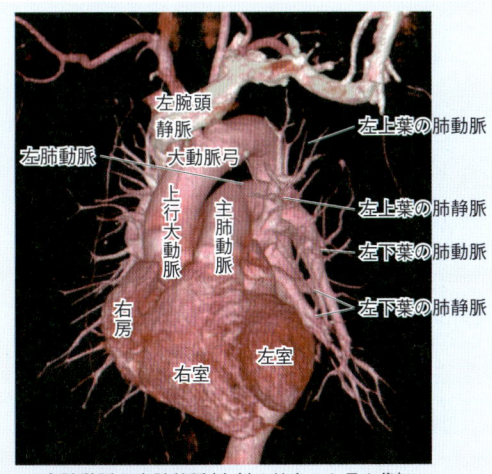
左肺動脈と左肺静脈（左斜め前方から見た像）

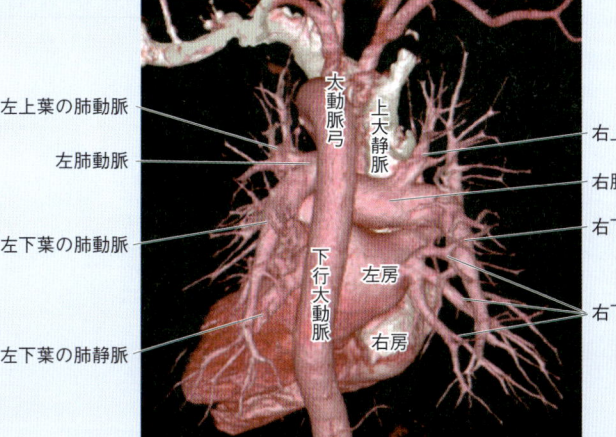
肺動脈と肺静脈（背部から見た像）

■ 胸郭内の血管系
左肘静脈から造影剤を注射して撮影したCT画像を立体再構成したものである．

Unit 7 縦隔

縦隔(mediastinum)

- 胸郭入口部から横隔膜までの両側肺(縦隔胸膜)に囲まれた領域である.
- 縦隔には心臓・大血管・食道・気管・胸腺・神経・胸管・リンパ節が含まれている.
- 領域別にいくつかに区分した変遷があるが,2009年に日本胸腺研究会が縦隔上部・前縦隔・中縦隔・後縦隔として境界を定義した.
- 縦隔の領域と疾患の関連については,おおむね下図のようにまとめられる.

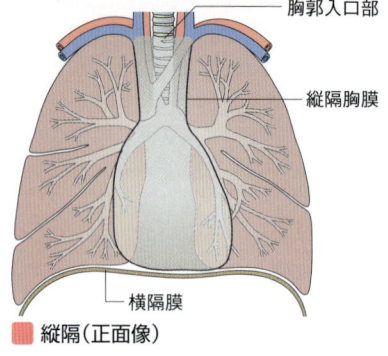

■ 縦隔(正面像)

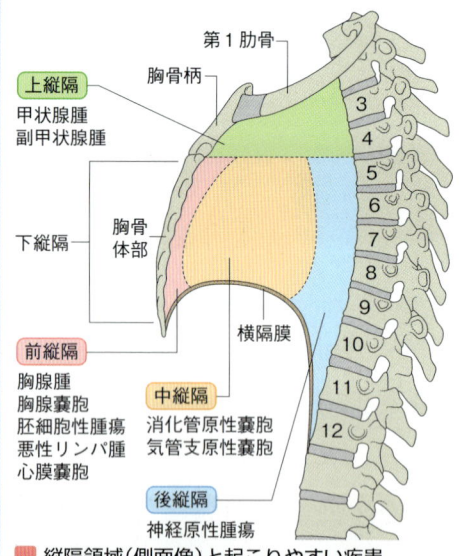

■ 縦隔領域(側面像)と起こりやすい疾患
第5胸椎上縁と胸骨体部上縁を結ぶ線と心膜の後縁および前縁で境界を設定した縦隔区分.本文中の日本胸腺研究会による取り決めとは異なるが,これまで広く認知されてきた臨床的縦隔区分の1つを示す.本区分のほうがなじみやすい.

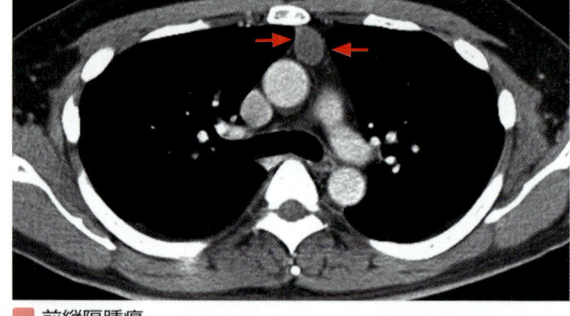

■ 前縦隔腫瘍
胸腺腫症例の胸部造影CT像(横断面).気管分岐部レベルの前縦隔に充実性腫瘤影(矢印)が確認される.

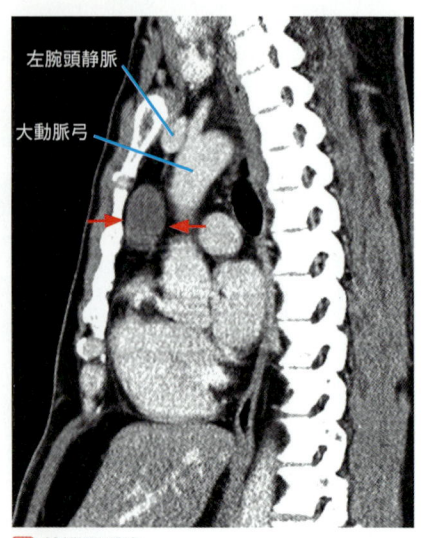

■ 前縦隔腫瘍
胸腺腫症例の胸部造影CT像(矢状断面像).胸骨体部の後面と心臓とに挟まれる領域に充実性腫瘤影(矢印)が確認される.

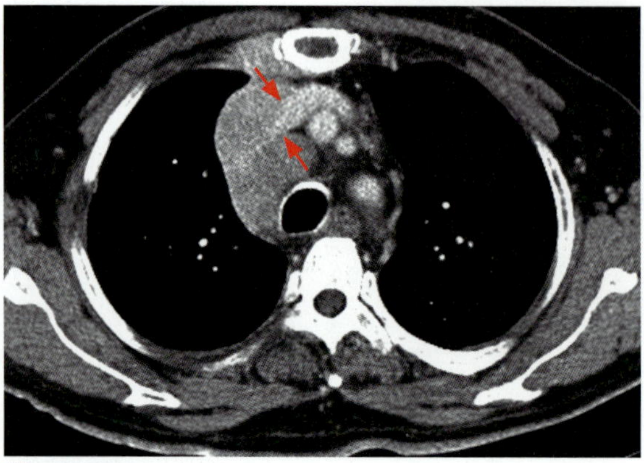

■ 上縦隔腫瘍
悪性リンパ腫症例の胸部造影CT像(横断面).巨大腫瘍により左腕頭静脈の中枢側は狭小化,左右の腕頭静脈は腫瘍に完全に巻き込まれている(矢印).

胸腺・胸管

- 第3咽頭嚢より発生し，発達に伴って下降し，前縦隔の大血管の前面に位置する．
- 左・右葉で構成され，小児期まではTリンパ球の分化をつかさどるために発達しているが，思春期以降は退縮する．
- 乳び胸（p.345）参照．

リンパ節

- 縦隔に発生する悪性腫瘍の転移するリンパ節として，外科医にとっては重要である．
- これまで肺癌取扱い規約でのリンパ節区分と海外のものとで一致していなかったが，今回の国際対がん連合（UICC）によるがん進展度分類（TNM）の改定に伴い，日本の肺癌取扱い規約もそれに準じて規定し統一化がはかられる．

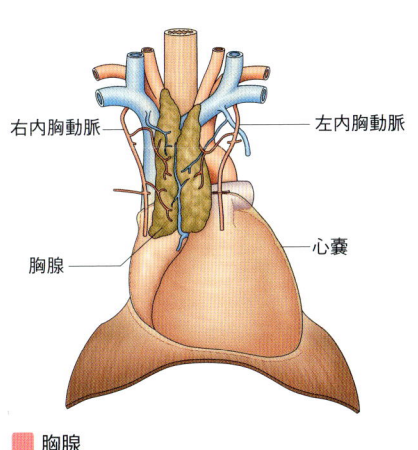

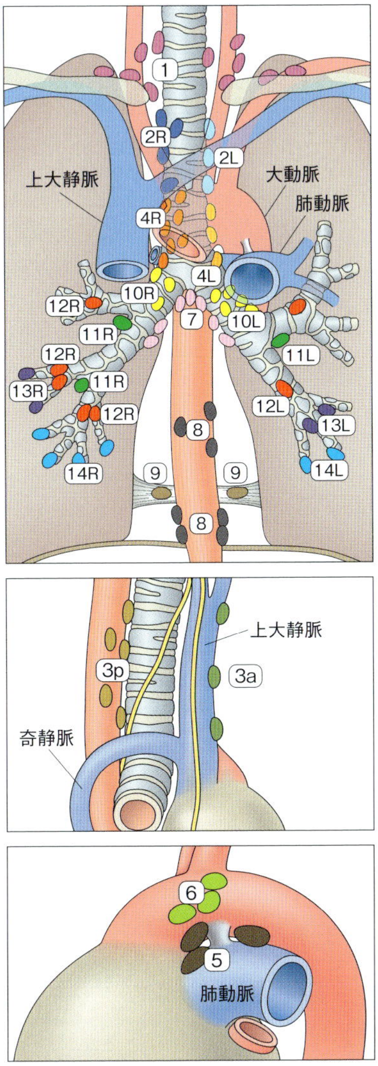

■ 胸腺
H型の胸腺は心臓に乗るように胸骨の後ろに位置している．

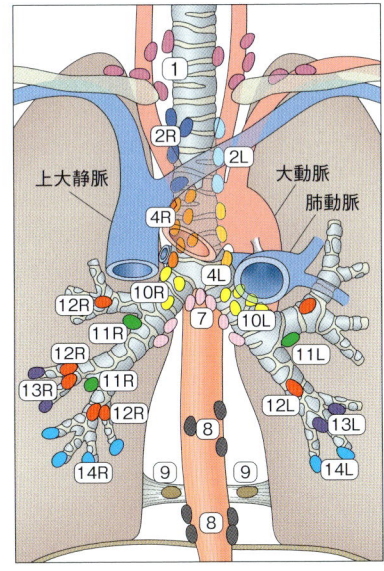

■ がん進展度分類（TNM）：tumor nodes metastasis classification
■ 国際対がん連合（UICC）：Union Internationale Contre la Cancer

鎖骨上窩リンパ節	♯1R,1L	鎖骨上窩リンパ節	
上縦隔リンパ節	♯2R	右上部気管傍リンパ節	
	♯2L	左上部気管傍リンパ節	
	♯3a	血管前リンパ節	
	♯3p	気管後リンパ節	
	♯4R	右下部気管傍リンパ節	
	♯4L	左下部気管傍リンパ節	
大動脈リンパ節	♯5	大動脈下リンパ節	
	♯6	大動脈傍リンパ節	
下縦隔リンパ節	♯7	気管分岐下リンパ節	
	♯8	食道傍リンパ節	
	♯9	肺靱帯リンパ節	
肺門リンパ節	♯10	主気管支周囲リンパ節	
	♯11	葉気管支間リンパ節	
肺内リンパ節	♯12	葉気管支周囲リンパ節	
	♯13	区域気管支周囲リンパ節	
	♯14	亜区域気管支周囲リンパ節	

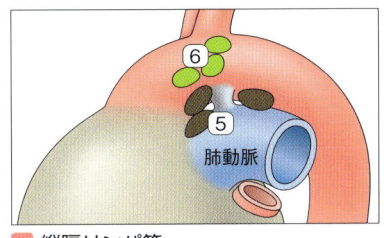

■ 縦隔リンパ節

（日本肺癌学会編：臨床・病理 肺癌取扱い規約．第7版, p.57, 金原出版, 2010）

Unit 1 換気

換気のしくみ

- 肺は胸郭・横隔膜の運動によって，生体と外界とのあいだで換気(ガス交換)を行う．

■ 呼吸にかかわる筋群
- 正常安静呼吸では，吸気は主に横隔膜の収縮(外肋間筋も関与)によって行われる(p.3 参照)．
- 努力性呼吸では，吸気には胸鎖乳突筋，前斜角筋，中斜角筋，後斜角筋が，呼気には内肋間筋，腹直筋，内腹斜筋，外腹斜筋，腹横腹筋といった呼吸補助筋が用いられる(右下図)．
- 腹筋群は収縮(腹式呼吸)によって，腹壁を陥凹させ，腹部内臓を圧迫して，横隔膜を押し上げる働きをもっている．

■ 弾性収縮力
- 吸気によって胸郭・肺は拡張するが，胸郭・肺が収縮しようとする力(元の状態に戻ろうとする力：弾性収縮力)も大きくなる(下図C)．したがって，この肺気量(肺容積)を維持するために，吸気筋は収縮し続けなければならない．
- 一方，正常安静呼吸での呼気はこの弾性収縮力を利用して行われ，筋肉の収縮は伴わない．

■ 機能的残気量
- 安静呼吸での呼気位の肺気量を機能的残気量(FRC：functional residual capacity)とよぶ．これは，胸郭が拡張しようとする力と肺が収縮しようとする力が釣り合っている状態である(下図B)．この状態では呼吸筋は完全に弛緩している．
- FRCレベルよりも肺を収縮させるためには，呼気筋の収縮が必要である．
- FRCは，肺の弾性収縮力が増大する間質性肺炎(下図の緑色の曲線の勾配が減少)で減少し，弾性収縮力が減少する慢性閉塞性肺疾患(COPD：chronic obstructive pulmonary disease)(下図の緑色の曲線の勾配が増大)では増加する．

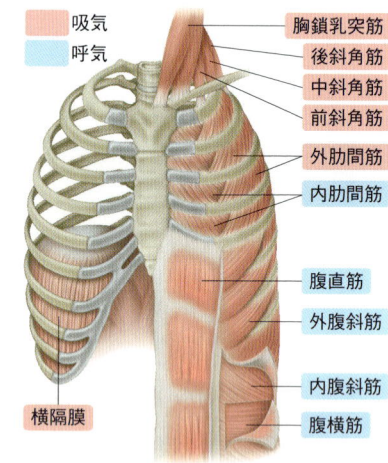

呼吸筋

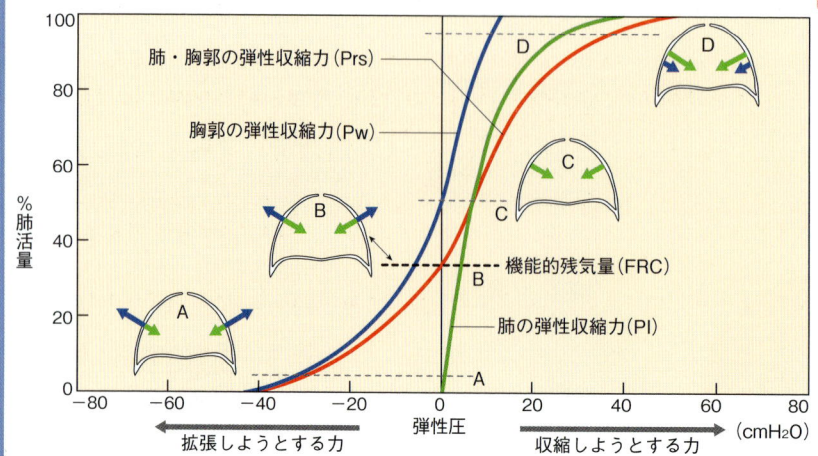

■ 静的肺・胸郭圧量曲線
- 肺(——)，胸郭(——)の容積とその容積で発生する弾性収縮圧(弾性圧0の縦軸と曲線上の点との距離)との関係を示す．
- 肺はどの容積(肺気量)でも収縮しようとする弾性収縮圧(→)が発生する．
- 胸郭は容積C以上では，収縮しようとする弾性収縮圧(胸郭内向きの ←)が発生，容積C以下では，拡張しようとする弾性圧(胸郭外向きの →)が発生する．
- 肺・胸郭の弾性収縮力(——)は，肺と胸郭の弾性収縮力の和で示される．

Unit 2 呼吸調節

呼吸リズムと呼吸中枢

- 呼吸運動の吸息・呼息というリズムは，延髄から橋にかけて分布する自律性をもったニューロン群（呼吸中枢とよぶ）によって不随意的につくられ，呼吸筋を一定のリズムで自動的に刺激している．呼吸筋自体が呼吸のリズムをつくっているわけではない．
- この呼吸中枢は，神経調節，化学調節，行動調節の3つの調節機構の影響をうけ，呼吸リズムを調整している．

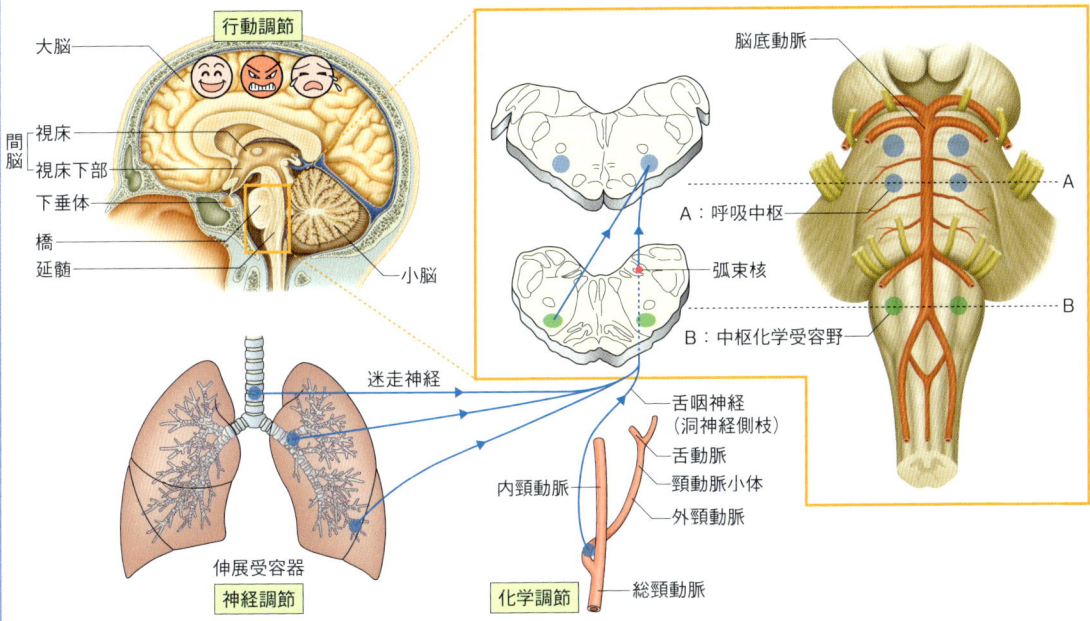

神経調節
- 上部の橋に存在する呼吸調節中枢からの調節，気道平滑筋の伸展受容器からの調節などがある．呼吸調節中枢は，吸息と呼息の切換を調整していると考えられている．
- 伸展受容器からの調整は，安静呼吸では作動しないが，運動などで1回換気量が0.8～1.0Lに増大して，肺が過度に膨張すると，伸展受容器から迷走神経を介して，呼吸中枢にインパルスが送られ，吸息が抑制され，呼息が促進される．
- 肺伸展による吸気抑制，呼気促進反応をヘリング・ブロイエル反射（Hering-Breuer reflex）[*]とよぶ．

化学調節
- 化学調節とは，末梢化学受容器（頸動脈小体と大動脈小体があるが，ヒトでは前者が重要）と中枢化学受容野（延髄腹外側に存在）による調節である．
- 末梢化学受容器は，二酸化炭素（CO_2）センサーとしても機能するが，酸素（O_2）センサーとしての機能が重要である．
- 中枢化学受容野は，動脈血二酸化炭素分圧（$PaCO_2$）の変化およびそれに起因する脳脊髄液のpHの変化に反応する．この調節によって，体の細胞がその機能を果たすのに適した動脈血酸素分圧（PaO_2），$PaCO_2$，pHレベルが維持される．

行動調節
- 行動調節とは，会話，笑い，情動の変化などの際に発生する大脳による呼吸調節で，随意的な調節である．

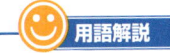

用語解説

ヘリング・ブロイエル反射

末梢気道の肺胞には，肺胞の膨張を感知する伸展受容器がある．肺容量が増加した情報は迷走神経を介して呼吸中枢に至り，吸気が抑制される．この現象をヘリング・ブロイエル反射という．

Unit 3 ガス交換

外呼吸と内呼吸

- 呼吸とは，酸素を摂取し，二酸化炭素を排泄するガス交換現象で，肺でのガス交換を外呼吸，組織でのガス交換を内呼吸と呼ぶ．
- 外呼吸は換気(換気の項 p.16 参照)と拡散現象によって行われる．
- 内呼吸は拡散によって行われるが，組織への酸素の運搬能(心拍出量，ヘモグロビン濃度)が間接的に関与する．
- 吸入気中(大気圧1気圧，海抜0m)の酸素(O_2)分圧は150mmHg，二酸化炭素(CO_2)分圧はほぼ0mmHgである．肺胞内のガス(肺胞気)のO_2分圧は100mmHg，CO_2分圧は40mmHgである．一方，肺胞に接している肺毛細血管に入ってくる血液(肺動脈血＝混合静脈血)のO_2分圧は40mmHg，CO_2分圧は46mmHgになっている．
- 「ガスは分圧の高い方向から低い方向に移動する」という拡散原理にしたがって，O_2，CO_2 は移動する．肺胞ではO_2は肺胞気から血液へ，CO_2は血液から肺胞へ移動する．

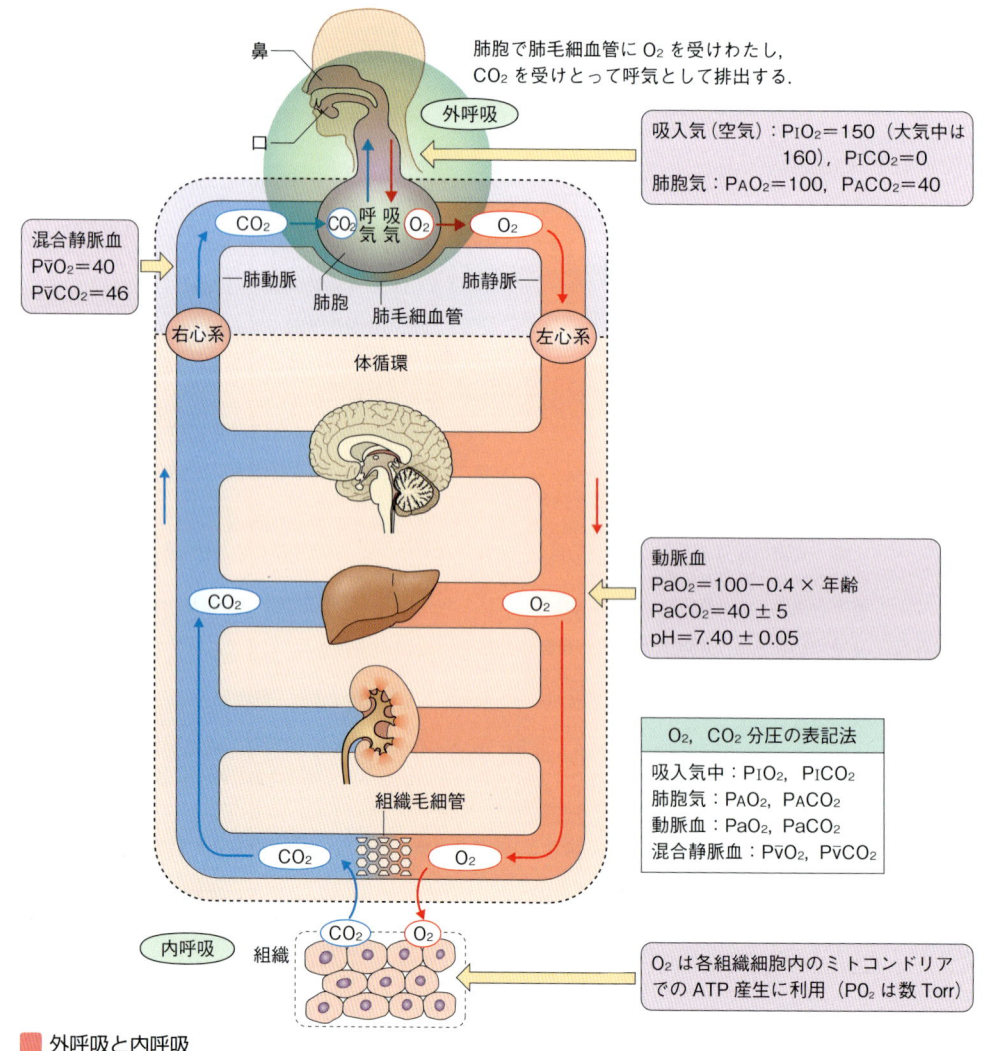

■ 外呼吸と内呼吸

肺胞でのガス交換

- 肺胞と毛細血管内腔との間には，肺胞上皮細胞とその基底膜，血管内皮細胞とその基底膜が存在し，健常肺では2つの基底膜は融合して，ガスがより容易に拡散する解剖学的構造になっている．
- 病的肺ではこの基底膜間に結合組織の沈着や水分の貯留が生じ，胞隔が肥厚して拡散を阻害する．

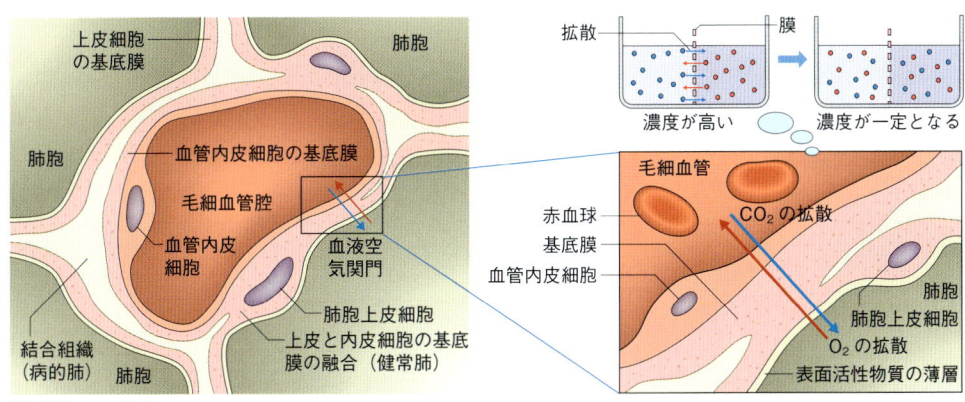

■ 肺胞での拡散

■ 安静時と運動時の健常肺および病的肺での拡散

- 肺毛細血管中の血液が肺胞気と接触しながら毛細血管を通過する時間は（拡散が可能な時間で，ここでは「肺毛細血管通過時間」とよぶ），健常肺の場合，安静時で0.75秒とされている．健常肺では，O_2の拡散はすみやかに起こり，血液が肺胞気に接しはじめてから0.25秒（肺毛細血管通過時間の1/3）で，両者のO_2分圧が平衡状態になる（下図の赤線）．
- 胞隔が肥厚すると拡散に時間を要するが，ほとんどの場合，肺毛細血管通過時間をフルに使えば，血液と肺胞気の酸素分圧は平衡状態になる（下図の青線）．
- 運動時に，心拍出量が3倍になると，肺毛細血管通過時間は0.25秒に短縮する．健常肺では，この通過時間でも，血液と肺胞気のO_2分圧は平衡状態になる（下図の赤線）．胞隔の肥厚がみられる病的肺では，通過時間内に血液と肺胞気のO_2分圧は平衡状態にならない（下図の青線）．これが，胞隔の肥厚する肺疾患での，運動時の低酸素血症の一因になっている．

■ 肺胞気の酸素分圧が低下した場合のガス交換

- 肺胞気の酸素分圧が低下すると（高地登山や，病気のために換気が低下する場合），肺胞気と毛細血管血液の酸素分圧の差が小さくなり，拡散に時間がかかる．
- 健常肺の場合，安静時では肺毛細血管通過時間内に，血液と肺胞気のO_2分圧は平衡状態になるが，運動時の通過時間内では平衡に達しない（下図の赤線）．病的肺では，安静時でも，肺毛細血管通過時間内に，血液と肺胞気のO_2分圧は平衡に達しない（下図の青線）．
- CO_2の拡散能は酸素の約20倍とされているので，血液と肺胞気・組織のCO_2分圧は容易に平衡状態に達する．
- 組織の酸素分圧は数mmHgで，二酸化炭素分圧も45〜47mmHgなので，O_2は毛細血管血液から組織へ，CO_2は組織から毛細血管血液へ移動する．

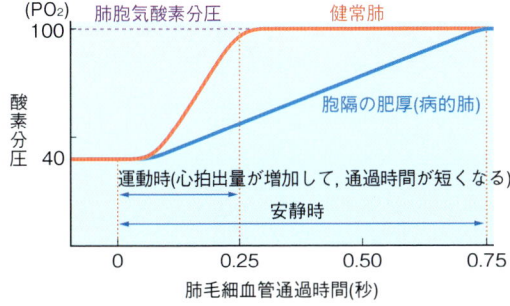

■ 安静時と運動時の健常肺および病的肺での拡散

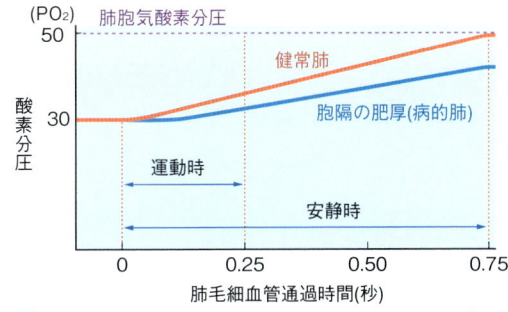

■ 肺胞気酸素分圧低下時の健常肺と病的肺での拡散
肺胞気酸素分圧が低下すると肺毛細血管血の酸素分圧の差が小さくなるので，拡散に時間がかかる．

Unit 4 酸素輸送と二酸化炭素輸送

- 酸素(O_2)と二酸化炭素(CO_2)が物理的に血液に溶解しうる量はきわめてわずかで,大部分のO_2とCO_2は化学的に結合した状態で血液中を運搬される.とくにO_2は赤血球内のヘモグロビン(Hb)と可逆的に結合することができ,効率的な酸素輸送を可能にしている.

酸素(O_2)輸送

- 100mLの血液が輸送可能なO_2の量
  ① 溶存酸素
  右図の計算式から,O_2分圧が100Torrであれば,血液に溶解するO_2の量は,[0.03mL×100 = 0.3mL]になる.
  ② ヘモグロビンの濃度を15gとすると,ヘモグロビンに結合しうる最大(酸素飽和度100%)のO_2量は[1.34×15×1 = 20.1mL]で,溶解している量の約70倍になる.
- 血液に溶解するO_2の量は,O_2分圧(PaO_2)に比例するが,ヘモグロビンに結合するO_2の量はO_2分圧には比例しない(酸素解離曲線を参照).
- O_2を結合したヘモグロビンを酸素加ヘモグロビン(O_2Hb)とよぶ(酸化ヘモグロビンともよばれるが,ヘモグロビンが酸化されているわけではない).
- O_2を結合していないヘモグロビンを脱酸素ヘモグロビンとよぶ(還元ヘモグロビンともよばれるが,ヘモグロビンが還元されているわけではない).

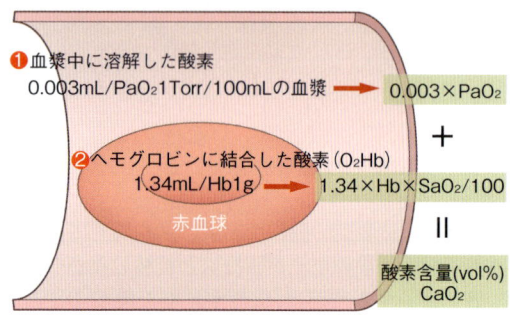

❶ 血漿中に溶解した酸素
0.003mL/$PaO_2$1Torr/100mLの血漿 → $0.003 \times PaO_2$

❷ ヘモグロビンに結合した酸素(O_2Hb)
1.34mL/Hb1g → $1.34 \times Hb \times SaO_2/100$

赤血球

+

=

酸素含量(vol%) CaO_2

酸素飽和度$SaO_2 = O_2Hb/Hb \times 100$
Hb:ヘモグロビン濃度(g/100mL)

■ 血液中の酸素(O_2)量

(動脈血)酸素飽和度(SaO_2)と酸素(O_2)解離曲線

- 酸素加ヘモグロビンがヘモグロビン全体に占める比率を,(動脈血)酸素飽和度(SaO_2)と呼ぶ.O_2分圧と酸素飽和度との関係は,S字状の曲線(O_2解離曲線)になっている.
- O_2分圧が,60Torr以上では,O_2解離曲線の勾配はゆるやかで,分圧の上昇に対して,酸素飽和度の上昇はわずかである.健常者では,気圧の変動(高地,飛行機など)によって低酸素の環境に曝露されても,血液中の酸素含量の変動は少なく,酸素輸送は確保される.
- O_2分圧が60Torr以下になると曲線は急峻なカーブを呈し,分圧の変動に対して,酸素飽和度の変化が大きく,したがって酸素含量の変動も大きい.

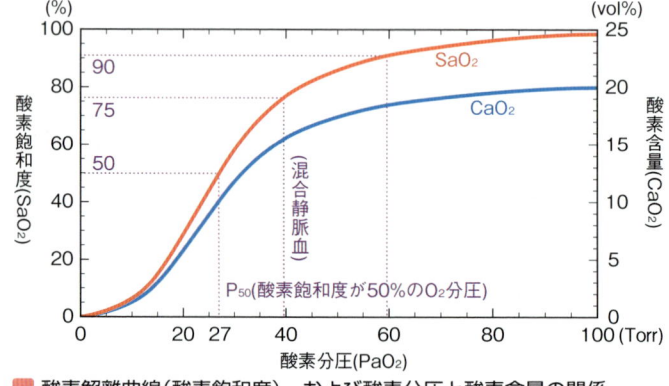

■ 酸素解離曲線(酸素飽和度),および酸素分圧と酸素含量の関係

■ 動脈血酸素含量(CaO_2):arterial oxygen content   ■ 動脈血酸素飽和度(SaO_2):arterial oxygen saturation

酸素含量（CaO_2）

- 実際に血液100mL中に存在するO_2の量を酸素含量（CaO_2）とよび、単位はvol%で表示する．
- CaO_2はO_2分圧を測定し、O_2解離曲線の関係からSaO_2を求めて、p.20に示した計算式で求めることができる．
- ヘモグロビン濃度に大きく依存するので、貧血になると、CaO_2は低下する．
- 実際に組織に輸送されるO_2の量は、［酸素含量×心拍出量］であり、心機能も重要である．

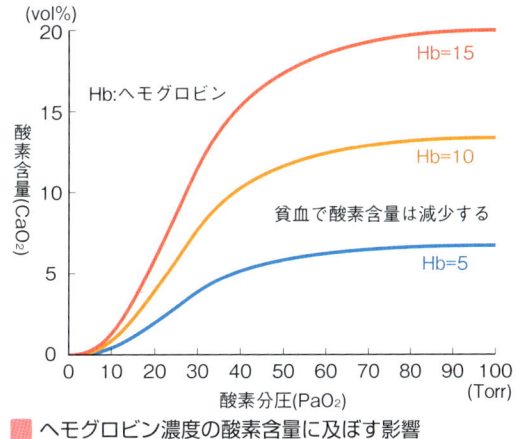

ヘモグロビン濃度の酸素含量に及ぼす影響

二酸化炭素（CO_2）の輸送

- 血液中のCO_2は、①溶解、②炭酸水素イオン、③タンパクとの結合の3つの形態で輸送される．②と③が重要だが、CO_2輸送でも赤血球の役割は大きい．
- 赤血球内には炭酸水素イオンを生成する炭酸脱水素酵素（carbonic anhydrase）が大量に存在するため、炭酸水素イオンは、主として赤血球内で産生され、血漿へ移動して輸送される．また、赤血球内のHbとも結合する（鉄ではなく、NH_2基と結合：カルバミノ結合）．
- CO_2含量とCO_2分圧（$PaCO_2$）はほぼ直線関係にあり、血液のCO_2輸送量はO_2に比べてはるかに大きい．

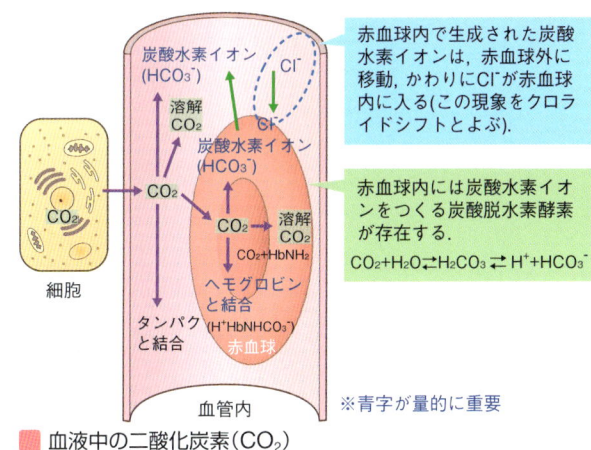

血液中の二酸化炭素（CO_2）

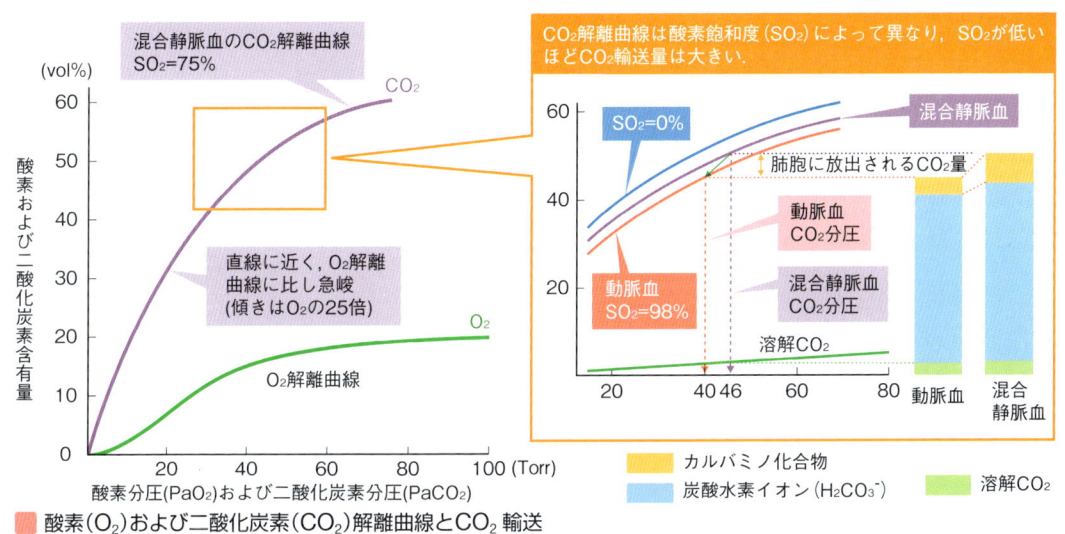

酸素（O_2）および二酸化炭素（CO_2）解離曲線とCO_2輸送

Unit 5 低酸素血症の病態生理と原因

- 低酸素(O_2)血症(ハイポキセミア,hypoxemia)とは,動脈血酸素含量(CaO_2)の低下した状態で,主に動脈血酸素分圧(PaO_2)の低下による.
- 低O_2血症の原因としては,肺胞低換気(「高炭酸ガス血症」の項〔p.24〕参照),換気と血流のミスマッチ,シャント,拡散障害があげられる.このうち拡散障害(「ガス交換」の項〔p.19〕参照)は,安静時の低O_2血症の原因にはなりにくい.
- 低酸素(O_2)症(ハイポキシア,hypoxia)とは,組織での酸素欠乏の状態をいう.低O_2血症のほかに,心不全(組織への酸素輸送の低下),高度の貧血,一酸化炭素(CO)中毒(COは酸素の250倍もヘモグロビンと結合しやすい),細胞内ミトコンドリアでの酸素利用の障害(シアン化合物中毒)などでみられる.

低酸素血症の原因:換気と血流のミスマッチ

- 肺胞での換気と血流がマッチしていないと,効率的なガス交換は行われない.肺には約3億個の肺胞があるが,そのすべての肺胞で換気・血流比($\dot{V}_A/\dot{Q}$)が等しければ,肺は1個の肺胞(ガス交換単位)で成り立っていると考えることができるが,実際には各肺胞の換気・血流比は等しくない.
- 健常肺でも,立位の場合,肺尖部では血流量に比べて換気量が多く,肺底部では換気量に比べて血流量が多い.

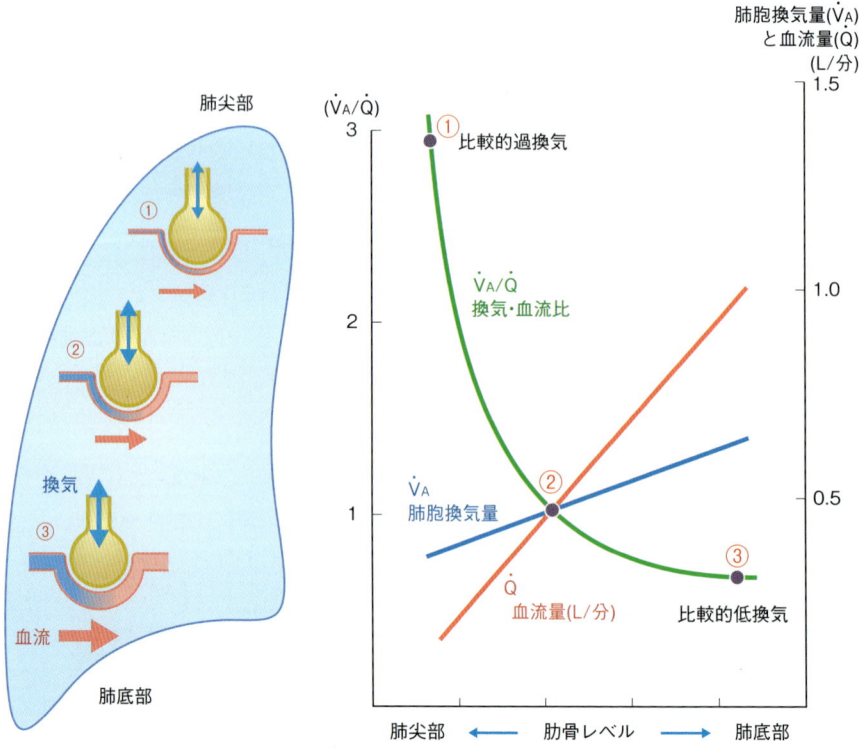

換気・血流比は肺尖部のほうが高く,肺底部のほうが低い.

肺尖部から肺底部方向に移動するに従って,換気量,血流量ともに増加するが,血流量の増加のほうが著しい.

立位での肺における肺尖部から肺底部にわたる換気量($\dot{V}_A$)と血流量($\dot{Q}$)の変化

- 換気と血流のミスマッチが，低O_2血症の主要な原因である．換気・血流比（$\dot{V}_A/\dot{Q}$）の高い，比較的過換気部分を通過した血液のO_2分圧は，肺胞気酸素分圧以上には上昇せず，しかも，O_2解離曲線で示されるように，酸素飽和度，ひいてはO_2含量の増加は少なく，頭打ちである．
- したがって，換気・血流比の低い，比較的低換気部分を通過した血液のO_2含量の低下を補うことができない．両者の血液が合流するとO_2含量は低下し，O_2分圧が低下するが，O_2含量のわずかな低下に対して，O_2分圧は大きく低下する．

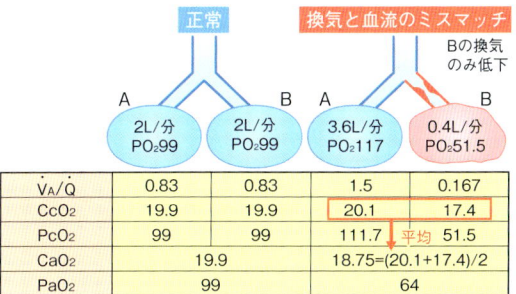

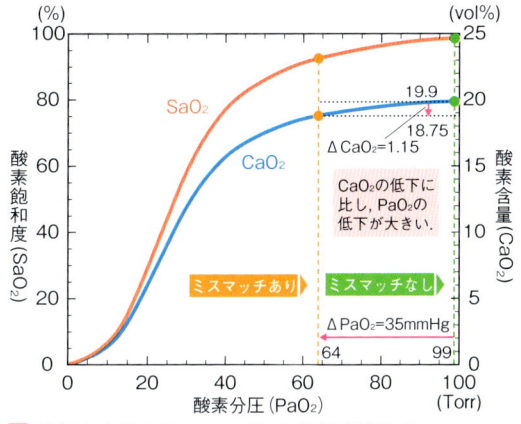

■ 換気と血流のミスマッチによる低酸素血症の機序

正常ではA，Bの肺毛細血管血の酸素含量（CcO_2）は等しい．ミスマッチが起こると，Aの換気量は増加するがCcO_2の増加はわずかである（0.2）．換気量の低下したBでは，CcO_2の低下が大きく（2.5），Aでの酸素含量の増加では相殺されない．そのためにCaO_2が低下し，PaO_2が低下する．

(kryger MH, ed: Introduction of Respiratory Medicare, 2nd ed. p.188, Churchill Livingstone, 1990 より改変)

■ 換気と血流のミスマッチによる低酸素血症
左図で示した病態の酸素解離曲線．

低酸素血症の原因：解剖学的シャント

- 解剖学的シャントは，肺胞気に接することなく肺を通過する血流経路で，混合静脈血が直接左心系に流入するために，O_2含量が低下する．
- 換気・血流比がゼロのガス交換単位も機能的にはシャントである．換気・血流比が極めて小さいガス交換単位も混合静脈血に近い血液が左心系に流入するので，この場合はシャント様効果という．
- シャント血合流後の血液は，下図に示すように，含量の低下に比べてO_2分圧の低下が大きい．シャントによる低O_2血症は，酸素吸入によってもシャント血のO_2含量は増加しないので，酸素療法に抵抗性である．
- 低O_2血症の症状は，「呼吸不全」の項（p.273）参照．

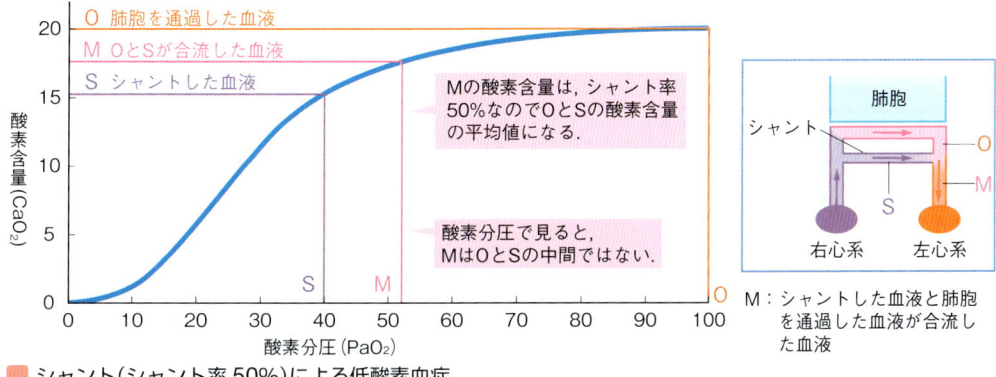

■ シャント（シャント率 50％）による低酸素血症

M：シャントした血液と肺胞を通過した血液が合流した血液

Unit 6 高炭酸ガス血症の病態生理と原因

高炭酸ガス血症の原因

■肺胞低換気
- 高炭酸ガス(CO_2)血症の原因は，肺胞低換気である．このとき，空気吸入下であれば，必ず肺胞気酸素分圧(P_AO_2)は低下し，したがって動脈血酸素分圧(PaO_2)も低下する．
- 肺胞低換気の原因には，肺の疾患のみならず，換気ドライブの低下，呼吸筋の障害，肺・胸郭の異常などがある．

■肺胞低換気の原因
● 換気ドライブの低下 ・延髄の障害(特発性低換気症候群，出血，外傷，薬物) ・慢性的な呼吸器障害
● 呼吸筋の障害 ・脊髄の疾患 ・神経疾患(ギラン・バレー症候群) ・神経筋接合部・筋肉の疾患(重症筋無力症，筋ジストロフィー)
● 肺・胸郭の異常

■肺胞換気量とPaCO₂の関係
- 肺胞換気量と動脈血二酸化炭素分圧($PaCO_2$)は，下図に示すように反比例の関係にある．図中の肺胞気式を用いると，肺胞換気量とP_AO_2の関係は，$PaCO_2$曲線とちょうど逆の形になる．
- CO_2が蓄積すると，呼吸中枢は化学調節(「呼吸調節」の項〔p.17〕参照)により換気量を増加させようとする．しかし，慢性的に高CO_2血症が持続するとCO_2に対する換気応答が低下し，$PaCO_2$は上昇したままになる．
- 低O_2血症の原因として重要な換気と血流のミスマッチは，通常(呼吸中枢の化学調節に異常がなければ)，高CO_2血症の原因にはならない．CO_2含量とCO_2分圧との関係は直線的で，換気量が増えれば，比例してCO_2含量が減少する．
- 過換気部分を通過した血液のCO_2含量は，低換気部分を通過した血液のCO_2含量の増加に見合う分の減少が可能なため，換気と血流のミスマッチではCO_2含量は増加しない．

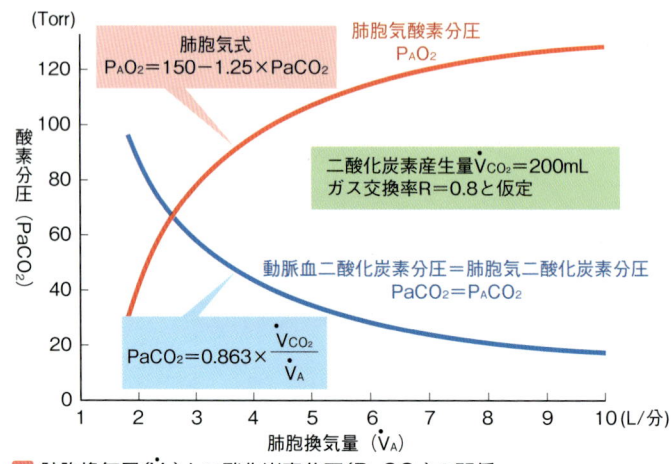

■ 肺胞換気量($\dot{V}_A$)と二酸化炭素分圧($PaCO_2$)の関係

呼吸性アシドーシス

- 高CO_2血症によるアシドーシスを呼吸性アシドーシスとよぶ.
- 血液中のCO_2は以下の反応で水素イオンを発生させ,血中pHを低下させる.

> CO_2は揮発性酸:CO_2(二酸化炭素)+H_2O(水) $\rightleftarrows$ H_2CO_3(炭酸) $\rightleftarrows$ H^+(水素イオン)+HCO_3^-(炭酸水素イオン)

- 発生した水素イオンの一部は,非重炭酸系の緩衝系(ヘモグロビン,タンパク)によって緩衝される.
①$PaCO_2$が10Torr上昇すると,水素イオン濃度は約8nEq/L上昇する(下図の赤のバンド).CO_2の蓄積が持続すると,腎臓による代償作用がはたらき,水素イオンの排泄,炭酸水素イオンの再吸収が起こる.
②その結果,水素イオン濃度の上昇が緩和され,10Torrの$PaCO_2$の上昇につき,約3nEq/Lの水素イオンの増加に緩和される(下図の青バンド).
- 慢性的に$PaCO_2$が上昇している患者が,さらに$PaCO_2$の上昇をきたすと,まず,急性の水素イオン濃度の上昇がみられ,それが持続すると水素イオン濃度は減少し,pHの低下が緩和される.

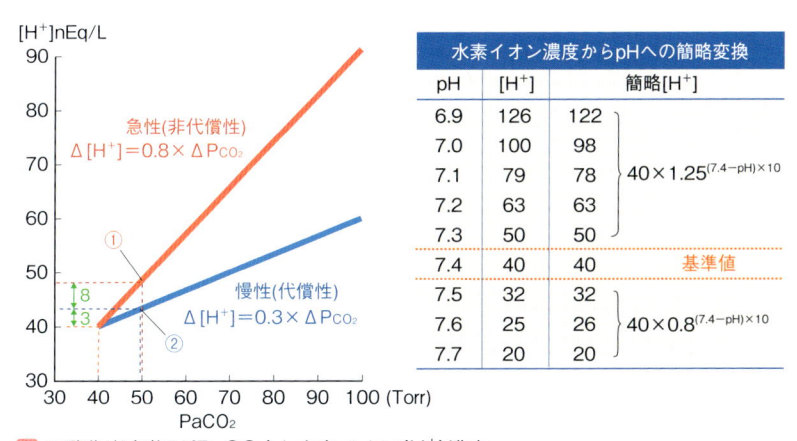

急性(非代償性) $\Delta[H^+]=0.8\times\Delta P_{CO_2}$
慢性(代償性) $\Delta[H^+]=0.3\times\Delta P_{CO_2}$

水素イオン濃度からpHへの簡略変換		
pH	[H⁺]	簡略[H⁺]
6.9	126	122
7.0	100	98
7.1	79	78
7.2	63	63
7.3	50	50
7.4	40	40 (基準値)
7.5	32	32
7.6	25	26
7.7	20	20

上段: $40\times 1.25^{(7.4-pH)\times 10}$
下段: $40\times 0.8^{(7.4-pH)\times 10}$

■ 二酸化炭素分圧($PaCO_2$)と水素イオン(H^+)濃度

■ CO_2蓄積によるpHへの影響
- 急激なCO_2の蓄積は意識障害をきたす(CO_2ナルコーシス).これはCO_2の麻酔作用によるものではなく,水素イオンの上昇によるアシドーシスが原因と考えられている.
- 高CO_2血症の症状は「呼吸不全」の項(p.273)参照.

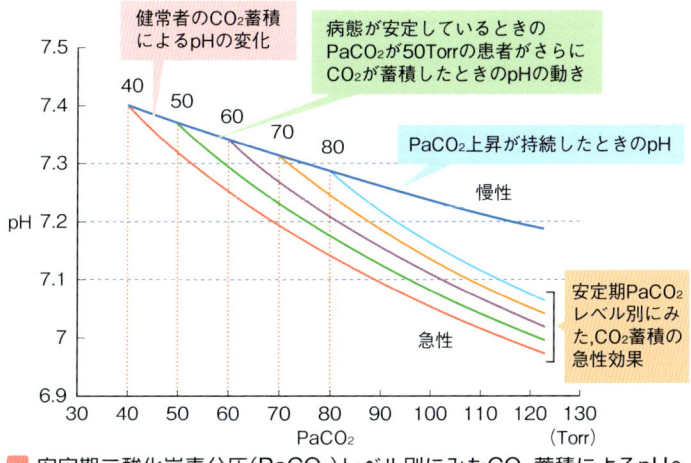

健常者のCO_2蓄積によるpHの変化
病態が安定しているときの$PaCO_2$が50Torrの患者がさらにCO_2が蓄積したときのpHの動き
$PaCO_2$上昇が持続したときのpH
慢性
急性
安定期$PaCO_2$レベル別にみた,CO_2蓄積の急性効果

■ 安定期二酸化炭素分圧($PaCO_2$)レベル別にみたCO_2蓄積によるpHへの影響

Part 2
呼吸器疾患の症状と診断に用いられる検査

Chapter 1　主要症状
- Unit 1　咳（咳嗽）
- Unit 2　痰（喀痰）
- Unit 3　息切れ・呼吸困難

Chapter 2　身体所見
- Unit 1　視診と触診
- Unit 2　打診
- Unit 3　聴診

Chapter 3　呼吸機能検査
- Unit 1　スパイロメトリー
- Unit 2　フローボリューム曲線
- Unit 3　残気量，機能的残気量と拡散能
- Unit 4　気道可逆性試験と気道過敏性試験
- Unit 5　動脈血ガス分析
- Unit 6　パルスオキシメトリー

Chapter 4　喀痰微生物検査
- Unit 1　喀痰微生物検査（迅速検査）

Chapter 5　胸水検査
- Unit 1　胸水検査

Chapter 6　画像検査
- Unit 1　胸部単純X線写真
- Unit 2　胸部X線CT検査
- Unit 3　胸部MRI検査

Chapter 7　内視鏡検査
- Unit 1　気管支鏡検査
- Unit 2　胸腔鏡検査

Chapter 8　超音波検査
- Unit 1　超音波（エコー）検査

Unit 1 咳（咳嗽）

- 痰を伴う咳（湿性咳嗽）と痰を伴わない咳（乾性咳嗽）があり，後者の代表的な疾患が間質性肺炎である．
- 咳は意図的にもできるが，通常はある刺激に対する防御的反射反応で，呼気筋群をつかった能動的呼気相（「換気」の項p.16参照）で起こる．
- また，咳嗽は持続期間から，急性咳嗽（acute cough）：3週間未満の咳嗽，遷延性咳嗽（prolonged cough）：3〜8週間持続する咳嗽，慢性咳嗽（chronic cough）：8週間以上持続する咳嗽に分類されている．

■咳嗽の主な原因疾患

急性咳嗽の原因疾患	遷延性・慢性咳嗽の原因疾患または原因
1. 胸部X線で異常を認める重篤な疾患 　(1)心血管疾患：うっ血性心不全 　(2)感染症：肺炎，胸膜炎，肺結核 　(3)悪性腫瘍：原発性・転移性肺腫瘍 　(4)免疫アレルギー的機序：各種間質性肺疾患 2. 胸部X線で異常を認めない場合のある感染性疾患 　普通感冒，急性気管支炎，マイコプラズマ感染，クラミジア感染，百日咳，インフルエンザウイルス感染，慢性気道疾患急性増悪，急性副鼻腔炎，RSウイルス感染，ヒトメタニューモウイルス感染 3. 遷延性・慢性咳嗽の原因疾患の初発 　気管支喘息，咳喘息，アトピー咳嗽，副鼻腔炎，胃食道逆流症 4. 健常成人ではまれな疾患 　誤嚥，気道内異物　など	1. 感染後咳嗽 2. 咳喘息 3. アトピー咳嗽 4. 副鼻腔気管支症候群 5. 亜急性細菌性副鼻腔炎 6. 百日咳 7. 肺炎クラミジア感染 8. マイコプラズマ感染 9. 胃食道逆流症 10. 心因性・習慣性咳嗽 11. 薬物性 12. 慢性気管支炎 13. 後鼻漏症候群 14. 気管・気管支の腫瘍 15. 気管・気管支の結核 16. 気道内異物 17. 間質性肺炎 18. その他のまれな疾患・原因

（日本呼吸器学会咳嗽に関するガイドライン作成委員会編：咳嗽に関するガイドライン．p9, 11, 日本呼吸器学会，2005を改変）

咳のメカニズム

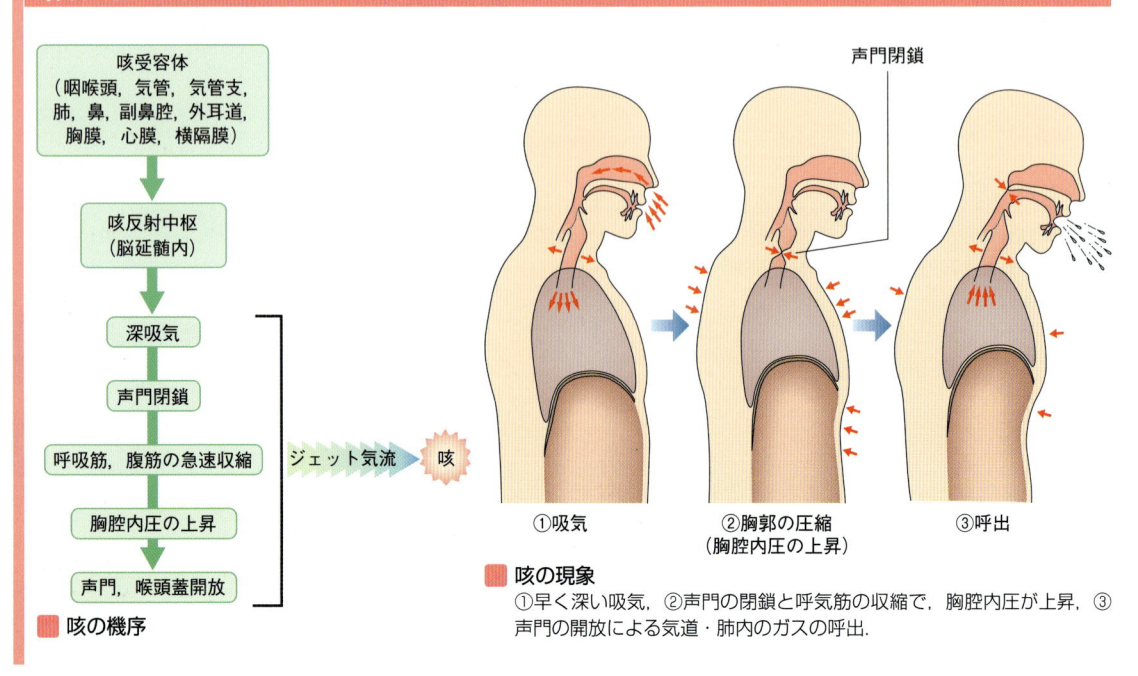

咳受容体（咽喉頭，気管，気管支，肺，鼻，副鼻腔，外耳道，胸膜，心膜，横隔膜）
↓
咳反射中枢（脳延髄内）
↓
深吸気
↓
声門閉鎖
↓
呼吸筋，腹筋の急速収縮
↓
胸腔内圧の上昇
↓
声門，喉頭蓋開放
→ ジェット気流 → 咳

■咳の機序

①吸気　②胸郭の圧縮（胸腔内圧の上昇）　③呼出

■咳の現象
①早く深い吸気，②声門の閉鎖と呼気筋の収縮で，胸腔内圧が上昇，③声門の開放による気道・肺内のガスの呼出．

- 咳の現象を分析すると，まず，呼気相の開始時に，無意識の短い息こらえ（声門閉鎖）が起こる．これによって肺の中の圧が上昇する．次いで，声門が解放され，爆発的な速さで気管支・肺内のガスが呼出される．呼出されるガスの速さは毎秒25m以上にも達し，健常人では呼出されたガス量は2L以上になる．
- この反射反応により，気道内の異物，病的な分泌物は粘膜からはがれ，吹き飛ばされ，あるいは霧状になって外界に排出される．

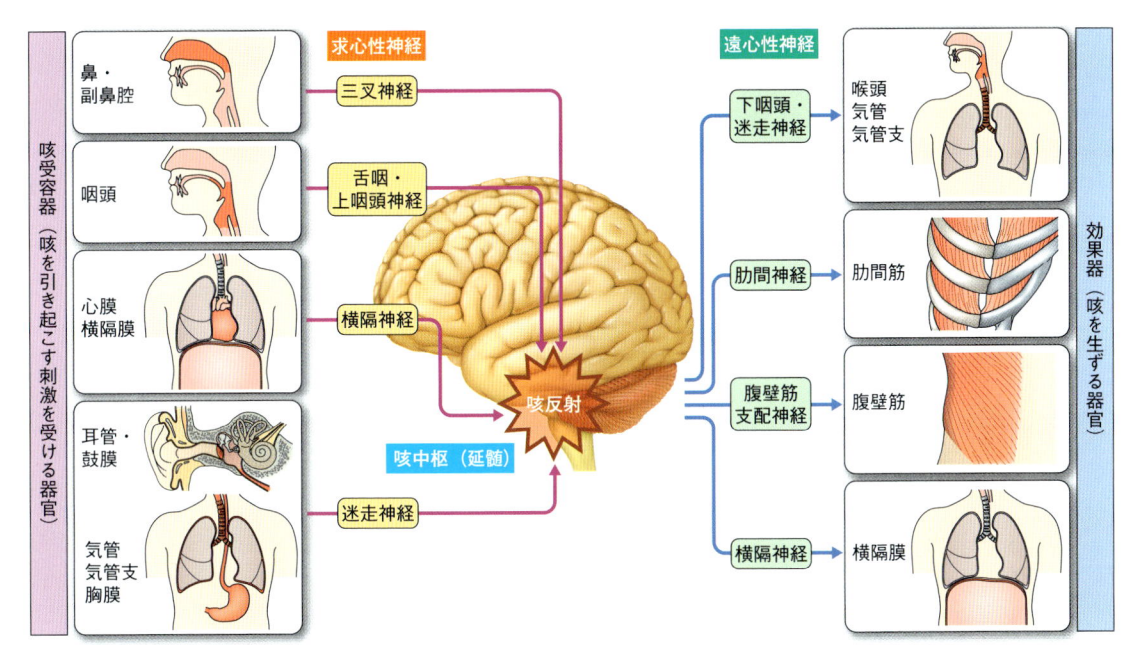

咳の反射

- 咳を起こす刺激を感じる部分（咳受容体）は，咽喉頭，気管，気管支，肺の他，鼻，副鼻腔，外耳道，胸膜，心膜，横隔膜などに存在する．咳刺激を受けた受容体は，求心性神経を介して，脳の延髄にある咳反射の中枢に神経信号を伝達する．そこから，咳を引き起こす一連の情報が呼気筋群，声帯などへ伝達される．
- この他に気管支内のC線維を介した伝達経路もあるとされ，サブスタンスPやニューロキニンAなどが中枢への神経伝達物質として機能している．

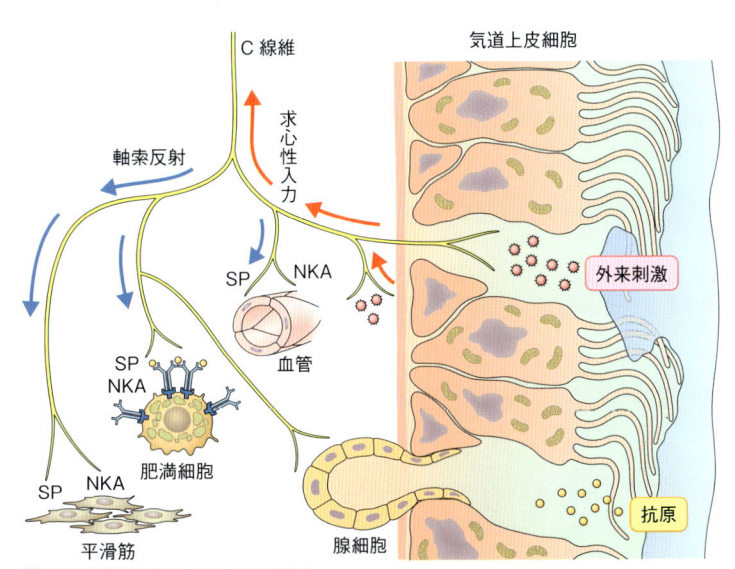

神経（C線維）を介した咳反射
神経（C線維）が刺激を受けると，軸索反射で神経末端からサブスタンスP（SP），ニューロキニンA（NKA）が分泌されると同時に咳中枢へ信号が送られ，咳が誘発される．ACE阻害薬によって気管支局所で増加したブラジキニンは，このC線維を刺激して，NKA，SPを遊離し，咳を誘発する．

鎮咳薬

- 咳は，肺を外部からの侵襲からまもり，また清浄化しようとする防御反射である．しかし，持続すると疲労が激しく，睡眠の妨げとなり，また肋骨骨折を起こす場合もある．したがって，鎮咳薬の投与が必要なことも少なくない．
- 通常用いられる鎮咳薬は中枢性鎮咳薬で，咳中枢を鈍らせて，咳反射を抑える．
- 降圧薬のアンジオテンシン変換酵素（ACE）阻害薬の副作用として咳がある．サブスタンスPはACEという酵素によって分解されるので，ACE阻害薬でこのサブスタンスPの濃度が上昇し，咳が誘発される．
- 高齢者では，脳のドーパミン産生が低下し，これによりサブスタンスP産生も低下していることが多い．サブスタンスPの低下により嚥下反射，咳反射が低下し，誤嚥性肺炎を起こしやすくなる．
- 誤嚥性肺炎の患者にACE阻害薬を投与し，嚥下反射の改善や咳反射の増強により，誤嚥を防ぐ治療も行われている．また，唐辛子に含まれるカプサイシンには，このサブスタンスPを神経末端から分泌させる働きがあり，咳が誘発され，誤嚥をふせぐ．

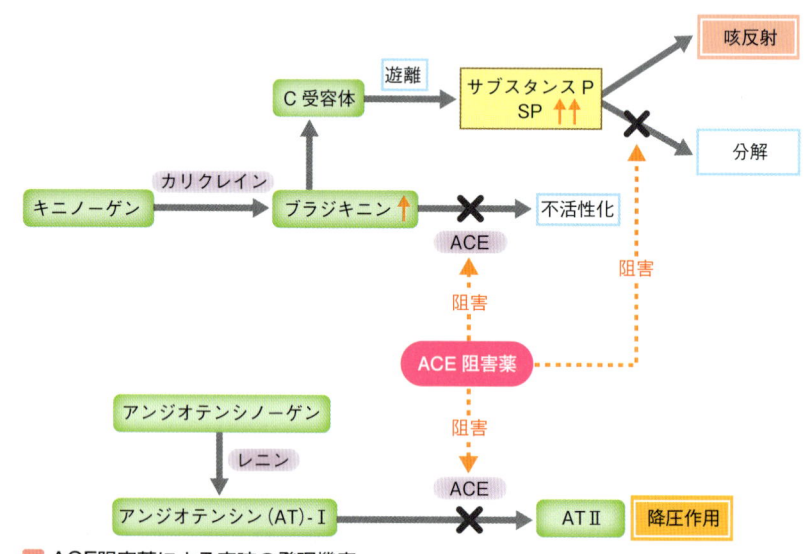

■ ACE阻害薬による空咳の発現機序

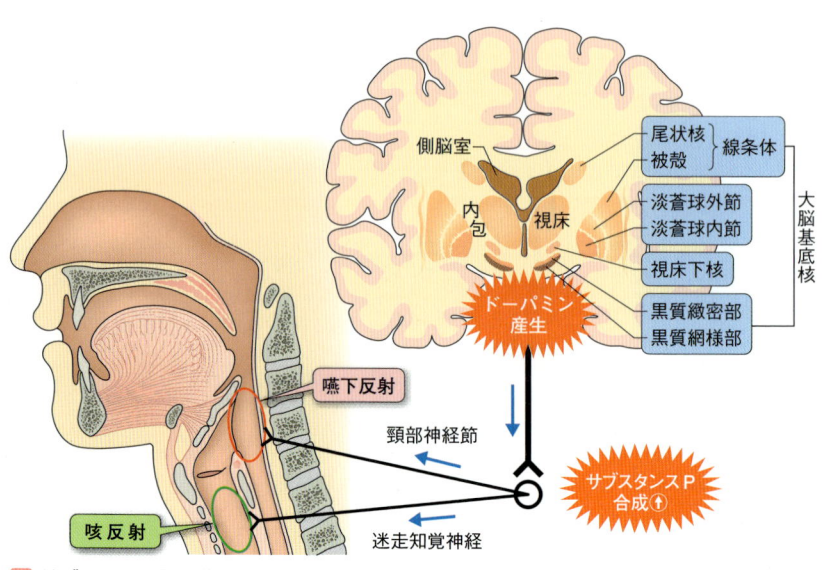

■ サブスタンスPと嚥下反射・咳反射

Unit 2 痰（喀痰）

気道と肺胞の構造

- 気道の内腔は気管支腺，分泌細胞〔クララ細胞（無線毛細胞），杯細胞〕から分泌される粘液によって覆われている．

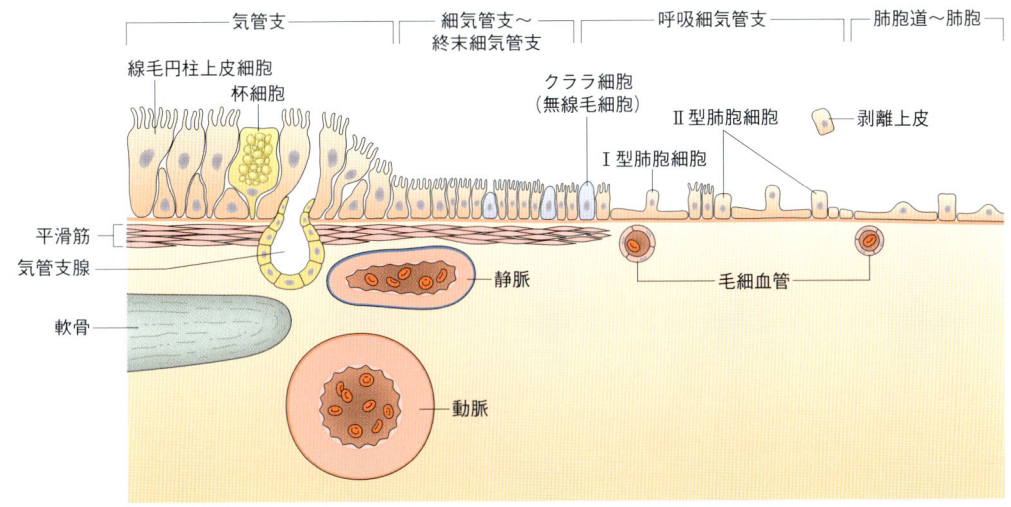

気道・肺胞の構造

- この粘液は気道内腔側が粘稠なゲル層，上皮側がほとんど水分からなるゾル層の二層に分かれている．
- 細気管支より末梢では気管支腺は存在しないが，クララ細胞が増加し，気道粘液は，主としてこの細胞によって分泌される．
- 終末細気管支までの気道の主たる細胞は，線毛上皮細胞である．1個の線毛上皮細胞には，約200個の線毛がある．線毛は，1分間に1,000回ぐらい，口側にむち打つような運動をしている．これにより，ゲル層は1分間に20mm口側に移動する．
- 喉に到達する粘液の量は1日10mL程度で，これは無意識に飲み込まれている．量が増えると，口から外部に喀出されて，痰として自覚される．
- この線毛運動による気道粘液の移動によって，肺内の異物が排除される．これを粘液線毛クリアランスとよぶ．
- 都会では一生のうちに汚染粒子を何百グラムも吸入するが，気道内のゲル層に沈着した粒子は，この粘液線毛クリアランスによって，ほぼ完全に排除される．
- 気道・肺が病気になると粘液の分泌が増え，また炎症による滲出物が加わり性状が変化し，ゾル層の中に沈下し，線毛が動きにくくなる．線毛運動でこうした粘液を移動させるのは困難で，気道に停滞して，痰がからむ状態になる．咳はこのたまった分泌液を取り除くために誘発されるが，かなり太い気管支の粘液の排除にしか有効ではない．

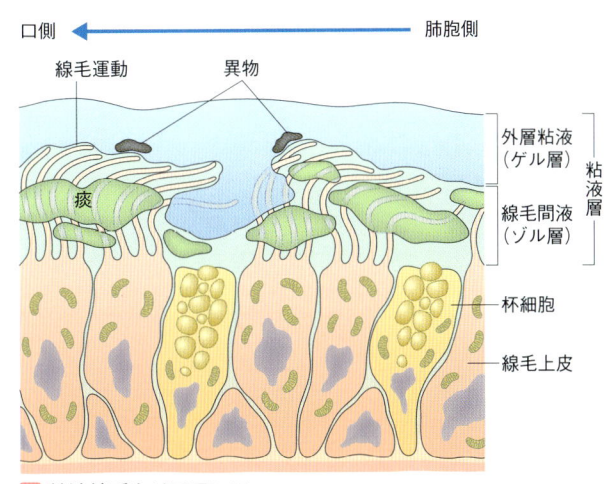

粘液線毛クリアランス

Unit 3 息切れ・呼吸困難

- 息切れ(SOB)とは，呼吸に際して，努力感や苦しさを自覚する状態である．呼吸困難と息切れ(dyspnea)は同じ意味である．
- 息切れの程度を示すのに，近年ではMRC息切れスケールを用いることが多い．また，わが国ではヒュー・ジョーンズ(Hugh-Jones)分類も，古くから使われていた〔正確にはフレッチャー，ヒュー・ジョーンズ(Fletcher, Hugh-Jones)分類という〕．

■フレッチャー，ヒュー・ジョーンズの呼吸困難の程度の分類

Ⅰ度	Ⅱ度	Ⅲ度	Ⅳ度	Ⅴ度
同年齢の健常者と同様の労作ができ，歩行，坂道，階段の昇降も同様にできる．	同年齢の健常者と同様に平地歩行はできるが，坂や階段で息切れがする．	平地歩行も健常者なみにできないが，自分のペースならば1.6 km以上歩ける．	平地も休み休みでなければ，50 m以上歩けない．	会話，着物の着脱にも息切れを自覚する．息切れのために外出もできない．

■MRC息切れスケール

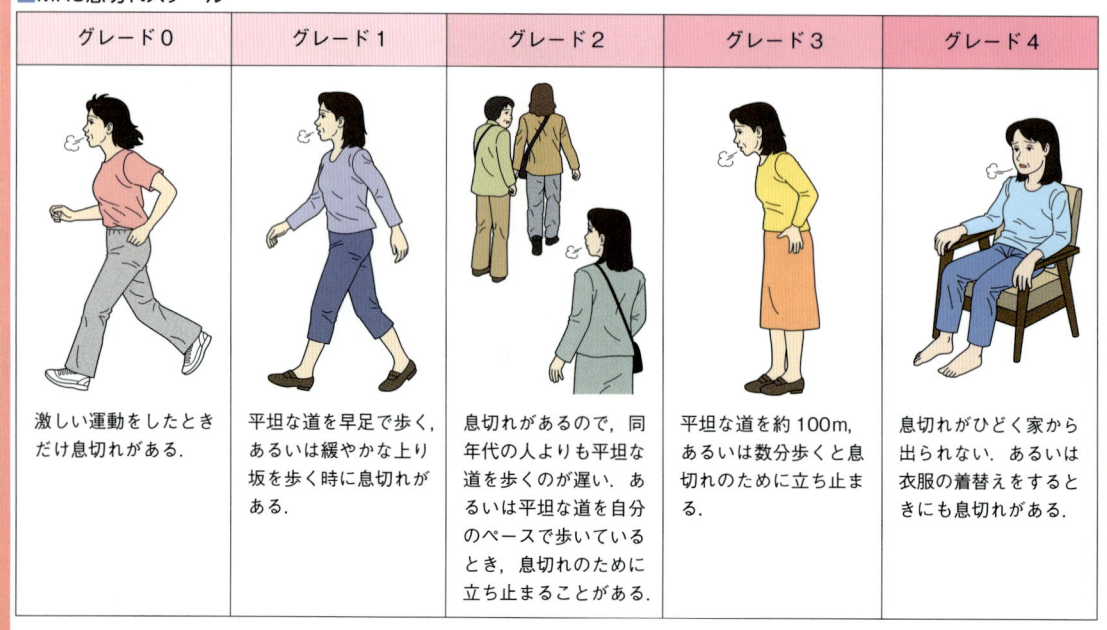

グレード0	グレード1	グレード2	グレード3	グレード4
激しい運動をしたときだけ息切れがある．	平坦な道を早足で歩く，あるいは緩やかな上り坂を歩く時に息切れがある．	息切れがあるので，同年代の人よりも平坦な道を歩くのが遅い．あるいは平坦な道を自分のペースで歩いているとき，息切れのために立ち止まることがある．	平坦な道を約100m，あるいは数分歩くと息切れのために立ち止まる．	息切れがひどく家から出られない．あるいは衣服の着替えをするときにも息切れがある．

＊呼吸リハビリテーションの保険適用における息切れスケールは1〜5段階であるため，上記グレードに＋1を加算して評価する．

〔米国胸部疾患学会(ATS)／欧州呼吸器学会(ERS)，2004〕

疾患と息切れの関係

- COPD患者では，安静時は肺過膨張による最大吸気量の減少と中枢からの呼吸筋の収縮命令に対応できなくなるため，呼吸困難を自覚する．
- COPD患者では，労作時は，呼気時間の短縮による呼気終末肺気量（EELV）の増加（動的肺過膨張）により，吸気量が減少して，息切れを自覚する．
- 間質性肺炎では，低酸素血症や伸展受容体からの刺激によって，浅く早い呼吸になり，息切れを自覚する．
- 高炭酸ガス血症や低酸素血症でも換気ドライブの増大が生じ，呼吸困難を自覚する．
- 過換気症候群，抑うつ状態などの患者では，呼吸の行動調節を介して，換気命令の大きさ自体に依存して，呼吸困難を自覚する．
- 気管支喘息では，気道抵抗の上昇自体を，呼吸困難と感じる．

- 進行に従って，残気量，機能的残気量が増加
- 全肺気量も増加するが，機能的残気量の増加ほどではないので最大吸気量が減少

- 最大吸気量に占める1回換気量の比率が大きくなり，呼吸困難感が発生．
- 機能的残気量の増加により，呼気終末の肺の弾性収縮力が増加，これに打ち勝つ吸気筋の長さは短縮，発生する張力は小さい．中枢からの収縮命令に対応できず，吸気時の呼吸困難が発生．

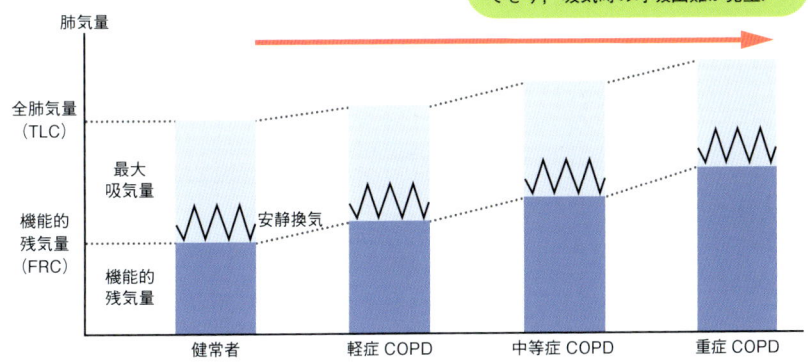

■ COPDの安静時の息切れの機序

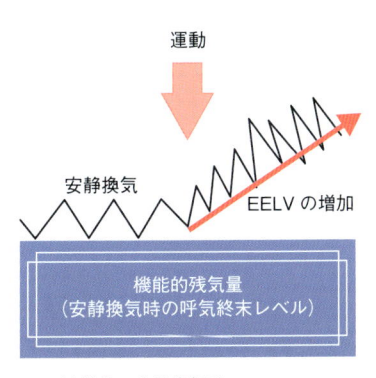

- COPD患者では労作時に要求される換気量を得るために呼吸数が増加（1回換気量は健常者ほど増加しない）．
- 呼吸数の増加は1回換気の呼気時間を短縮（COPDでは呼気流速の低下に伴ない，もともと呼気時間が延長している）．
- 本来の呼気の終了前に，次の吸気が開始され，呼気終末肺気量（EELV）が増加．
- 呼気終末肺気量が増加すると，息切れを自覚，また十分な吸気量が得られないために，労作を中断，息継ぎをする．

■ COPDの労作時の息切れの機序

- アンジオテンシン変換酵素（ACE）：angiotensin-converting enzyme
- 慢性閉塞性肺疾患（COPD）：chronic obstructive pulmonary disease
- 呼気終末肺気量（EELV）：end-expiratory lung volume
- 機能的残気量（FRC）：functional residual capacity
- 息切れ（SOB）：shortness of breath
- 全肺気量（TLC）：total lung capacity

Unit 1 視診と触診

視診

- 視覚的に患者の病態を把握する方法．皮膚や呼吸の状態，呼吸筋の動き，骨格や胸郭の形態などにより，病態を把握する．

■ チアノーゼ(cyanosis)

- チアノーゼとは，皮膚や粘膜の色調が青紫色を呈する状態である．毛細血管の多い口唇や爪床に認められることが多い．
- 毛細血管中の還元ヘモグロビン濃度が5g/dLを超えると出現する．原因として，動脈血酸素化不足，血流停滞，静脈血の動脈血への混入，多血症の4つが挙げられる(低酸素血症の項p.22参照)．
- 表のように中枢性と末梢性の2つに分類される．
- チアノーゼは還元ヘモグロビンの絶対量が関与するため，多血症では高度の低酸素血症がなくても生じうるが，貧血の場合は出現しにくい．
- 中枢性チアノーゼは酸素吸入により改善する．

■ ばち(状)指(clubbed finger)

- 手指，足趾末端部の軟部組織が無痛性に腫大し，爪が彎曲している状態．
- 発生機序は不明．
- 肺がんをはじめとする呼吸器疾患が最多だが，チアノーゼ性先天性心疾患や亜急性感染性心内膜炎，肝硬変，炎症性腸疾患などでもみられる．

■チアノーゼの分類

分類	分布	原因	主な疾患・状況
中枢性	皮膚・粘膜（舌，口腔粘膜，四肢末梢，爪床など）	●動脈血酸素飽和度の低下 ・肺疾患 ・先天性心疾患 ・肺胞低換気 ・吸入気酸素分圧の低下	・呼吸器疾患 ・先天性心疾患，肺動静脈瘻 ・原発性肺胞低換気症候群，中枢神経抑制薬 ・高地
		●ヘモグロビン異常	●異常ヘモグロビン血症
末梢性	末梢の皮膚（四肢末梢，爪床など）	末梢血管床の循環不全，血管攣縮：酸素量ではなく酸素供給の減少(低酸素症)	●心拍出量減少(心原性ショック，うっ血性心不全など) ●寒冷曝露による血管攣縮(レイノー現象など) ●血管閉塞(閉塞性動脈硬化症，バージャー病など)

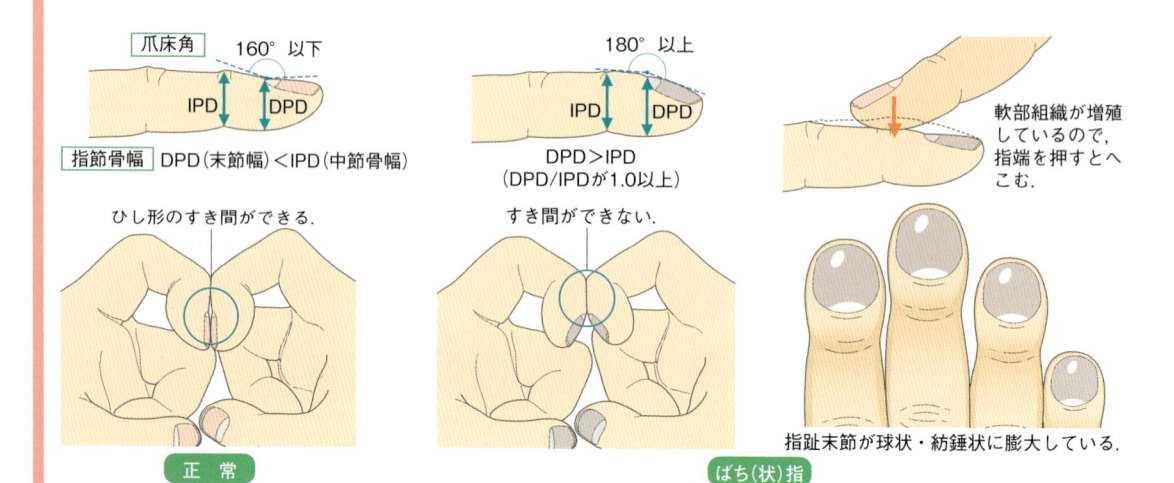

爪床角 160°以下
IPD ／ DPD
指節骨幅　DPD(末節幅)<IPD(中節骨幅)
ひし形のすき間ができる．
正常

180°以上
IPD ／ DPD
DPD>IPD
(DPD/IPDが1.0以上)
すき間ができない．

軟部組織が増殖しているので，指端を押すとへこむ．

指趾末節が球状・紡錘状に膨大している．

ばち(状)指

■呼吸状態
- 呼吸数・深さ（1回換気量）・リズムなどを観察する．呼吸の異常とその症状が出現する病態を表に示す．
- 呼吸筋には，横隔膜，肋間筋，腹筋があり，横隔膜が最も重要な呼吸筋である．努力呼吸時にはこのほかに補助筋も使われる（換気の項参照）．
- 病態により特定の体位で呼吸困難が軽減する．

・起坐位：うっ血性心不全に典型的．
・側臥位：一側肺の容量が低下している病態で（胸水貯留，無気肺など），患側を下にする．

■頸部の状態
- 呼吸補助筋の肥大：努力呼吸を続けると，呼吸補助筋が発達し肥大する．
- 頸静脈の怒張：右心負荷時に認める．

■呼吸状態の観察項目

	分類	呼吸数/分	換気量/回	呼吸型	主な疾患・状況
	正常呼吸 eupnea	成人：12〜20	6〜8mL/kg		—
呼吸数と換気量の異常	頻呼吸 tachypnea	増加（25以上）	増減なし		肺炎，肺塞栓症，肺水腫，気管支喘息，胸膜痛など
	徐呼吸 bradypnea	減少（12以下）	増減なし		頭蓋内圧亢進，アルコール多飲，麻酔時など
	多呼吸 polypnea	増加	増加		過換気症候群
	過呼吸 hyperpnea	増減なし	増加		過換気症候群
	低呼吸 hypopnea	増減なし	減少		睡眠時，神経・筋疾患など
	減弱呼吸 oligopnea	減少	減少		脳死期，臨死期，麻痺，肺胞低換気症候群など
リズムの異常	チェーン-ストークス呼吸 Cheyne-Stokes			過呼吸→低呼吸→無呼吸	尿毒症，心不全，中枢神経系障害，薬物による呼吸抑制など
	クスマウル呼吸 Kussmaul			深く大きい	糖尿病ケトアシドーシス，尿毒症など（代謝性アシドーシスの代償）
	ビオー呼吸 Biot			不規則呼吸→無呼吸	主に延髄付近での脳腫瘍，脳外傷，髄膜炎など

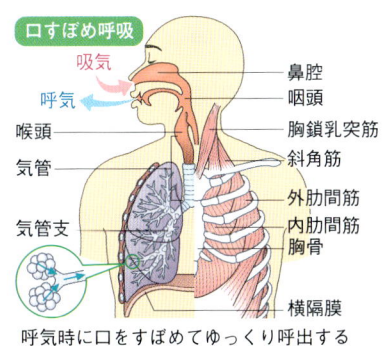

口すぼめ呼吸

呼気時に口をすぼめてゆっくり呼出することで気道内圧を高め，末梢気道の虚脱・閉塞を防ごうとする呼吸．
代表的疾患：慢性閉塞性肺疾患

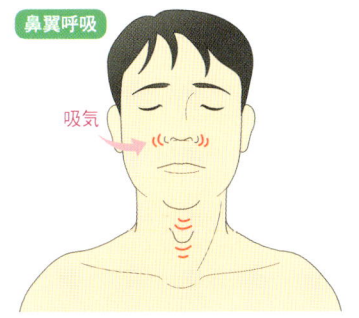

努力呼吸

鼻翼呼吸

吸気時に鼻翼が張り鼻孔が大きく開く．喉頭を下方に大きく動かすように呼吸する．
代表的病態：呼吸困難時

■ 胸部の異常
- 胸郭の形態，呼吸性変動を観察する．高度な変形は心肺を圧迫し，呼吸機能障害をもたらす．
- 慢性閉塞性肺疾患の進行例では，ビア樽状と称されるほどの胸郭の拡大がみられることがある．また，加齢に伴い生じることもある．
- 先天的形態異常には鳩胸や漏斗胸などがある．
- 後天的形態異常には脊椎側彎や後彎などがある．
- 側彎：特発性が多い．軽度の場合無症状だが，高度の場合には拘束性換気障害を呈する．
- 後彎（亀背）：側彎よりも心肺機能への影響は少ない．
- 動揺胸郭は多発性骨折時にみられる．胸郭が奇異性に吸気時に陥凹する状態．

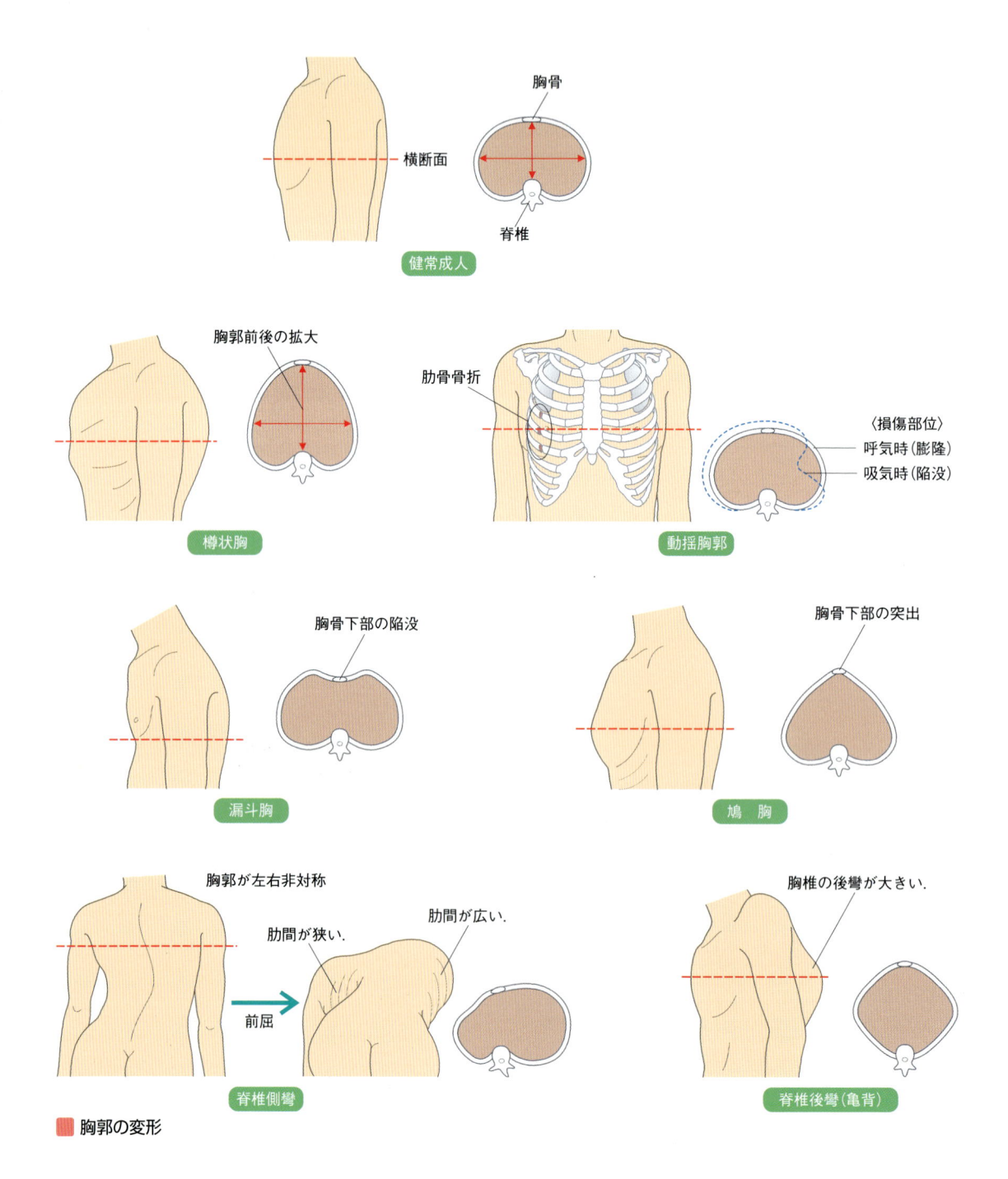

健常成人 — 胸骨／横断面／脊椎

樽状胸 — 胸郭前後の拡大

動揺胸郭 — 肋骨骨折／〈損傷部位〉呼気時（膨隆）／吸気時（陥没）

漏斗胸 — 胸骨下部の陥没

鳩胸 — 胸骨下部の突出

脊椎側彎 — 胸郭が左右非対称／肋間が狭い．／肋間が広い．／前屈

脊椎後彎（亀背） — 胸椎の後彎が大きい．

■ 胸郭の変形

触診

- 手指または手掌で患者の胸部・背部に触れ，その内部の異常を検出する方法．

■体表面・皮下
- 疼痛部位，圧痛点，腫瘤など，異常のある部位を把握する．
- 体表面を押すと皮下でギュギュという雪を握ったような感触（握雪感）がある場合は，気胸などで合併する皮下気腫を考える．

■胸郭の可動性
- 呼吸に伴う胸郭の可動性を図のように観察する．
- 通常，深呼吸時の胸郭は4cm程度広がるが，病変があると動きが小さくなったり左右非対称になる．

■脊椎の変形
- 前屈姿勢で脊椎の走行を観察するとともに，脊椎の圧痛や変形の有無も把握する．

■声音振盪（音声伝導，vocal fremitus）
- 胸壁に置いた検者の手が，声帯から気道を経て肺を介し，胸壁へ響く患者の声を振動で触知し，肺の状態を診断する．
- 声音振盪が減弱あるいは消失している場合は，胸水，気胸などを疑う．
- 声音振盪が亢進している場合は肺炎などを疑う．

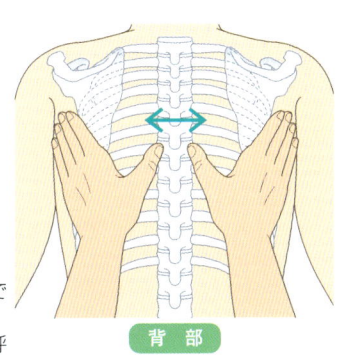

■ 胸郭の可動性の観察
深呼吸してもらい，検者の手の動きで胸郭の可動性を観察する．
母指間の距離は，吸気時には開き，呼気時は狭くなる．

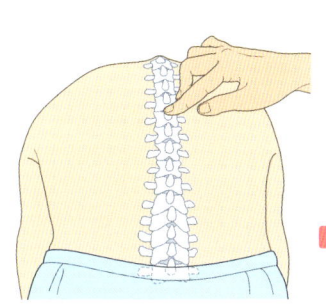

背部
両手の母指を脊椎に当てる．

■ 脊椎の走行の観察
前屈姿勢をとってもらい，脊椎の走行・変形，圧痛点を視診・触診する．

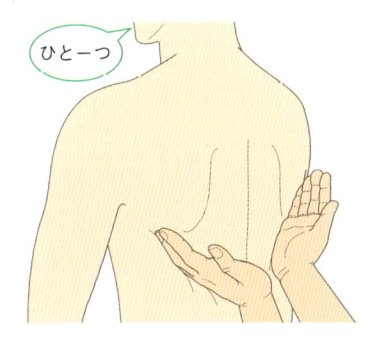

「ひとーつ」

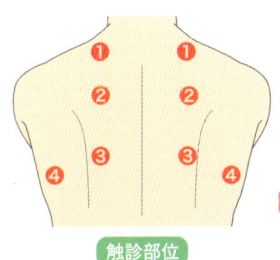

触診部位
振盪音は，一般的に数字の順に強い．

■ 声音振盪（音声伝導）
①患者の背部に手掌または尺骨側を密着させる．
②患者に低い声で「ひとーつ」と繰り返してもらう．
③触診部位を変えながら，手に響く振盪音の強さや左右差を確認する．

Unit 2 打診

打診とは

- 胸壁の左右を手指で交互に叩き，反響する音と振動を比較しながら，胸郭内(胸壁から深さ5cm程度まで)に生じた病変の性状を推測する検査法．
- 音の性質と左右差，横隔膜の位置の変化などをもとに病態を推測する．肺下界(肺肝境界)は右鎖骨中線上で確認する．

打診音

- 打診音は「強弱，高低，長短」で区別され，含気量が少ない部位は濁音，空気が存在する部位は鼓音を呈する．

■打診所見と病変

打診所見	音の性質	特徴	主な疾患・状況
共鳴音 resonance	強，長，低	● ポン，ポンと響く．	正常肺
濁音 dullness	中，中，中	● 打診音の低下 ● 肺の含気量減少時(液体貯留時)に認める．	肺炎，無気肺，腫瘍，胸水貯留，胸膜肥厚
過共鳴音 hyperresonance	より強，より長，より低	● 打診音の亢進 ● 肺の含気量増加時に認める．	肺気腫，気胸，健側肺の代償性過膨張，気管支喘息発作
鼓音 tympany	強，中，高	● 打診音の亢進：太鼓のような音 ● 肺の含気量増加時に認める．	気胸，巨大囊胞，肺気腫
肺下界の上昇	—	● 横隔膜高位を示唆する．	無気肺，横隔神経麻痺，胸水貯留
肺下界の下降	—	● 横隔膜低位を示唆する．	肺気腫

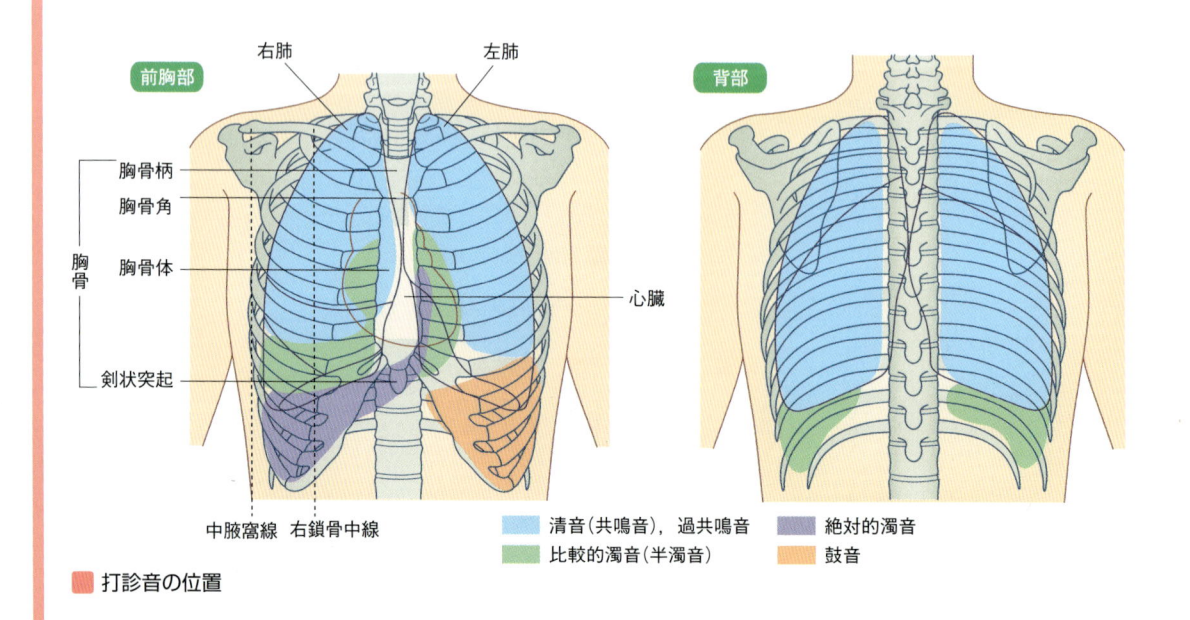

前胸部 / 背部

右肺　左肺
胸骨柄
胸骨角
胸骨体
胸骨
剣状突起
心臓
中腋窩線　右鎖骨中線

清音(共鳴音)，過共鳴音　　絶対的濁音
比較的濁音(半濁音)　　鼓音

打診音の位置

打診の方法

- 利き手の中指を打診指，反対側の手の中指を打診板とする．
- 左右の打診音を比較しながら上から下へ向かう．
- 肺上界と下界(横隔膜)，肺肝境界を確認する．

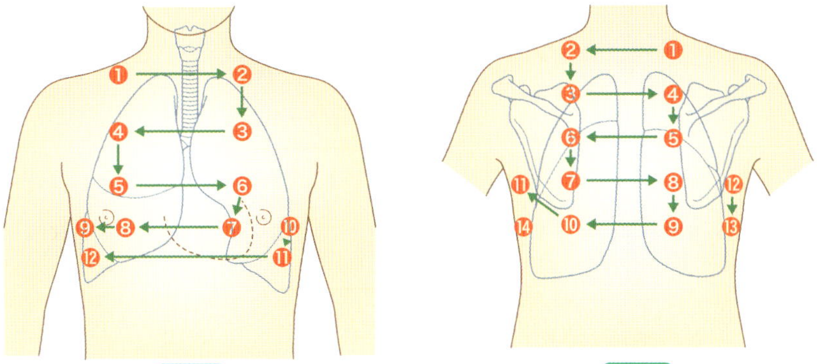

前胸部 　　　背部

■ 打診部位と順序
肺尖部→上肺野→中肺野→下肺野の順．骨の上は避ける．

中指のDIP関節を密着させる．

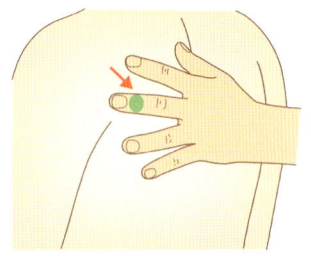

スナップを利かせ弾むように叩く．

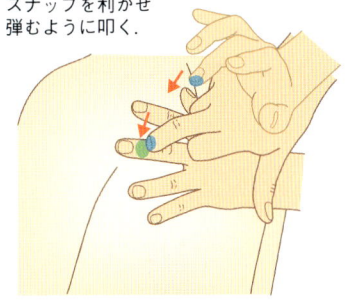

①打診部位に打診板の遠位指節間(DIP)関節を密着させ，それ以外の指は胸壁に接触しないようにする．

②打診指を鉤状に屈曲させ，その指先で垂直に軽く短く打診板のDIP関節を叩く．振動が減衰しないよう，叩打後は打診指をすぐ離す．

■ 打診のしかた

肩甲線　　上から下へ打診

呼気時横隔膜位
4～7cm　濁音
吸気時横隔膜位

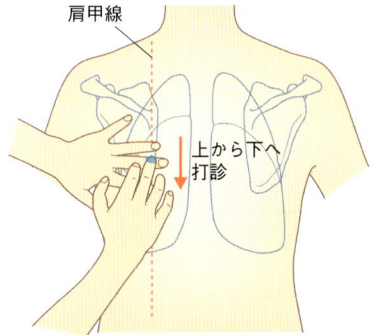

①最大呼気時，肩甲線上で清音と濁音の境界(呼気時横隔膜位)を確認する．

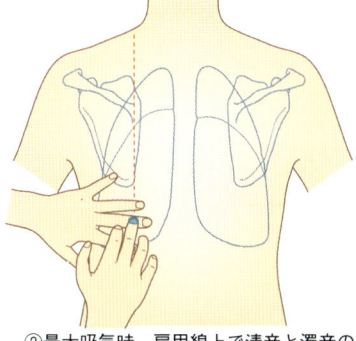

②最大吸気時，肩甲線上で清音と濁音の境界(吸気時横隔膜位)を確認する．

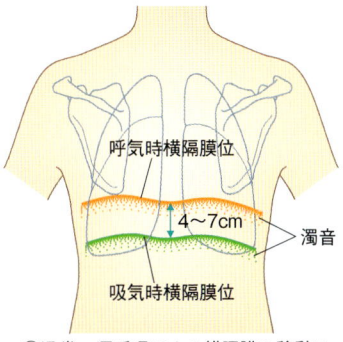

③通常，深呼吸による横隔膜の移動は4～7cmで，左右差は認められない．

■ 横隔膜可動域の確認

Unit 3 聴診

聴診とは

- 肺音には，生理的に生じる呼吸音と，病的な状態により生じる副雑音がある．
- 健常者で聴取される正常呼吸音の性状変化，聴取される位置を確認する．音のピッチや強さ，吸気/呼気時間の長さの異常から，原因となる病態を推測する．
- 呼吸音の減弱や消失は，気流の低下や伝達障害で認められ，呼気延長は気道狭窄時に認められる．

■呼吸音の異常

呼吸音の状態	病態	主な疾患・症状
呼吸音減弱・消失	気流の低下，伝達障害	COPD, 胸水貯留，気胸，無気肺
呼気延長	気道狭窄	気管支喘息，COPD
肺胞呼吸音の聴取部位の気管支呼吸音化	含気低下，肺実質の肺野音伝播亢進，肺の縮小	肺炎，胸水，無気肺

呼吸音と副雑音

■呼吸音

- 呼吸音の特徴を表に，聴取位置を図に示す．

■正常呼吸音の特徴

分類	聴取部位	タイミング	特徴		異常が生じる疾患・状況
肺胞(呼吸)音	末梢肺野 両肺野の大部分	吸気相と，呼気相の最初の1/3で聴取	低弱音．呼気時は初期のみ小さく聴取される(3:1).		減弱：胸水貯留，肺気腫，無気肺，気胸，胸膜肥厚
気管支肺胞(呼吸)音 気管支(呼吸)音	胸骨上部や肩甲骨間	吸気相と呼気相	呼気・吸気で音の高さと長さがほぼ同程度(1:1)		この部位以外で聴取された場合は異常が示唆される．
気管(呼吸)音	頸部気管周囲	吸気相と呼気相	高強音．呼気で吸気より高く長い(2:3)		

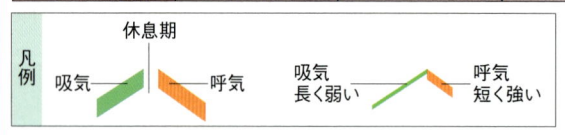

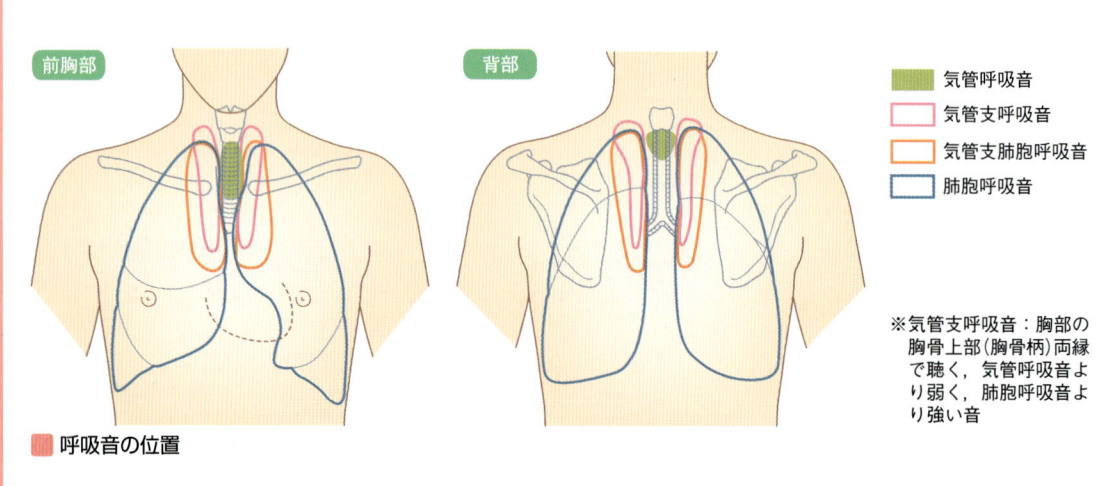

凡例：吸気／休息期／呼気／吸気 長く弱い／呼気 短く強い

前胸部　背部

- 気管呼吸音
- 気管支呼吸音
- 気管支肺胞呼吸音
- 肺胞呼吸音

※気管支呼吸音：胸部の胸骨上部(胸骨柄)両縁で聴く，気管呼吸音より弱く，肺胞呼吸音より強い音

■呼吸音の位置

- 呼吸音は，肺胞（呼吸）音（vesicular sounds），気管支肺胞（呼吸）音（bronchovesicular sounds），気管（呼吸）音（tracheal sounds）からなる．気管支肺胞（呼吸）音とは別に，気管支（呼吸）音（bronchial sounds）が分類されることもある．

■ 副雑音
- 副雑音は，断続性雑音と連続性雑音に分類される．雑音の代わりにラ音ともいう．
- 音の高低／強弱，持続時間，ピッチ，吸気時／呼気時のタイミング，聴取部位，体位や咳嗽後の変化の有無を把握することが重要である．

〈断続性雑音（断続性ラ音）〉
- 断続性雑音は，呼気時に虚脱した末梢気道が吸気時に再開放して生じる場合と，気道内に分泌物などの液体が貯留して生じる場合がある．
- 音の性状により，高調性の捻髪音（fine crackles）と低調性の水泡音（coarse crackles）に分類される．
- 聴取されるタイミングで鑑別のヒントが得られる．

〈連続性雑音（連続性ラ音）〉
- 連続性雑音は，狭窄した気道の内腔を通過する気流によって生じる振動音である．安静呼吸時に雑音が聴取されない軽度の気道狭窄症例でも，強制呼出時の聴診で雑音が聴取されることがある．
- 末梢狭窄では高調性の笛音（wheezes），中枢狭窄では低調性のいびき音（rhonchi），上気道狭窄では喘鳴（stridor）が聴かれる．

〈特殊な雑音〉
- スクウォーク（squawk）は短い笛音に似た音で，吸気のみに認められる．末梢気道で，吸気時の急激な陰圧による気管支拡・吸気流速の変化により発生する．気管支拡張症，びまん性汎細気管支炎，肺線維症で聴かれる．
- 胸膜摩擦音は，胸膜の炎症により胸膜が摩擦することにより発生する音で，吸気呼気いずれでも聴取される．
- Hamman徴候（Hamman's sign）は，縦隔気腫で聴取される．心拍動に一致して聴取される低調な捻髪音である．

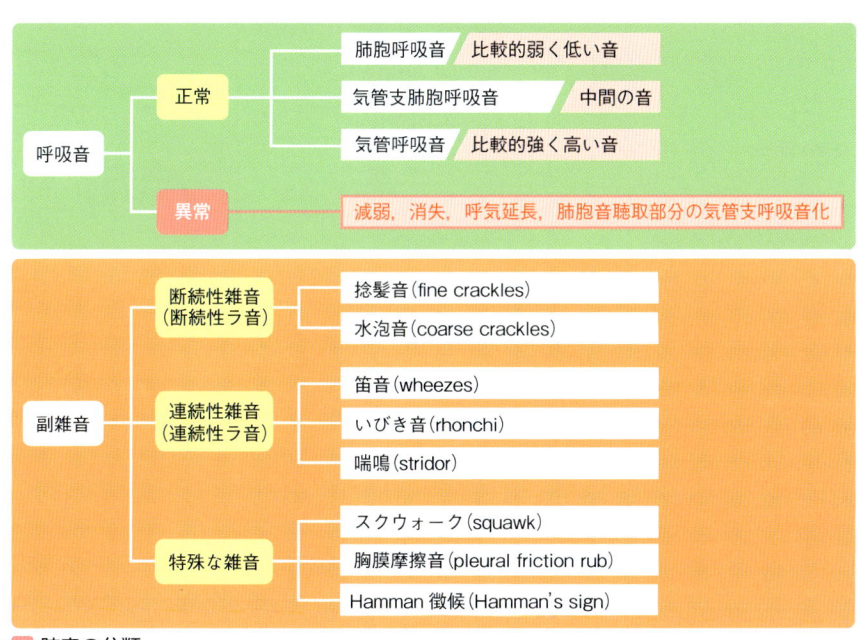

肺音の分類

- 呼吸音
  - 正常
    - 肺胞呼吸音 — 比較的弱く低い音
    - 気管支肺胞呼吸音 — 中間の音
    - 気管呼吸音 — 比較的強く高い音
  - 異常 — 減弱，消失，呼気延長，肺胞音聴取部分の気管支呼吸音化
- 副雑音
  - 断続性雑音（断続性ラ音）
    - 捻髪音（fine crackles）
    - 水泡音（coarse crackles）
  - 連続性雑音（連続性ラ音）
    - 笛音（wheezes）
    - いびき音（rhonchi）
    - 喘鳴（stridor）
  - 特殊な雑音
    - スクウォーク（squawk）
    - 胸膜摩擦音（pleural friction rub）
    - Hamman徴候（Hamman's sign）

■副雑音の特徴

分類		タイミング	特徴		病態	主な疾患・病態
断続性雑音	捻髪音 (fine crackles)	吸気相後期	細かい 高調性 短い		呼気時に虚脱した末梢気道の吸気時における再開放	間質性肺炎
	水泡音 (coarse crackles)	吸気相初期から呼気相初期	粗い 低調性 やや長い		気道内での分泌物などの液体貯留	肺炎 気管支炎 心不全
連続性雑音	笛音(wheezes)	呼気相と吸気相	高調性		末梢気管支の狭窄	喘息 COPD 気管支炎
	いびき音(rhonchi)	呼気相と吸気相	低調性		比較的太い気道の狭窄	気道分泌物
	喘鳴 (stidor)	吸気相	高調性		上気道狭窄	上気道異物 喉頭浮腫

凡例　捻髪音 ××　水泡音 ●●　笛(様)音 〜〜　いびき(様)音 ∧∧

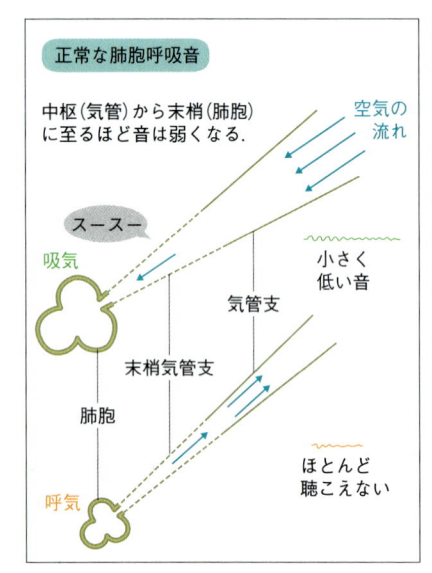

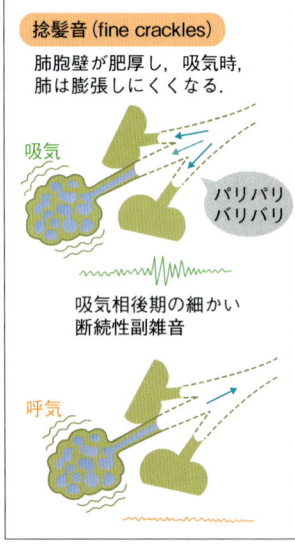

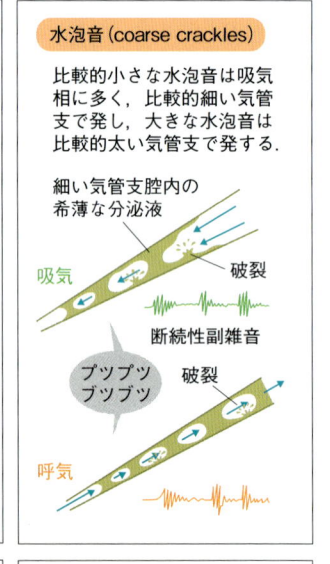

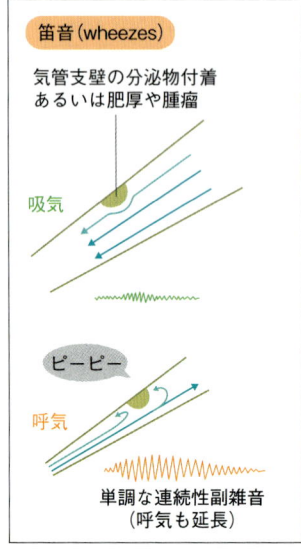

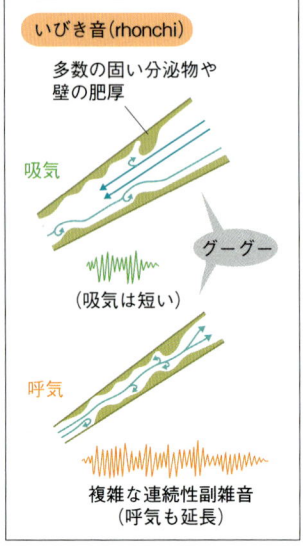

正常な肺胞呼吸音
中枢(気管)から末梢(肺胞)に至るほど音は弱くなる．
空気の流れ
スースー
吸気
小さく低い音
気管支
末梢気管支
肺胞
呼気
ほとんど聴こえない

捻髪音 (fine crackles)
肺胞壁が肥厚し，吸気時，肺は膨張しにくくなる．
吸気
パリパリ　バリバリ
吸気相後期の細かい断続性副雑音
呼気

水泡音 (coarse crackles)
比較的小さな水泡音は吸気相に多く，比較的細い気管支で発し，大きな水泡音は比較的太い気管支で発する．
細い気管支腔内の希薄な分泌液
吸気
破裂
断続性副雑音
プツプツブツブツ
破裂
呼気

笛音 (wheezes)
気管支壁の分泌物付着あるいは肥厚や腫瘤
吸気
ピーピー
呼気
単調な連続性副雑音
(呼気も延長)

いびき音 (rhonchi)
多数の固い分泌物や壁の肥厚
吸気
グーグー
(吸気は短い)
呼気
複雑な連続性副雑音
(呼気も延長)

■ 副雑音の発症機序
(岡安大仁ほか：ナースのための 聴診スキルの教室．p.66，学習研究社，2007 を改変)

聴診の方法

■**聴診部位**
- 打診部位とほぼ同位置で行う．

■**聴診方法**
- 通常は聴診器の膜面を使用し，胸壁にやや強くあてて聴診する．
- 坐位で聴取する．
- 打診と同様に左右交互に聴取する．
- 副雑音を聴取した場合は，呼吸周期におけるタイミングと聴取される部位に注意する．

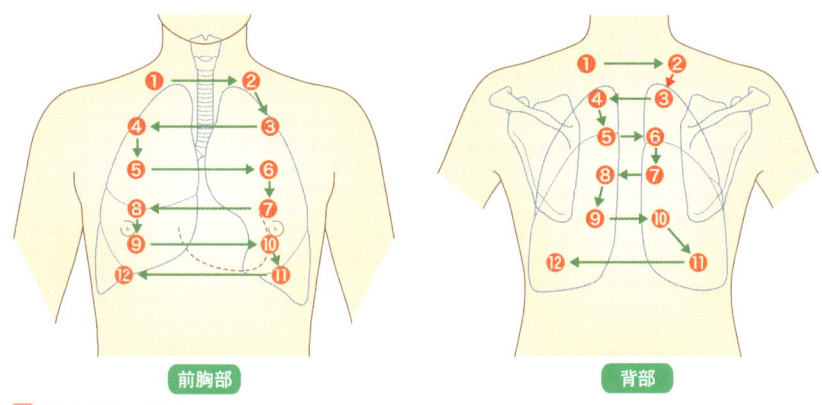

前胸部　　　　　　　背部

聴診部位と順序

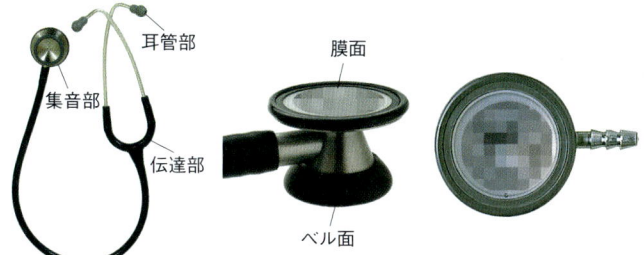

耳管部
集音部
伝達部
膜面
ベル面

聴診器

聴診器の膜面（ダイヤフラム面）
- 呼吸器の聴診によく用いられる．
- 低音がカットされ高音が聴取しやすい．
- 皮膚と一体となって振動する必要があるので，胸壁に密着させる．ただし，密着しすぎると集音口がふさがれるので注意する．

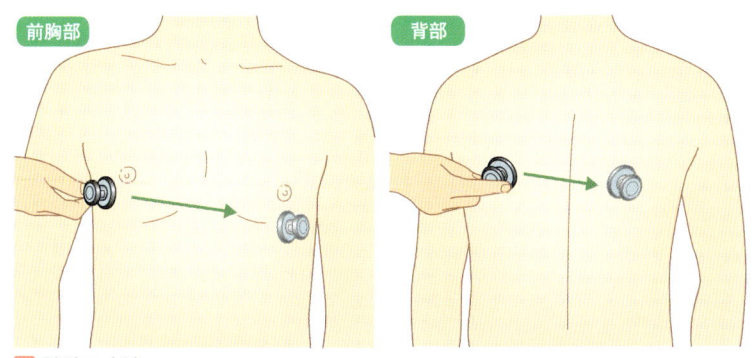

前胸部　　　背部

聴診の方法
口を開けてやや深い呼吸をしてもらい，各部位で少なくとも1呼吸聴く．前胸部左側では心臓付近を避け脇の肺野で聴取する．鎖骨上窩（肺尖部）は背部のほうがあてやすい．

Unit 1 スパイロメトリー

- 吸気，呼気に伴う肺気量（吸入されたガス量，呼出されたガス量）の変化の測定をスパイロメトリーとよぶ．
- 横軸に時間，縦軸に肺気量の変化を記録したものをスパイログラムとよぶ．
- 現在用いられている測定機器（スパイロメータ）は，流量計で吸気流量と呼気流量を測定し，それを積分して，肺気量の変化を求めている．これにより，時間－気量曲線のみならず，後述のフロー・ボリューム曲線も記録可能になっている．
- スパイロメトリーの方法は，まず安静換気をさせ，安定した呼気位を確認後，ゆっくり最大呼出をさせ，次いでゆっくり最大吸気をさせて，さらに最大吸気位から最大努力の呼出をさせる方法が標準的である．この方法で得られたグラフがスパイログラムである．
- 最大吸気位から最大努力で呼気をさせて得られるスパイログラムを，努力呼気曲線とよぶ．
- 患者の理解と最大の努力が必要な検査で，3回測定を繰り返し，そのうちの最大の測定値を採用する．検査の妥当性の評価が，常に必要である．
- 肺機能検査値には，血液検査のような基準値はない．性，年齢，身長などによって基準値は異なるので，測定時の基準値を計算する必要がある．その基準値と比較して判断する．
- 肺活量は基準値の80％，1秒率は性別，年齢，身長に関係なく，70％を正常限界とする．これに基づいて，換気障害は拘束性換気障害（間質性肺炎，肺結核後遺症など），閉塞性換気障害（COPD，気管支喘息など），混合性換気障害に分類される．
- 検査値から求められる，臨床上有用な指標には，エアトラッピング指数（ATI），気道可逆性，肺年齢などがある．
- 近年，禁煙や慢性閉塞性肺疾患（COPD）の啓発と関係して，肺年齢が注目されている．

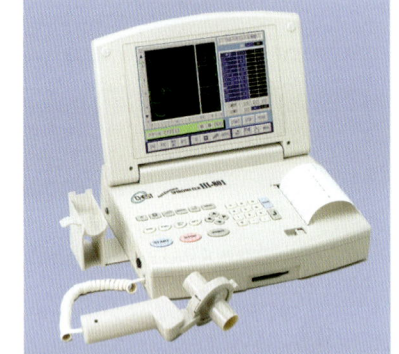

■ スパイロメータ
（写真提供：チェスト株式会社）

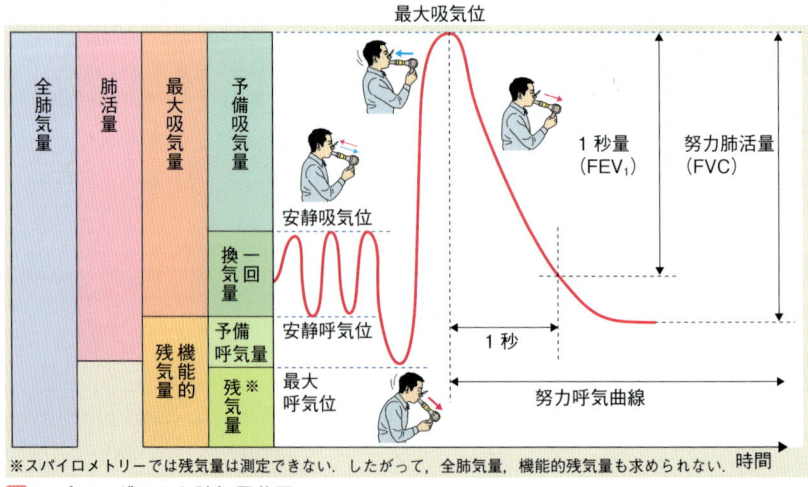

■ スパイログラムと肺気量分画

※スパイロメトリーでは残気量は測定できない．したがって，全肺気量，機能的残気量も求められない．

- ■エアトラッピング指数（ATI）：air trapping index
- ■慢性閉塞性肺疾患（COPD）：chronic obstructive pulmonary disease
- ■予備呼気量（ERV）：expiratory reserve volume
- ■1秒量（FEV_1）：forced expiratory volume in one second
- ■対標準1秒量（%FEV_1）：FEV_1/predicted FEV_1 × 100
- ■機能的残気量（FRC）：functional residual capacity
- ■努力肺活量（FVC）：forced vital capacity
- ■最大吸気量（IC）：inspiratory capacity
- ■予備吸気量（IRV）：inspiratory reserve volum
- ■残気量（RV）：residual volume
- ■肺活量（VC）：vital capacity
- ■対標準肺活量（%VC）：VC/predicted VC × 100
- ■1回換気量（VT）：tidal volume

■スパイロメトリーで求められる肺気量分画と肺気量の変化を示す指標

肺気量分画および肺気量の変化	略号	定義
肺活量	VC：vital capacity	最大呼気位からゆっくりと吸気した場合の，最大吸気位までに肺に入るガスの量．FVCと対比してslow VC(SVC)ともいう．
対標準肺活量	%VC	性，年齢，身長から求めた基準値に対する割合
努力肺活量	FVC：forced vital capacity	最大吸気位から最大努力呼出させた際の，最大呼気位までの肺気量の変化
1秒量	FEV_1：forced expiratory volume in one second	努力呼気曲線上で，努力呼気開始から1秒間の呼出肺気量
対標準1秒量	$\%FEV_1$：percent predicted FEV_1	性，年齢，身長から求めた基準値に対する割合
1秒率	$FEV_1/FVC(FEV_{1\%})$	努力肺活量に占める1秒量の割合
1回換気量	VT：tidal volume	安静換気時の換気量(安静吸気量あるいは呼気量)
予備吸気量	IRV：inspiratory reserve volume	安静吸気位から最大限(最大吸気位まで)吸い込むことのできる量
最大吸気量	IC：inspiratory capacity	安静呼気位から最大限吸い込むことのできる空気の量(IRV＋VT)
予備呼気量	ERV：expiratory reserve volume	安静呼気位から最大限(最大呼気位まで)吐き出せる空気の量

日本呼吸器学会(2001年)で報告された日本人の正常予測式は以下の通りであり，これらを用いることが推奨されている．

男性　　VC(L)　＝ 0.045 ×身長(cm)− 0.023 ×年齢 − 2.258
　　　　FVC(L) ＝ 0.042 ×身長(cm)− 0.024 ×年齢 − 1.785
　　　　FEV_1(L) ＝ 0.036 ×身長(cm)− 0.028 ×年齢 − 1.178

女性　　VC(L)　＝ 0.032 ×身長(cm)− 0.018 ×年齢 − 1.178
　　　　FVC(L) ＝ 0.031 ×身長(cm)− 0.019 ×年齢 − 1.105
　　　　FEV_1(L) ＝ 0.022 ×身長(cm)− 0.022 ×年齢 − 0.005

従来，基準値を求めるのにはBaldwinらの式が用いられ，多くのスパイロメータに現在も組み込まれ，計算されている．上記日本呼吸器学会の基準値は，これよりも10〜15％高い値を示すので注意が必要である．

■スパイロメトリーの結果解釈に用いられる指標

指標	内容
エアトラッピング指数：ATI(air trapping index)	● (VC−FVC)/VC× 100　健常者では5％以下(VC≧FVC) ● 閉塞性換気障害で高くなる．
気道可逆性(気管支拡張剤吸入前後のスパイロメトリーで得られる1秒量の変化で判断)	● 改善量＝吸入後の1秒量−吸入前の1秒量(mL) ● 改善量≧200mLで可逆性あり
	● 改善率＝(吸入後の1秒量−吸入前の1秒量)／吸入前の1秒量× 100 ● 改善率≧12％で可逆性あり
肺年齢	● 1秒量の基準値を求める予測式に，実測された1秒量と身長を代入して得られた年齢． ● 実測1秒量が何歳の基準値に相当するか(何歳の肺か) ● 禁煙の動機づけに有用

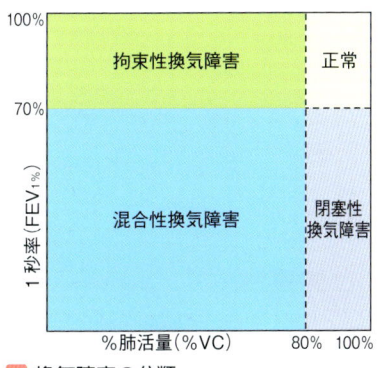

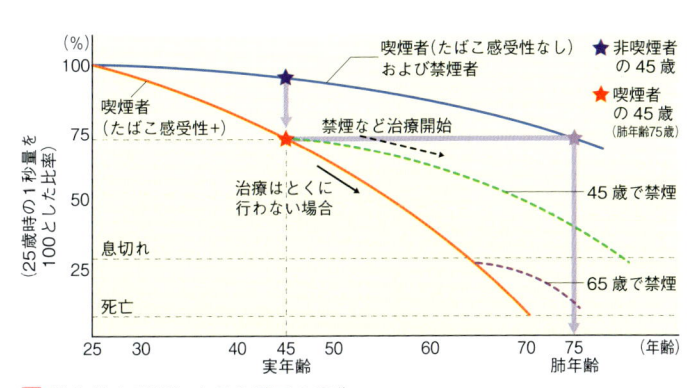

■ 換気障害の分類

■ 肺年齢と喫煙による1秒量の変化

1秒量は年齢とともに低下する．非喫煙者と比べて，喫煙者(たばこ感受性あり)の1秒量は，加齢とともに大きく低下する．

(Fletcher C, et al：The natural history of chronic airflow obstruction. BMJ，1：1645，1977 を一部改変)

Unit 2 フローボリューム曲線

- 気流速度(縦軸)と肺気量(横軸)の関係を図示したものが，フローボリューム曲線である．通常は，最大吸気位から最大努力呼出した場合に記録される曲線のことをさす．
- フローボリューム曲線は，スパイロメトリー検査により得られる．

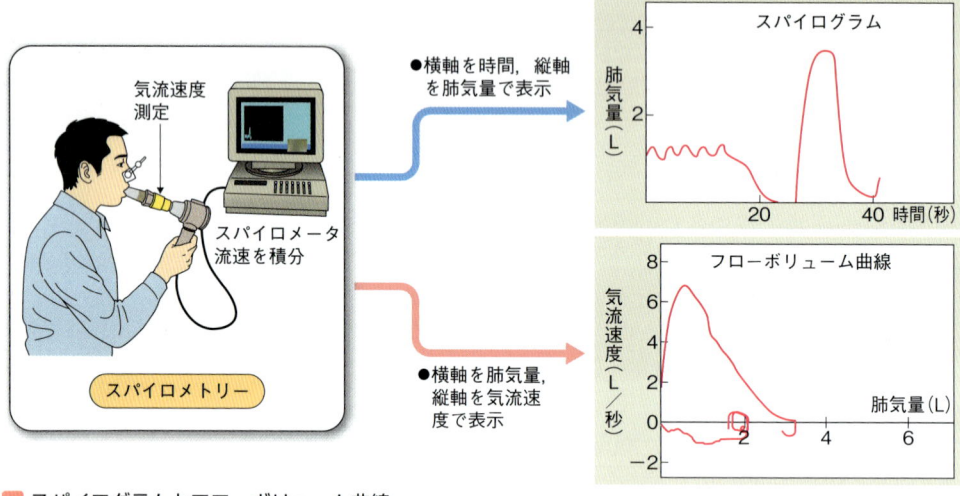

■ スパイログラムとフローボリューム曲線

フローボリューム曲線の見方

- 呼気気流速度の最大値を最大呼気流量(PEF)とよび，気管支喘息の自己管理に用いられる．
- 記録された肺気量の50％肺気量位の気流速度を$\dot{V}50$，最大呼気側25％肺気量位の気流速度を$\dot{V}25$とよび，末梢気道(内径2mm以下)病変(喫煙や大気汚染の影響，COPDの初期など)の評価に有用である．

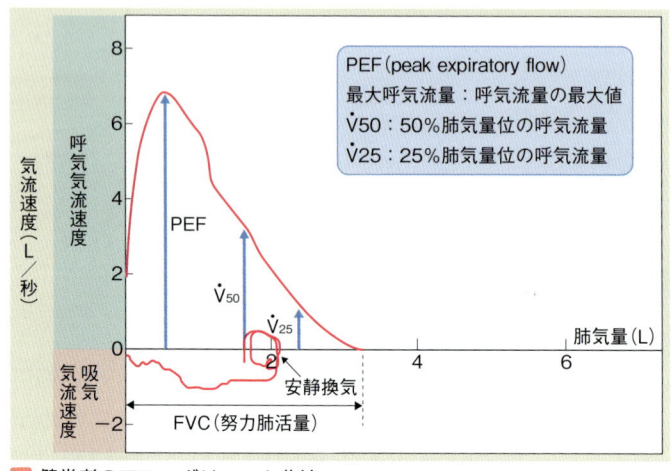

PEF(peak expiratory flow)
最大呼気流量：呼気流量の最大値
$\dot{V}50$：50％肺気量位の呼気流量
$\dot{V}25$：25％肺気量位の呼気流量

■ 健常者のフローボリューム曲線

フローボリューム曲線の評価

● フローボリューム曲線の評価は，最大呼気流量(PEF：peak expiratory flow)，$\dot{V}50$，$\dot{V}25$，$\dot{V}50/\dot{V}25$ の数量的評価の他に，曲線のパターンによる評価が重要である．とくに，上気道狭窄と慢性閉塞性肺疾患(COPD：chronic obstructive pulmonary disease)のパターンが重要である．

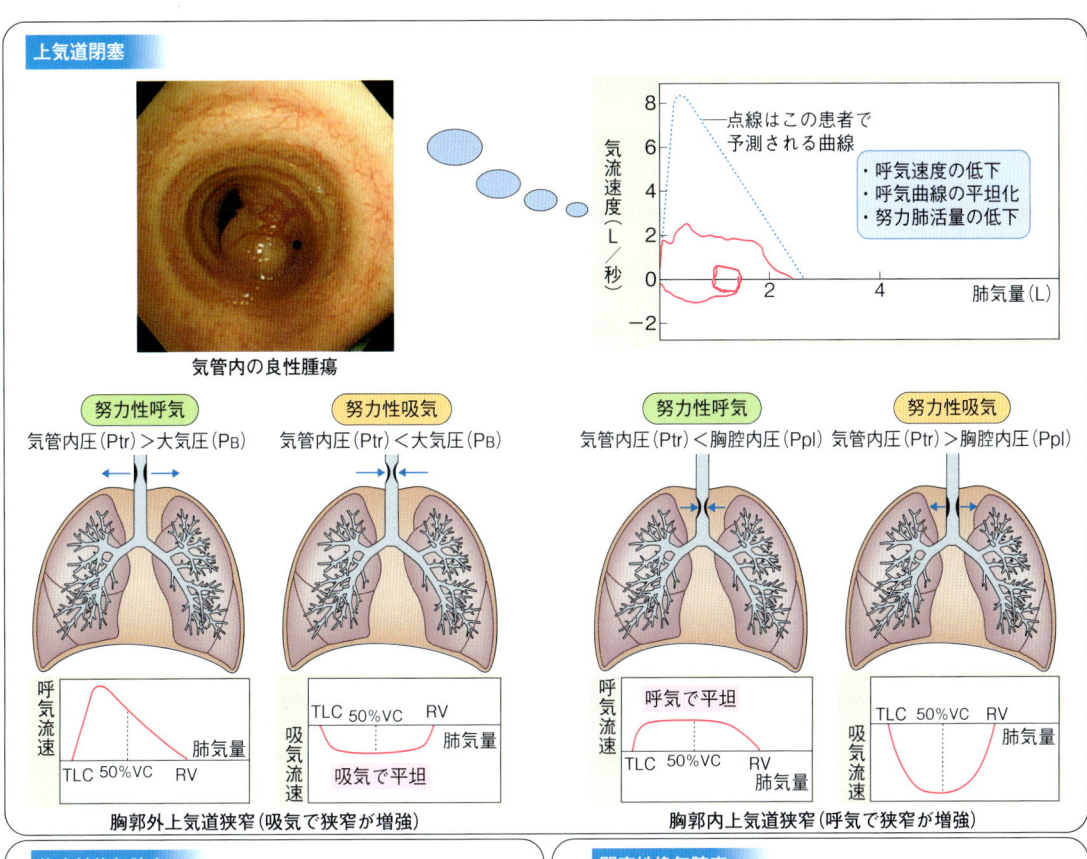

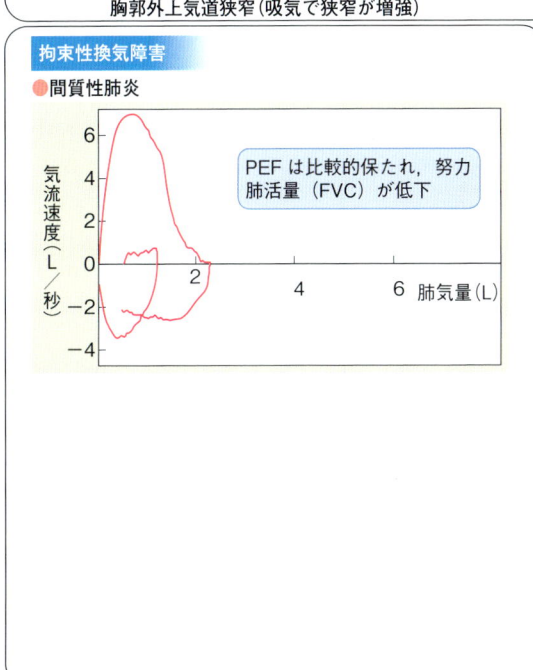

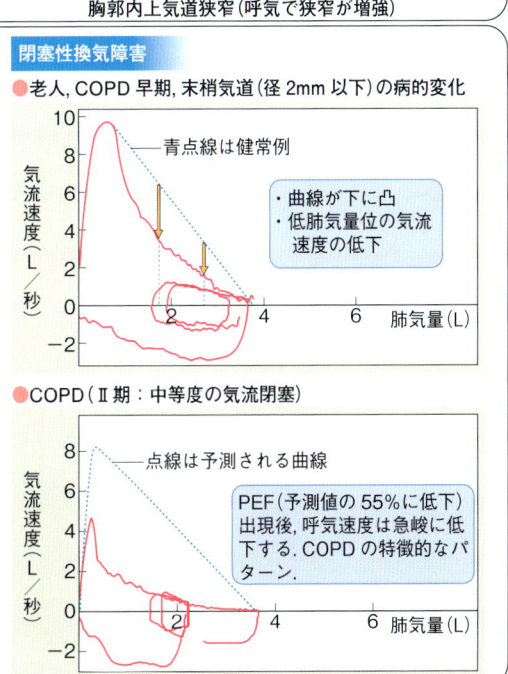

上気道閉塞

気管内の良性腫瘍

- 呼気速度の低下
- 呼気曲線の平坦化
- 努力肺活量の低下

点線はこの患者で予測される曲線

努力性呼気 気管内圧(Ptr)＞大気圧(PB)
努力性吸気 気管内圧(Ptr)＜大気圧(PB)
胸郭外上気道狭窄（吸気で狭窄が増強）

努力性呼気 気管内圧(Ptr)＜胸腔内圧(Ppl)
努力性吸気 気管内圧(Ptr)＞胸腔内圧(Ppl)
胸郭内上気道狭窄（呼気で狭窄が増強）

拘束性換気障害

● 間質性肺炎

PEF は比較的保たれ，努力肺活量 (FVC) が低下

閉塞性換気障害

● 老人，COPD 早期，末梢気道（径 2mm 以下）の病的変化

青点線は健常例

- 曲線が下に凸
- 低肺量位の気流速度の低下

● COPD（Ⅱ期：中等度の気流閉塞）

点線は予測される曲線

PEF（予測値の 55％に低下）出現後，呼気速度は急峻に低下する．COPD の特徴的なパターン．

■ 疾患によるフローボリューム曲線のパターン

Unit 3 残気量，機能的残気量と拡散能

残気量，機能的残気量

- 最大呼出時に，肺に残るガスの量を残気量（RV）とよび，スパイロメトリーで測定することはできない（スパイロメトリーの項p.44参照）．
- 機能的残気量（FRC）は，残気量＋予備呼気量で，安静換気時の呼気終末の肺内のガス量である．
- 残気量，機能的残気量の測定法には，ガス希釈法と体プレチスモグラフ法がある．ガス希釈法では，不均等換気の著しい患者（たとえば囊胞をもっている場合）では，誤差が大きくなる．
- 残気量，機能的残気量は年齢とともに増加する．とくにCOPDでは，残気量の増加が特徴で，全肺気量（TLC）に対する割合，すなわち残気率（RV/TLC）の増加として，表現されることが多い．

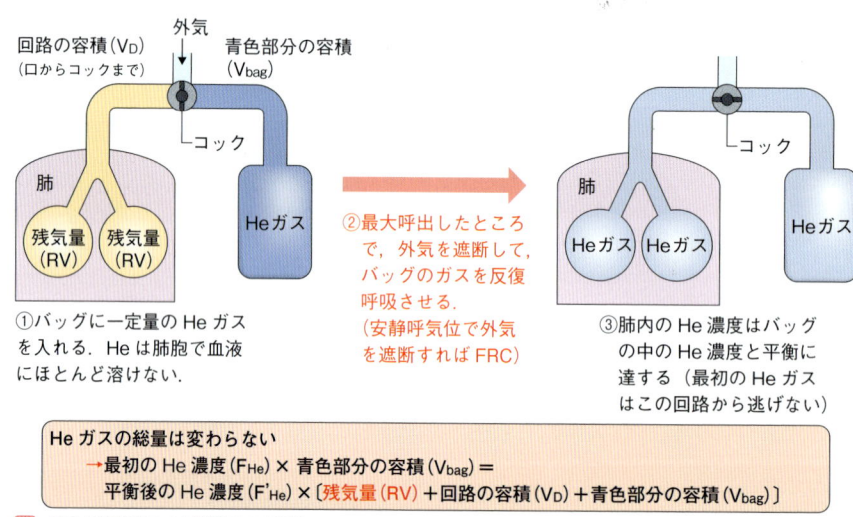

①バッグに一定量のHeガスを入れる．Heは肺胞で血液にほとんど溶けない．

②最大呼出したところで，外気を遮断して，バッグのガスを反復呼吸させる．（安静呼気位で外気を遮断すればFRC）

③肺内のHe濃度はバッグの中のHe濃度と平衡に達する（最初のHeガスはこの回路から逃げない）

Heガスの総量は変わらない
→最初のHe濃度（F_{He}）× 青色部分の容積（V_{bag}）＝
平衡後のHe濃度（F'_{He}）×〔残気量（RV）＋回路の容積（V_D）＋青色部分の容積（V_{bag}）〕

■ ガス希釈法による測定の原理

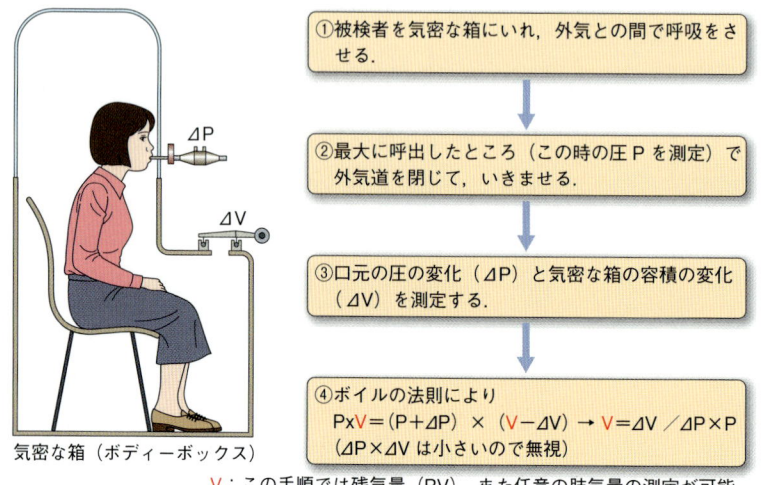

①被検者を気密な箱にいれ，外気との間で呼吸をさせる．

②最大に呼出したところ（この時の圧Pを測定）で外気道を閉じて，いきませる．

③口元の圧の変化（ΔP）と気密な箱の容積の変化（ΔV）を測定する．

④ボイルの法則により
$P \times V = (P+\Delta P) \times (V-\Delta V) \to V = \Delta V / \Delta P \times P$
（$\Delta P \times \Delta V$ は小さいので無視）

V：この手順では残気量（RV），また任意の肺気量の測定が可能

■ 体プレチスモグラフ法による測定の原理

拡散能

- 拡散とは，分圧の高いところから分圧の低いところへ，ガス分子が移動する現象である．
- 酸素が肺胞から肺毛細血管の血液に到達するまでには，肺胞上皮およびその基底膜，結合組織（病的な肺の場合多くなる），血管内皮細胞およびその基底膜を通過しなければならず，拡散には分圧較差だけでなく，これら組織の影響も受ける（ガス交換の項p.18参照）．
- 肺の拡散能検査は，ガスが通過しなければならない組織成分を一枚の膜と考えて，ガスの膜の通過しやすさを評価する検査である．指標とするガスには，一酸化炭素（CO）を用いる．COはヘモグロビンとの親和性が強く，低濃度のCOを用いれば血中のCO分圧は0とみなすことができるからである．
- 一酸化炭素肺拡散能力（DLco）は単位分圧勾配あたりの，単位時間のガスの移動量で示される．膜の面積（肺気量に相当）に比例し，膜の厚さ（胞隔の肥厚に相当）に反比例する．
- 肺拡散能力の低下は，びまん性肺疾患（間質性肺炎，サルコイドーシスなどで膜の肥厚による），COPD（気腫型では膜面積の減少による）でみられる．一般的には，肺拡散能力の低下自体が安静時の低酸素血症の原因になることは少ない（ガス交換の項p.18参照）．

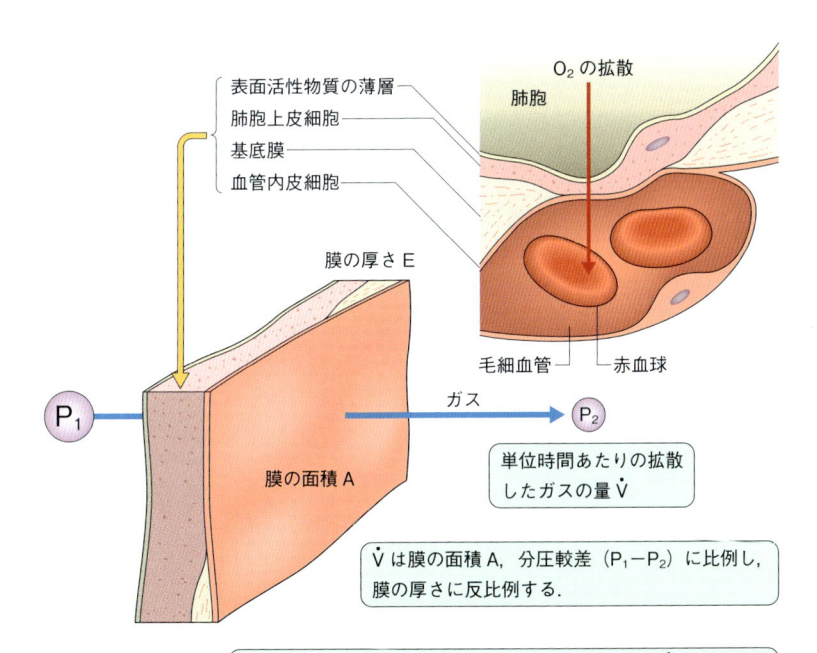

$\dot{V}$ は膜の面積A，分圧較差（$P_1 - P_2$）に比例し，膜の厚さに反比例する．

肺拡散能力＝単位分圧勾配当たりのガスの移動量＝$\dot{V}/(P_1 - P_2)$
肺機能検査では，COを指標ガスとして使用，その場合 $P_2 \fallingdotseq 0$

肺拡散能力（DLco）の定義

■一酸化炭素（CO）：carbon monoxide　■慢性閉塞性肺疾患（COPD）：chronic obstructive pulmonary disease　■一酸化炭素肺拡散能力（DLco）：pulmonary carbon monoxide diffusing capacity　■機能的残気量（FRC）：functional residual capacity　■残気量（RV）：residual volume　■全肺気量（TLC）total lung capacity

Unit 4 気道可逆性試験と気道過敏性試験

- 気管支喘息の病態生理学的な特徴として「可逆性の気道狭窄」と「気道過敏性」がある．診断に際しては，他の臨床学的所見に加えてこれらを証明することが有用である[1]．
- 気道可逆性試験は，1秒率（$FEV_{1\%}$）が70％未満に低下している場合に行う．
- 気道過敏性試験は，$FEV_{1\%}$が70％以上，または正常な肺機能を示す患者に行う．
- ただし，リモデリングや慢性閉塞性肺疾患（COPD）などの合併例では，必ずしもあてはまらない．
- COPD患者では程度の差はあるが，気道可逆性や過敏性が認められる．

気道可逆性試験

- 気管支拡張薬の吸入前後に1秒量（FEV_1）を測定し，その改善の割合を計算することで気道可逆性の程度を判定する．
- 気管支拡張薬として短時間作用性β_2刺激薬（たとえばサルブタモール硫酸塩）を使用する場合，2～4吸入（200～400μg）後15～30分後の判定が一般的である．
- 検査前は処方されている気管支拡張薬を休薬する．
- 禁忌：心循環動態が不安定な患者．重篤な不整脈，高血圧など．

気管支拡張薬吸入前後の1秒量の改善の程度を評価

改善量（mL）＝（吸入後の FEV_1）－（吸入前の FEV_1）
改善率（％）＝改善量／（吸入前の FEV_1）×100

改善量≧200mL
かつ
改善率≧12％
→ 気道可逆性あり

気道可逆性の評価

■気道可逆性試験前に中止することが望ましい薬物

薬物		休薬期間
β_2刺激薬	吸入β_2刺激薬（短時間作用性）	8時間
	吸入β_2刺激薬（長時間作用性）	24時間
	内服β_2刺激薬	24時間
	β_2刺激薬（貼付型）	24時間
抗コリン薬	吸入抗コリン薬（短時間作用性）	8時間以上（12時間が望ましい）
	吸入抗コリン薬（長時間作用性）	36時間以上（48時間が望ましい）
キサンチン製剤	テオフィリン薬（1日2回投与の薬剤）	24時間
	テオフィリン薬（1日1回投与の薬剤）	48時間
ステロイド薬	吸入ステロイド薬	12時間
	全身性ステロイド薬（内服，注射）	24時間
ロイコトリエン受容体拮抗薬	ロイコトリエン受容体拮抗薬	48時間
	抗ヒスタミン薬	24時間
抗アレルギー薬	抗アレルギー薬（1日2回投与の薬剤）	24時間
	抗アレルギー薬（1日1回投与の薬剤）	48時間
	吸入クロモグリク酸ナトリウム	12時間

（日本アレルギー学会喘息ガイドライン専門部会監：喘息予防・管理ガイドライン2009．p54，協和企画，2009）

気道過敏性試験

- 気管支喘息における気道過敏性のメカニズムには，気道炎症が深くかかわっており，①急性・可逆性の気道炎症による部分，および②いわゆるリモデリングといわれる慢性炎症に起因する気道既存構造の変化による部分，に分類される[2]．
- 気道過敏性試験では，薬物負荷や運動負荷がある．
- 薬物負荷とは，一定の気道収縮を誘発する薬物を低濃度から開始し，2倍ずつ濃度を上げていき，気道の収縮反応をみる検査．運動負荷には自転車エルゴメーターやトレッドミルを使用する．
- 気管支収縮薬としては，アセチルコリン塩化物，塩化メサコリン，ヒスタミンなどを用いるのが一般的である．
- 代表的な気道過敏性試験として，①日本アレルギー学会標準法，②アストグラフ法がある．

■日本アレルギー学会標準法（PC_{20}，PD_{20}）

- ノーズグリップ，ネブライザー（De Vibiss Model 646 ネブライザー）を使用し，アセチルコリン塩化物または塩化メサコリンを低濃度（39μg/mL）から，圧搾空気5L/分で1回2分間の安静換気で吸入させる．各濃度吸入後でスパイロメトリーを実施し，1秒量（FEV_1）を測定する．

- FEV_1が基準値より20%以上低下した薬物濃度を閾値(PC_{20}：provocation concentration)とし，検査を中止する．さらに，そこまで吸入した累積吸入量はPD_{20}(provocation dose)という．それぞれ気道過敏性の指標とする．
- 正常者と喘息患者との識別域は，5,000〜1万μg/mLとされる．

■アストグラフ法
- ノーズグリップ着用，安静呼吸下で，オシレーション法で呼吸抵抗(Rrs)を連続的に測定できる機械(アストグラフ)で行う検査法．
- 塩化メサコリンを低濃度49μg/mLから吸入し，1分間ごとに自動的に濃度が2倍ずつ増加する．Rrsが初期呼吸抵抗(Rrs control)の2倍になるまで吸入を継続する．
- Rrsが上昇する時点までの吸入した塩化メサコリン累積濃度(塩化メサコリン1mg/mLを1分間吸入したときを1unitとする)を閾値とする(Dmin：dose minimum)．さらに，測定したRrsの逆数である呼吸コンダクタンス(Grs)の時間に対する傾きをSGrsとし，SGrsを初期呼吸コンダクタンス(Grs control)で除したもの(SGrs/Grs control)を反応性として気道病態の解析に用いる．
- Dminが小さいほど気道過敏性が亢進していると判断し，喘息患者の多くは10 unit以下である．
- 塩化メサコリン負荷試験の禁忌は，右下表のとおりである．

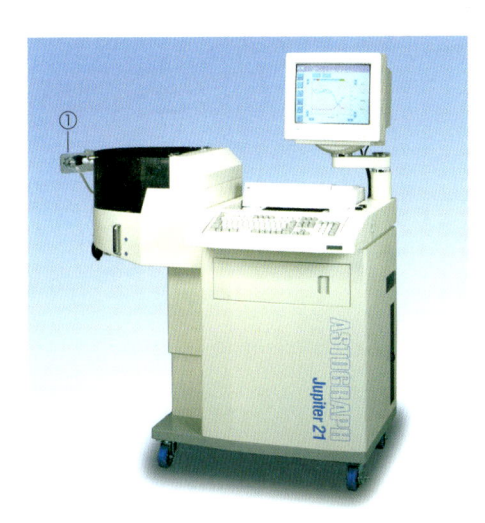

■ アセチルコリン吸入試験でのアセチルコリン閾値PC_{20}，PD_{20}とFEV_1の測定方法
(日本アレルギー学会喘息ガイドライン専門部会監：喘息予防・管理ガイドライン2009. p.55. 協和企画，2009)

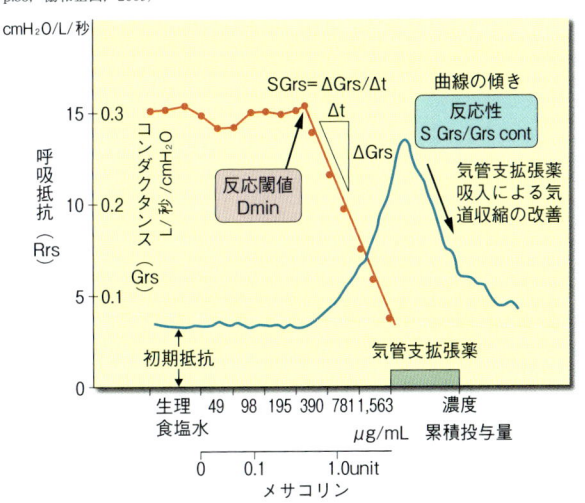

*FEV_1減少率は次式で求められる．
$$\frac{試験前 FEV_1 - 吸入後 FEV_1}{試験前 FEV_1} \times 100 \,(\%)$$

** 1 inhalation unit = 1 minute inhalation of 1μg/mL solution.

■ 気管支喘息の典型的メサコリン用量−反応曲線とその解析法
(日本アレルギー学会喘息ガイドライン専門部会監：喘息予防・管理ガイドライン2009. p.56. 協和企画，2009)

■塩化メサコリン負荷試験の禁忌

絶対禁忌	1) 高度の気流制限(FEV_1が予測値の50%以下または1.0L以下) 2) 3か月以内の心筋梗塞や脳血管障害の既往 3) コントロールが不十分な高血圧(収縮期200mmHg以上または拡張期100mmHg以上) 4) 大動脈瘤の合併
相対禁忌	1) 中等度の気流制限(FEV_1が予測値の60%以下または1.5L以下) 2) 肺機能検査をうまく行えない患者 3) 妊婦または授乳中の患者 4) 重症筋無力症に対してコリンエステラーゼ阻害薬を使用中の患者

(Crapo RO, et al : Guidelines for mathacholine and exercise challenge testing-1999. This official statement for the American Thoracic Society was adopted by the ATS Board of Directors, July 1999. Am J Respir Crit Care Med, 161 : 309〜329, 2000)

■ アストグラフ
①についているマウスピースをくわえて，10〜15分安静呼吸をして測定する．

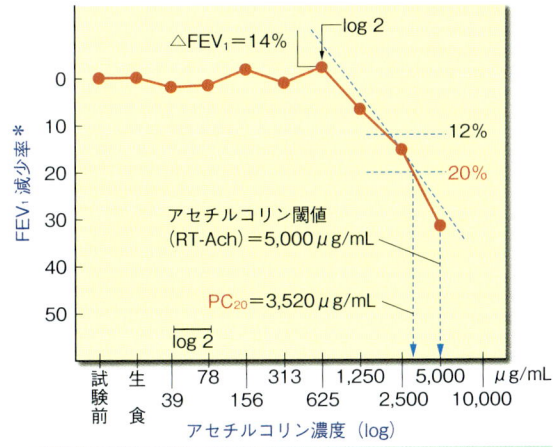

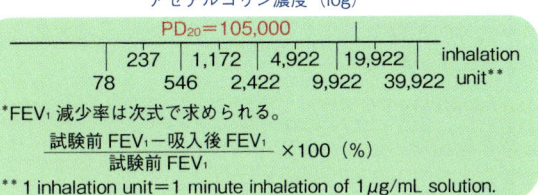

Unit 5 動脈血ガス分析

目的と基準値

- 肺でガス交換された動脈血を採取し，血液に含まれるガスを分析する検査法である．
- 検査値からガス交換からみた呼吸機能，酸塩基平衡が診断できる．
- 検査は血液ガス分析装置で行われ，動脈血酸素分圧（PaO_2），動脈血二酸化炭素分圧（$PaCO_2$），pHを測定する．
- 呼吸不全の有無，病型，病態の重症度，治療経過を知るうえでの指標ともなる検査法である．それぞれの基準値を表に示す．

動脈血ガス分析のための採血時の留意点

- 重篤な病態の緊急な評価の場合を除いて，定常状態を得るために，十分な安静が必要である．
- 採取された血液は，外気に触れないように密封する．

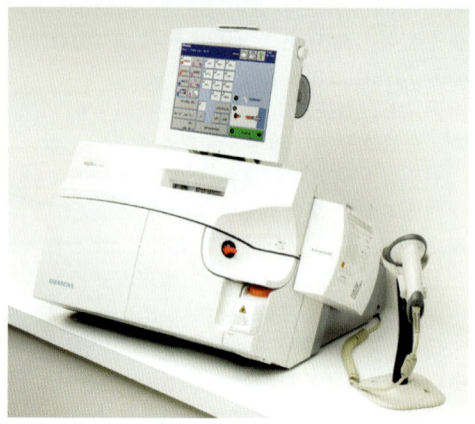

血液ガス分析装置
採血したシリンジをセットすれば，自動的に必要な情報が測定される．
（写真提供：シーメンスヘルスケア・ダイアグノスティクス（株））

■ 主な動脈血ガス分析値の測定目的と基準値

	測定項目	測定目的	基準値
直接測定	動脈血酸素分圧（PaO_2）	・低酸素血症の有無 ・呼吸不全の診断	・日本呼吸器学会（2001年）（臥位，仰臥位）（Torr） 　男性：0.084×身長（cm）+0.014×年齢+70.489 　女性：−0.139×身長（cm）−0.152×年齢+114.69 ・Mellemgaardの式（坐位）：104.2−0.27×年齢（Torr） ・Sorbiniの式（臥位）：103.5−0.42×年齢（Torr） 実用的な簡略式（Torr） 　臥位：100−0.4×年齢　坐位：100−0.3×年齢
	動脈血二酸化炭素分圧（$PaCO_2$）	・肺胞換気量の評価	40±5（Torr）
	pH	・アシドーシス，アルカローシスの評価	7.40±0.05
計算で求める	動脈血酸素飽和度 SaO_2	・酸素加ヘモグロビンの比率の評価 ・低酸素血症の有無 ・動脈血酸素含量の計算（酸素輸送の項参照）	およそ96％以上．ただし，年齢，肥満，CO_2分圧，pH，体温などの影響を受ける（PaO_2の項参照）．
	炭酸水素イオン（HCO_3^-）	・代謝性アシドーシス，アルカローシスの評価 ・アニオンギャップ 　$=Na^+ + K^+ - (Cl^- + HCO_3^-)$ 　$\fallingdotseq Na^+ - (Cl^- + HCO_3^-)$ ・呼吸性アシドーシスの腎性代償の程度の評価 参考：下記のHenderson-Hasselbalchの式で求められる． $pH = 6.1 + \log \dfrac{[HCO_3^-]}{0.03 \times PaCO_2}$ または $[H^+] = 24 \times \dfrac{PCO_2}{[HCO_3^-]}$	24±2mEq/L （アニオンギャップ：10〜16mEq/L）
	肺胞気動脈血酸素分圧較差（$AaDo_2$）	・換気血流比不均等分布の評価	10Torr以下を正常，10〜20Torrを境界値，20Torr以上を異常

〔動脈血採血部位〕

〔血液ガス測定用採血キットと上腕動脈からの採血〕

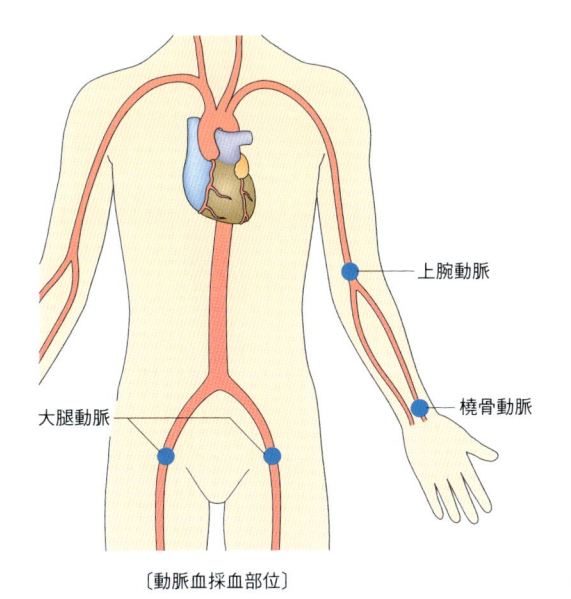

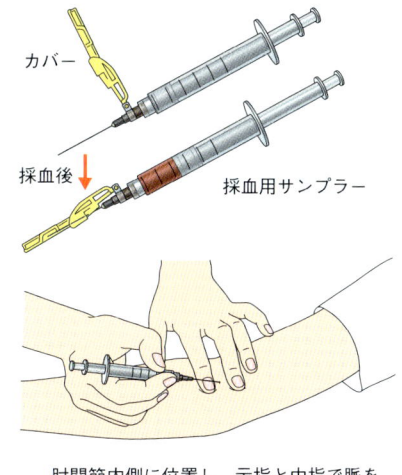

肘関節内側に位置し，示指と中指で脈を確認し，その間を穿刺する

〔手順および留意点〕
① 坐位または仰臥位
② 定常状態＊をえるために，安静15〜30分
③ 採血血液は動脈圧で自動的に採血される
④ 採血後は採血用サンプラー（シリンジ）の針にカバーをしっかりかぶせ，外気に触れないようにする
⑤ 採血用サンプラーには抗凝固薬（ヘパリンリチウム）が添加されているので，採血用サンプラーを両手掌間でキリもみ状に十分に回転させ，血液と抗凝固薬をよく混和する
⑥ 採血後，穿刺部位を5分間，強く圧迫止血する（出血傾向があるときは，止血が確認されるまで）
⑦ 採血後は直ちに測定する
⑧ 結果には，吸入気組成，体位，人工呼吸器設定条件などを併記しておく

＊：呼吸の定常状態とは，次の条件が満たされる状態をいう
・外気から摂取されるO_2量＝末梢組織全体で消費されるO_2量
・末梢組織全体で産生されるCO_2量＝肺から排泄されるCO_2量

■ 動脈血ガス分析のための採血時の留意点

- 血液ガス分析は，原則，採血直後に行う．室温に放置すると，白血球や赤血球内での代謝のため，O_2分圧，pHの低下，CO_2分圧の上昇が起こる．白血球増多例ではその変化が大きくなる．氷水中に保存した場合には，室温での変化の約1/8になるとされている．
- 手順と留意点を図に示す．

PaO_2の評価

- PaO_2は血液中に溶け込んでいる酸素量に比例した酸素分子の圧力である．値は年齢，体位（一般に立位・坐位よりも仰臥位で低下），肥満度によって影響される．
- 基準値は，実地臨床の場では簡略式（表中赤囲み）で十分である．同一患者からの同一条件での2回の測定値の比較では，±5Torr以上の変化がなければ有意な変化とはいえない．
- PaO_2が60Torr以下の場合を呼吸不全と定義される（呼吸不全の項p.274参照）．

肺胞気式（簡略）
- 肺胞気酸素分圧 $P_AO_2 = P_IO_2 - PaCO_2/R$
  (P_IO_2：吸入気酸素分圧　R：ガス交換率)

室内気吸入時の肺胞気式（$P_IO_2 = 150mmHg$）
　R＝0.8 とすると
- $P_AO_2 = 150 - PaCO_2/0.8 = 150 - 1.25 \times PaCO_2$

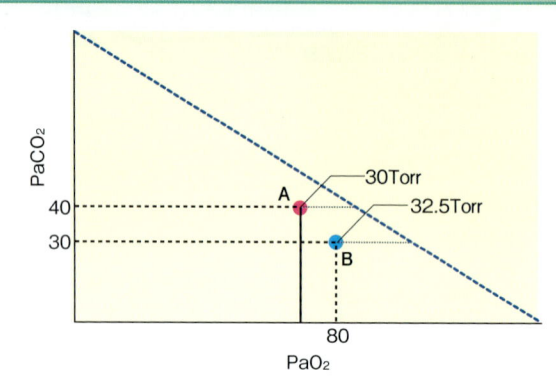

応用方法（呼吸不全の項　O_2-CO_2 ダイアグラム参照）

同一患者で得られた，室内気吸入時の，次の2つの動脈血ガス値を比較
　A：PaO_2 70Torr，$PaCO_2$ 40Torr
　B：PaO_2 80Torr，$PaCO_2$ 30Torr

⇒ 単純に PaO_2 を比較すれば，B のほうが A よりも 10Torr 高い．
しかし，B では A に比し $PaCO_2$ が低下，B の動脈血採取時のほうが過換気状態

⇒ PaO_2 の 10Torr の上昇は，過換気による上昇なのかの検討が必要

⇒ $AaDO_2$ を計算すると
A：$AaDO_2 = (150 - 1.25 \times 40) - 70 = 30$　B：$AaDO_2 = (150 - 1.25 \times 30) - 80 = 32.5$

⇒ A，B の $AaDO_2$ に差はなく，単純な過換気による PaO_2 の上昇で，肺病変の改善によるものではない（採血時の疼痛でも説明可能）

■ 肺胞気式（簡略）と応用方法

$AaDO_2$ の評価

- $AaDO_2$ は換気血流比不均等分布の指標である．主として低換気・血流比領域（換気が悪く，血液が保たれている領域）によるガス交換への影響を反映し，この領域が拡大すれば $AaDO_2$ は開大する．健常人でも，重力による換気血流比不均等分布，気管支動脈や冠動脈の一部が関与したシャントのために，$AaDO_2$ が開大する〔つまり，$P_AO_2 \neq PaO_2$〕．
- 肺胞気酸素分圧を求める式（簡略）と臨床での応用方法を図に示す．

$PaCO_2$ の評価

- $PaCO_2$ は血液中に溶け込んでいる二酸化炭素量に比例した二酸化炭素分子の圧力であり，肺胞換気量の指標となる．
- $PaCO_2$ の上昇は，肺胞での低換気を示す．
- また，$PaCO_2$ が上昇していれば，pH が下がり呼吸性アシドーシスをきたすが，緩衝作用，腎臓の代償作用のために，pH が異常を呈しないこともある（高炭酸ガス血症の項 p.24 参照）．
- $PaCO_2$ の低下は，肺胞での過換気を示している．

HCO_3^- の評価

- HCO_3^- は，血液中に重炭酸イオンの形で溶け込んでいるCO_2の量であり，pH調節の重要な陰イオンである．
- 血液のpHは，p.52の表中にあるようにHCO_3^-と$PaCO_2$で規定されている．HCO_3^-を代謝性因子，$PaCO_2$を呼吸性因子といい，酸塩基平衡は肺($PaCO_2$)と腎臓(HCO_3^-)で調節されている．

> ・肺胞換気が低下して$PaCO_2$が上昇すると，pHは下がる(CO_2すなわちH^+の増加)→呼吸性アシドーシス
> ・肺胞換気が増加して$PaCO_2$が低下すると，pHは上がる(CO_2すなわちH^+の低下)→呼吸性アルカローシス
> ・腎臓が水素イオンを過剰に排泄し，HCO_3^-の再吸収を促進すると(HCO_3^-↑)，pHが上がる(塩基の増加)→代謝性アルカローシス
> ・腎臓の水素イオンの排泄が減少し，HCO_3^-の再吸収が低下すると(HCO_3^-↓)，pHが下がる(塩基の減少)→代謝性アシドーシス

- 酸塩基平衡がくずれると，pHを正常に近づけようとする代償機構が働く．肺胞低換気による呼吸性アシドーシスの場合は，腎臓でH^+イオンが過剰に排泄され，HCO_3^-の再吸収が促進されると，アシドーシスが軽減される．これを代償された呼吸性アシドーシスという．逆に，乳酸などの不揮発性酸(CO_2は揮発性酸)が増加すると，HCO_3^-がH^+の中和のために減少する(代謝性アシドーシス)が，アシドーシスは呼吸を刺激し，過換気がおき，揮発性酸のCO_2が減少して，アシドーシスを軽減する．これを代償されたアシドーシスという．
- HCO_3^-は，代謝性アシドーシス，呼吸性アシドーシスの代償作用の評価に有用である．
- 血漿中では，存在する陽イオンと陰イオンの総濃度は相等しい．通常の臨床検査で陽イオンはほとんど測定できるが，陰イオンはCl^-とHCO_3^-のみで，測定されないイオンの増減をアニオンギャップとよぶ(p.52の表)．
- 酸が体内に蓄積すれば，HCO_3^-は減少するので，アニオンギャップは増加することになる．尿毒症，糖尿病性ケトアシドーシス，飢餓，乳酸の蓄積でアニオンギャップは増加するが，陽イオン(計算されない)の減少，検査上の誤りでも起こりうるので注意が必要である．酸−塩基障害解析の手がかりにすぎない．

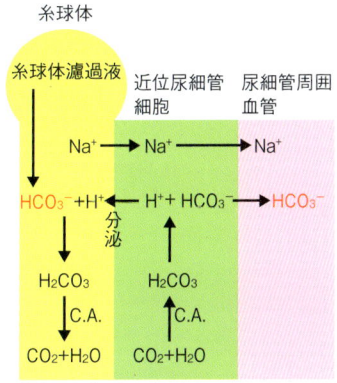

腎臓で炭酸水素イオンの再生
正常では，近位尿細管細胞から水素イオンが糸球体濾過液中に分泌され，尿細管細胞には炭酸水素イオンが残り，尿細管細胞周囲の血管に移動する．糸球体濾過液中の水素イオンは糸球体で濾過された炭酸水素イオンと結合し，尿中排泄される．糸球体で濾過された炭酸水素イオンが間接的に吸収されたことになる．なお，水素イオンが分泌されるかわりに，同じ陽イオンのNa^+が再吸収される．

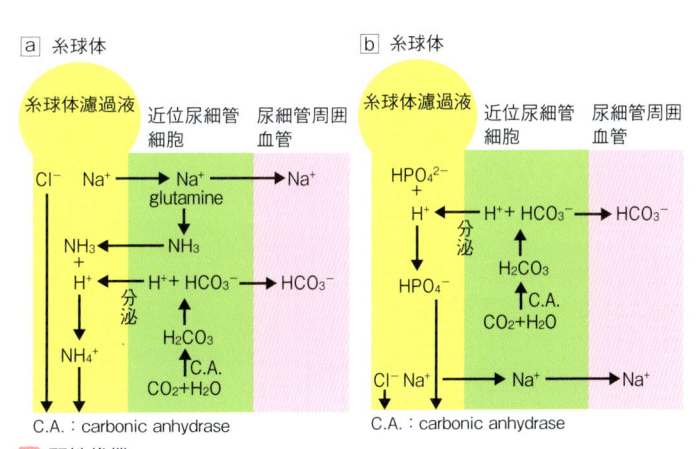

腎性代償
アシドーシスになると近位尿細管は，炭酸水素イオンの再生(見かけの再吸収)に必要以上の水素イオンを分泌し，炭酸水素イオンを新たに産生する．尿細管に過剰に分泌された水素イオンは，炭酸水素イオン以外の塩基で中和されなければならない．ほとんどの水素イオンは，a)に示すようにアンモニアで中和される．量的には少ないが，b)に示すリン酸水素イオンによっても中和される．

■肺胞気動脈血酸素分圧較差($AaDo_2$)：alveolar-arterial oxygen pressure difference ■急性呼吸窮迫症候群(ARDS)：acute respiratory distress syndrome ■動脈血二酸化炭素分圧($PaCO_2$)：arterial carbon dioxide partial pressure ■動脈血酸素分圧(PaO_2)：arterial oxygen partial pressure ■肺胞気酸素分圧(P_AO_2)：alveolar oxygen partial pressure

Unit 6 パルスオキシメトリー

- 動脈血中の酸素加ヘモグロビンの総ヘモグロビンに占める割合（%）を，動脈血酸素飽和度（SaO_2）とよぶ（酸素輸送の項p.20参照）．
- SaO_2を簡便に体外から測定する方式をパルスオキシメトリー，これを用いたモニターがパルスオキシメータである．
- パルスオキシメータで測定した酸素飽和度を経皮的酸素飽和度とよび，SpO_2で表記する．
- パルスオキシメータでは，赤色光（脱酸素ヘモグロビンで強く吸収）と赤外光（酸素加ヘモグロビンで強く吸収）を用いて，赤外光と赤色光の透過光比率を測定し，酸素加ヘモグロビンと脱酸素ヘモグロビンの比率，すなわち酸素飽和度を求めている．
- 実際には，動脈血ばかりでなく，静脈，組織でも吸光されるので，拍動性の吸光成分から非拍動性の成分を除く必要がある．
- 健常者のSpO_2は96〜99%で，安定時のSpO_2よりも3〜4%低下していれば増悪と判断する．

■ 測定結果に影響する要因

1. 異常ヘモグロビン
   一酸化炭素ヘモグロビン，メトヘモグロビン（遺伝性，亜硝酸塩，ニトログリセリン，局所麻酔薬など）が高濃度で存在する場合
2. 色素
   メチレンブルー，インドシアングリーンなどの色素を注入している場合
3. 静脈拍動
   三尖弁閉鎖不全，気道内圧の上昇などでは，静脈波が大きくなる．
4. 血流の阻害
   腕や指の圧迫，プローブによる圧迫
5. 体動
   体動により組織，血液などがゆさぶられ，ノイズを発生する．
6. マニュキア
   透過光を吸収し，非拍動性吸光成分が変化する．
7. 末梢循環不全
   レイノー症状，心不全，低体温，ショック，カテコラミンの増加などでおこる．低灌流で末梢血管が収縮し，脈波差動が小さくなり，動脈波を検知できなくなる．

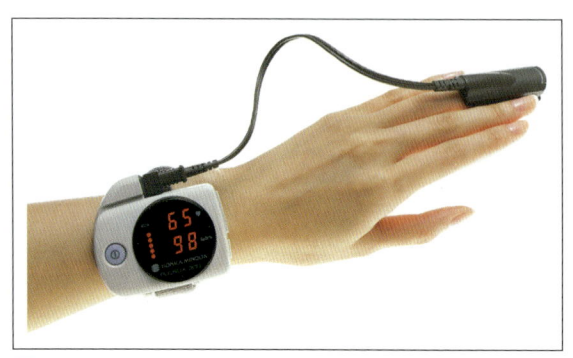

■ パルスオキシメータの主な利用目的

1. 病態把握や経過観察のためのスポット測定
   ① バイタルチェック
   ② 在宅酸素療法患者の指導管理および教育
   ③ 慢性呼吸不全患者の在宅での日常管理
2. 連続的モニタリング
   ① 重症患者の低O_2血症早期発見のため
   ② 侵襲的な検査・治療（内視鏡検査，手術など）中の監視のため
   ③ 酸素投与量設定の目安を得るため
3. 睡眠時や運動時の酸素飽和度低下の測定

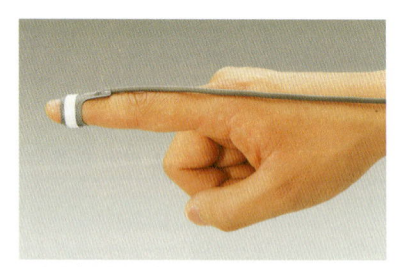

1人用（感染防止）

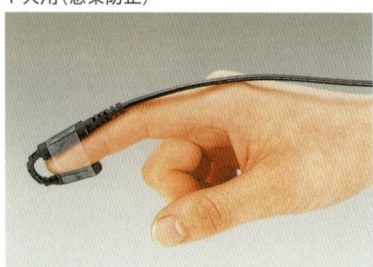

モニタリング用

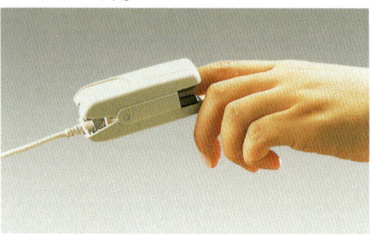

スポット測定用

■ パルスオキシメータとプローブ

（写真提供：コニカミノルタセンシング(株)）

■ パルスオキシメータの原理

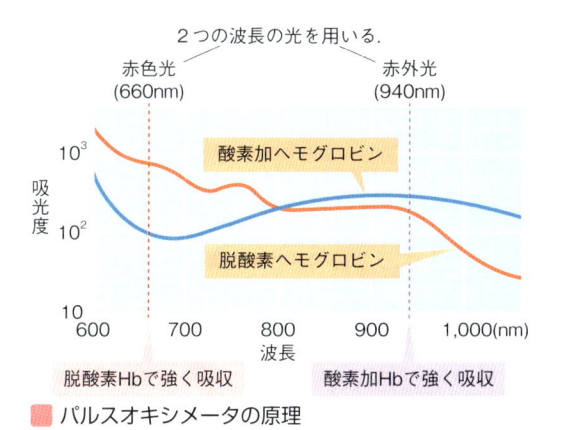

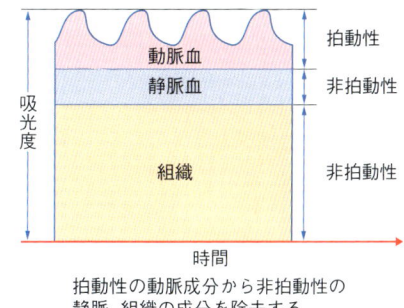

SpO₂ とPaO₂ の対比

● 動脈血酸素分圧（PaO_2）との対比で留意すべきは，$SpO_2 > 90\%$ では，SpO_2 の変動に比べてPaO_2 の変動が大きいこと，O_2 解離曲線が体温，pH，PCO_2 の変化により右方あるいは左方にシフトすることである．

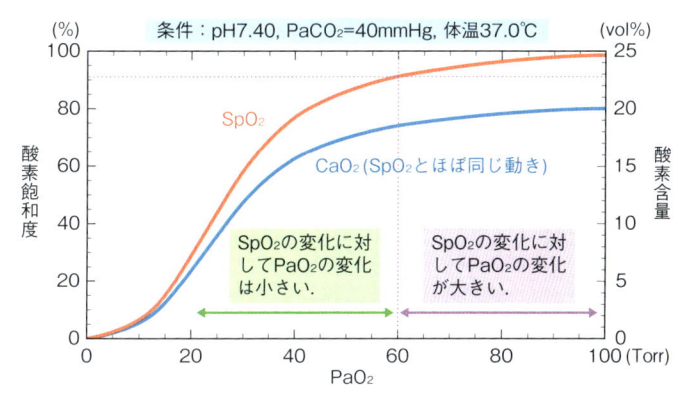

■ SpO_2 と動脈血酸素分圧（PaO_2）・酸素含量（CaO_2）との関係

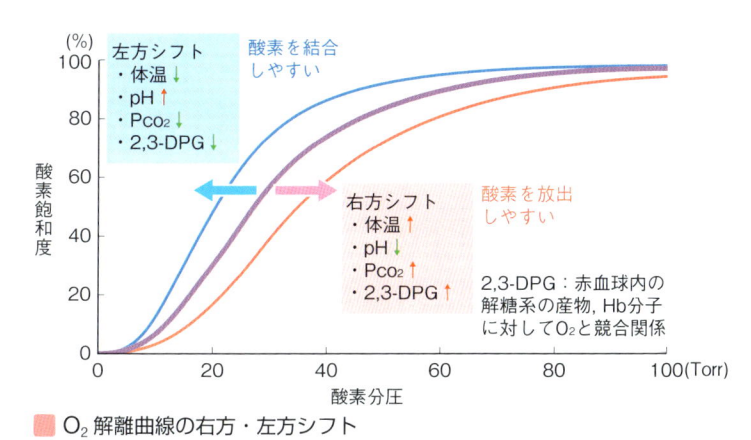

■ O_2 解離曲線の右方・左方シフト

■動脈血酸素含量（CaO_2）：arterial oxygen content　■動脈血酸素飽和度（SaO_2）：arterial oxygen saturation　■2，3ジホスホグリセレート：2,3-diphosphoglycerate　■動脈血酸素分圧（PaO_2）：arterial oxygen partial pressure　■二酸化炭素分圧（PCO_2）：carbon dioxide partial pressure　■経皮的酸素飽和度（SpO_2）：percutaneous oxygen saturation

Unit 1 喀痰微生物検査(迅速検査)

- 微生物検査に喀痰を用いる場合は，良質な喀痰を採取することが重要である．
- 上気道の常在菌の混入を少なくするために，うがい後採取する．採取が困難な場合，高張食塩水の吸入後に喀出させることもある．
- 喀痰の肉眼的品質評価を行う．通常，ミラーとジョーンズ(Miller & Jones)の分類を用いる．
- グラム染色による塗抹鏡検は，初期治療に役立つ微生物検査(迅速検査)である．
- 塗抹鏡検検査では，まず，喀痰の顕微鏡的品質評価を行う．これにはゲックラー(Geckler)の分類が用いられる．
- 肺炎球菌，黄色ブドウ球菌，モラクセラ・カタラーリス，インフルエンザ菌，クレブシエラなどは，その形態や染色性から，グラム染色による塗抹標本での推定が可能である．好中球に貪食されている場合，原因菌である可能性が高い．

■喀痰の肉眼的品質評価(Miller & Jonesの分類)

M1	唾液，完全な粘性痰
M2	粘性痰のなかに膿性痰が少量含まれる．
P1	膿性痰で，膿性成分が 1/3 以下
P2	膿性痰で，膿性成分が 1/3～2/3
P3	膿性痰で，膿性成分が 2/3 以上

M1, M2 は検査に適さない．

■グラム染色による顕微鏡的品質評価
(Gecklerの分類：100倍で鏡検)

群	細胞数/1 視野	
	好中球数	扁平上皮細胞数
1	<10	>25
2	10～25	>25
3	>25	>25
4	>25	10～25
5	>25	<10
6	<25	<25

1群～3群は唾液が多く，検査に適さない．6群は検体が，TTA(経気管吸引法)やBAL(気管支肺胞洗浄)で，採取された検体や白血球減少患者からの検体の場合，検査を行う．

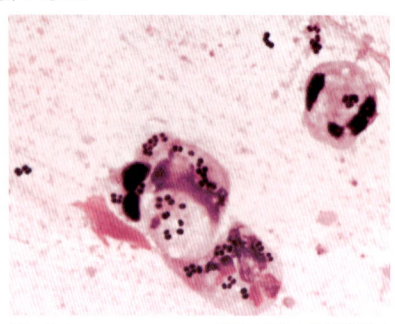

Staphylococcus aureus 黄色ブドウ球菌(グラム陽性球菌)

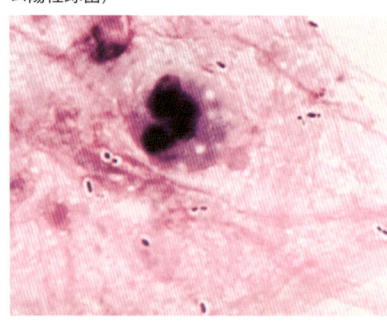

Streptococcus pneumoniae 肺炎球菌(グラム陽性球菌)

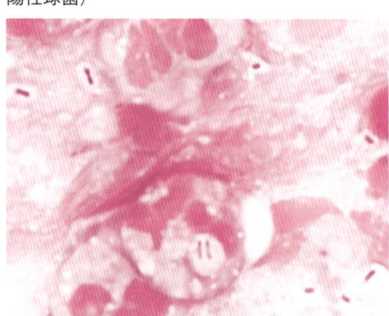

Klebsiella pneumoniae クレブシエラ(グラム陰性桿菌)

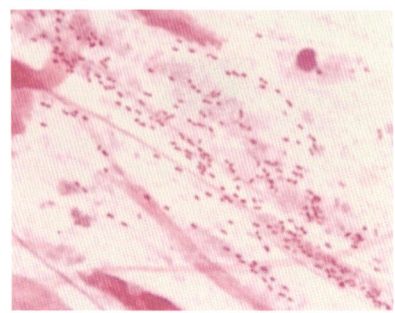

Haemophilus influenzae インフルエンザ菌(グラム陰性桿菌)

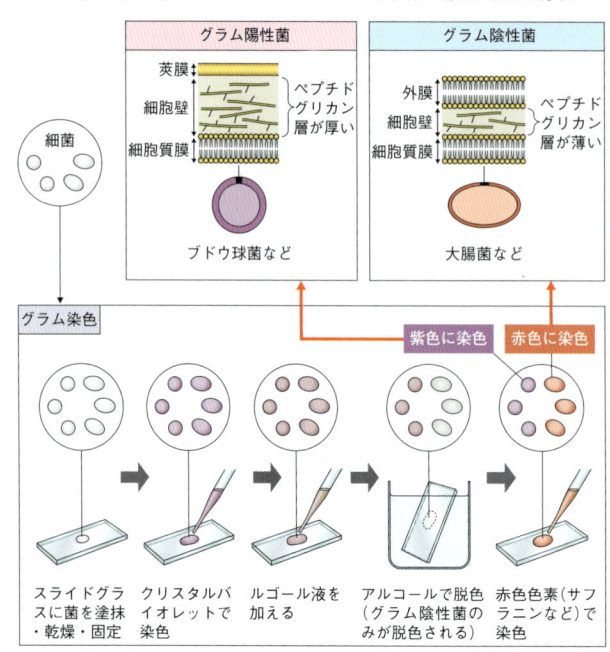

グラム染色

グラム陽性菌：莢膜／細胞壁／細胞質膜，ペプチドグリカン層が厚い，ブドウ球菌など

グラム陰性菌：外膜／細胞壁／細胞質膜，ペプチドグリカン層が薄い，大腸菌など

紫色に染色／赤色に染色

スライドグラスに菌を塗抹・乾燥・固定 → クリスタルバイオレットで染色 → ルゴール液を加える → アルコールで脱色(グラム陰性菌のみが脱色される) → 赤色色素(サフラニンなど)で染色

Unit 1 胸水検査

胸水

- 胸水（pleural effusion）は胸膜腔内に存在する液体で，壁側胸膜で産生されほとんどが壁側胸膜で吸収される．肺と胸郭間の潤滑油としてはたらき，健常者の場合は5～20mL存在する（生理的胸水）．
- さまざまな原因により，①毛細血管透過性亢進，②静水圧（肺毛細血管圧）亢進，③リンパ流低下，④膠質浸透圧低下がおき，このいずれかにより産生と吸収のバランスが崩れると，病的な胸水貯留が生じる．
- 打診では患側が濁音となり，聴診では患側の呼吸音が弱くなる．
- 胸部単純X線写真（立位）では，少量の場合は肋骨横隔膜角の鈍角化，横隔膜縁の不鮮明化を呈する．量が多くなると，胸壁肋骨内側面でメニスカスサインを呈する均一な濃い陰影を呈する．臥位で撮影されたX線写真では，肋骨内側面と含気のある肺との間の帯状の陰影や，一側肺全体に拡がる，血管影が透見できる均一な淡い陰影を呈することが多い（細菌性胸膜炎の項p.145参照）．
- 胸水検査の流れを下図に示す．

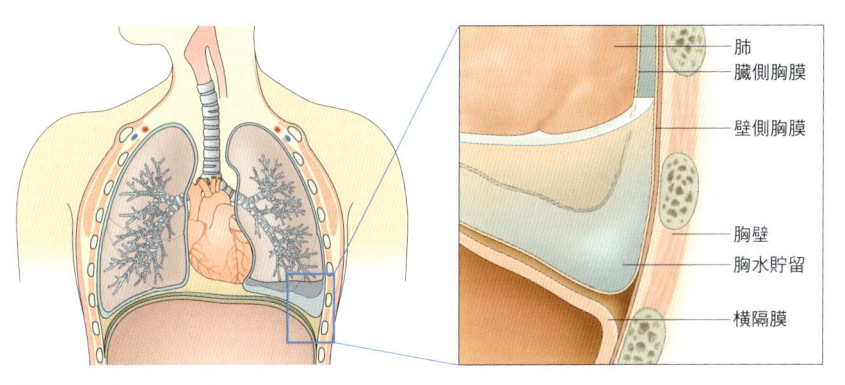

■ 左肺底部の胸水貯留
心・肝・腎疾患の場合は，両側に胸水貯留をみることが多い．

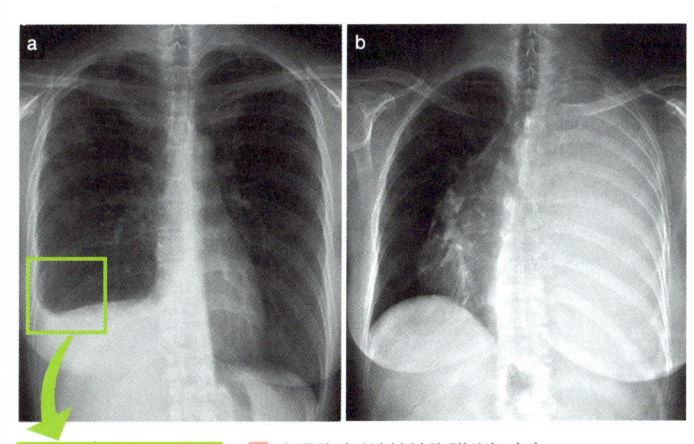

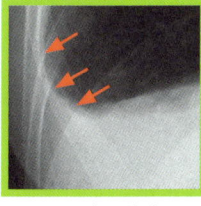

メニスカスサイン

■ 少量胸水（結核性胸膜炎）（a）
肋骨横隔膜角の消失，右横隔膜縁がみえなくなっている．陰影は側胸壁とメニスカス（矢印）を形成している．胸水は滲出性，ADA59.6U/L，リンパ球を多数，結核菌培養陰性．右上肺野に粒状陰影があり，TBLBで類上皮細胞肉芽腫を検出，気管支洗浄液結核菌培養陰性．結核の治療で，陰影，胸水は消失．

■ 大量胸水（胸膜がん症）（b）
左肺野は含気が消失，気管，心臓は右方に偏位している．
胸水細胞診でclass V（腺がん疑い）．

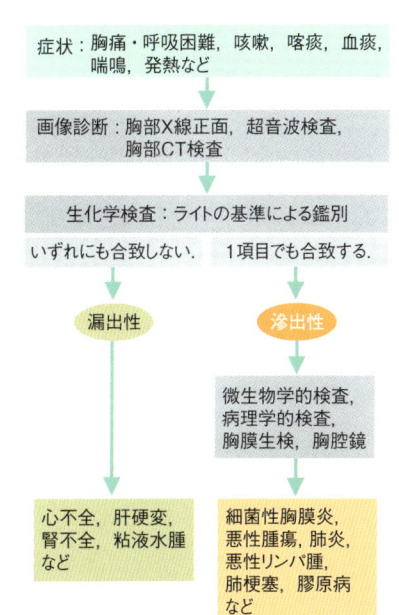

■ 胸水検査の流れ

症状：胸痛・呼吸困難，咳嗽，喀痰，血痰，喘鳴，発熱など

画像診断：胸部X線正面，超音波検査，胸部CT検査

生化学検査：ライトの基準による鑑別

- いずれにも合致しない． → 漏出性
  - 心不全，肝硬変，腎不全，粘液水腫など
- 1項目でも合致する． → 滲出性
  - 微生物学的検査，病理学的検査，胸膜生検，胸腔鏡
  - 細菌性胸膜炎，悪性腫瘍，肺炎，悪性リンパ腫，肺梗塞，膠原病など

胸水の性状

- 胸水の性状は，炎症性の滲出性胸水と非炎症性の漏出性胸水に分かれる．

■ 滲出性胸水
- 滲出性胸水は悪性腫瘍，感染，炎症，外傷などによる胸膜や血管の損傷で，毛細血管透過性亢進やリンパ液還流低下により起こる．胸膜炎の頻度が高い．
- 外観は混濁あるいは血性を呈し，悪臭を伴うものもある．

■ 漏出性胸水
- 漏出性胸水は心不全，肝硬変，ネフローゼ症候群などでみられ，静水圧亢進や膠質浸透圧低下で起こる．
- 心疾患や消化器疾患など肺疾患以外に起因する場合が多い．
- ほとんどの漏出性胸水では混濁はなく（漿液），淡い黄色で粘性もなく無臭である．

■ 胸水の分類

分類	特徴	検査値	病態	主な疾患・症状
滲出性胸水（炎症性）	●混濁した液 ●細胞成分多い． ●線維素多い	●比重 1.018以上 ●タンパク量 2.5g/dL以上 ●LDH 200U/L以上 ●白血球(WBC) 10,000/mm^3 以上	毛細血管透過性 ↑	悪性腫瘍，感染症，炎症，外傷，膠原病（関節リウマチなど），血胸，膿胸，肺梗塞，肺吸虫症，膵炎，肝膿瘍など
漏出性胸水（非炎症性）	●透明な液 ●細胞成分少ない． ●線維素少ない．	●比重 1.015以下 ●タンパク量 2.5g/dL以下 ●LDH 200U/L以下 ●白血球(WBC) 1,000/mm^3 以下	静水圧 ↑ リンパ流 ↓ 膠質浸透圧 ↓	心不全，心膜炎など 肝硬変，ネフローゼ症候群，腎不全，無気肺，胸管の破壊，低栄養などによる低タンパク血症など

胸水の外観と関連する疾患・状態

黄色透明で水様性	漏出性
黄色混濁で粘稠性	化膿菌
黄色混濁で流動性	結核
血性	悪性腫瘍，結核，悪性中皮腫，肺梗塞，外傷
乳び性	外傷，開胸手術後，悪性腫瘍，フィラリア症
悪臭	嫌気性菌による感染を考える

生化学検査

- 滲出性胸水の診断にはライトの基準（Light RW, 1972）を用いる．以下の3項目のうち1項目でも合致する場合は，滲出性胸水である．
  ① 胸水中タンパク/血清タンパク比 > 0.5
  ② 胸水LDH/血清LDH比 > 0.6
  ③ 胸水LDH > 血清LDH正常上限値×2/3
- 胸水の生化学検査において注目すべき成分，およびその検査値が示す原因疾患を下図に示す．
- リバルタ反応（検体のタンパク量を酢酸で判定する簡易検査）では，滲出液は陽性，漏出液は陰性となる．

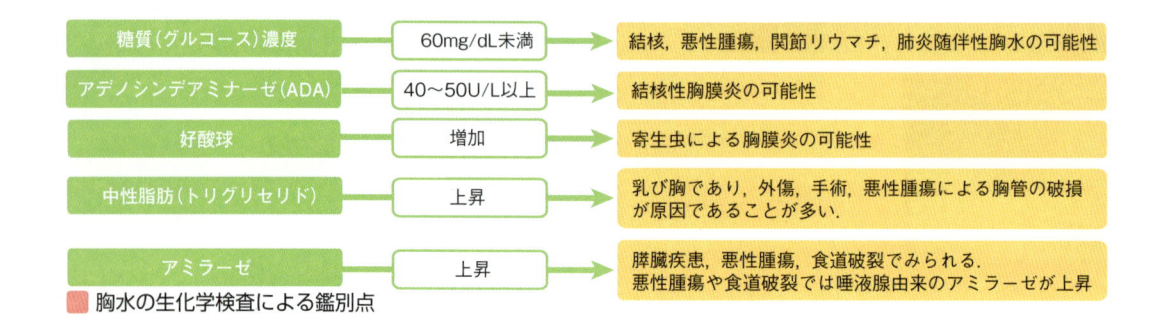

胸水の生化学検査による鑑別点

項目	値	疑われる疾患
糖質（グルコース）濃度	60mg/dL未満	結核，悪性腫瘍，関節リウマチ，肺炎随伴性胸水の可能性
アデノシンデアミナーゼ(ADA)	40～50U/L以上	結核性胸膜炎の可能性
好酸球	増加	寄生虫による胸膜炎の可能性
中性脂肪（トリグリセリド）	上昇	乳び胸であり，外傷，手術，悪性腫瘍による胸管の破損が原因であることが多い．
アミラーゼ	上昇	膵臓疾患，悪性腫瘍，食道破裂でみられる．悪性腫瘍や食道破裂では唾液腺由来のアミラーゼが上昇

微生物学的検査

- 微生物学的な項目として，培養(一般，嫌気性菌)とグラム染色(p.58)があげられる．
- グラム染色での陽性所見は胸腔内感染の存在を示す．ただし，感度は50%強程度であるため，陰性所見でも感染症を除外できない．
- 原因菌として，以下のものが多い(細菌性胸膜炎の項p.145参照).
- ・黄色ブドウ球菌
- ・嫌気性菌
- ・グラム陰性桿菌：インフルエンザ菌，緑膿菌，クレブシエラ(Klebsiella)桿菌
- 3，4割は混合感染で，以下の嫌気性菌が関与する．
- ・プレボテラ(Prevotella)
- ・ペプトストレプトコッカス(Peptostreptococcus)
- ・バクテロイデス・フラジリス(Bacteroides fragilis)
- ・フソバクテリウム・ヌクレアタム(Fusobacterium nucleatum)など
- 慢性の経過あるいは半数以上が単球の症例では，結核菌や真菌の培養も行う．

病理学的検査

- がん性胸水では確定診断が得られる．細胞診は，悪性腫瘍による胸水の約60%で陽性となる．
- 滲出性胸水の原因が，胸膜穿刺による胸水検査で確定しない場合には，胸膜生検を施行する．
- 結核性胸水では，胸水の培養のみでは20〜25%しか陽性とならないが，胸水検査と胸膜生検(肉芽腫か結核菌を証明する)により90%の感度で結核を証明できる．

胸腔穿刺(胸水検査)

- 胸水検査には，胸腔穿刺(pleural puncture, thoracentesis)をして貯留している胸水を採取する．
- X線やエコーなどの画像検査により穿刺部位を決める．
- 大量の胸水を短時間で排液すると，再膨張性肺水腫を合併することがある．一度に，大量の排液を行う場合は，時間をかけて，1L程度にとどめる．
- 血栓溶解療法や出血傾向のある場合は適応を慎重に検討する．
- 多量な胸水が肺を圧排している場合や膿や血液がみられる場合(膿胸，血胸)は，胸腔ドレナージが必要になる(ドレナージについてはp.353参照).

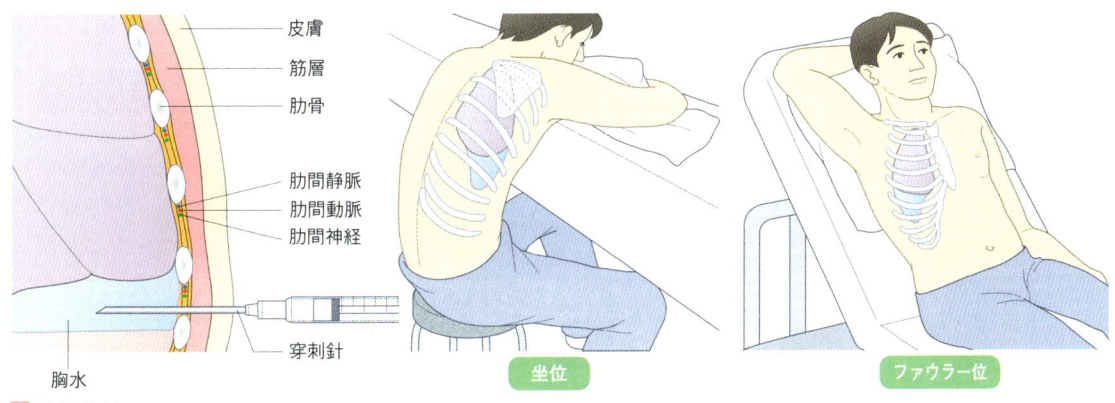

胸腔穿刺
基本的に坐位で，局所麻酔をして行う．
肋骨下縁を走行する肋間静脈・肋間動脈・肋間神経を避けて，上縁に穿刺する．

■アデノシンデアミナーゼ(ADA)：adenosine deaminase　　■乳酸脱水素酵素(LDH)：lactate dehydrogenase

Unit 1 胸部単純X線写真

撮影，読影前の留意点

- 一般に，正面像(X線は後前方向 1)，側面像(フィルムは，病巣の存在する側に，病巣の不明の場合は左側に置く 2)をルチーンの撮影としている．

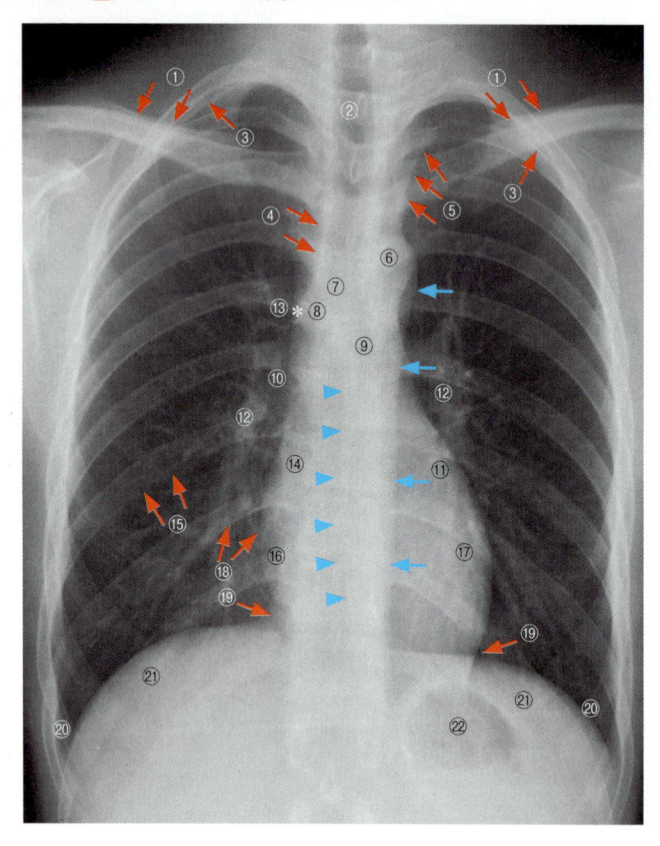

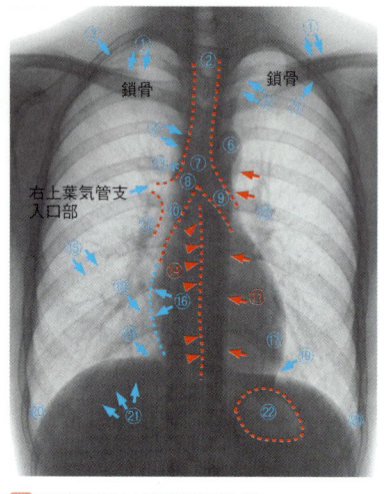

1 正常胸部X線写真正面像
①鎖骨随伴陰影(鎖骨上の皮膚面)②気管透亮像③肋骨随伴陰影(壁側胸膜)④右気管傍線(気管右壁が肺に接するため)⑤左鎖骨下動脈左縁⑥大動脈弓⑦気管分岐部⑧右主気管支⑨左主気管支⑩中間幹(中間気管支幹)⑪下行大動脈左縁(青矢印)⑫肺動脈⑬奇静脈弓(＊印)⑭右食道傍線(奇静脈食道線)(青矢頭)⑮中部肋骨下縁の皮質不鮮明像⑯心臓右縁⑰心臓左縁⑱肺静脈⑲心臓横隔膜角⑳肋骨横隔膜角㉑横隔膜と重なる肺野と肺血管影㉒胃泡

- 側面像の必要性については，意見が分かれているが，側面像だけで観察可能な陰影がある．また，中葉，舌区，左下葉(p.6)については側面像が陰影の解析の助けになる．
- 40歳以上のスクリーニング検査と呼吸器の異常が強く疑われるときは側面像を撮影したほうがよい．
- 撮影された胸部X線写真が立位での撮影か，背臥位(多くはポータブル撮影)での撮影かをチェックする 3 ．また，正面像が正しい体位で撮影されたかも確認する(胸椎棘突起が正中線上，左右の鎖骨の胸骨端が椎体側縁から等間隔)．
- 撮影された胸部X線写真が診断に適しているのかをチェックする．この条件に適さない場合は，撮影目的に応じて，再撮影する．

■ 診断に適した胸部X線写真
- 深吸気位で呼吸停止が十分な状態で撮影されていること
- 骨も，縦隔も，肺野も同時に評価できること
- 心臓，下行大動脈，横隔膜の辺縁が鮮明に描出されていること
- 心陰影，横隔膜に重なった部分の肺血管影が観察できること

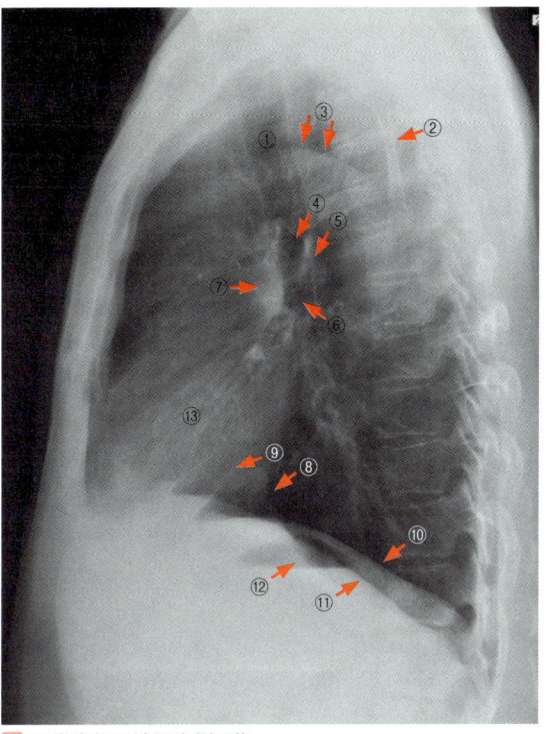

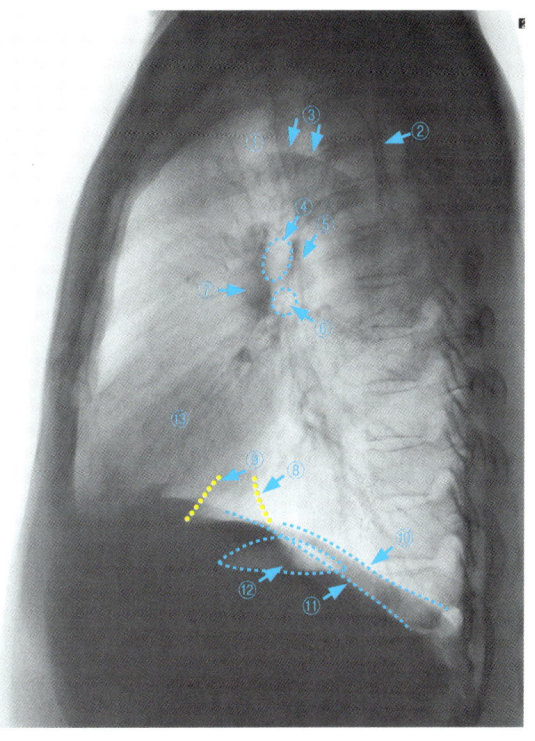

2 正常胸部X線写真側面像
①気管②肩甲骨縁③大動脈弓④右上葉気管支入口部⑤左肺動脈⑥左上葉気管支入口部⑦右肺動脈⑧下大静脈⑨左大葉間裂⑩左横隔膜⑪右横隔膜⑫胃泡⑬心臓

正常像

- 胸部X線写真の読影では，正常には存在しない陰影の有無ばかりでなく，胸郭内正常構造物の変化や消失の有無をみることも重要な手順である．前ページに示す胸部X線写真の解剖学的所見を確認する習慣をつける．
- 肺門影**3**を形成するのは，肺動脈，肺静脈，気管支である．リンパ節もあるが，腫大しないと陰影を形成しない．
- 胸部X線写真の読影は疾患を診断することではない．陰影の性状，局在診断をし，臨床情報と総合して，必要な検査を追加して，診断を導いていく最初のステップに過ぎない．

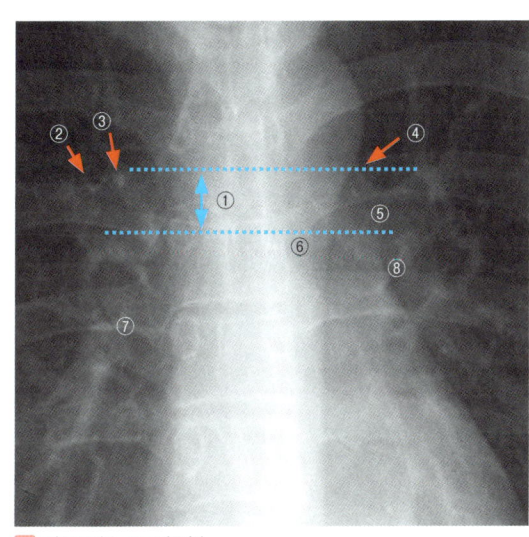

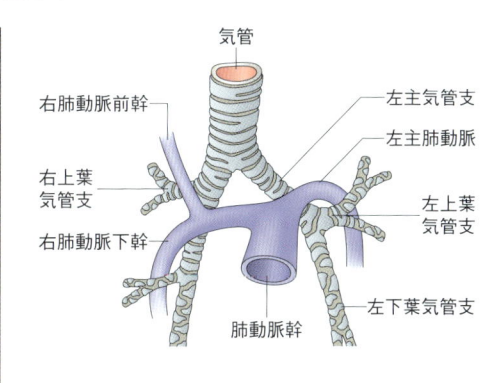

①肺門影の左右差〔左が右より1〜2cm高い（左主肺動脈は左主気管支を乗り越えて後方に走行する）〕，②右B^3_b気管支，③右A^3_b肺動脈，④大動脈肺動脈窓左縁（A-P window），⑤左肺動脈，⑥左主気管支，⑦右肺動脈下幹（正常の太さは15mm以下），⑧左上葉気管支

3 肺門影とその解剖

胸郭（胸壁）の異常所見

■片側鎖骨随伴陰影の消失 4
● 鎖骨の随伴陰影は，通常両側性である．片側性の場合は，ない側の鎖骨上窩の腫脹が疑われる．

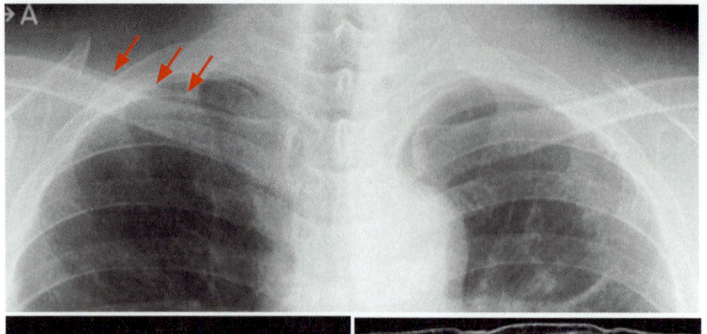

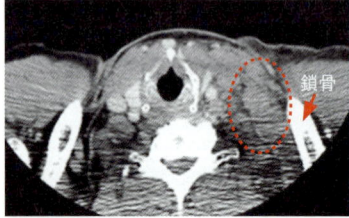

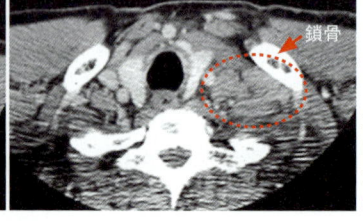

右の鎖骨には随伴陰影を認めるが，左の鎖骨には認めない．左鎖骨上窩から頸部にかけて，肺がんのリンパ節転移による著明な腫大（赤破線内）があるため消失した．

4 鎖骨随伴陰影の消失

■胸膜外徴候（extrapleural sign）5
● 胸膜は壁側胸膜の意味で，胸壁由来の病変の陰影の特徴を示す．ただ，この所見は胸膜腫瘍，被包化胸水でも出現し，肺外徴候（extrapulmonary sign）とよぶのが適切である．

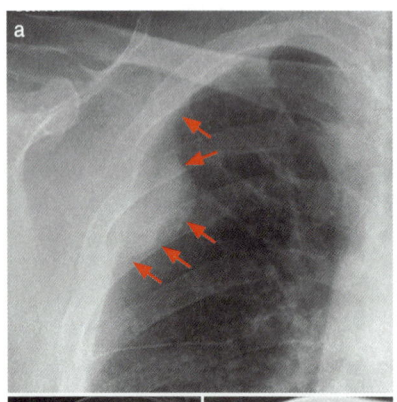

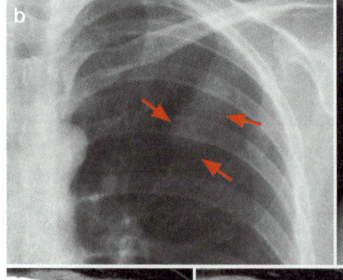

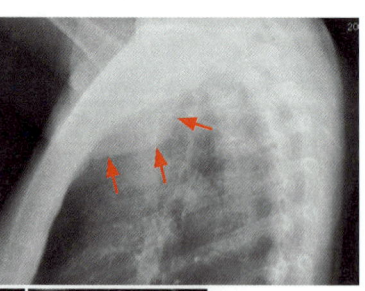

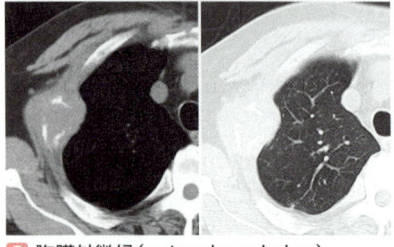

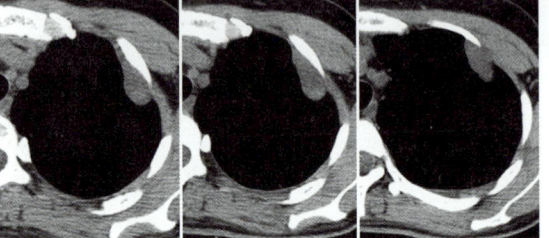

5 胸膜外徴候（extrapleural sign）
a）陰影の辺縁が明瞭で，胸郭陰影になだらかに移行する．胸膜外病変を示唆する徴候で，下段のCTで示されているように肋骨の腫瘍病変（多発性骨髄腫）である．
b）では，第2前肋骨に重なって，淡い，辺縁が一部不明瞭な陰影を認める．辺縁が一部不明瞭（不完全辺縁徴候ともよぶ）になっているのは，下段のCTでもわかるように，腫瘤とX線束が斜めに位置しているからである．側面では，辺縁は明瞭で胸膜外徴候を認める．肋間神経由来の神経鞘腫．

肺野の異常所見

■ シルエット・サイン(silhouette sign⑥)
● 正常では，心臓，胸部大動脈，横隔膜の辺縁は，これらの臓器が肺内ガスに接することによって鮮明に描出される．しかし，肺内ガスがこれらの臓器に接することができない病態(肺炎，無気肺，胸水貯留，縦隔腫瘍の出現など)が起こると，これらの臓器の辺縁は不鮮明になる．このことをシルエット・サインといい，読影の際の重要なサインである．

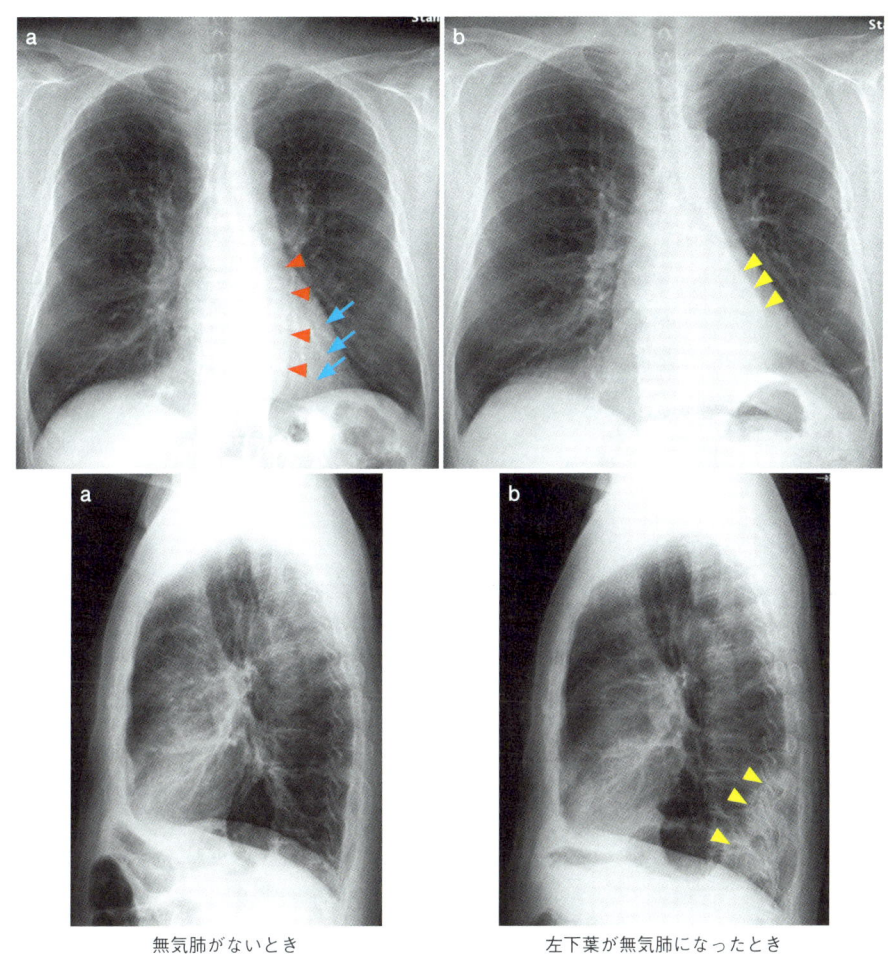

無気肺がないとき　　　　　左下葉が無気肺になったとき

⑥ シルエットサイン(胸部大動脈)と左下葉無気肺(粘液栓による閉塞)
正面像：aで見えていた下行大動脈左縁(▲)がbでは見えなくなっている(シルエットサイン陽性)．aで認める心臓後腔の左下葉の血管影(←)も，bでは見えなくなっている．bでは左肺野の血管影も疎になっている．
側面像：bでは背側，椎体陰影に重なって，無気肺化した左下葉を示す軟部組織陰影(△)が出現している

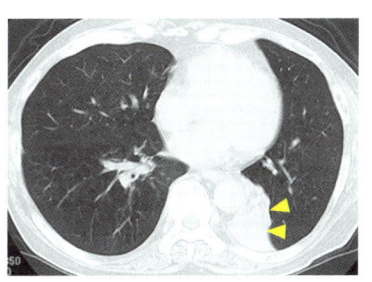

虚脱した左下葉(△)

■ シルエット・サインの応用 7
● 肺門重畳徴候(hilum overlay sign)
・肺門部の陰影に重なって，肺門部血管影を認めたときは，前方にある前縦隔腫瘍，後方にある後縦隔腫瘍や下行大動脈瘤の可能性が高い．

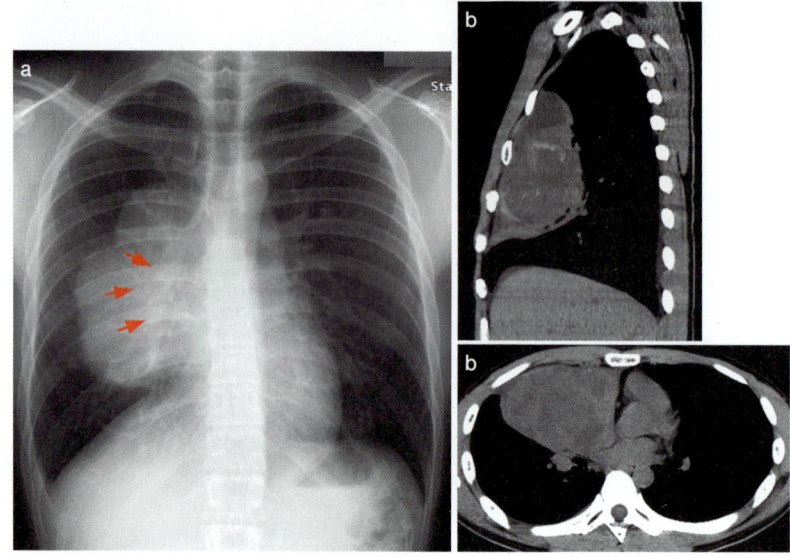

7 肺門重畳徴候(hilum overlay sign)
26歳，男性，縦隔腫瘍(胚細胞性腫瘍)
a)腫瘤陰影に重なって，右肺動脈下幹，下葉肺動脈を認める．また，心陰影の右第1弓，第2弓の一部が不鮮明になっているので，肺門影よりも前方にあると読影できる．a)のみから，b)に示す縦隔腫瘍の存在が推定できる．

● 頸胸部徴候(cervicothoracic sign 8)
・上縦隔腫瘍陰影に対するシルエット・サインの応用．鎖骨より上方の肺尖部の肺は，気管の後方に位置する．上縦隔の腫瘤陰影の辺縁が，鎖骨を境にして，下方部分で鮮明，上方部分で不鮮明の場合は，上方部分が肺内のガスに接していないこと，すなわち気管よりも前方にあること示している(頸胸部徴候陽性)．
・腫瘤陰影の辺縁が鎖骨より上方でも鮮明であれば，腫瘤は肺内のガスに接していることになり，気管より後方の腫瘤であることを示している．

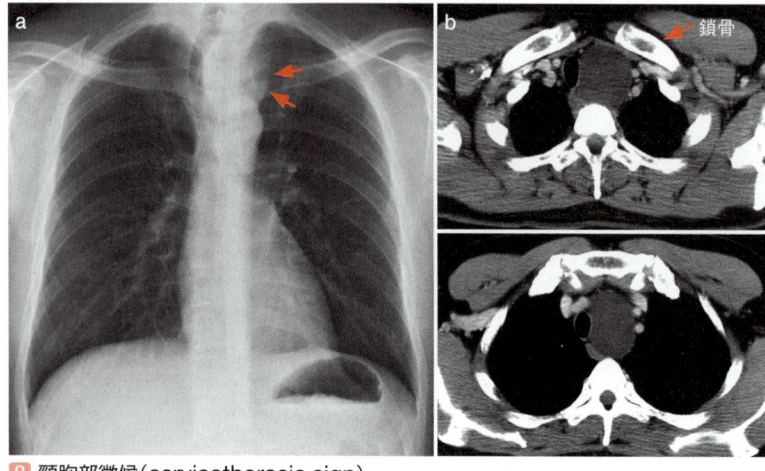

8 頸胸部徴候(cervicothoracic sign)

上縦隔腫瘤によって気管は右方に偏位し，腫瘤陰影の上方部分は辺縁が不鮮明で頸部軟部組織内にあり(b上段)，下方部分の辺縁は鮮明で肺内ガスと接している(b下段)ことを示している(頸胸部徴候陽性)．

■無気肺（atelectasis）
- 肺胞の含気が失われ，虚脱した状態である．気管支の閉塞による閉塞性無気肺と胸水，気胸，胸郭内の占拠病変による圧迫によって生じる非閉塞性無気肺とがある．
- 閉塞性無気肺の閉塞部位による陰影のパターンを示す❾．

肺尖から気管右側に陰影が存在，右肺門部が挙上している➡．

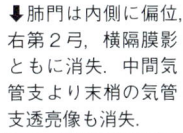

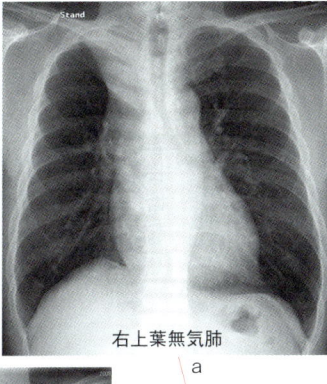

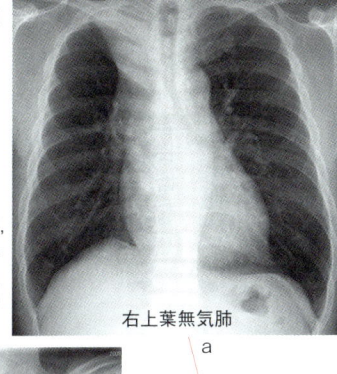

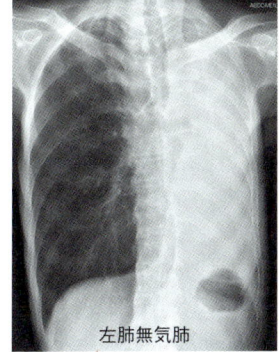

←左主気管支の腫瘍による閉塞のための無気肺．左肺の容積減少のため，気管，心臓の無気肺側への偏位がみられる．

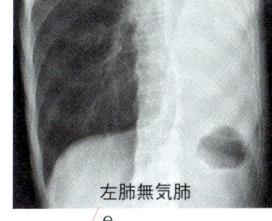

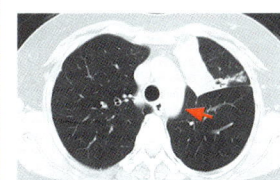

↓肺門は内側に偏位，右第2弓，横隔膜影ともに消失．中間気管支より末梢の気管支透亮像も消失．

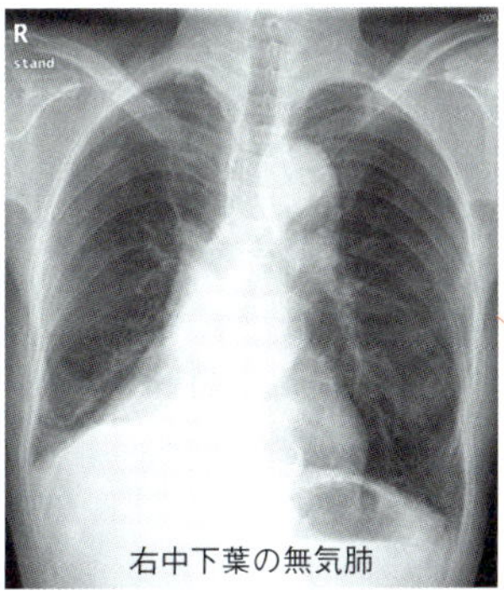

右上葉無気肺
a

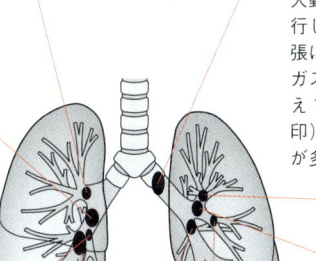

左肺無気肺
e

➡右上葉無気肺に類似．大動脈弓は，虚脱が進行して下葉の代償性膨張により，下葉の肺内ガスと接して辺縁がみえている（上段CT矢印）が，消失することが多い．

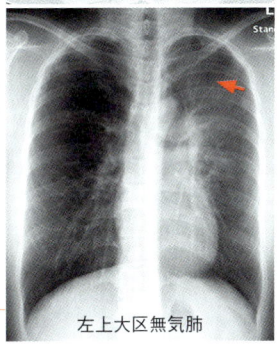

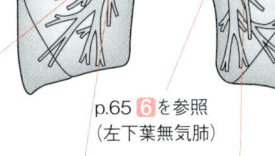

右中下葉の無気肺
b

p.65 ❻を参照
（左下葉無気肺）

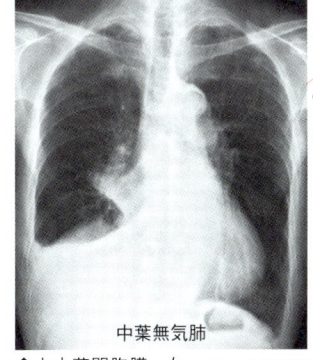

左上大区無気肺
f

➡左上中肺野のX線透過性が低下している．側面矢印で示したように，上葉は虚脱して，前上方に偏位している．

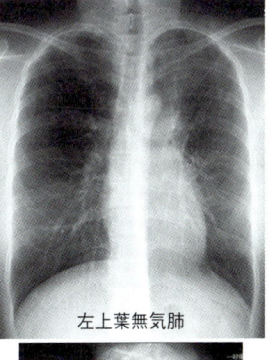

中葉無気肺
c

↓左心縁に接した陰影．本例では，第4弓はみえているので，舌区の一部（S4）の無気肺である．

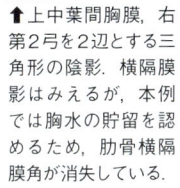

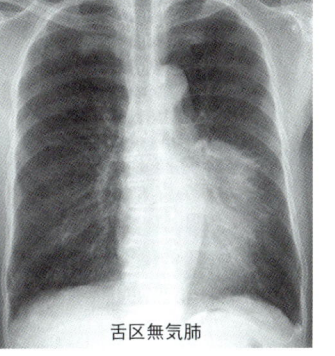

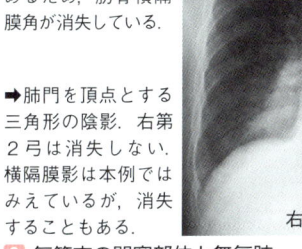

左上葉無気肺
g

↑上中葉間胸膜，右第2弓を2辺とする三角形の陰影．横隔膜影はみえるが，本例では胸水の貯留を認めるため，肋骨横隔膜角が消失している．

➡肺門を頂点とする三角形の陰影．右第2弓は消失しない．横隔膜影は本例ではみえているが，消失することもある．

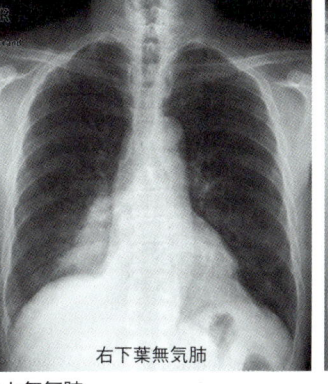

右下葉無気肺
d

舌区無気肺
h

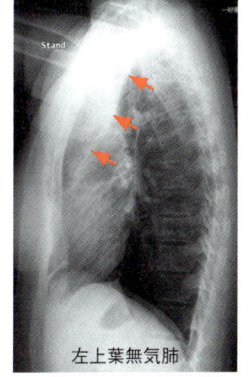

左上葉無気肺

❾ 気管支の閉塞部位と無気肺

■ 結節影(nodular opacity⑩)・腫瘤影(mass-like opacity)
● 3cm以下の円形，楕円形陰影を結節影，3cmを越える充実性陰影を腫瘤影と表現する

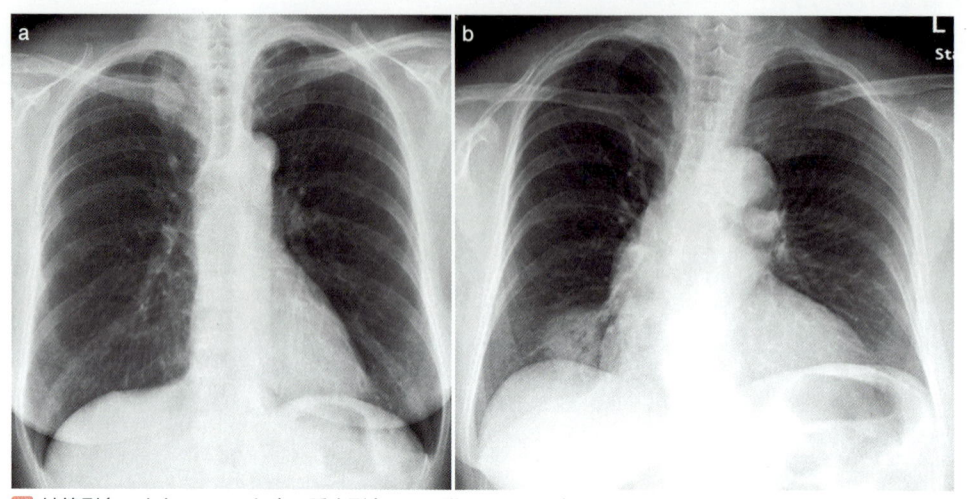

⑩ 結節影(nodukar opacity)・腫瘤影(mass-like opacity)
　a)右上肺野，鎖骨に重なって，径25mmの結節影を認める(肺腺がん).
　b)右下肺野，一部横隔膜陰影に重なった径40mmの腫瘤影を認める．横隔膜陰影は消失していないので，陰影は右下葉背側にある(肺腺がん).

■ 粒状陰影(micronodular opacity⑪)
● 径5mm以下の小さな陰影を指す．とくに，大きさが3mm以下の均一で，びまん性に分布する粒状陰影を粟粒影とも表現する．結核やがんの血行性散布・転移で出現する．

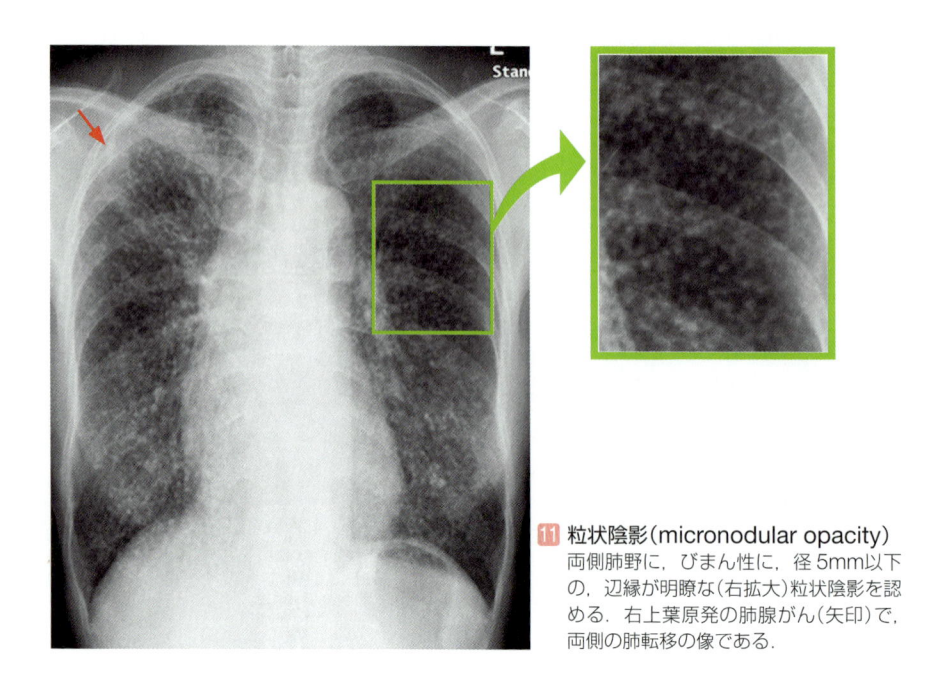

⑪ 粒状陰影(micronodular opacity)
両側肺野に，びまん性に，径5mm以下の，辺縁が明瞭な(右拡大)粒状陰影を認める．右上葉原発の肺腺がん(矢印)で，両側の肺転移の像である．

■ 肺胞性陰影と間質性陰影
● 肺胞性パターン
- 陰影の病理学的背景は，気腔が液体や組織で置換された状態である．この陰影の最小単位は，大きさ約5mm大の細葉陰影〔細葉とは終末細気管支より末梢の解剖学構造単位(p.11 参照)〕である．気腔内の滲出液は肺胞間に存在するKohn孔や末梢気道を介して瞬時に周囲の気腔へ拡大していく12．
- 細葉陰影は融合して，斑状影(patchy shadow)，さらにはコンソリデーション(融合影13)を形成し，区域性，肺葉性分布をとる．

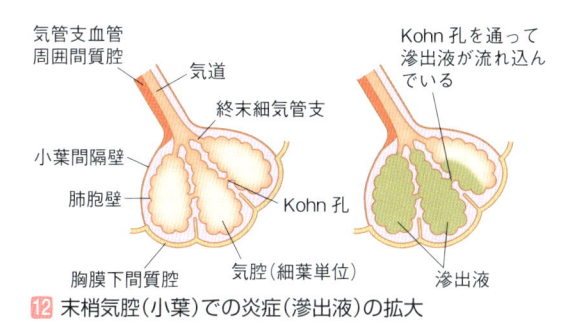

12 末梢気腔(小葉)での炎症(滲出液)の拡大

● 間質性パターン
- 病変の主座が小葉(3～5個の細葉の集合で，結合織性の隔壁で囲まれている)間隔壁，胸膜下結合織，気管支血管周囲，肺胞隔壁にあるものである．しかし，これらの病態でも肺胞内に滲出物は出現するので，肺胞性陰影が混在することがある．
- 間質性肺炎の終末像の画像所見として，蜂巣肺(honeycomb lung)がある(p.198)．

● 肺胞性パターンと間質性パターン
- 肺胞性パターン＝肺胞性肺炎，間質性パターン＝間質性肺炎ではない．陰影の性状を示す用語にすぎず，1つの疾患が両方のパターンを呈することは，日常臨床で少なくない．

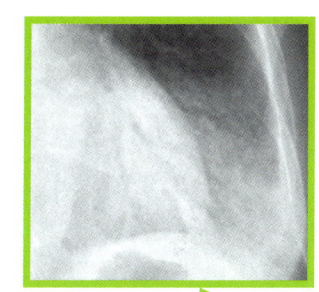

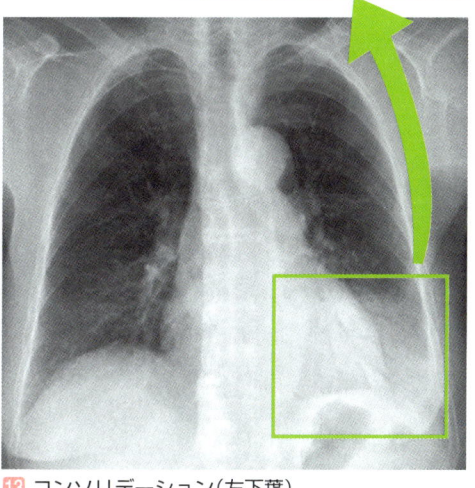

13 コンソリデーション(左下葉)
左心縁，横隔膜縁がみえており(シルエット・サイン陰性)，左下葉のコンソリデーションである．拡大像では，コンソリデーション内にエア・ブロンコグラムが描出されている(気管支内の空気が，滲出物に取り囲まれたため)．

■ 肺胞性パターンと間質性パターン

	肺胞性パターン	間質性パターン
分布	限局性，多発性	びまん性 病変の分布には偏在性があることもある(過敏性肺炎，特発性肺線維症など)．
病変の局在12	細葉，二次小葉	気管支・血管・リンパ管周囲，胸隔，小葉間隔壁
陰影の形態	細葉陰影(結節)，斑状陰影，コンソリデーション13	線状影，網状影，輪状影，粒状影，網状粒状影
陰影の辺縁	不鮮明(区域と区域との間には明確な境界はない，陰影はランダムに周囲に拡大)	鮮明なことが多い．
融合傾向	著明(区域→肺葉に拡大)	少ない．
陰影の変化	早いことが多い．	遅いことが多い．
容積の変化	容積の減少を伴わない(滲出物の器質化が進行すれば，減少することもある)．	間質性肺炎では線維化の進行により，容積減少
その他の特徴的X線像	エア・ブロンコグラム13 蝶形陰影(非区域性分布，14)	気管支壁肥厚像 気管支血管束の肥厚 蜂巣肺 カーリーA，B線15

■蝶形陰影(butterfly shadow⑭)，カーリーB線⑮

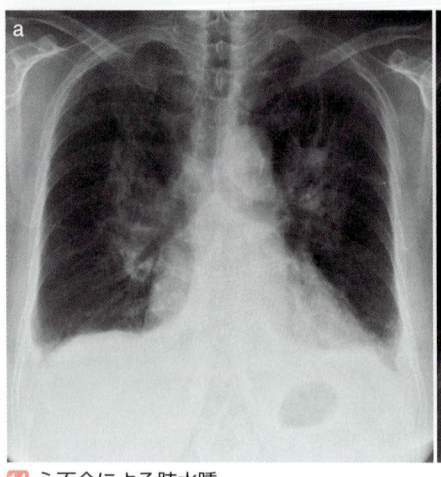

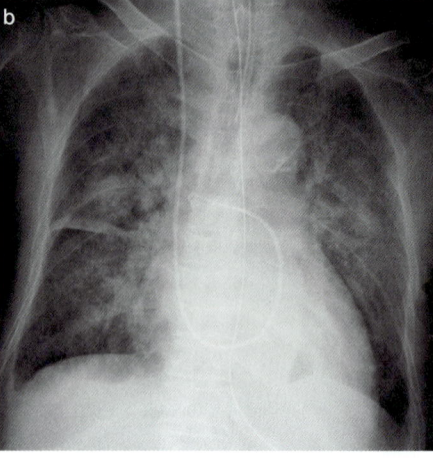

a) 71歳女性．心房細動．発熱，咳嗽，喘鳴，呼吸困難がみられ，四肢の浮腫を認めた．心房細動および過量の輸液のために肺水腫を発生．両側肺門中心の蝶形陰影(butterfly shadow)と両側の胸水(横隔膜に重なってみえるはずの肺血管影がみえない)．

b) 74歳，男性，陳旧性心筋梗塞．貧血，感染を契機に喘鳴が出現，心不全と診断．aよりも陰影がびまん性に分布しているが，胸膜下，肋骨横隔角には陰影はみられない．

⑭ 心不全による肺水腫

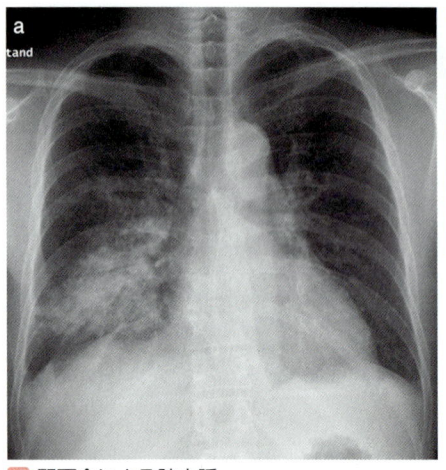

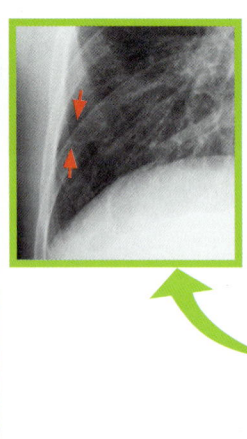

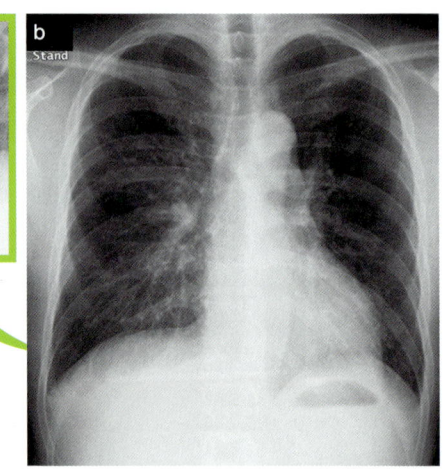

⑮ 腎不全による肺水腫
a) 42歳，男性．呼吸困難，下肢の浮腫で来院．入院時の胸部X線写真では，右肺野にコンソリデーションと胸水貯留を認めた．血液検査で炎症所見はなく，高度の腎機能障害を認めた．
b) 利尿薬投与開始後3日目の胸部X線写真では，肺野の陰影，胸水はほぼ消失しているが，右下肺野にカーリーB線(拡大図矢印)を認める．

■スリガラス陰影(ground-glass opacity⑯)

- コンソリデーションよりも濃度のうすい陰影で，肺血管影が不鮮明ながらも認識できる(CTでは明瞭に識別)．気腔内の液体の部分的な充満，胞隔の肥厚(液体貯留，細胞密度の増加，毛細血管血流量の増加など)で生じる．
- 間質性肺炎の急性期像としてみられることが多いが，特異的所見ではなく，肺胞性パターンの周囲，肺がん(高分化腺がん)などでもみられる．胸部X線写真での認識は困難なことが多い．

⑯ スリガラス陰影
ニューモシスティス肺炎．両側中下肺野を中心に淡い，均一な陰影を認める．陰影を通して，一部ではあるが血管影がみえる．

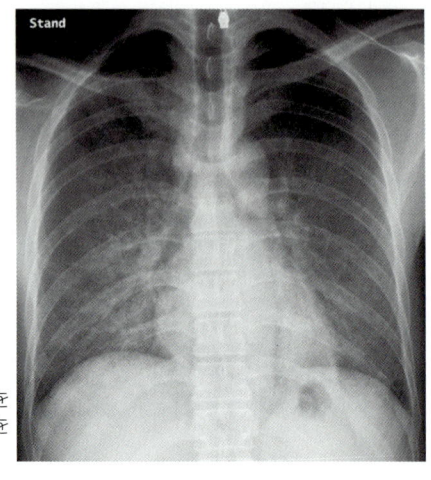

Unit 2 胸部X線CT検査

撮影法

- CT台上に仰臥位で横たわった被験者周囲を，対面一対となった線源と放射線検出器が回転し，全方位からのX線情報がコンピュータで断層画像に再構成される．
- 現在は多列検出器（MD-CT）の普及により胸部撮影時間は数秒に短縮され，水平断面以外のさまざまな断面像や3次元立体画像も簡単に構成できる．
- 単純X線撮影に比べて5～10倍程度の放射線被曝を生じるが，臨床には不可欠である．

ウィンドウ機能

- 被写体を小さな直方体（ボクセル）の集合と考え，そこにX線を照射して各ボクセルのX線吸収値を計算して画像化し，それを濃淡で示すのがCT像である．
- 画像の濃淡はCT値で示され，単位はハンスフィールド単位（HU）が用いられる．水を原点の0 HUとし，空気（真空）を-1,000HUとして相対値で表示する．肝臓などの実質臓器は30～50HU，石灰化や骨組織は500～1,000HU，脂肪組織は-50～-100HU程度である．
- 石灰化や骨組織などX線の吸収値が大きいものは白く，空気などX線の吸収値が小さいものは黒く描出される．
- そこで，限定したCT値の範囲を表示するウィンドウ機能が用いられ，診断目的に応じた画像を描出する．その範囲はウィンドウレベル（WL）とウィンドウ幅（WW）で決定される．
- WWを狭くすると，コントラスト分解能が向上して小さなCT値の差を濃淡表示できるが，観察できるCT値の範囲は狭くなる．
- 逆にWWを広くすると，コントラスト分解能は低下して小さなCT値の差を濃淡表示できなくなるが，観察できるCT値の範囲は広くなる．

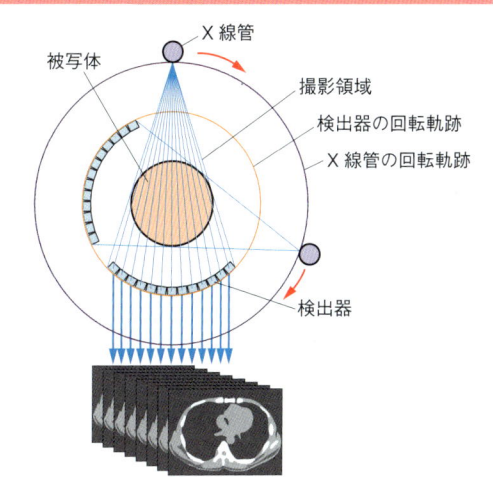

■ 現在，広く普及しているCT装置（多列検出器）

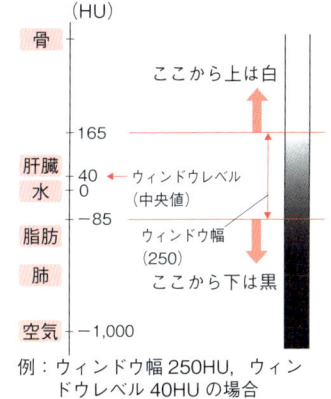

例：ウィンドウ幅250HU，ウィンドウレベル40HUの場合

■ ウィンドウ機能

適応

- 胸部CT検査は，多くの呼吸器疾患に適応があり，胸部X線単純撮影に異常所見が存在すればCTによりその解決がはかられるべきである．
- さらに胸部X線単純撮影で異常所見が明らかではないが，臨床的に呼吸器疾患が疑われる場合（肺塞栓症や胸腺腫など）にも適応がある．

肺野条件と縦隔条件

- 通常，胸部では声門から腎上極レベルの範囲が撮影され，1回の撮影情報からコンピュータでの表示条件変更により，肺野条件と縦隔条件の対画像を作成する．
- 肺野条件はWL-500～-700HU，WW1,000～1,500HUで，肺野病変や肺血管・気管支が表示されるが，縦隔・

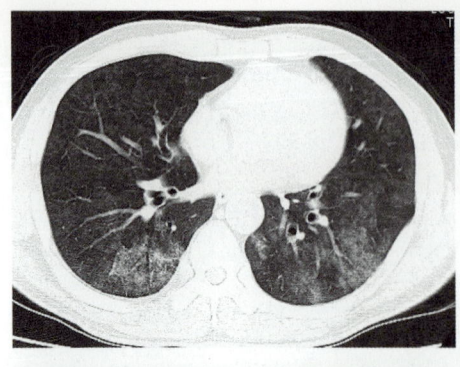

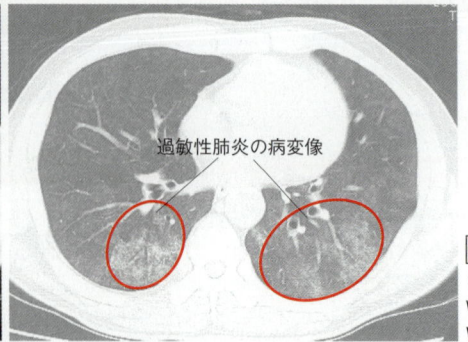

過敏性肺炎の病変像

肺野条件
（スライス厚 7.5mm）
WL：－500～－700HU
WW：1,000～1,500HU

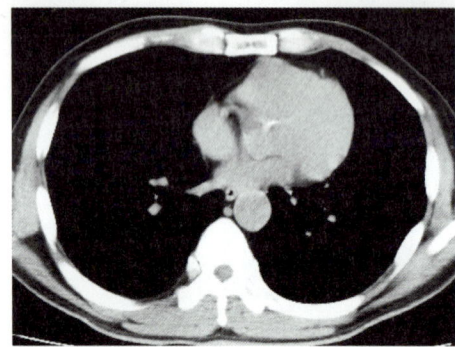

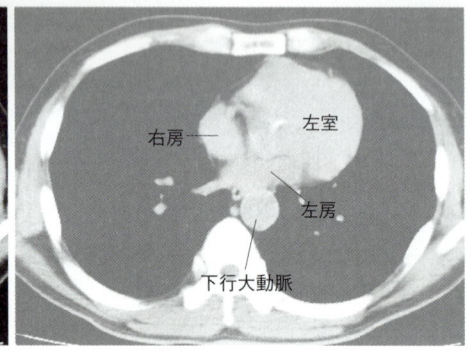

右房　左室
左房
下行大動脈

縦隔条件
（スライス厚 7.5mm）
WL：20～60HU
WW：250～400HU

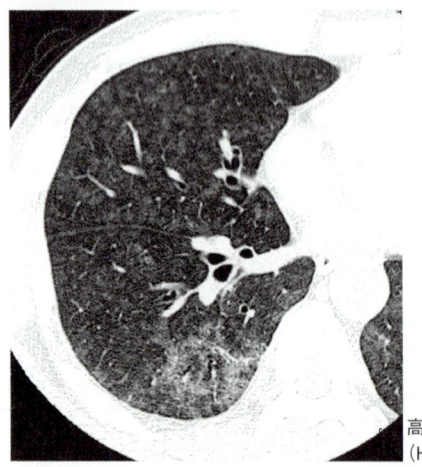

・肺野条件：肺野や肺紋理の観察目的
・縦隔条件：軟部組織や縦隔の観察目的
・HRCT　：微細構造の観察目的

高分解能CT
（HRCT，スライス厚 2mm）

■ 過敏性肺炎の胸部CT像

軟部組織は真っ白に表示され病変認識が困難である（上図）．
- 縦隔条件はWL20～60HU，WW250～400HUで，軟部組織や縦隔・胸壁構造が確認しやすいが，肺野は真っ黒で肺野病変観察は難しくなる（中図）．
- 呼吸器疾患では，この2種の画像を総合的に読影する．血管あるいは血管周囲病変の診断や病変の血流・血行動態の把握には造影剤注入を用いた縦隔条件CTを参考にする．

高分解能CT（HRCT）

- 通常のスライス厚（5～10mm）撮影のみでは，多くの病変の鑑別診断には不十分で，HRCTの追加が望まれる．
- 高分解能CTは微細な異常をとらえられ，びまん性肺疾患と小結節病変では不可欠である．
- 撮影は2mm以下の薄いスライス厚を用い，高周波成分を強調する空間分解能の高い関数を用い再構成して得られる．

- 前ページの下図の写真は上図，中図と同一レベルで撮影された高分解能CTで，空間分解能は約0.3mmとなっている．右全肺野に及ぶ径3～4mmの淡い微細粒状影の散布と，背側のやや高濃度領域が部分的に小葉間隔壁で境界されていることが描出され，過敏性肺炎の所見である．
- HRCTの利点は肺の二次小葉構造にまで踏み込んだ，よりミクロに近い形態情報が入手し得ることである．

異常陰影

基本所見用語

- 胸部単純X線と異なり，CTではより2次元に近い画像情報を入手できるため，単純撮影との差異を意識した用語が望ましい．
- CT読影で使用される基本所見用語は，全体的パターン分類と小葉構造解析用語が併存する．
- 代表的異常陰影の模式図とパターン分類の表を示す．

■ 代表的異常陰影（小葉構造解析用語）
（Webb WR, Muller NL, Naidich DP：High-resolution CT of the lung. Lippincott Williams & Wilkins, 2009 を改変引用）

■ 異常陰影のパターン分類

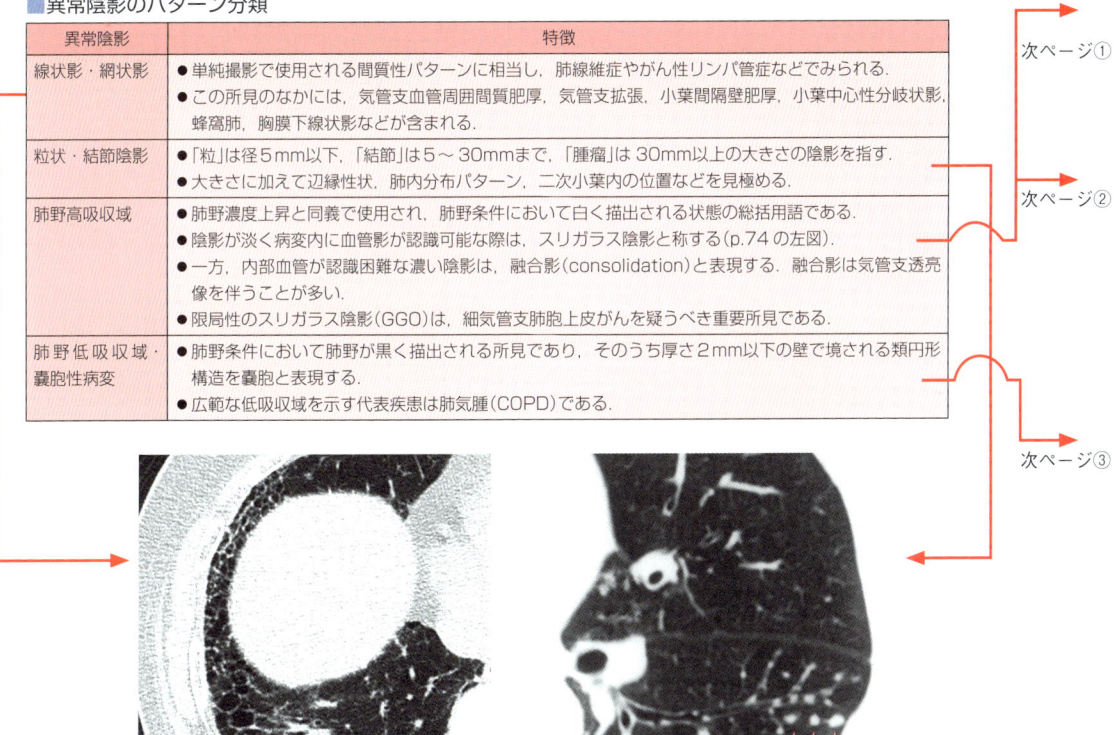

異常陰影	特徴
線状影・網状影	●単純撮影で使用される間質性パターンに相当し，肺線維症やがん性リンパ管症などでみられる． ●この所見のなかには，気管支血管周囲間質肥厚，気管支拡張，小葉間壁肥厚，小葉中心性分岐状影，蜂窩肺，胸膜下線状影などが含まれる．
粒状・結節陰影	●「粒」は径5mm以下，「結節」は5～30mmまで，「腫瘤」は30mm以上の大きさの陰影を指す． ●大きさに加えて辺縁性状，肺内分布パターン，二次小葉内の位置などを見極める．
肺野高吸収域	●肺野濃度上昇と同義で使用され，肺野条件において白く描出される状態の総括用語である． ●陰影が淡く病変内に血管が認識可能な際は，スリガラス陰影と称する（p.74の左図）． ●一方，内部血管が認識困難な濃い陰影は，融合影（consolidation）と表現する．融合影は気管支透亮像を伴うことが多い． ●限局性のスリガラス陰影（GGO）は，細気管支肺胞上皮がんを疑うべき重要所見である．
肺野低吸収域・嚢胞性病変	●肺野条件において肺野が黒く描出される所見であり，そのうち厚さ2mm以下の壁で境される類円形構造を嚢胞と表現する． ●広範な低吸収域を示す代表疾患は肺気腫（COPD）である．

次ページ①
次ページ②
次ページ③

■ 蜂窩肺（honey-combing）
右下葉横隔膜近傍の高分解能CT．胸壁沿いに径数mm以下でサイズのそろった小輪状陰影が集簇している．蜂窩肺は線維化病変を意味し，特発性肺線維症の重要所見である．

■ 粒状影
非結核性抗酸菌症．規則的に分岐し拡張した気管支とともに，径2～3mmの小葉中心性粒状陰影が3個並列している（矢印）．

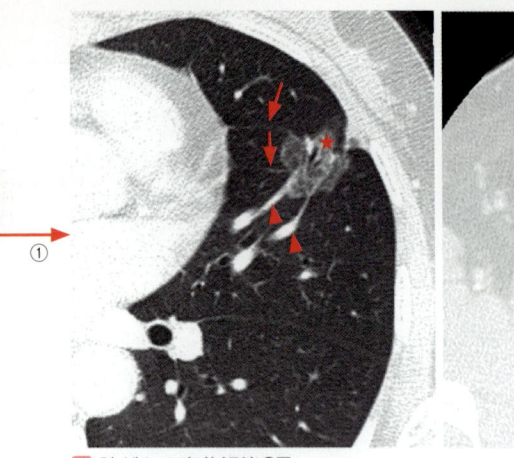

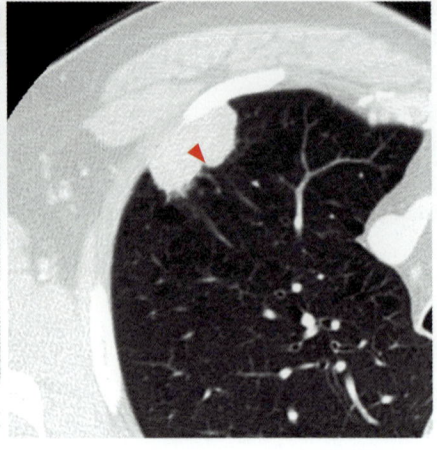

肺がんの高分解能CT

左：約2cm大のスリガラス陰影は胸部単純撮影で指摘困難であった．内部に細気管支透亮像を含み，病変に向かい下方から2本（▲印），縦隔側から2本（矢印）の血管の収束所見や胸膜陥入像が認められる．浸潤増殖型の像で，細気管支肺胞上皮がん，野口分類B型に相当した．

右：約3cm大の濃度均一な充実性結節の中央部には，くびれ（ノッチ）を形成し（▲印），辺縁は凸状で周囲血管は収束性変化を呈していない．圧排増殖型を呈する肺大細胞がんであった．

＊透亮像は周囲と比べてX線透過性が大きいために，陰影濃度がはっきりして黒くなった部位をいう（★）．

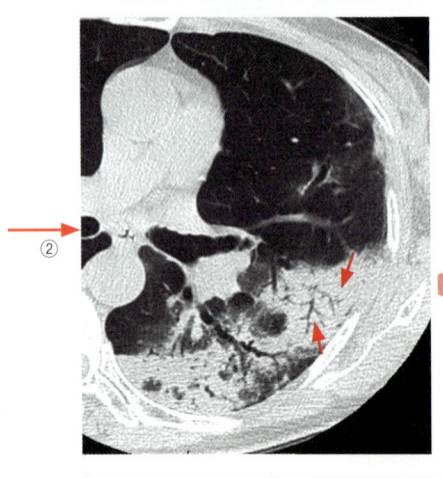

肺野高吸収域（consolidation）

慢性好酸球性肺炎．規則的に樹枝状に分岐する気管支透亮像を内在し（矢印），肺紋理が認識できない高吸収域が非区域性に分布する．

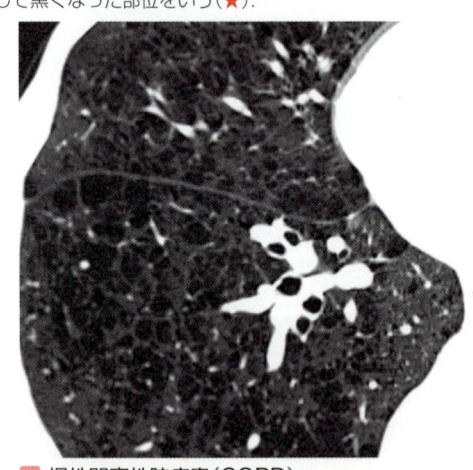

慢性閉塞性肺疾患（COPD）

径1cmまでの境界を有さない低吸収域が広範に存在する小葉中心性肺気腫の所見である．低吸収域においては血管分布もきわめて疎である．

> 二次小葉内病変分布

- 高分解能CTをもってしても個々の肺胞を認識できないが，1cm大の肺胞集合体である二次小葉（Miller）は，小葉間隔壁により境界され認識可能である．
- 二次小葉の中心部には小葉支配気管支と併走する小葉内肺動脈が位置し，小葉辺縁には末梢肺静脈と小葉間隔壁が存在する．
- 疾患肺においては小葉構造が観察しやすくなり，小葉単位での読影が可能となる．

①小葉中心性病変：細気管支主体病変で出現し，抗酸菌感染（前ページ下図右参照），びまん性汎細気管支炎，塵肺などにみられる．

②気管支肺動脈束と小葉辺縁部病変：広義の間質またはリンパ管に病変が進展しており，がん性リンパ管症やサルコイドーシスで生じる．

③小葉構造と無関係な病変：気道との関連に乏しい，すなわち血行性の病変進展が示唆され，血行性肺内転移が代表である．

④小葉構造改変：小葉構造の破壊や修復は線維化をきたし，蜂窩肺（前ページ下図左参照）や牽引性気管支拡張を生ずる．

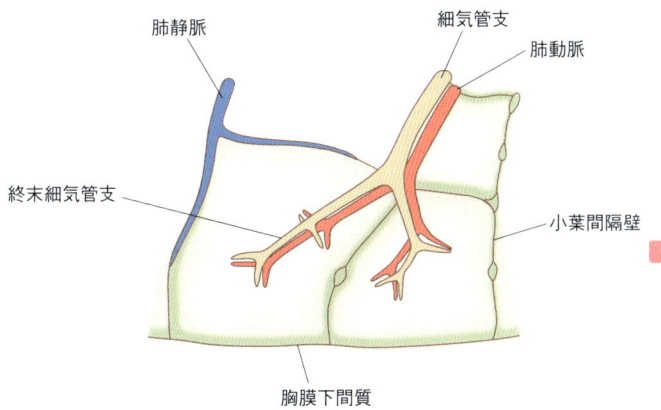

二次小葉

二次小葉の中心部には小葉支配気管支と併走する小葉内肺動脈が位置し，小葉辺縁には末梢肺静脈と小葉間隔壁が存在する．小葉間隔壁の肉眼的確認は臓側胸膜近傍でのみ可能．

(村田喜代史ほか：胸部のCT，第2版，p.300，メディカル・サイエンス・インターナショナル，2004を改変)

肺がんにみられるCT所見

- 末梢発生の肺がんは，増殖様式から浸潤増殖（前ページ上図左）と圧排増殖（同右）とに大別される．
- 浸潤増殖型は分化型腺がんの特徴的パターンで，一方，圧排増殖型は大細胞がんや低分化腺がんが該当し，周囲の肺を押しのけるような形状を呈する．
- 肺がんは組織型によって画像所見が大きく異なる．

CTガイド下生検

- わが国では，呼吸器疾患の組織学的情報入手には気管支鏡的生検が最も普及し，次いで超音波ガイド下生検も繁用される．
- しかし，病変がX線透視で確認困難な際には，CT像を指標として経皮的に穿刺針を挿入し，組織採取が試みられる．腫瘍性疾患などが主な対象となる．
- 局所麻酔下に実施し，針を刺入して組織を採取するまで数分で可能である．
- CTガイド下生検では，気胸と少量出血を高率に合併し，安静のみで対処可能なことも多いが入院での実施が原則となる．

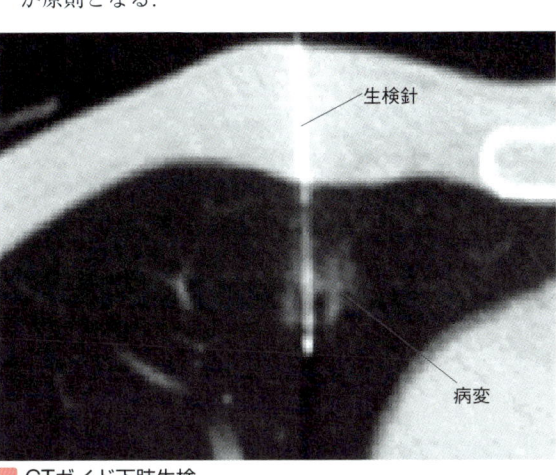

①針を刺す位置を決定するため，CT撮影を詳細に行う．

②穿刺位置を決定し，局所麻酔を行った後，穿刺する．

③CTにて位置を確認．

CTガイド下肺生検

右肺の2cm大の結節病変にCTガイド下肺生検を実施中である．生検針が体表面から病変に向けて挿入されている．

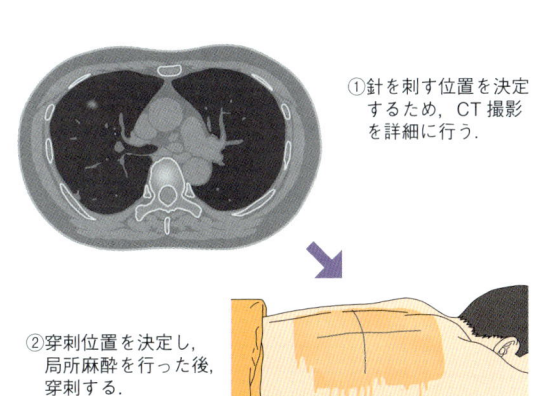

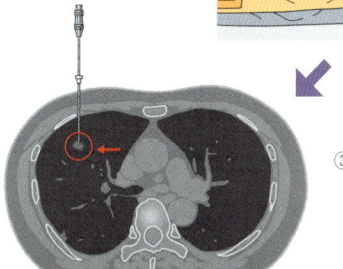

■慢性閉塞性肺疾患（COPD）：chronic obstructive pulmonary disease　■コンピュータ断層撮影法（CT）：computed tomography　■スリガラス陰影（GGO）：ground-glass opacity　■高分解能CT（HRCT）：high-resolusion computed tomography　■ウィンドウレベル（WL）：window level　■ウィンドウ幅（WW）：window width

Unit 3 胸部MRI検査

原理

- MRIは，特定原子核の密度や緩和時間を画像化したものである．磁界にさらされた原子核が特定周波数の電波に共鳴し，自ら電波を発生するという核磁気共鳴（NMR）現象を利用したものである．
- 臨床ではNMRの対象となる原子核は，人体の約60％が水分であることから，水に含まれる水素原子核（プロトン，^{1}H）を用いている．そして実際に画像化されているのは，水と中性脂肪の^{1}Hのみである．
- 緩和時間とは，本来バラバラな状態であったプロトンに特定の周波数の電磁波をあてて共鳴現象（強制的に方向をそろえる）を起こした後に，電磁波を発しながら元のバラバラな状態に戻っていく（緩和現象）時間をいう．
- その（緩和）速度がそれぞれの組織や組織の状態（病変）によって異なり，そのときにプロトンが発する電磁波の位置や強さを検出して，白黒の濃淡で画像化したものがMRIである．

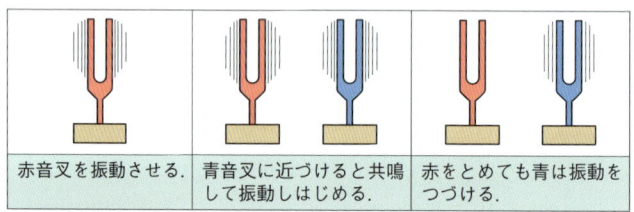

| 赤音叉を振動させる． | 青音叉に近づけると共鳴して振動しはじめる． | 赤をとめても青は振動をつづける． |

赤が高周波数の電磁波，青が水素原子核（^{1}H）に相当．

撮像法：T1強調像とT2強調像

- 肺のMRIでは，T1強調像とT2強調像の2種類の画像を組み合わせて診断することが基本で，症例に応じて反転回復法（IR）などを追加する．
- MRI画像を構成するためには，条件を変えて電磁波を発する必要がある．原子核が放出する信号の強さは，組織のプロトン密度，T1値（縦緩和時間：核がいったん信号を放出した後，その信号放出能力が63.2％まで回復するのに要する時間），T2値（横緩和時間：放出された信号が36.8％まで減衰するのに要する時間）の3つのパラメータにより変化する．それぞれのパラメータの影響が強く現れる画像を作成する．
- T1強調像とは，繰り返し時間（TR）*とエコー時間（TE）*を短く設定し，画像のコントラスト（信号強度）がT1に強く依存する画像である．
- T2強調像はTRおよびTEを長く設定し，画像のコントラストはT2に強く依存する画像である．

  - ●水はT1強調像で低信号，T2強調像で高信号　●空気や骨皮質は無信号（signal void）
  - ●脂肪，タンパク成分に富む液体はT1強調像で高信号

- IR法では特定の組織信号を抑制した画像が得られ，脂肪抑制画像や脳脊髄液抑制像（FLAIR像）*などが導入されている．

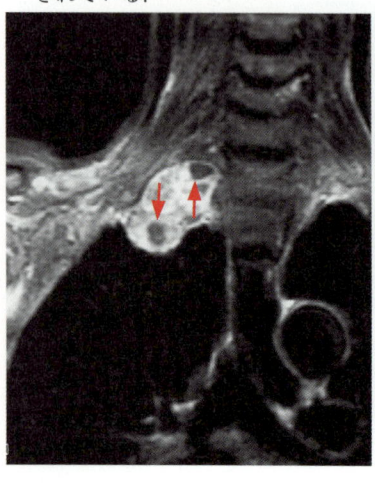

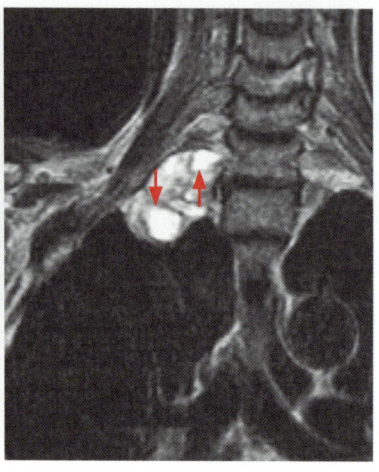

右肺尖胸壁に発生した神経鞘腫
左はT1強調像，右はT2強調像．腫瘍内の嚢胞性変化がT1強調像で低信号に，T2強調像で高信号に描出されている（矢印）．

適応

- 呼吸器画像診断では，単純X線の次はX線CTが第一選択で，CT診断に疑問が残る症例にMRIを加えるのが一般的である．
- 肺・縦隔腫瘍の進展範囲評価，とりわけ肺尖部や横隔膜近傍の診断ではCTを凌駕する場合もある．
- ヨード造影不可症例では，血管病変の評価にも用いられる．

MRIの主な長所と短所

■ MRIの主な長所と短所

長所
● 放射線被曝がない．
● 組織間分解能が高い．
● 骨によるアーティファクトが少ない．
● 造影剤を使用せずに血管を描出できる．

短所
● 肺野限局性病変，びまん性肺疾患への有用性は乏しい．
● 撮影に長時間を要するため，空間解像度に劣る．
● 体内金属があるときは禁忌である．

MRI検査における禁忌と注意すべき体内留置金属

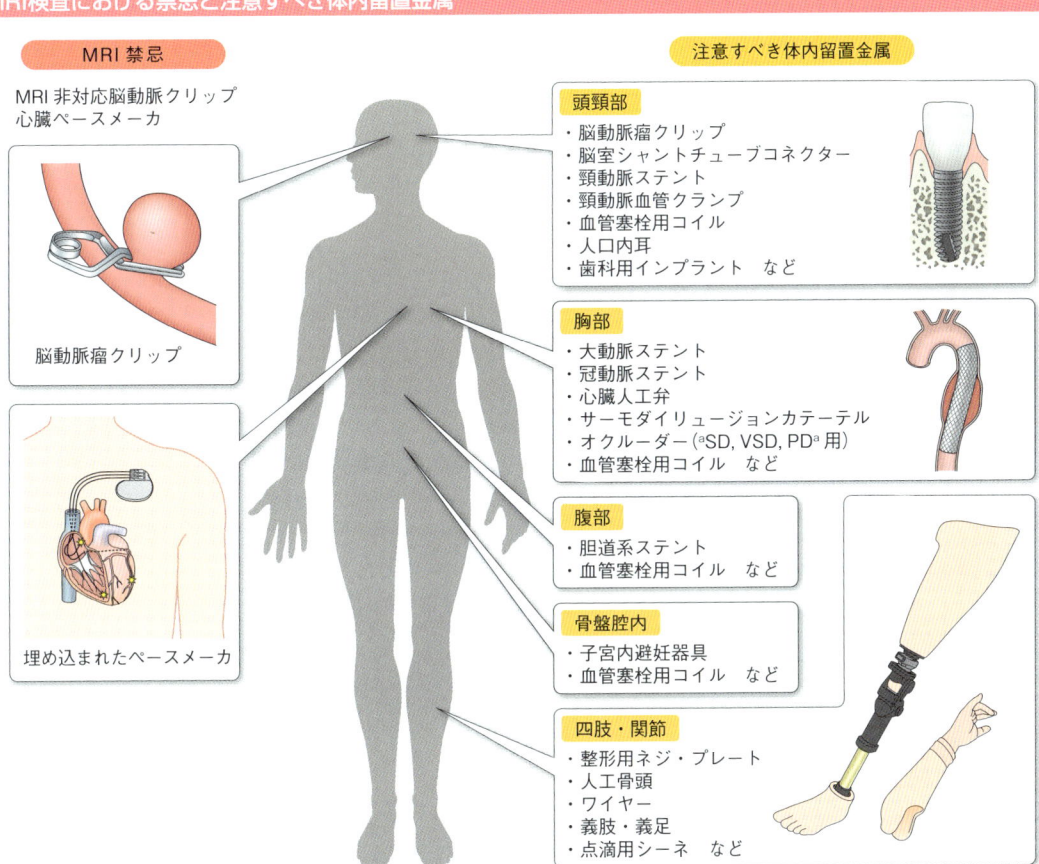

MRI 禁忌
- MRI 非対応脳動脈クリップ
- 心臓ペースメーカ

脳動脈瘤クリップ

埋め込まれたペースメーカ

注意すべき体内留置金属

頭頸部
- 脳動脈瘤クリップ
- 脳室シャントチューブコネクター
- 頸動脈ステント
- 頸動脈血管クランプ
- 血管塞栓用コイル
- 人口内耳
- 歯科用インプラント　など

胸部
- 大動脈ステント
- 冠動脈ステント
- 心臓人工弁
- サーモダイリュージョンカテーテル
- オクルーダー（^{a}SD, VSD, PD^a 用）
- 血管塞栓用コイル　など

腹部
- 胆道系ステント
- 血管塞栓用コイル　など

骨盤腔内
- 子宮内避妊器具
- 血管塞栓用コイル　など

四肢・関節
- 整形用ネジ・プレート
- 人工骨頭
- ワイヤー
- 義肢・義足
- 点滴用シーネ　など

■ MRI検査における禁忌と注意すべき体内留置金属
（近畿中央胸部疾患センターのホームページを一部改変．http://www.hosp.go.jp/~kch/kakubusho/houshasenka/hibaku.html）

:) **用語解説**

繰り返し時間とエコー時間
繰り返し時間は，信号を発生させるためのラジオ波照射と次のラジオ波照射との間隔をいい，エコー時間は信号の発生時点から信号を受信する時点までの間隔をいう．これらの因子などを調整することでT1強調像とT2強調像が得られる．

脂肪抑制画像，脳脊髄液抑制像
脂肪抑制画像は，水と脂肪ではプロトンの共鳴周波数が異なることを利用して，脂肪成分の信号のみを選択的に抑制し低下させる方法．脳脊髄液抑制像は，脳脊髄液の信号を減弱させて脳脊髄液を黒く描出する方法．

■ フレアー（FLAIR）：fluid-attenuated inversion recovery　■ 反転回復法（IR）：inversion recovery　■ 磁気共鳴画像（MRI）：magnetic resonance imaging　■ 核磁気共鳴（NMR）：nuclear magnetic resonance　■ エコー時間（TE）：echo time　■ 繰り返し時間（TR）：repetition time

Unit 1 気管支鏡検査

適応と禁忌

- 気管支鏡には軟性（ファイバースコープ[得られた画像を光ファイバーで送る]とビデオスコープ[電子気管支鏡：得られた画像を電気信号に変換のうえ，さらにビデオ信号に変換し送る]）と硬性の2種が存在する．本稿では使用頻度の高い軟性気管支鏡について説明する．
- 気管支鏡で観察可能な領域は亜区域気管支までにとどまるため，細気管支や肺胞などは観察不能であることに注意する必要がある（気管支樹図）．

適応

- 直接観察することが不可能であっても，多くの呼吸器疾患に気管支鏡の適応がある．
- 禁忌は高熱，凝固異常，不穏などのある患者である．また，気管支鏡では患者の苦痛がまったくないとはいえないので，利益とリスクのバランスに配慮しなければならない．
- 気管支鏡は病変部位の観察にとどまらず，生検や洗浄などの検査目的や治療目的でも利用される．
- ほぼ全例で推奨される病態として気道狭窄，血痰，肺がんなどがある．また，サルコイドーシス，肺胞タンパク症，過敏性肺炎などのびまん性肺疾患もよい適応である．
- 人工呼吸器関連肺炎（VAP）の診断にも気管支鏡が推奨されている．

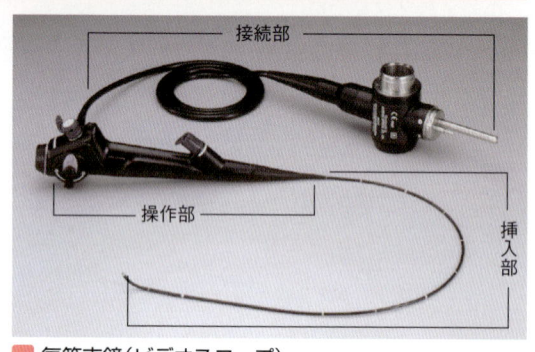

気管支鏡（ビデオスコープ）
観察は液晶モニター上で行う．
〔写真提供：オリンパスメディカルシステムズ(株)〕

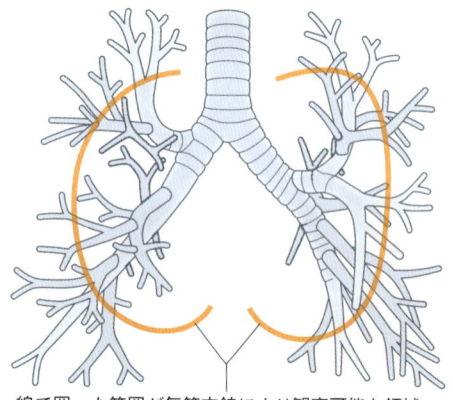

気管支樹図
気管支鏡で観察可能な気管支．気管支鏡検査では気管支内腔面を観察できるが，外側面は観察できない．
線で囲った範囲が気管支鏡により観察可能な領域

方法と観察

- 気管支鏡は，鎮静薬の投与下で咽・喉頭を噴霧麻酔した後に，仰臥位で実施する．
- 検査前に，血小板数，凝固能，などを確認し，検査中には心電図，経皮的酸素飽和度，血圧のモニタが望ましい．

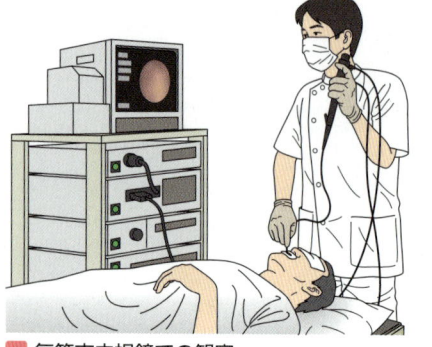

気管支内視鏡での観察

- わが国では口腔からの挿入（経口挿入）が標準で，咽喉頭，声門を観察したあとに，気管に至る．気管分岐部よりも末梢は通常，右側から観察していく．
- 気道は主気管支，葉気管支，区域気管支に分岐した後，同じ大きさに分岐すること（同大2分岐）を原則として，細気管支まで枝分かれを繰り返す（p.78）．
- 気管支内腔は馬蹄形で，腹側には蛇腹状の軟骨輪が，背側の膜様部には長軸方向に縦走する襞が見られる．正常な気管支粘膜は平滑で透明感と光沢を示し，上皮下血管を透見できる．この粘膜所見と形態所見の変化を認識することが病変発見の鍵である．
- 気管支壁は上皮層，上皮下層，筋層，筋外層，軟骨層，外膜の6層構造からなり，どの層に病変が存在するかを判定することが重要である．

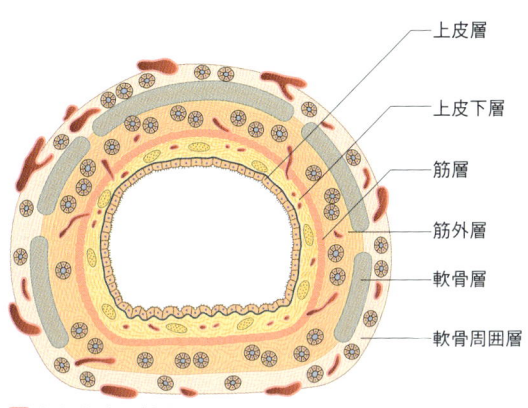

■ 主気管支の断面
内腔面より上皮層，上皮下層，筋層，筋外層，軟骨層，外膜（軟骨周囲層）の6層で構成される．

判定方法

- 正常気管支粘膜の層別所見に基づき，この所見のいずれが変化・消退しているかを推定し，病変の壁内存在判定を行う．
- 肺がんでは，血管怒張，壊死，白苔，腫脹，軟骨輪不明瞭などの所見が観察される．
- サルコイドーシスでは，独特な亀甲状血管所見が出現する．

■ 正常気管支鏡所見

A. 上皮層	B. 上皮下層・筋層	C. 筋外・軟骨層	D. 外膜
1. 透明 2. 滑沢	1. 白色縦走襞 2. 樹枝状血管網 3. 輪状襞 4. 炭粉沈着	1. 軟骨による凹凸	1. 所見としてとらえられない

（日本肺癌学会編：臨床・病理肺癌取扱い規約．第7版，p.152，金原出版，2010 を改変）

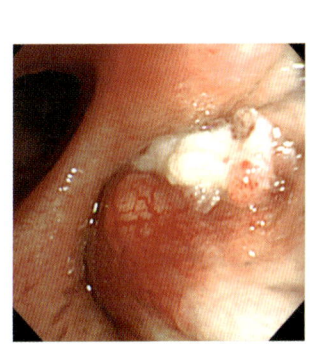

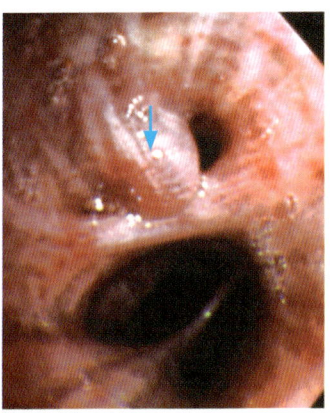

扁平上皮がん（左）
右下葉入口部をほぼ閉塞している進行肺がん．血管怒張，白苔付着，軟骨輪不明瞭などを認める．がんは筋外層にまで波及していると評価される．

気管支動脈瘤（右）
左下葉支の11時方向に直径4mmの半球状突出を認める（矢印）．動脈瘤は気管支壁の筋外に発生するため，表面の光沢・滑沢・襞構造が保たれており，上皮層と上皮下層は侵されていないことが判別できる．

直視下生検と経気管支肺生検（TBLB）

- 病変が気管支の上皮層や上皮下層に発生している場合は、気管支鏡で観察しながら生検鉗子で病変を採取することが可能である。肺門型扁平上皮がんなどの腫瘍病変とサルコイドーシスなどの肉芽腫性疾患が主な対象となる。
- 可視範囲外の末梢に発生した結節病変やびまん性肺疾患では、X線透視下に生検を行い、びまん性肺疾患の肺胞領域を採取する。これを経気管支肺生検（TBLB）とよぶ。

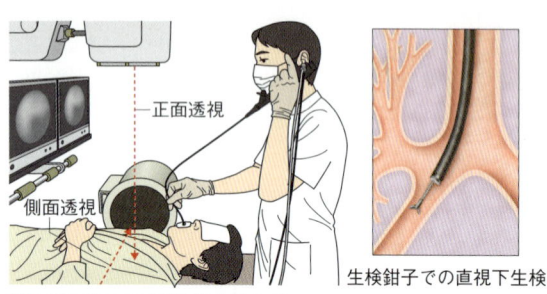

■ X線透視下の経気管支肺生検

擦過細胞診

- 病理学的診断には生検標本の採取が望ましいが、採取が難しい場合には、ブラシや鋭匙（キュレット）により細胞をこそぎ落とす細胞診が行われる。
- 細胞診の利点は、比較的広範な領域から上皮細胞が入手できることである。欠点は、筋層より深部の病変は採取できないことである。

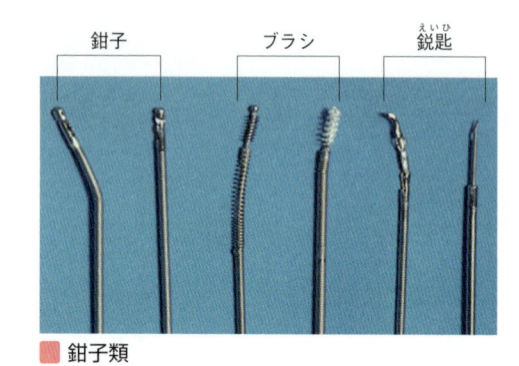

■ 鉗子類

気管支洗浄，気管支肺胞洗浄（BAL）

- 気管支内を生理食塩水で洗浄し、吸引により回収することで、細菌学的検査やリンパ球表面マーカーなどの情報を入手できる。
- 気管支肺胞洗浄（BAL）とは、びまん性肺疾患を対象に、1回50mLの生理食塩水を計3回、注入・回収する方法である。通常、右中葉亜区域支で実施される。BALの回収液はBAL fluid（BALF）とよぶ。
- 正常者の気管支肺胞洗浄液の細胞は、マクロファージが90％以上を占め、リンパ球のCD4/CD8陽性細胞比は1〜2である。

気管支鏡的治療

- 気管支鏡は検査としてだけではなく、治療目的にも実施される。
- 狭窄気管支へのステント留置、腫瘍のレーザー焼灼、異物除去、気管支鏡的肺容量減少術（BLVR）などに利用されている。

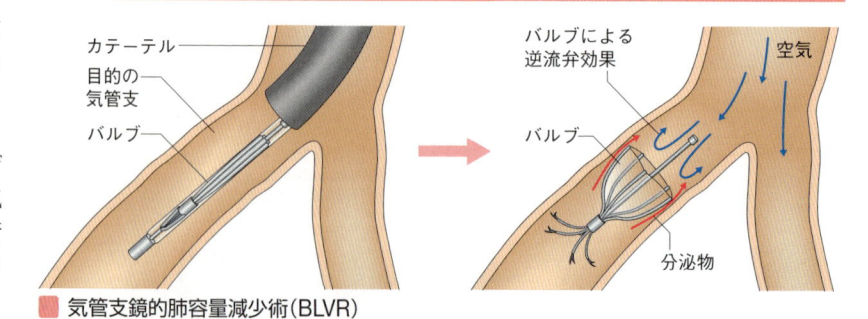

■ 気管支鏡的肺容量減少術（BLVR）

針穿刺吸引

- 気管支壁の軟骨層よりも外に位置する病変に対しては、内腔から壁を貫通させた針生検により、検体を入手することができる。近年は、超音波ガイド下針生検（p.85）が導入されている。

合併症

- 全体として1％程度に、何らかの合併症を伴う。治療を要さないことも多いが、気胸、出血、発熱などの危険性を忘れてはならない。死亡例は1万件に1例程度とされる。

■気管支肺胞洗浄（BAL）：bronchoalveolar lavage　■気管支肺胞洗浄液（BALF）：bronchoalveolar lavage fluid　■気管支鏡的肺容量減少術（BLVR）：bronchoscopic lung volume reduction　■経気管支肺生検（TBLB）：transbronchial lung biopsy

Unit 2 胸腔鏡検査

胸腔鏡検査とは

- 胸腔鏡検査は，胸腔鏡を用いて胸腔内を観察し生検などを行う検査であり，内視鏡室にて意識下鎮静で行われることもあるが，十分な視野のもとに安全で確実な組織採取を考え全身麻酔下で行われることが多い．
- 外科的操作（剥離・止血・切除など）を行うことから，胸腔鏡補助下手術（VATS）とよばれることのほうが多い．

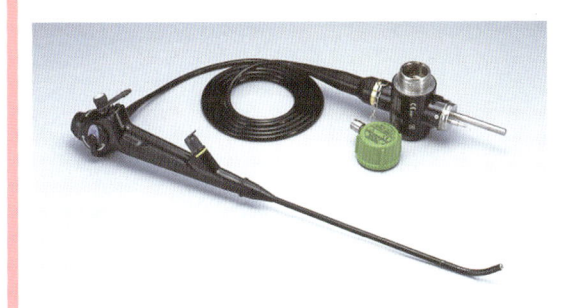

■ 胸腔鏡
〔写真提供：オリンパスメディカルシステムズ（株）〕

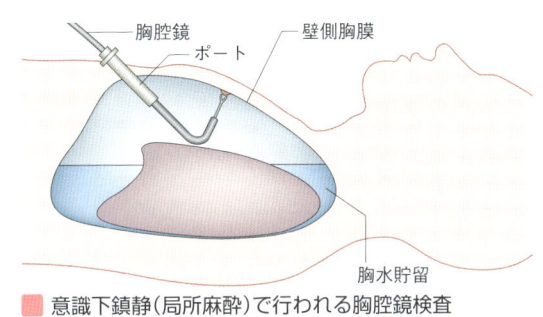

■ 意識下鎮静（局所麻酔）で行われる胸腔鏡検査

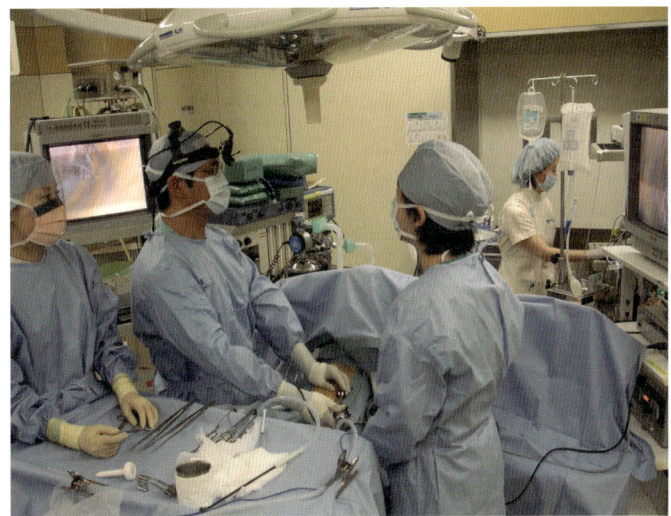

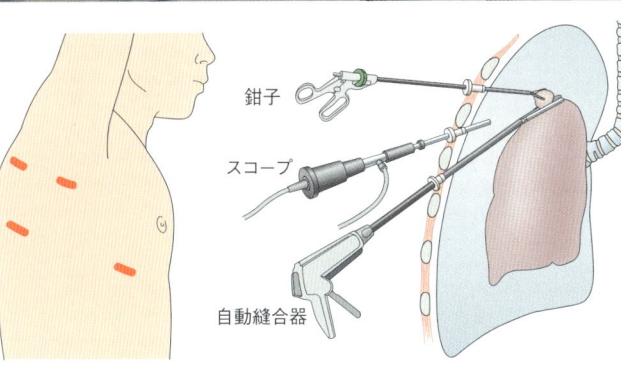

■ 胸腔鏡補助下手術（VATS）風景と体位，ポート挿入部位
・体位は健側を下にした側臥位で行う．
・ポート挿入部位は通常，胸腔鏡挿入用，術野確保用，術操作用2か所の計4ポートで行うが，目標とする病変の部位，大きさ，触診の必要性の有無などにより症例ごとに違う．

適応と禁忌

- 適応は肺腫瘍，嚢胞性肺疾患，びまん性肺疾患，胸膜病変，縦隔腫瘍・リンパ節腫大，胸壁腫瘍，横隔膜疾患などが対象となる．
- 絶対禁忌は分離肺換気不可症例や胸膜癒着症例，相対的禁忌は血流の豊富な病変，肺高血圧症例，重症の嚢胞性肺疾患症例である．

目的と意義

- 胸腔鏡検査の目的は，胸腔内病変を直接観察し，生検をすることによって組織学的に確定診断を得ることである．
- 胸腔内の病変は，その大きさや存在部位によって気管支鏡や経皮的なアプローチ（CTやエコーガイド）では生検が行えないことがある．胸腔鏡は胸腔内に存在する病変を直接観察ができ，診断に足りうる十分な組織を得られるという利点がある．
- 診断のみを目的とし生検を行う場合と，診断・治療を目的とし腫瘍摘出や肺部分切除を行う場合がある．

検査手順

- 通常，全身麻酔下に以下の手順で検査を行う．

■検査手順

①操作スペースの確保	分離肺換気で術側の肺を虚脱させ，胸腔内に操作スペースを確保する．

分離肺（片肺）換気とは

- VATSを行うためには，胸腔鏡を挿入し外科的操作が行える空間を胸腔内に確保する必要がある．
- そのために下図のような特殊な挿管チューブを用いて，操作側の肺を虚脱させる必要がある．このように検査・操作側の肺を虚脱させ，反対側肺のみで換気を行うことを分離換気もしくは片肺換気とよぶ．
  - 両肺換気の場合：バルンaのみを膨らませ，チューブA，Bから換気を行う．
  - 右側片肺換気（左側の手術）の場合：バルンa，bともに膨らませ，チューブBはクランプ，チューブAからのみ換気を行う．
  - 左側片肺換気（右側の手術）の場合：バルンa，bともに膨らませ，チューブAはクランプ，チューブBからのみ換気を行う．

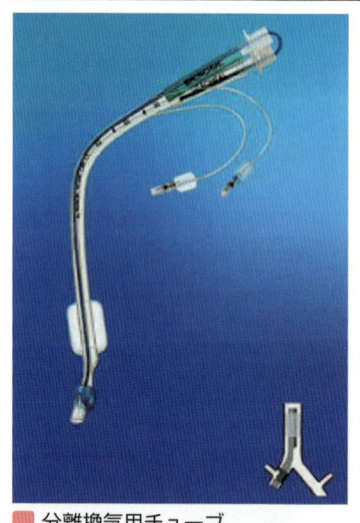

■ 分離換気用チューブ

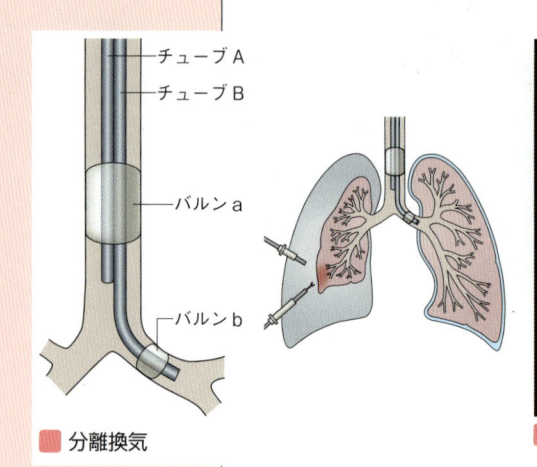

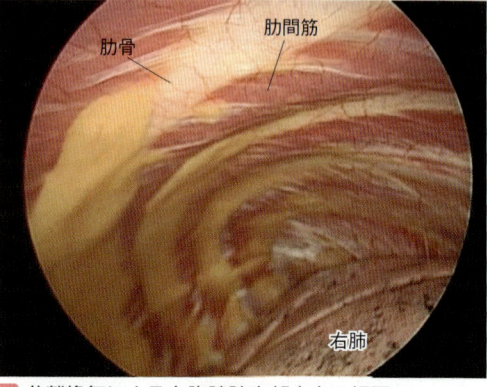

■ 分離換気

■ 分離換気による右胸腔肺尖部方向の視野
右肺を虚脱させることにより，胸腔内に十分なスペースを確保できる．

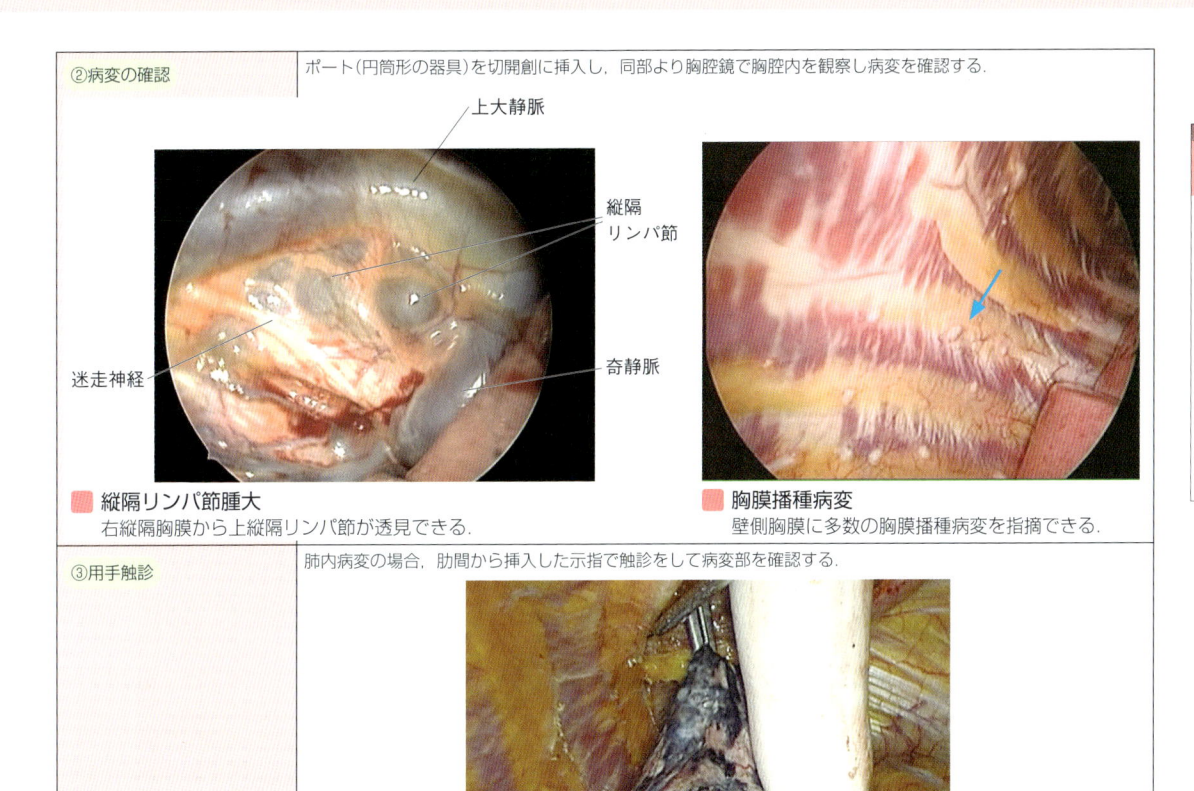

②病変の確認	ポート(円筒形の器具)を切開創に挿入し,同部より胸腔鏡で胸腔内を観察し病変を確認する.

縦隔リンパ節腫大
右縦隔胸膜から上縦隔リンパ節が透見できる.

（ラベル：上大静脈,縦隔リンパ節,迷走神経,奇静脈）

胸膜播種病変
壁側胸膜に多数の胸膜播種病変を指摘できる.

③用手触診	肺内病変の場合,肋間から挿入した示指で触診をして病変部を確認する.

用手触診

④病変の摘出・切除,生検	操作用ポートを切開創に挿入し,モニター下に病変を摘出・切除もしくは生検する.

縦隔リンパ節生検
2本の鉗子を用いて上縦隔リンパ節を摘出(生検)

（ラベル：縦隔リンパ節）

合併症

- 出血,肺炎,肺瘻孔,無気肺などがあるが,その発生頻度はまれである.
- 通常は検査後1〜2日程度で退院となる.

■胸腔鏡補助下手術(VATS):video-assisted thoracic surgery

Unit 1 超音波(エコー)検査

- 呼吸器超音波検査は非侵襲性で，ベッドサイドで繰り返し利用できる検査である．
- 肺の空気がプローブ(探触子)と病変部位の間に介在することから適応は限定的であるが，胸壁に接する病変部位に対しては日常的に活用すべきである．
- とくに心嚢液，胸水，胸膜・胸壁病変，末梢性肺病変，縦隔病変の観察，さらに経皮的穿刺生検およびドレナージのガイドとしても有用である．

診断方法

- 胸膜そのものを可視化できる画像法としては，肺がんの胸膜浸潤評価に最も信頼度が高く，超音波検査(US)による胸膜浸潤診断分類(uP分類)が発表されている．
- 胸水検出の感度も高く，10mL程度の胸水を観察できる．単純X線での胸水は「白」一色で，血胸も膿胸も鑑別できない．
- 超音波では，含有タンパクの少ない胸水(漏出性胸水)では内部エコーを伴わず，滲出性胸水(下図)では点状・索状エコーが観察可能である．さらに，呼吸性移動から活動性か陳旧性かも評価できる．
- 最近では外傷領域にも普及し，肋骨骨折などにも応用されている．

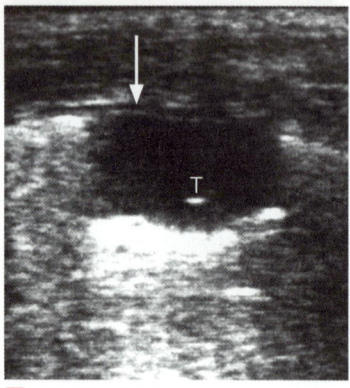

■ 超音波診断所見：uP1
末梢発生の肺腺がん(T)が臓側胸膜(白矢印)に達している．臓側胸膜エコーはなめらかに連続し，浸潤されていない．uP1の所見である．

■ 肺がん胸膜浸潤の超音波診断基準(日本超音波医学会)

手術所見P因子		超音波診断所見	
P0	がん組織が肉眼的に肺胸膜に達していない．	uP0	含気性肺で腫瘤が描出されない．無気肺，閉塞性肺炎等の非含気性病変が介在し，腫瘤は肺胸膜表面に達していない．
P1	がん組織が肺胸膜に達している．	uP1	腫瘤は肺胸膜に接しているが，肺胸膜エコーは平滑，連続性で，肥厚，フィブリン付着像はない．腫瘤は描出されず，胸膜陥入像のみを認める．
P2	がん組織が肉眼的に肺胸膜表面を明らかに越えている．	uP2	腫瘤は胸腔に達しているかまたは肺胸膜に接し，肺胸膜エコーは部分的な中断，不整，肥厚，フィブリン付着像を認める．壁側胸膜エコーは平滑で，腫瘤の呼吸性移動は肺に一致し良好である．
P3	がん組織が肉眼的に壁側胸膜を越え，連続的に胸壁，横隔膜，縦隔臓器あるいは分葉のある葉間を越えて，隣接葉に及んでいる．	uP3	腫瘤は胸壁内へ連続し，胸膜エコーは中断，消失している．壁側胸膜の肥厚癒着像が見られる．腫瘤の呼吸性移動は低下，欠如している．

肺癌取扱い規約では，胸膜浸潤因子のP0からP3までの対応が考慮されている．超音波所見によって，肺がん先進部が臓側胸膜，胸腔，壁側胸膜のどの部分まで達しているかを診断できる．

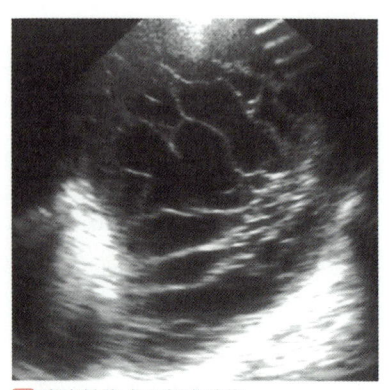

■ 滲出性胸水の超音波像
滲出性胸水ではフィブリンの析出・器質化を生じるため，経過とともに胸水中に索状・網状構造が出現する．

観察方法

- 骨性胸郭（肋骨，肩胛骨，鎖骨）は超音波の肺内伝達を阻止するため，探触子を肋間に走査することが肺観察の基本である．さらに適宜，矢状断方向や心窩部からの走査を追加する．
- リアルタイム観察は超音波の大きな利点である．これにより，病変部位と胸壁・横隔膜などの周囲構造との間に生じる呼吸性移動を捉えることができる．進展範囲の評価に有用である．
- 腹部で使用するコンベックス型や，胸膜観察で用いるリニア走査型など，探触子にはさまざまなものがある．
- 肺循環動態評価として，右季肋部からの下大静脈観察，心窩部からの心囊液観察，胸骨左縁からの右心・肺動脈観察も重要である．とりわけ下大静脈径を吸気と呼気で計測した虚脱率（collapsibility index）は，右心負荷評価に有用である．健常人では，吸気時に下大静脈径が減少する．

$$虚脱率(CI) = \frac{呼気時下大静脈径(IVCe) - 吸気時下大静脈径(IVCi)}{呼気時下大静脈径(IVCe)}$$

*健常人は IVCe＝17±3mm で CI≧0.5
完全虚脱時は IVCi＝0 で，CI は 1

超音波ガイド下生検

- 呼吸器に限らず，組織学的情報を入手するうえで，超音波ガイド下生検は一般的となっている．
- 肺・縦隔腫瘍以外に，肺化膿症や膿胸などにおける細菌学的情報を入手するうえでも有用である．
- 胸腔ドレーン挿入部の把握，さらに量の多寡にかかわらず，胸腔穿刺も安全に実施できる．
- 肺病変のcutting生検では出血が生じるため，血管確保などの準備が必要である．
- 生検後の気胸も発症しうるが，処置時間を短縮すること，および細い生検針を使用することにより発症率は低下する．CTガイド下生検と比べて，気胸のリスクは低い．

超音波内視鏡（EUS）

- 気管支腔内からの超音波断層法（超音波気管支鏡，EBUS）として，気管支ビデオスコープ先端にコンベックス走査方式探触子を装着したタイプと，気管支鏡の処置用チャンネルを通したカテーテル型メカニカルラジアル走査方式探触子を用いるタイプの2タイプが導入されている．
- コンベックス型超音波気管支鏡では気管支壁外病変の生検が可能で，肺がんの縦隔リンパ節転移診断に応用されている（右図）．
- 経食道超音波も食道，縦隔病変，さらに心臓と大動脈の病変の観察に活用されている（下左図）．

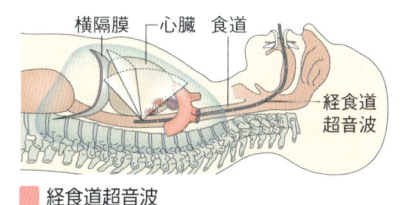

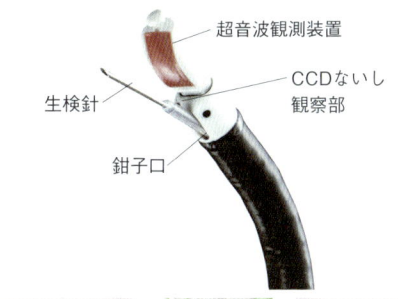

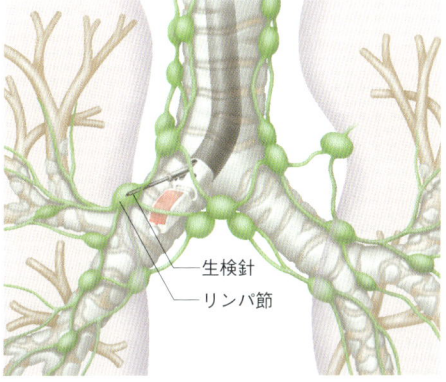

経食道超音波

コンベックス型気管支腔内超音波（超音波気管支鏡）と縦隔リンパ節生検
超音波気管支鏡先端部の探触子と観察部で，穿刺生検針を押し出している．

〔写真提供：オリンパスメディカルシステムズ（株）〕

■超音波気管支鏡（EBUS）：endobronchial ultrasonography　■超音波内視鏡（EUS）：endoscopic ultrasonography　■超音波検査（US）：ultrasonography

肺炎で使用される頻度の高い代表的な抗菌薬一覧表

系統		剤形	一般名（略号）	商品名	投与量（1日量）
ペニシリン系薬	広域ペニシリン	経口	アンピシリン(ABPC)	ビクシリン	250～500mg×4～6回
			アモキシシリン(AMPC)	サワシリン，パセトシン	250mg×3～4回
		注射	アンピシリン(ABPC)	ビクシリン	0.5～2g×2回
			アスポキシシリン(ASPC)	ドイル	1g×2～4回（最大8g）
	抗緑膿菌用ペニシリン	注射	ピペラシリン(PIPC)	ペントシリン	1～2g×2～4回（最大8g）
	β-ラクタマーゼ阻害剤配合ペニシリン	経口	トシル酸スルタミシリン(SBTPC)	ユナシン	375mg×2～3回
			クラブラン酸アモキシリン(CVA/ABPC)	オーグメンチン	375mg×3～4回
		注射	スルバクタム/アンピシリン	ユナシン-S	3g×2回
			タゾバクタム/ピペラシリン(TAZ/PIPC)	タゾシン	1.25～2.5g×2回
ペネム系薬		経口	ファロペネム(FRPM)	ファロム	150～300mg×3回
カルバペネム系薬		注射	イミペネム/シラスタチン(IPM/CS)	チエナム	0.5g×2回（最大2g）
			パニペネム/ベタミプロン(PAPM/BP)	カルベニン	0.5g×2回（最大2g）
			メロペネム三水和物(MEPM)	メロペン	0.25g×2～3回，0.5g×2回（最大2g）
			ビアペネム(BIPM)	オメガシン	0.3g×2回（最大1.2g）
			ドリペネム(DRPM)	フィニバックス	0.25g×2～3回（最大1.5g）
セフェム系薬	第一世代セフェム	注射	セファゾリン(CEZ)	セファメジン	1g×2回（最大5g）
			セファロチン(CET)	コアキシン	0.25～1g×4～6回
	第二世代セフェム	経口	セフロキシム・アキセチル(CXM-AX)	オラセフ	250～500mg×3回
			塩酸セフォチアム・ヘキセチル(CTM-HE)	パンスポリンT	100～400mg×3回
		注射	塩酸セフォチアム(CTM)	パンスポリン，ハロスポア	0.25～0.5g×2～4回（敗血症の場合最大4g）
	第三世代セフェム	経口	セフジトレン・ピボキシル(CDTR-PI)	メイアクト	100～200mg×3回
			セフポドキシム・プロキセチル(CPDX-PR)	バナン	100～200mg×2回
			セフジニル(CFDN)	セフゾン	100mg×3回
			塩酸セフカペン・ピボキシル(CFPN-PI)	フロモックス	100～150mg×3回
		注射	セフトリアキソン(CTRX)	ロセフィン	1g×1～2回（最大4g）
			セフタジジム(CAZ)	モダシン	0.5～1g×2回（最大4g）
			セフピラミド(CPM)	サンセファール，セパトレン	0.5～1g×2回（最大4g）
	第四世代セフェム	注射	塩酸セフェピム(CFPM)	マキシピーム	0.5～1g×2回（最大4g）
			塩酸セフォゾプラン(CZOP)	ファーストシン	0.5～1g×2回（最大4g）
			硫酸セフピロム(CPR)	ブロアクト，ケイテン	0.5～1g×2回（最大4g）
	β-ラクタマーゼ阻害剤配合セフェム	注射	スルバクタム/セフォペラゾン(SBT/CPZ)	スルペラゾン	0.5～1g×2回（最大4g）
グリコペプチド系薬		注射	塩酸バンコマイシン(VCM)	塩酸バンコマイシン	0.5g×4回，1g×2回
			テイコプラニン(TEIC)	タゴシッド	200～400mg×1回（初日：200～400mg×2回）
アミノグリコシド薬	抗緑膿菌用	注射	硫酸アミカシン	硫酸アミカシン，ビクリン	100～200mg×2回
			硫酸ジベカシン(DKB)	パニマイシン	50mg×2回
			トブラマイシン(TOB)	トブラシン	90mg×2回，60mg×3回
			硫酸イセパマイシン(ISP)	イセパシン，エクサシン	200mg×2回，400mg×1回
			硫酸ネチルマイシン(NTL)	ネチリン，ベクタシン	75～100mg×2回
			硫酸ゲンタマイシン(GM)	ゲンタシン	40mg×2～3回
	抗MRSA用	注射	硫酸アルベカシン(ABK)	ハベカシン	75～100mg×2回
マクロライド系薬	14員環	経口	クラリスロマイシン(CAM)	クラリス，クラリシッド	200mg×2回
			ステアリン酸エリスロマイシン(EM)	エリスロシン	200mg×4～6回
			ロキシスロマイシン(RXM)	ルリッド	150mg×2回
		注射	ラクトビオン酸エリスロマイシン(EM)	エリスロシン	300～500mg×2～3回
	15員環	経口	アジスロマイシン水和物(AZM)	ジスロマック	500mg×1回（3日間）
				ジスロマックSR	2g×1回（1日）
ケトライド系薬		経口	テリスロマイシン(TEL)	ケテック	600mg×1回（5～7日間）
リンコマイシン系薬		経口	塩酸リンコマイシン(LCM)	リンコシン	0.5g×3～4回
			クリンダマイシン(CLDM)	ダラシン	150mg×4回～300mg×3回
		注射	塩酸リンコマイシン(LCM)	リンコシン	0.6g×2～3回
			クリンダマイシン(CLDM)	ダラシン-S	300mg×2～4回（最大2400mg）
テトラサイクリン系薬		経口	塩酸デメチルクロルテトラサイクリン(DMCTC)	レダマイシン	150mg×3～4回
			塩酸テトラサイクリン	アクロマイシンV	250mg×4回
			塩酸ドキシサイクリン(DOXY)	ビブラマイシン	100mg×1回（初日：100mg×2回，200mg×1回）
			塩酸ミノサイクリン(MINO)	ミノマイシン	100mg×2回，200mg×1回（初日：100～200mg）
		注射	塩酸ミノサイクリン(MINO)	ミノマイシン	100mg×2回，200mg×1回（初日：100～200mg）
ニューキノロン系薬		経口	トシル酸トスフロキサシン	オゼックス，トスキサシン	150mg×2～3回（最大600mg）
			スパルフロキサシン(SPFX)	スパラ	100～150mg×1～2回
			レボフロキサシン(LVFX)	クラビット	500mg×1回
			塩酸モキシフロキサシン(MFLX)	アベロックス	400mg×1回
			メシル酸ガレノキサシン	ジェニナック	400mg×1回
		注射	シプロフロキサシン(CPFX)	シプロキサン	300mg×2回
			メシル酸パズフロキサシン(PZFX)	パシル，パズクロス	500mg×2回（年齢，症状により300mg×2回に減量）
			レボフロキサシン(LVFX)	クラビット	500mg×1回
スルホンアミド系薬（サルファ剤）		経口	スルファメトキサゾール・トリメトプリム(ST)	バクタ配合錠，バクトラミン配合錠	スルファメトキサゾール800mg，トリメトプリム160mg×2回
		注射	スルファメトキサゾール・トリメトプリム(ST)	バクトラミン	5～7mg/kg×3回
オキサゾリジノン系薬		経口	リネゾリド(LZD)	ザイボックス	600mg×2回
		注射	リネゾリド(LZD)	ザイボックス	600mg×2回

（日本呼吸器学会呼吸器感染症に関するガイドライン作成委員会：成人市中肺炎診療ガイドライン，p.74～85，日本呼吸器学会，2007を改変）

Part 3
呼吸器疾患の理解

Chapter 1 呼吸器感染症
- Unit 1 かぜ症候群
- Unit 2 インフルエンザ
- Unit 3 肺炎
- Unit 3-1 肺炎・総論
- Unit 3-2 肺炎球菌肺炎
- Unit 3-3 インフルエンザ菌肺炎
- Unit 3-4 黄色ぶどう球菌肺炎
- Unit 3-5 クレブシエラ肺炎
- Unit 3-6 マイコプラズマ肺炎
- Unit 3-7 クラミジア肺炎
- Unit 3-8 レジオネラ肺炎
- Unit 4 誤嚥性肺炎
- Unit 5 ウイルス性肺炎
- Unit 6 抗酸菌感染症
- Unit 6-1 肺結核
- Unit 6-2 非結核性抗酸菌症
- Unit 7 肺真菌症
- Unit 7-1 肺アスペルギルス症
- Unit 7-2 肺クリプトコッカス症
- Unit 7-3 ニューモシスチス肺炎
- Unit 8 細菌性胸膜炎

Chapter 2 気道系の疾患
- Unit 1 気管支喘息
- Unit 2 びまん性汎細気管支炎
- Unit 3 閉塞性細気管支炎
- Unit 4 気管支拡張症

Chapter 3 気道・肺実質の疾患
- Unit 1 COPD（慢性閉塞性肺疾患）
- Unit 2 好酸球性肺疾患
- Unit 2-1 急性好酸球性肺炎
- Unit 2-2 慢性好酸球性肺炎
- Unit 2-3 アレルギー性気管支肺アスペルギルス症

Chapter 4 肺実質の疾患
- Unit 1 特発性間質性肺炎
- Unit 1-1 特発性間質性肺炎・総論
- Unit 1-2 特発性肺線維症
- Unit 1-3 非特異性間質性肺炎
- Unit 1-4 特発性器質化肺炎
- Unit 2 過敏性肺（臓）炎
- Unit 3 薬剤性肺炎
- Unit 4 放射線肺炎
- Unit 5 塵肺
- Unit 5-1 珪肺症
- Unit 5-2 石綿肺
- Unit 6 リンパ脈管筋腫症
- Unit 7 肺ランゲルハンス細胞組織球症
- Unit 8 肺胞タンパク症

Chapter 5 全身性疾患
- Unit 1 サルコイドーシス
- Unit 2 膠原病随伴性間質性肺炎
- Unit 2-1 膠原病随伴性間質性肺炎・総論
- Unit 2-2 膠原病随伴性間質性肺炎・各論
- Unit 3 ウェゲナー肉芽腫症
- Unit 4 チャーグ-ストラウス症候群
- Unit 5 グッドパスチャー症候群
- Unit 6 血液疾患に伴う肺病変

Chapter 6 呼吸不全
- Unit 1 呼吸不全

Chapter 7 呼吸調節の異常
- Unit 1 過換気症候群
- Unit 2 肺胞低換気症候群
- Unit 3 睡眠時無呼吸症候群

Chapter 8 肺腫瘍
- Unit 1 肺がん・総論
- Unit 2 非小細胞肺がん
- Unit 3 小細胞肺がん
- Unit 4 肺がんの外科的治療
- Unit 5 転移性肺腫瘍
- Unit 6 肺良性腫瘍

Chapter 9 肺循環障害
- Unit 1 肺血栓塞栓症
- Unit 2 肺高血圧症
- Unit 2-1 肺高血圧症
- Unit 2-2 特発性肺動脈性肺高血圧症
- Unit 3 心原性肺水腫
- Unit 4 急性呼吸窮迫症候群（ARDS）
- Unit 5 肺動静脈瘻

Chapter 10 胸腔疾患
- Unit 1 乳び胸
- Unit 2 血胸
- Unit 3 気胸（自然気胸）
- Unit 4 腫瘍性疾患
- Unit 4-1 胸膜がん症
- Unit 4-2 胸膜中皮腫

Chapter 11 縦隔腫瘍
- Unit 1 胸腺腫
- Unit 2 胚細胞腫瘍
- Unit 3 神経原性腫瘍

Chapter 12 呼吸リハビリテーション
- Unit 1 呼吸リハビリテーション

Chapter 13 禁煙治療
- Unit 1 禁煙治療

Unit 1 J00 かぜ症候群

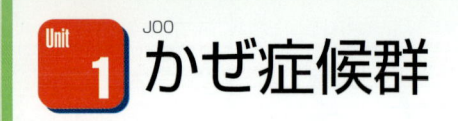

common cold syndrome

疾患概念
急性の上気道の感染性炎症疾患の総称で，原因のほとんどはウイルスである．インフルエンザとの鑑別が重要であり，治療は対症療法で行われ，安静，保温加湿，栄養水分補給などで1週間以内に自然治癒する．

SUMMARY Map

誘因・原因
- ほとんどの原因はウイルスで 80〜90%を占める．
- まれにマイコプラズマ，クラミジア，一般細菌がかぜ症候群をきたすことがある．

病態
- 急性に上気道にウイルスなどが感染し，炎症を起こす．

症状・臨床所見
- 鼻汁，咳，咽頭痛，微熱などの臨床症状は1週間以内に自然治癒する．

検査・診断・分類
- 他の重篤疾患を鑑別する．
- 時期によってはインフルエンザ，RSウイルスとの鑑別を抗原検査で行う．
- 鼻腔ぬぐい液を用いた迅速検査は，アデノウイルス，インフルエンザウイルス，RSウイルスで可能．

治療
- 自宅安静，対症療法により自然治癒する．
- 臨床症状の持続，激しい頭痛，呼吸困難などが認められる場合は，医療機関受診をすすめる．
- ウイルス性上気道炎は抗菌薬の適応はないが，2次感染を疑う所見があれば，投与してもよい．
- 感染経路は飛沫感染や接触感染であり，予防法（手洗い，うがい）を指導することも重要である．

Section 1 誘因・原因

- 急性の上気道（口腔から喉頭蓋までの気道）の感染性炎症疾患の総称で，原因のほとんどはウイルスである．
- ウイルス性が 80～90% を占め，残りを一般細菌，マイコプラズマ，クラミジアが占める．
- ウイルスとしては，ライノウイルス（約 30～50%），コロナウイルス（約 15～20%）が最も多く，RSウイルス，パラインフルエンザウイルス，アデノウイルスがこれらに次ぐ．
- ライノウイルスは秋と春に多い．コロナウイルス，RSウイルスは冬に多い．

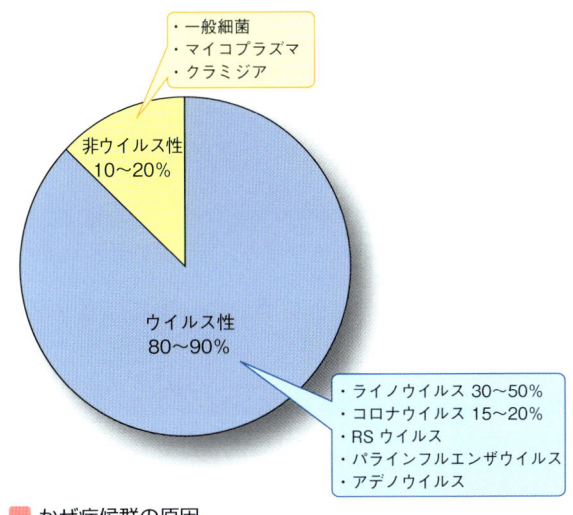

円グラフ：
- 非ウイルス性 10～20%
  - 一般細菌
  - マイコプラズマ
  - クラミジア
- ウイルス性 80～90%
  - ライノウイルス 30～50%
  - コロナウイルス 15～20%
  - RSウイルス
  - パラインフルエンザウイルス
  - アデノウイルス

■ かぜ症候群の原因

Section 2 症状・臨床所見

- 鼻汁，咳，咽頭痛，微熱などの臨床症状は，少なくとも1週間以内に自然治癒する．
- 発熱は3日以上持続することは少なく，38℃を超えることも少ない．
- かぜ症候群の典型的な症例とインフルエンザとの相違を示す．

■ かぜ症候群とインフルエンザの症候の相違

症候	通常のかぜ		インフルエンザ	
	頻度(%)	程度	頻度(%)	程度
鼻閉・鼻汁	80～100	強い	20～30	弱い
咽頭痛	50	弱～中	50～60	中～強
倦怠感	20～25	弱い	80	強い
頭痛	25	弱い	85	強い
咳嗽	40	弱～中	90	強い
筋肉痛	10	弱い	60～75	中～強
38℃以上の発熱	10以下		90以上	

（井村裕夫編［鈴木克洋］：わかりやすい内科学第3版．p7，文光堂，2008）

- かぜ症候群と急性気管支炎の鑑別は困難なことが少なくないが，典型例での臨床徴候の相違点を示す．

■ 臨床徴候の違いによるかぜ症候群と急性気管支炎の鑑別

	臨床徴候	原因微生物
かぜ症候群	● 咳嗽が主症状ではなく，鼻症状や咽・口頭症状などが主体である． ● 咳嗽は通常7～10日で沈静化する． ● 高熱を伴うことは少ない．	● ライノウィルス ● コロナウィルス ● パラインフルエンザウィルス ● RSウィルス ● アデノウィルス
急性気管支炎	● 咳嗽が激しく，主症状で長期化することがある． ● 症状はしばしば重症で，いわゆる急性炎症性疾患の病状を呈することがある．	● アデノウィルス ● 百日咳菌 ● マイコプラズマ ● 肺炎クラミジア

インフルエンザはいずれの臨床徴候も示しうる．

（日本呼吸器学会：成人気道感染症診療の基本的考え方．p.22，2003 を引用改変）

Section 3 検査・診断・分類

- ウイルス性上気道炎を他の重篤疾患と区別することが重要である．
- 身体所見から診断を下すことがほとんどである．急性気管支炎，肺炎との鑑別が困難な場合は，胸部X線写真の撮影が必要である．
- 時期(冬季)によっては，インフルエンザウイルス抗原検査(p.94)，RSウイルス抗原検査を実施し，かぜ症候群との鑑別を実施する．
- ウイルス診断は，急性期と回復期(約2〜4週間後)血清を同一患者から採取し(ペア血清)，4倍以上の抗体価の上昇を確認できればウイルス感染と診断する．
- アデノウイルス，インフルエンザウイルス，RSウイルスでは鼻口腔・咽頭ぬぐい液の抗原検査を実施することで迅速診断が可能である．

■ かぜと鑑別を要する重篤な疾患
- 喘息
- 慢性気管支炎
- 肺気腫
- 慢性気管支感染症
- 気管支拡張症
- 肺炎
- 肺結核
- 肺がん

Section 4 治療

- ほとんどの場合，身体所見から診断を下し，対症療法を行う．
- 症状に応じてNSAIDs，抗ヒスタミン薬，鎮咳薬を，またはこれらを配合した総合感冒薬を投与する．
- 自宅安静と十分な水分および栄養摂取が基本である．診断が正しければ，自宅療養のみで自然軽快する．
- 臨床症状(発熱，咽頭痛など)の持続(3日以上)，激しい頭痛，呼吸困難，胸痛，膿性分泌物(鼻汁，痰)，扁桃腫脹などの症状がみられる場合には，医療機関受診を勧める．ガイドラインにある治療方針を示す．

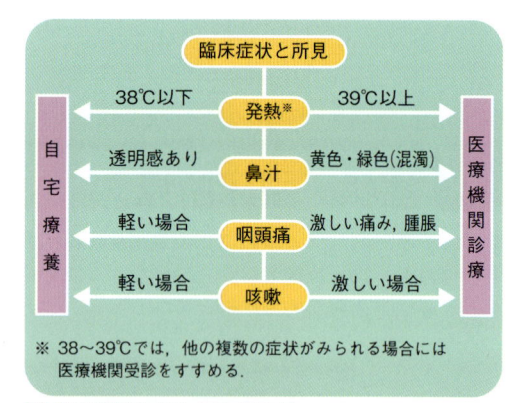

■ 臨床診断からみた治療方針
(日本呼吸器学会：成人気道感染症診療の基本的考え方．p.5, 2003)

抗菌薬の適応

- ウイルス性上気道炎は抗菌薬の適応はない．抗菌薬投与を減らし，かつ不適切または過剰な薬物を減らす必要がある．しかし，ウイルス性上気道炎の先行感染が，細菌性感染を続発することがある．次の症状，所見が認められる場合には，抗菌薬の適応がある．

■ 抗菌薬の適応を考慮すべき所見
- 高熱の持続(3日以上)
- 膿性の喀痰，鼻汁
- 扁桃腫大と膿栓・白苔付着
- 強い炎症反応(白血球増多，CRP陽性)
- リスクの高い患者(高齢者，肺炎併発リスクの高い患者)

予防

- 感染経路は飛沫感染や接触感染であり，予防法を指導することが重要である．
- 普段からうがい，手洗いなどを指導する．

■ C反応性蛋白(CRP)：C-reactive protein　　■ 非ステロイド性抗炎症薬(NSAIDs)：non-steroidal anti-inflammatory drugs　　■ RSウイルス：respiratory syncytial virus

Unit 2 インフルエンザ

J10, J11

Influenza

疾患概念
急な発熱を特徴とする呼吸器感染症で，インフルエンザウイルスを病原とする．典型的には，1〜5日（平均3日）の潜伏期の後に，突然38℃以上の高熱や頭痛などの全身症状，咽頭痛・咳・鼻汁などのかぜ様症状が出現する．通常のかぜ症候群に比べて，高熱などの全身症状が急に出現する．ほとんどの場合，約1週間で軽快する．重症化すると肺炎，脳炎・脳症などを合併することがある．

SUMMARY Map

誘因・原因
- インフルエンザウイルスを病原とする．
- インフルエンザウイルスはRNAウイルスで，核タンパクや膜タンパクの抗原性の違いからA型，B型，C型に分類される．ヒトの間で流行するのは，A型の新型（ブタ由来H1N1型），ソ連型（H1N1亜型），香港型（H3N2亜型），B型の4タイプである．
- これまでヒトで流行していなかった新しい亜型のインフルエンザウイルスが出現することがある．

病態
- 飛沫感染，空気感染，接触感染のいずれかによりウイルスが上気道粘膜に付着，上皮細胞内へ侵入し感染，細胞内でウイルスが増殖して発症する．

症状・臨床所見
- 典型的には，1〜5日（平均3日）の潜伏期の後に，突然38℃以上の高熱．
- 頭痛・関節痛・筋肉痛・全身倦怠感などの全身症状に加えて，咽頭痛・咳・鼻汁などのかぜ様症状．
- 通常のかぜ症候群に比べて，高熱などの全身症状が急に出現する．
- ほとんどの場合，約1週間で軽快するが，重症化すると肺炎，脳炎・脳症などを起こすことがある．

検査・診断・分類
- 肺炎，肺結核，肺がんなどの重篤疾患との鑑別が重要．
- 鼻口腔・咽頭ぬぐい液の抗原検査を実施し，迅速診断を行う．
- 胸部X線検査：ハイリスク患者では肺炎の有無を評価．

治療
- 普段より予防法（うがい，手洗い）を指導する．
- ハイリスク患者，医療従事者，介護ケア従事者には，インフルエンザワクチン接種を奨励．
- 自宅安静・保温と十分な水分，栄養摂取が基本．
- 頭痛，発熱，悪寒，咳，鼻閉などに対する対症療法．
- 抗インフルエンザ薬：発症後48時間以内オセルタミビルリン酸塩（タミフル®）の内服，36時間以内のザナミビル（リレンザ®）の吸入．

用語解説

ライ症候群
ライ症候群は，小児に対して解熱薬であるアセチルサリチル酸の使用が原因といわれ，インフルエンザウイルス発症のあと，突然の痙攣，意識障害，嘔吐，肝臓障害，高アンモニア血症などの症状が起こる高い死亡率の疾患のこと．

Chapter 1 呼吸器感染症　インフルエンザ

Section 1 誘因・原因

- 急な発熱を特徴とする呼吸器感染症で，インフルエンザウイルスを病原とする．飛沫感染，空気感染，接触感染のいずれかにより，ウイルスが上気道粘膜に付着し，上皮細胞内に侵入し感染，細胞内でウイルスが増殖して発症する．
- インフルエンザウイルスはオルソミクソウイルス科に属するRNAウイルスであり，核タンパクや膜タンパクの抗原性の相違から，A型・B型・C型に分類される．
- ヒトの間で流行するのは，A型の新型（ブタ由来H1N1型）・ソ連型（H1N1亜型）・香港型（H3N2亜型），B型の4タイプである．C型もヒトに感染するが流行は起こりにくい．
- インフルエンザウイルスは，非常に変異しやすいウイルスである．A型は十数年から数十年ごとに別の亜型ウイルスに代わる変異があり（不連続抗原変異），インフルエンザウイルスのHA（赤血球凝集素）とNA（ノイラミニダーゼ）は，同じ亜型の中でもわずかな変化が常にみられる（連続抗原変異）．
- ヒト由来のインフルエンザウイルスのヘマグルチニン（宿主細胞の表面に吸着）が認識できるレセプター（シアル酸）はヒトの気道上皮に，鳥由来のインフルエンザウイルスのヘマグルチニンが認識できるレセプターは鳥の大腸細胞に存在している．ブタの気道上皮には両方のレセプターがあるので，両方のウイルスが吸着できる．ヒトの一部には，鳥由来のウイルスを認識できるレセプターが発現しているといわれている．

■ A型インフルエンザウイルスの分布

- A型インフルエンザウイルスはヒトを含むほ乳類や鳥類に広く分布し，なかでもカモは自然宿主として，現在知られているすべてのA型インフルエンザウイルス，HA亜型のH1からH16までとNA亜型のN1からN9までのすべてのウイルスを保有している．
- これらのウイルスが突然変異をきたし，種を超えて，ヒトへの感染性を有するようになると，パンデミックとなる可能性がある．

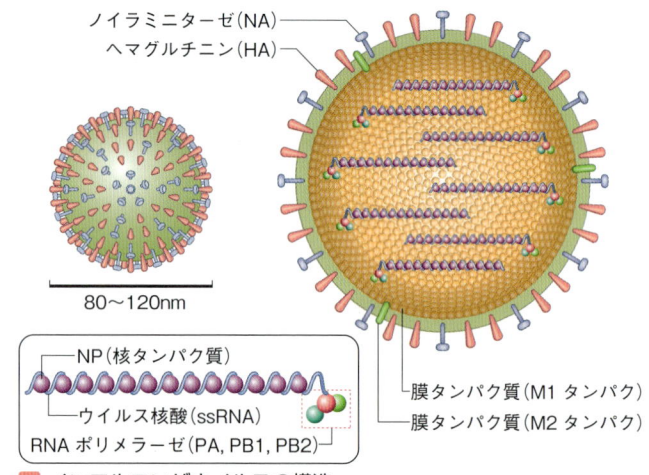

■ インフルエンザウイルスの構造

■ A型インフルエンザウイルスの分布

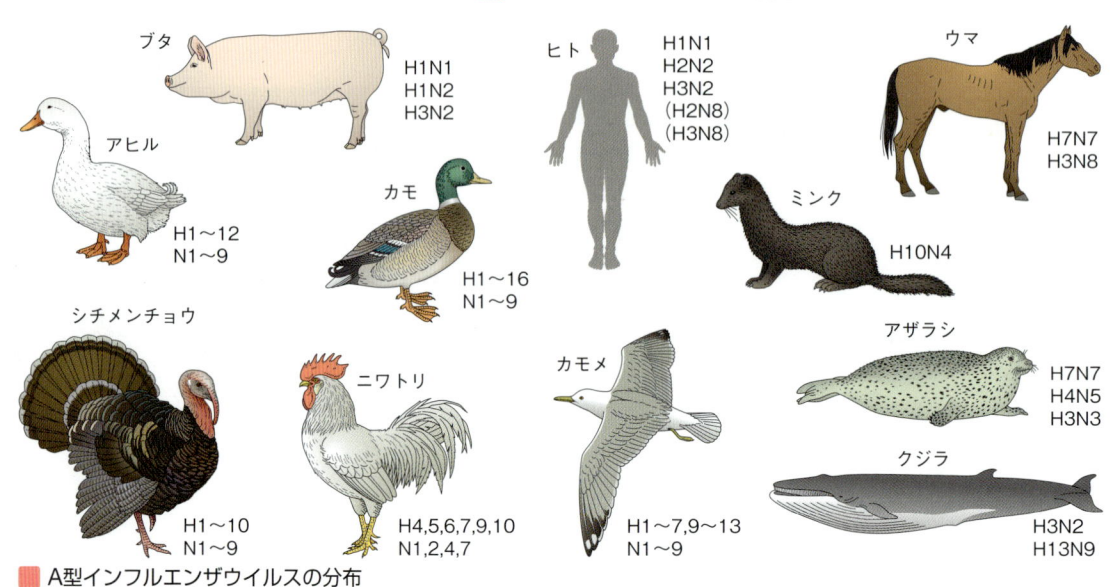

ブタ: H1N1, H1N2, H3N2
ヒト: H1N1, H2N2, H3N2, (H2N8), (H3N8)
ウマ: H7N7, H3N8
アヒル: H1〜12, N1〜9
カモ: H1〜16, N1〜9
ミンク: H10N4
シチメンチョウ: H1〜10, N1〜9
ニワトリ: H4,5,6,7,9,10 N1,2,4,7
カモメ: H1〜7,9〜13 N1〜9
アザラシ: H7N7, H4N5, H3N3
クジラ: H3N2, H13N9

（北海道大学獣医学部・喜田宏先生のご厚意による）

A型インフルエンザの流行の変遷

- これまでヒトで流行していなかった新しい亜型のインフルエンザウイルスが出現することがある. 1918年スペイン型(H1N1), 1957年アジア型(H2N2), 1968年香港型(H3N2), 1977年ソ連型(H1N1), 2009年新型H1N1が大流行した.

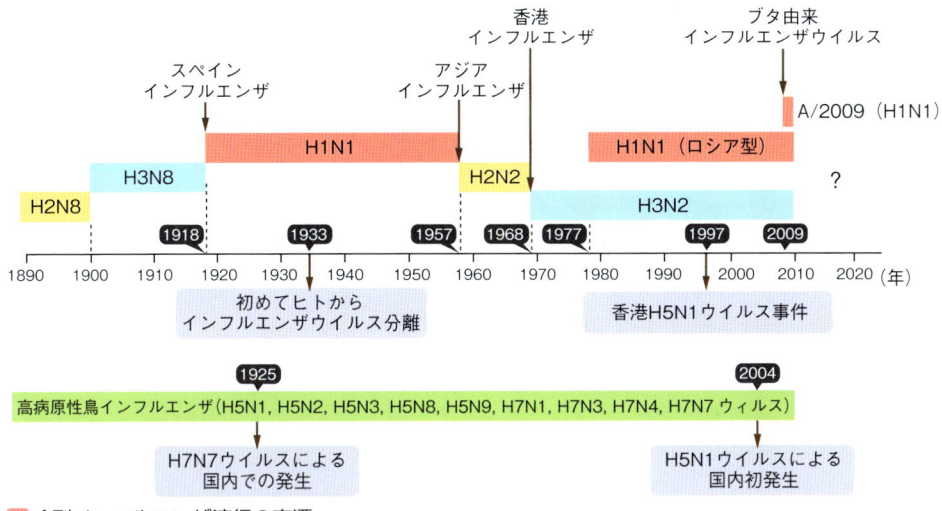

■ A型インフルエンザ流行の変遷

(北海道大学獣医学部・喜田宏先生のご厚意による)

高病原性鳥インフルエンザ(H5N1)

- 通常鳥インフルエンザウイルスは腸管に存在して共存をはかっており, 宿主自体に病原性を示すことはほとんどない. しかし, 家禽類に感染し, 病原性を発揮することがある. 鳥に対する致死性の高い鳥インフルエンザウイルスを高病原性鳥インフルエンザ(highly pathogenic avian influenza)とよぶ.
- H5N1亜型ウイルスによる高病原性鳥インフルエンザは, 鳥からヒトへの感染伝播も発生しており, ベトナム・タイ・インドネシア, エジプトなど数か国において, H5N1鳥インフルエンザウイルスによるヒトの感染者および死亡者が報告されている.
- 感染者全体の死亡率は不明であるが, 入院患者の死亡率は50%を超え, 他のインフルエンザウイルス感染症に比較して致死率が高い.
- これらの感染者のほとんどは病鳥または死鳥との直接的かつ密接な接触により感染したと考えられている.

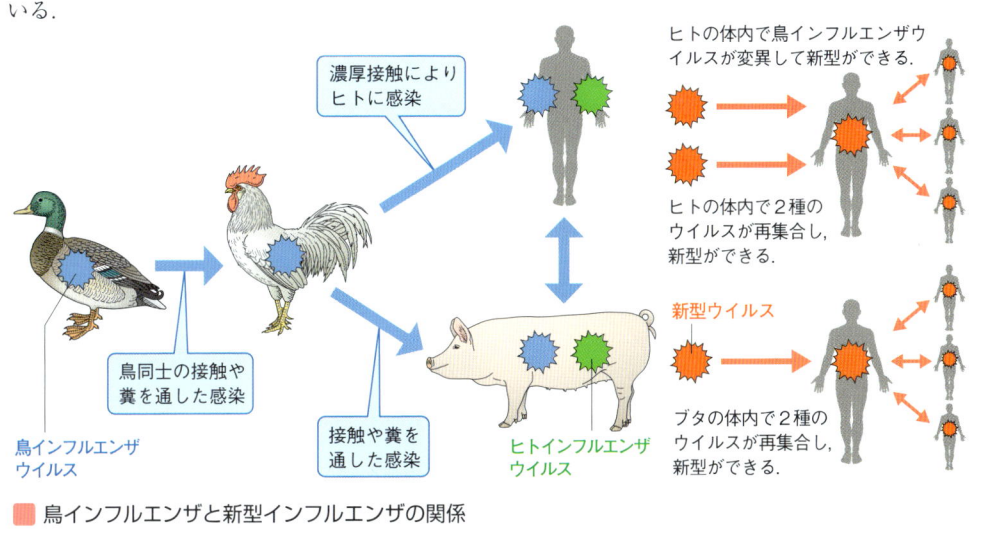

■ 鳥インフルエンザと新型インフルエンザの関係

Section 2 症状・臨床所見

- 典型的な場合には，1〜5日（平均3日）の潜伏期の後に，突然38℃以上の高熱が出現する．
- 頭痛・全身倦怠感・関節痛・筋肉痛などの全身症状に加えて，咽頭痛・咳・鼻汁などのかぜ様症状が出現する．通常のかぜ症候群に比べて，高熱などの全身症状が急に出現する．
- ほとんどの場合，約1週間の経過で軽快する．重症化すると高齢者や慢性の呼吸器疾患をもつ患者は肺炎，幼児では脳炎・脳症などを起こすことがあるので，注意が必要である．

Section 3 検査・診断・分類

- 肺炎，肺結核，肺がんなどの重篤疾患と鑑別する．
- 鼻口腔・咽頭ぬぐい液の抗原検査を実施することで迅速診断が可能である．臨床では，操作が簡便で判定時間が短い迅速診断キットを用いる．
- 診断キットが陰性でもインフルエンザ類似症状を示す他のウイルス疾患を念頭におき，診察にあたることが重要である．
- 胸部X線検査：ハイリスク患者では肺炎の有無を評価する．

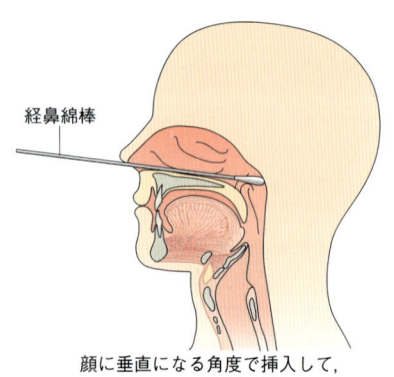

> インフルエンザ発症初期では迅速診断キットが陰性を示すことがあり，診断キットの感度，特異度をよく理解しておく必要がある．

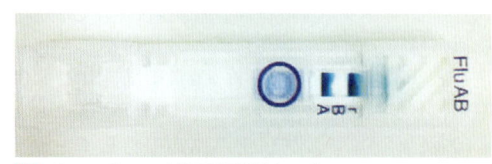

経鼻綿棒
顔に垂直になる角度で挿入して，鼻の奥をこすり取り出す．
■ 鼻腔ぬぐい液採取法

■ インフルエンザ迅速診断キット
A型陽性例．

Section 4 治療

- 自宅安静・保温と十分な水分，栄養摂取が基本である．
- 頭痛，発熱，悪寒，咳，鼻閉などに対する対症療法を行う．なお，小児に対して解熱剤であるアセチルサリチル酸の使用は，ライ症候群との関連がいわれているので，投与時はアセトアミノフェンを使用する．

予防

- 普段から予防法（うがい，手洗い），咳やくしゃみがある場合は咳エチケットの指導をする．
- 感染防御能の低下したハイリスク患者（高齢者や心機能低下患者）は感染後の重症化を防ぐため，医療従事者，介護ケア従事者には，院内感染対策の一環としてインフルエンザワクチン接種を勧める（乳・幼児以外は1回の接種でよい）．

薬物療法

- 抗インフルエンザ薬として，インフルエンザウイルスのNAを阻害し，増殖ウイルスの細胞外への遊出を妨げる，オセルタミビル塩酸塩（タミフル®），ザナミビル（リレンザ®）がある．前者は発症後48時間以内の内服，後者は36時間以内の吸入で効果がある．
- また，インフルエンザA型のインフルエンザ膜タンパク質（M2）を阻害するアマンタジン塩酸塩（シンメトレル®）がある．しかし耐性ウイルスが出現しやすく，神経系副作用が起きやすい．
- 最近，経口での服用が困難な患者に対しても投与可能な注射薬として，NA阻害薬のペラミビル（ラピアクタ®），1回の吸入で治療が完結するラニナミビルオクタン酸エステル（イナビル®）が服薬コンプライアンスの面から治療効果を期待されている．
- 妊婦に対する抗インフルエンザ薬による薬物療法（オセルタミビルリン酸塩，ザナミビル），インフルエンザワクチン接種は，胎児に重大な影響を及ぼすものではない．

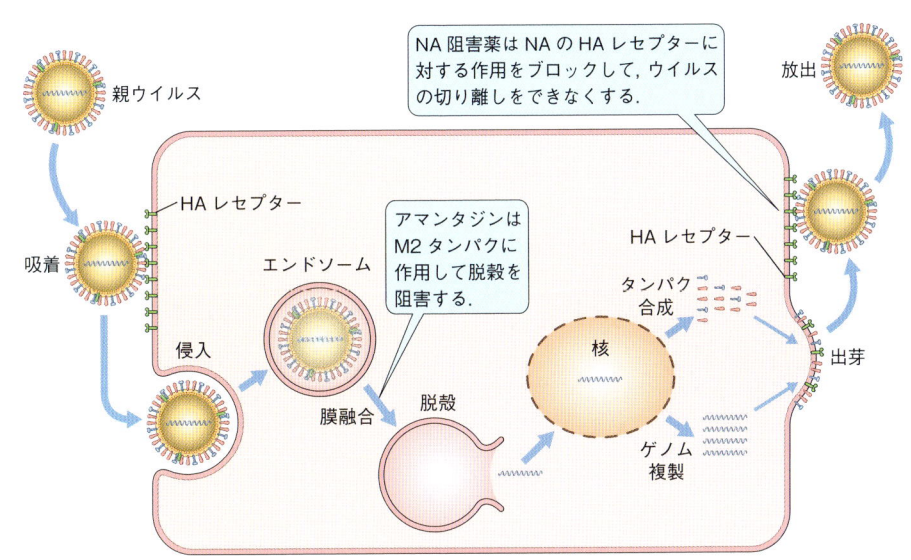

■ ノイラミニダーゼ阻害薬とアマンタジン塩酸塩のインフルエンザウイルスに対する効果

■二次感染予防

- 細菌の混合感染による気管支炎などを併発している場合には抗菌薬投与を考慮する．インフルエンザには抗菌薬の適応はないので，かつ不適切な投薬や薬物の過剰投与を減らす．
- インフルエンザの先行感染が細菌性感染を続発させることがある．次の症状，所見が認められる場合には，抗菌薬の適応がある．

■インフルエンザで抗菌薬の適応がある症状・所見
- 高熱の持続（3日以上）
- 膿性の喀痰，鼻汁
- 扁桃腫大と膿栓・白苔付着
- 強い炎症反応（白血球増多，CRP陽性）
- ハイリスク患者（高齢者，肺炎併発リスクの高い患者）

■C反応性タンパク（CRP）：C-reactive protein　■赤血球凝集素（ヘマグルチニン，HA）：hemaglutinin　■高病原性鳥インフルエンザ（HPAI）：highly pathogenic avian influenza　■ノイラミニダーゼ（NA）：neuraminidase

Unit 3-1 肺炎・総論

定義と分類

- 肺炎とは，細菌やウイルス等が原因で肺実質に生じる急性の炎症である．肺間質の病変から炎症を起こしている場合は，間質性肺炎あるいは肺臓炎という．
- 肺炎の分類には，発症場所によるもの，原因微生物によるものと，重症度によるものとがある．

■ 発症場所による分類
- 発症場所により，市中肺炎，院内肺炎，医療ケア関連肺炎に分類される．発症場所により，原因微生物の統計学的頻度や治療反応性，予後が異なることによる．

発症場所による肺炎の分類

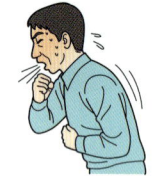

市中肺炎
- 肺炎と臨床診断した中から，以下の肺炎・病態を除外
  ① 病院内で発症した肺炎
  ② 肺結核
  ③ 重篤な免疫抑制状態
  ④ 大量誤嚥による肺炎
  ⑤ 老人施設と長期療養施設で発症した肺炎
  ⑥ 慢性下気道感染症の急性増悪

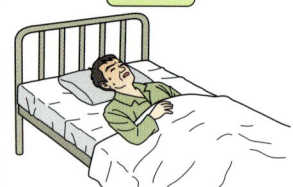

院内肺炎
- 入院 48 時間以降に新しく出現した肺炎

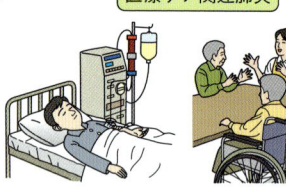

医療ケア関連肺炎
- 以下の項目を満たす人に発症した肺炎
  ① 発症前 90 日以内に 2 日以上の入院歴
  ② 長期滞在型療養施設またはナーシングホーム居住
  ③ 30 日以内に注射による抗菌薬，抗がん薬治療，創傷に対する治療歴のいずれかがある．
  ④ 30 日以内の維持透析
  ⑤ 家族に多剤耐性菌感染者

■ 発症場所による分類

■ 原因微生物による分類
- 診断時，肺炎の起因菌を同定することは，各種検体から培養同定されるのに数日かかるため，不可能である．しかし細菌性肺炎と非定型肺炎を鑑別することは，抗菌薬選択のうえで重要である．
- 下表に示す鑑別法により両者の鑑別を実施する．鑑別が困難なことも多い．両者を鑑別する目的は，典型的な非定型肺炎を拾い上げ，マクロライド系抗菌薬またはテトラサイクリン系抗菌薬で治療することにある．なお，表の鑑別法には非定型肺炎に含まれるレジオネラ肺炎は入っていない．

■ 細菌性肺炎と非定型肺炎の鑑別

鑑別項目	鑑別基準
1. 年齢が 60 歳未満 2. 基礎疾患がない，あるいは，軽微 3. 頑固な咳がある． 4. 胸部聴診上所見が乏しい． 5. 痰がない，あるいは，迅速診断法で原因菌が証明されない． 6. 末梢血白血球数が 10,000/μL 未満である．	● 左記 6 項目を使用した場合 　6 項目中 4 項目以上合致した場合 → 非定型肺炎疑い 　6 項目中 3 項目以下の合致 ──→ 細菌性肺炎疑い 　この場合の非定型肺炎の感度は 77.9％，特異度は 93.0％ ● 左記 1～5 までの 5 項目を使用した場合 　5 項目中 3 項目以上合致した場合 → 非定型肺炎疑い 　5 項目中 2 項目以下の合致 ──→ 細菌性肺炎疑い 　この場合の非定型肺炎の感度は 83.9％，特異度は 87.0％

(日本呼吸器学会呼吸器感染症に関するガイドライン作成委員会：成人市中肺炎診療ガイドライン．p.16，日本呼吸器学会，2008)

重症度の判定

- 医療コストと安全性から軽症肺炎は外来で，重症肺炎は入院で治療を実施する．
- 重症度判定には，A-DROP，CURB-65，PSIなどがある．

■A-DROP
評価項目

評価項目	内容
A(age)	男性70歳以上，女性75歳以上
D(dehydration)	BUN 21mg/dL以上，または脱水あり
R(respiration)	SpO_2 90%以下（PaO_2 60Torr以下）
O(orientation)	意識障害
P(blood pressure)	血圧(収縮期)90mmHg以下

評価基準
- 該当する項目数（スコア）を加算して治療場所を決定する．

重症度分類と治療場所	スコア	治療場所
軽症	0	外来
中等症	1～2	外来または入院
重症	3	入院
超重症	4～5	ICU

＊ショックがあれば1点でも超重症とする．

■CURB-65
評価項目

評価項目	内容
C(confusion)	混迷
U(urea)	BUN 7mmol/L(20mg/dL)以上
R(respiratory rate)	呼吸数 30回/分以上
B(blood pressure)	血圧（収縮期）90mmHg未満
65	年齢65歳以上

評価基準
- 該当する項目数（スコア）を加算して治療場所を決定する．

重症度分類と治療場所	スコア	治療場所
軽症	0～1	外来
中等症	2	一般病棟
重症	3以上	ICU

■PSIスコア
PSIスコアの対象者
以下の項目が1個以上当てはまる場合，PSIスコアを計算する．

- 年齢50歳以上
- 悪性腫瘍
- うっ血性心不全
- 脳血管障害
- 腎臓疾患
- 肝臓疾患
- 精神状態の変化
- 脈拍数 125回/分以上
- 呼吸数 30回/分以上
- 収縮期血圧 90mmHg未満
- 体温が35℃未満または40℃以上

スコアの評価

危険度	クラス	合計	死亡率(%)	治療場所
軽度	I	点数なし	0.1	外来
	II	70点以下	0.6	外来
	III	71～90点	2.8	入院
中等度	IV	91～130点	8.2	入院
重度	V	130点以上	29.2	入院

評価項目と危険度算出システム

背景	年齢		男性：年齢
			女性：年齢－10
		ナーシングホーム居住者	＋10
合併症		悪性腫瘍	＋30
		肝疾患	＋20
		うっ血性心不全	＋10
		脳血管障害	＋10
		腎疾患	＋10
身体所見		精神状態の変化	＋20
		呼吸数 30回/分以上	＋20
		収縮期血圧 90mmHg未満	＋20
		体温 35℃未満または40℃以上	＋15
		脈拍数 125回/分以上	＋10
検査値		pH 7.35未満	＋30
		BUN 10.7mmol/L以上	＋20
		ナトリウム 130mEq/L未満	＋20
		グルコース 13.9mmol/L以上	＋10
		ヘマトクリット 30%未満	＋10
		PaO_2 60Torr未満（SpO_2 ＜90）	＋10
		胸水の存在	＋10

市中肺炎の診断と治療

■診断
- 肺炎は，臨床症状，身体所見，一般検査所見，胸部X線写真などから総合的に診断される．

肺炎の診断
（日本呼吸器学会呼吸器感染症に関するガイドライン作成委員会：成人市中肺炎診療ガイドライン，p.7，日本呼吸器学会，2008）

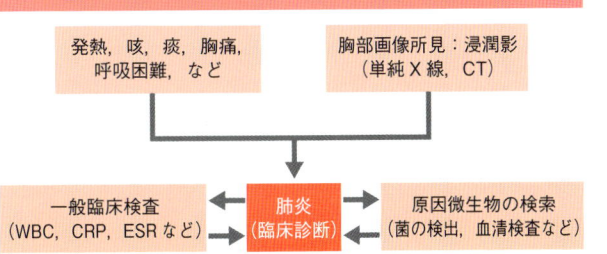

発熱，咳，痰，胸痛，呼吸困難，など　　胸部画像所見：浸潤影（単純X線，CT）
→ 肺炎（臨床診断） ← 一般臨床検査（WBC，CRP，ESR など）／原因微生物の検索（菌の検出，血清検査など）

- 肺炎の重症度から外来または入院必要か判断する．適切な抗菌療法を行うためには，原因微生物の同定と薬剤感受性検査が重要である．しかしながら，肺炎診断時には，原因微生物は不明である．実際の結果判明には数日を要するので，経験的治療(エンピリック治療)がまず行われる．
- 市中肺炎原因菌の頻度および喀痰塗抹検査，迅速抗原検査の結果，発症場所，重症度から起因菌を想定し，想定される病原菌とその病原菌の地域での薬剤感受性を考慮しながら，抗菌薬を選択する．
- 抗菌薬治療前に，喀痰のグラム染色および培養検査，血液培養検査を実施する．
- 迅速診断：下記の病原菌は，迅速診断が可能である．
・尿中抗原：肺炎球菌，レジオネラ．
・鼻口腔・咽頭ぬぐい液：インフルエンザウイルス，アデノウイルス，RSウイルス，A群溶血性レンサ球菌．
- 治療開始後，病原菌が培養同定され，薬剤感受性が判明すれば，その結果および臨床効果を参考に，抗菌薬の継続，変更，中止を検討する(肺炎に使用する代表的抗菌薬をp.86に示す)．

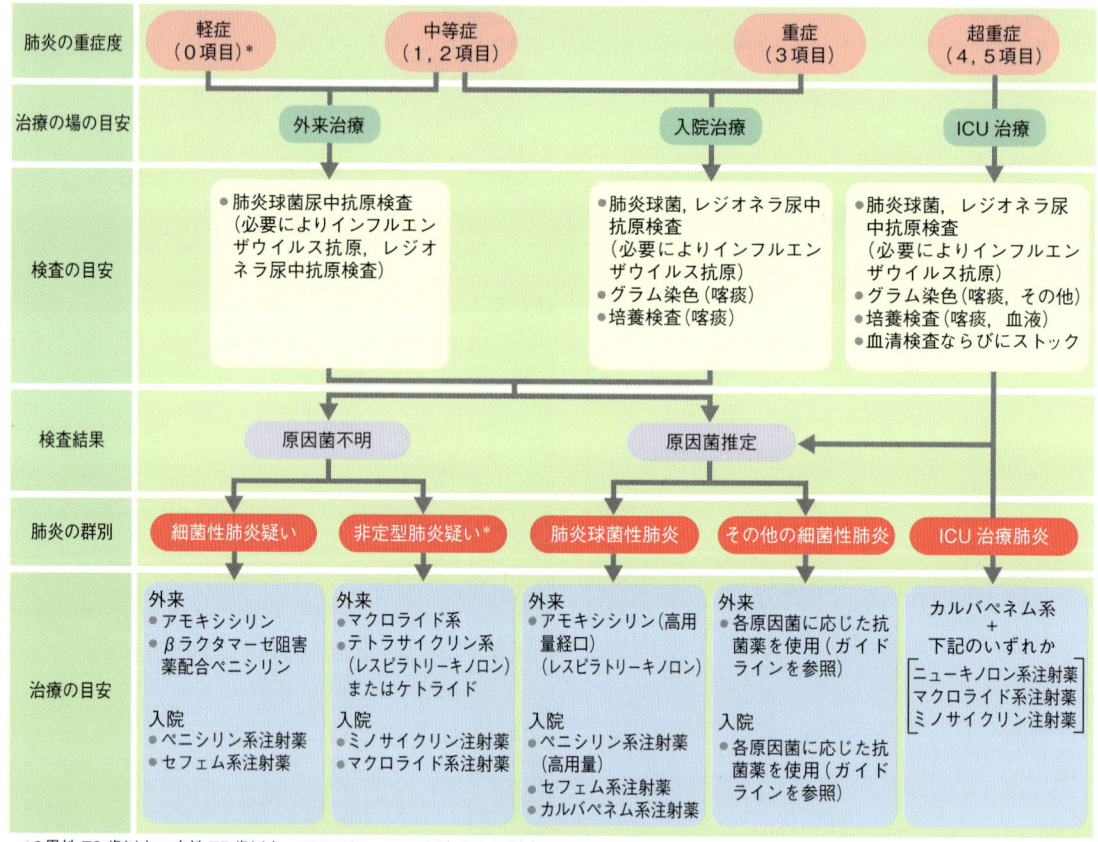

肺炎の重症度	軽症(0項目)*	中等症(1, 2項目)	重症(3項目)	超重症(4, 5項目)
治療の場の目安	外来治療	入院治療		ICU治療
検査の目安	●肺炎球菌尿中抗原検査(必要によりインフルエンザウイルス抗原，レジオネラ尿中抗原検査)	●肺炎球菌，レジオネラ尿中抗原検査(必要によりインフルエンザウイルス抗原) ●グラム染色(喀痰) ●培養検査(喀痰)		●肺炎球菌，レジオネラ尿中抗原検査(必要によりインフルエンザウイルス抗原) ●グラム染色(喀痰，その他) ●培養検査(喀痰，血液) ●血清検査ならびにストック
検査結果	原因菌不明	原因菌推定		
肺炎の群別	細菌性肺炎疑い / 非定型肺炎疑い*	肺炎球菌性肺炎	その他の細菌性肺炎	ICU治療肺炎
治療の目安	外来 ●アモキシシリン ●βラクタマーゼ阻害薬配合ペニシリン 入院 ●ペニシリン系注射薬 ●セフェム系注射薬 / 外来 ●マクロライド系 ●テトラサイクリン系(レスピラトリーキノロン)またはケトライド 入院 ●ミノサイクリン注射薬 ●マクロライド系注射薬	外来 ●アモキシシリン(高用量経口)(レスピラトリーキノロン) 入院 ●ペニシリン系注射薬(高用量) ●セフェム系注射薬 ●カルバペネム系注射薬	外来 ●各原因菌に応じた抗菌薬を使用(ガイドラインを参照) 入院 ●各原因菌に応じた抗菌薬を使用(ガイドラインを参照)	カルバペネム系 ＋ 下記のいずれか [ニューキノロン系注射薬 マクロライド系注射薬 ミノサイクリン注射薬]

*{●男性70歳以上，女性75歳以上　●BUN21mg/mL以上または脱水あり　●SpO₂ 90%以下(PaO₂ 60Torr以下)．
　●意識障害あり　●血圧(収縮期)90mmHg以下のうちあてはまる項目数を示す(A-DROP)．

■ 成人市中肺炎初期治療の基本フローチャート
(日本呼吸器学会呼吸器感染症に関するガイドライン作成委員会：成人市中肺炎診療ガイドライン．p.4〜5，日本呼吸器学会，2007を改変)

肺炎の予防

- 肺炎球菌ワクチン
・肺炎球菌ワクチンにより，肺炎球菌による肺炎の予防効果はないが，重症化を防ぐ効果がある．5年に1度接種する(肺炎球菌肺炎の項p.99参照)．

- インフルエンザワクチン
・インフルエンザ罹患を契機に，細菌性肺炎を併発することがあるため，ハイリスク患者ではインフルエンザワクチンを毎年接種する．

■市中肺炎(CAP)：community-acquired pneumonia　■院内肺炎(HAP)：hospital-acquired pneumonia　■医療ケア関連肺炎(HCAP)：healthcare-assocciated pneumonia　■PSIスコア：pneumonia severity index

Unit 3-2 J13 肺炎球菌肺炎

pneumococcal pneumonia

疾患概念
市中肺炎の原因菌として最も頻度が高い，グラム陽性双球菌のストレプトコッカス・ニューモニエによる肺炎で，典型例では，急性発症で単回の悪寒，戦慄を伴う．治療の第一選択はペニシリン系抗菌薬の使用であるが，現在ペニシリン耐性肺炎球菌（PRSP）が増加しており，他の薬剤の耐性化も進んでいる．

SUMMARY Map

誘因・原因

- 起因菌はグラム陽性双球菌のストレプトコッカス・ニューモニエ（Streptococcus pneumoniae）．
- 肺炎球菌は市中肺炎の原因菌として最も頻度が高く，25％前後で検出され，原因菌不明を除くと30〜50％を占める．
- 肺炎の危険因子は高齢，喫煙，薬物依存，アルコール多飲，慢性疾患，免疫不全，心血管系合併症，男性など．

病態

- 5〜10％の健常成人の鼻咽頭に定着しているとされる．定着菌が下気道に侵入し，肺胞で接着・増殖し肺炎を起こす．

症状・臨床所見

- 典型例では，急性発症で単回の悪寒，戦慄を伴う．
- 典型的症状は比較的若年者に多く，高齢者では非特異的症状も多くみられる．
- インフルエンザや麻疹などのウイルス感染後に罹患しやすいことが知られている．

検査・診断・分類

- グラム染色で周囲に莢膜（きょうまく）によるhalo（菌体周囲の透明帯）をもつランセット型の陽性双球菌としてみられる（p.58）．
- 尿中抗原検査が有用．
- 画像所見は，肺胞性肺炎，気管支肺炎両方のパターンがみられ，前者は均一な肺葉性浸潤影や胸膜に接する浸潤影，後者は斑状の浸潤影がみられる．約10％に胸水貯留がみられる．

治療

- ペニシリン系抗菌薬が第一選択薬である．
- 外来治療では，経口ペニシリン系抗菌薬（高用量使用が望ましい），経口ペネム系薬，レスピラトリーキノロン，ケトライド系薬を選択使用．
- 入院治療では，注射用ペニシリン系抗菌薬（高用量が望ましい．常用量の2〜4倍），第3世代，第4世代セフェム系，カルバペネム系，グリコペプチド系（バンコマイシン）の注射用抗菌薬を選択使用．
- 成人では予防として，肺炎球菌23価莢膜多糖体ワクチンが使用できる．

用語解説

最小発育阻止濃度（minimun inhibitory concentration）
MIC値とは微生物の発育を阻止するために必要な抗菌薬の最小濃度．

Chapter 1 呼吸器感染症　肺炎

Section 1 誘因・原因

- 起因菌はグラム陽性双球菌のストレプトコッカス・ニューモニエ（*Streptococcus pneumoniae*）である．
- 菌体の表面には多糖体莢膜が存在し，莢膜は貪食を防止し，病原性に関与する．現在までに莢膜多糖体の抗原性の異なる 90 種類以上の血清型が知られている．
- 5〜10％の健常成人の鼻咽頭に定着しているとされ，定着菌が下気道に侵入し，肺胞で接着・増殖し肺炎を起こす．気管支喘息，COPD患者では，肺炎球菌が定着している頻度が高い．
- 肺炎球菌は市中肺炎の原因菌として最も頻度が高く，25％前後で検出される．原因菌不明を除くと 30〜50％を占めるとされる．
- 肺炎の危険因子は高齢，喫煙，薬物依存，アルコール多飲，慢性疾患，免疫不全，心血管系合併症，男性などである．
- 菌血症の合併は，咳嗽がない，あるいは乾性咳嗽，アルコール多飲，糖尿病，COPD例に多くみられる．
- 細胞壁合成に関連する酵素群はβラクタムの標的であり，ペニシリン結合タンパク（PBP）と呼ばれる．この酵素群の変異により耐性化が生じる．
- マクロライド系抗菌薬の耐性率は 70〜80％．クリンダマイシンも耐性化が進んでいる．キノロン系抗菌薬にも数％は耐性である．

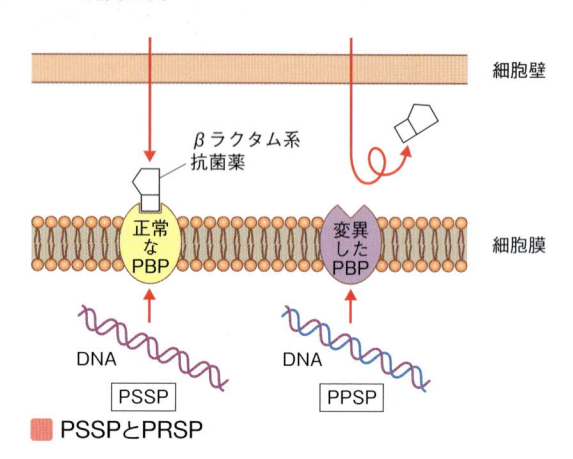

■ PSSPとPRSP

Section 2 症状・臨床所見

- 典型例では，急性発症で単回の悪寒，戦慄を伴う．当初は乾性咳嗽，その後，血痰，さび色や緑色の喀痰が出現する．
- 典型的症状は比較的若年者に多く，高齢者では非特異的症状も多くみられる．
- 1/3〜1/4 が菌血症を伴い，成人の肺炎球菌菌血症の原因の多くは肺炎である．
- インフルエンザや麻疹などのウイルス感染後に罹患しやすいことが知られている．
- 重症例では胸水の頻度が高い．
- 膿胸は 2％に合併する．胸膜痛が治療開始後 1〜2 日持続する場合や胸水があり，治療開始後 4〜5 日しても解熱せず，白血球増加が続く場合は，膿胸の可能性が高いとされる．
- ICUに入院する重症市中肺炎では 39℃を超える発熱，胸痛を有する例で肺炎球菌性肺炎が多い．
- 混合感染がなければ膿瘍形成はまれである．

Section 3 検査・診断・分類

- グラム染色で周囲に莢膜によるhalo（菌体周囲の透明帯）をもつランセット型の陽性双球菌としてみられる（p.58）．
- 尿中抗原検査は，免疫クロマトグラフィー法で尿中の可溶性抗原（莢膜多糖体など）を検出する．特異度が高く，抗菌療法に影響されにくいこと，短時間で結果が得られることが特徴である．抗菌療法開始後 7 日後でも 80〜90％陽性が保たれる．いったん陽性になると，数週間にわたって持続的に尿中に抗原が排出される．ワクチン接種後，数日は偽陽性になる可能性がある．
- 多くの例で末梢血白血球数 12,000/μLを超える．
- 画像所見は，肺胞性肺炎，気管支肺炎両方のパターンがみられる．前者は均一な肺葉性浸潤影や胸膜に接する浸潤影，後者は斑状の浸潤影がみられる．肺野末梢から進展するため，ほとんどの例で胸膜面に達する．
- 胸部X線では約 10％に胸水貯留がみられる．

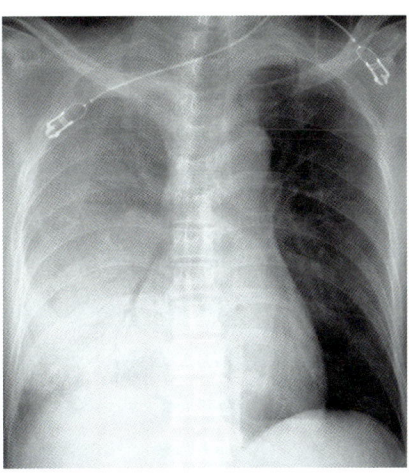

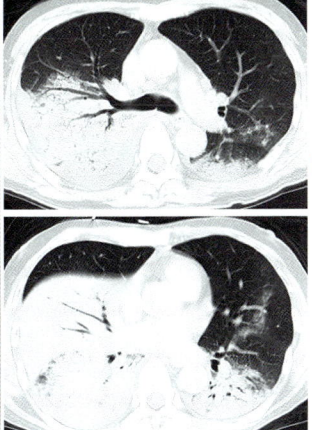

胸部X線像と胸部CT像
67歳，男性．発熱で来院．胸部X線写真（左，仰臥位）では，ほぼ右肺野全体を占める均等影（コンソリデーション）とエア・ブロンコグラムを認めた．胸部CT（右）では上葉S³を除いて，ほぼ全肺野にエアブロンコグラムを伴う均等影を認め，左下葉にも同様の陰影を認め，上葉には斑状の浸潤影がみられる．尿中肺炎球菌抗原が陽性，入院当日に人工呼吸管理となった．第3世代セフェム系抗菌薬で治療，軽快退院した．

Section 4 治療

- ペニシリン系抗菌薬が第一選択薬である．
- 肺炎球菌は，ペニシリンに対する感受性により，感性（PSSP），中等度耐性（PISP），耐性（PRSP）に分類されている．
- 髄膜炎と非髄膜炎で耐性の基準が異なり，髄膜へは抗菌薬の移行性が低いため判定濃度（MIC値）*は低く，肺炎が含まれる非髄膜炎では高く設定されている．

■ペニシリンの薬剤感受性判定基準〔最小発育阻止濃度（MIC）〕

		感性（PSSP）	中間〔中等度耐性（PISP）〕	耐性（PRSP）
非経口	非髄膜炎	≦ 2 μg/mL	4 μg/mL	≧ 8 μg/mL
	髄膜炎	≦ 0.06 μg/mL		≧ 0.12 μg/mL
経口	PCV（ペニシリンV）	≦ 0.06 μg/mL	0.12 〜 1 μg/mL	≧ 2 μg/mL

■外来治療での抗菌薬の選択
- 経口ペニシリン系抗菌薬〔高用量使用が望ましい（例：アモキシシリン 1.5 〜 2.0g/日）〕，経口ペネム系薬，レスピラトリーキノロンといわれる経口ニューキノロン系抗菌薬（トスフロキサシン，スパルフロキサシン，ガチフロキサシン，モキシフロキサシン，高用量レボフロキサシン），ケトライド系薬を選択し使用する．
- レスピラトリーキノロンは，肺炎球菌のペニシリン耐性が疑われる場合に選択できる．たとえば，65歳以上，アルコール多飲，幼児と同居しているか幼児と接触する機会が多い，過去3か月以内にβラクタム系抗菌薬（ペニシリン系，セフェム系，カルバペネム系，モノバクタム系，ペネム系）の投与を受けたなどである．

■入院治療での抗菌薬の選択
- 注射用ペニシリン系抗菌薬（高用量が望ましい．常用量の2〜4倍），注射用第3世代セフェム抗菌薬〔セフトリアキソン（CTRX），第4世代セフェム系抗菌薬注射剤，カルバペネム系抗菌薬注射剤，グリコペプチド系抗菌薬注射剤（バンコマイシン）を選択し使用する．

予防
- 成人では肺炎球菌23価莢膜多糖体ワクチンが使用される（23種類の血清型に対応）．
- 侵襲性肺炎球菌感染症（菌血症，髄膜炎など）の予防効果は証明されている．
- 肺炎に対する効果は議論のあるところで，肺炎球菌肺炎および全肺炎の減少を証明した報告もあるが，全死亡率の低下は証明されていない．

■セフトリアキソン（CTRX）：ceftriaxone　■ペニシリン結合タンパク（PBP）：penicillin-binding protein　■ペニシリン感受性肺炎球菌（PSSP）：penicillin-susceptible *Streptococcus pneumoniae*　■ペニシリン中等度耐性肺炎球菌（PISP）：penicillin-intermediate *Streptococcus pneumoniae*　■ペニシリン中等度耐性肺炎球菌（PIRSP）：penicillin-intermediate resistant *Streptococcus pneumoniae*　■ペニシリン耐性肺炎球菌（PRSP）：penicillin-resistant *Streptococcus pneumoniae*

Unit 3-3 J14 インフルエンザ菌肺炎

Heamophilus influenzae pneumonia

疾患概念
グラム陰性小桿菌のインフルエンザ菌の無莢膜株は，最大約75%の健常成人の上気道に定着している．この菌が下気道へ落下し，肺炎を発症する．ほかの肺炎と鑑別可能な症状，臨床所見はない．ピペラシリン以外のペニシリン系薬はβラクタマーゼ阻害剤配合薬を含めて，βラクタマーゼ陰性アンピシリン耐性(BLNAR)インフルエンザ菌には無効である．

SUMMARY Map

誘因・原因
- 起炎菌は，グラム陰性小桿菌の**インフルエンザ菌**(*Haemophilus influenzae*)．
- 市中肺炎の原因菌として，**肺炎球菌に次いで2番目あるいは3番目に多い**．
- 発症の危険因子は慢性閉塞性肺疾患(COPD)，アルコール多飲，糖尿病，免疫グロブリン欠損，高齢，喫煙など．

病態
- インフルエンザ菌の無莢膜株(nontypable strain)は，最大約75%の健常成人の上気道に定着し，菌の下気道への落下により，肺炎を発症する．

症状・臨床所見
- 症状は発熱，咳嗽，膿性痰など．
- ほかの細菌性肺炎と鑑別可能な症状，臨床所見はない．

検査・診断・分類
- グラム染色(喀痰微生物検査の項p.58参照)，培養．
- 画像所見：斑状または区域性の気管支肺炎像50〜60%，非区域性浸潤影30〜50%．陰影は主として下葉に多く，空洞化はまれ．

治療
- 外来治療：第一選択薬は経口の**βラクタマーゼ阻害剤配合ペニシリン系抗菌薬**(ただしBLNARには無効)，第2，3世代セフェム系，ニューキノロン系抗菌薬を選択．
- 入院治療：ピペラシリン，注射用のβラクタマーゼ阻害剤配合ペニシリン系薬，第2，3，4世代セフェム系，ニューキノロン系抗菌薬を選択．

Section 1 誘因・原因

- 起炎菌は，グラム陰性小桿菌のインフルエンザ菌（*Haemophilus influenzae*）である．
- インフルエンザ菌には菌体を覆う莢膜のあるもの（a～fの6つの血清型）とないものがあり，無莢膜株（nontypable strain）は，最大約75％の健常成人の上気道に定着している．無莢膜株が成人市中肺炎の原因菌である．
- 市中肺炎の原因菌として，肺炎球菌に次いで2番目あるいは3番目に多い．
- 発症の危険因子は慢性閉塞性肺疾患（COPD），アルコール多飲，糖尿病，免疫グロブリン欠損，高齢，喫煙などである．
- COPD，気管支拡張症などでは下気道への菌の定着がみられ，急性増悪や肺炎の発症に関与する．

Section 2 症状・臨床所見

- 症状は発熱，咳嗽，膿性痰などで，ほかの細菌性肺炎と鑑別可能な症状，臨床所見はないとされている．
- 菌血症の合併は少ない．

Section 3 検査・診断・分類

- 診断はグラム染色（喀痰微生物検査の項p.58参照）および培養による．良質な喀痰にグラム陰性短桿菌が優位に認められ，培養でインフルエンザ菌と同定されれば起炎菌と考えられる．
- 画像所見では，斑状または区域性の気管支肺炎像を呈することが50～60％，非区域性浸潤影を呈することが30～50％とされている．
- 陰影は主として下葉に多く，空洞化はまれである．

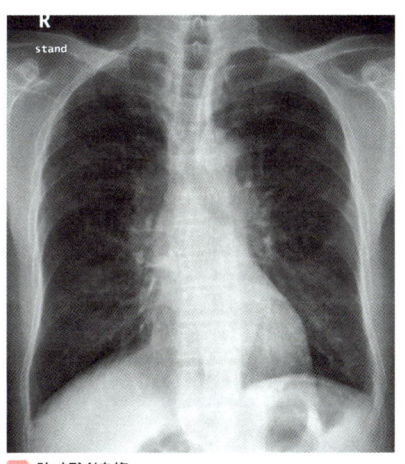

胸部X線像
74歳，男性，気管支喘息．発熱，喘息の増悪で受診．胸部X線写真で左下肺野に均等影が斑状に分布．肺炎の診断．喀痰からBLNARが培養された．第3世代セフェム系抗菌薬（セフトリアキソン：CTRX）で治療．

Section 4 治療

- 抗菌薬に対する耐性機序は，大きく分けてβラクタマーゼ産生とペニシリン結合タンパク（PBP）の変異によるものの2つである．後者の機序で耐性化した菌はβラクタマーゼ陰性アンピシリン耐性（BLNAR）と呼ばれる．
- BLNARは，一部のカルバペネム系抗菌薬，マクロライド系抗菌薬にも耐性である．キノロン系抗菌薬には感性であることが多い．

■外来治療での抗菌薬選択
- 経口βラクタマーゼ阻害剤配合ペニシリン系抗菌薬（ただしBLNARには無効）または経口第2，3世代セフェム系抗菌薬，経口ニューキノロン系抗菌薬を選択する．

■入院治療での抗菌薬選択
- ピペラシリン（PIPC）や注射用βラクタマーゼ阻害剤配合ペニシリン系薬〔ピペラシリン（PIPC）/タゾバクタム（TAZ）〕，注射用第2，3，4世代セフェム系抗菌薬，注射用ニューキノロン系抗菌薬を選択する．

■βラクタマーゼ陰性アンピシリン耐性（BLNAR）βlactamase-negative ampicillin-resistant *Haemophilus influenzae* ■慢性閉塞性肺疾患（COPD）：chronic obstructive pulmonary disease ■ペニシリン結合タンパク（PBP）：penicillin-binding protein ■ピペラシリン（PIPC）：piperacillin ■タゾバクタム（TAZ）：tazobactam

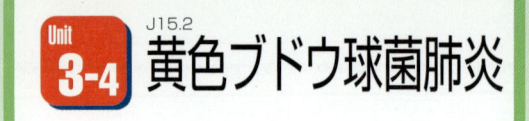

Unit 3-4 黄色ブドウ球菌肺炎
J15.2

Staphylococcus aureus pneumonia

疾患概念
25～50%の健常人で定着しているグラム陽性球菌の黄色ブドウ球菌が起炎菌で，定着部位は鼻前庭部に多い．市中肺炎はまれであり，基礎疾患のあるものや人工呼吸器関連肺炎（VAP）で原因としてみられる．起炎菌がMRSAであればβラクタマーゼ阻害剤配合ペニシリン系抗菌薬，セフェム系抗菌薬，カルバペネム系抗菌薬に耐性でありバンコマイシン，リネゾリドなどを選択する．

SUMMARY Map

誘因・原因
- グラム陽性球菌の黄色ブドウ球菌（*Staphylococcus aureus*）が起炎菌．
- インフルエンザ感染後の肺炎の起炎菌としては，肺炎球菌についで2番目に多い．

病態
- ヒトの常在菌であり，25～50%の健常人で定着しており，定着部位は鼻前庭部に多い．保菌者で感染を起こすことが多いとされる．
- 市中肺炎はまれであり，基礎疾患のあるものや人工呼吸器関連肺炎（VAP）に原因としてみられる．

症状・臨床所見
- 菌の吸引，誤嚥による一般的な肺炎として発症する場合と，血流感染症として敗血症性肺塞栓に続発して発症する場合がある．
- 合併症として他部位への血行性感染を生じることがある．

検査・診断・分類
- グラム染色による貪食像の有無が感染症と定着との鑑別に有用．
- 画像所見では気管支肺炎像を呈し，陰影の区域性分布がみられる．気管支透亮像を伴うことはまれ．
- HRCTで小葉中心性病変が認められる．陰影の広がりは約60%で2葉以上，約40%で両側性にわたる．

治療
- 外来治療の場合は経口βラクタマーゼ阻害剤配合ペニシリン系抗菌薬を選択．
- 入院治療の場合は注射用βラクタマーゼ阻害剤配合ペニシリン系抗菌薬，第1，2，4世代セフェム系抗菌薬，注射用カルバペネム系抗菌薬（中等症以上），注射用グリコペプチド系抗菌薬を選択．
- MRSAの場合，グリコペプチド系抗菌薬（バンコマイシン），オキサゾリジノン系抗菌薬（リネゾリド）などを選択．

Section 1 誘因・原因

- グラム陽性球菌の黄色ブドウ球菌（*Staphylococcus aureus*）が起炎菌である．
- 黄色ブドウ球菌はブドウ球菌中，最も病原性が高く，フィブリノーゲンをフィブリンにかえることができるコアグラーゼ陽性で，他のブドウ球菌と区別される．
- ヒトの常在菌であり，25～50%の健常人で定着しており，定着部位は鼻前庭部に多い．保菌者で感染を起こすことが多いとされる．
- 市中肺炎はまれであり，基礎疾患のあるもの〔副腎皮質ステロイド薬使用，糖尿病，インフルエンザ感染後，基礎に肺疾患があるもの（COPD，肺がんなど）〕や人工呼吸器関連肺炎（VAP）で原因としてみられる．
- インフルエンザ感染後の肺炎の起炎菌としては，肺炎球菌についで2番目に多い．インフルエンザウイルスが気管支粘膜上皮の線毛を破壊するためである．
- 市中感染型メチシリン耐性黄色ブドウ球菌（CA-MRSA）が米国では増加している．

Section 2 症状・臨床所見

- 菌の吸引，誤嚥による一般的な肺炎として発症する場合と，血流感染症として敗血症性肺塞栓に続発して発症する場合がある．
- 肺膿瘍の合併や空洞化がみられることがある．
- 一般に基礎疾患があるものに院内肺炎として発症するため，死亡率が高い．とくに菌血症における死亡率は高い．
- 胸水は30～50％に合併し，約半数は膿胸である．
- 小児ではニューマトセル（pneumatocele，気瘤：肺実質内の空気を含む囊胞）を形成することがある．
- 合併症として他部位への血行性感染を生じることがある．（髄膜炎，心内膜炎，脳膿瘍，腎膿瘍，骨髄炎など）

Section 3 検査・診断・分類

- 喀痰グラム染色では，集団形成傾向がみられるグラム陽性球菌としてみられる．
- 定着菌としてみられることも多い．グラム染色による貪食像の有無が感染症と定着との鑑別に有用である（喀痰微生物検査の項p.58参照）．さらに培養で黄色ブドウ球菌と同定されれば起炎菌と診断される．
- 画像所見では気管支肺炎像を呈し，陰影の区域性分布がみられる．気管支透瞭像を伴うことはまれである．
- 高分解能CTで小葉中心性病変が認められる．陰影の広がりは約60％で2葉以上，約40％で両側性にわたる．
- 胸水では，外観が膿性でない場合でも培養の陽性率が高いとされる．

64歳，男性．HOT施行中のCOPD．NPPVを施行していたが，発熱，胸部X線写真で右中下肺野，左中肺野肺門部に均等影を認め，肺炎と診断．喀痰グラム染色で黄色ブドウ球菌の貪食像を認め，培養でMRSAが同定された．菌血症を併発し死亡．

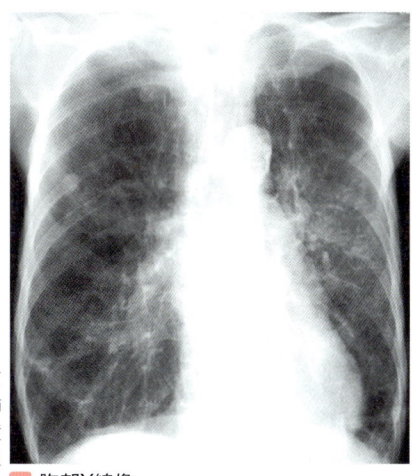

■ 胸部X線像

Section 4 治療

- メチシリン耐性黄色ブドウ球菌（MRSA）はメチシリン耐性を規定する遺伝子staphylococcal cassette chromosome *mec*（SCC*mec*）をもち，変異したペニシリン結合タンパク（PBP2'）を産生している．分離株の約半数前後はMRSAである．
- メチシリン感受性株：MSSAでは，βラクタマーゼ阻害剤配合ペニシリン系抗菌薬，第1，2世代セフェム系抗菌薬を選択する．
- メチシリン耐性株：MRSAでは，βラクタマーゼ阻害剤配合ペニシリン系抗菌薬，セフェム系抗菌薬，カルバペネム系抗菌薬には耐性である．グリコペプチド系抗菌薬（バンコマイシン），オキサゾリジノン系抗菌薬（リネゾリド）などを選択する．

■ 外来治療の場合
- 経口βラクタマーゼ阻害剤配合ペニシリン系抗菌薬を選択する．

■ 入院治療の場合
- 注射用βラクタマーゼ阻害剤配合ペニシリン系抗菌薬，第1，2，4世代セフェム系抗菌薬，注射用カルバペネム系抗菌薬（中等症以上），注射用グリコペプチド系抗菌薬を選択する．

■市中感染型メチシリン耐性黄色ブドウ球菌（CA-MRSA）：community-acquired MRSA　■慢性閉塞性肺疾患（COPD）：chronic obstructive pulmonary disease　■メチシリン耐性黄色ブドウ球菌（MRSA）：methicillin-resistant *Staphylococcus aureus*　■メチシリン感受性黄色ブドウ球菌（MSSA）：methicillin-sensitive *Staphylococcus aureus*　■人工呼吸器関連肺炎（VAP）：ventilator associated pneumonia

Unit 3-5 クレブシエラ肺炎

J15.0

Klebsiella pneumonia

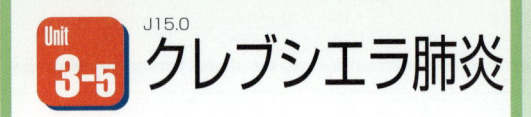

疾患概念
クレブシエラ・ニューモニエによる肺炎で，高齢者，基礎疾患のある例にみられることが多い．急激に発症するとされるが，症状では他の菌による肺炎と区別はできない．治療はβラクタマーゼ阻害剤配合ペニシリン系抗菌薬，第2, 3世代セフェム系抗菌薬，またはニューキノロン系抗菌薬を選択する．最近，基質特異性拡張型βラクタマーゼ（ESBL）産生菌が注目されている．

SUMMARY Map

誘因・原因
- グラム陰性桿菌のクレブシエラ・ニューモニエ（*Klebsiella pneumoniae*）が起炎菌．
- *Klebsiella pneumoniae*は健常人の5～35％で大腸に定着．
- 市中肺炎では，高齢者，基礎疾患のあるcompromised hostにみられることが多い．
- 基礎疾患として多いものは，アルコール依存，糖尿病，慢性呼吸器疾患などで，咽頭へのクレブシエラの定着がみられる．

病態
- 定着した菌が咽頭において増殖，下気道へ落下し肺炎を起こす．

症状・臨床所見
- 典型的には，高齢あるいは慢性疾患をもつ例に急激に発症するとされるが，他の菌による肺炎と区別はできない．胸膜痛や血痰が生じることもある．
- 比較的重症の肺炎で，さらに膿瘍，空洞形成，胸水の頻度が高い．

検査・診断・分類
- 喀痰グラム染色でグラム陰性桿菌を認める．菌周囲に莢膜による透亮帯がみられることがある．
- 古典的には，大葉性肺炎で気管支透亮像を伴う均一な浸潤影．病変部肺葉の膨化による葉間の突出（bulging fissureサイン）．

治療
- ESBL産生菌と判定できた場合，重症例ではカルバペネム系抗菌薬を選択．
- 外来治療では，経口βラクタマーゼ阻害剤配合ペニシリン系抗菌薬，経口第2, 3世代セフェム系抗菌薬，または経口ニューキノロン系抗菌薬を選択．
- 入院治療では，注射用βラクタマーゼ阻害剤配合ペニシリン系抗菌薬，注射用第2, 3, 4世代セフェム系抗菌薬，カルバペネム系抗菌薬を選択．
- 中等症以上の場合は，注射用ニューキノロン系抗菌薬を選択

Section 1 誘因・原因

- グラム陰性桿菌のクレブシエラ・ニューモニエ（*Klebsiella pneumoniae*）による肺炎．
- *Klebsiella pneumoniae*は健常人の5～35％で大腸に定着がみられる．
- 市中肺炎では，高齢者，基礎疾患のある例にみられることが多い．基礎疾患として多いものは，アルコール依存，糖尿病，慢性呼吸器疾患などで，健常者ではほとんどみられない咽頭へのクレブシエラの定着がみられる．
- これらの患者への抗菌薬や抗がん薬投与などにより，定着した咽頭において増殖し下気道へ落下，その結果，本菌による肺炎を生じやすいとされる．

Section 2 症状・臨床所見

- 典型的には，高齢あるいは慢性疾患をもつ例に急激に発症するとされるが，他の菌による肺炎と区別はできない．胸膜痛や血痰が生じることもある．
- 比較的重症の肺炎で，さらに膿瘍，空洞形成，胸水の頻度が高い．
- 重症肺炎では約25%で菌血症の合併がみられる．

Section 3 検査・診断・分類

- グラム染色でグラム陰性桿菌を認める．菌周囲に莢膜による透亮帯がみられることがある．
- 診断はグラム染色および培養による．良質な喀痰にグラム陰性桿菌が優位に認められ，培養で*Klebsiella pneumoniae*と同定されれば起炎菌と考えられる．
- 古典的には，大葉性肺炎で気管支透瞭像を伴う均一な浸潤影がみられる．病変部肺葉の膨化による葉間の突出がみられ，bulging fissureサインとして知られている．

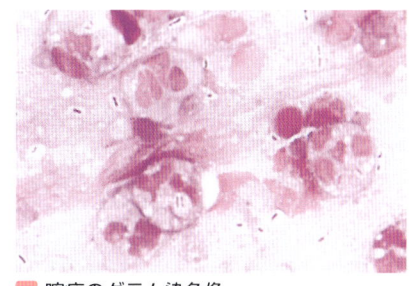

■ 喀痰のグラム染色像
グラム染色でグラム陰性桿菌を認める．菌周囲に莢膜による透亮帯がみられることがある．

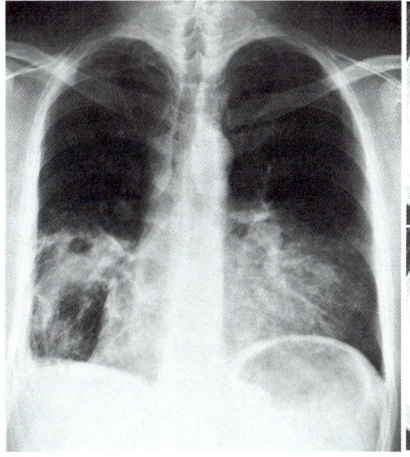

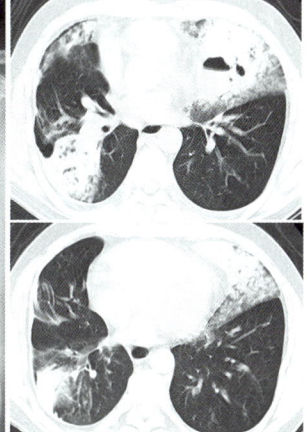

■ 胸部X線像と胸部CT像
38歳，男性，気管支喘息，右気胸の手術歴．発熱，左胸痛，喘息の増悪で受診．胸部X線写真（左）では両側中下肺野に粒状影，均等影を認め，右肺の陰影には空洞形成を示す透亮像がみられる．胸部CT（右）では右下葉，左舌区を中心に空洞形成を伴った均等影を認めた．喀痰からクレブシエラ・ニューモニエが培養された．第3世代セフェム系抗菌薬で治療．

Section 4 治療

- アンピシリンには自然耐性である．
- まだ分離頻度は多くないが，基質特異性拡張型βラクタマーゼ（ESBL：extended-spectrum β lactamase）産生菌がみられる．ESBLはβラクタム環をもつ抗菌薬を加水分解する酵素で，ESBL産生遺伝子は，伝達性プラスミド（Rプラスミド）上にコードされている．
- すべてのペニシリン系抗菌薬，セファロスポリン系抗菌薬，モノバクタム系抗菌薬に耐性を示し，アミノグリコシド系抗菌薬，テトラサイクリン系抗菌薬，スルファメトキサゾール・トリメトプリム（ST）合剤にも耐性で，ニューキノロン系抗菌薬耐性も多い．
- ESBL産生菌ではカルバペネム系抗菌薬を選択する．

■ 外来治療の場合
- 経口βラクタマーゼ阻害剤配合ペニシリン系抗菌薬，経口第2，3世代セフェム系抗菌薬，
- または経口ニューキノロン系抗菌薬を選択する．

■ 入院治療の場合
- 注射用βラクタマーゼ阻害剤配合ペニシリン系抗菌薬，注射用第2，3，4世代セフェム系抗菌薬，カルバペネム系抗菌薬を選択する．
- 中等症以上の場合は，注射用ニューキノロン系抗菌薬を選択してもよい．

Unit 3-6 マイコプラズマ肺炎

J15.7

Mycoplasma pneumonia

疾患概念

起炎菌は細胞壁をもたない細菌の肺炎マイコプラズマである．飛沫感染で，気道の線毛上皮細胞表面に付着する．潜伏期間10～20日程度で発熱，頭痛，咳嗽で始まる．細胞壁合成を阻害するペニシリン系やセフェム系抗菌薬は無効．テトラサイクリン系，マクロライド系，ニューキノロン系抗菌薬を投与する．

SUMMARY Map

誘因・原因

- 起炎菌は肺炎マイコプラズマ（*Mycoplasma pneumoniae*）．
- マイコプラズマは自己増殖可能な最小生物で，細菌に分類されるが細胞壁をもたない．
- 5～20歳での感染率最も高く，感染は1年中みられるが秋から冬に好発する．頻度は肺炎球菌に次いで多い．
- 飛沫感染であり，家族間など濃厚な接触による感染．

病態

- 気道の線毛上皮細胞に付着し感染が成立する．菌の直接的作用と宿主の免疫により組織傷害が生じる．

症状・臨床所見

- 潜伏期間10～20日程度で発熱，頭痛，咳嗽で始まる．40℃を超える高熱はまれで悪寒戦慄，筋肉痛，消化器症状は少ない．
- 上気道症状として主に咽頭痛，鼻炎が約50％にみられる．
- 咳は夜間に多く，長期間持続することが多い．
- 病初期は乾性咳嗽で，長期にわたると粘液性あるいは軽度の膿性の痰がみられる．

検査・診断・分類

- グラム染色では菌体を確認できない．
- PPLO培地などの特殊培地で培養に2週間以上かかるため，血清学的診断が主な診断法．
- 画像所見：間質性陰影，肺胞性陰影あるいはその両者がみられる．病変は下葉に多い．胸水の合併は少ない．
- 高分解能CT（HRCT）：小葉中心性結節，斑状の浸潤影，分岐する線状影，気管支血管束の肥厚，すりガラス影など．

治療

- ペニシリン系やセフェム系抗菌薬は無効．テトラサイクリン系抗菌薬，マクロライド系抗菌薬，ニューキノロン系抗菌薬を14～21日投与．
- 重症例では副腎皮質ステロイド薬を併用．
- マクロライド耐性菌が報告されている．

Section 1 誘因・原因

- 起炎菌は肺炎マイコプラズマ（*Mycoplasma pneumoniae*）で，自己増殖可能な最小生物で，細菌に分類されるが細胞壁をもたない．
- 5～20歳が感染率は最も高い．感染は1年中みられるが秋から冬に好発．頻度は肺炎球菌に次いで多い．
- 飛沫感染であり，家族間など濃厚な接触による感染．
- マイコプラズマ起因の感染症は気管，気管支炎が多く，気道の線毛上皮細胞に付着し感染が成立する．菌の直接的作用と宿主の免疫により組織傷害が生じる．

Section 2 症状・臨床所見

- 潜伏期間10～20日程度で発熱，頭痛，咳嗽で始まる．40℃を越える高熱はまれで悪寒戦慄，筋肉痛，消化器症状は少ないとされる．
- 上気道症状として主に咽頭痛，鼻炎が約50％にみられる．
- 咳嗽は夜間に多く，長期間持続することが多い．病初期は乾性咳嗽で，長期にわたると粘液性あるいは軽度の膿性の痰がみられることがある．
- 咽頭充血がみられる．聴診所見は正常であることが多い．
- 肺外症状は小児に多く，多形浸出性紅斑，Stevens-Johnson症候群，寒冷凝集素症，関節痛，神経症状（髄膜炎など）がみられる．

Section 3 検査・診断・分類

- グラム染色では菌体を確認できない．
- 培養にはPPLO培地などの特殊培地で2週間以上かかる．このため血清学的診断が主な診断法である．
- 急性期，回復期のペア血清で4倍以上の変化があることが基準である．補体結合反応（CF法）は主にIgG，粒子凝集法（PA法）は主にIgMを検出している．
- 寒冷凝集素は，肺炎患者の半数以上で7～10日以内に出現する．1：32以上はマイコプラズマ感染の診断を支持するされるが，ウイルスなど他の病原体で陽性になることが25％ある．
- 迅速IgM検査は診断に有用であるが，罹患後，長期に陽性が持続するなど問題点も多い．
- 末梢血白血球数は正常が多く，増加がみられても軽度である．
- 肝機能障害がみられることがある．
- 画像所見は，間質性陰影，肺胞性陰影あるいはその両者がみられ，病変は下葉に多いとされる．胸水の合併は少ない．
- 高分解能CT（HRCT）では，小葉中心性結節，斑状の浸潤影，分岐する線状影，気管支血管束の肥厚，スリガラス陰影などがみられる．

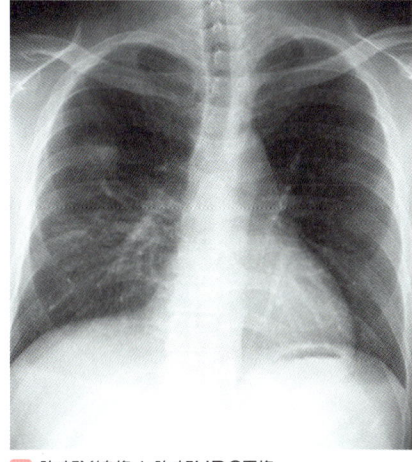

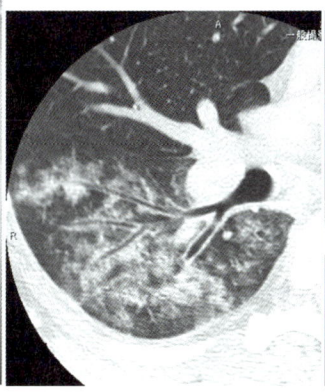

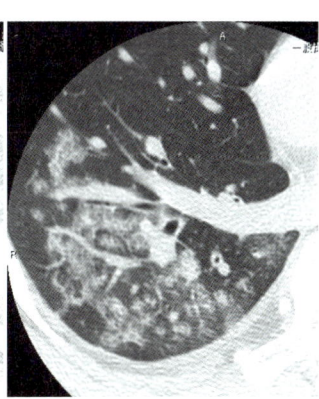

胸部X線像と胸部HRCT像
30歳代，男性．胸部X線写真（左）では右中肺野に結節様陰影，右下肺野に斑状影と気管支壁の肥厚が認められる．胸部高分解能CT（右）では気管支壁の肥厚と小葉中心性および気管支血管束に沿って分布するスリガラス陰影および浸潤影を認めた．

Section 4 治療

- 細胞壁がないため，細胞壁合成を阻害するペニシリン系やセフェム系抗菌薬は無効である．
- 肺炎に対する治療はテトラサイクリン系抗菌薬，マクロライド系抗菌薬，ニューキノロン系抗菌薬を14～21日投与する．
- 重症例では副腎皮質ステロイド薬を併用する．
- 治療で症状は軽減するが，除菌はできないとされている．
- マクロライド耐性菌が報告されており，その増加が懸念されている．

Unit 3-7 クラミジア肺炎

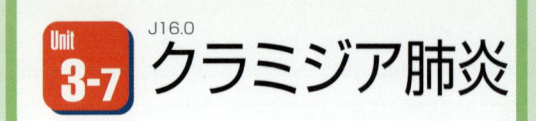

J16.0

Chlamydophila pneumoniae pneumonia

疾患概念
起炎菌は偏性細胞内寄生細菌である肺炎クラミジアである．市中肺炎の原因菌としては3～4番目に多く，他の細菌との混合感染も多いとされている．潜伏期間は3～4週で，症状は上気道症状，咽頭痛，発熱，乾性咳嗽が多い．細胞壁がないため細胞壁を標的とするβラクタム系抗菌薬は無効であり，テトラサイクリン系抗菌薬，マクロライド系抗菌薬，ニューキノロン系抗菌薬が選択される．

SUMMARY Map

誘因・原因
- 起炎菌は，細胞内でのみ増殖可能な偏性細胞内寄生細菌である肺炎クラミジア．
- 飛沫感染で広がり，小児期後期から若年成人でピークである．
- 市中肺炎の原因菌としては3～4番目に多く，他の細菌との混合感染も多い．

病態
- 細胞外で宿主に感染する際には基本小体，細胞内で増殖する際には網様体という形態をとり，感染細胞を破壊して細胞外へ放出される．

症状・臨床所見
- 再感染は高齢者に多いとされる．
- 若年成人では急性咽頭炎，副鼻腔炎，気管支炎，肺炎の原因．
- 感染の潜伏期間は3～4週で，症状は上気道症状，咽頭痛，発熱，乾性咳嗽．頑固な咳嗽が遷延する．

検査・診断・分類
- グラム染色では菌は確認できず，培養も困難．
- 血清学的診断が主な診断法．酵素免疫測定法（ELISA法）で，ペア血清IgM-ID（インデックス値）1.6以上，IgG-ID 1.35以上，IgA-ID 1.0以上の変化があれば急性感染とする．
- CTで，肺炎球菌性肺炎と比較して気道の拡張や気管支血管束の肥厚が多くみられる．

治療
- βラクタム系抗菌薬は無効．
- テトラサイクリン系抗菌薬，マクロライド系抗菌薬，ニューキノロン系抗菌薬を選択．
- クラミジアの増殖形式も考慮して，治療期間は14日程度．

Section 1 誘因・原因

- 起炎菌は，細胞内でのみ増殖可能な偏性細胞内寄生細菌である肺炎クラミジア（*Chlamydophila pneumoniae*）である．
- クラミジアは近年再分類され，性器クラミジア感染症の原因菌の*Chlamydia Trachomatis*は*Chlamydia*属に，*Chlamydia pneumoniae*はオウム病の起炎菌の*C. psittaci*などとともに，*Chlamydophila*に分類された．
- クラミジアの感染様式は菌種によって異なる．

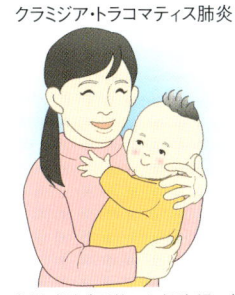

クラジミア肺炎　　　　クラジミア・トラコマティス肺炎　　　オウム病

飛沫感染(ヒトからヒトへ)　　産道感染(母体から新生児へ)　　塵埃感染(鳥からヒトへ)

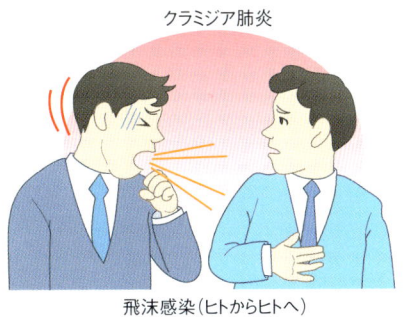

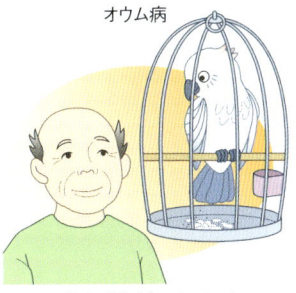

■ クラジミアの感染経路

- 複数の形態をとり，基本小体は細胞外で宿主に感染する際に，宿主細胞に感染後，封入体を作り細胞内で増殖する際には網様体という形態をとり，感染細胞を破壊して細胞外へ放出される．
- 飛沫感染で広がり，血清学的に感染は小児期後期から若年成人でピークである．
- 市中肺炎の原因菌としては3～4番目に多く，他の細菌との混合感染も多いとされている．

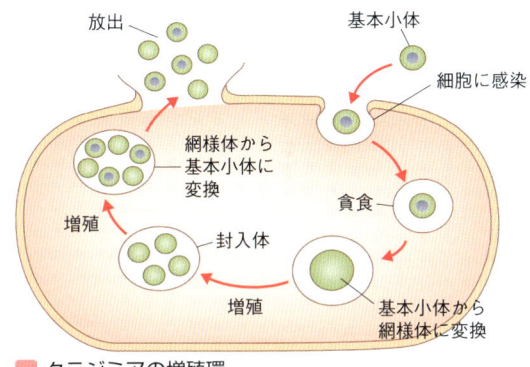

放出／基本小体／細胞に感染／網様体から基本小体に変換／貪食／増殖／封入体／増殖／基本小体から網様体に変換

■ クラジミアの増殖環

Section 2　症状・臨床所見

- 全年齢層にみられるが，再感染は高齢者に多いとされる．
- 若年成人では急性咽頭炎，副鼻腔炎，気管支炎，肺炎の原因になる．
- 感染の潜伏期間は3～4週で，症状は上気道症状，咽頭痛，発熱，乾性咳嗽が多い．頑固な咳嗽が遷延することが特徴である．
- 本菌の単独感染は軽症が多く，38℃以上の発熱は半数以下である．
- 肺炎球菌と比較すると頭痛と入院までの有症状期間が長く，肺炎球菌およびマイコプラズマと比較して高齢者に多い．

Section 3　検査・診断・分類

- グラム染色では菌は確認できず，培養も困難である．
- 血清学的診断が主な診断法である．酵素免疫測定法(ELISA法)でペア血清IgM-ID(インデックス値)1.6以上，IgG-ID 1.35以上，IgA-ID 1.0以上の変化があれば急性感染とする．単一血清での基準はIgM-ID1.6以上，IgG-ID 3.0以上，IgA-ID 3.0以上である．
- 末梢血白血球数は軽度上昇にとどまる．
- CT上，肺炎球菌性肺炎と比較して気道の拡張や気管支血管束の肥厚が多くみられる．

Section 4　治療

- 細胞内寄生菌のため細胞内への移行性の良好な抗菌薬を選択しなければならない．また細胞壁がないため細胞壁を標的とするβラクタム系抗菌薬は無効．
- テトラサイクリン系抗菌薬，マクロライド系抗菌薬，ニューキノロン系抗菌薬が選択される．
- クラジミアの増殖形式も考慮して，治療期間14日程度である．

Unit 3-8 A48.1 レジオネラ肺炎

疾患概念
レジオネラ肺炎の原因菌は Legionella pneumophila によることが多く、水系に生息している。その生息域で菌を含むエアゾルを吸入することによって感染する。

Legionella pneumonia (Legionnaires' disease)

SUMMARY Map

誘因・原因

- レジオネラ症（legionellosis）は**レジオネラ属菌**による感染症である。感染症法の4類感染症に指定されており、診断すれば届出義務がある。
- レジオネラ症には、**レジオネラ肺炎**と**ポンティアック熱**が含まれる。
- レジオネラ肺炎の起炎菌は Legionella pneumophila **血清型1**が最多で、他に Legionella pneumophila の他の血清型、L. bozemanii、L. micdadei などがある。
- Legionella pneumophila は**水系**に生息しているが、その自然生息域で**菌を含むエアゾル**を吸入することで感染する。
- レジオネラ肺炎発症の危険因子は、喫煙、慢性肺疾患、高齢、免疫不全、男性などであるが、合併症のない若年者にもみられることがある。

病態

- Legionella pneumophila には多数の**繊毛**があり、それにより気道上皮細胞に接着するため、喫煙、肺疾患など線毛運動が低下していると肺炎に罹患しやすいとされている。**肺胞マクロファージ***の細胞質内にて増殖する。

症状・臨床所見

- **ポンティアック熱**：発熱、頭痛などがみられるが、肺炎はみられない。自然軽快する。
- **肺炎**：上気道炎症状はまれで倦怠感、頭痛、筋肉痛で始まり、悪寒戦慄を伴う**高熱**、**乾性咳嗽**、**喀痰**がみられる。**消化器症状**や**中枢神経症状**を伴うことがあり、死亡率は10〜20％と高い。

検査・診断・分類

- 培養：BCYEα培地が優れている。
- 血清抗体価：**ペア血清で4倍以上**、**単独血清で256倍以上**を陽性とする。
- 尿中抗原の検出：Legionella pneumophila 血清型1のリポ多糖（LPS）を中心とする**可溶性抗原の検出**。
- 画像所見：胸部X線所見では浸潤影、CT所見ではスリガラス陰影に浸潤影を認める。

治療

- 初期に適切な**抗菌療法**の施行。
- 細胞内寄生菌であるため、**細胞内移行性がよい抗菌薬**の使用。

用語解説

肺胞マクロファージ
肺胞表面に存在し、異物の貪食、抗原提示、前炎症性サイトカインなどのケミカルメディエータ産生などを介し宿主防御に重要な役割を果たしている細胞。

Section 1 誘因・原因

- レジオネラ症は好気性ブドウ糖非発酵グラム陰性桿菌であるレジオネラ属菌による感染症である．
- レジオネラ症(legionellosis)には，レジオネラ肺炎とポンティアック熱が含まれる．レジオネラ肺炎は成人市中肺炎の3％程度を占め，孤発，集団発生ともに認められる．
- レジオネラ属には50種程度の菌種が含まれるが，肺炎の起炎菌としては*Legionella pneumophila*血清型1が最多で，他に*Legionella pneumophila*の他の血清型，*L. bozemanii*，*L.micdadei*，*L. longbeachae*などがある．
- *Legionella pneumophila*は水系に生息しているが，その自然生息域で菌を含むエアロゾルを吸入することで感染する．
- そのため，エアロゾルを発生する温泉，循環式浴槽，加湿器などが発症原因になる．給水設備に定着すると院内発症の原因になることもある．*L. longbeachae*は土壌から分離され，造園業者や園芸などでの感染が報告されている．
- レジオネラ肺炎発症の危険因子は，喫煙，慢性肺疾患，高齢，免疫不全，男性などであるが，合併症のない若年者にもみられることがある．

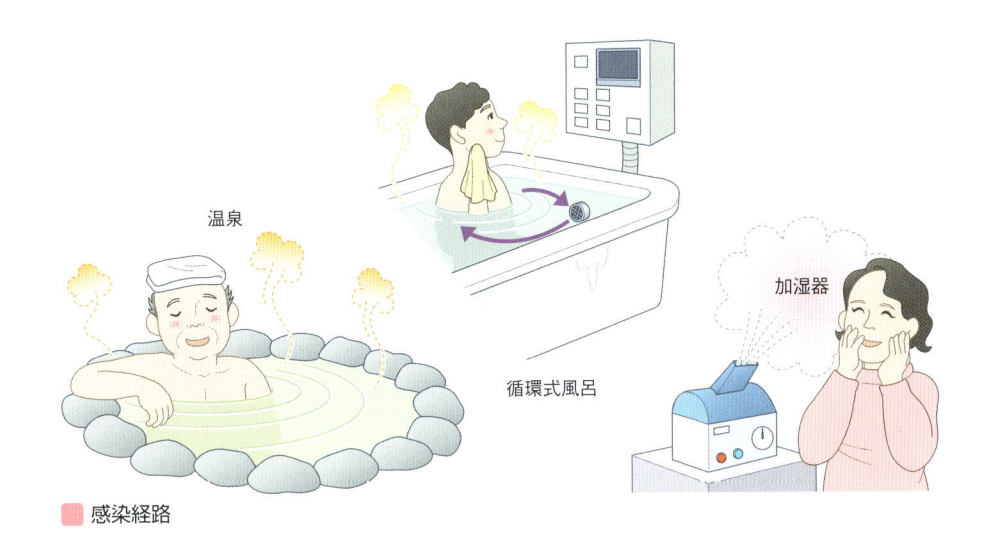

温泉
循環式風呂
加湿器
■ 感染経路

Section 2 症状・臨床所見

■ ポンティアック熱
- 潜伏期間は1～2日．インフルエンザ様症状で肺炎はみられない．
- 罹患率，発症率が高いが自然軽快する．

■ 肺炎
- 潜伏期間2～10日．
- 上気道炎症状はまれで倦怠感，頭痛，筋肉痛で始まり，悪寒戦慄を伴う高熱，当初は乾性咳嗽，その後，喀痰がみられる．
- 下痢や中枢神経症状を伴うことがあり，中枢神経症状では不穏や意識障害が多い．
- 本症に比較的特徴的とされる症状・所見は，下痢，精神神経症状，40℃以上の発熱，比較的徐脈，横紋筋融解症である．40℃以上の高熱は肺炎例の20％にみられるとされている．
- 画像所見に比して低酸素血症が高度であることが多い．
- 死亡率10～20％と高く，重症，あるいは原因不明肺炎ではレジオネラ肺炎を考慮すべきである．
- 膿瘍形成は多くないが，免疫抑制例では頻度が高まる．

Section 3 検査・診断・分類

- 細胞内の菌はグラム染色により染色されにくく，ヒメネス(Gimenez)染色，蛍光抗体染色が用いられる．
- 良質の喀痰のグラム染色で有意な菌がみられない場合，レジオネラを考慮する必要がある．
- 栄養要求性が厳しいため，通常の培地に発育しない．BCYEα培地などを用いる．コロニーの発育は通常の細菌より遅く，3〜5日程度が必要である．
- 抗体はペア血清で4倍以上，かつ一方が128倍以上，単独血清で256倍以上を陽性とする．
- 尿中抗原は，最も頻度が高い $L.\ pneumophila$ 血清型1のリポ多糖(LPS)を中心とする可溶性抗原を検出する．感度，特異度ともに高く，症状出現3日後で陽性化し，陰性化は約2か月とされる．抗菌薬投与に影響されない．
- 胸部X線所見では，浸潤影は初期には肺末梢から始まり，急速に進行する．
- 胸部CT所見では，比較的広範に広がるスリガラス陰影に，区域性あるいは亜区域性の気管支血管束周囲の斑状の浸潤影の混在がみられるものが約2/3，葉あるいは区域性の比較的均一な浸潤影を示すものが約1/3である．
- 器質化の頻度が高く，治療開始後も改善は遅い．浸潤影の改善には1〜4か月を要することが多い．
- 白血球は15,000/μL以上になることは少なく，リンパ球減少(1,000/μL以下)はしばしば認められる．
- 低ナトリウム血症，肝機能障害，クレアチンキナーゼ(CK)高値も多くみられる．

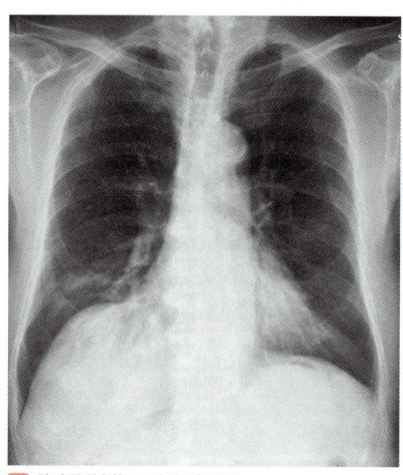

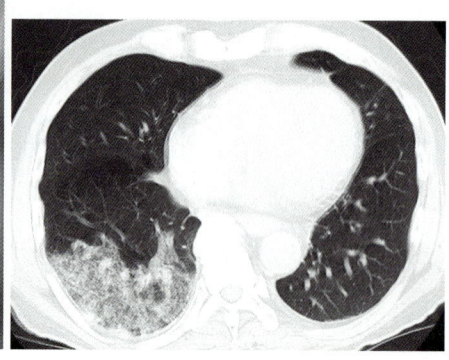

胸部X線像と胸部CT像
75歳，男性，COPD(病期I期)．発熱(39.4℃)で当科紹介，胸部X線写真で右下肺野に，一部横隔膜と重なって，濃度が不均一な融合陰影を，胸部CTでは右下葉に区域性の斑状に濃度の濃いスリガラス陰影を認め，肺炎と診断．白血球 9400/μL(リンパ球 8.7%)．尿中レジオネラ抗原陽性．ニューキノロン系抗菌薬で治療．自宅では24時間循環式風呂を使用，浴槽からレジオネラ菌が培養された．

Section 4 治療

- 急速に進行するため原則入院治療が必要で，治療期間は2〜3週間である．
- 初期に適切な抗菌療法が施行されなければ死亡率は増加する．
- βラクタム系薬(ペニシリン系，セフェム系，カルバペネム系，モノバクタム系，ペネム系，βラクタマーゼ阻害薬)は無効であり，細胞内寄生菌であるため細胞内移行性がよい抗菌薬による治療が必要である．

■外来治療の場合
- 経口ニューキノロン系抗菌薬，経口マクロライド系抗菌薬，リファンピシン，経口ケトライド系抗菌薬

■入院治療の場合
- 注射用ニューキノロン系抗菌薬，注射用マクロライド系抗菌薬＋リファンピシン

■BCYE(α)：buffered charcoal yeast extaract agar supplemented with α ketoglutarate　■クレアチンキナーゼ(CK)：creatine kinase　■リポ多糖(LPS)：lipopolysaccharide

Unit 4 誤嚥性肺炎 J69.0

aspiration pneumonia

疾患概念
口腔内常在菌が肺に流れ込んで生じる肺炎．肺炎による死亡者のうち95%は65歳以上であり，高齢者の入院肺炎症例の多くは誤嚥性肺炎である．誤嚥性肺炎の原因は主として不顕性誤嚥*である．診断は，肺炎の診断以外に嚥下機能障害の存在を示す必要がある．治療には，抗菌薬の投与と肺炎発症の予防が重要である．

SUMMARY Map

誘因・原因
- 口腔・咽喉頭への病原菌の定着＋誤嚥（主に夜間の不顕性誤嚥）．
- 嚥下障害の主な原因：急性および陳旧性の脳血管障害．
- その他の原因：気管挿管，経鼻胃管，嘔吐，胃食道逆流など．

病態
- 嚥下機能障害により，口腔・咽喉頭に定着している病原菌が嚥下されずに下気道に侵入する（不顕性誤嚥）．夜間に多い．
- 口腔・咽頭に定着している病原菌が，気管チューブの外側からカフをすり抜けて下気道に侵入する〔人工呼吸器関連肺炎（VAP）〕．

症状・臨床所見
- 症状：通常の肺炎と同様に発熱，咳嗽，喀痰．ただし，高齢者に多いため，症状が乏しいこともある．
- その他の臨床所見：通常の肺炎と同様に発熱，頻脈，低酸素，水泡音（coarse crackles）の聴取など．

検査・診断・分類
- 検査：通常の肺炎と同様に，炎症所見の存在，および胸部X線，胸部CTで浸潤影．
- 嚥下機能の評価法：簡易嚥下誘発試験が，不顕性誤嚥をベッドサイドで確認できる検査として優れている．その他，水飲み試験や嚥下造影（VF）など．
- 診断：嚥下障害の存在＋胸部写真で浸潤影＋炎症所見．
- 人工呼吸器関連肺炎（VAP）の診断：気管挿管による人工呼吸開始48時間以降に発症する肺炎．

治療
- **薬物療法**
  - 抗菌薬：抗菌力がグラム陽性球菌を必ずカバーするものを使用．嫌気性菌*，複数菌感染に注意．
  - 人工呼吸器関連肺炎（VAP）は予後不良のため，2種類の抗菌薬を併用して広域に治療を開始．緑膿菌を含むグラム陰性桿菌，耐性菌にも注意．
- **非薬物療法：予防**
  - 不顕性誤嚥による肺炎再発の予防も重要．
  - 睡眠薬の減量・中止，ベッド挙上，口腔ケア，歯科治療，栄養対策，リハビリテーション．人工呼吸器関連肺炎（VAP）予防には，さらにカフ上部に貯留した分泌物を吸引，など．

用語解説

不顕性誤嚥
睡眠中など本人が気づかないうちに，主に少量の唾液を気道に吸引すること．

嫌気性菌
酸素が存在しない環境下では発育できない細菌のこと．主に発酵でエネルギー代謝を行う．ペプトストレプトコッカス属が代表的である．

Chapter 1 呼吸器感染症　誤嚥性肺炎

115

Section 1 誘因・原因

- 誤嚥性肺炎の原因は，嚥下機能の低下，および口腔・咽喉頭への病原菌の定着である．
- 嚥下障害の主な原因として，急性および陳旧性の脳血管障害があり，その他の原因として，気管挿管，経鼻胃管，嘔吐，胃食道逆流などがある．
- 嚥下機能障害により，口腔・咽喉頭に定着している病原菌が嚥下されずに下気道に侵入する（不顕性誤嚥）．これは夜間に多くみられる．
- 人工呼吸器装着中，口腔・咽頭に定着している病原菌が，気管チューブの外側からカフをすり抜けて下気道に侵入して起こる肺炎を，人工呼吸器関連肺炎（VAP）という．

■嚥下障害の原因
- 急性および陳旧性の脳血管障害
- 人工呼吸器関連肺炎（VAP）
- 経鼻胃管
- 神経筋疾患
- 意識障害，認知症
- 胃食道逆流，胃切除後
- 頸部腫瘍（術後を含む）

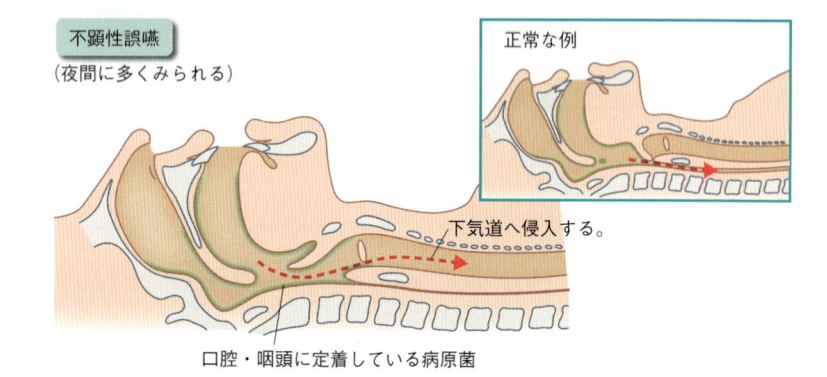

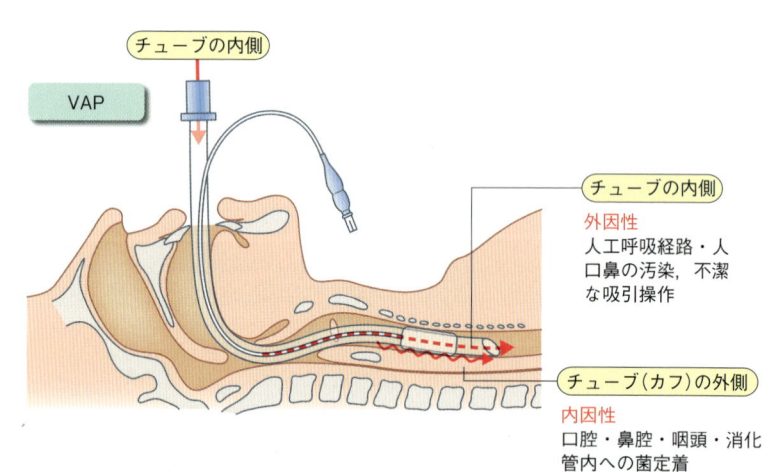

不顕性誤嚥（夜間に多くみられる）

正常な例

下気道へ侵入する．

口腔・咽頭に定着している病原菌

VAP
チューブの内側

チューブの内側
外因性
人工呼吸経路・人口鼻の汚染，不潔な吸引操作

チューブ（カフ）の外側
内因性
口腔・鼻腔・咽頭・消化管内への菌定着

■不顕性誤嚥と人工呼吸器関連肺炎（VAP）の発生機序

Section 2 症状・臨床所見

- わが国において，肺炎は全死亡原因の第4位である．
- 肺炎による死亡者のうち95％は65歳以上であり，このうち誤嚥性肺炎は，入院を要する市中肺炎の60％，院内肺炎の87％を占める．さらに70歳以上では70％，90歳以上では約95％が誤嚥性肺炎であると報告されている．高齢者の入院肺炎症例の多くは誤嚥性肺炎である，との認識が必要である．
- 症状としては，通常の肺炎と同様に発熱，咳嗽，喀痰がみられる．
- その他の臨床所見として，頻脈，低酸素，水泡音（coarse crackles）の聴取などがある．

高齢者に多いため，症状が乏しいことに注意する．

Section 3 検査・診断・分類

胸部X線およびCT所見

- 胸部X線，胸部CTで浸潤影を認める．とくに両側の陰影や下葉優位の陰影がある．

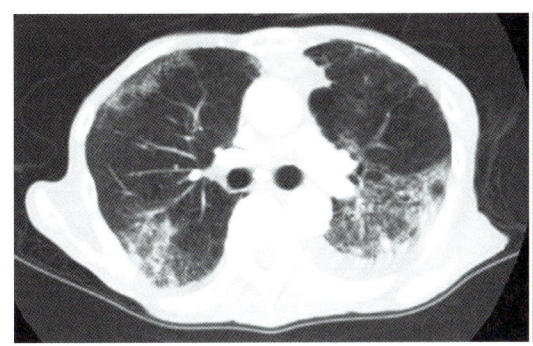

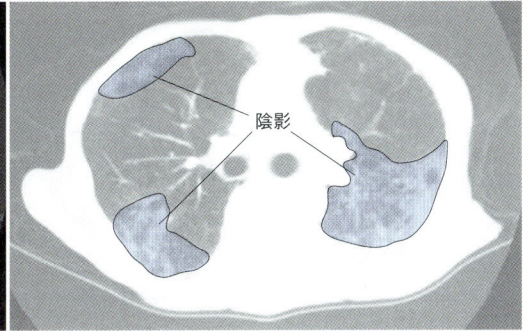

誤嚥性肺炎のCT画像

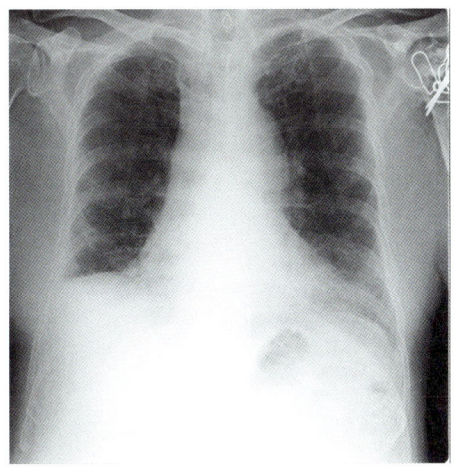

誤嚥性肺炎のX線画像
立位困難な患者の坐位前→後像で，左肺底部に湿潤影を認める．

嚥下機能検査

- 簡易嚥下誘発試験が，不顕性誤嚥をベッドサイドで確認できる検査として優れている．その他，水飲み試験，反復唾液嚥下検査，嚥下内視鏡検査，嚥下造影検査などを行う．

■ 嚥下機能検査

簡易嚥下誘発試験	● 患者を臥位にし，5Frの経鼻細管を鼻腔から13～14cm，挿入する．蒸留水を0.4mL注入し，3秒以内に嚥下反応が観察されれば，正常と判定する．唯一，臥位での不顕性誤嚥を検出しうる方法である．
水飲み試験	● 水10mLをコップで飲んでもらう．10秒以内に1回でむせることなく飲むことができれば，正常と判定する．
反復唾液嚥下試験	● 30秒間に何回，空嚥下ができるかを，触診による喉頭挙上運動を確認する．4回以上，空嚥下できれば，正常と判定する．
嚥下内視鏡検査，嚥下造影検査(VF)	● ともに耳鼻科に依頼して嚥下機能を評価する．

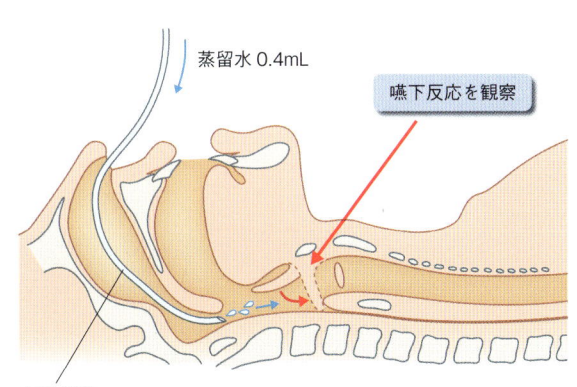

病原診断

- 喀痰培養，血液培養，肺炎球菌尿中抗原．

診断

- 日本，欧米ともに誤嚥性肺炎の明確な定義や診断基準が確立されていない．
- 現時点では嚥下障害の存在を確認し，胸部写真で浸潤影を認め，白血球数，CRPが上昇していれば誤嚥性肺炎と診断する．
- 気管挿管による人工呼吸開始48時間以降に発症する肺炎は，人工呼吸器関連肺炎(VAP)と診断する．

簡易嚥下誘発試験

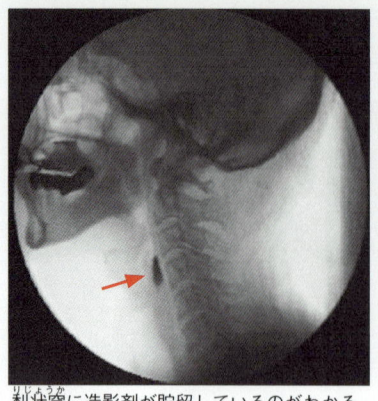

梨状窩に造影剤が貯留しているのがわかる．　　嚥下動作中に誤嚥が生じている

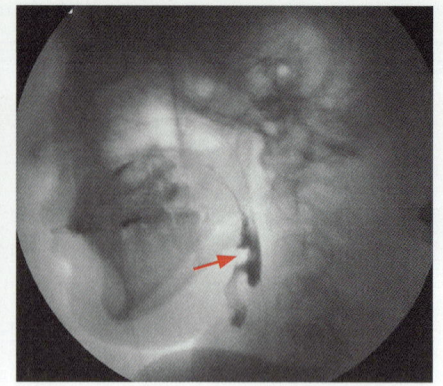

■ VF検査画像

(写真提供：昭和大学歯学部口腔衛生学教室・弘中祥司氏)

Section 4 治療

薬物療法

■ 抗菌薬の与薬
- 誤嚥性肺炎の原因菌としては肺炎球菌，インフルエンザ菌，黄色ブドウ球菌，嫌気性菌などの頻度が高い．
- 肺炎の重症度や全身状態などに応じ，アンピシリン／スルバクタム（ユナシンS®），ピペラシリン／タゾバクタム（ゾシン®），第3世代セフェム系抗菌薬＋クリンダマイシン（ダラシン®），カルバペネム系抗菌薬などから選択する．

非薬物療法：予防

■ 食事
- 食事を開始する際には，摂食嚥下機能の評価を行って経口開始の適否や時期を判断し，摂食プログラムを立てることが勧められている．
- 経口摂取が困難な場合，胃瘻を造設すること（PEG）が多いが，PEGを用いても夜間の不顕性誤嚥を予防することはできない．PEGは肺炎の予防策というよりも，栄養摂取の手段に過ぎないと認識しておくべきである．

■ ベッドアップ
- 食事開始時の摂食時の体位は，30°仰臥位で頸部の軽度前屈が基本である．
- 食後は30°以上のベッドアップを1時間以上行うことが望ましい．

■ 嚥下機能の向上
- エビデンスレベルは高くないものの，言語療法士（言語聴覚士，ST）による嚥下機能リハビリテーションによって肺炎の発症率が低下すると報告する比較試験は，複数存在する．
- その他，栄養状態や筋力の向上，鎮静薬・睡眠薬・向精神薬の減量・中止，経鼻胃管の中止なども嚥下機能の向上に役立つ．

■ 口腔ケア
- 誤嚥性肺炎の原因となる口腔・咽喉頭に定着する病原菌を減少させ，不顕性誤嚥が存在しても，肺炎を発症しにくくする効果がある．

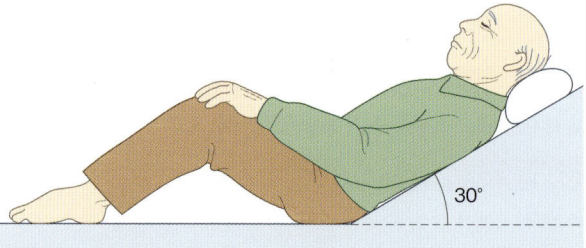

■ ベッドアップ
食後30°以上のベッドアップ1時間以上を行う．

■ C反応性タンパク（CRP）：C-reactive protein　■ 経皮内視鏡的胃瘻造設術（PEG）：percutaneous endoscopic gastrostomy　■ 言語聴覚士（ST）：speech-language-hearing therapist　■ 人工呼吸器関連肺炎（VAP）：ventilator-associated pneumonia

Unit 5 ウイルス性肺炎

J12.9

viral pneumonia

疾患概念
上気道に感染するウイルスが肺炎を引き起こす場合と，全身への感染の一症状として肺炎が存在する場合がある．免疫が抑制されている人の発症が多いが，健常者も発症しうる．サイトメガロウイルスは免疫抑制者，インフルエンザは健常者でも重症化しうるが，どちらも非侵襲的な早期診断と治療が可能である．

SUMMARY Map

誘因・原因

- 通常は上気道に感染し，健常者にウイルス肺炎を発症しうるウイルスとして，最も多いのが**インフルエンザウイルス**．次にRSウイルスが多い．その他がアデノウイルス，パラインフルエンザウイルス，メタニューモウイルス，コロナウイルス（SARSウイルスを含む）など．
- 全身感染の一部として，健常者にウイルス肺炎を発症しうるウイルスとして，麻疹ウイルス，水痘ウイルスがある．
- 免疫抑制患者に発症するウイルス肺炎は上記すべてのウイルスや**サイトメガロウイルス（CMV）**である．

病態

- ウイルス性肺炎は市中肺炎の原因の1～16％で，細菌との混合感染も多い．
- 上気道に感染するウイルスが肺炎を起こす場合と，全身への感染の一症状として肺炎が存在する場合がある．
- 重症化の可能性があるため，注意が必要なのは，インフルエンザ，水痘，サイトメガロウイルス（CMV）である．免疫抑制患者にも注意する．

症状・臨床所見

- 軽微な炎症所見がみられる．
- 症状は非特異的である（麻疹と水痘は特徴的）．

検査・診断・分類

- 細菌性肺炎との画像の相違点：両側性，過膨張，気管支壁の肥厚，細気管支炎，間質の肥厚など．
- 診断は炎症所見＋胸部画像診断＋ウイルスの存在診断＋他疾患の除外．ただし，肺炎像＋ウイルスの存在＝ウイルス性肺炎，とは限らないことに注意．
- 気管支鏡によるウイルスの存在診断は不要なことが多い．

治療

- **インフルエンザ，水痘，サイトメガロウイルス（CMV）は抗ウイルス薬**を投与．その他は主に対症療法．
- 混合感染を疑えば，抗菌薬を投与．

Section 1 誘因・原因

- 通常は上気道に感染し，健常者にウイルス性肺炎を発症しうるウイルスが原因である．主なウイルスは次のとおりである．

- インフルエンザウイルス：最も多い（p.91 参照）．
- RSウイルス：インフルエンザの次に多い．鼻症状が著明．
- その他：アデノウイルス，パラインフルエンザウイルス，メタニューモウイルス，コロナウイルス（SARSウイルスを含む）など．
● 全身感染の一部として，健常者に肺炎を発症しうるウイルスを以下に示す．肺炎を発症したときには，すでに診断がついていることが多い．
- 麻疹ウイルス：約10%に肺炎を合併するが，麻疹全体の致死率は0.1～0.2%である．ウイルス性肺炎よりも細菌性肺炎の合併が多い．ウイルス性肺炎は病初期に出現する．
- 水痘ウイルス：肺炎は主に軽症だが，ときに重症化する．
● 免疫抑制患者に発症するウイルス肺炎は，上記すべてのウイルスやサイトメガロウイルス（CMV）がある．
● サイトメガロウイルスは無症候感染や既感染が多い．サイトメガロウイルス肺炎の多くは，ニューモシスチス肺炎に合併する．造血幹細胞移植後に感染した場合の致死率は50%以上である．
● ウイルス性肺炎は市中肺炎の原因の1～16%で，原発性ウイルス性肺炎のほか，細菌との混合感染も多くみられる．

Section 2 症状・臨床所見

● 軽微な炎症所見がみられる．
● 重症化の可能性があることから注意が必要なのは，インフルエンザ，水痘，サイトメガロウイルスである．その他は主に軽症である．
● 症状は非特異的である（麻疹と水痘は特徴的）．

Section 3 検査・診断・分類

● ウイルス性肺炎の診断は，①炎症所見，②胸部画像診断で肺炎像，③ウイルスの存在診断，④他疾患の除外によって行われる．ただし，肺炎像＋ウイルスの存在＝ウイルス性肺炎，とは限らないことに注意する．
● 白血球数は正常，または低下している．
● 陰影の範囲と比較して，CRPが低値であるという特徴がみられる．

■ ウイルス性肺炎を疑う根拠

症状	● 鼻汁，鼻閉，咽頭痛 ● 皮疹 ● 筋痛，関節痛 ● 下痢
炎症所見	● 白血球数が正常～低下 ● 陰影の範囲と比較してCRPが低値
画像	● 両側性の陰影 ● 小葉中心性の粒状影（細気管支炎）と気道に沿った浸潤影（肺炎）の混在 ● 肺胞性陰影と間質性陰影の混在

画像診断

● 細菌性肺炎の画像との相違点として，両側性，過膨張，気管支壁の肥厚，細気管支炎，間質の肥厚などがある．
● サイトメガロウイルス肺炎は，びまん性のスリガラス陰影を特徴とする間質性肺炎像を示す．

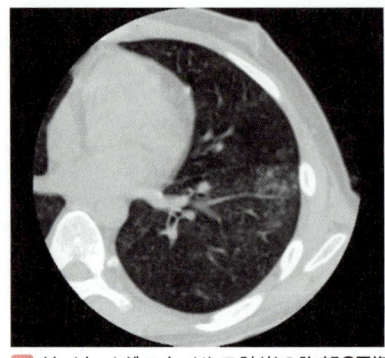

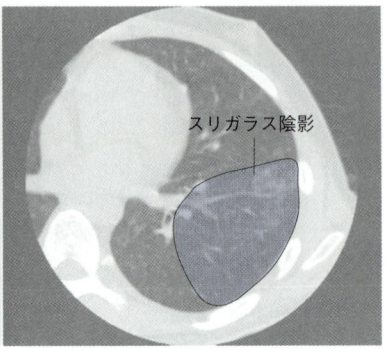

■ サイトメガロウイルス肺炎の胸部CT像

ウイルスの存在診断

- ウイルスの存在診断には，ウイルス分離，病理検査（細胞診，組織診），迅速抗原検査，血清抗体，PCRなどの方法がある．
- インフルエンザ，水痘，サイトメガロウイルスは重症化の可能性があるため，診断を確定させる意義が大きい．
- 気管支鏡は不要なことが多い．

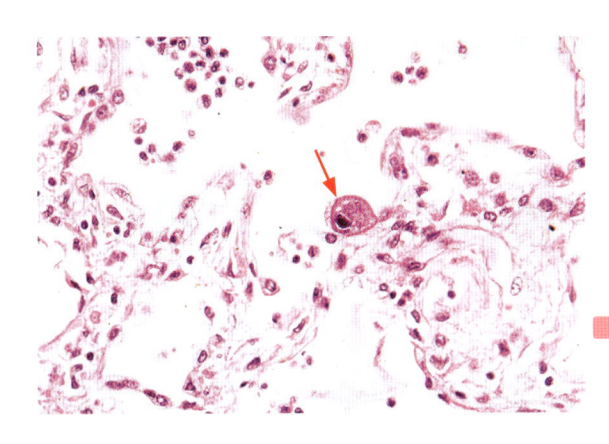

サイトメガロウイルス肺炎病理組織像
腫大した肺胞上皮の核内に大きい1個の好酸性の封入体（REP）がみられる．
（日本病理学会教育委員会：病理コア画像，2010）

■ウイルスの存在診断方法

診断方法	特徴
ウイルス分離	●ゴールドスタンダードだが数日～数週間かかり，感度も低い．
病理検査	●BALやTBLBによる細胞診や組織診で，感染細胞の核内・細胞質内にウイルス封入体や多核巨細胞を認めれば，ウイルス性肺炎を強く疑う． ●免疫染色や in situ hybridizationで診断を確定できる．
迅速抗原検査	●インフルエンザ以外に小児ではRSウイルス，アデノウイルスがあり有用だが，成人では感度が低い．
血清抗体	●ペア血清でIgG抗体が4倍以上の上昇を証明．IgM抗体があれば有用．
PCR	●感度が高い．陽性でウイルスの存在を証明しても，肺炎とは無関係のことがある．
アンチゲネミア	●血液検査によるサイトメガロウイルス感染の診断．ただし，感染症発症の証明ではない．

■早期に診断可能なウイルス

ウイルス名	診断方法
インフルエンザウイルス	迅速抗原検査
麻疹ウイルス	発熱や皮疹などから臨床診断（IgM抗体）
水痘ウイルス	発熱や皮疹などから臨床診断（IgM抗体）
サイトメガロウイルス	アンチゲネミア

Section 4 治療

- インフルエンザ，水痘，サイトメガロウイルスには抗ウイルス薬がある．これらは診断を確定する必要がある．
- その他は診断が確定しなくても自然に軽快するものがほとんどであり，対症療法が主となる．
- 細菌性肺炎との混合感染が疑われる場合は，抗菌薬を投与する．

■治療薬が存在し肺炎を発症しうるウイルス

ウイルス名	薬剤名
インフルエンザウイルス	アマンタジン塩酸塩（シンメトレル®） ザナミビル水和物（リレンザ®） オセルタミビルリン酸塩（タミフル®）
水痘ウイルス	アシクロビル（ゾビラックス®） バラシクロビル塩酸塩（バルトレックス®）
サイトメガロウイルス	バルガンシクロビル塩酸塩（バリキサ®） ガンシクロビル（デノシン®）

■気管支肺胞洗浄（BAL）：bronchoalveolar lavage　■サイトメガロウイルス（CMV）：cytomegalovirus　■C反応性タンパク（CRP）：C-reactive protein　■免疫グロブリンG（IgG）：immunoglobulin G　■免疫グロブリンM（IgM）：immunoglobulin M　■ポリメラーゼ連鎖反応（PCR）法：polymerase chain reaction　■RSウイルス（RSV）：respiratory syncytial virus　■重症急性呼吸器症候群（SARS）：severe acute respiratory syndrome　■経気管支肺生検（TBLB）：transbronchial lung biopsy

重症急性呼吸器症候群（SARS）

■**概説**
- SARS（サーズ）とはsevere acute respiratory syndromeの略で，SARSコロナウイルス（大きさは60〜160nm）が起因病原体である．潜伏期間は多くは2〜7日，最大10日間である．
- ヒトにかぜ様症状を起こすコロナウイルスの突然変異であると考えられている．
- SARS患者の発生は，2004年以降2010年まで5年以上，報告されていない．

■**感染経路**
- 感染者に咳や肺炎などの呼吸器症状がみられることから，感染経路は飛沫感染，および疫学的検討から「SARS患者との濃厚な接触があった場合」に最も感染の危険性が高い（接触感染），と考えられている．
- 具体的には，患者のくしゃみや咳に含まれるウイルスを吸入するか，それらで汚染された物に触れ，その手で顔面の粘膜部分に触れることで感染する．家族や病院の医療従事者など，患者と接触のある人が感染する可能性が高い．

■**経緯**

■SARS出現から終息までの経緯

2002年11月	第1例は中国で発症
2003年2月	中国外での感染が認められてから流行が急速に拡大
2003年3月	WHOが注意喚起を発し，SARSと命名
2003年5月頃	新規患者が減少
2003年7月頃	WHOの終息宣言が出るまでに8,000人以上が感染し，約10%が死亡

●**SARSの電子顕微鏡写真**
電子顕微鏡でみるとウイルス表面から突起が多数出ており，太陽のコロナのようにみえることから，コロナウイルスという名が付けられた．
（国立感染症研究所ホームページより）

■**症状・臨床所見**
- 臨床所見として38℃以上の発熱，咳，全身倦怠，筋肉痛，数日で呼吸困難，乾性咳，呼吸不全を呈し，胸部X線所見で肺炎または急性呼吸窮迫症候群（ARDS）所見（スリガラス陰影）が認められる．
- 非流行期にSARSを疑う根拠としては，①発病第1週に高熱を認め，第2週に肺炎が出現する典型的な症状を呈する場合，②発病前10日以内に中国本土への渡航歴がある場合，の両者を満たす場合などである．

■**検査・診断・分類**
- SARSウイルスの分離，ペア血清で抗体価の上昇（両者とも時間がかかる）．
- PCR法は迅速だがSARSコロナウイルスに関しては感度が低く，手法が確立されていない．
- 血清学的検査や病原体検査を行い，感染の確認ならびに他疾患の除外診断を行う．

■**治療**
- 有効な治療法は確立されていない．対処療法が中心となる．
- 最新のSARS情報は，国立感染症研究所感染症情報センター，世界保健機関（WHO），米国疾病予防センター（CDC）の各ウェブサイトを確認のこと．

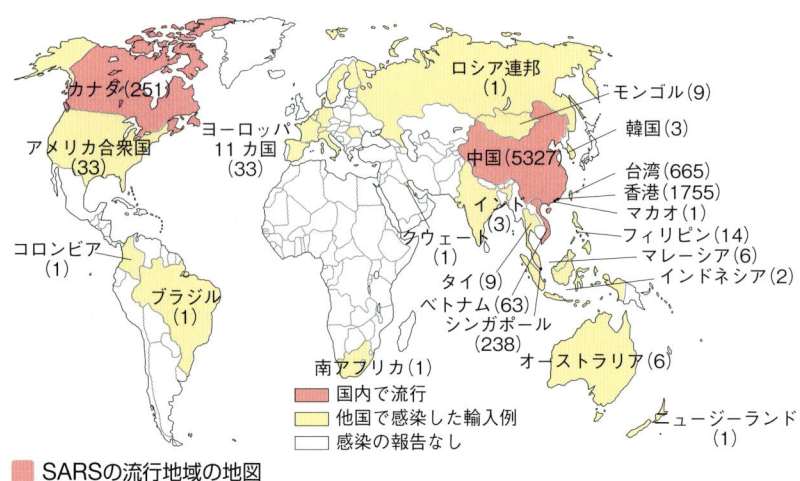

●**SARSの流行地域の地図**

カナダ（251）／アメリカ合衆国（33）／コロンビア（1）／ブラジル（1）／ヨーロッパ11カ国（33）／ロシア連邦（1）／モンゴル（9）／韓国（3）／中国（5327）／台湾（665）／香港（1755）／マカオ（1）／インド（3）／クウェート／フィリピン（14）／マレーシア（6）／タイ（9）／インドネシア（2）／ベトナム（63）／シンガポール（238）／南アフリカ（1）／オーストラリア（6）／ニュージーランド（1）

■ 国内で流行
■ 他国で感染した輸入例
□ 感染の報告なし

（WHO, 2003）

Unit 6-1 A16.2 肺結核

pulmonary tuberculosis

疾患概念
二類感染症に指定されている結核菌による肺感染症で飛沫核感染を生じる．塗抹検査陽性患者は感染の危険性が高い．感染者のうち生涯に約10％が発病する．発熱，体重減少などの全身症状，喀痰，咳嗽などの呼吸器症状がみられる．診断は結核菌の検出による．治療は初期4剤併用の6か月間が標準．耐性菌が問題になっている．

SUMMARY Map

誘因・原因
- 抗酸菌は結核菌群と非結核性抗酸菌に分類される．
- 肺結核は結核菌（*Mycobacterium tuberculosis*）による肺感染が原因．
- 感染は，飛沫の水分が蒸発して直径5μm以下になった飛沫核の吸入による**飛沫核感染**（空気感染）．
- 喀痰塗抹陽性例や患者との濃厚な接触により，感染の危険度が高まる．
- 生涯に感染者の10％程度が発病し，その約80％が感染後2年以内の発病である．
- 感染症法の二類感染症に指定されており，診断後ただちに最寄りの保健所に届出なければならない．

病態
- 多くが胸膜直下に初感染原発巣を認めるが，結核菌はその初感染原発巣から肺門リンパ節に達して，滲出性，乾酪性の病変をつくる．この初感染原発巣と肺門リンパ節病変の両者を初期変化群とよぶ．初期変化群は，大部分の患者で特異免疫の成立により自然治癒するが，一部では進行性に病変が形成される．これを一次結核症という．
- 初感染後，長期間を経て発病する二次結核症は，潜在していた初感染由来の菌が活動を再開することによる既感染発病で，成人型結核症ともよばれる．

症状・臨床所見
- 80％以上が自覚症状で発見．
- 全身症状として発熱，盗汗，全身倦怠感，体重減少，呼吸器症状として咳嗽，喀痰，血痰，喀血，胸痛などが主な症状である．

検査・診断・分類
- 画像検査：胸部X線検査，胸部CT検査
- 細菌検査：塗抹，培養，核酸増幅法，菌種同定，薬剤感受性
- 病理検査
- ツベルクリン反応，クオンティフェロン（QuantiFERON）®
- 結核菌が検出されれば感染症と診断する．

治療
- イソニアジド（INH），リファンピシン（RFP），ピラジナミド（PZA）の3剤にエタンブトール（EB）あるいはストレプトマイシン（SM）を加えた治療を初期2か月間施行することにより，最強かつ6か月の最短（short course）の治療法が可能となる．

飛沫
水分
飛沫核（直径5μm以下）
（結核菌を2～3個含む）

Section 1 誘因・原因

- 肺結核の起炎菌は，抗酸菌属の1つである好気性桿菌の結核菌（*Mycobacterium tuberculosis*）である．
- 結核菌の細胞壁は構成成分の50％以上を脂質が占めており，このことが染色されると酸やアルコールで脱色されない（抗酸性）要因になっている．
- 分裂速度は通常の細菌より遅く15～20時間であり，周囲環境条件が悪化すると分裂速度はさらに低下し，休眠状態（休止菌：persister）になる．この休止菌は代謝を行っていないため抗結核薬が無効で，再発の

原因になる．
- 肺胞に侵入後，マクロファージに貪食されるが，ファゴソーム(phagosome，食細胞中の膜に囲まれた小胞)内で生存・増殖し，最終的にマクロファージを破壊し放出される．

■ 感染対策

喀痰抗酸菌塗抹陽性患者への対応
① 基本的には陰圧個室への隔離を行う(室内は1時間あたり6回以上の換気，再循環式ではHEPAフィルターの使用などが推奨される)．
② 飛沫核発生防止のため，患者には会話や咳嗽時にタオルなどで口を覆うように指導し，室外への移動の際にはサージカルマスクを着用させる．
③ 医療者はN95マスクを着用する．

■ 感染
- 咳嗽，会話の際に発生する飛沫の水分が蒸発して直径5μm以下になったものを飛沫核という．この飛沫核が肺胞に到達し感染を生じる(飛沫核感染あるいは空気感染という．また，飛沫核は空中での滞留時間が長い)．
- 喀痰吸引，気管挿管，気管支鏡検査，結核菌が感染している創の洗浄，解剖などは多量の飛沫(飛沫核)を生じ，医療環境における感染の原因になる．
- 結核菌は基本的にヒト-ヒト感染で，環境中には検出されないため，検出されれば感染症と考えられる．
- 感染の危険度は，患者の喀痰の抗酸菌塗抹検査が陽性であるか否かと，陽性であればその量の多寡(排菌状況)，患者との接触の度合いなどに規定される．
- 喀痰塗抹陽性例と陰性例では，陽性例のほうが数倍～20倍程度感染性が高いとされる．
- 患者との接触に関しては，喀痰塗抹陽性例の家族では30～60％に感染がみられ，家族に次いで濃厚な接触者では，感染の危険度は患者家族の1/10程度とされている．
- 集団感染は，同一の感染源が2家族以上にまたがり，20人以上に感染させた場合と定義されている(感染源以外の発病者1人は感染者6人とみなして計算する)．集団感染は会社などの事業所，病院，学校での発生が多い．
- 未感染者が初めて感染することを初感染という．

■ 発病
- 生涯に感染者の10％程度が発病するとされている．その約80％が感染後2年以内に発病するが，何年経過しても発病の可能性はゼロにはならない．

[発病の形式]
- 初感染発病，再燃性発病と外来性再感染の3種類の形式がある．
・初感染では，胸膜直下に初感染原発巣が認められることが多く，ここで好中球と肺胞マクロファージに貪食されるが，一部は殺菌されることなくマクロファージ内で増殖を繰り返し，このマクロファージが所属の肺門リンパ節に移行し病変をつくる．この初感染原発巣と肺門リンパ節病変の両者を初期変化群とよぶ．
・初期変化群は，大部分の患者で特異免疫の成立により自然治癒するが，一部では進行性に病変が形成され，これを初期結核症(一次結核症)とよぶ．
・また，リンパ流を通じて縦隔および頸部リンパ節結核に至ることや，初感染原発巣からの進展で胸膜炎が発症することもある．さらに，血行性播種が生じ，肺のほかに肝，腎，脾，中枢神経系などの複数臓器に病変を形成することもある(粟粒結核)．
・感染後4～8週で結核菌成分による感作により免疫が成立する．初感染後長期間を経て発病する二次結核症は，潜在していた初感染由来の菌が活動を再開する(内因性再燃)ことによる既感染発病である．成人の結核の多くがこの型(再燃性発病)であり，成人型結核症ともよばれる．

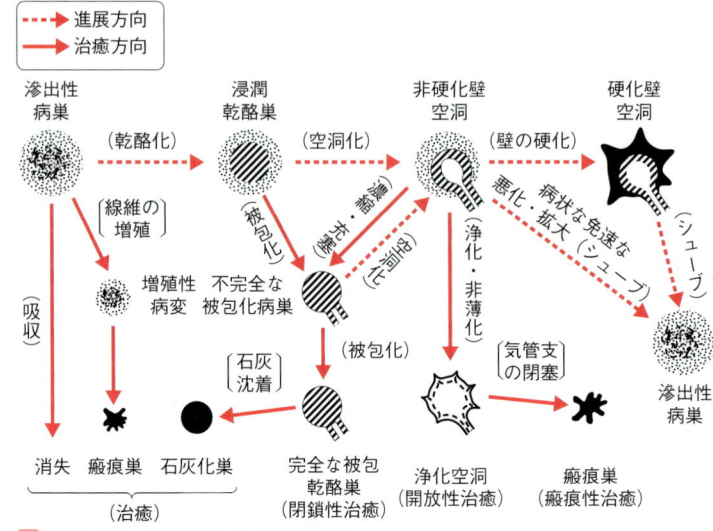

結核病巣の進展と治癒の基本過程

(日本結核病学会ホームページより引用)

[結核症の組織反応]
- 滲出性，繁殖性，増殖性，硬化性に分類される．
- いずれもまず滲出性反応から始まる．主として組織球の集簇からなり，中心部は凝固壊死(乾酪壊死)に陥ることが多い．
- 繁殖性反応では，病巣周辺のマクロファージは，類上皮細胞やラングハンス(Langhans)巨細胞に分化して肉芽腫を形成する．肉芽腫内部のマクロファージは死滅して，周囲は線維化し，中心部には乾酪化がみられる．結核菌は空気を遮断された乾酪組織内では増殖し得ない．
- 増殖性反応では，線維が類上皮細胞を取り囲むように増加する．
- 硬化性反応では膠原線維が増加し，肉芽腫が線維に置換される．
- 宿主の免疫機能が保たれていると，結核菌に対する遅延型アレルギーの結果，組織の乾酪壊死を生じる．空洞は乾酪物質が液化し，関与する気管支(誘導気管支)に排出されることにより形成される．結核菌は空洞内では非常に増殖しやすく，大量の排菌をもたらす．

[発病の危険因子]
- 糖尿病，胃切除後，慢性腎不全による人工透析，HIV感染/AIDS，珪肺などである．
- 結核症の80%強が肺結核，残りの20%弱が粟粒結核を含む肺外結核で，そのうち胸膜炎が50%強，その他，リンパ節炎，腸結核などである．

■薬剤耐性
- 薬剤耐性の有無は，治療の成否にかかわる重要な問題である．初回耐性と獲得耐性があり，初回耐性は未治療患者が耐性菌に感染し発病したもので，獲得耐性は治療中に生じた耐性である．
- 耐性化(獲得耐性)は，主に単剤治療(実質的単剤治療を含む)，不規則内服により生じる．既治療例の再発では耐性の頻度が高い．
- 結核の治療における主要薬剤はイソニアジド(INH)，リファンピシン(RFP)であり，この両剤に耐性であれば治療成功率の低下や死亡率の増加が生じる．この2剤に耐性の菌を多剤耐性結核(MDR-TB)という．
- またINH，RFPに加え，いずれかのフルオロキノロン系薬(ニューキノロン系薬)，2次注射薬(カプレオマイシン，アミカシン，カナマイシンのいずれか)のすべてに耐性の菌を超多剤耐性結核(XDR-TB)という．

■疫学
- 2009年の人口10万当たりの新規登録結核患者数(罹患率)は19.0．わが国の罹患率は欧米諸国の3〜5倍で，依然として結核中蔓延国といえる．
- 患者の高齢化が進んでおり，新登録結核患者の半数(50.1%)が70歳以上である．
- 外国籍結核患者の割合は増加傾向にあり，20歳代の新登録結核患者の約4人に1人は外国籍である．
- 結核罹患率の地域差は依然大きく，大都市で高い．
- 感染症法の二類感染症に指定されており，診断後はただちに最寄りの保健所への届出が必要．

■届出
- 感染症法の二類感染症に指定されており，診断後ただちに最寄りの保健所に届け出なければならない(感染症法第12条)．
- 潜在性結核感染症の治療は，無症状病原体保有者として届け出る．
- 結核患者の入院，退院も7日以内に最寄りの保健所への届出が必要である(第53条の11)．

Section 2 症状・臨床所見

- 80%以上が自覚症状で発見されている．しかし，とくに高齢者では進行例でも典型的症状を欠くこともある．
- 全身症状として発熱，盗汗，全身倦怠感，体重減少，呼吸器症状として咳嗽，喀痰，血痰，喀血，胸痛などが主な症状である．
- 菌陽性例の無治療での5年生存率は約50%である．

Section 3 検査・診断・分類

- 画像検査所見にはある程度の特徴があり，これをきっかけとして肺結核を疑い検査をすすめることが多い．
- 診断に際しては2週間以上続く咳嗽(喀痰)では，結核を鑑別に入れることが重要である．基本的に結核菌の検出をもって診断とする．

■ **画像検査（胸部X線検査，胸部CT検査）**
● 胸部X線検査では，二次肺結核の病巣は，典型的には肺の後上部（S1，S2，S6）に多く，しばしば主病巣の近くに散布巣（娘病巣．satellite lesion）がみられる．陰影は多彩で，肺野陰影として結節，斑状影，浸潤影，空洞，石灰化などの種々の病変や胸膜病変などもみられる．病変部が広範で瘢痕萎縮が強くなると，肺門陰影の挙上，縦隔の偏位などがみられる．
● 初期（一次）結核症は，いずれの肺野にも出現し，肺門・縦隔リンパ節の腫大，リンパ節による気管支の圧排による無気肺や胸水を伴うことがあるのも特徴の1つである．
● 肺結核の胸部X線所見の分類として，結核病学会病型分類（学会分類）は臨床および疫学上広く用いられており，法的な各種届け出の際にも使用されている．
● 胸部CTでは，小葉中心性結節，小葉中心性結節を結ぶ分岐状影（tree-in-bud），斑状影，浸潤影，空洞形成，気管支壁の肥厚などがさまざまな組み合わせでみられる．病変は高コントラストのことが多い．
● 粟粒結核では，血行性散布による既存構造と無関係に分布する（ランダムパターン）の小粒状影である．

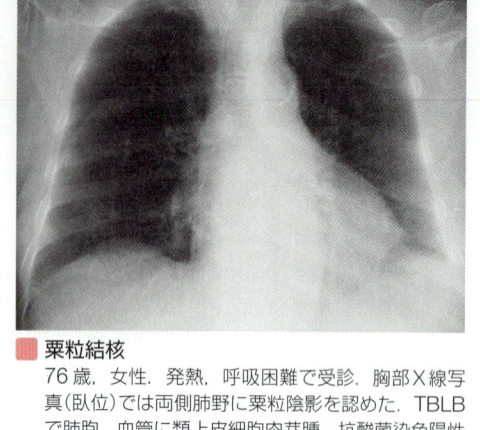

■ **粟粒結核**
76歳，女性．発熱，呼吸困難で受診．胸部X線写真（臥位）では両側肺野に粟粒陰影を認めた．TBLBで肺胞，血管に類上皮細胞肉芽腫，抗酸菌染色陽性．

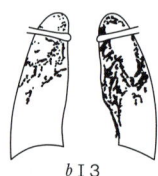

■ **胸部X線写真と胸部CT**
42歳，男性，検診胸部X線写真で左上肺野の浸潤影を指摘．胸部CTでは左上葉の粒状陰影，斑状陰影を認める．喀痰は採取できず，気管支洗浄で結核菌が培養（抗酸菌塗抹陰性，PCR陰性）．

bⅠ3　多房性の巨大空洞が両側にあり，その面積の合計はあきらかにひろがり1を越え，全体の病変も一側肺を越えている．

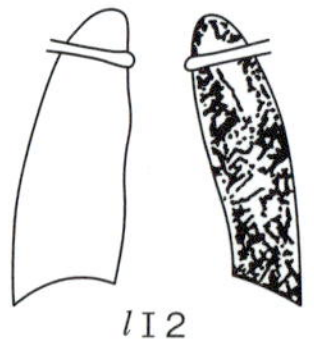

lⅠ2　病変は左肺全部を占め，かつ空洞部分の面積の合計がひろがり1を越えている．

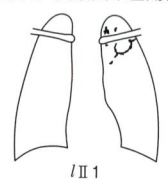

lⅡ1　あきらかな空洞を認めるが，病変の範囲も空洞面積もⅠ型の条件に該当しない．

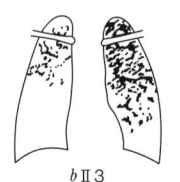

bⅠ3　病変は一側肺以上に達しているが空洞はⅠ型の条件を満たさない．

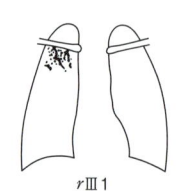

rⅢ1　周辺がぼやけた病影のみからなり不安定と考えられる．

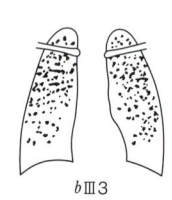

bⅢ3　広く散布した細葉性病変で空洞はみえないのでⅢ．粟粒結核も同様に扱う．

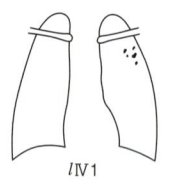

lⅣ1　小さい安定した結核腫と数個の石灰沈着を認める．

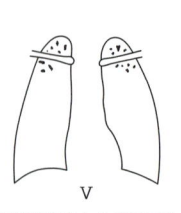

Ⅴ　瘢痕状病変および石灰化像のみよりなり，治癒したものと考えられる．

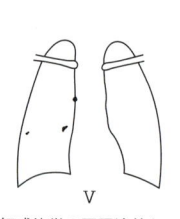

Ⅴ　初感染巣の石灰沈着もⅤである．

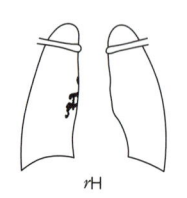

rH　肺門リンパ節腫のみ．もしリンパ節と対応して肺野にも浸潤巣を認めればrⅢ1rHとなる．

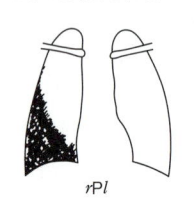

rPl　滲出性胸膜炎の影のみで肺野の病変はみえない．

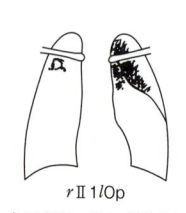

rⅡ1/Op　右に空洞，左に成形のあとがある．もし成形術で虚脱した部分に空洞がみえたらbⅡ1/Opとなる．

■ **学会分類の例示**

（日本結核病学会ホームページより引用）

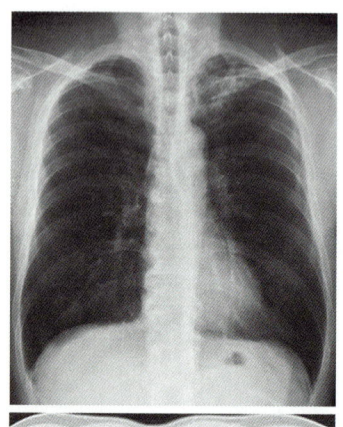

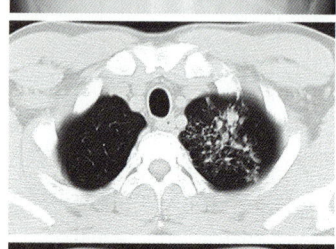

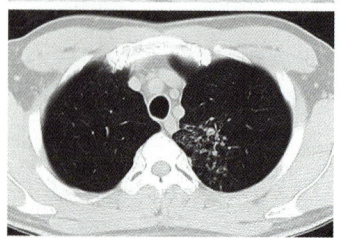

■胸部X線の分類
　学会分類（日本結核病学会病型分類）

a. 病巣の性状	
0	病変が全く認められないもの.
Ⅰ型（広汎空洞型）	空洞面積の合計が拡がり1（後記）を越し，肺病変の拡がりの合計が一側肺に達するもの.
Ⅱ型（非広汎空洞型）	空洞を伴う病変があって，上記Ⅰ型に該当しないもの.
Ⅲ型（不安定非空洞型）	空洞は認められないが，不安定な肺病変があるもの.
Ⅳ型（安定非空洞型）	安定していると考えられる肺病変のみがあるもの.
Ⅴ型（治癒型）	治癒所見のみのもの.

以上のほかに次の3種の病変があるときは特殊型として，次の符号を用いて記載する.
　H（肺門リンパ節腫脹）
　Pl（滲出性胸膜炎）
　Op（手術のあと）

b. 病巣の拡がり
　1　第2肋骨前端上縁を通る水平線以上の肺野の面積を越えない範囲.
　2　1と3の中間.
　3　一側肺野面積を越えるもの.

c. 病側	
r	右側のみに病変のあるもの.
l	左側のみに病変のあるもの.
b	両側に病変のあるもの.

d. 判定に際しての約束
　i）判定に際し，いずれに入れるか迷う場合には，次の原則によって割り切る．ⅠかⅡはⅡ，ⅡかⅢはⅢ，ⅢかⅣはⅢ，ⅣかⅤはⅣ
　ii）病側，拡がりの判定は，Ⅰ〜Ⅳ型に分類しうる病変について行い，治癒所見は除外して判定する.
　iii）特殊型については，拡がりはなしとする.

e. 記載の仕方
　i）（病側）（病型）（拡がり）の順に記載する.
　ii）特殊型は（病側）（病型）を付記する．特殊型のみのときは，その（病側）（病型）のみを記載すればよい.
　iii）Ⅴ型のみのときは病側，拡がりは記載しないでよい.

■集菌法による塗抹検査結果の記載法

記載法	蛍光法（200倍で観察）	ガフキー（Gaffky）号数
−	0/30 視野	0
±	1〜2/30 視野	1
+	2〜20/10 視野	2
2+	20以上/10 視野	5
3+	100以上/1 視野	9

■細菌検査（塗抹，培養，核酸増幅法，菌種同定，薬剤感受性）
- 喀痰は1日1回3日連続で検査し，いずれも塗抹，培養検査を行う．喀痰が得られない場合，高張食塩水吸入による誘発喀痰か胃液検査を施行する.
- 気管支鏡検査は，3回の塗抹検査が陰性の場合に施行される．気管支洗浄，ブラッシング，経気管支肺生検などを施行し，細菌検査，病理組織診を行う.

[塗抹検査]
- 塗抹検査は喀痰を前処理（融解，遠心）する集菌法が，前処理を行わない直接法（光学顕微鏡による鏡検）より高感度であるため標準法とされている．検査の結果を急ぐ場合は直接法で検査するが，集菌法で確認する必要がある.
- 塗抹検査の染色法はチール・ネールゼン（Ziehl-Neelsen）法と蛍光法があり，蛍光法が簡易で感度も高いためスクリーニングは蛍光法で行う．ただし，菌が少数の場合，蛍光法では菌以外のものを誤認することがあるためZiehl-Neelsen法で確認する必要がある.

[培養]
- 培養検査に使用する培地には固形培地，液体培地がある．わが国では固形培地として小川培地が用いられることが多い.
- 結核菌の分裂速度は遅いため培養検査には時間がかかり，陰性であることを確認するまでに小川培地で8週，液体培地で6週間を要する.
- 液体培地は，固形培地に比べて高感度で培養期間も短く，感受性検査も早く結果を得ることができる.
- 結核菌と非結核性抗酸菌が同時に同一検体から分離されることがあり，結核菌に対する薬剤感受性を誤る可能性がある．それゆえ，3回の培養の少なくとも1回は，両者を分離可能な固形培地を用いることが推奨されている.

[菌種同定]
- 菌種の同定には，以下の方法が用いられる.
①遺伝子同定法：DNAプローブ（DNAプローブにより菌のRNAを検出），DNA-DNAハイブリダイゼーション（検体のDNAと基準株から抽出されたDNAとの相補性の有無により菌を同定する方法）など
②結核菌群抗原検査：免疫クロマトグラフィー法
③核酸増幅法：結核菌に特異的な遺伝子を増幅して検出．PCR法（DNAを増幅検出する方法），TRC法（RNA増幅のリアルタイム検出法）など.
- 上記①〜③のうち，核酸増幅法は菌の検出と菌種同定が同時に施行可能である．ただし核酸増幅法を治療中の患者の経過判定には使用しない.

[薬剤感受性検査]
- 比率法が標準法とされている．比率法では，全菌中の耐性菌の割合を測定し，規定の薬剤濃度に対して1%以上であれば耐性とする．

■ 病理検査
- 病理検査では，乾酪壊死を伴う類上皮細胞肉芽腫が特徴的で，とくに抗酸菌染色で菌が確認されれば，結核菌あるいは非結核性抗酸菌による病変との診断が可能である．

■ ツベルクリン反応，クオンティフェロン®
- ツベルクリン反応は，結核菌に対する免疫反応が成立しているか（＝結核菌に感染しているか）を確認する検査で，精製した結核菌由来のタンパク（PPD）を皮内に注射し，遅延型アレルギー反応による皮膚反応（硬結，発赤）をみるものである．過去のBCG接種や非結核性抗酸菌感染が影響するため，BCG接種が行われているわが国では疑陽性が問題になる．
- クオンティフェロン®は，結核菌特異抗原を全血に添加して，放出されるインターフェロンγを測定する検査である．結核菌感染により感作されたリンパ球が存在すれば，放出されるインターフェロンγは高値になり陽性と判断される．
- 現在使用されているクオンティフェロン®は第3世代であり，ESAT-6，CFP-10，TB7.7の3つの結核菌特異抗原を用いている．これらの抗原はBCG，*M.avium-intracellulare* complex（MAC，p.133参照）には存在しないため，ツベルクリン反応と異なりBCG接種やMAC感染に影響されない．
- また第3世代では，第2世代より感度が向上しており，結核患者診断の特異度，感度ともに約90%とされる．しかし結核感染の既往と新規の感染との区別はできない．

Section 4 治療

- 患者の治癒とともに他者への感染防止，耐性化防止も治療目標として重要である．
- 治療目的は結核病巣を病理学的に治癒に導くことではなく，病巣内の結核菌をせん滅することにある．
- 遺伝子の突然変異による自然耐性菌がごく少数ながら一定の割合で存在するため，単剤治療では耐性菌を選択してしまうことになる．このため感受性のある薬剤の多剤併用が基本となる．
- 初回治療例の95%がイソニアジド（INH），リファンピシン（RFP）両者に感性である．
- 治療は，初期強化期2か月と維持期に分かれており，INH，RFP，ピラジナミド（PZA）の3剤にエタンブトール（EB）あるいはストレプトマイシン（SM）を加えた治療を初期2か月間施行することにより，最強かつ6か月の最短（short course）の治療法が可能となる．

(A)法：RFP+INH+PZAにSM（またはEB）の4剤併用で2か月間治療後，RFP+INHで4か月間治療する．
(B)法：RFP+INHにSM（またはEB）の3剤併用で2か月間治療後，RFP+INHで7か月間治療する．

(A)法	2か月間	4か月間
	RFP+INH+PZA+SM (or EB)	RFP+INH

(B)法	2か月間	7か月間
	RFP+INH+SM (or EB)	RFP+INH

- 基本は(A)法であり，副作用のためPZAが使用できないときにのみ(B)法を選択する．
- なお，肝硬変，C型慢性肝炎などの肝障害合併患者，80歳以上の高齢者では重篤な薬剤性肝障害が起こる可能性が高くなるので，当初から(B)法を選択することを検討する．
- (A)法で治療を開始し，菌が薬剤に感受性であることが確認され，副作用なく薬剤が継続可能である例では，間欠療法も検討する．ただしHIV感染者では間欠療法は不可である．
- 菌がRFPおよびINHに感受性であることが確認された場合，EBまたはSMを3か月目以降の維持期に使用する意義は少なく，また長期に使用することで副作用の危険性も高まるので，原則として3か月目以降は中止する．
- 有空洞（とくに広汎空洞）例や粟粒結核などの重症例，3か月目以後（初期2か月の治療終了後）にも培養陽性である例，糖尿病や塵肺合併例，全身的な副腎皮質ステロイド薬・免疫抑制薬併用例，および再治療例では3か月間延長してもよい．
- 副腎皮質ステロイド併用は髄膜炎，心膜炎では適応である．

■ 肺結核初回治療の標準治療法

■成人の標準投与量と最大投与量

薬剤名	標準量 mg/kg/日	最大量 mg/body/日	備考
RFP	10	600	
INH	5	300	間欠療法時（A法開始後，培養で結核菌が確認され，結核菌がRFP，INHの両剤に感受性がある症例が適応）標準量 15mg/kg/日，最大量 900mg/body/日
PZA	25	1,500	
SM	15*	750(1,000)	週2回投与の場合は 1,000mgまで可．初期2か月は毎日投与可．毎日投与の場合は 750mgまで．
EB	15(20)*	750(1,000)	最初の2か月間は 20mg/kgを投与してもよいが，3か月以降も継続する場合には 15mg/kg(750mg/日)とする．
KM	15*	750(1,000)	週3回投与の場合は 1,000mgまで可．初期2か月は毎日投与可．毎日投与の場合は 750mgまで．
TH	10	600	200mg/日より漸増する．
EVM	20*	1,000	最初の2か月間は毎日，以後は週2～3回投与する．
PAS	200	12g	
CS	10	500	
LVFX	8	600	小児，妊婦には禁忌

- TH：エチオナミド，EVM：エンビオマイシン，PAS：パラアミノサリチル酸，CS：サイクロセリン，LVFX：レボフロキサシン
- 投与は1日1回を原則とする．TH，PAS，CSは分割投与とする．
- 高齢者，腎機能低下者では投与量の減量を検討する必要ががある．
- 腎機能低下時には，とくに*の薬剤については減量，または投与間隔をあけることが必要である．

（日本結核病学会：「結核医療の基準」の見直し－2008年．結核，83；529～535，2008）

■主な抗結核薬の副作用

INH	肝障害，末梢神経障害，アレルギー反応（発熱，皮疹）など．末梢神経障害の予防・治療にはビタミンB$_6$を使用する．
RFP	肝障害，食欲不振・悪心などの胃腸障害，アレルギー反応（発熱・筋肉痛・関節痛などのインフルエンザ様症状，まれに血小板減少，ショック症状）などがみられる．肝障害の発現頻度はINHとの併用で約10%に生じ，多くは3か月以内にAST，ALTの上昇がみられるが，薬剤の中止により1～2か月で正常化することが多い．AST，ALT100単位以下の場合は1～2週ごとに肝機能を検査しつつ治療を継続してよい．アレルギー反応は，とくに大量間欠投与時に多い．
SM，KM， CPM，EVM	第8神経障害（耳鳴り，難聴，平衡覚障害）がみられる．高齢者，腎機能障害患者ではとくに注意が必要である．腎障害，アレルギー反応（発熱，皮疹）もみられる．また腎機能障害のある例では薬剤の排出遅延が起こり得るので使用は好ましくない．
EB	視神経障害（視力低下，視野の狭窄・欠損，色覚の異常など球後神経炎の症状）．
PZA	肝障害，胃腸障害，高尿酸血症，関節痛など．

■DOT，DOTS

- DOT（directly observed treatment／therapy）とは直接確認治療あるいは対面服薬治療と訳され，治療中の患者の服薬（嚥下）を直接確認することである．治療脱落防止，確実な服薬による治療成功率の上昇と耐性化防止などを目的とする．
- DOTS（directly observed treatment, short-course）は直接服薬確認短期化学療法と訳されるが，WHOの提唱する包括的結核対策のことでDOTS戦略ともよばれる．以下の5つの要素からなる．

①政府が関与し予算を増額，維持する．
②質の高い細菌学に基づく患者の同定．
③監督と患者支援のもとに行われる標準的治療（最も有効な標準的短期治療レジメン，DOTを含む）．
④効果的な薬剤の供給と管理体制．
⑤モニタリングと評価の体制の整備，結核の影響の疫学的評価．

■標準治療が行えない状況

- INH，RFPのいずれか1剤以上に薬剤耐性が認められた場合と，副作用などのためRFPまたはINHが投与できない場合は，以下に記述した治療の原則に従って薬剤の選択，治療期間の決定を行う．結核治療の経験が少ない場合には，原則として結核の専門医に紹介するか相談したうえで治療法を変更する．

①治療当初は投与可能な感受性のある薬剤を最低でも3剤（可能なら4～5剤）を菌陰性化後6か月間投与し，その後は長期投与が困難な薬剤を除いて治療を継続する．
②治療中に再排菌があり薬剤耐性獲得が強く疑われる場合，使用中の薬剤のうち耐性化が疑われる1剤のみを他の薬剤に替えることは，結果的に新たな薬剤による単独療法となる可能性が大きく，その薬剤への耐性を誘導

する危険性が高いので禁忌である．治療薬を変更する場合は一挙に複数の有効薬剤に変更する．
③薬剤の選択は成人の標準投与量の表の記載順に従って行う．ただし，SM，カナマイシン(KM)，エンビオマイシン(EVM)は同時併用できない．抗菌力や交差耐性を考慮し，SM→KM→EVMの順に選択する．また，フルオロキノロン系薬も複数を同時併用はできない．抗菌力や副作用などを勘案し，レボフロキサシン(LVFX)，モキシフロキサシン(MFLX)，シプロフロキサシン(CPFX)のなかから1剤を選択する．

- 治療開始からおおむね3か月以内に胸部X線所見の悪化，リンパ節の腫脹などが一時的に認められることがあるが，結核菌検査において陰性化または菌量の減少が認められている場合には治療は有効であると考え，薬剤の変更は行わず薬剤感受性検査の結果を得てから治療方針を決定する．
- 治療の効果判定には，結核菌培養成績の推移を用いる．2か月で90％以上の排菌が陰性化し，3か月ではほぼ100％が陰性化する．4か月を超える排菌持続例では菌の耐性化を考慮して，直近の菌を用いた感受性検査を再度実施すべきである．
- 再発は，とくに問題なく治療が終了した患者でも終了後5年間に2％程度生じる．

■減感作療法および薬剤の変更
- アレルギー反応が生じた場合にはまず薬剤を中止し，症状が改善してから原因と推定される薬剤の減感作療法を試みるべきである．1剤ずつ微量から開始し，漸増して常用量まで増量する．
- INHの減感作は25mgから漸増する方法と，さらに少量から開始する方法もある．
- RFPについては25mgから開始し，異常がなければ3日ごとに2倍に増量し，最終的に常用量とする．
- 結核が重症の場合には，耐性獲得を防ぐためにもKMやEBなどの比較的アレルギー反応の起こりにくい薬剤を使いながら減感作を行う．
- 減感作に失敗しても，さらに微量から開始すれば成功する場合があるので試みる．
- INHとRFPの2剤が使用できないと短期化学療法は不可能であり，INHあるいはRFPの中止は慎重に判断すべきである．INHによる間質性肺炎やRFPによる血小板減少症，溶血性貧血，ショックがみられた場合，再投与は禁忌である．

■外科治療を検討すべき状態
- 多剤耐性で病巣が限局しており切除が可能な場合には，早期から外科的治療を検討する．適応については専門家との相談が必要である．

■潜在性結核感染症治療
- 対象は，①最近結核菌に感染し未発病，②自然治癒し線維性瘢痕を残すもの，③既感染で発病リスクの高い状態(HIV感染，免疫抑制状態など)
- 治療には，原則INHを使用し，6または9か月投与する．INH耐性菌の場合はRFPで4ないし6か月治療する．

■結核患者の入退院基準

■結核患者入院基準
(1) 肺結核，咽頭結核，喉頭結核または気管・気管支結核の患者であり，喀痰塗抹検査の結果が陽性であるとき．
(2) (1)の喀痰塗抹検査の結果が陰性であった場合に，喀痰，胃液または気管支鏡検体を用いた塗抹検査，培養検査または核酸増幅法のいずれかの検査の結果が陽性であり，以下のア，イまたはウに該当するとき．
　ア．感染防止のために入院が必要と判断される呼吸器などの症状がある．
　イ．外来治療中に排菌量の増加がみられている．
　ウ．不規則治療や治療中断により再発している．

■結核患者退院基準
- 咳，発熱，結核菌を含む痰などの症状が消失したときとし，結核菌を含む痰の消失は，異なった日の喀痰の培養検査の結果が連続して3回陰性であることとする．
- ただし，3回目の検査は，核酸増幅法の検査とすることもできる．その場合，核酸増幅法の検査の結果が陽性であっても，その後の培養検査または核酸増幅法の検査の結果が陰性であった場合，連続して3回の陰性とみなすものとする．
- また，以下のアからウまでのすべてを満たした場合には，法第22条に規定する状態を確認できなくても退院させることができるものとする．
　ア．2週間以上の標準的化学療法が実施され，咳，発熱，痰等の臨床症状が消失している．
　イ．異なった日の喀痰の塗抹検査または培養検査の結果が連続して3回陰性である(3回の検査の組み合わせは問わない)．
　ウ．患者が治療の継続および感染拡大の防止の重要性を理解し，かつ，退院後の治療の継続および他者への感染の防止が可能であると確認できている．

■多剤耐性結核(MDR-TB)：multi-drug-resistant tuberculosis　■超多剤耐性結核(XDR-TB)：extensively drug-resistant tuberculosis　■PCR法：polymerase chain reaction　■精製ツベルクリンタンパク(PPD)：purified protein derivative　■TRC法：transcription reverse-transcription concerted reaction

Unit 6-2 非結核性抗酸菌症

A31.0 A31.9

nontuberculous mycobacteriosis

疾患概念
抗酸菌のうち結核菌以外の非結核性抗酸菌による感染症．肺感染症の原因はMycobacterium avium, M. intracellulare, M. kansasiiが多い．病型として，結核に類似するもの，中葉舌区型，既存呼吸器疾患に続発するもの，過敏性肺炎に類似するもの，播種性感染症に伴う呼吸器病変が知られている．

SUMMARY Map

誘因・原因
- 抗酸菌のうち結核菌群とMycobacterium leprae以外の菌を非結核性抗酸菌（NTM）とよぶ．
- 肺感染症の原因となるNTMは，M. avium 60％弱，M. intracellulare 25％，M. kansasii 10％弱と上位3菌種で約90％である．
- 結核菌と同様マクロファージに貪食され，細胞内で増殖，感染症を引き起こす．

病態
- 病型として，結核に類似するもの，中葉舌区型，既存呼吸器疾患に続発するもの，過敏性肺炎に類似するもの，播種性感染症に伴う呼吸器病変が知られている．

症状・臨床所見
- 肺感染症では，呼吸器症状として咳嗽，喀痰，血痰，喀血，とくに進行例では全身症状がみられ，微熱，全身倦怠感などが認められる．

検査・診断・分類
- 画像所見は，①結核に類似するもの，②気管支拡張と結節の組み合わせのどちらかのことが多い
- 細菌検査法は同じ抗酸菌である結核とほぼ同様である．
- 環境中に常在する菌であるため，検出されても感染症を生じているとはかぎらない．このため診断は，診断基準に基づいて行う．
- 診断基準の要旨はNTMに合致する画像所見があり，異なる喀痰で2回培養陽性となることである．

治療
- 一般に結核より難治で，非常に有効な薬剤がなく完治が得られないことも多い．
- 大部分の薬剤感受性試験の結果が，臨床的効果と相関しないことが多く参考にならない．
- M. avium-intracellulare complex（MAC）ではクラリスロマイシン，リファンピシン，エタンブトール（＋カナマイシンあるいはストレプトマイシン），M. kansasiiはイソニアジド，リファンピシン，エタンブトールの併用で治療を行う．
- 薬物療法のみでコントロールが難しい例は，外科療法の併用も考慮される．

Section 1 誘因・原因

- 抗酸菌のうち結核菌群とハンセン病の原因菌であるM. leprae以外を非結核性抗酸菌（NTM：nontuberculous mycobacteriosis）とよび，非結核性抗酸菌による感染症を非結核性抗酸菌症という．
- 非結核性抗酸菌は100種以上が知られているが，ヒトに病原性があるのは一部の菌で，肺感染症，リンパ節炎，皮膚軟部組織感染症，播種性感染症の原因になる．なかでも肺感染症が多い．
- 増殖速度により遅発育菌（slow growers：MAC, M. kansasiiなど）と迅速発育菌（rapid growers：M. fortuitum, M. abscessusなど）に分類される．
- 水系や土壌など環境由来の菌に感染し発病すると考えられており，ヒト-ヒト感染はないとされている．
- 呼吸器感染症に占める割合はM. avium 60％弱，M. intracellulare 25％，M. kansasii 10％弱と上位3菌種で約90％である．

わが国でヒト感染症が報告されている非結核性抗酸菌

しばしば認められる菌種	M. avium, M. intracellulare, M. kansasii, M. abscessus
比較的まれに認められる菌種	M. fortuitum, M. chelonae, M. szulgai, M. xenopi, M. nonchromogenicum, M. terrae, M. scrofulaceum, M. gordonae, M. simiae, M. shimoidei, M. thermoresistibile, M. heckeshornense, M. intermedium, M. lentiflavum, M. ulcerans subsp. shinshuense, M. malmoense, M. branderi, M. celatum, M. genavense, M. haemophilum, M. triplex, M. goodii, M. marinum, M. mageritense, M. mucogenicum, M. peregrinum

(日本結核病学会：肺非結核性抗酸菌症診断に関する指針－2008年．結核，83：525～526，2008)

- 環境中に存在するため M. gordonae などの菌は，コンタミネーションで検出されることも多い．
- 結核菌と同様マクロファージに貪食され細胞内で増殖，感染症を引き起こす．

Section 2　症状・臨床所見

- 肺感染症では，呼吸器症状として咳嗽，喀痰，血痰，喀血，とくに進行例で全身症状がみられ，微熱，全身倦怠感などが認められる．
- 既存の呼吸器疾患に続発することも多いため，それらの症状，所見も同時にみられることもまれでない．
- 病型として，結核に類似するもの，中葉舌区型，既存呼吸器疾患に続発するもの，過敏性肺炎に類似するもの，播種性感染症に伴う呼吸器病変が知られている．
- 胸水の合併はまれとされている．

Section 3　検査・診断・分類

- 画像検査：胸部X線検査，胸部CT検査
- 画像所見は，①結核に類似するもの，②気管支拡張と結節の組み合わせのどちらかのことが多いが，原因となる菌種，既存肺疾患の有無，宿主の免疫能などでさまざまな所見がみられる．詳細は後述の「肺MAC症，M. kansasii症」を参照のこと．

■ 細菌検査：塗抹，培養，核酸増幅法，菌種同定
- 喀痰検査は，異なる日に少なくとも3回施行すべきである．
- 喀痰検査で菌が検出されない場合，気管支鏡検査を施行する．気管支洗浄，ブラッシング，経気管支肺生検などを施行し，細菌検査，病理組織診を行う．
- 細菌検査法は同じ抗酸菌である結核とほぼ同様である．以下，相違点を中心に述べる．
- 塗抹検査，染色法は結核菌と同様，集菌法と蛍光法が標準法であるが，NTMとくに迅速発育菌は結核菌より集菌法の前処置である汚染除去(decontamination)に弱く培養されにくい可能性がある．また同菌は抗酸菌染色の処理過程で脱色されやすいため，存在しても染色されない可能性もある．
- 培養検査では液体培地と固形培地を併用すべきである．固形培地による継代培養(培養した一部を新しい培地に植え継ぐこと)では，NTMの多くの菌が2～3週間以内に発育し，迅速発育菌は7日以内に発育する．液体培地ではさらに短期間で培養される．
- 菌種の同定には，結核菌と同様に①遺伝子同定法，②核酸増幅法が用いられる．核酸増幅法は菌の検出と菌種同定が同時に施行可能であるが，検体から直接施行する場合，菌種同定には有用であるが，培養陽性の代わりにはならない．

■ 病理検査
- 病理検査では，乾酪壊死を伴う類上皮細胞肉芽腫が特徴的で，とくに抗酸菌染色で菌が確

肺非結核性抗酸菌症の診断基準(日本結核病学会・日本呼吸器学会基準)

A. 臨床的基準(以下の2項目を満たす)
1. 胸部画像所見(HRCTを含む)で，結節性陰影，小結節性陰影や分枝状陰影の散布，均等性陰影，空洞性陰影，気管支または細気管支拡張所見のいずれか(複数可)を示す．ただし，先行肺疾患による陰影がすでにある場合は，このかぎりではない．
2. 他の疾患を除外できる．
B. 細菌学的基準(菌種の区別なく，以下のいずれか1項目を満たす)
1. 2回以上の異なった喀痰検体での培養陽性．
2. 1回以上の気管支洗浄液での培養陽性．
3. 経気管支肺生検または肺生検組織の場合は，抗酸菌症に合致する組織学的所見と同時に組織，または気管支洗浄液，または喀痰での1回以上の培養陽性．
4. まれな菌種や環境から高頻度に分離される菌種の場合は，検体種類を問わず2回以上の培養陽性と菌種同定検査を原則とし，専門家の見解を必要とする．
以上のA，Bを満たす．

(日本結核病学会：肺非結核性抗酸菌症診断に関する指針－2008年．結核，83：525～526，2008)

認されれば，結核菌あるいは非結核性抗酸菌による病変と診断可能である．
- クオンティフェロン®はMAC症では陰性，*M. kansasii*などでは陽性になる可能性がある．

■ 診断基準
- 環境中に常在する菌であるため，検出されても感染症を生じているとはかぎらない．このため診断は診断基準に基づいて行う．
- 診断基準の要旨はNTMに合致する画像所見があり，異なる喀痰で2回培養陽性となることである．

Section 4 治療

- 一般に結核より難治で，非常に有効な薬剤がなく完治が得られないことも多いが，*M. kansasii*，*M. szulgai*は薬物療法のみで完治が見込める．
- 大部分の薬剤感受性試験の結果が，臨床的効果と相関しないことが多く参考にならない．
- 治療効果は，喀痰中の菌検査(培養陰性化の有無)によって判定する．
- 薬物療法のみで排菌が停止しない場合や急速に進行する場合，排菌が停止しても空洞や気管支拡張病変の残存があり再発の危険性が高いと判断される場合などは，外科療法の併用も考慮される．
- 外科療法を施行する場合も術前後の薬物療法は欠かせない．

肺MAC症，*M. kansasii*症について

■ 肺MAC症

原因	・*M. avium*と*M. intracellulare*はMAC(*M. avium-intracellulare* complex)とよばれる．この2種は細菌学的に類似しており，免疫が保たれている例では臨床的にも同様の疾患を生じる．MACによる肺感染症は肺MAC症とよばれる． ・肺非結核性抗酸菌症はわが国を含めて世界的に増加しており，なかでもMAC症が増加している．
症状・臨床所見・検査所見	■ 空洞・破壊型 ・既存呼吸器疾患に続発するもの． ・中高年の男性に好発し，喫煙歴がある場合が多いとされる． ・肺尖に病変がみられることが多い． ・症状が出現した時点で，すでに肺の高度の破壊や，大きな空洞がみられることもある． ・無治療であると比較的短期間で進行するため，診断すれば治療が必要である． ■ 中葉舌区型(nodular bronchiectasis) ・非喫煙中高年女性に多い．典型的には既存肺疾患はみられない． ・胸部CTで気管支拡張(典型的には中葉舌区，その他，多部位に認められる可能性がある)，小葉中心性結節，1cmまでの小結節の散在と，小範囲の浸潤影がみられる．空洞形成を伴うこともある． ・肺結核と比較して，気管支拡張はMACにより多く合併する．気管支拡張が4肺葉以上にみられる場合と中葉と舌区両方にみられる場合は，とくにMACを示唆する所見である． ■ 過敏性肺炎に類似するもの ・hot tub使用に関連して発症するhot tub lungとして報告されている．hot tubとは循環式のいわゆる"ジャグジー"である． ・亜急性発症で，息切れ，咳嗽，発熱がみられることが多い． ・画像上，スリガラス陰影，小結節がみられ，CTではモザイクパターンや小葉中心性結節が認められる． ・喀痰，気管支肺胞洗浄(BAL)などの検体からMACが検出される． ・病理組織では，肉芽腫(壊死はある場合もない場合もある)，器質化肺炎が認められる． ・治療は抗原回避(hot tubの使用中止)，重症例ではステロイドが使用される．抗菌療法が必要になる例もある．

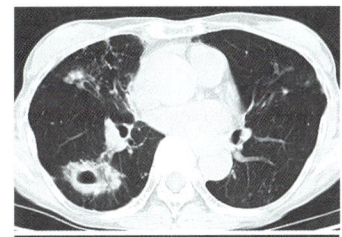

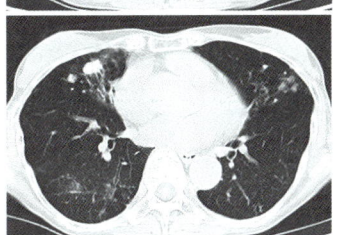

*M.avium*症
66歳，女性．中葉・舌区の気管支拡張・壁肥厚像，斑状影のほかに，右下葉に空洞を伴う腫瘤影，粒状影を認める

■ 播種性感染症に伴う呼吸器病変
- 血行性に全身感染を生じるもので，多くはCD4陽性リンパ球50/μL未満のAIDS例にみられる．
- 播種性NTM症の多くは*M. avium*による．
- 発熱，盗汗，体重減少，腹痛，下痢などの症状がみられる．
- 画像上，肺野に病変が認められない場合が多いが，変化がみられる場合，肺門・縦隔リンパ節腫脹，びまん性の肺野濃度の上昇などが認められる．
- 血液培養や骨髄培養などによる菌の検出により診断される．

治療・副作用・投与期間

- 薬物治療が長期に有効である例は約半数で，再発がよくみられる．
- 治療の鍵になる薬剤はクラリスロマイシン(CAM)で，結核の主要薬剤であるイソニアジド(INH)，ピラジナミド(PZA)は有効でない．
- 治療効果増強，耐性菌出現防止を目的に多剤併用療法を行う．
- 肺結核に比べて進行は緩徐で，肺MAC症発病からの生存中央期間は約20年とされる．
- リファンピシン(RFP)，エタンブトール(EB)，CAMの3薬剤による多剤併用が基本であり，必要に応じストレプトマイシン(SM)またはカナマイシン(KM)の併用を行う．

■ 推奨される標準的用量，用法
- RFP 300mg〜600mg/日，分1
- EB 500mg〜750mg/日，分1
- CAM 600mg〜800mg/日，分1または分2
- SMまたはKM 15mg/kgを週2回または週3回，筋注

- 併用療法時に多い副作用として白血球減少と血小板減少があるが，多くの場合は軽度で治療の継続は可能であることが多い．高度になればRFPの中止を考慮する．
- EBは，結核症より投与期間が長いため，視力障害の発生に注意が必要である．
- リファブチン(RBT)は，RFPが投与できないとき，またはRFPの効果が不十分なときに投与するが，RBTの副作用としてブドウ膜炎があり，開始後2〜5か月で発症することが多い．CAMと併用によりRBTの血中濃度が上昇し，ブドウ膜炎や好中球減少などの発症頻度が高くなるため，CAM併用時には150mg/日から開始する．
- 薬剤投与期間は，菌陰性化後約1年とされることが多いが，その後も継続して投与したほうが予後はよいとする報告もあり，最適な治療期間はわかっていない．

*M. kansasii*症

原因
- *M. kansasii*は，NTMの中でもっとも病原性が高い菌とされている．
- 平均50歳代，男性に多く，粉塵吸入歴のあるものやアルコール多飲などが発症の危険因子．

症状・臨床所見・検査所見
- 肺結核，慢性閉塞性肺疾患(COPD)，肺がん，塵肺など既存肺疾患をもつものに多い．
- 病像は肺結核に類似している．
- 無症状で検診発見される例が多いが，咳嗽，喀痰，血痰，発熱，盗汗，体重減少など結核と同様の症状を呈しうる．
- 右上葉とくにS^1，S^2が好発部位で，空洞形成が多くみられる．
- 肺結核との相違点は，空洞壁が薄いことが多く，周囲に散布巣が少ないことである．

治療・副作用・投与期間
- 他のNTMと異なり薬物療法が奏功し，薬物療法のみで治癒の可能性がある．
- RFPを含む治療では，4か月の培養陰性率はほぼ100％で，治療終了後の長期的再発率も低い．
- INH，RFP，EBの3剤を，12〜18か月(菌陰性化後12か月)継続する

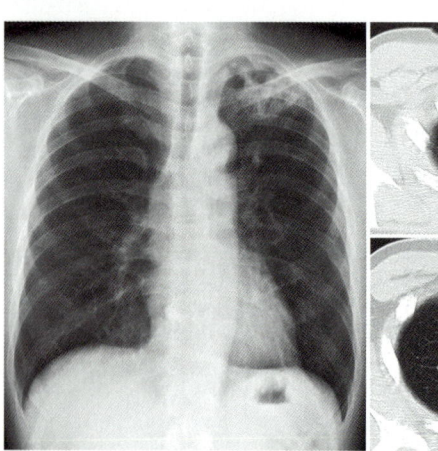

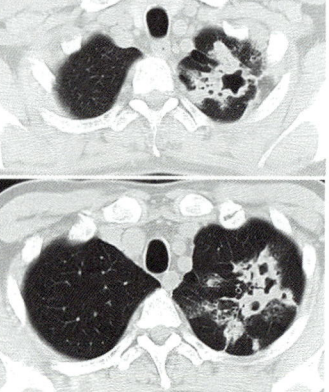

M.kansasii症
55歳，男性，会社員，無症状．胸部X線写真では左上肺野に空洞を伴った腫瘤影を，胸部CTでも不整な空洞を伴った，辺縁が不整な腫瘤影を認める．気管支洗浄でM.kansasiiが培養，TBLBで類上皮細胞肉芽腫．

Unit 7-1 肺アスペルギルス症

B44.0, B44.1

pulmonary aspergillosis

疾患概念
真菌のアスペルギルス・フミガーツス（*Aspergillus fumigatus*）が，全身免疫能の低下，または肺局所の免疫力の低下により肺に侵入し，病変を形成する．病型は肺アスペルギローマ，慢性壊死性肺アスペルギルス症（CNPA），侵襲性肺アスペルギルス症（IPA）に分類され，病型により手術療法，抗真菌薬療法が選択される．

SUMMARY Map

誘因・原因

- アスペルギルス属は，自然環境内に広く普遍的に存在する真菌で，空中真菌類を構成する主要真菌である．その中でもアスペルギルス・フミガーツス（*Aspergillus fumigatus*）が本症の原因菌の多くを占める．
- 検体から分離培養されても，その病原的意義の判断には慎重でなければならないが，日和見感染症の起因菌として，カンジダ属に次いで増加傾向にある．
- 感染症の病型は肺アスペルギローマ，慢性壊死性肺アスペルギルス症（CNPA），侵襲性肺アスペルギルス症（IPA）に分類され，アレルギー型にはアレルギー性気管支肺アスペルギルス症がある．

病態

- 全身免疫能の低下，または肺局所の免疫力の低下により肺に侵入し，病変を形成する．

症状・臨床所見

肺アスペルギローマ	慢性壊死性肺アスペルギルス症	侵襲性肺アスペルギルス症
● 咳，喀痰，血痰，喀血，呼吸困難などの呼吸器症状に加え，発熱，やせなど全身症状も認めることもあるが，無症状で胸部X線検査にて異常陰影を発見されることもある．	● 慢性の咳嗽，喀痰，また喀血が認められることがある．所見は数か月から年単位で徐々に悪化する．	● 臨床症状は急激な発熱，全身倦怠感，咳，喀痰，血痰，呼吸困難．症状は一般的に急速に増悪する．

検査・診断・分類

肺アスペルギローマ	慢性壊死性肺アスペルギルス症	侵襲性肺アスペルギルス症
● 胸部X線およびCT検査：アスペルギルスが増殖し形成した菌球，菌球周囲が三日月型（meniscus sign）にみえる． ● 血清診断によるアスペルギルス抗体の確認．臨床検体からのアスペルギルスの分離培養．生検によるアスペルギルス菌糸の確認．	● さまざまな胸部X線像を示す（浸潤影，空洞の拡大，空洞壁の肥厚，胸膜肥厚，空洞内鏡面形成）． ● アスペルギルス抗体を確認する．ガラクトマンナン抗原陽性．β-D-グルカンが陽性になることもある．	● 胸部CT検査：多発性小結節，結節周囲の肺野濃度の上昇（halo sign），結節内部の半月形成（air-crescent sign） ● ガラクトマンナン抗原陽性． β-D-グルカン陽性．

治療

肺アスペルギローマ	慢性壊死性肺アスペルギルス症	侵襲性肺アスペルギルス症
● 根治のための手術療法が第一選択．手術適応がない場合，抗真菌薬療法を行う．	● 初期治療はボリコナゾール（VRCZ），ミカファンギン（MCFG），アムホテリシンBリポゾーム製剤（L-AMB）	● ボリコナゾール（VRCZ）が第一選択薬．

Chapter 1　呼吸器感染症　肺真菌症

Section 1 誘因・原因

- アスペルギルス属は自然環境内に広く普遍的に存在する真菌で，土壌や動物の糞などに含まれるほか空中真菌として存在し，ヒトは日常的にその胞子を吸い込んでいる．
- その中でもアスペルギルス・フミガーツス（*Aspergillus fumigatus*）が原因菌の多くを占め，日和見感染症の起因菌として，カンジダ属に次いで増加傾向にある．
- しかし検体から分離培養されても，その病原的意義の判断には慎重でなければならない．
- 感染症の病型は，肺アスペルギローマ，慢性壊死性肺アスペルギルス症（CNPA），侵襲性肺アスペルギルス症（IPA）に分類され，アレルギー型にはアレルギー性気管支肺アスペルギルス症（p.187）がある．

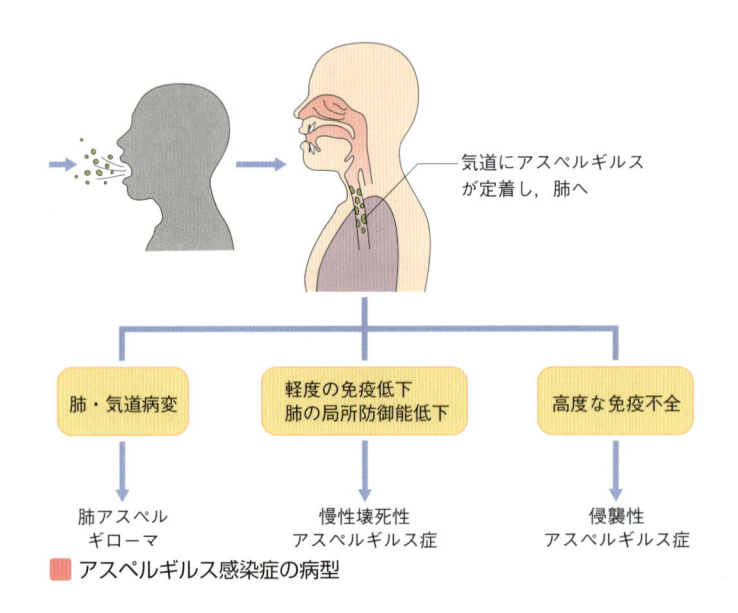

気道にアスペルギルスが定着し，肺へ

- 肺・気道病変 → 肺アスペルギローマ
- 軽度の免疫低下 肺の局所防御能低下 → 慢性壊死性アスペルギルス症
- 高度な免疫不全 → 侵襲性アスペルギルス症

■ アスペルギルス感染症の病型

■肺アスペルギローマ
- 陳旧性肺結核，気管支拡張症，肺線維症，じん肺症，肺気腫，胸部術後など，原則として肺・気道病変が存在する患者に発症する．
- 肺結核後遺症の空洞性病変が最も多いが，間質性肺炎患者の蜂巣肺（honeycomb lung）や胸部手術後の残存肺にも発症する．
- 肺アスペルギローマはそのまま休止しているわけではなく，周囲の肺組織へ進展し，慢性壊死性肺アスペルギルス症の状態になることがある．

■慢性壊死性肺アスペルギルス症（CNPA）
- 肺の空洞壁からアスペルギルスが周囲組織に侵入し，慢性に経過して肺を破壊する．
- 肺アスペルギローマと慢性壊死性肺アスペルギルス症は，1つのスペクトラムの異なった病態で，連続性のあるものと考えられている．
- 糖尿病，副腎皮質ステロイド薬の投与，低栄養状態などの免疫力低下患者，肺の局所免疫防御能の低下した患者で発症することが多い．

■侵襲性アスペルギルス症（IPA）
- IPAの危険因子は好中球減少，副腎皮質ステロイド薬大量長期投与，免疫抑制療法，一般抗菌薬の長期投与，肺アスペルギローマなどすでに非侵襲性肺アスペルギルス症を有する，ADL低下，低栄養，糖尿病，慢性肉芽腫症やAIDSなどの免疫不全状態である．
- 好中球減少がない場合でも，起こりうる．
- 肝不全，心不全や低栄養など全身状態に問題があり，何らかの免疫抑制状態にある患者で，一般抗菌薬が無効な肺異常陰影では，鑑別を要する．

Section 2 症状・臨床所見

■肺アスペルギローマ
- 咳，喀痰，血痰，喀血，呼吸困難などの呼吸器症状に加え，発熱，やせなど全身症状も認めることもあるが，無症状で胸部X線検査にて異常陰影を発見されることもある．
- 基礎疾患として，糖尿病，慢性腎不全，膠原病を有する患者，または大量長期副腎皮質ステロイド薬投与中の患者では，臨床症状や胸部X線上の空洞の変化から慢性壊死性肺アスペルギルス症（CNPA）への進展と判断されることもある．

■慢性壊死性肺アスペルギルス症（CNPA）
- 慢性の咳嗽，喀痰，また喀血が認められることがある．
- 所見は数か月から年単位で徐々に悪化する．

■侵襲性アスペルギルス症（IPA）
- 臨床症状は急激な発熱，全身倦怠感，咳，喀痰，血痰，呼吸困難．症状は一般的に急速に増悪する．

Section 3 検査・診断

■肺アスペルギローマ
- 肺に基礎疾患を有する患者において，胸部X線や胸部CTで空洞内に典型的な菌球，菌周囲が三日月型（meniscus sign）の所見を認めれば，診断は容易．
- 空洞壁の肥厚や胸膜肥厚所見のみの場合でも，経過観察中に肥厚が増悪する場合には疑う根拠となる．
- 血液診断では，アスペルギルス抗体が陽性のことが多いが，経過の判定には使えない．
- 喀痰や気管内採痰，気管支肺胞洗浄液（BALF）などからアスペルギルスが分離培養されれば，確定診断である．また，経気管支肺生検（TBLB）などにより，アスペルギルス菌糸を確認する．

■慢性壊死性肺アスペルギルス症（CNPA）
- 慢性に経過する肺アスペルギルス症のうち，次の5項目を満たす場合，CNPAと診断する．
  ①下気道症状を有する．
  ②新たな画像所見がある．
  ③血清または真菌学的，または病理学的にアスペルギルス感染症である．
  ④一般細菌感染症が鑑別可能．
  ⑤炎症反応の上昇．

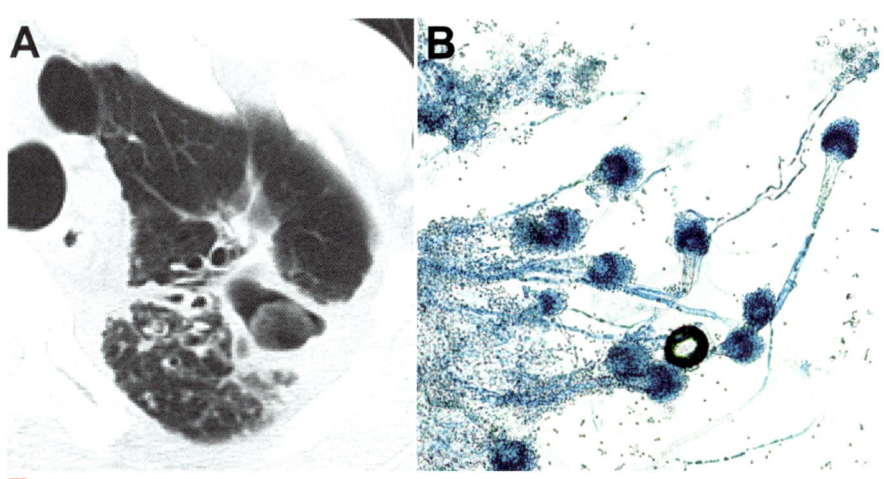

■ 肺アスペルギルス症
A）胸部CT：肺結核後遺症による空洞に菌球を認める．
B）気管支洗浄液より培養された*Aspergillus fumigatus*．

- 画像所見はさまざまであり（浸潤影，空洞の拡大，空洞壁の肥厚，胸膜肥厚，空洞内鏡面形成），1〜12か月の期間で判断する．
- 血清診断では，アスペルギローマ合併例では，抗体陽性となるが，罹病期間が短い症例もあり，抗体陰性例が一般的である．
- ガラクトマンナン抗原陽性で臨床診断される例が多い．
- 一般細菌による感染症を否定するために，広域抗菌薬を投与しても治癒しないことを確認することも重要である．一般抗菌薬を投与して効果がある場合でも，効果が不十分であれば，真菌症の関与が疑われる．

■侵襲性アスペルギルス症（IPA）
- 胸部X線検査：空洞，楔状陰影を認め，数時間から数日で悪化する．
- 胸部CT検査：発症早期に肺動脈末梢に位置する多発性小結節陰影や，いわゆるhalo signと呼ばれる結節周囲の肺野濃度上昇が認められる．さらに結節影の内部に空気像をみる，いわゆるair-crescent signといわれる半月形成を伴う結節影を認める．
- 血清診断は有用で，β-D-グルカン陽性，ガラクトマンナン抗原陽性となる．

Section 4 治療

■肺アスペルギローマ
- 根治のためには手術療法が必須である．手術適応がない場合には，抗真菌薬療法の適応となる．
- 治療例
  ・ボリコナゾール（VRCZ，ブイフェンド®）200mg/回（loading dose初日のみ300mg/回），1日2回経口投与
  ・イトラコナゾール（ITCZ，イトリゾール®，イトラコナゾール®）200mg/回，1日1回経口投与

■慢性壊死性肺アスペルギルス症
- 症状が軽快するまでに，1〜4週間程度を有する場合が多い．
- 重症例では長期にわたる抗真菌薬投与が必要なため，注射薬で治療導入し，途中で経口薬にスイッチするなどの工夫も必要な場合もある．
- 症状が改善し，画像所見が安定化すれば，治療を終了して，注意深い経過観察を行う．
- 基礎疾患がある限り，再発の可能性がある．
- 治療例

  初期治療
  ・ボリコナゾール（VRCZ，ブイフェンド®）4.0mg/kg/回（loading dose初日のみ6.0mg/kg/回），1日2回点滴静脈注射を2週間以上．
  ・ミカファンギンナトリウム（MCFG，ファンガード®）150〜300mg/日，1日1回点滴静脈注射．
  ・アムホテリシンBリポソーム製剤（L-AMB，アムビゾーム®）2.5〜5.0mg/kg/日，1日1回点滴静脈注射．
- 緩解維持療法
  ・ボリコナゾール（VRCZ，ブイフェンド®）200mg，1日2回経口投与．
  ・イトラコナゾール（ITCZ，イトリゾール®，イトラコナゾール®）200mg，1日1回経口投与．

■侵襲性アスペルギルス症
- ボリコナゾール（VRCZ）群がアムホテリシンB（AMPH-B）群を上回る有効性を示すため，ボリコナゾール（VRCZ）が第1選択薬となる．
- 治療例
  ・ボリコナゾール（VRCZ，ブイフェンド®）4.0mg/kg/回（loading dose初日のみ6.0mg/kg/回），1日2回点滴静脈注射あるいは経口投与．

■日常生活動作（ADL）：activities of daily living　■後天性免疫不全症候群（AIDS）：acquired immunodeficiency syndrome　■アムホテリシンB（AMPH-B）：amphotericin B　■慢性壊死性肺アスペルギルス症（CNPA）：chronic necrotizing pulmonary aspergillosis　■侵襲性アスペルギルス症（IPA）：invasive pulmonary aspergillosis　■イトラコナゾール（ITCZ）：itraconazole　■アムホテリシンBリポソーム製剤（L-AMB）：liposome amphotericin B　■ミカファンギン（MCFG）：micafungin　■ボリコナゾール（VRCZ）：voriconazole

Unit 7-2 肺クリプトコッカス症
B45.0, B45.9

pulmonary cryptococcosis

疾患概念
土壌などに広く分布する酵母型の真菌のクリプトコッカス・ネオフォルマンスの担子胞子の吸入による肺感染．無症状のことが多く，検診や他疾患観察中，偶然発見されることも多い．しかし，いったん，播種が生じると，中枢神経に対する親和性があるため，髄膜炎などを惹起する．約半数は原発性肺クリプトコッカス症，残りは細胞性免疫低下患者に生じる続発性肺クリプトコッカス症．

SUMMARY Map

誘因・原因
- 病原菌は土壌などに広く分布する酵母型の真菌の**クリプトコッカス・ネオフォルマンス**（*Cryptococcus neoformans*）である．

病態
- 本症は，クリプトコッカス・ネオフォルマンスの栄養型である酵母細胞，または担子胞子の吸入による肺感染からはじまる．

症状・臨床所見
- 約半数は**健常者**に発症する**原発性肺クリプトコッカス症**，残りは細胞性免疫低下患者に生じる**続発性肺クリプトコッカス症**．
- 感染の危険因子は，悪性腫瘍，腎疾患，膠原病，血液疾患，副腎皮質ステロイド薬の使用，HIV感染など．
- 臨床症状は**無症状**のことが多く，検診や他疾患観察中，偶然発見されることも多い．しかし，いったん，播種が生じると，中枢神経に対する親和性があるため，**髄膜炎**などを惹起する．

検査・診断・分類
- 胸部X線検査：肺の陰影は，胸膜直下のconsolidationの場合から，融合傾向のある結節影までさまざまである．石灰化，胸水，肺門リンパ節腫大を認めることは少ない．
- CT検査：孤立性または多発性の結節陰影．陰影の長径が2cm以上あれば，ほとんどの症例で莢膜グルクロノキシノマンナン抗原が陽性．
- 病理組織所見：気道由来の臨床検体でグルコット染色かPAS染色．肺生検査にて菌体を確認．
- 肺クリプトコッカス症と診断の場合，**髄液穿刺**を実施．

治療
- 第1選択は**フルコナゾール（FLCZ）**，**イトラコナゾール（ITCZ）**
- 重症例または第1選択薬が無効の場合
- ・**フルコナゾール**，またはイトラコナゾールとフルシトシン（5-FC）
- ・**ボリコナゾール（VRCZ）**
- ・**アムホテリシンB（AMPH-B）**またはアムホテリシンB リポゾーム製剤（L-AMB）

用語解説

アムホテリシンB（AMPH-B）
ポリエンマクロライド系抗生物質で，作用機序は真菌の細胞膜成分であるエルゴステロールに結合して膜に障害を起こすことにより，殺菌作用を示す．なお，アムホテリシンB リポゾーム製剤（L-AMB）はアムホテリシンBの抗菌力を維持しながら副作用を軽減したものである．

フルコナゾール（FLCZ）
トリアゾール系抗生物質で，作用機序は真菌の細胞膜成分であるエルゴステロールの生合成を真菌のチトクロムP450に作用して阻害する．

Chapter 1 呼吸器感染症 肺真菌症

Section 1 誘因・原因

- 本症の病原菌として大半を占めるクリプトコッカス・ネオフォルマンス（*Cryptococcus neoformans*）は，土壌などに広く分布する酵母型の真菌で，*Cryptococcus neoformans var. neoformans*と*Cryptococcus neoformans var. gattii*の2種類がある．
- *Cryptococcus neoformans var. neoformans*はハトやニワトリなどの鳥の糞で汚染された土壌に存在し，乾燥し空気中に飛散した胞子を吸入することで発症する．
- *Cryptococcus neoformans var. gattii*は，ユーカリ樹木に存在し，この葉を餌とするコアラでの保菌率が高い．ときに致死的であり，*var. neoformans*に比較して病原性も高い．
- 本症は，*Cryptococcus neoformans*の栄養型である酵母細胞，または担子胞子の吸入による肺感染から始まる．初期には何ら症状を起こすことなく，不顕性のまま経過する．しかし，いったん，播種が生じると，中枢神経に対する親和性があるため，髄膜炎などを惹起する．

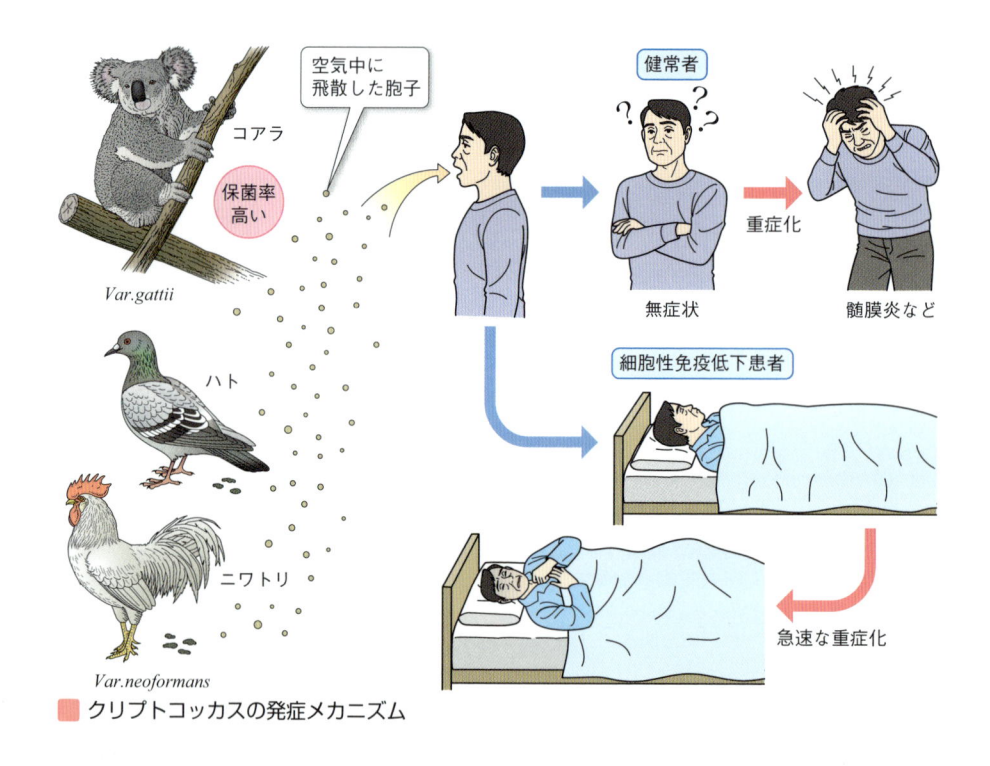

■ クリプトコッカスの発症メカニズム

Section 2 症状・臨床所見

- 約半数は健常者に発症する原発性肺クリプトコッカス症，残りはクリプトコッカスの感染防御は細胞性免疫が担っていることから，細胞性免疫低下患者に生じる続発性肺クリプトコッカス症である．
- 感染の危険因子としては，悪性腫瘍，腎疾患，膠原病，血液疾患などさまざまであり，副腎皮質ステロイド薬の使用やHIV感染も危険因子とされる．
- 臨床症状は無症状のことが多く，検診や他疾患観察中，偶然発見されることも多い．炎症所見は軽度であることが多く，非HIV患者では，高熱の頻度も低い．
- 肺の病巣から病原体が播種し，他の部分（髄膜や皮膚など）に感染した場合に症状が出現することが多い．

Section 3 検査・診断・分類

画像所見

- 肺の陰影は，胸膜直下のconsolidationの場合から，融合傾向のある結節影までさまざまである．石灰化，胸水，肺門リンパ節腫大を認めることは少ない．
- CT検診などで孤立性または多発性の結節陰影として発見される症例も増加している．
- 陰影の長径が2cm以上あれば，ほとんどの症例で莢膜グルクロノキシノマンナン抗原（血清クリプトコッカス抗原）が陽性となり，血清診断が有用である．

病理組織所見

- 気道由来の臨床検体でクリプトコッカスを鏡検あるいは培養で確認するか，肺生検にてクリプトコッカスの菌体を確認する．菌体の確認には墨汁染色やグルコット染色，PAS染色を行う．
- 肺クリプトコッカス症と診断した場合，髄液穿刺を実施し，中枢神経病変の有無を確認する．

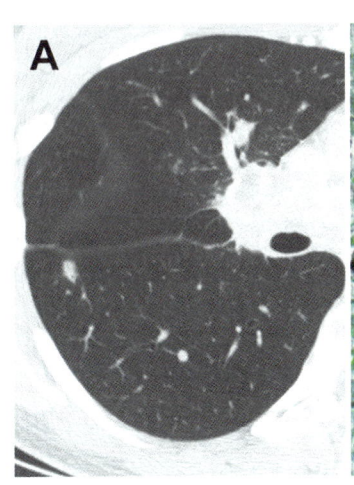

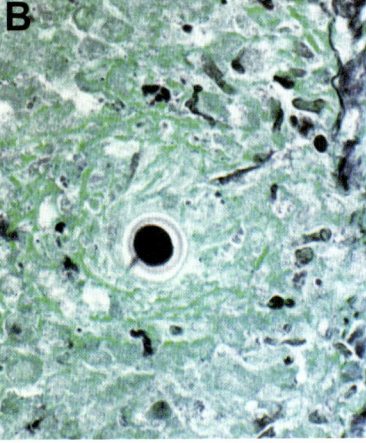

肺クリプトコッカス症
A) 胸部CT：肺結節と肺門リンパ節腫大を認める．
B) 肺結節生検で認められたクリプトコッカス菌体．

Section 4 治療

- 第1選択
  - フルコナゾール（FLCZ，ジフルカン®，フルコナゾール®）200～400mg，1日1回点滴静注あるいは経口投与（loading dose：400～800mg，1日1回点滴静脈注射または経口投与を2日間）．
  - イトラコナゾール（ITCZ，イトリゾール®，イトラコナゾール®）200mg，1日1回点滴静脈注射または経口投与（loading dose：200mg，1日2回点滴静注を2日間）．
- 重症例または第1選択薬が無効の場合
  - フルコナゾールの点滴静注あるいは経口投与，またはイトラコナゾール（ITCZ）点滴静注あるいは経口投与とフルシトシン（5-FC，アンコチル®）100mg/kg/日経口投与
  - ボリコナゾール（VRCZ，ブイフェンド®）200mg/回（loading dose初日のみ300mg/回）1日2回経口投与
  - アムホテリシンB（AMPH-B，ファンギゾン®）0.5～1.0mg/kg/日，1日1回点滴静脈注射またはアムホテリシンBリポソーム製剤（L-AMB，アムビゾーム®）2.5～5.0mg/kg/日点滴静脈注射
- 基礎疾患のない場合は3か月，ある場合は6か月治療を行う．

■アムホテリシンB（AMPH-B）：amphotericin B　■フルシトシン（5-FC）：flucytosine　■フルコナゾール（FLCZ）：fluconazole　■ヒト免疫不全ウイルス（HIV）：human immunodeficiency virus　■イトラコナゾール（ITCZ）：itraconazole　■アムホテリシンBリポソーム製剤（L-AMB）：liposome amphotericin B　■ボリコナゾール（VRCZ）：voriconazole

Unit 7-3 B59 ニューモシスチス肺炎

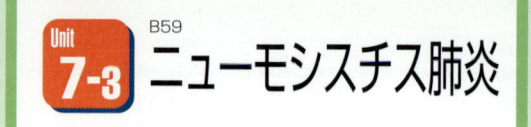

Pneumocystis pneumonia (PCP)

疾患概念
ニューモシスチス・イロヴェツィー（Pneumocystis jirovecii）による，HIV（human immunodeficiency virus）感染者をはじめとする免疫不全患者に多い日和見感染症．ほとんどのヒトは，2～4歳の間に感染しているが発症はしていない．しかし細胞性免疫が抑制された状態になれば，ニューモシスチス肺炎を発症する可能性はある．

SUMMARY Map

誘因・原因
- ニューモシスチス・イロヴェツィー（Pneumocystis jirovecii）による，HIV感染者をはじめとする免疫不全患者に多い日和見感染症*．

病態
- ほとんどのヒトは，2～4歳の間に感染しているが発症はしていない．しかし細胞性免疫*が抑制された状態になれば，ニューモシスチス肺炎を発症する可能性はある．

症状・臨床所見
- HIV感染患者とHIV非感染患者とで，臨床症状が異なる．
- HIV感染患者は発症がゆるやかである．
  ・進行性の息切れ，微熱，乾性咳嗽が週～月の単位で徐々に進行
  ・理学所見にとぼしい．副雑音（ラ音）は聴取されないことが多いが，予後良好．
- HIV非感染患者
  ・急激に発症し，呼吸困難も強く予後不良．

検査・診断・分類
画像診断
- 胸部X線検査：両側性の肺門周囲の間質性陰影を認める．進行すると全肺野のびまん性陰影を認める．
- 胸部CT：両側性にスリガラス陰影が出現．高分解能CT（HRCT）が有用．

確定診断
- 細胞性免疫が低下している患者で，臨床症状と胸部画像所見（胸部HRCT）が合致し，呼吸器検体から顕微鏡的（グロコット染色など）に菌体が検出されれば，診断が確定．
- 顕微鏡的に検出されず，呼吸器検体からPCRでニューモシスチスが検出された場合には，病原菌ではなく定着菌である可能性．

治療
- 第1選択は，スルファメトキサゾール/トリメトプリム（ST）*．
- 有害事象が強いため第1選択とはならないが，イセチオン酸ペンタミジン点滴静注．
- 呼吸不全を伴う場合には，副腎皮質ステロイド薬（プレドニゾロン）を併用．

用語解説

日和見感染症
がん，白血病，免疫抑制剤や副腎皮質ステロイド薬の投与，糖尿病，自己免疫疾患，腎不全などの免疫機能の低下した易感染性状態の患者が，健常者では感染が成立しない病原性の低い微生物で，感染症を発症すること．

細胞性免疫
ヒトの獲得免疫として，液性免疫と細胞性免疫がある．液性免疫はBリンパ球の抗体産生による補体や食細胞との相互作用，細胞性免疫は抗体が関与しないTリンパ球とマクロファージの相互作用により，抗原排除を行う．

CD4陽性Tリンパ球
細胞表面にマーカー分子としてCD4を発現しているTリンパ球である．CD4陽性Tリンパ球は，ほかのT細胞の機能発現の誘導やB細胞の分化成熟・抗体産生を誘導する．ヘルパーT細胞として機能する．このT細胞はヒト免疫不全ウイルス（HIV）や，成人T細胞白血病（ATL）の病原ウイルスであるヒトT細胞白血病ウイルス（HTLV-1）が感染する細胞である．通常，血液中に600～1,000/μLある．

ST合剤
スルファメトキサゾールで微生物内の葉酸の生合成を阻害し，トリメトプリムにより葉酸の活性化を阻害するという2剤の相乗効果で，微生物の葉酸代謝を阻害する合成抗菌薬．

Section 1 誘因・原因

- ニューモシスチス・イロヴェツィー（*Pneumocystis jirovecii*）による，HIV感染者をはじめとする免疫不全患者に多い日和見感染症．
- ニューモシスチス・イロヴェツィーの生活史は不明で，*in vitro*での培養は成功していない．
- リボソームの小サブユニットのRNA塩基配列の解析から真菌に分類されるが，以前は原虫に分類されていた．
- 以前はカリニ肺炎と呼ばれていた．しかしその後の研究でニューモシスチス・カリニ（*Pneumocystis carinii*）はラットに感染，ヒトに感染するのはニューモシスチス・イロヴェツィーと判明した．
- ほとんどのヒトは，2〜4歳の間に感染しているが発症はしていない．しかし細胞性免疫が抑制された状態になれば，ニューモシスチス肺炎を発症する可能性はある．

Section 2 症状・臨床所見

- HIV感染患者とHIV非感染患者とで，臨床症状が異なる．
- HIV感染患者
・CD4陽性Tリンパ球が200/μL未満になると発症の危険性が高くなる．
・発症はゆるやかである．
・進行性の息切れ，微熱，乾性咳嗽が週〜月の単位で徐々に進行し，理学所見にとぼしく，副雑音（ラ音）は聴取されないことが多いが，予後は良好である．
・口腔カンジダの存在と半年以内の急激な体重減少が認められることが多い．
- HIV非感染患者
・急激に発症し，呼吸困難も強く予後不良である．

Section 3 検査・診断・分類

■ 画像診断
- 胸部X線検査では，両側性の肺門周囲の間質性陰影を認める．進行すると全肺野のびまん性陰影を認める．
- 胸部CTでは，両側性にスリガラス陰影が出現する．高分解能CT（HRCT）が有用である．

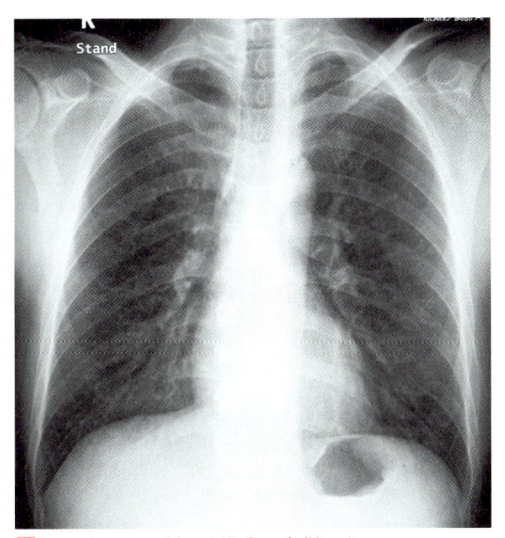

■ 40歳代，男性，AIDSに合併したニューモシスチス肺炎
両側性にスリガラス陰影を認める．

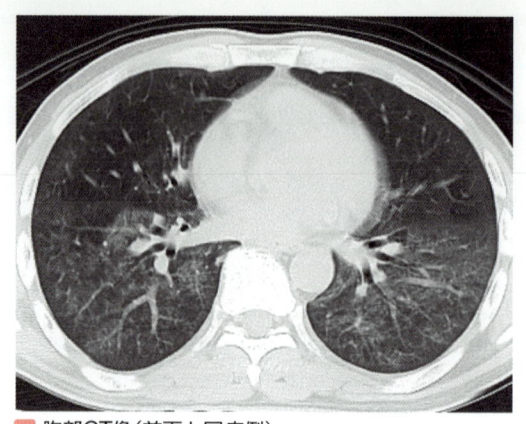

■ 胸部CT像(前頁と同症例)
両側性にスリガラス陰影を認める.

■ 確定診断
- 喀痰や気管支分泌物,肺組織から病原体を検出する.
- 呼吸器検体からPCR法でニューモシスチスを検出する.陽性の場合,病原菌か定着菌かの判断が必要である.
- β-D-グルカン高値であることは,補助診断として有効.
- 間質性肺炎マーカー:KL-6の上昇
- 細胞性免疫が低下している患者で,臨床症状と胸部画像所見(胸部HRCT)が合致し,呼吸器検体〔喀痰や気管支肺胞洗浄液(BALF)〕から顕微鏡的(グロコット染色など)に菌体が検出されれば,診断が確定する.
- 顕微鏡的に検出されず,呼吸器検体からPCRでニューモシスチスが検出された場合には,病原菌ではなく定着菌である可能性がある.β-D-グルカン上昇,KL-6上昇を伴っている場合には,慎重に経過を見ながら治療開始する.

Section 4 治療

- 第1選択は,スルファメトキサゾール/トリメトプリム(ST)(バクタ®,バクトラミン®)をトリメトプリム15〜20mg/kg/日,スルファメトキサゾール75〜100mg/kg/日で8時間間隔投与を行う.
- 有害事象が強いため第1選択とはならないが,イセチオン酸ペンタミジン4mg/kg/dayを点滴静注を行う.
- 呼吸不全を伴う場合には,副腎皮質ステロイド薬(プレドニゾロン)を併用する.

■ ヒト免疫不全ウイルス(HIV):human immunodeficiency virus ■ 高分解能CT(HRCT):high resolution CT ■ ポリメラーゼ連鎖反応(PCR):polymerase chain reaction ■ スルファメトキサゾール(SMX):sulfamethoxazole ■ トリメトプリム(TMP):trimethoprim

Unit 8 細菌性胸膜炎

R09.1, J86.9

pleuritis

疾患概念
胸腔内の炎症性病態で胸水貯留をきたす．肺炎に合併して起こる場合が多く，肺炎随伴性胸水（PPE）と呼んでいる．単純な無菌的滲出性胸水の貯留である単純性PPEと胸膜への細菌の侵入が起き，フィブリン析出による隔壁形成のため，胸水が多房化する複雑性PPEとがある．後者のうち，胸水が肉眼的に膿となった場合が膿胸である．肺感染症で高頻度にみられる胸腔内合併症の1つである．

SUMMARY Map

誘因・原因
- 肺実質感染症（肺炎）に合併して起こるのが最も多い．肺炎随伴性胸水（PPE）とよぶ．
- 頻度は少ないが，術後，外傷性，医原性（胸腔穿刺，胸腔チューブ挿入）にも起こる．
- 横隔膜下膿瘍，敗血症などの肺外感染症でも起こることがある．

病態
- 単純性PPE：無菌的滲出性胸水で，細菌の胸膜への侵入がない状態．
- 複雑性PPE：胸膜への細菌侵入が起き，フィブリンの析出とそれによる隔壁形成，胸膜癒着が起き，胸水が多房化した状態．
- 膿胸：複雑性PPEが進行して，胸水が肉眼的に膿になった状態．

症状・臨床所見
- 臨床症状：発熱，咳嗽，胸膜痛，呼吸困難．
- 身体所見：患側の呼吸音低下，打診上濁，胸郭運動の制限（複雑性PPEでは観察されないことも多い）．

検査・診断・分類
- 胸部X線写真（立位）
  ①少量：肋骨横隔膜角の鈍化，横隔膜の不鮮明化など．
  ②多量；胸水の立ち上がり部分はメニスカス様陰影．
  ③複雑性PPE：肋骨内側面に接した腫瘤様陰影が多発．
- 胸部X線写真（臥位）：血管影を透見できる均一なX線透過性の低下，肋骨内側面にそった帯状の陰影．
- 超音波検査：少量胸水の有無，フィブリンの析出状況の評価，穿刺部位の決定など．
- 胸部CT：胸水分布，多房化の状況，肺内陰影の有無，胸膜肥厚の有無，背景肺の評価．胸腔チューブの挿入部位，位置の確認など．
- 胸水の観察と検査：肉眼色，混濁度，臭い，生化学的検査（LDH，糖，アミラーゼ，ADAなど），pH（明らかな膿には不要），細菌学的検査，細胞診など．
- 画像所見，胸水の肉眼所見や検査所見を総合して，滲出性か漏出性か，単純性PPE，複雑性PPE，膿胸の診断を行う．
- 鑑別診断：結核性胸膜炎（結核の項参照）や非感染性胸膜炎（肺梗塞，急性膵炎，悪性腫瘍，リウマチ疾患，SLEなど）との鑑別が必要

治療
- 単純性PPEでは抗菌療法のみ．
- 複雑性PPE，膿胸では抗菌療法と十分な胸腔ドレナージ．改善がなければ，線維素溶解療法，外科的治療（VATS，開胸術）を考慮

用語解説

Streptococcus milleri group（SMG）

口腔内の常在菌（消化管，腟にも常在）で，S. constellatus, S. anginosus, S. intermediusの3菌種の総称．近年，肺炎，膿胸などの呼吸器感染症の起炎菌としても注目されている．本菌の膿胸では，嫌気性菌との混合感染が多い．本菌の膿胸の基礎疾患として，脳卒中後遺症，ねたきり，口腔内疾患，糖尿病，大酒家，担がんなどがあげられる．

Chapter 1 呼吸器感染症／細菌性胸膜炎

Section 1 誘因・原因

- 胸腔内の炎症性疾患である胸膜炎は，肺炎に合併して起こるものが最も多い(肺炎の40〜50%に合併).
- 肺感染症以外にも，肺外感染症(横隔膜下膿瘍，敗血症)，医原性(手術，胸腔穿刺，胸腔チューブ挿入など)，食道破裂などに合併することがある.

■ 分類

- 肺炎に合併する胸膜炎では，胸水貯留がみられるが，それを肺炎随伴性胸水(PPE)という.
- PPEを単純性PPE(uncomplicated PPE)と複雑性PPE(complicated PPE)とに分類する.
- 単純性PPEは，非感染性の無菌的胸水(滲出性で混濁がなく，菌培養陰性)で，細菌の胸膜への侵入がない状態である．肺炎病巣に接した臓側胸膜の毛細血管透過性亢進などが原因で胸水貯留が起こる.
- 複雑性PPEは，胸膜へ細菌が侵入し，フィブリンの析出とそれによる隔壁形成，胸膜癒着が起き，胸水(肉眼的性状は膿ではないが，混濁し，グラム染色あるいは培養が陽性になることがある)が多房化した状態である．お互いに交通のない，複数の空間に胸水が貯留しており，ドレナージが困難な状態になっている.
- 複雑性PPEが進行し，多量の細胞性デブリ(debris)が出現して，膿になった場合，膿胸とよぶ．必ずしも培養陽性にならない.
- 膿胸では口腔内常在菌(*Streptococcus milleri* group*)を誤嚥して発症することが多い．嫌気性菌としては，バクテロイデス属，ペプトストレプトコッカス属が多い.

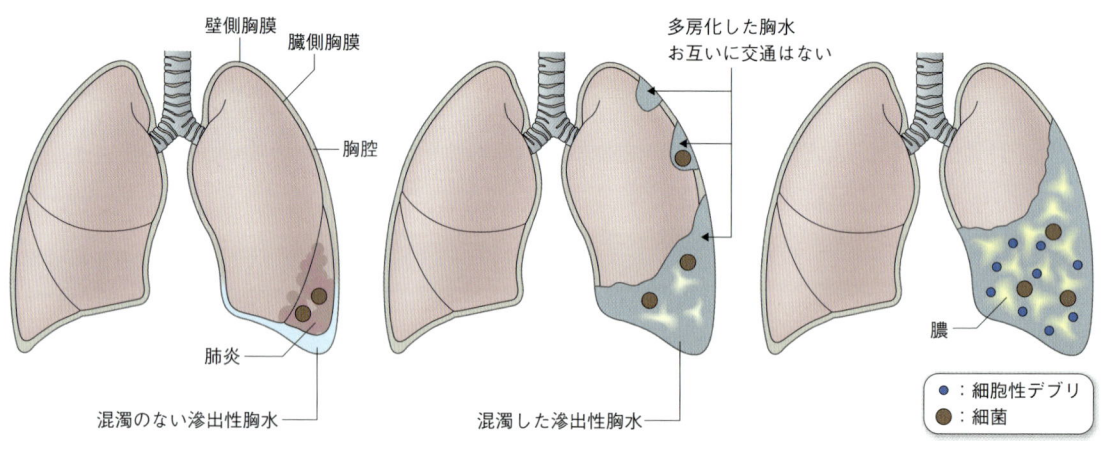

■ 胸膜炎の分類

a) 単純性PPEは細菌の胸膜への侵入がない状態．好中球性滲出性胸水.
b) 複雑性PPEは肺炎病巣から細菌が直接胸膜に侵入．胸水の貯留空間はお互いに交通をもたず，ドレナージが困難になる.
c) 膿胸は複雑性PPEの胸水が肉眼的に明らかに膿になった状態である．細菌が胸水中に侵入し，多数の好中球，細胞性デブリ(破壊物)が出現する.

Section 2 症状・臨床所見

- 症状では胸痛(胸膜痛：吸気で増悪)が特徴的である．単純性PPEでは比較的軽度であるが，複雑性PPEでは呼吸制限をきたすほど高度で，部位によっては腹腔内疾患と誤診されることもある.
- 好気性菌では急性，嫌気性菌では比較的亜急性の経過をとることが多いとされている.
- 発熱，咳嗽，呼吸困難のほかに，体重減少，倦怠感などの全身症状を伴うこともある.
- 身体所見では，胸水貯留側で打診上濁，呼吸音の低下，胸郭運動の低下がみられるが，とくに複雑性PPEではみられないこともある.
- 膿胸の危険因子：口腔内常在菌を誤嚥して発症することが多いので，意識障害，脳卒中後遺症，歯周炎などの口腔内が不衛生な状態，慢性アルコール中毒などが危険因子である.

Section 3 検査・診断・分類

胸部X線検査

■ 単純性PPEの胸部X線像（立位）
- 少量の場合は肋骨横隔膜角の鈍角化，横隔膜縁の不鮮明化などを呈する．量が多くなると，胸壁肋骨内側面でメニスカスサイン（へこんだ三角状の陰影）を呈する均一な濃い陰影を呈する．
- 肺底部の下，横隔膜上に，横隔膜の形にそって貯溜する場合，肺下胸水（subpulmonic fluid）と呼んでいる．

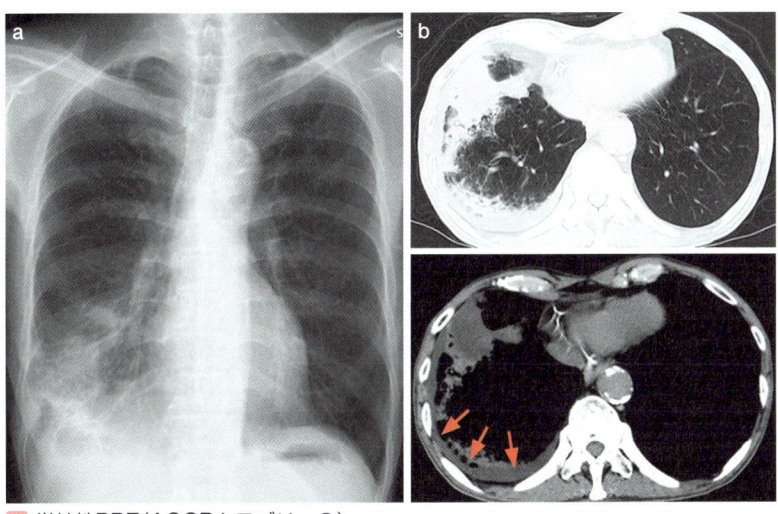

■ 単純性PPE（ACCPカテゴリー2）
71歳，男性，糖尿病（HbA1c 12.2%）．咳嗽，発熱（37℃台）で来院．
a) 胸部X線写真では右下肺野のコンソリデーション（均等影），粒状陰影，胸水貯留像をみとめる．
b) 胸部CTでは中葉，下葉の均等影と被包化していない胸水貯留（矢印）がみられる．胸水は滲出性で，細菌培養陰性．

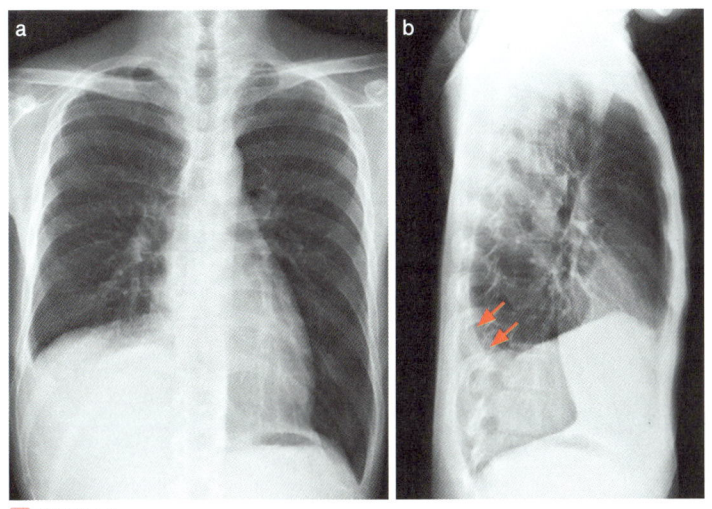

■ 肺下胸水
a) 正面像では右横隔膜が挙上し，肋骨横隔膜角が鈍角化している．横隔膜に重なった部分の血管影が十分に観察できない．
b) 側面像では，横隔膜の左右差が顕著で，後部肋骨横隔膜角（矢印：メニスカスサイン）も鈍角化している．

■ 複雑性PPEの胸部X線像（立位）
● 連続性のない胸壁に接した腫瘤様陰影を呈することが多い．

■ 複雑性PPE（ACCPカテゴリー3）
80歳，男性，糖尿病（HbA1c 10.1％）．発熱で来院．
a) 胸部X線像では左上肺野の浸潤影と被包化胸水，中肺野のX線透過性の低下（胸水貯留を示唆），下肺野の被包化胸水を認める．
b) 胸部CTでは，葉間，背側，側方に被包化された胸水がみられる．胸水は黄色で混濁しており，胸水中のTP 6.1 g/dL，LDH 1,625 IU/L，糖 181 mg/dL，培養でα-ストレプトコッカス，*Micromonas micros*，*Fusobacterium*．

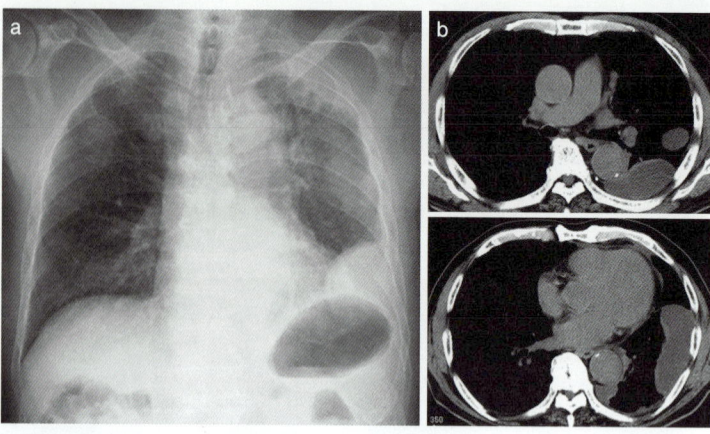

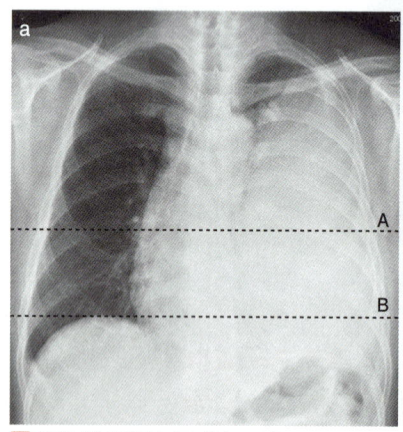

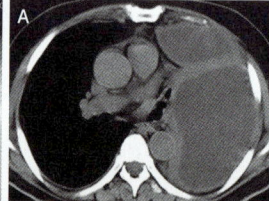

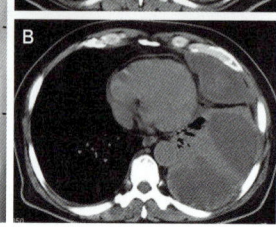

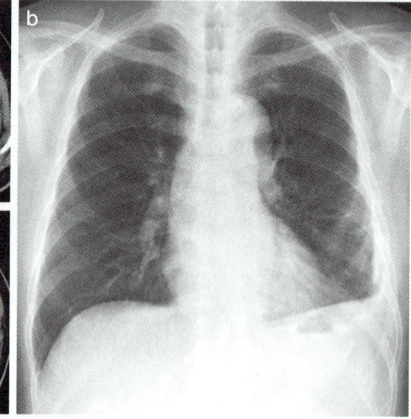

■ 膿胸（ACCPカテゴリー4）
62歳，男性．2週間前からの倦怠感，背部痛で来院．
a) 胸部X線像では左の大量胸水を認めた．A，Bレベルでの胸部CTでは，胸水は1つの空間に貯留しているのではなく，肥厚した胸膜，析出したフィブリンによって，多房化していることが分かる．茶褐色の胸水（膿）からストレプトコッカス属の菌が培養．ドレナージと抗菌療法を行った．
b) 3カ月後の胸部X線写真では，胸膜の癒着像を認めるのみに改善した．

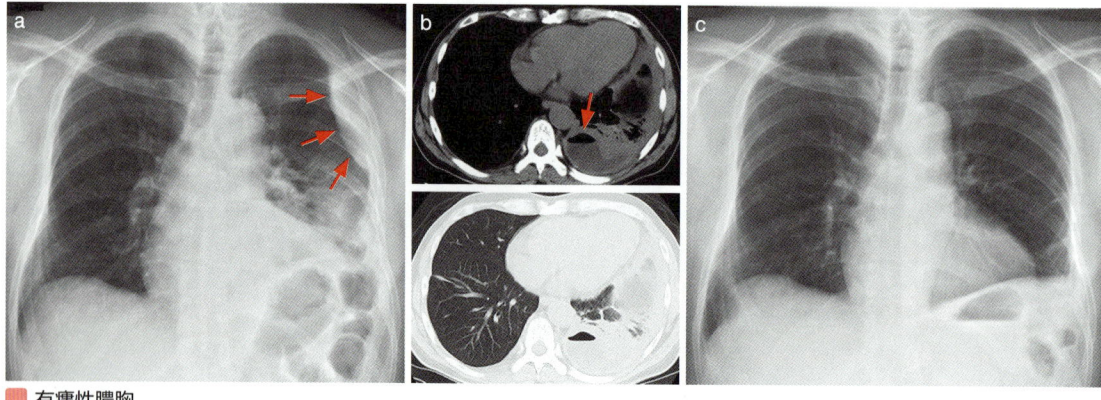

■ 有瘻性膿胸
69歳，男性，糖尿病（HbA1c 6.1％），大酒家．主訴は胸痛，咳嗽．
a) 胸部X線像では左中下肺野に均等影，左横隔膜の挙上，左肋骨横隔膜角の鈍化，被包化胸水による左胸壁をベースにした腫瘤様陰影（矢印）を認める．
b) CTでは左肺底区の均等影，胸腔内に気体鏡面像（ニボー，矢印）を認め，肺実質と胸腔との間の瘻孔形成を示す．胸水（膿）培養により，*Streptococcus milleri* groupによる有瘻性膿胸を合併した肺炎と診断．抗菌療法と胸腔ドレナージを施行．
c) 発症6カ月後の胸部X線像で，肋骨横隔膜角の鈍化を認めるまでに改善した．

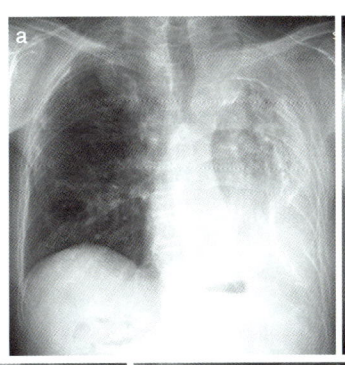

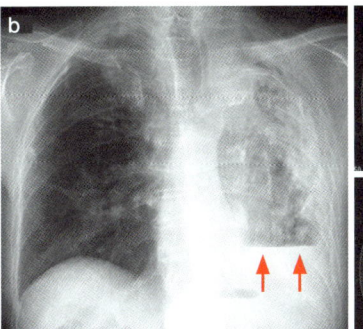

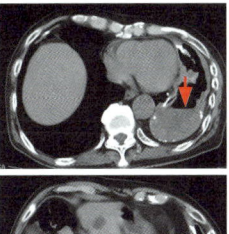

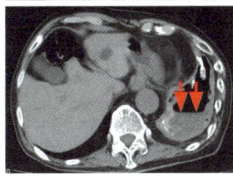

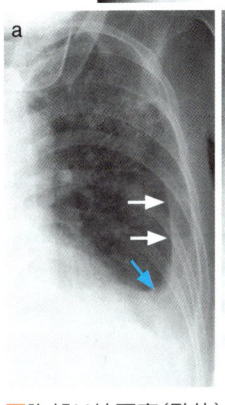

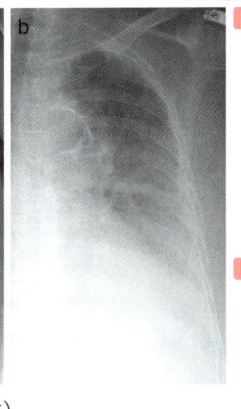

有瘻性慢性膿胸
78歳，男性，慢性膿胸の残存した肺結核後遺症．
a) 胸部X線写真では左胸郭の縮小，胸膜の肥厚・石灰化があり，X線透過性が低下し，肺血管影は全くみえない．
b) 発熱，咳嗽，喀痰で来院した際の胸部X線写真では気体鏡面像(矢印)が出現している．胸部CTでは，石灰化を伴う肥厚した胸膜に被われた膿胸腔内に，気体鏡面像(矢印)がみられ，肺実質との間の瘻孔形成を示している．ドレナージは行わず，抗菌剤のみの投与で瘻孔は自然閉鎖した．

仰臥位撮影の胸水貯溜所見
78歳，男性，慢性膿胸の残存した肺結核後遺症．
a) 含気のある肺と肋骨内側面との間の辺縁鮮明な帯状(白矢印)の陰影．陰影の立ち上がり部分(青矢印)がメニスカス様になっている．
b) 肺血管影が透見できる．左肺野全体の一様な淡い陰影

■胸部X線写真(臥位)
- 肋骨内側面と含気のある肺との間の帯状の陰影や，一側肺全体に拡がる，血管影が透見できる均一な淡い陰影を呈することが多い．
- 坐位での撮影では，胸水が重力方向に移動するので，下肺野のX線透過性の低下として把握される．

■側臥位での胸部X線写真
- 胸水が少量の時は，胸水貯留が疑われる側を下にした側臥位での胸部X線写真を撮影することが薦められている．しかし，近年は，超音波検査や胸部CT検査で確認することの方が多い．

■超音波検査
- 少量の胸水の確認，胸水中のフィブリンの析出状況の評価，穿刺部位の決定などを行う．

■胸部CT検査
- 胸水貯留のために把握が不可能な肺内病変の評価を行う．複雑性PPEでは，胸水貯留分布の全体像，多房化した胸水貯留部位の交通の有無，ドレナージ部位の決定のために行う．
- 胸部CTによる胸水量の推定：胸水貯留の高さの最大長を求めて，その部位の胸郭径に対する比率を求めて推定する．

少量：b/a<15%(≒75mL)
中等量：15%≦b/a<30%
大量：b/a≧30%(≒350mL)

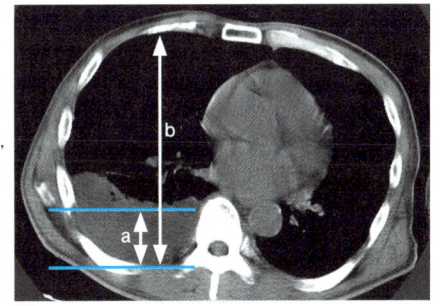

■ 胸部CTによる胸水量の推定
a：胸水貯留の高さの最大長　b：最大長を呈する部位の胸郭の前後径

(Mergo PJ, et al: New formula for quantification of pleural effusions from computed tomography. J Thorac Imaging. 14：122, 1999)

胸水穿刺
- 胸水の診断には不可欠の検査で，穿刺した胸水では，まず，肉眼色，混濁度，臭いを観察する．悪臭を呈する場合は嫌気性感染の可能性が高い．
- 各種生化学検査(鑑別診断に応じて，適宜項目を選択)，病理検査，細菌塗抹培養検査を行うが，培養には血液培養ボトルに胸水をいれて提出してもよい．
- 漏出性か滲出性かを診断する．滲出性の場合，単純性PPE，複雑性PPE，膿胸の診断を行う．

■滲出性胸水の診断
以下の条件のうち，少なくとも1つが満たされる
胸水中タンパク質/血清タンパク比＞0.5
胸水中LDH/血清LDH＞0.6
胸水LDH＞血清LDH上限値の2/3

(Light RW, et al：Pleural effusions：the diagnostic separation of transudates. Ann Intern Med. 77：507, 1972)

■肺炎随伴性胸水，膿胸の特徴と胸腔ドレナージの必要性

	肉眼的性状	生化学・微生物検査	画像所見	胸腔ドレナージ
単純性PPE (uncomplicated PPE)	黄色，透明（濁りは少ない）	●好中球は少ない ●LDHは低値，糖≧60mg/dL，pH≧7.20	●被包化はなく，通常の漏出性胸水と同様所見	●必要なし
複雑性PPE (complicated PPE)	混濁	●好中球増多 ●LDH≧1,000 ●pH<7.20 ●糖<60mg/dL（血糖値の影響を受ける） ●微生物検査では，塗抹/培養が陽性のことがある	●被包化 ●多房性 ●フィブリンの析出による隔壁形成	●必要（臨床所見の改善，ドレナージが不十分な場合，線維素溶解療法，外科的治療を考慮）
膿胸 (empyema)	膿	●好中球増多 ●細胞debris ●微生物検査では塗抹/培養は必ずしも陽性にならない	●被包化（胸膜肥厚著明） ●多房性 ●フィブリンの析出による隔壁形成	●必要（ドレナージが不十分な場合，線維素溶解療法，外科的治療を考慮）

■肺炎随伴性胸水のカテゴリー分類
- 下表は米国胸部医学会（ACCP）で提唱している肺炎随伴性胸水のカテゴリー分類で治療方針決定に有用である．
- 胸水量・性状，胸水細菌検査の結果，pH（測定できない場合はグルコース，膿の場合は機器に支障をきたすので行わない）によって分類されている．
- カテゴリー1，2が単純性PPEで，カテゴリー3が複雑性PPE，カテゴリー4が膿胸に相当する．カテゴリー2は，カテゴリー3の状態になりうるので，抗菌薬の投与を行いながら，慎重に経過観察する．

■肺炎随伴性胸水の分類〔ACCP（American College of Chest Physician）カテゴリー〕

カテゴリー	胸水量		胸水の細菌検査		pH（グルコース）	経過不良になるリスク	胸腔ドレナージ
1	●少量の自由に移動する胸水（側臥位X線写真で胸水の高さが10mm未満）	and	未施行	and	未施行	非常に低い	不要
2	●少量〜中等量の自由に移動する胸水（側臥位写真で胸水の高さ10mmを超え，患側胸郭の1/2の高さまで）	and	グラム染色かつ培養陰性	and	pH≧7.20（グルコース≧60mg/dL）	低い	不要（治療にもかかわらず悪化すれば，胸腔穿刺の反復，ドレナージを考慮）
3	●大量の移動する胸水（側臥位X線写真で患側胸郭の高さの1/2以上） ●胸水のloculation ●壁側胸膜肥厚を伴った胸水	or	グラム染色あるいは培養陽性	or	pH<7.20（グルコース<60mg/dL）	中等度	必要
4			肉眼的に明らかな膿			高い	必要

側臥位胸部X線写真で10mm以上の胸水は穿刺の適応

（Colice GL, et al：Medical and surgical treatment of parapneumonic effusions：an evidence-based guideline. Chest, 118：1158〜1171，2000）

Section 4 治療

- 単純性PPE：抗菌薬の投与（使用抗菌薬は肺炎の項参照，起炎菌として嫌気性菌も考慮）のみで，通常，ドレナージは不要である．
- 複雑性PPE：適切なドレナージが必要である．線維素溶解療法，胸腔鏡下胸部手術（VATS），開胸手術なども考慮する．
- 膿胸：太めの胸腔チューブでドレナージするが，排液が十分でなければ，VATS，開胸手術などが必要である．
- 治療後，臨床所見の改善が見られない場合は，抗菌薬が不適切，胸腔ドレナージが機能していないこと（胸腔チューブのつまり，位置の不適切さ，胸腔スペースの多房化）を考える．
- 胸腔チューブ抜去の基準：胸水の排液量が1日50mL以下，臨床症状の改善，胸水の濁りの消失などを目安．
- 線維素溶解療法：本療法を強く推奨するに足るデータはない．しかし，カテゴリー3，4の症例では考慮してよい治療とされている．現在，本邦で注入できる薬剤としてはウロキナーゼしかないが，保険適用となっていない．投与量，回数についても確立されたものはない．

■胸腔チューブ：chest tube　■複雑性肺炎随伴性胸水（complicated PPE）：complicated parapneumonic effusion　■排液法（ドレナージ）：drainage　■膿胸：empyema　■胸水：pleural effusion　■肺炎随伴性胸水（PPE）：parapneumonic effusion　■肺下胸水：subpulmonic effusion　■単純性肺炎随伴性胸水（uncomplicated PPE）：uncomplicated parapneumonic effusion　■胸腔鏡下胸部手術（VATS）：video-assisted thoracic surgery

Unit 1 気管支喘息
J45
bronchial asthma

疾患概念
気管支喘息は，気道の慢性炎症に基づき，可逆性のある種々の程度の気道狭窄と気道過敏性の亢進を認め，症状として繰り返し起こる咳，喘鳴，呼吸困難で特徴づけられる閉塞性呼吸器疾患[1]である．

SUMMARY Map

誘因・原因
- 近年，有症率は国内外ともに増加傾向にある．
- 吸入アレルゲン，生活様式の変化（家屋の気密性，食生活），大気汚染（ディーゼル車の排気ガス中の粒子など），衛生仮説*（hygiene hypothesis），遺伝的要因などが考えられている．

病態
- **気道の慢性炎症**：喘息の病態は**気道の慢性炎症**に基づき，その炎症には，**Th2細胞***から産生されるサイトカインが深く関与し，気道粘膜に**好酸球**を主体とした炎症細胞集積・増加を認める．
- **気道過敏性***：気道炎症の結果，さまざまな外因性および内因性刺激に反応し，**気道過敏性**が生じる．
- **リモデリング**：持続する気道炎症は，気道上皮の傷害に伴い気道既存構造の変化（**リモデリング**）を引き起こし（気道壁の肥厚），不可逆性の気流制限をもたらすことがある．

症状・臨床所見
- 発作性の**呼吸困難**，**喘鳴**，**咳（湿性咳）**，**胸部圧迫感・違和感**など．発作時以外は無症状（慢性化重症例除く）．
- 症状は**夜間**，**早朝**に出現することが多い．
- 発作時は聴診上，**呼気時**，または吸気・呼気時ともに，喘鳴を聴取（連続性ラ音，笛声音）．

検査・診断・分類
- 発作時の診察や典型的な症状である場合，診断は比較的困難でない．しかし，非発作時，治療抵抗性の場合は，**詳細な問診**が極めて重要である．
- スパイロメトリーによる**可逆性気流制限**（短時間作用性β_2刺激薬吸入前・吸入15〜30分後の1秒量の改善率が12%以上かつ改善量が200mL以上の増加）．
- **気道過敏性試験**．
- アトピー型・非アトピー型の分類：血液検査（血清中の総IgE量，特異的IgEの有無）．
- 気道炎症の存在：**喀痰中の好酸球やクレオラ（Creola）体***の証明，呼気NO濃度上昇など．
- 胸部X線，スパイロメトリーを施行し，他疾患の鑑別・合併（とくに**心不全**）を考慮する．

治療
- 長期管理における薬物治療は，症状を目安に**重症度（4段階）に応じて**，段階的に投与薬物を決定．
- 薬物は**コントローラー**（controller：抗炎症薬や長時間作用性気管支拡張薬で，定時で使用する薬物）と，**リリーバー**（reliever：短時間作用性吸入気管支拡張薬など，発作時のみ使用する薬物）に分けられる．
- 薬物治療の基本は，病態の本体である気道炎症をターゲットにした**吸入ステロイド（ICS）**である．とくに喘息の慢性化，リモデリングなどによる難治化を防ぐことを期待した治療戦略として，**早期介入治療（early intervention）**が提唱されている．
- その他，気管支拡張薬，抗アレルギー薬，適応があれば減感作療法，抗IgE抗体療法を用いる．
- 喘息発作（急性増悪）時も，同様に重症度（5段階）に応じた管理法である．家庭での発作時の第一選択薬は，**短時間作用性β_2刺激薬吸入**．

Section 1 誘因・原因

● 喘息の危険因子は，個体因子と環境因子とが複雑に絡み合って形成される．環境因子には，発病因子（喘息になりやすい人の発病に影響を与える因子）と増悪因子（すでに発病した人に対し増悪させる因子）がある[1]．

用語解説

衛生仮説
環境が衛生的になり，乳幼児期に感染する機会が減ったことが，アレルギー性疾患の増加の原因であるとする仮説．

Th2 細胞
リンパ球の一種であるヘルパーT細胞．ヘルパーT細胞には，Th1細胞とTh2細胞があり，Th1細胞は細胞性免疫（T細胞で伝達される免疫），Th2細胞は液性免疫（免疫グロブリンによる免疫）に関与する．Th2細胞は，IL-4，IL-5などのサイトカインを産生する．

クレオラ体
剥離した上皮細胞の塊．とくに発作時の喀痰中に多くみられる．上皮障害の詳細は不明だが，好酸球の関与が強く疑われている．

気道過敏性
喘息患者の気管で，非特異的な刺激に対して過敏に反応し，気管支が収縮すること．気道反応性の亢進ともいう．

CAP RAST法
CAP（capsulated hydrophilic carrier polymer）radioallergo-sorbent testの略．抗原特異的IgE抗体を測定する方法の1つで，セルロースのスポンジにアレルゲンを吸着させる．現在は放射性同位元素は用いられていない．MAST法も同じく特異的IgE抗体を測定する方法の1つ．

IL
サイトカインの一種，インターロイキン（interleukin）の略．多くの免疫系に関与し，現在30種類以上が知られている．

■喘息の危険因子

個体因子		①遺伝子素因 ②アレルギー素因 ③気道過敏性 ④性差 ⑤出生時低体重
環境因子	発病因子	①アレルゲン ②ウイルス性呼吸器感染症 ③その他の因子 　・大気汚染（屋外・屋内） 　・喫煙（能動・受動） 　・食品・食品添加物 　・寄生虫感染 　・薬物
	増悪因子	①アレルゲン ②大気汚染（屋内・屋外） ③呼吸器感染症 ④運動ならびに過換気 ⑤喫煙 ⑥気象 ⑦食品・食品添加物 ⑧薬物 ⑨激しい感情表現とストレス ⑩刺激物質（煙，臭気，水蒸気など） ⑪二酸化硫黄 ⑫月経 ⑬妊娠 ⑭肥満 ⑮アルコール ⑯過労

（日本アレルギー学会ガイドライン委員会／喘息ガイドライン部会監：喘息予防・管理ガイドライン 2009．p.30，協和企画，2009）

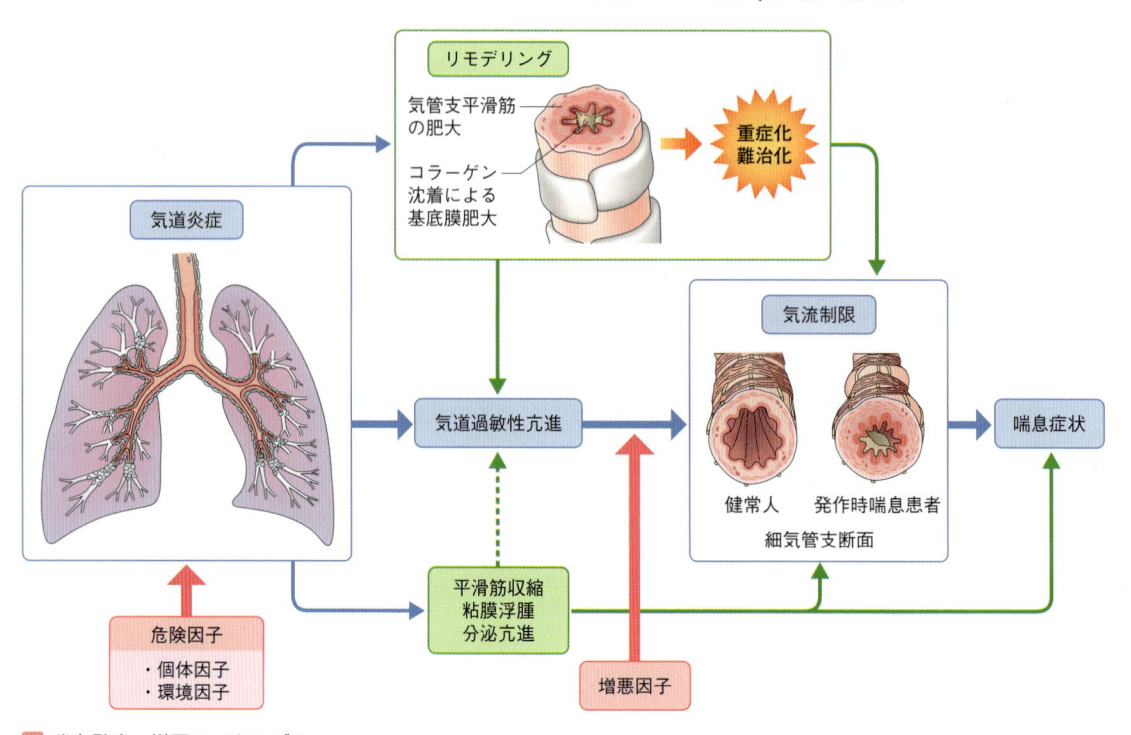

■ 喘息発症・増悪のメカニズム

喘息のアレルギー性炎症のメカニズム

- 喘息患者の気道は，特有の慢性炎症が存在する．炎症の病理学的特徴は，以下の通りである．これらはアトピー型，非アトピー型で同様にみられる．
- 気道粘膜における好酸球を主体とした，リンパ球，肥満細胞等の炎症細胞の集積・増加．
- 気道上皮の剥離・杯細胞増生．
- 基底膜肥厚と粘膜浮腫．
- 喘息のアレルギー性炎症のメカニズムは複雑である．

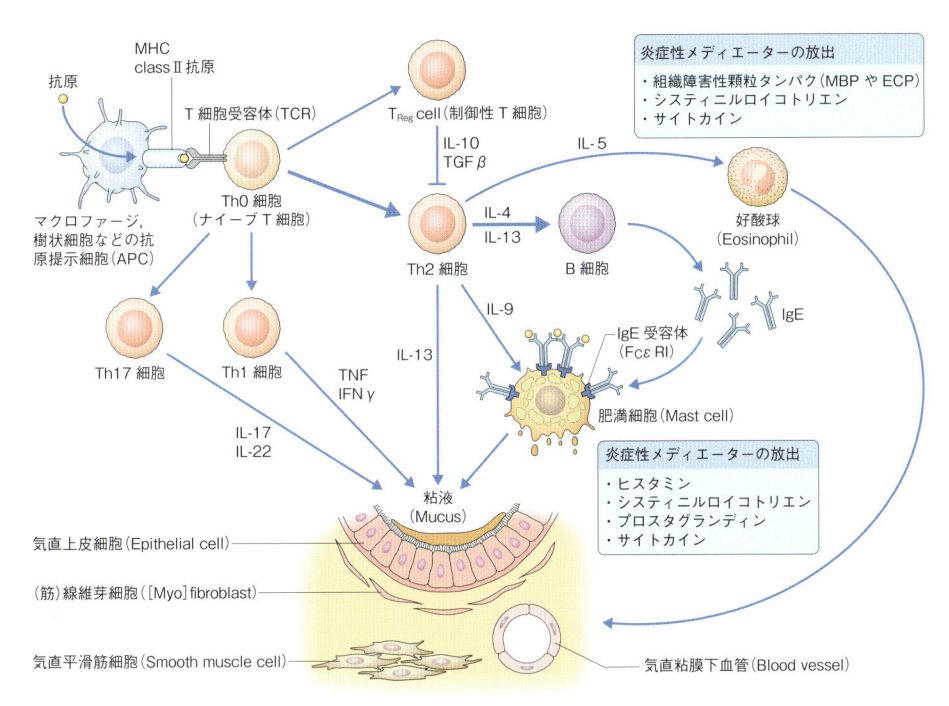

■ 喘息のアレルギー性炎症のメカニズム
(Holgate T, et al : Treatment strategies for allergy and Asthma. Nature Reviews Immunology, 8：218-230, 2008)

- 喘息患者の気道には，Th2 細胞の増加とIL-4*とIL-5産生の増加が認められ，それらが重要な役割を果たしている．
- IL-4 は，Th2 細胞から産生されるサイトカインとして，Th2 細胞の分化増殖に必須であり，さらにリンパ球の一種であるB細胞のIgE産生を促す．
- IL-5 は，好酸球の分化，成熟，活性化に関与し，好酸球性炎症を引き起こす．
- IL-13 は，気道上皮の杯細胞増生による粘液産生，血管内皮細胞上の接着分子発現誘導，IL-4 同様にB細胞のIgEクラススイッチに関与する．
- 気道過敏性は，気道感染併発，抗原曝露といった気道の炎症時にさらに増強する．
- 持続する気道炎症は，気道上皮の傷害に伴い基底膜部の線維化，平滑筋の肥大，上皮杯細胞増生といった気道既存構造の変化（リモデリング）を引き起こす．その結果，不可逆性の気流制限をもたらし，さらに気道過敏性を亢進させると考えられている[2]．

アスピリン喘息（AIA）

- アスピリン喘息は，成人喘息の約10％にみられ，シクロオキシゲナーゼ（COX）阻害作用をもつ非ステロイド性抗炎症薬（NSAIDs）の使用（貼付含む）後1時間以内に発作を生じる．ときに重篤な発作になり死亡例もあるので，注意が必要である．
- COX阻害によりその代謝産物であるプロスタグランジンE（PGE）が減少する．それに伴って，システィニル・ロイコトリエン（cysLT1）の産生が増加することが原因と考えられている．
- アレルギーによるものではないため，IgEは関与しない．

運動誘発喘息(EIA)

- 運動後に生じる喘息である．
- 運動時の過換気により，気道の乾燥や冷却刺激が生じ，喘息症状が引き起こされると考えられている．

Section 2 症状・臨床所見

- 咳，痰，喘鳴，呼吸困難などについて，痰の性状(色や粘稠度)，経過中の発熱の有無，症状の程度，回数(頻度)，悪化要因の有無，持続時間，発現時間帯を詳細に確認する．
- 咳は，乾性咳嗽，湿性咳嗽ともにありうる．湿性の場合は，気道感染を合併していなければ白色透明な粘稠痰である．頻度は少ないが多量(1日に100mL以上)の水様卵白様の痰(bronchorrhea)になることもある．
- 気道感染，運動，温度差，気圧や湿度の変化に敏感に反応しやすい．

聴診所見

- 聴診所見が重要である．痰がらみなどがなければ，呼気時に連続性ラ音を聴取する．聴診の工夫として，音が聞こえにくい場合は患者に強制呼気をしてもらう，また喉に力が入っていると思われる場合は，顎を挙上し開口させたまま聴診し，音の変化を確認する方法もある．発作時の喘鳴の程度をみたJónssonの分類は有用である．

■Jónsson分類による聴診所見

Grade 0	喘鳴を聴取しない．
Grade 1	強制呼気時のみに喘鳴を聴取する．
Grade 2	平静呼吸下で呼気時のみに喘鳴を聴取する．
Grade 3	平静呼吸下で吸気，呼気ともに喘鳴を聴取する．
Grade 4	平静呼吸下で吸気，呼気ともに喘鳴を聴取するが弱く，呼吸音そのものが弱い．いわゆる"silent chest"．

(Jónsson S, et al：Comparison of the oral and intravenous routes for treating asthma with methylprednisolone and thephylline. Chest, 94：723〜726, 1988)

咳喘息

- 喘鳴を伴わない喘息の亜型と考えられる咳喘息(cough variant asthma)は，咳が主体である．胸痛が主要症状である胸痛喘息(chest pain variant asthma)もある．いずれも気道過敏性の亢進を認めることが多く，気管支拡張薬の投与で症状が改善するのが特徴である．

■咳喘息の簡易診断基準(下記1〜2のすべてを満たす)

1. 喘鳴を伴わない咳嗽が8週間(3週間)以上持続 聴診上もwheeze(笛音)を認めない．
2. 気管支拡張薬が有効
参考所見
1) 喀痰・末梢好酸球増多を認めることがある(とくに前者は有用)．
2) 気道過敏性が亢進している．

(日本呼吸器学会咳嗽に関するガイドライン作成委員会編：咳嗽に関するガイドライン. p.43, 日本呼吸器学会, 2005)

重症度分類

- 治療前の臨床所見によって喘息重症度を分類する．喘息重症度と発作強度は，喘息の管理および段階的薬物治療の基礎として重要である．重症度に応じて，後述する治療ステップ1〜4までの内容による治療を行う．
- すでに治療が行われている場合は，現在の治療を考慮して喘息重症度を分類する．
- 日常診療では，初診時にすでに長期管理薬を用いられている場合があり，現在の治療ステップ下でなお認められる症状から重症度を判定し，治療方針を決定することが必要である．

■治療前の臨床所見による喘息重症度の分類(成人)

重症度[*1]		軽症間欠型	軽症持続型	中等症持続型	重症持続型
喘息症状の特徴	頻度	週1回未満	週1回以上だが毎日ではない．	毎日	毎日
	強度	症状は軽度で短い．	月1回以上日常生活や睡眠が妨げられる．	週1回以上日常生活や睡眠が妨げられる．	日常生活に制限
				短時間作用性吸入β2刺激薬頓用がほとんど毎日必要	治療下でもしばしば増悪
	夜間症状	月に2回未満	月に2回以上	週1回以上	しばしば
PEF FEV1[*2]	%FEV1，%PEF	80%以上	80%以上	60%以上80%未満	60%未満
	変動	20%未満	20〜30%	30%を超える．	30%を超える．

*1 いずれか1つが認められればその重症度と判断する．
*2 症状からの判断は重症例や長期罹患例で重症度を過小評価する場合がある．呼吸機能は気道閉塞の程度を客観的に示し，その変動は気道過敏性と関連する．%FEV₁＝(FEV₁測定値/FEV₁予測値)×100，%PEF＝(PEF測定値/PEF予測値または自己最良値)×100

(日本アレルギー学会ガイドライン委員会／喘息ガイドライン部会監：喘息予防・管理ガイドライン2009, p.7, 協和企画, 2009を改変)

■現在の治療を考慮した喘息重症度の分類（成人）

現在の治療における患者の症状	現在の治療ステップ→p.157の喘息治療ステップの内容参照			
	ステップ1	ステップ2	ステップ3	ステップ4
コントロールされた状態*1 ● 症状を認めない． ● 夜間症状を認めない．	軽症間欠型	軽症持続型	中等症持続型	重症持続型
軽症間欠型相当*1 ● 症状が週1回未満 ● 症状は軽度で短い． ● 夜間症状は月に2回未満	軽症間欠型	軽症持続型	中等症持続型	重症持続型
軽症持続型相当*2 ● 症状が週1回以上，しかし毎日ではない． ● 月1回以上日常生活や睡眠が妨げられる． ● 夜間症状が月2回以上	軽症持続型	中等症持続型	重症持続型	重症持続型
中等症持続型相当*3 ● 症状が毎日ある． ● 短時間作用性吸入β_2刺激薬がほとんど毎日必要 ● 週1回以上日常生活や睡眠が妨げられる． ● 夜間症状が週1回以上	中等症持続型	重症持続型	重症持続型	最重症持続型
重症持続型相当 ● 治療下でもしばしば増悪 ● 症状が毎日ある． ● 日常生活が制限される． ● 夜間症状がしばしば	重症持続型	重症持続型	重症持続型	最重症持続型

*1 同一治療継続3～6か月でステップダウンを考慮する．
*2 各治療ステップにおける治療内容を強化する．
*3 治療のアドヒアランスを確認し，必要に応じ是正してステップアップする．

（日本アレルギー学会ガイドライン委員会／喘息ガイドライン部会監：喘息予防・管理ガイドライン2009, p.7, 協和企画，2009）

Section 3 検査・診断・分類

- 胸部X線所見：基本的に正常．COPDや心不全など他疾患の鑑別，気胸，縦隔気腫，無気肺，肺炎，悪性疾患などの合併症の有無の確認に有用である．発作時は，典型的には肺の過膨張所見を示す．
- 肺機能検査：ピークフローメータは，1秒量とよく相関するピークフロー（PEF）を在宅で測定し，気道閉塞の存在と程度を客観的に確認できるため，簡便で有用な検査である[3]．
- アトピー型喘息の場合，特定アレルゲンの確認・評価として，プリックテスト，スクラッチテスト，皮内反応，採血によるCAP RAST法*，MAST法などを行う．
- 診断の目安となる症状と検査結果，および鑑別すべき疾患は以下の通りである．

■ ピークフローメータ

PEF値の予測値あるいは自己最良値に対する％（％PEF）を自分で記載して，自己管理の指針とする．

％PEFを以下の3段階に分類する．

グリーンゾーン
80％以上，安定

イエローゾーン
50～80％，コントロール不十分で治療のステップアップを考慮

レッドゾーン
50％以下，コントロール不良で医師診察も考慮

■成人喘息での診断の目安

1. 発作性の呼吸困難，喘鳴，咳（夜間，早朝に出現しやすい）の反復
2. 可逆性気流制限：自然に，あるいは治療により寛解する．PEF値の日内変動20％以上，β_2刺激薬吸入により1秒量が12％以上増加かつ絶対量で200mL以上増加
3. 気道過敏性の亢進：アセチルコリン，ヒスタミン，メサコリンに対する気道収縮反応の亢進
4. アトピー素因：環境アレルゲンに対するIgE抗体の存在
5. 気道炎症の存在：喀痰，末梢血中の好酸球数の増加，ECP高値，クレオラ体の証明，呼気中NO濃度上昇
6. 鑑別診断疾患の除外：症状が他の心肺疾患によらない．

（日本アレルギー学会ガイドライン委員会／喘息ガイドライン部会監：喘息予防・管理ガイドライン2009, p.4, 協和企画，2009）

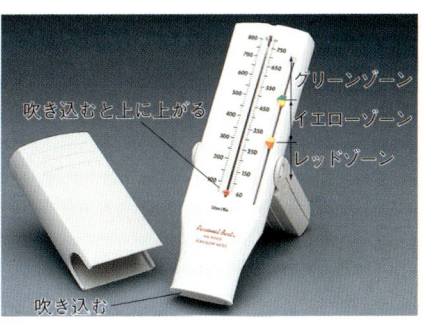

■鑑別すべき疾患（表中強調は著者による）

1. 上気道疾患：喉頭炎，喉頭蓋炎，vocal cord dysfunction（VCD）
2. 中枢気道疾患：気管内腫瘍，気道異物，気管軟化症，気管支結核，サルコイドーシス
3. 気管支〜肺胞領域の疾患：COPD，びまん性汎細気管支炎，肺線維症，過敏性肺炎
4. 循環器疾患：うっ血性心不全，肺血栓塞栓症
5. アンジオテンシン変換酵素阻害薬などの薬物による咳
6. その他の原因：自然気胸，迷走神経刺激症状，過換気症候群，心因性咳嗽
7. アレルギー性呼吸器疾患，アレルギー性気管支肺アスペルギルス症，アレルギー性肉芽腫性血管炎（Churg-Strauss症候群），好酸球性肺炎

（日本アレルギー学会ガイドライン委員会／喘息ガイドライン部会監：喘息予防・管理ガイドライン2009, p.4, 協和企画，2009）

Section 4 治療

- 喘息治療の目標は，以下の通りである[4]．
  1. 健常人と変わらない日常生活が送れること．正常な発育が保たれること．
  2. 正常に近い肺機能を維持すること．
     PEFの変動が予測値の20％未満．
     PEFが予測値の80％以上．
  3. 夜間や早朝の咳や呼吸困難がなく，十分な夜間睡眠が可能なこと
  4. 喘息発作が起こらないこと．
  5. 喘息死の回避．
  6. 治療薬による副作用がないこと．
  7. 非可逆的な気道リモデリングへの進展を防ぐこと．
- 感作アレルゲンがはっきりしていれば，その回避・除去を行う．

長期管理における薬物治療

- 長期管理における薬物治療は，症状を目安に重症度に応じて，段階的に投与薬物を決める．
- 重症度はステップ1：軽症間欠型相当，ステップ2：軽症持続型相当，ステップ3：中等症持続型相当，ステップ4：重症持続型相当，の4段階に分かれる．
- 薬物はコントローラー(controller：抗炎症薬や長時間作用性気管支拡張薬で，定時で使用する薬物)と，リリーバー(reliever：短時間作用性吸入気管支拡張薬など，発作時のみ使用する薬物)に分けられる．
- 治療ステップ1〜4ではすべて，第一選択薬は吸入ステロイドである．これは，リモデリング予防など，早期介入治療の考え方が反映されている．
- 治療ステップ2からは，配合薬(長時間作用性 β_2 刺激薬吸入と吸入ステロイドを同時に吸入できる薬物)を吸入してもかまわない．
- 吸入ステロイド併用薬としては，EBMに基づき，テオフィリン徐放製剤，ロイコトリエン拮抗薬，長時間作用性 β_2 刺激薬吸入が推奨されている．

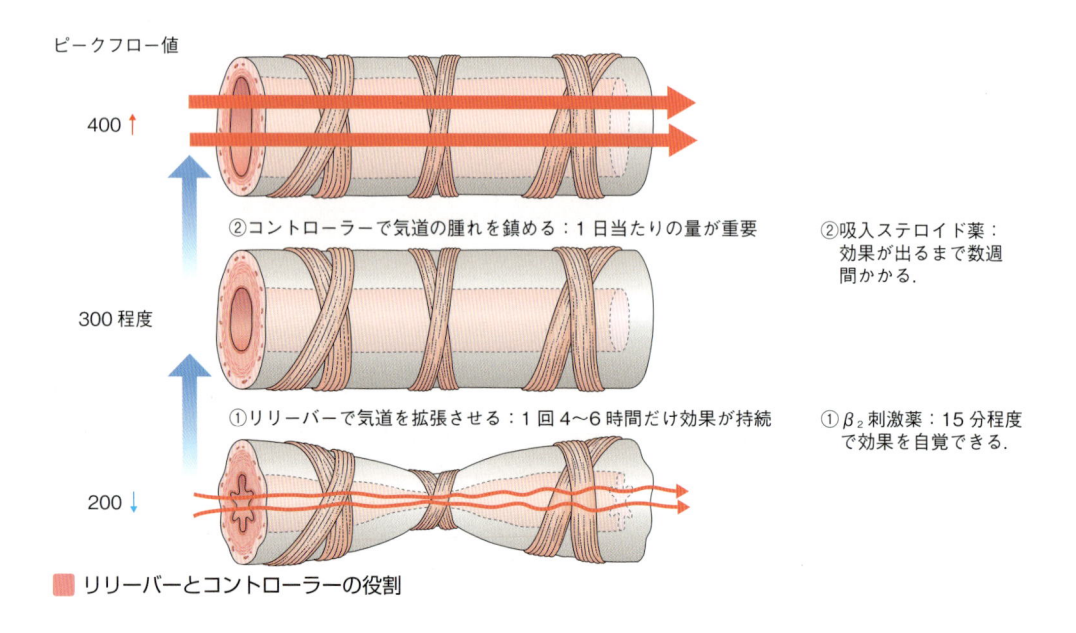

ピークフロー値

400↑

②コントローラーで気道の腫れを鎮める：1日当たりの量が重要

②吸入ステロイド薬：効果が出るまで数週間かかる．

300 程度

①リリーバーで気道を拡張させる：1回4〜6時間だけ効果が持続

①β_2 刺激薬：15分程度で効果を自覚できる．

200↓

■ リリーバーとコントローラーの役割

■喘息治療ステップの内容

		治療ステップ1	治療ステップ2	治療ステップ3	治療ステップ4
長期管理薬	基本治療	吸入ステロイド薬(低用量) 上記が使用できない場合,以下のいずれかを用いる. 　LTRA 　テオフィリン徐放剤 (症状がまれであれば必要なし)	吸入ステロイド薬(低〜中用量) 上記で不十分な場合に,以下いずれか一剤を併用 　LABA 　(配合剤の使用可) 　LTRA 　テオフィリン徐放製剤	吸入ステロイド薬(中〜高用量) 上記に下記のいずれか1剤,あるいは複数を併用 　LABA 　(配合剤の使用可) 　LTRA 　テオフィリン徐放製剤	吸入ステロイド薬(高用量) 上記に下記の複数を併用 　LABA 　(配合剤の使用可) 　LTRA 　テオフィリン徐放製剤 上記のすべてでも管理不良の場合は下記のいずれか,あるいは両方を追加 　抗IgE抗体[*2] 　経口ステロイド薬[*3]
	追加治療	LTRA以外の抗アレルギー薬[*1]	LTRA以外の抗アレルギー薬[*1]	LTRA以外の抗アレルギー薬[*1]	LTRA以外の抗アレルギー薬[*1]
発作治療[*4]		吸入SABA	吸入SABA	吸入SABA	吸入SABA

LTRA:ロイコトリエン受容体拮抗薬,LABA:長時間作用性β_2刺激薬,SABA:短時間作用性β_2刺激薬

*1 抗アレルギー薬とは,メディエータ遊離抑制薬,ヒスタミンH_1拮抗薬,トロンボキサンA_2阻害薬,Th2サイトカイン阻害薬を指す.
*2 通年性吸入抗原に対して,陽性かつ血清総IgE値が30〜700IU/mLの場合に適用となる.
*3 経口ステロイド薬は短期間の間欠的投与を原則とする.他の薬物で治療内容を強化し,かつ短期間の間欠投与でもコントロールが得られない場合は,必要最小量を維持量とする.
*4 軽度の発作までの対応を示す.

(日本アレルギー学会ガイドライン委員会/喘息ガイドライン部会監:喘息予防・管理ガイドライン2009,p.109,協和企画,2009を改変)

■コントロール状態の評価

	コントロール良好 (すべての項目が該当)	コントロール不十分 (いずれかの項目が該当)	コントロール不良
喘息症状(日中および夜間)	なし	週1回以上	コントロール不十分の項目が3つ以上当てはまる.
発作治療薬の使用	なし	週1回以上	
運動を含む活動制限	なし	あり	
呼吸機能(FEV_1およびPEF)	正常範囲内	予測値あるいは自己最高値の80%未満	
PEFの日(週)内変動	20%未満	20%以上	
増悪	なし	年に1回以上	月に1回以上*

*増悪が月に1回以上あれば,他の項目が該当しなくてもコントロール不良と評価する.
(日本アレルギー学会ガイドライン委員会/喘息ガイドライン部会監:喘息予防・管理ガイドライン2009,p.107,協和企画,2009を改変)

- 現時点で適応は限られているが,治療ステップ4の難治性喘息に対してヒト化IgE抗体オマリズマブが,ガイドライン治療選択肢に加わった.
- 現在薬物治療中の患者であれば,コントロール状態の評価に基づき,コントロール良好ならば現在の治療の継続し,良好な状態が3〜6か月間持続していればステップダウンを考慮する.コントロール不十分な場合には,現行の治療ステップを1段階アップ,コントロール不良なら2段階アップする.
- 喘息発作(急性増悪)時も同様に,重症度(5段階)に応じた管理法を行う.
- 鼻疾患の管理:アレルギー性鼻炎と喘息は,発症部位がそれぞれ上気道と下気道と異なるものの,ともに気道というひとつながりの器官で生じるアレルギー性疾患である.両疾患が関連性をもち,互いの合併率も高いことが明らかになっている."One airway, one disease(1つの気道,1つの疾患)"の概念に基づき,上気道と下気道を総合的にとらえた適切な治療の重要性が,「アレルギー性鼻炎およびその喘息への影響に関するガイドライン2008年版(ARIA 2008)」(Allergic Rhinitis and its Impact on Asthma)でも指摘されている.
- 喘息と胃食道逆流症(GERD)の合併も多く,コントロール困難な患者には,その合併の可能性も検討が必要な場合もある[5].

■喘息発作（急性増悪）の強度に対応した管理法

治療目標： 呼吸困難の消失，体動，睡眠正常，日常生活正常
PEFが予測値または自己最良値の80％以上，酸素飽和度＞95％[*1]
平常服薬，吸入で喘息症状の悪化なし

発作強度[*2]	呼吸困難	動作	検査値				治療	自宅治療可，救急外来入院，ICU管理[*3]
			PEF	SpO_2	PaO_2	$PaCO_2$		
喘鳴／息苦しい	急ぐと苦しい．動くと苦しい．	ほぼ普通	80％以上	96％以上	正常	45mmHg未満	β_2刺激薬吸入，頓用[*4] テオフィリン薬頓用	自宅治療可
軽度（小発作）	苦しいが横になれる．	やや困難					β_2刺激薬吸入，頓用[*4] テオフィリン薬頓用	自宅治療可
中等度（中発作）	苦しくて横になれない．	かなり困難 かろうじて歩ける．	60～80％	91～95％	60mmHg超	45mmHg以上	β_2刺激薬ネブライザー吸入反復[*5] ボスミン（0.1％アドレナリン）皮下注[*6] アミノフィリン点滴静注[*7] ステロイド薬点滴静注[*8] 酸素[*9] 抗コリン薬吸入考慮	救急外来 ・1時間で症状が改善すれば帰宅 ・2～4時間で反応不十分 ・1～2時間で反応なし 入院治療→高度喘息症状治療へ
高度（大発作）	苦しくて動けない．	歩行不能 会話困難	60％未満	90％以下	60mmHg以下	45mmHg以上	ボスミン（0.1％アドレナリン）皮下注[*6] アミノフィリン持続点滴[*10] ステロイド薬点滴静注反復[*8] 酸素[*11] β_2刺激薬ネブライザー吸入反復[*5]	救急外来 1時間以内に反応なければ入院治療 悪化すれば重篤症状の治療へ
重篤	呼吸減弱 チアノーゼ 呼吸停止	会話不能 体動不能 錯乱 意識障害 失禁	測定不能	90％以下	60mmHg以下	45mmHg以上	上記治療継続 症状，呼吸機能悪化で挿管[*3] 酸素吸入にもかかわらずPaO_2 50mmHg以下および／または意識障害を伴う急激な$PaCO_2$の上昇 人工呼吸[*3] 気管支洗浄 全身麻酔（イソフルラン・セボフルラン・エンフルランなどによる）を考慮	ただちに入院，ICU管理[*3]

*1 気管支拡張薬投与後の値を参考とする．
*2 発作強度は主に呼吸困難の程度で評価し，他の項目は参考事項とする．異なった発作強度の症状が混在するときは発作強度の重いほうをとる．
*3 ICUまたは気管挿管，補助呼吸，気管支洗浄などの処置ができ，血圧，心電図，パルスオキシメータによる継続的モニターが可能な病室．重症呼吸不全時の挿管，人工呼吸器の装着は，緊急処置としてやむをえない場合以外は，複数の経験ある専門医により行われることが望ましい．
*4 β_2刺激薬pMDI 1～2パフ：20分おき2回反復可．無効あるいは増悪傾向時β_2刺激薬1錠，コリンテオフィリンまたはアミノフィリン200mg頓用
*5 β_2刺激薬ネブライザー吸入：20～30分おきに反復する．脈拍を130/分以下に保つようにモニタする．
*6 ボスミン（0.1％アドレナリン）：0.1～0.3mL皮下注射20～30分間隔で反復可．脈拍は130/分以下にとどめる．虚血性心疾患，緑内障〔開放隅角（単性）緑内障は可〕，甲状腺機能亢進症では禁忌，高血圧の存在下では血圧，心電図モニタが必要
*7 アミノフィリン6mg/kgと等張補助液200～250mLを点滴静注，1/2量を15分間程度，残量を45分間程度で投与し，中毒症状（頭痛，吐き気，動悸，期外収縮など）の出現で中止．発作前にテオフィリン薬が十分に投与されている場合は，アミノフィリンを半量もしくはそれ以下に減量する．通常，テオフィリン服用患者では可能な限り血中濃度を測定する．
*8 ステロイド静注：ヒドロコルチゾン200～500mg，メチルプレドニゾロン40～125mg，デキサメタゾンあるいはベタメタゾン4～8mgを点滴静注．以後，ヒドロコルチゾン100～200mgまたはメチルプレドニゾロン40～80mgを必要に応じて4～6時間ごとに，あるいはデキサメタゾンあるいはベタメタゾン4～8mgを必要に応じて6時間ごとに点滴静注，またはプレドニゾロン0.5mg/kg/日，経口
*9 酸素吸入：鼻カニューレなどで1～2L/分
*10 アミノフィリン持続点滴：第1回の点滴（*7参照）に続く持続点滴は，アミノフィリン250mg（1筒）を5～7時間で（およそ0.6～0.8mg/kg/時）で点滴し，血中テオフィリン濃度が10～20μg/mL（ただし最大限の薬効を得るには15～20μg/mL）になるよう，血中濃度をモニターし，中毒症状の出現で中止する．
*11 酸素吸入：PaO_2 80mmHg前後を目標とする．

（日本アレルギー学会ガイドライン委員会／喘息ガイドライン部会監：喘息予防・管理ガイドライン2009, p.118～119, 協和企画, 2009を改変）

Section 5 日常生活の管理

● 気道感染に注意し，ハウスダスト，ダニ，ペットなど感作アレルゲンが明確であれば，掃除，環境を工夫する．
● 喘息教室などを通じて患者教育を行い，患者の病気に対する知識，理解を深める．その結果，患者と医師の良好なパートナーシップが形成でき，生活の質，治療アドヒアランスの向上をはかることができる．

■アレルギー性鼻炎およびその喘息への影響に関するガイドライン（ARIA 2008）：Allergic Rhinitis and its Impact on Asthmaに関するガイドライン　■アスピリン喘息（AIA）：aspirin-induced asthma　■慢性閉塞性肺疾患（COPD）：chronic obstructive pulmonary disease　■エビデンスに基づく医学（EBM）：evidence based medicine　■運動誘発喘息（EIA）：exercise induced asthma　■努力呼気量（FEV）：forced expiratory volume　■1秒率（FEV_1）：forced expiratory volume in one second　■胃食道逆流症（GERD）：gastroesophageal reflux disease　■吸入ステロイド（ICS）：inhaled corticosteroids　■ピークフロー（PEF）：peak expiratory flow

慢性咳嗽

- 「慢性咳嗽（がいそう）」とは，8週間以上持続する咳嗽が唯一の症状であり，胸部X線，スパイログラフィーなどの一般検査や身体所見では原因を特定できない咳嗽のことである．なお，3週間以上持続する咳嗽を「遷延（せんえん）性咳嗽」という[1]．

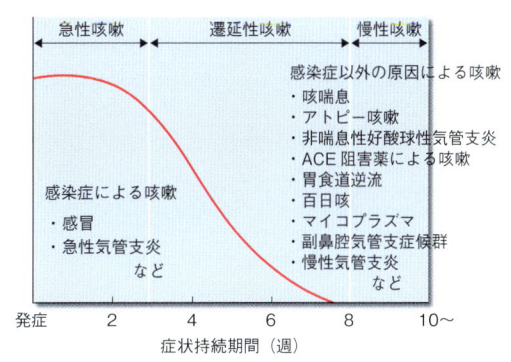

症状持続期間と感染症による咳嗽比率

急性咳嗽　遷延性咳嗽　慢性咳嗽

感染症以外の原因による咳嗽
- 咳喘息
- アトピー咳嗽
- 非喘息性好酸球性気管支炎
- ACE阻害薬による咳嗽
- 胃食道逆流
- 百日咳
- マイコプラズマ
- 副鼻腔気管支症候群
- 慢性気管支炎
など

感染症による咳嗽
- 感冒
- 急性気管支炎
など

発症　2　4　6　8　10〜
症状持続期間（週）

（日本呼吸器学会咳嗽に関するガイドライン作成委員会：咳嗽に関するガイドライン，p.3，日本呼吸器学会，2005を改変）

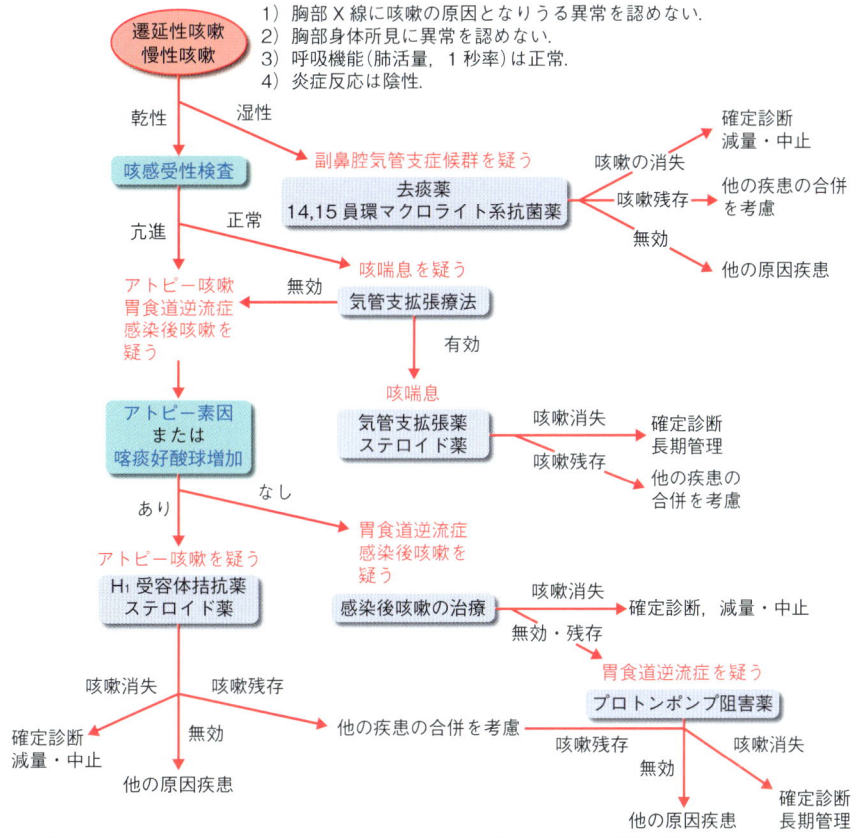

遷延性咳嗽／慢性咳嗽
1) 胸部X線に咳嗽の原因となりうる異常を認めない．
2) 胸部身体所見に異常を認めない．
3) 呼吸機能（肺活量，1秒率）は正常．
4) 炎症反応は陰性．

乾性 → 咳感受性検査
　亢進 → アトピー咳嗽／胃食道逆流症／感染後咳嗽を疑う
　　→ アトピー素因 または 喀痰好酸球増加
　　　あり → アトピー咳嗽を疑う → H₁受容体拮抗薬／ステロイド薬
　　　　　咳嗽消失 → 確定診断　減量・中止
　　　　　咳嗽残存　無効 → 他の疾患の合併を考慮 → 他の原因疾患
　　　なし → 胃食道逆流症／感染後咳嗽を疑う
　正常

湿性 → 副鼻腔気管支症候群を疑う → 去痰薬　14,15員環マクロライト系抗菌薬
　　咳嗽の消失 → 確定診断　減量・中止
　　咳嗽残存 → 他の疾患の合併を考慮
　　無効 → 他の原因疾患

咳喘息を疑う → 気管支拡張療法
　有効 → 咳喘息 → 気管支拡張薬／ステロイド薬
　　咳嗽消失 → 確定診断　長期管理
　　咳嗽残存 → 他の疾患の合併を考慮
　無効

感染後咳嗽の治療
　咳嗽消失 → 確定診断，減量・中止
　無効・残存 → 胃食道逆流症を疑う → プロトンポンプ阻害薬
　　咳嗽残存　無効 → 他の原因疾患
　　咳嗽消失 → 確定診断　長期管理

頻度の多い遷延性咳嗽と慢性咳嗽の原因疾患の病態を加味した診断手順
（日本呼吸器学会咳嗽に関するガイドライン作成委員会：咳嗽に関するガイドライン，p.40，日本呼吸器学会，2005を改変）

- 頻度の多い遷延性咳嗽，慢性咳嗽の原因疾患の病態を加味した診断手順は，上記のとおりである．
- 遷延性咳嗽，慢性咳嗽の原因には，さまざまなものがあるが，日常臨床上はアトピー咳嗽，非喘息性好酸球性気管支炎，咳喘息が重要である．

■アトピー咳嗽の診断基準（下記の1～8のすべてを満たす）
1）喘鳴や呼吸困難を伴わない乾性咳嗽が8週間以上持続
2）アトピー素因を示唆する所見（注1）または誘発喀痰中好酸球増加の1つ以上を認める
3）気道可逆性が陰性（注2）
4）気道過敏性が正常範囲
5）咳感受性が亢進
6）気管支拡張薬が無効
7）胸部X線写真に咳嗽をきたしうる異常所見を認めない
8）呼吸機能が正常

注1．アトピー素因を示唆する所見：
　（1）喘息以外のアレルギー疾患の既往あるいは合併
　（2）末梢血好酸球増加
　（3）血清総IgE値の上昇
　（4）特異的IgE陽性
　（5）アレルゲン皮内テスト陽性
注2．十分量の気管支拡張薬投与による1秒量の増加率が10％以下

参考所見
1）気管・気管支生検組織に好酸球陽性
2）気管支肺胞洗浄液中に好酸球増加なし
3）ヒスタミンH₁受容体拮抗薬または／およびステロイド薬で咳嗽発作が消失
（日本呼吸器学会咳嗽に関するガイドライン作成委員会：咳嗽に関するガイドライン, p.45, 日本呼吸器学会, 2007）

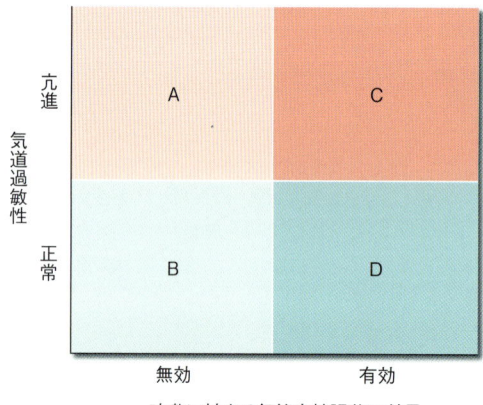

	無効	有効
亢進（気道過敏性）	A	C
正常	B	D

咳嗽に対する気管支拡張薬の効果

咳喘息（研究対象）　　　　：C
咳喘息（一般臨床）　　　　：C＋D
アトピー咳嗽（研究対象）　：B
アトピー咳嗽（一般臨床）　：A＋B
非喘息性好酸球性気管支炎　：B＋D

これらの診断における国際的問題点
1）気管支拡張薬の有効性を考慮しないで，気道過敏性の軽度亢進に基づいて咳喘息を診断（A＋C）している場合がある．
2）吸入ステロイド療法を喘息の特異的治療法と認識し，本治療法の有効性に基づいて気管支喘息と診断している場合があり，アトピー咳嗽の存在が認識できない．
3）非喘息性好酸球性気管支炎には，咳喘息（D）が含まれる可能性がある．

■ 気道過敏性と気管支拡張薬の有効性に基づいた咳嗽を呈する好酸球性気道炎症疾患群（咳喘息，アトピー咳嗽，非喘息性好酸球性気管支炎）の診断
（Fujimura M, Ogawa H: Reply to comment "Atopic cough: little evidence to support a new clinical entity by L Morice and AH McGarvey". Thorax, 58：737～738, 2003）

■アトピー咳嗽
● わが国で藤村らが提唱した疾患概念である[2]．気管支拡張薬がまったく無効で，ヒスタミンH₁拮抗薬と副腎皮質ステロイド薬が有効である．症状は喉，気管の瘙痒感（イガイガ感）のみである．アトピー素因という用語は，過去，現在，または未来にアレルギー性疾患を発症した，発症している，または発症する可能性のある素因を意味しており，IgE抗体産生を意味するものではない．

■非喘息性好酸球性気管支炎
● Gibsonら提唱した概念で「病理学的には喘息と同様に朝の喀痰中に好酸球がみられるのに，生理学的には喘息とは異なり気道過敏性が亢進していない病態」の発見に対して使用された言葉である[3]．最初から疾患概念として提唱された訳ではなく，好酸球性気道炎症と気道過敏性亢進の関係に一石を投じたものである．咳嗽が唯一の症状の患者に対する気管支拡張薬の有効性についてはなお確認されておらず，咳喘息が一部含まれてしまっている可能性がある．治療は副腎皮質ステロイド薬による薬物療法である．

■咳喘息
● ①気管支拡張薬が有効，かつ②気道過敏性亢進がみられる病態である．わが国では①を重視したことによって「アトピー咳嗽（気管支拡張薬が無効）」という概念が登場し，欧米では②を重視したために「非喘息性好酸球性気管支炎（気道過敏性なし）」という概念が登場したという背景がある．

Unit 2 びまん性汎細気管支炎

J44.8

diffuse panbronchiolitis (DPB)

疾患概念
両側肺にびまん性に起こる呼吸細気管支領域の慢性炎症をきたす疾患．臨床的には持続性の咳，痰，息切れを主症状とし，胸部X線ではびまん性粒状陰影を特徴とする．東洋人に主に発症し，高率に慢性副鼻腔炎を合併する．以前は不良の転帰をとる悲惨な疾患であったが，14員環マクロライド系薬の少量長期療法が導入された結果，著しい予後の改善が得られている．

SUMMARY Map

誘因・原因
- 最も炎症を起こしやすい**呼吸細気管支での防御機構の破綻**（感染および免疫異常，線毛機能異常）．
- 東洋人に多く発症し，遺伝的素因（**HLA-B54抗原**）との相関関係が（約4割でみられる）．
- 栄養状態や環境因子も発症に関与していると推測される．

病態
- 終末細気管支から呼吸細気管支領域にかけて，**円形細胞**浸潤と**泡沫細胞**※集簇がみられる．
- 肉芽組織や瘢痕巣により，**呼吸細気管支の閉塞**をきたし，進行すると中枢側気管支の拡張性変化を生じるようになる．

症状・臨床所見
- 約8割に**副鼻腔炎**※を合併する．
- **膿性痰の喀出と咳嗽**が典型的呼吸器症状である．
- 数年の経過を経て労作時の呼吸困難が出現する．
- 聴診：**断続音（水泡音）**を聴取．

検査・診断・分類
- 血液検査：CRP，WBCの上昇，寒冷凝集素※価の高値
- 喀痰検査：初期には肺炎球菌，インフルエンザ桿菌が，病状の進行ともに緑膿菌が検出される．
- 呼吸機能検査・血液ガス所見：**1秒率≦70%**，低酸素血症≦80Torr
- 胸部X線：**びまん性粒状陰影**が特徴的所見．
- CT検査：最も有用な検査である．**小葉中心性の粒状陰影**を認める．

治療
- **エリスロマイシンの少量長期療法**をはじめとする14員環マクロライド薬の少量長期療法が基本．
- 有効例では服用開始後2～3か月で症状などの軽減がみられるが，6か月間は服用する．
- 気道感染症の急性増悪時は，起炎菌に抗菌活性のある薬剤を十分量，1～2週間投与する．
- 進行例では，酸素吸入療法が必要となる．

気管
気管支
細気管支
終末細気管支
これ以下軟骨はなし
呼吸細気管支
肺胞道
肺胞囊

用語解説

泡沫細胞
組織球が過剰の脂質を貪食した細胞で，黄色腫細胞ともいう．

副鼻腔炎
副鼻腔には上顎洞，篩骨洞，蝶形骨洞，前頭洞がある．内部は中空で，自然口で鼻腔につながり，粘膜は鼻粘膜とつながっている．その副鼻腔粘膜の炎症を副鼻腔炎というが，鼻腔粘膜の炎症が副鼻腔に広がると，副鼻腔に粘液や膿汁が溜まり，自然口は狭いためにつまりやすく，副鼻腔に分泌物が溜まりやすくなる．

寒冷凝集素
寒冷状態で赤血球を凝集させる抗体をいう．

Section 1 誘因・原因

- 炎症の制御にかかわる因子や，気管支・細気管支上皮で発現されるタンパク質の構造や機能の異常がかかわっていると考えられる．
- わが国ではHLA-B54抗原（ヒト白血球抗原のサブタイプの1つ）を有する患者が約40％を占め，本症の感受性遺伝子がHLAクラスIのAとB遺伝子間に存在すると推定されていたが，この部位に同定されたムチン様タンパクMUC5Bをコードする遺伝子が，DPB疾患感受性遺伝子の1つであると考えられている．
- 一方，コーカサス系白人に多い常染色体劣性遺伝性疾患の囊胞性線維症（CF）の原因遺伝子CFTRの異常を有する症例も40％近く認められることから，DPBの少なくとも一部はCl^-チャネルであるCFTRタンパクの質あるいは量的な異常を伴うCFTR関連疾患とも考えられる．
- 近年，新規発症者が減少しているとの報告もあり，遺伝的素因のみならず，栄養状態，環境因子も発症に関与していると推測される．

Section 2 症状・臨床所見

- 約8割は副鼻腔炎を合併する．呼吸器症状発現の前に，副鼻腔炎が先行することが多い．
- 典型的な呼吸器症状は膿性痰の喀出と咳嗽である．その後次第に呼吸困難が生じ，徐々に増悪する．
- ばち状指も認められ，胸部では連続性の喘鳴（wheeze）と，断続性ラ音〔水泡音（coarse crackles）〕が聴取される．

Section 3 検査・診断・分類

- 血液検査ではCRP，白血球数の上昇，寒冷凝集素*価の高値が認められる．
- 喀痰の細菌学的検査では，初期には肺炎球菌，インフルエンザ桿菌が検出されるが，進行とともに緑膿菌（とくにムコイド型）に菌交代し，気導感染が難治化，重症化する．

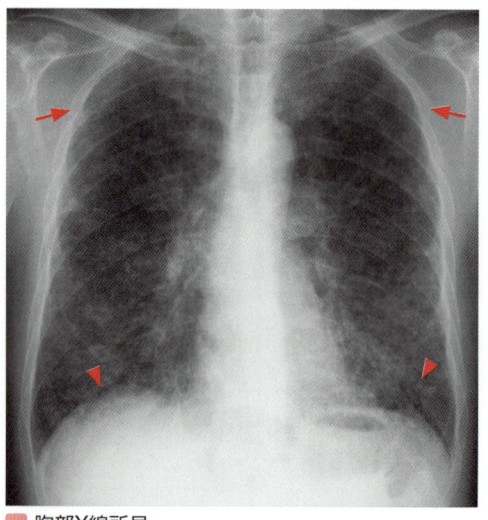

■ 胸部X線所見
肺の過膨張（→）とびまん性の粒状陰影（▲）が認められる．

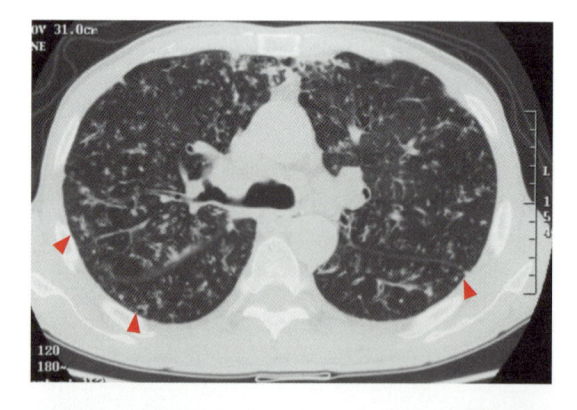

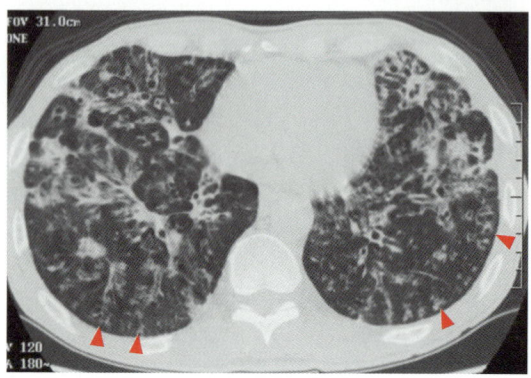

■ 胸部CT所見
両肺野に小葉中心性の粒状陰影（▲）が認められる．

■びまん性汎細気管支炎診断の手引

【主要臨床所見】
(1) 必須項目
　①臨床症状：持続性の咳・痰，および労作時息切れ
　②慢性副鼻腔炎の合併ないし既往
　③胸部X線またはCT所見
　●胸部X線：両肺のびまん性散布性粒状影（しばしば過膨張所見を伴い，進行すると両下肺に気管支拡張所見がみられ，ときに巣状肺炎を伴う）
　●胸部CT像：両肺のびまん性小葉中心性粒状病変（しばしば細気管支の拡張や壁肥厚がみられる）
(2) 参考項目
　①胸部聴診所見：断続性ラ音〔多くは水泡音(coarse crackles)〕，ときに喘鳴(wheezes)や類鼾音(rhonchi)などの連続性ラ音，ないし短い笛音に似たスクウォーク(squawk)を伴う．
　②呼吸機能および血液ガス所見：1秒率低下（70%以下）および低酸素血症（80Torr以下）（進行すると肺活量減少，残気量（率）増加を伴うが，肺拡散能力の低下はみられない）
　③血液所見：寒冷凝集素価高値（ヒト赤血球凝集法で64倍以上）

【臨床診断】
(1) 診断の判定
　●確実：上記主要所見のうち必須項目①②③に加え，参考項目の2項目以上を満たすもの
　●ほぼ確実：必須項目①②③を満たすもの
　●可能性あり：必須項目のうち①②を満たすもの
(2) 鑑別診断
　鑑別診断上注意を要する疾患は，慢性気管支炎，気管支拡張症，線毛不動症候群，閉塞性細気管支炎，嚢胞性線維症などである．病理組織学的検査は本症の確定診断上有用である．

（厚生省特定疾患「びまん性肺疾患」調査研究班，1998を一部改変）

- 胸部X線検査：肺の過膨張と，両肺内に広範囲に分布する（びまん性）粒状陰影が特徴的所見である．
- 胸部CT検査：最も有用な検査で，両肺野に小葉中心性の粒状陰影が認められる．
- 診断は厚生省研究班の「びまん性汎細気管支炎の手引（1998年）」による．

びまん性汎細気管支炎の病理組織学的模式図（斎木による）

泡沫細胞
呼吸細気管支
円形細胞浸潤
終末細気管支
呼吸細気管支
リンパ組織

Section 4　治療

- 14員環マクロライド系薬の少量長期療法が基本であり，エリスロマイシン400〜600mg/日を開始する．
- 消化器系副作用が顕著な場合や，効果不十分な例ではクラリスロマイシン，ロキシスロマイシンに変更する．15員環のアジスロマイシン水和物を試みてもよい．
- 有効例では服用開始後2〜3か月で症状などの軽減がみられるため，症状や検査所見が十分改善した場合は，6か月の服用後に中止する．
- 治癒状況には至らないが症状が安定し，副作用もみられない場合は通算2年間服用を継続する．服用中止後に再燃する場合は，再投与を行う．進行例では可能なかぎり継続投与する．
- 肺炎球菌やウイルスなどによる急性の呼吸器感染症を契機に呼吸器症状が急激に悪化することがあり，その場合マクロライド少量療法のみではコントロールできない．投与中のマクロライドを継続しながら，起炎菌に抗菌活性のある薬剤を十分量，1〜2週間投与する．外来では経口薬，重症例では入院のうえ点滴静注が選択される．
- 進行例では酸素吸入療法が必要となる．低酸素血症に対する在宅酸素療法を含めた酸素療法，喀痰排出を容易にする体位ドレナージ指導，排痰促進のための去痰薬，気管支拡張薬などを併用する．

■嚢胞性線維症(CF)：cystic fibrosis　　■嚢胞性線維症膜通過伝導制御(CFTR)遺伝子：cystic fibrosis transmembrane conductance regulator gene

Unit 3 閉塞性細気管支炎

J44.8

bronchiolitis obliterans（BO）

疾患概念
小気管支から肺胞に近い膜性細気管支とよばれる末梢気道の内腔が，肉芽組織や線維組織により閉塞されるか，あるいは壁の線維化のため，内腔の著しい狭窄・閉塞をきたした病態．発症初期には自覚症状や他覚所見が乏しいが，進行すると肺機能上で高度の閉塞性換気障害を呈し，1秒量（FEV_1）が1Lを下回ることが多い．細気管支の閉塞性変化は非可逆性で，予後はきわめて不良である．

Summary Map

誘因・原因

- 関節リウマチなどの**膠原病**に合併して起こるほか，喫煙，細菌，ウイルスやマイコプラズマ感染，薬物，喫煙，有毒ガスや有機塵の吸入などによっても起こる．
- 近年では，同種骨髄移植，幹細胞移植後や，肺移植などの**臓器移植後**の発症例が増加している．
- アマメシバ，ジアセチルなどの健康食品や食品用香料での発症も報告されている．

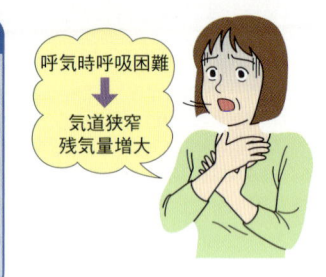

呼気時呼吸困難
↓
気道狭窄
残気量増大

病態

- 小気管支から肺胞に近い膜性細気管支とよばれる末梢気道の内腔に，肉芽組織や線維組織による，あるいは壁の線維化による狭窄・閉塞がみられる．

症状・臨床所見

- 発症初期には自覚症状や他覚所見が乏しいが，進行すると**閉塞性の換気障害**を呈するようになる．

検査・診断・分類

- 肺機能検査：**1秒量（FEV_1）低下**，**1秒率（$FEV_{1\%}$）低下**，残気量上昇．
- 胸部高分解能CT（HRCT）．
  ①びまん性の**気管支拡張**がみられる．
  ②**エアトラッピング**（air trapping）*がみられる．
- 病理組織学的に絞扼性閉塞性細気管支炎（constrictive BO），細胞性・破壊性閉塞性細気管支炎（cellular/destructive BO）に分類されることがある．

治療

- 副腎皮質ステロイド薬，気管支拡張薬，マクロライド系抗菌薬の少量長期投与など．
- 肺移植．

用語解説
エアトラッピング
呼気が終らないうちに末梢の気道が閉じ，空気が肺胞に取り残される現象．

Section 1 誘因・原因

- 関節リウマチなどの膠原病に合併して起こる場合があるが，正確な原因は不明である．
- 末梢気道の組織傷害後に線維化へと進展することから，傷害物質の吸入が病因となる．大気汚染の原因物質となる一酸化窒素などの窒素酸化物のほか，アンモニアなどが傷害物質としてあげられる．
- 細菌，ウイルス，マイコプラズマによる感染，薬物，喫煙などによっても起こる．

- 近年では同種骨髄移植，幹細胞移植，肺移植などの臓器移植後の発症例がみられ，慢性GVHDの1つとしてあげられている．移植による生体拒絶反応が原因で，呼吸器感染はこれらの拒絶反応を促進する要因となる可能性がある．
- 東南アジア原産のトウダイグサ科の植物「アマメシバ」の粉末を「痩せ」を目的として摂取し，閉塞性細気管支炎を発症した症例報告や，バター風味の食品用香料「ジアセチル」による製造工場の従業員の集団での発症例が報告されている（厚生労働省は，2003年にアマメシバを粉末や錠剤などに加工したものについてのみ，安全性が確認されるまでの期間の販売禁止を告示した）．

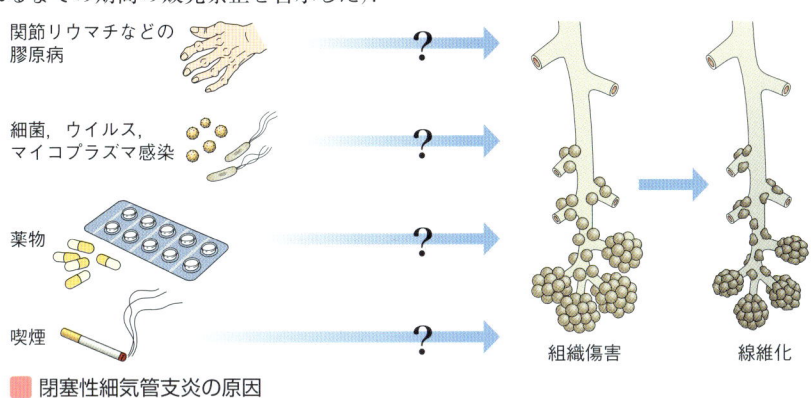

閉塞性細気管支炎の原因

Section 2 症状・臨床所見

- 発症初期には自覚症状や他覚所見が乏しい．胸部X線検査にて偶然にみつかることがある．
- 咳嗽，喘鳴など呼吸器疾患で起こる一般的症状が出現する．
- 進行すると閉塞性の換気障害を呈するようになる．

Section 3 検査・診断・分類

- 肺機能上，高度の閉塞性換気障害を呈し，1秒量（$FEV_{1.0}$）が1Lを下回ることが多い（スパイロメトリーの項 p.44 参照）．
- 膠原病，傷害物質の吸入，臓器移植などの既往．
- 確定診断は生検による組織学的検査が必要．

病理組織学的分類

①絞扼性閉塞性細気管支炎（constrictive BO）：細気管支粘膜下の瘢痕化（非可逆性）によって気道狭窄・閉塞が生じたもの．
②細胞性・破壊性閉塞性細気管支炎（cellular/destructive BO）：気道壁全層が炎症細胞浸潤により破壊されて気道狭窄・閉塞が生じたもの．

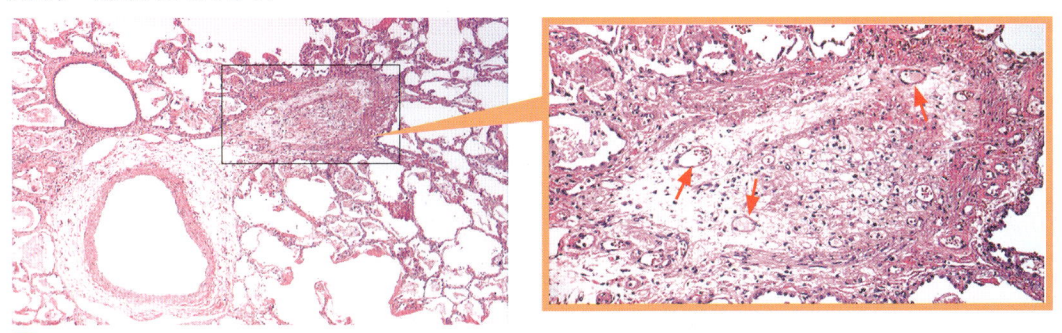

閉塞性細気管支炎の剖検肺所見
細気管支内腔が肉芽組織で完全に閉塞している．一部に再疎通がみられる（HE染色）（→）．

HRCT所見

- 胸部高分解能CT(HRCT)の2つの特徴的所見．
① 閉塞部位より近位側に認められるびまん性の気管支拡張
② エアトラッピング(air trapping)：エアトラッピングは吸気・呼気でのHRCT画像の比較で，呼気での濃度上昇がみられない現象として観察される．とくに，肺内領域ごとでエアトラッピングの程度の差(mosaic attenuation)が認められるが，閉塞性障害が高度であるほどmosaic attenuationが吸気・呼気両相で観察される．

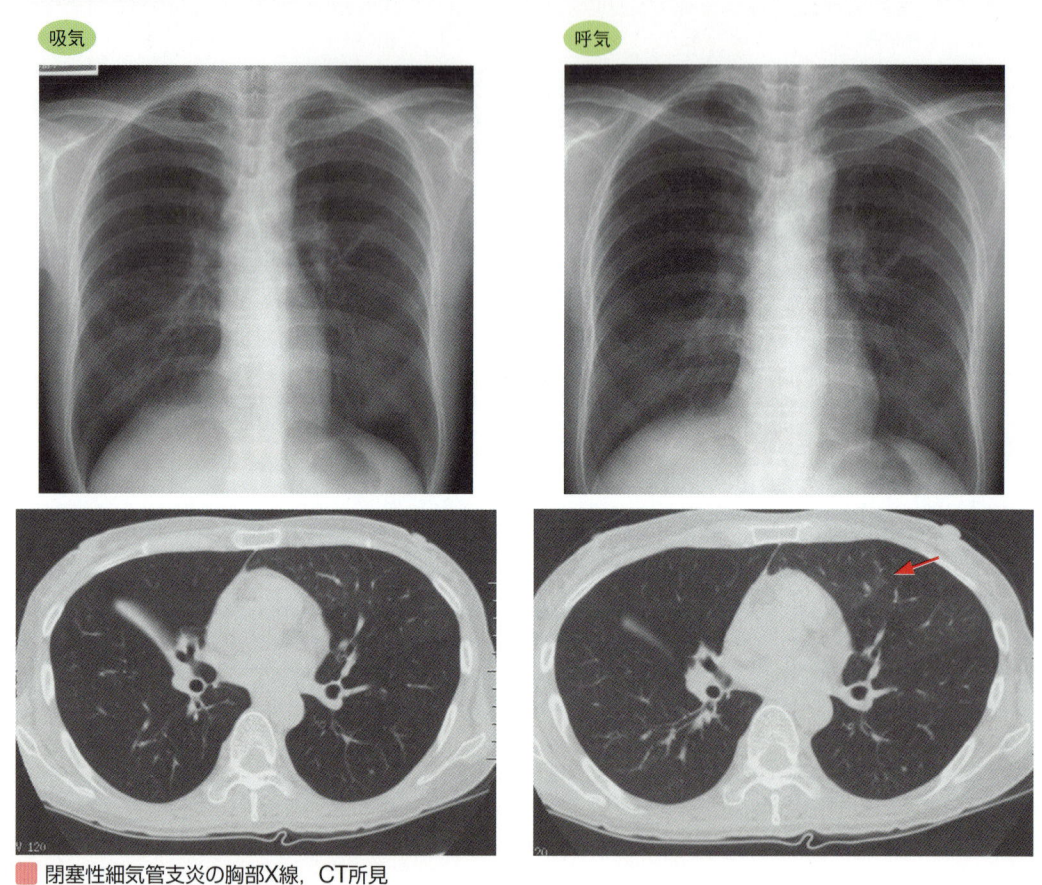

吸気　　呼気

■ 閉塞性細気管支炎の胸部X線，CT所見
47歳女性．急性骨髄性白血病にて同種骨髄移植．11か月後にBO発症．肺機能検査：FEV_1 680mL，$FEV_{1\%}$ 34％，RV/TLC 51％．X線では呼気時に肺容積の減少なく，CTで呼気時の濃度上昇なく，mosaic attenuation(→)がみられる．

Section 4　治療

- 副腎皮質ステロイド薬，気管支拡張薬，マクロライド療法などが試みられているが，細気管支の閉塞性変化は非可逆性で，予後はきわめて不良である．
- 原因によっては肺移植も考慮されるが，移植後に閉塞性細気管支炎を再度発症するリスクがありうる．

■努力性肺活量(FEV)：forced expiratory volume　■1秒量(FEV_1)：forced expiratory volume in 1 second　■高分解能CT(HRCT)：high-resolusion computed tomography　■残気量/全肺気量(RV/TLC)：residual volume/total lung capacity

Unit 4 気管支拡張症

J47, Q334

bronchiectasis(BE)

疾患概念
反復的な気道の感染と炎症により，気管支および細気管支が不可逆的に拡張した病態．難治性の呼吸器感染症を伴い，呼吸機能の悪化，または予後不良な経過をとる．欧米では大きく，嚢胞性線維症(CF)に伴う気管支拡張症と，非CF性気管支拡張症に大別されている．

SUMMARY Map

誘因・原因
- 反復的な気道の感染と炎症が誘因だが，複数の遺伝性疾患，形態学的異常，全身性疾患などさまざまな要因が関連しているため，症候群としてとらえる必要がある．
- 代表的な原因疾患として嚢胞性線維症(CF)*がある．
- 嚢胞性線維症以外の原因疾患として，原発性線毛機能不全症(PCD)，小児期呼吸器感染症後の気管支拡張症，非結核性抗酸菌症(NTM)*に伴う気管支拡張症などがある．

病態
- 反復的な気道の感染と炎症により，気管支および細気管支が不可逆的に拡張する．
- 主として細菌性感染による慢性気道炎症から，気道閉塞をきたす．
- 気道閉塞によって細菌の増殖が起こる．生体の反応によるサイトカイン産生などによって気道傷害が増悪する．さらに細菌の定着(colonization)をきたすという悪循環が生じる．

症状・臨床所見
- 通常は無症状の場合が多いが，気管支拡張症ではときに血痰や喀血が認められる．
- 痰をつねに伴う咳嗽(湿性咳)や後鼻漏を呈する症例では，水泡音(coarse crackles)を聴取する．
- ばち状指がみられることが多い．

検査・診断・分類
- 嚢胞性線維症(CF)に伴う気管支拡張症では，これまで気管支拡張は肺の上葉に優位とされてきたが，最近の研究では両肺のほぼ全域に認められている．
- 高分解能CT(HRCT)による診断(大基準)：①気管支が異常に拡張する結果，気管支の内腔径が伴走する気管支動脈の直径よりも大きい，②気管支が漸次先細りしない，③肺野末梢で胸膜から1～2cm以内に気管支が観察される．
- HRCTによる診断の小基準：①気管支壁の過剰な肥厚，②粘液栓子，③気管支の集積．

治療
- 標準治療は確立されていない．
- 薬物療法：気管支拡張の程度が軽度で限局している場合は，対症療法のみで制御が可能．またびまん性汎細気管支炎(DPB)に準じてマクロライド系抗菌薬の少量持続投与．
- 気管支動脈塞栓術：生命に危険が及ぶレベルの喀血に対して施行．
- 外科的療法：気管支拡張が限局しており，その部位に起因する症状所見が重度で，内科的治療では十分コントロールできない場合．
- 低酸素血症に対する在宅酸素療法を含めた酸素療法，喀痰排出を容易にする体位ドレナージ指導など．

用語解説

嚢胞性線維症(cystic fibrosis, CF)
コーカサス系白人に多く東洋人にはまれな常染色体劣性遺伝性疾患．cAMP依存性のCl^-イオンチャネルCFTRをコードする遺伝子の変異のため，正常なCFTRタンパクの質あるいは量に異常が生じ，慢性下気道感染症，呼吸不全，膵外分泌機能不全をきたす．

CFTR遺伝子変異検索
CFの診断確定のため，CFTR遺伝子の構造上の異常を確認する検査．CFTR遺伝子の変異は多種多様に富み，2011年1月時点で1,850種を超える変異が報告されている．

内臓逆位
胎生期における左－右非対称決定はHensen結節(node)細胞の線毛の動きに規定される．線毛運動に何らかの障害があると，その後の発達段階で臓器位置に異常が生じ，内臓逆位となる．PCD症例の約半数は内臓逆位を伴うKartagenar症候群である．

Section 1 誘因・原因

- 19世紀初頭にLaennecにより,「反復する気道の感染と炎症のために気管支および細気管支が異常に拡張した病態」と記載された病態である.
- 難治性の呼吸器感染症を伴い, その結果, 呼吸機能の悪化と, ときに予後不良な経過をとる.
- 本症は20紀後半には先進国ではまれな疾患とされていた. しかし, 今日ではCTを用いた画像診断の進歩と普及に伴って, 診断頻度が増加している.
- 気管支拡張症を引き起こす病態は単一ではなく, 複数の遺伝性疾患, 形態学的異常や全身性疾患がその原因となるため, 症候群としてとらえるべきである.
- 代表的な原因として, 遺伝性疾患の囊胞性線維症(CF)があり, 欧米では①CFに伴う気管支拡張症, ②非CF性気管支拡張症に大別されることが一般的である.
- 非CF性気管支拡張症の成因として, 原発性線毛機能不全症(PCD), 小児期呼吸器感染症後の気管支拡張症, 非結核性抗酸菌症(NTM)に伴う気管支拡張症などがある.

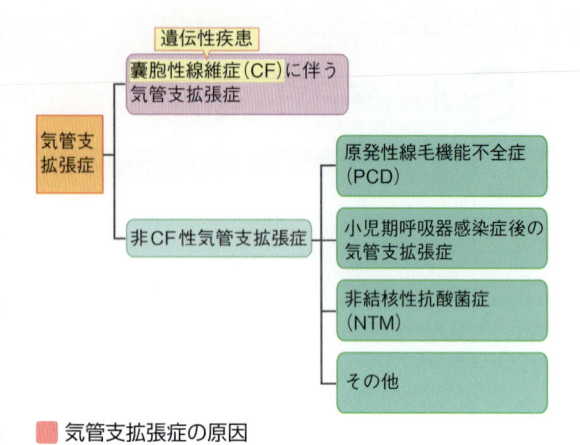

```
                    遺伝性疾患
                    囊胞性線維症(CF)に伴う
                    気管支拡張症
気管支
拡張症
                                   原発性線毛機能不全症
                                   (PCD)
                    非CF性気管支拡張症   小児期呼吸器感染症後の
                                   気管支拡張症
                                   非結核性抗酸菌症
                                   (NTM)
                                   その他
```
■ 気管支拡張症の原因

Section 2 症状・臨床所見

- 通常は無症状の場合が多いが, 気管支拡張症ではときに血痰や喀血が認められる.
- 痰をつねに伴う咳嗽(湿性咳)や後鼻漏を呈する症例では, 水泡音(coarse crackles)を聴取する.
- ばち状指がみられることが多い.

Section 3 検査・診断・分類

診断

- 気管支拡張症の病名のとおり, 診断は気管支の拡張所見をいかに正確に捉えるかにかかっている. 今日では本症の診断には高分解能CT(HRCT)が必須である.
- 0.5～1.0mmスライス厚のHRCTにより, 診断精度は確実に上がり, また再構築機能により仮想的な気管支造影像も描出しうる.
- その他の検査方法として, X線検査や気管支鏡検査がある. X線写真は軽度の病変は描出されず, 進行すると気管支壁の拡張および肥厚を示す複雑な画像となる. 気管支鏡検査は出血部位や病変の検索のために行われる. ただし, いずれもHRCTの普及により, 行われる頻度は減少している.

診断基準

- HRCTを用いた気管支拡張症の診断上の大基準および小基準を示す.

■大基準
①気管支が異常に拡張する結果, 気管支の内腔径が伴走する気管支動脈の直径よりも大きい.
②気管支が漸次先細りしない.
③肺野末梢で胸膜から1～2cm以内に気管支が観察される.

■小基準
①気管支壁の過剰な肥厚
②粘液栓子
③気管支の集積

囊胞性線維症（CF）に伴う気管支拡張症

- CFに伴う気管支拡張症と非CF性気管支拡張症とは，形態学的に基本的な差異はなく，あくまでその病因の相違である．
- 気管支拡張症の病変分布では，CFあるいは非CF性気管支拡張症を鑑別することができない．
- これまで気管支拡張の病変分布に関しては，主に剖検時の解剖所見に基づいた観察から，CFに伴う気管支拡張は上葉に優位であるとされ，びまん性汎細気管支炎（DPB）症例では気管支拡張病変が主として下葉に分布すること，あるいは非結核性抗酸菌症（NTM）では，しばしば中葉・舌区に顕著にみられることと対比して，これが非CF性気管支拡張症との重要な鑑別点といわれてきた．しかし，最近の研究からCF症例の気管支拡張の病変分布は両肺のほぼ全域に認められ，さらに両上葉に比して両側下葉の気管支拡張の病変分布がより高度であることが示されている．

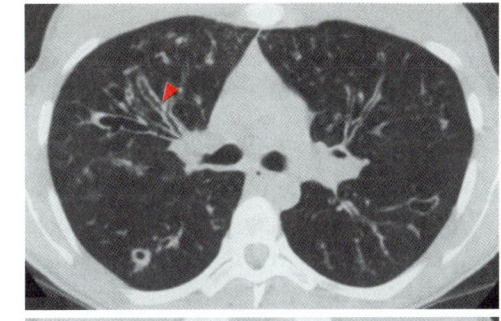

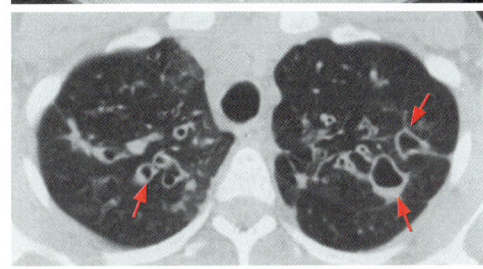

囊胞性線維症に伴う気管支拡張症の胸部CT所見
白人女性症例（F508del変異のホモ接合体）の胸部CT所見．上葉優位の囊状（→）および円筒状の気管支拡張（▲）がみられる．

非CF性の気管支拡張症

- CFを除くさまざまな要因により気道が解剖学的に破綻し，不可逆的に拡張した病態である．慢性の炎症や感染により，慢性的な咳嗽と喀痰をきたす．
- 気管支拡張症は，主に細菌性感染による慢性気道炎症を特徴とし，その結果気道閉塞を引き起こす．気道閉塞によりさらに細菌の増殖が起こり，また生体の反応によるサイトカイン産生などが，線毛機能の障害や分泌物のクリアランスの低下などを増悪させ，気道傷害を一層増悪させる．この結果，さらに細菌の定着（colonization）が起こりやすくなり，気道感染による気道炎症を増悪させる．いわゆる「悪循環」が形成される．
- 気管支拡張症はさまざまな要因で起こりうるが，多くが原因の特定が難しい「特発性の（idiopathic）」気管支拡張症であり，CFも含めた気管支拡張症全体の30～50％がこの範疇に入ると考えられている．
- 非CF性気管支拡張症を生じうる基礎病態としては，①粘液線毛クリアランス障害，②感染後，③免疫疾患，④関節リウマチ（RA）や慢性炎症性疾患，⑤慢性閉塞性肺疾患（COPD），などがある．

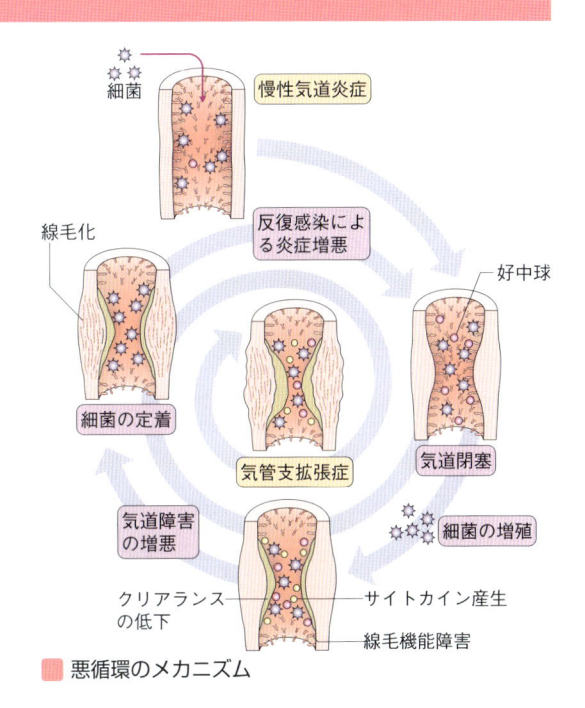

悪循環のメカニズム

■ 非CF性気管支拡張症を生じる基礎病態

- 粘液線毛クリアランス障害
- 肺感染症
- 免疫不全症
- 関節リウマチや慢性炎症性疾患
- 慢性閉塞性疾患（COPD）

→ 非CF性気管支拡張症

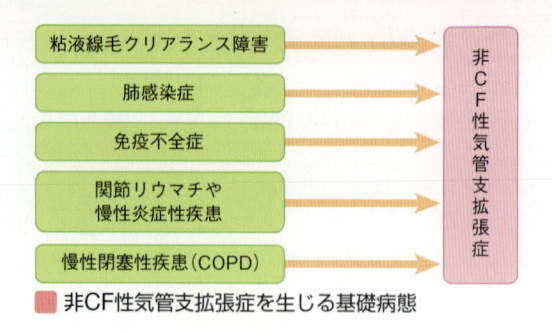

■ 粘液線毛クリアランス障害

- 粘液線毛クリアランスは気道における第一関門の防御機構である．
- 嚢胞性線維症（CF）以外に粘液線毛クリアランス障害をきたす疾患として，原発性線毛機能不全症（PCD），Kartagener症候群，Young症候群がある．これらの粘液線毛クリアランス障害を引き起こす病態では，汗中のCl⁻濃度測定とCFTR遺伝子変異検索*により，CFとの鑑別が必要である．

■ 粘液線毛クリアランス障害をきたす疾患

原発性線毛機能不全症（PCD）	● 線毛を構成する複数のタンパクの異常により，線毛運動の質的・量的障害が起こる常染色体劣性疾患．これまでに6種類の責任遺伝子が同定されている． ● とくに線毛構造の骨格をなす微小管構造のうち，outerおよびinner dynein armを形成するheavy chain, intermediate chain成分をコードするDNAH5とDNAI1遺伝子変異が，PCDの約半分を占めている．
Kartagener症候群	● PCDの約半数を占める病態で，PCDにみられる気管支拡張症，副鼻腔炎に加えて，内臓逆位*（situs inversus）の合併を特徴とする．
Young症候群	● 気管支拡張症のほか，閉塞性無精子症，慢性副鼻腔炎を特徴とする．

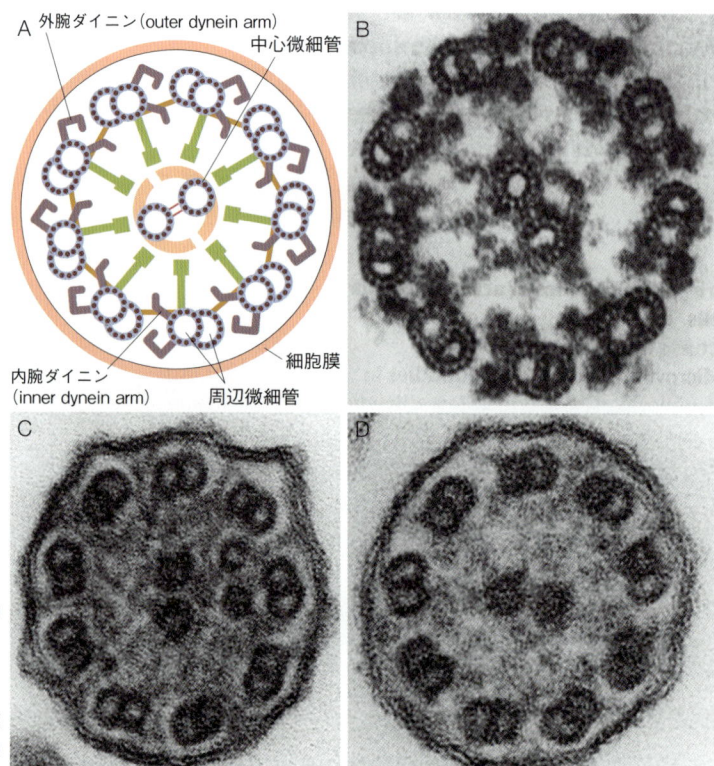

■ 原発性線毛機能不全症（PCD）の線毛形態
A：正常線毛の断面模式図
B：正常線毛の電子顕微鏡所見
C, D：PCD患者の線毛の電子顕微鏡所見．outerおよびinner dynein armが欠損している．

A：外腕ダイニン（outer dynein arm）／中心微細管／内腕ダイニン（inner dynein arm）／周辺微細管／細胞膜

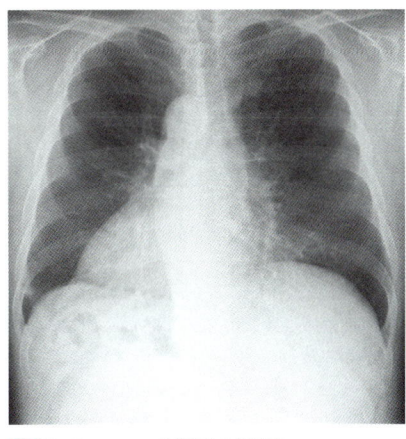

■ Kartagener症候群のX線像
完全な内臓逆位を示す.

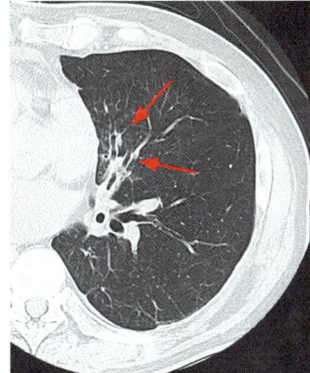

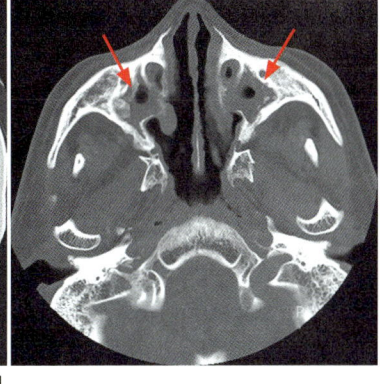

■ Kartagener症候群のCT所見
（左）左中葉に気管支拡張を認める（矢印）．（右）副鼻腔炎を認める（矢印）．

■肺感染症

- 気管支拡張症の成因として特発性以外で最も多いのが，幼少期の肺感染症（百日咳，麻疹，肺炎など）に続発するものであり，およそ30%を占める．さらに，反復する気道感染も気管支拡張の重要な要因である．
- 抗酸菌感染症も気管支拡張症の主要要因であり，結核菌と*Mycobacterium avium* complex（MAC）感染症がとくに重要である．
- MACを主な起炎菌とする非結核性抗酸菌症（NTM）は，右肺中葉と左舌区に特徴的な気管支拡張をきたす疾患である．
- 主に中年以降の女性での発症頻度が増加しており，これが近年の気管支拡張症患者の増加の主因となっている．

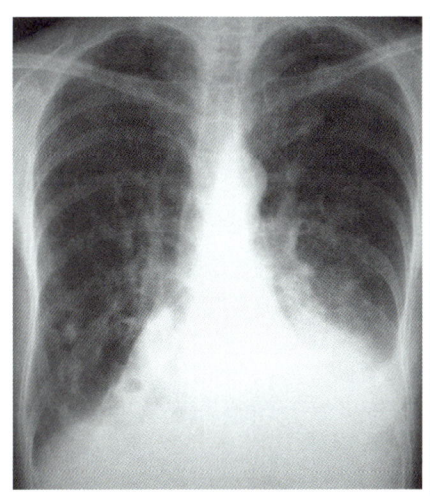

■ 肺感染症に伴う気管支拡張症
（上）X線像，（右）CT像
56歳女性．生後6か月時にジフテリアに罹患後，1歳より反復性の気道感染症があった．両肺下葉は虚脱し，内部の気管支は高度に拡張し，液体分泌物（痰）が貯留している．一部の気管支内腔には真菌球も認められる．喀痰よりブドウ糖非発酵グラム陰性桿菌が培養された．

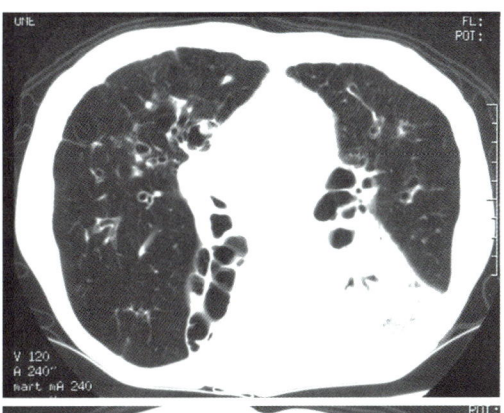

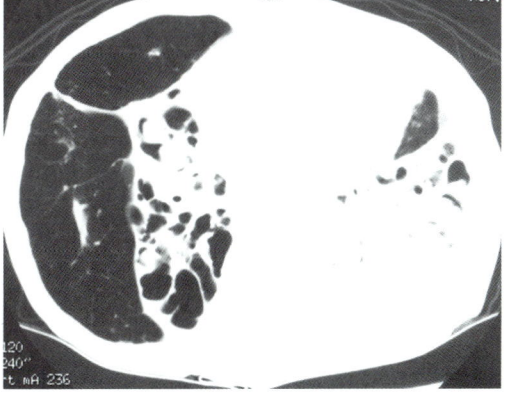

■免疫不全症
- 気管支拡張症を合併しやすい免疫不全症として，液性免疫が主に障害される低ガンマグロブリン血症があげられる．具体的にはcommon variable immune deficiency（CVID）やBruton型免疫不全症などが気管支拡張を呈しやすい．
- アレルギー性気管支肺アスペルギルス症（ABPA）では，気管支拡張が主病態の1つであり，気管支拡張症全体の7～8％をABPAが占める．分布は中心性気管支拡張で，"finger-in-glove"（手袋の中の指）所見が特徴とされている．
- 成因として，粘液栓による気管支の閉塞，気管支壁に浸潤した真菌に対する免疫反応，気管支周囲組織の好酸球性炎症による傷害などがある．

■関節リウマチ（RA）・慢性炎症性疾患
- 関節リウマチ症例では従来1～3％に気管支拡張を伴うとされていたが，最近のHRCTを用いた検討では，30％の症例で気管支拡張が認められるとの報告もある．
- シェーグレン（Sjögren）症候群，潰瘍性大腸炎やクローン（Crohn）病などの炎症性腸疾患でも，しばしば気管支拡張症を合併しうる．

■慢性閉塞性肺疾患（COPD）
- 近年，慢性閉塞性肺疾患（COPD）の患者の約半数に，HRCT画像で気管支拡張症が合併しているとする報告がみられる．これらの症例では急性増悪のリスクが高く，喀痰中の炎症マーカーレベルも上昇しているとされている．

Section 4 治療

- CFを除いた気管支拡張症患者に対する治療の臨床的治験データは少なく，20症例程度の報告がみられるに過ぎない．したがって，十分な証拠に基づいた標準治療が確立されているとはいえない状況である．

薬物療法
- 気管支拡張の程度が軽度で限局している場合は，対症療法のみで制御が可能である．
・持続的な咯痰や咳嗽のある症例では，排痰促進のための去痰薬，気管支拡張薬などを投与する．
・喀痰量が多い症例では，抗コリン薬の吸入も用いられる．
- びまん性汎細気管支炎（DPB）に準じて，気道炎症の制御の目的でマクロライド系抗菌薬（14員環マクロライド）の少量長期療法も考慮してもよい．
- 気道炎症の制御目的で，副腎皮質ステロイド薬の吸入が処方されることもある．
- 肺炎球菌（Streptococcus pneumoniae）やウイルスなどによる急性の呼吸器感染症を契機に，症状が急激に悪化することがある．マクロライド系抗菌薬を継続しながら，急性増悪時の起炎菌に抗菌活性のある薬剤を十分量，1または2週間投与する．
- 外来では経口薬が，重症例では入院のうえ，点滴静注が選択される．

気管支動脈塞栓術
- 生命に危険が及ぶレベルの喀血に対しては，血管造影下に当該部の気管支動脈塞栓術を施行せざるを得ない場合がある．

外科的療法
- 気管支拡張が限局しており，その部位に起因する症状所見が重度で，内科的治療では十分コントロールできない場合には，その部位の切除も考慮される．
- 手術後約80％の症例で臨床所見が改善し，手術自体も安全に行われたとの報告がある．
- 嚢胞性線維症（CF），原発性線毛機能不全症（PCD）では肺移植術も適応になりうるが，それ以外の非CF性気管支拡張症での肺移植術の成績は限られている．

その他の治療法
- 低酸素血症に対する在宅酸素療法を含めた酸素療法や，喀痰排出を容易にする体位ドレナージ指導などが行われる．
- 冬季のインフルエンザワクチン接種や，S. pneumoniaeに対するワクチン接種が推奨される．
- 喫煙者には絶対的に禁煙を指導すべきである．

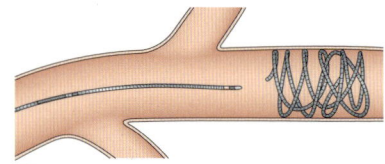

気管支動脈内に金属コイルを留置し，塞栓．

気管支動脈塞栓術

■アレルギー性気管支肺アスペルギルス症（ABPA）：allergic bronchopulmonary aspergillosis　■嚢胞性線維症（CF）：cystic fibrosis　■慢性閉塞性肺疾患（COPD）：chronic obstructive pulmonary disease　■分類不能型免疫不全症（CVID）：common variable immune deficiency　■びまん性汎細気管支炎（DPB）：diffuse panbronchiolits　■非結核性抗酸菌症（NTM）：non-tuberculous mycobacterial infection　■原発性線毛機能不全症（PCD）：primary ciliary dyskinesia

Unit 1　COPD（慢性閉塞性肺疾患） J41〜J44

Chronic Obstructive Pulmonary Disease

疾患概念
有毒な粒子やガス（たばこ煙が最大の危険因子）を長期に曝露・吸入することで生じる肺の炎症性疾患である．徐々に進行する労作時呼吸困難や，慢性の咳，痰を主症状とする．診断には，スパイロメトリーで，治療によっても完全に正常化しない1秒率の低下を示すことが必須である．近年，全身性炎症性疾患としてとらえられ，また予防および治療可能な疾患である．

SUMMARY Map

誘因・原因
- 有害な粒子やガス（最大の危険因子はたばこ）の長期の曝露・吸入によって生じる．
- 遺伝素因としてα$_1$-アンチトリプシン欠損症*が有名であるが，わが国ではきわめてまれ．
- 2000年の大規模疫学調査で，40歳以上に約530万人の潜在患者がいるといわれている．
- わが国では40歳以上の喫煙者に好発する．

病態
- 発症機序として，プロテアーゼ・アンチプロテアーゼ不均衡説，オキシダント・アンチオキシダント不均衡説が提唱されている．
- 呼吸生理学的には，気流制限（1秒量の低下），肺過膨張をもたらす．進行すると換気血流不均等によって低酸素血症を起こし，さらに進行すると肺胞低換気が加わる．
- 気道粘液の過分泌が起こる．
- 重症例では，呼吸不全，肺高血圧を合併する．
- 炎症は肺にとどまらず，全身に波及する．

症状・臨床所見
- 労作時息切れ，慢性の咳，痰．
- 全身性疾患：栄養障害，骨格筋機能障害，心血管疾患（心筋梗塞，狭心症，脳血管障害），骨粗鬆症，抑うつ，睡眠障害がみられる．
- COPDの増悪：呼吸困難，咳，痰などが安定期の変動を越えて悪化，治療の変更，追加を必要とする病態で，感冒などを契機に繰り返す．COPDの予後に影響する．

用語解説
α$_1$-アンチトリプシン欠損症
肺の好中球エラスターゼ阻害物質であるα$_1$-アンチトリプシンの先天的な欠損．欠損により好中球エラスターゼに対する拮抗作用が低下し，肺気腫が発生しやすくなる．

検査・診断・分類
- 肺機能検査：気管支拡張薬吸入後の1秒率が70%未満（FEV$_1$/FVC×100＜70%）．対標準1秒量によって，病期分類を行う．
- 胸部X線検査：他疾患の除外に有用．高度に進行しないと異常（横隔膜の低位平坦化，血管陰影の細小化減少，滴状心）を呈さない．
- 胸部CT検査：低吸収領域，気道壁の肥厚がみられる．CT所見から気腫型COPD，非気腫型COPDに病型分類．
- COPD増悪：鑑別診断．

治療

安定期
- 禁煙，ワクチン（インフルエンザ，肺炎球菌），全身併存症の管理．
- 薬物療法：長時間作用性抗コリン薬，長時間作用性β$_2$刺激薬，吸入ステロイドを重症度に応じて併用．
- 呼吸リハビリテーション．
- 慢性呼吸不全例への酸素療法．

増悪期
- 抗生物質，気管支拡張薬，ステロイド薬の追加投与．
- 人工呼吸器管理（NPPVを含む），酸素療法．

Section 1 誘因・原因

- 外因性危険因子としては，たばこ煙，大気汚染物質〔ディーゼル排気粒子などの粒子状物質や，窒素酸化物（NOx），硫黄酸化物（SOx），一酸化炭素（CO），オゾンなどのガス状物質〕，職業性粉塵や化学物質（刺激性の蒸気や煙），有機燃料（バイオマス）などの曝露・吸入，受動喫煙，呼吸器感染症（小児期感染症やウイルス感染）などがある．

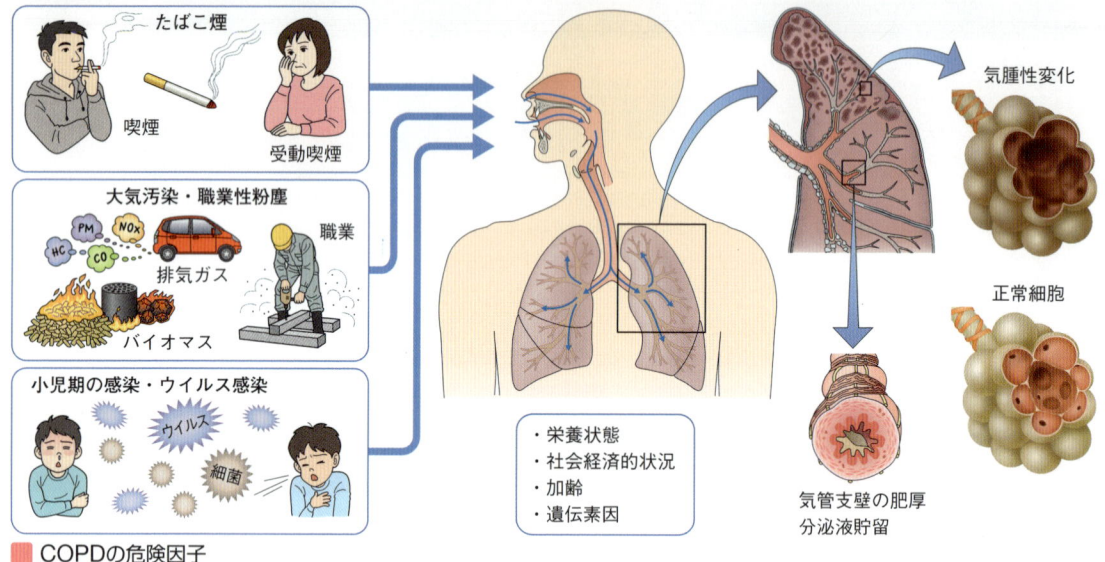

COPDの危険因子

COPDの成立機序

- 喫煙者の一部（15～20％程度）にしか発症しないので，その背景に遺伝的素因（喫煙に感受性がある）の存在が想定されている．
- 現在のところ，遺伝素因として明らかなのは $α_1$-アンチトリプシン欠損症のみである．好中球エラスターゼに対する拮抗作用が低下し，肺気腫が発症しやすくなる．わが国ではきわめてまれである．
- 病変形成には炎症細胞から放出されるタンパク分解酵素（プロテアーゼ）と活性酸素（オキシダント）が中心的な役割を果たしている．
- 肺の炎症が持続すると放出されるタンパク分解酵素，活性酸素は，それらに拮抗作用をもつタンパク分解酵素阻害物質（アンチプロテアーゼ）と抗酸化物質（アンチオキシダント）の作用をしのぎ，それら物質間の均衡が崩れて，炎症反応，組織障害が進行する．

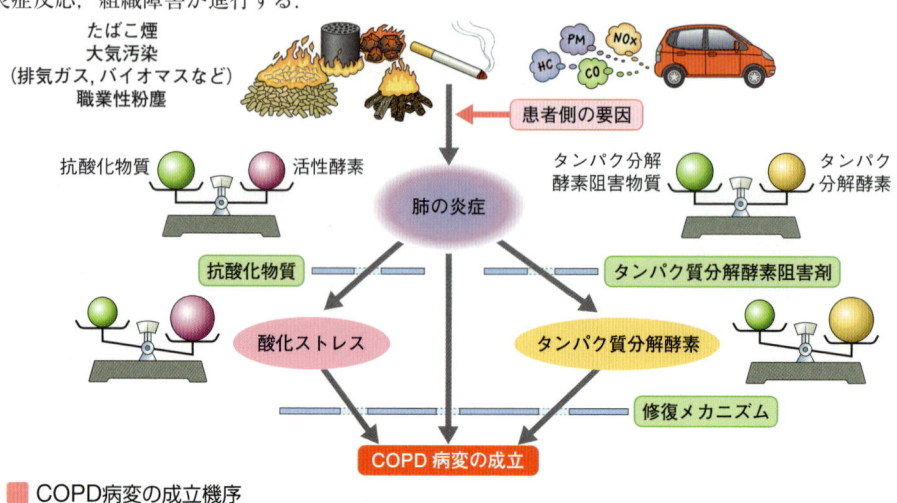

COPD病変の成立機序

COPDの気流制限の機序と分類

- 気流閉塞は，炎症による気道の狭窄，肺胞の破壊による肺弾性収縮力の低下による．

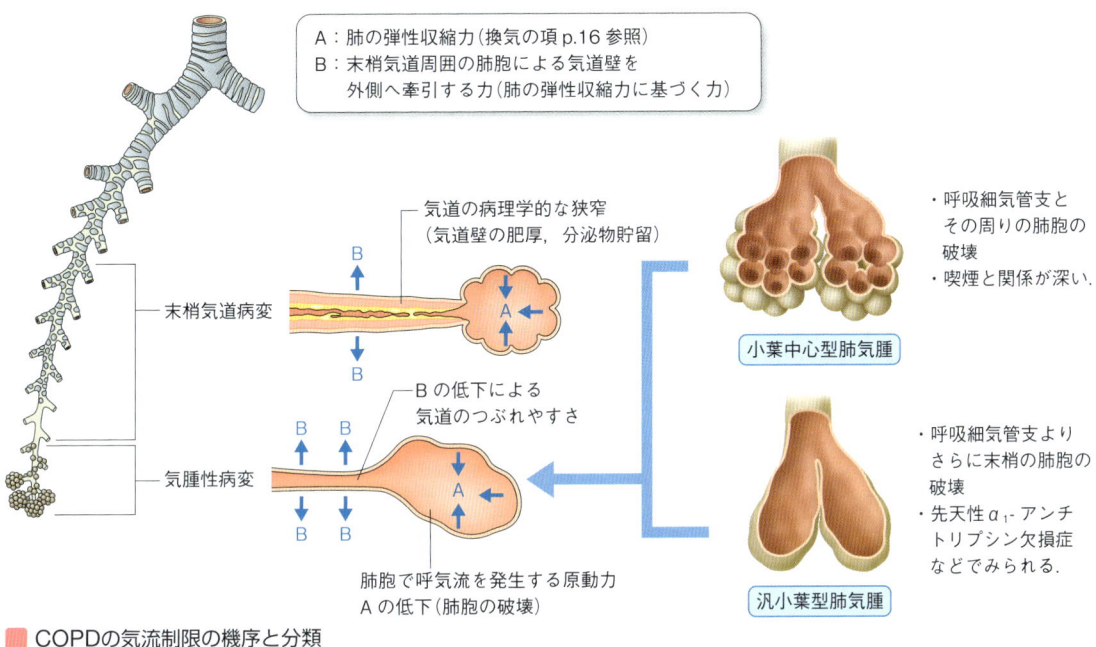

A：肺の弾性収縮力（換気の項 p.16 参照）
B：末梢気道周囲の肺胞による気道壁を
　　外側へ牽引する力（肺の弾性収縮力に基づく力）

気道の病理学的な狭窄（気道壁の肥厚，分泌物貯留）

末梢気道病変

Bの低下による気道のつぶれやすさ

気腫性病変

肺胞で呼気流を発生する原動力 Aの低下（肺胞の破壊）

- 呼吸細気管支とその周りの肺胞の破壊
- 喫煙と関係が深い．

小葉中心型肺気腫

- 呼吸細気管支よりさらに末梢の肺胞の破壊
- 先天性 $α_1$-アンチトリプシン欠損症などでみられる．

汎小葉型肺気腫

■ COPDの気流制限の機序と分類

Section 2 症状・臨床所見

- 主要症状は徐々に進行する息切れ，慢性の咳，痰である．喘鳴がみられることがあり，喘息との鑑別が必要になる．感冒罹患時の喘鳴の自覚や遷延する咳，痰を契機に受診し，診断されることもある．
- 進行例では以下のような症状がみられる．
- シーソー呼吸（正常な呼吸とは逆に吸気時に胸部がへこむ）やフーバー徴候（Hoover's sign）（吸気時に胸郭下部がへこむ）が認められる．
- 肺の過膨張のために，肋骨の走行が水平となり，胸郭の前後径が増加するビア樽状の胸郭（barrel chest バレルチェスト）を呈する．
- 呼気時の気道の閉塞を防ぐために，口をすぼめた呼吸をするようになる（口すぼめ呼吸）．
- COPDの増悪時には，チアノーゼや頸静脈怒張，肝腫大，下腿浮腫などの右心不全徴候がみられることがある．
- 肺胞呼吸音の減弱と呼吸音の呼気延長が認められる．

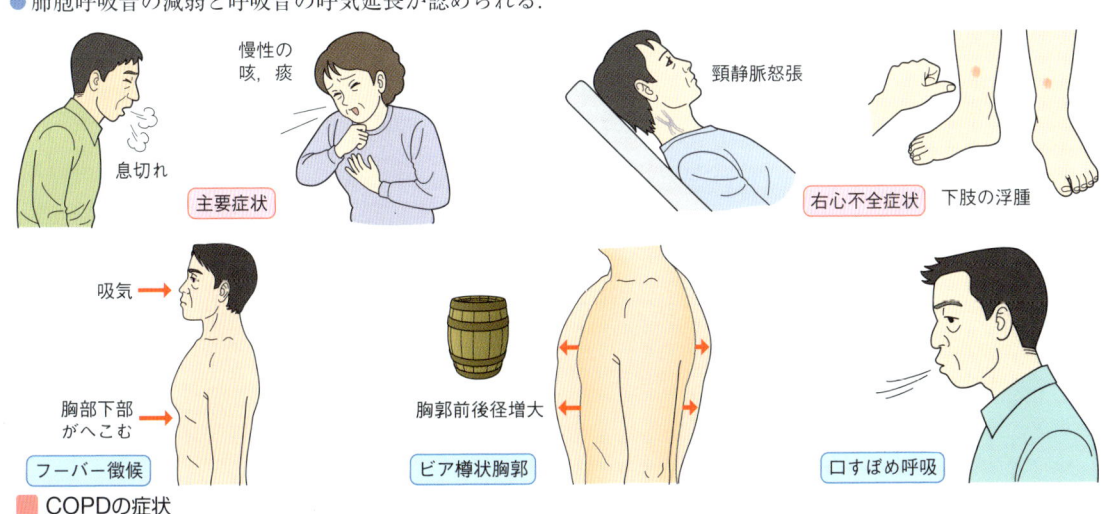

息切れ／慢性の咳，痰／主要症状／頸静脈怒張／右心不全症状／下肢の浮腫

吸気／胸部下部がへこむ／フーバー徴候／胸郭前後径増大／ビア樽状胸郭／口すぼめ呼吸

■ COPDの症状

COPDの全身的影響

- COPDの炎症は肺にとどまらず，全身に波及し，併存症を誘発する．また，肺がんは頻度の高い合併症で，肺炎，気胸，肺塞栓症は，COPDの増悪との鑑別を要する合併症である．

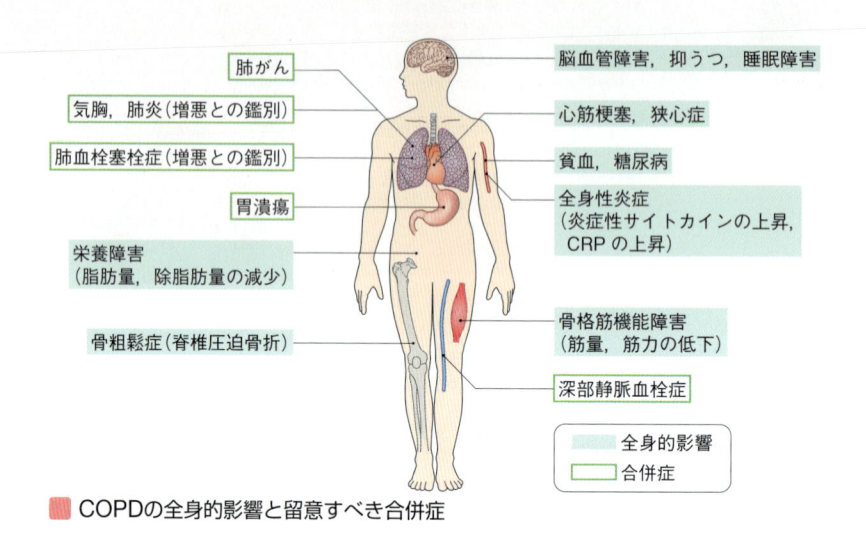

COPDの全身的影響と留意すべき合併症

- 肺がん
- 気胸，肺炎（増悪との鑑別）
- 肺血栓塞栓症（増悪との鑑別）
- 胃潰瘍
- 栄養障害（脂肪量，除脂肪量の減少）
- 骨粗鬆症（脊椎圧迫骨折）
- 脳血管障害，抑うつ，睡眠障害
- 心筋梗塞，狭心症
- 貧血，糖尿病
- 全身性炎症（炎症性サイトカインの上昇，CRPの上昇）
- 骨格筋機能障害（筋量，筋力の低下）
- 深部静脈血栓症

凡例：全身的影響／合併症

Section 3　検査・診断・分類

診断

- 気管支拡張剤吸入後のスパイロメトリーで1秒量（FEV_1）／努力性肺活量（FVC）が70％未満で，他の気流閉塞をきたす疾患（気管支喘息，びまん性汎細気管支炎，閉塞性細気管支炎，リンパ脈管筋腫症など）を除外できれば，COPDと診断する．
- フローボリューム曲線で下に凸の形状を示し，全肺気量，残気量，残気率の上昇，拡散能の低下がみられる．

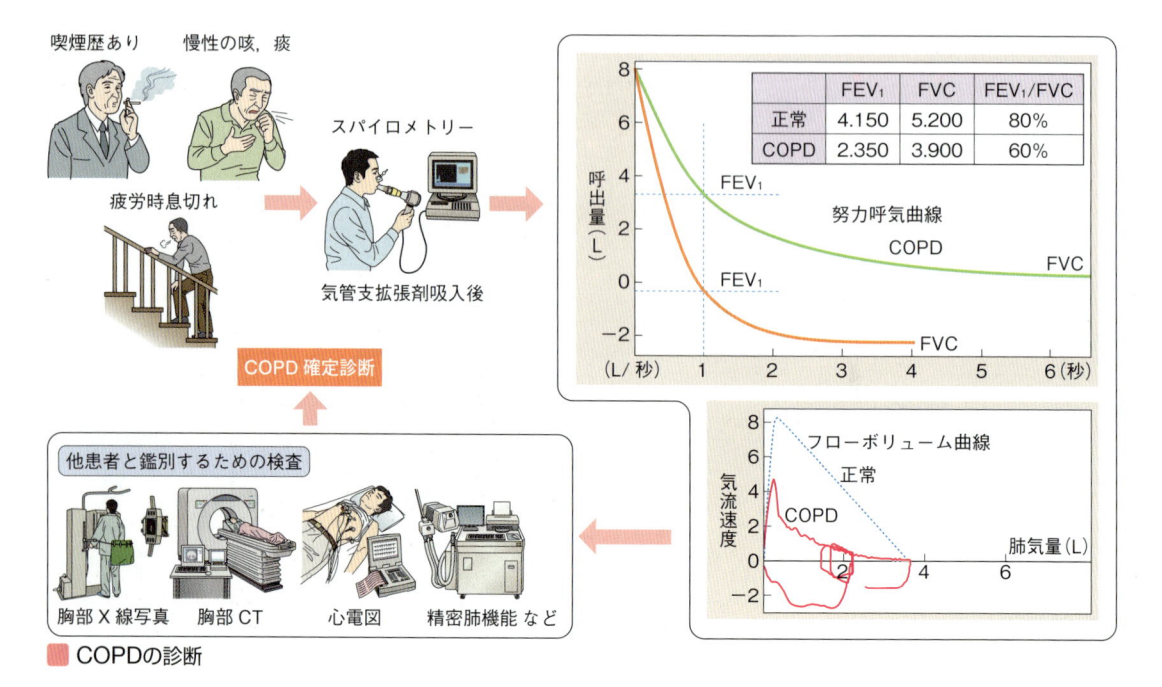

COPDの診断

喫煙歴あり／慢性の咳，痰／疲労時息切れ → スパイロメトリー（気管支拡張剤吸入後） → COPD 確定診断

他患者と鑑別するための検査：胸部X線写真，胸部CT，心電図，精密肺機能 など

	FEV_1	FVC	FEV_1/FVC
正常	4.150	5.200	80％
COPD	2.350	3.900	60％

努力呼気曲線：COPD，FVC，FEV_1

フローボリューム曲線：正常，COPD

病期分類

- 実測1秒量の予測1秒量に対する比率(対標準1秒量，%FEV$_1$)で，気流閉塞の程度に基づく病期分類を行う(スパイロメトリーの項p.44参照).
- 重症度の判定，予後予測には病期分類のみでは不十分で，栄養状態，運動耐容能などを加味した評価が必要で，BODEインデックスが頻用される.
- BODEインデックスとは，栄養状態(Body mass index)，気流閉塞の程度(degree of airflow Obstruction)，息切れの程度(Dyspnea)，運動能(Exercise capacity)を評価する指標であり，合計点数で重症度をみる.
- 運動能は6分間歩行試験で評価する．できるだけ早く，自分のペース(休息可)で6分間歩行する運動負荷試験で，歩行距離で評価する.

Body Mass Index：栄養状態
Degree of Airflow **O**bstruction：気流閉塞の程度
Dyspnea：息切れの程度
Exercise Capacity：運動能

■COPDの病期分類

病期		特徴
I期	軽度の気流閉塞	FEV$_1$/FVC<70% %FEV$_1$≧80%
II期	中等度の気流閉塞	FEV$_1$/FVC<70% 50%≦%FEV$_1$<80%
III期	高度の気流閉塞	FEV$_1$/FVC<70% 30%≦%FEV$_1$<50%
IV期	きわめて高度の気流閉塞	FEV$_1$/FVC<70%　%FEV$_1$<30% あるいは %FEV$_1$<50%かつ慢性呼吸不全合併

%FEV$_1$(対標準1秒量)：実測1秒量の予測1秒量に対する比率(スパイロメトリー p.44 を参照)

(日本呼吸器学会：COPD診断と治療のためのガイドライン第3版. p.33. メディカルレビュー社, 2009)

	BODE インデックスの点数			
	0	1	2	3
%FEV$_1$	≧65	50〜64	36〜49	≦35
6分間歩行距離(m)	≧350	250〜349	150〜249	≦149
MRC 息切れスケール	0〜1	2	3	4
BMI (体重/身長^2)	>21	≦21		

7点以上の2年生存率は約70%，3年生存率は約55%，4年生存率は約30%

■BODEインデックス

(Celli BR, et al：The body-mass index, airflow obstruction, dyspnea, and exercise capacity index in chronic obstructive pulmonary disease. N Engl J Med, 350：1005, 2004)

画像診断

- 胸部単純X線写真は他疾患の除外診断に有用で，COPDに特徴的な所見は，進行しなければみられない.
- 高分解能CT(HRCT)は，気腫性病変の描出に有用である．気腫性病変は低吸収領域(LAA，黒くみえる領域)として，気道病変は気道壁の肥厚・内腔の狭小化として捉えられる．気腫性変化の広がり1秒量，1秒率との間には相関はなく，COPDの診断，病期分類は胸部CTでは行わない.

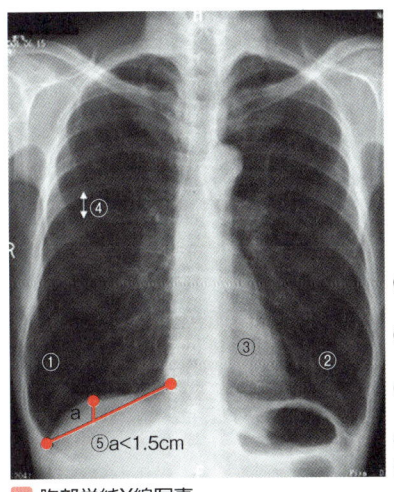

①肺野のX線透過性の亢進(黒い)
②肺野末梢の血管陰影の狭細化と減少
③滴状心(drop heart, しずくのような陰影)
④肋間腔の開大
⑤横隔膜の低位平坦化
⑤a<1.5cm

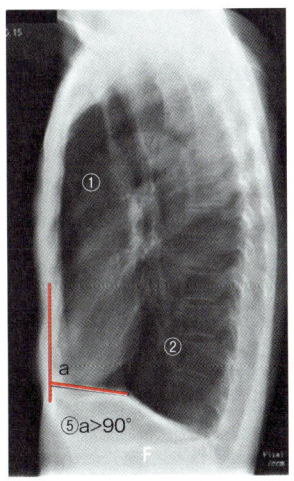

①胸骨後腔の拡大とX線透過性亢進
②心臓後腔の拡大とX線透過性亢進
③横隔膜の平坦化
⑤a>90°

■胸部単純X線写真

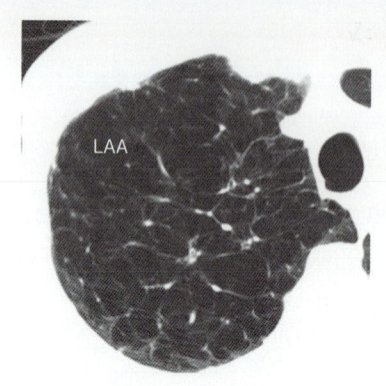

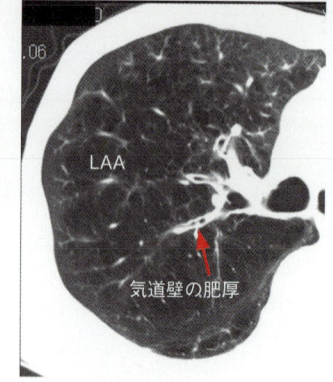

| 大動脈弓上縁レベル | 気管分岐部レベル | 肺底区気管支分岐後レベル |

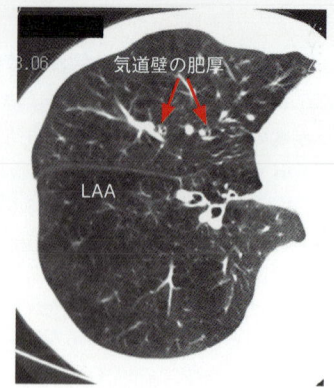

LAA(低吸収領域, low attenuation area)

■ 高分解能CT(HRCT)

COPD増悪の鑑別

- 肺炎, 気胸, 心不全, 肺血栓塞栓症の合併による症状の増悪との鑑別が必要である.

Section 4 治療

安定期の管理

- すべてのCOPD患者に共通するものは, 禁煙(禁煙治療の項p.382参照), インフルエンザワクチン接種(増悪の死亡率を50％低下), 全身併存症の管理, 呼吸困難増悪時や体動時などの必要に応じた短時間作用性気管支拡張薬の使用である. 肺炎球菌ワクチン接種は65歳以上, および65歳未満で％FEV_1が40％未満の患者に勧められている.
- 疾患の進行に応じて, 重症度を総合的に判断して, 呼吸リハビリテーション(患者教育, 運動療法, 栄養管理), 薬物療法(長時間作用性抗コリン薬, 長時間作用性$β_2$刺激薬, 徐放性テオフィリン薬, 吸入ステロイド), 長期酸素療法を追加する.
- 薬物療法は症状軽減, 増悪予防, QOL向上, 運動耐容能の改善をもたらすので, 積極的に行う. また, 近年気流閉塞の進行の軽減や死亡率の低下を示唆する成績も示されている.

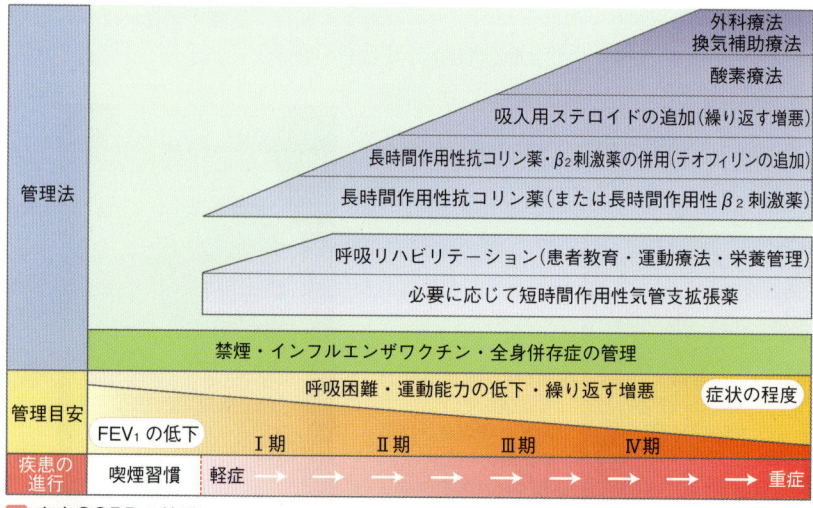

■ 安定COPDの管理

FEV_1の低下だけでなく, 症状の程度を加味し, 重症度を総合的に判断したうえで, 治療法を選択する.

(日本呼吸器学会：COPD診断と治療のためのガイドライン第3版, p.76, メディカルレビュー社, 2009)

- 気管支拡張薬は，単剤で効果が不十分な場合は多剤併用が勧められている．

■COPDにおける気管支拡張薬・吸入ステロイドの使用指針

1. 単剤での第1選択は長時間作用性抗コリン薬である．気管支拡張効果，症状改善効果，QOLで長時間作用性β_2刺激薬（LABA）よりもすぐれている．

2. 多剤併用
    1) 長時間作用性抗コリン薬と長時間作用性β_2刺激薬（LABA）の併用は，単剤使用時よりも，すぐれた気管支拡張効果が得られる．
    2) 長時間作用性β_2刺激薬/吸入ステロイド配合剤（LABA/ICS）は，それぞれの単剤使用よりも増悪の予防，QOLの改善，肺機能の改善が得られる．
    3) ICS/LABAは，長時間作用性抗コリン薬単独使用に比較して，増悪の減少は得られないが，QOLの改善，死亡までの期間の延長が得られる．
    4) ICS/LABAと長時間作用性抗コリン薬の併用は，長時間作用性抗コリン薬と長時間作用性β_2刺激薬の併用よりも，肺機能の改善，増悪の予防にすぐれている．
    5) 吸入ステロイド（ICS）は病期III期以上（長時間作用性気管支拡張薬を使用している）で，増悪を繰り返す症例に対しては増悪頻度を減らし，QOLの悪化を抑制することが示されている．
    6) 経口の徐放性テオフィリン薬は，1秒量の改善効果は吸入気管支拡張薬（抗コリン薬，β_2-刺激薬）に比べて小さいが，末梢気道の拡張作用，呼吸筋力の増強作用，気道の抗炎症作用などが報告されている．吸入気管支拡張薬のみでは効果が不十分な場合，併用を考える．

■酸素療法
- 慢性呼吸不全例には，在宅酸素療法（HOT）を行う（適応基準は呼吸不全の項参照）．HOTは生命予後を改善することが示されている．
- 非侵襲的陽圧換気療法（NPPV）は高炭酸ガス血症（$PaCO_2 \geq 55Torr$）や$PaCO_2$ 60Torr（mmHg）以下で夜間の低換気や睡眠呼吸障害のある症例，高炭酸ガス血症を伴う増悪を繰り返す症例に導入が考慮される．ただし，安定期のNPPVの有用性についてのエビデンスは十分ではない．

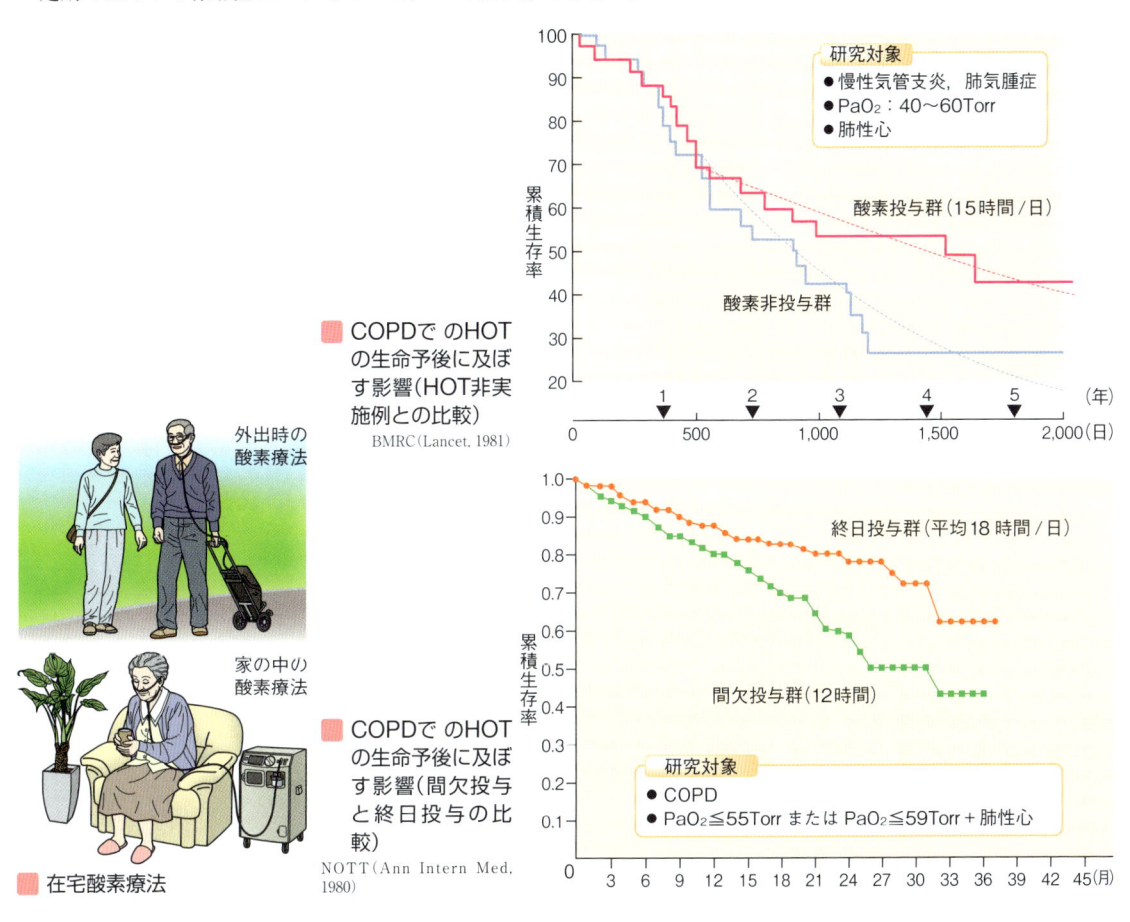

■COPDでのHOTの生命予後に及ぼす影響（HOT非実施例との比較）
BMRC（Lancet, 1981）

■COPDでのHOTの生命予後に及ぼす影響（間欠投与と終日投与の比較）
NOTT（Ann Intern Med, 1980）

■在宅酸素療法
外出時の酸素療法
家の中の酸素療法

外科治療

- 最大限の内科治療を行っても，その効果が限界に達している場合には，外科的治療が考慮されるが，合併症も少なくないので，慎重な検討が必要である．
- 肺容量減量手術（LVRS）は，上葉優位に気腫性病変が偏在（この部分を切除する）し，運動能力の低下した患者に適応がある．1秒量の改善効果は術後3年程度認められる．

増悪期の管理

- 増悪時の薬物療法の基本は，ABCアプローチ（抗菌薬：antibiotics，気管支拡張薬：bronchodilators，ステロイド薬：corticosteroids）である．
- COPDの増悪には，NPPVによる換気補助療法が有効で，早期から行うことが勧められている．しかし，増悪時の換気補助療法の適応については，患者や家族の希望，これまでの治療経過やADL，増悪の改善の見込みなどを考慮して，総合的に判断する必要がある．

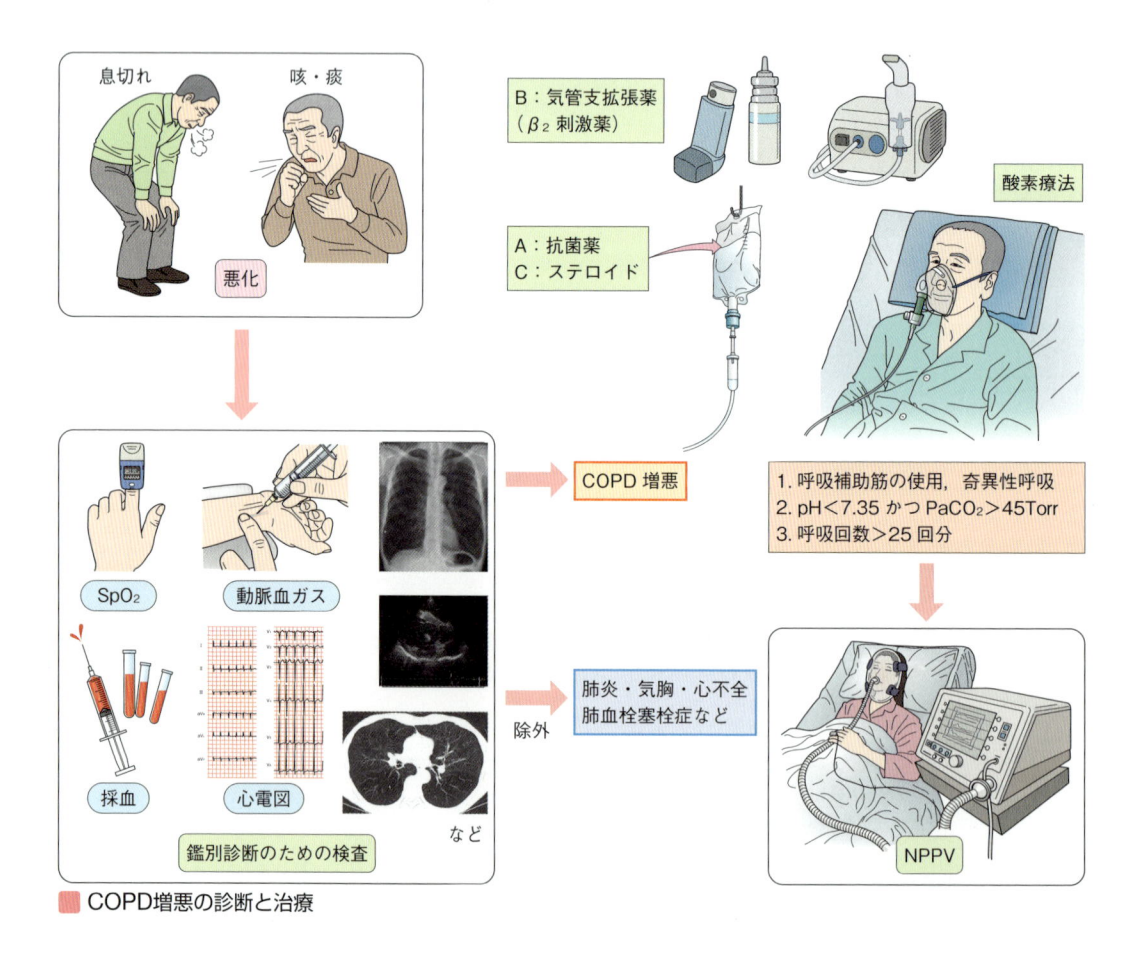

■ COPD増悪の診断と治療

- ■慢性閉塞性肺疾患（COPD）：chronic obstructive pulmonary disease　■1秒量（FEV$_1$）：forced expiratory volume in 1 second　■努力性肺活量（FVC）forced vital capacity　■在宅酸素療法（HOT）：home oxygen therapy　■高分解能CT（HRCT）：high resolution CT　■吸入ステロイド（ICS）：inhaled corticosteroids　■低吸収領域（LAA）：low attenuation area　■長時間作用性β$_2$刺激薬（LABA）：long-acting β$_2$-agonist　■肺容量減量手術（LVRS）：lung volume reduction surgery　■非侵襲的陽圧換気療法（NPPV）：noninvasive positive pressure ventilation

Unit 2-1 J82 急性好酸球性肺炎

acute eosinophilic pneumonia

疾患概念

急性好酸球性肺炎（AEP）は，発熱，呼吸不全を伴い急激に発症し肺に浸潤影を呈する疾患である．急性好酸球性肺炎の原因，発生率および有病率は不明である．20〜40歳代の男性に発症し，とくにわが国では喫煙開始から数週間以内で発症するなど，喫煙との関与が示唆されている．

SUMMARY Map

誘因・原因

- 急性好酸球性肺炎の原因，発生率および有病率は不明．しばしば20〜40歳の患者に生じ，男女比は21：1．
- 未確認の吸入抗原に対する急性の過敏性反応の可能性が考えられている．とくにわが国では喫煙開始から数週間以内で発症するなど，喫煙との関与が疑われる例がたびたび報告されている．
- 喘息などのアレルギー疾患との関連はないとされている．

症状・臨床所見

- **短期間（通常7日間未満）の急性の発熱**（高熱であることが多い）で発症．数時間で呼吸不全に至るケースもある．
- 症状は，乾性咳嗽，呼吸困難，倦怠感，筋肉痛，盗汗，胸痛など．
- 身体所見は，頻呼吸，発熱（しばしば38.5℃を超える），および両側肺底部の吸気性断続性ラ音を聴取．
- しばしば機械的人工換気を必要とする急性呼吸不全として発症．

検査・診断・分類

- 急性好酸球性肺炎は除外診断であり，好酸球性肺炎および呼吸不全の既知の原因を除外する必要がある．ほとんどの患者において，末梢血の好酸球*数は正常かやや上昇する程度であり，むしろ治療後に増加する傾向がある．
- 胸部X線検査：初期には微細な網状影またはスリガラス陰影のみを示す．典型例では，両側性びまん性浸潤影と胸水貯留，カーリーB線*が特徴．
- 高解像度CT検査：両側の不規則な斑状の**スリガラス様**または網状の陰影．
- 患者の2/3で少量の胸水が生じ，しばしば両側性で好酸球比率が増加し，滲出性である．
- 気管支鏡検査を施行すべきであるが，しばしば重度の呼吸不全を合併しており，検査が施行できない症例も多い．気管支肺胞洗浄では，**好酸球数増多（25％を超える）**を示すことがある．

治療

- 無治療で回復する患者もいる．ほとんどは，**副腎皮質ステロイド薬（プレドニゾロン）40〜60mg/日，経口で1日1〜2回**によって治療される．
- 呼吸不全の場合には，メチルプレドニゾロン60〜125mg/6時間ごとが望ましい．予後は非常によく，通常再発しない．

用語解説

好酸球
白血球の１つ．白血球は好酸球，好中球，好塩基球（以上の３つを顆粒球という），リンパ球，単球からなる．好酸球は白血球の２〜５％を占め，弱い貪食能力をもち，アレルギー制御にかかわる．

カーリーB線
Kerley's B line. 小葉間隔壁の肥厚による線状影のこと．カーリーB線は下肺野に胸膜側に直角にみられる線状影．なお，カーリーA線は肺門から末梢にかけて伸びる線状影，カーリーC線は下肺野にみられる網目状の陰影．

Section 1 誘因・原因

- 急性好酸球性肺炎は，発熱，呼吸不全を伴い急激に発症し肺に浸潤影を呈する疾患である．Allenらにより1989年に提唱された概念である．
- 急性好酸球性肺炎の発生率および有病率は不明である．急性好酸球性肺炎はあらゆる年齢で発生しうるが，しばしば20～40歳の患者に生じ，男女比は2:1である．
- 原因は不明であるが，健康な人における未確認の吸入抗原に対する急性の過敏性反応の可能性がある．
- とくにわが国では喫煙開始から数週間以内で発症するなど，喫煙との関与が疑われる例がたびたび報告され，注目されている．喘息などのアレルギー疾患との関連はないとされている．

Section 2 症状・臨床所見

- 急性好酸球性肺炎は，短期間（通常7日間未満）の急性発熱性疾患（高熱であることが多い）を引き起こす．数時間で呼吸不全に至るケースもある．
- 症状は，乾性咳，呼吸困難，倦怠感，筋肉痛，盗汗，胸痛である．
- 身体所見は，頻呼吸，発熱（しばしば38.5°Cを超える），および両側肺底部の吸気性断続性ラ音を聴取する．
- 機械的人工換気を必要とする急性呼吸不全として発症することもある．

Section 3 検査・診断・分類

診断基準

- 診断基準には，Allenらの項目が用いられることが多い．
- 診断は，臨床症状および日常的な検査による所見に基づき，右の診断基準を用いて診断する．
- 急性好酸球性肺炎は除外診断であり，好酸球性肺炎および呼吸不全の既知の原因を除外する必要がある．
- ほとんどの患者において，末梢血の好酸球数は正常かやや上昇する程度であり，むしろ治療後に増加する傾向がある．このことは急性好酸球性肺炎の急性期には，肺組織内へ好酸球の動員が急激に起こっていることを意味すると考えられている．

■Allenらによる診断基準

①数日以内，まれに数週以内の発熱を伴う，急性発症
②呼吸不全（PaO_2 60Torr以下）
③胸部単純X線写真において両側のびまん性肺浸潤影
④気管支肺胞洗浄液（BALF）において好酸球数の増加（＞25％）もしくは組織学的に肺好酸球浸潤を認める．
⑤寄生虫，真菌，その他の感染症がない．
⑥副腎皮質ステロイド薬に迅速に反応する，もしくは自然寛解する．
⑦長期間にわたって呼吸器に後遺症を残さない．

胸部X線検査

- 胸部X線画像は，初期には微細な網状影またはスリガラス陰影のみを示すことがある．典型例では，両側性びまん性浸潤影とスリガラス陰影，胸水貯留，カーリーB線が特徴である．
- 患者の2/3で少量の胸水が生じ，しばしば両側性であり，好酸球比率が増加し，滲出性で高いpHを示す．

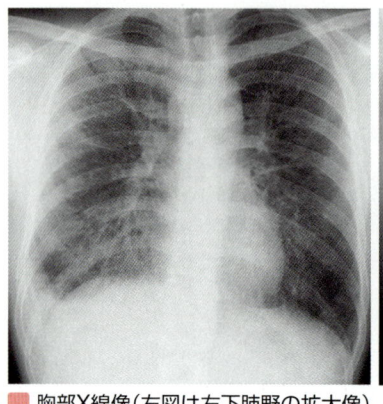

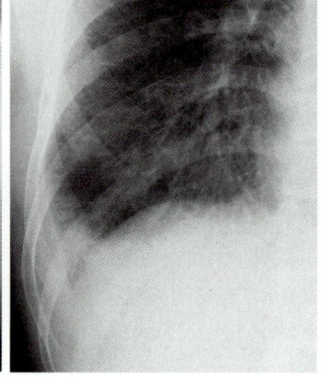

胸部X線像（右図は右下肺野の拡大像）
右胸水，びまん性スリガラス陰影，カーリーB線が認められる．

胸部CT検査

- 高分解能CT（HRCT）の所見は常に異常で，両側の不規則な斑状のスリガラス様または網状の陰影を伴う．

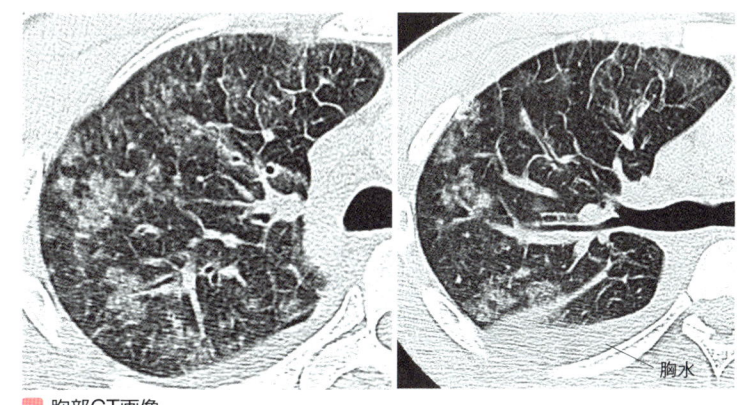

胸部CT画像
胸水貯留と両側斑状スリガラス陰影を認める．

その他の検査

- 肺機能検査は，一酸化炭素拡散能（DLco）の低下を伴う拘束性障害を示すことがあるが，高度の呼吸不全のため実施できない例も多い．
- 気管支肺胞洗浄およびときとして経気管支肺生検のために，気管支鏡検査を施行すべきであるが，しばしば重度の呼吸不全を合併しており，検査が施行できない症例も多い．
- 気管支肺胞洗浄液では，好酸球数増多（25％を超える）を示すほか，インターロイキン5（IL-5），マクロファージコロニー刺激因子（GM-CSF）の増加が報告されている．

鑑別診断

- 非ステロイド抗炎症薬（NSAIDs）などの薬剤による薬剤性肺障害も，急性好酸球性肺炎類似の病態となることがある．異型肺炎との鑑別も臨床上問題となるため，マイコプラズマ抗体，レジオネラ抗原，クラミジア抗体なども検索する．

Section 4 治療・予後

- 無治療で回復することもあり，すみやかに改善傾向を認める例や軽症例であれば，対症的治療も可能であると考えられる．ほとんどは，副腎皮質ステロイド薬（プレドニゾロン）40～60mg/日，経口で1日1～2回によって治療される．
- 呼吸不全の場合には，メチルプレドニゾロン60～125mg/6時間ごとが望ましい．
- 予後は，ほとんど例外なくステロイド薬によく反応し，再発を伴わない完全な回復が得られる．
- 胸水は実質の陰影よりもゆっくりと消退する．

生活指導など

- 喫煙者であれば，禁煙を勧める．
- また従来，急性好酸球性肺炎は再発がないとされていたが，リンパ球刺激試験（DLST）や禁煙チャレンジテストが陽性になるという報告も散見される．

■気管支肺胞洗浄液（BALF）：bronchoalveolar lavage fluid　■一酸化炭素肺拡散能力（DLco）：pulmonary carbon monoxide diffusing capacity　■薬物リンパ球刺激試験（DLST）：drug lympocyte stimulation test　■顆粒球・マクロファージコロニー刺激因子（GM-CSF）：granulocyte/macrophage-colony stimulating factor　■インターロイキン5（IL-5）：interleukin-5　■非ステロイド性抗炎症薬（NSAIDs）：non-steroidal anti-inflammatory drugs　■動脈血酸素分圧（PaO_2）：arterial oxygen partial pressure

Unit 2-2 J82 慢性好酸球性肺炎

chronic eosinophilic pneumonia

疾患概念
慢性好酸球性肺炎（CEP）では，好酸球による肺浸潤に末梢血中の好酸球増加がみられる．咳嗽，喘鳴，呼吸困難などの呼吸器症状や発熱，体重減少，倦怠感などの全身症状が，数週から数か月間続く．女性，非喫煙者で，喘息，アトピーなどの既往がある症例が多く，末梢血中の好酸球数の増多を認める．ステロイド治療によく反応するが，再発例も多い．

SUMMARY Map

誘因・原因
- **明らかな原因は不明である．**
- 気管支肺胞洗浄液（BALF）中では，好酸球数のほか，IL-2，IL-5，GM-CSF，IFN-γ などの増加が報告されている．好酸球増多にケモカイン*の関与が考えられる．
- Th2 サイトカインによって産生されたエオタキシン*（eotaxin）は局所への非常に強い好酸球誘導物質であるが，好酸球性肺炎においても好酸球誘導の主要因子であることが示されている．
- 女性，非喫煙者で，喘息，アトピーなどの既往がある症例が多く，末梢血中の好酸球数の増多を認める．

症状・臨床所見
- **咳，発熱，進行性の息切れ**，体重減少，喘鳴，盗汗を特徴とする全身症状を伴うことが多い．
- 喘息は症例の 50％以上で随伴するか，または先行する．

検査・診断・分類
- 診断は感染性の原因の除外を必要とし，また臨床症状，血液検査，胸部X線検査に基づく．
- **末梢血好酸球増加**，赤沈高値，鉄欠乏性貧血，血小板増加症を認める．
- 胸部X線検査：**中肺野および上肺野領域優位に両側性末梢性陰影**を認め，"**肺水腫のネガ像**"とよばれる．
- CT検査：両側末梢肺野に非区域性の均等影（consolidation）を認め，特発性器質化肺炎（COP）と類似する点が多い．
- 気管支肺胞洗浄液中の好酸球数が 25％を超える好酸球増加症は，慢性好酸球性肺炎を示唆する．
- 肺病理組織所見：間質および肺胞腔内や肺胞隔壁への好酸球と組織球，加えてしばしば好酸球のフラグメントとシャルコー・ライデン結晶*（Charcot-Leyden crystal）の前駆体を含む多核巨細胞の浸潤を認める．

治療
- 初期治療は**副腎皮質ステロイド薬**（プレドニゾロン）40～60mg/日，1日1～2回である．
- 治療中止後，あるいは副腎皮質ステロイド薬の漸減中に，症例の 50～80％で再燃する．最初の症状発現後，数か月から数年後にも再発が起こりうる．
- 吸入ステロイドは，とくに経口ステロイドの維持量を減量させる場合に効果的である．

用語解説

エオタキシン
サイトカインの一種，ケモカインの1つ．局所に好酸球を非常に強く誘導する性質をもつ．CCL11（CCケモカイン・リガンド-11）ともよばれる．

ケモカイン
サイトカインの一種．白血球などを遊走させて炎症を形成することに関与する．エオタキシンはケモカインの1つで，現在までに 50 種類以上のケモカインが同定されている．

シャルコー・ライデン結晶
Charcot-Leyden crystal．喀痰中にみられる微細な結晶で，喘息や寄生虫感染症などのアレルギー疾患がある人にみられる．

特発性器質化肺炎（COP）
p.207 参照

Section 1 誘因・原因

- 明らかな原因は不明である．
- 気管支肺胞洗浄液（BALF）中では好酸球数のほか，IL-2，IL-5，GM-CSF，IFN-γなどの増加が報告されている．
- Th2サイトカインによって産生されたエオタキシンは，局所への非常に強い好酸球誘導物質であるが，好酸球性肺炎においても好酸球誘導の主要因子であることが示されている．
- 気管支肺胞洗浄液中での好酸球顆粒タンパクやIL-5などの増加が報告されており，好酸球増多にケモカインの関与が考えられる．

Section 2 症状・臨床所見

- 慢性好酸球性肺炎は，1968年にCarringtonらが，好酸球による肺浸潤に末梢血中の好酸球増加を伴う，原因不明の9症例（年齢18～77歳，すべて女性）について報告したのが最初である．
- 比較的強い咳嗽(がいそう)，喘鳴，呼吸困難などの呼吸器症状や発熱，体重減少，倦怠感などの全身症状が，数週から数か月間続く．女性，非喫煙者に多く，喘息，アトピーなどの既往がある症例が多い．
- 咳，発熱，進行性の息切れ，体重減少，喘鳴および盗汗を特徴とする全身症状を伴うことが多い．
- 喘息は症例の50％以上で随伴するか，または先行する．

■慢性好酸球性肺炎の特徴

1. 亜急性発症である．
2. 軽度の低酸素血症
3. びまん性の肺の辺縁を主体とした非区域性の浸潤影を認める．
4. 末梢血，肺での好酸球数の増多
5. 肺および全身の感染症がない．
6. 副腎皮質ステロイド薬に迅速に反応する．
7. 副腎皮質ステロイド薬を中止すると，再発することがある．
8. 自然寛解はあまりない．

患者は中年の女性に多いといわれているが，年齢，性別にかかわらず発症する．

Section 3 検査・診断・分類

- 診断は感染性の原因の除外を必要とし，また臨床症状，血液検査および胸部X線所見に基づく．

画像検査

- 中肺野および上肺野領域優位に，両側性末梢性陰影または胸膜に基づいた陰影（症例の約60％に現れる）が現れる．この胸部X線所見は，"肺水腫のネガ像"とよばれる．

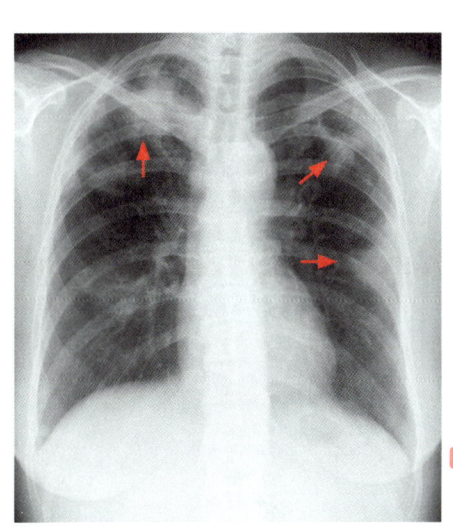

血液検査

- 末梢血好酸球増加，赤沈高値，鉄欠乏性貧血，血小板増加症を頻繁に認める．

その他の検査

- 気管支肺胞洗浄液中の好酸球が25％を超える好酸球増加症は，慢性好酸球性肺炎を示唆する．
- 肺病理組織所見は間質および肺胞腔内や肺胞隔壁への好酸球と組織球，それにしばしば好酸球のフラグメントとシャルコー・ライデン結晶の前駆体を含む多核巨細胞の浸潤を認める．線維化はごくわずかである．

■ 胸部X線画像
両側性末梢性陰影または胸膜に基づいた陰影が認められる（→）．

CT検査

- CT画像上は両側末梢肺野に非区域性の均等影（consolidation）を認め，特発性器質化肺炎（COP）*と類似する点が多い．

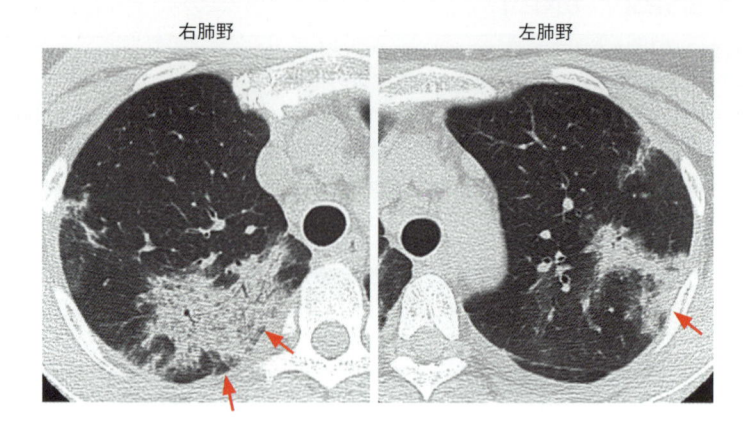

胸部CT画像
上，下のCT像ともに非区域性の均等影を認める（→）．また，その一部周囲にスリガラス陰影を伴っている．

Section 4 治療・予後

- 症状および胸部単純X線所見は，治療効果判定の有用な指標である．
- 末梢血好酸球数，赤沈，IgE値もまた，治療効果判定に有用である．しかしながら，必ずしもすべての患者で臨床検査値の異常が認められるとはかぎらない．
- 静注または経口の副腎皮質ステロイド薬が効果的である．初期治療はプレドニゾロン40〜60mg/日，1日1〜2回である．
- 臨床的改善は急速で，48時間以内に認められる．症状およびX線所見の完全な改善は，14日以内にほとんどの患者で，1か月までにはほぼ全患者で認められる．
- 治療中止後，あるいはステロイド薬の漸減中に，症例の50〜80％で再燃する．最初の症状発現後，数か月から数年後にも再発が起こりうる．
- 吸入ステロイド（例：フルチカゾンまたはベクロメタゾン500〜750μg，1日2回）は，とくに経口ステロイドの維持量を減量させる場合に効果的である．
- 慢性好酸球性肺炎はときに不可逆性の肺線維症に至るが，死亡例はほとんどない．再発は，予後不良を示唆するわけではない．

再発時も副腎皮質ステロイド薬によく反応する．

- 気管支肺胞洗浄液（BALF）：bronchoalveolar lavage fluid
- 特発性器質化肺炎（COP）：cryptogenic organizing pneumonia
- 一酸化炭素肺拡散能力（DLco）：pulmonary carbon monoxide diffusing capacity
- 顆粒球・マクロファージコロニー刺激因子（GM-CSF）：granulocyte/macrophage-colony stimulating factor
- インターフェロン・ガンマ（IFN-γ）：interferon-γ
- インターロイキン5（IL-5）：interleukin-5

Unit 2-3 アレルギー性気管支肺アスペルギルス症

B44.1

allergic bronchopulmonary aspergillosis

疾患概念
アレルギー性気管支肺真菌症（ABPM）は，真菌が気管支内に生育し，宿主のアレルギー反応が引き起こされ，移動性の浸潤影，末梢血，喀痰の好酸球増多などの病態を引き起こす疾患である．原因真菌はほとんどが*Aspergillus fumigatus*（Af）であることから，アレルギー性気管支肺アスペルギルス症（ABPA）とよばれている．

SUMMARY Map

誘因・原因

- アレルギー性気管支肺真菌症（ABPM）は，真菌が気管支内に生育し，その結果として宿主のアレルギー反応が生じ，移動性の浸潤影，末梢血，喀痰の好酸球増多などの病態を引き起こす．
- **原因真菌のほとんどが*Aspergillus fumigatus*（Af）**であることから，アレルギー性気管支肺アスペルギルス症とよばれている．
- IL-4やIL-5の過剰産生や，アスペルギルスから分泌されるプロテアーゼが，気道上皮IL-8の放出を促すことが報告されており，中枢性気管支拡張の発症機構に関与している可能性が考えられている．
- アレルギー性気管支肺アスペルギルス症の病理組織において，真菌は粘液栓子のみならず末梢肺にも浸潤しており，粘液栓子を主病巣とする深在性真菌症としての側面が推察されている．

症状・臨床所見

- 主症状は呼吸困難，発熱，咳嗽，喀痰．病期によっては無症状．
- 喀痰は**粘性，真菌や好酸球などからなる粘液栓子**が喀出されるのが特徴．
- 必ずしも喘息症状を伴わないこともあり，診断基準にとらわれず広く疾患をとらえることが重要．

検査・診断・分類

- 検査所見では，末梢血好酸球増多，**血清IgE高値**，CRP陽性，赤沈亢進．1,3-β-Dグルカンが高値を示すこともある．
- 胸部単純X線検査：粘液栓子による浸潤影が認められる．
- 中枢性気管支拡張の診断はCTが有用で，上葉に優位だが中・下葉にも及ぶ．
- 病期：Ⅰ期（初発急性期），Ⅱ期（寛解期），Ⅲ期（増悪，再燃期），Ⅳ期（副腎皮質ステロイド薬依存性喘息期），Ⅴ期（肺線維化期）に分類される．Ⅴ期では不可逆性の変化となり予後不良．

治療

- 喘息症状，真菌によるアレルギー反応の抑制のため，**副腎皮質ステロイド薬の全身投与**が有効．
- ステロイド薬は2～4週を目安に減量．
- イトラコナゾール投与はステロイド薬の減量に有用であり，ステロイド薬抵抗性，減量中の再燃例，1,3-β-Dグルカン高値例ではイトラコナゾールの投与を考慮．
- イトラコナゾールは4～6か月程度経過をみて減量，中止を考慮．

用語解説

ゲル―クームス分類
Gell and Coombs classification. アレルギーの分類法で，4つに分類される．Ⅰ型：アナフィラキシー反応，Ⅱ型：細胞障害反応，Ⅲ型：免疫複合反応，Ⅳ型：細胞性免疫反応および遅延型過敏症反応，である．

Section 1 誘因・原因

- アレルギー性気管支肺真菌症は、真菌（主にアスペルギルス）が気管支内に生育し、その結果として宿主のアレルギー反応を生じ、移動性の浸潤影、末梢血、喀痰の好酸球増多などのさまざまな病態を引き起こす疾患である.
- 原因真菌のほとんどが*Aspergillus fumigatus*であることから、アレルギー性気管支肺アスペルギルス症（ABPA）とよばれており、1952年に英国のHinsonらにより報告されて以来、多数の報告が散見される.
- 原因真菌には*A. flavus, A. niger, A. oryzae*などのアスペルギルス属や、*Candida albicans, Peniciilium*など多数の真菌があり、スエヒロタケ（*Schizophyllum commune*）による症例報告も、近年は増加している. 以上のような背景から、近年ではアレルギー性気管支肺アスペルギルス症は、アレルギー性気管支肺真菌症と総称されるようになっている.

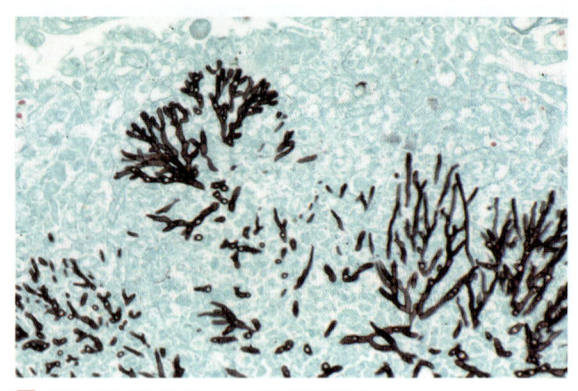

アスペルギルス（Grocott染色強拡大）
Grocott染色では菌体を鍍銀することで背景より黒く浮かびあがらせる

（日本病理学会教育委員会：病理コア画像, 2010を転載）

- 発症には従来から、ゲル－クームス分類*におけるⅠ型、Ⅲ型、Ⅳ型アレルギーの関与が示唆されている.
- IL-4やIL-5の過剰産生や、アスペルギルスから分泌されるプロテアーゼが気道上皮IL-8の放出を促すことが報告されており、中枢性気管支拡張の発症機構に関与している可能性が考えられる.
- アレルギー性気管支肺アスペルギルス症の病理組織において、真菌は粘液栓子のみならず末梢肺にも浸潤していること、喘息患者に比較してアレルギー性気管支肺アスペルギルス症患者の喀痰中には好酸球だけでなく好中球も増加していること、真菌感染の指標である血中1,3-β-Dグルカン値が上昇する症例があるといった特徴がみられる.
- 以上のことから、アレルギー性気管支肺アスペルギルス症には、粘液栓子を主病巣とする深在性真菌症としての側面が推察される.
- これは、最近報告が増えている、アレルギー性気管支肺アスペルギルス症に対してイトラコナゾールが有効であるとする根拠ともなりうる.

Section 2 症状・臨床所見

- 主症状は呼吸困難、発熱、咳嗽、喀痰であるが、病期によっては無症状のこともある.
- 喀痰は粘性であり、真菌や好酸球などからなる粘液栓子が喀出されるのが特徴的である.
- 必ずしも喘息症状を伴わないこともあり、診断基準にとらわれず広く疾患をとらえることが重要である.

■アレルギー性気管支肺アスペルギルス症の診断基準

一次基準
1）発作性呼吸困難（喘息）
2）末梢血好酸球増多
3）アスペルギルス抗原に対する即時型皮膚反応陽性
4）アスペルギルス抗原に対する沈降抗体陽性
5）血清IgE高値
6）移動性、固定性の肺浸潤影の既往
7）中枢性気管支拡張

二次基準
1）喀痰中の頻回なアスペルギルスの検出（培養または鏡検）
2）茶褐色の粘液栓子喀出の既往
3）アスペルギルス抗原に対するアルサス型（遅発型）皮膚反応陽性

診断
1）確実：一次基準をすべて満たすもの
2）ほぼ確実：一次基準の6項目を満たすもの、さらに二次基準のいくつかを満たせばさらに確実性が増す

Section 3 検査・診断・分類

診断基準

- 最も頻用されている診断基準は、1977年にRosenbergらが提唱したものである. 一次基準の3）および4）、二次基準の1）および3）は、アスペルギルス以外ではその抗原に置き換えて診断する.

血液検査
- 末梢血好酸球増多，血清IgE高値，CRP陽性，赤沈亢進を認め，とくに血清IgE値は治療の指標になる．
- 特異的IgE抗体やIgG抗体の測定も有用である．
- 1,3-β-Dグルカンが高値を示すこともある．

胸部単純X線検査
- 粘液栓子による浸潤影が認められる．

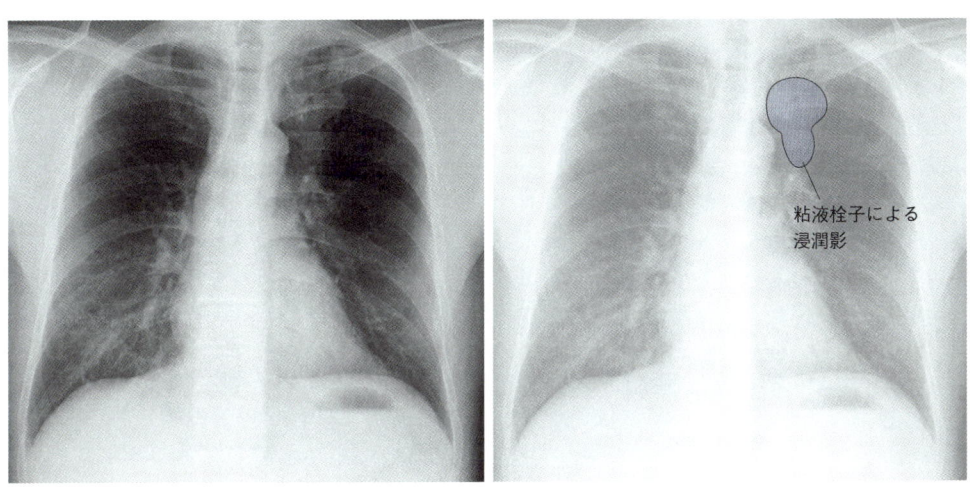

胸部X線画像（治療前）
左上肺野に肺門から連続するこん棒状の陰影を認める．

粘液栓子による浸潤影

CT像
- 中枢性気管支拡張の診断はCTが有用で，上葉に優位だが，中・下葉にも及ぶ．粘液栓子や末梢肺の無気肺，浸潤影，スリガラス陰影，ブラが認められることがある．

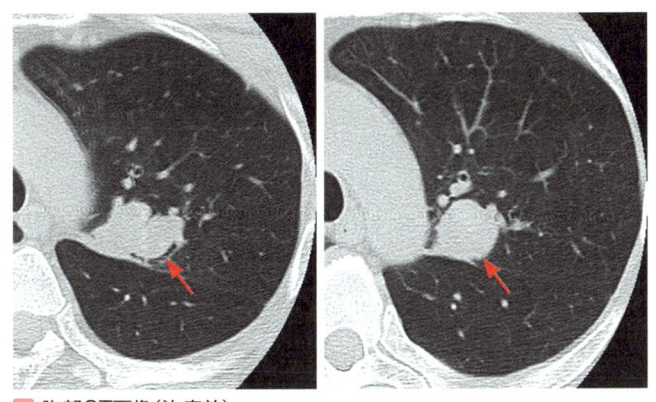

胸部CT画像（治療前）
拡張した気管内に粘液栓子を認める（矢印）．

病期の分類
- 病期はⅠ期（初発急性期），Ⅱ期（寛解期），Ⅲ期（増悪，再燃期），Ⅳ期（副腎皮質ステロイド薬依存性喘息期），Ⅴ期（肺線維化期）に分類される．Ⅴ期では不可逆性の変化となり，予後不良とされ，早期診断，早期治療が重要である．

Section 4 治療・予後

- 喘息症状，真菌によるアレルギー反応の抑制のため，副腎皮質ステロイド薬の全身投与が有効である．
- 喘息合併例ではステロイド薬の吸入も有効であるが，アレルギー性気管支肺アスペルギルス症に対する有効性は確立していない．
- 抗真菌薬であるイトラコナゾールの投与はステロイド薬の減量に有用である．ステロイド薬抵抗性，減量中の再燃例，1,3-β-Dグルカン高値例では，イトラコナゾールの投与を考慮する．
- 発症初期におけるイトラコナゾールの有効性は確立していない．
- ステロイド薬は2〜4週を目安に減量し，その指標として，胸部X線画像，CT，血清IgE値を参考とする．
- イトラコナゾールは4〜6か月程度経過をみて減量，中止を考慮する．

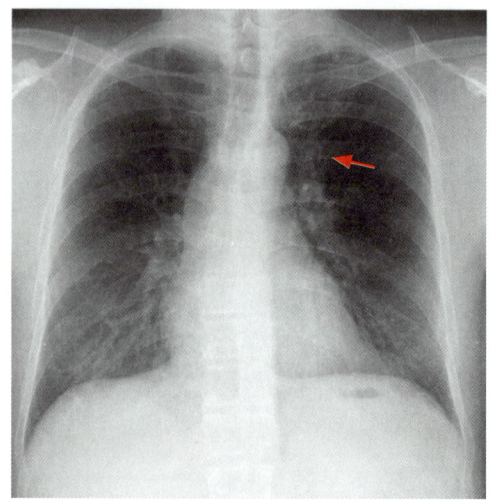

■ 胸部X線画像（治療後）
こん棒状の陰影は改善した（矢印）．

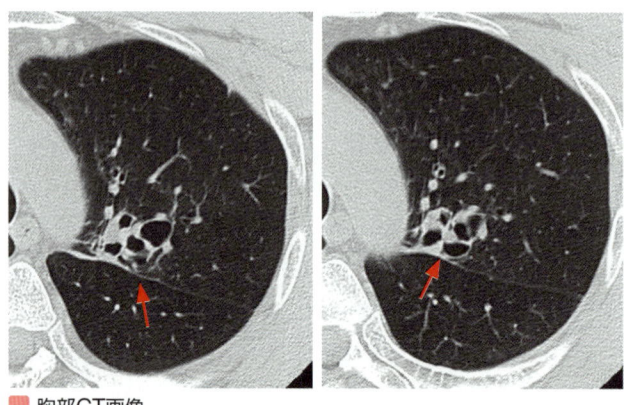

■ 胸部CT画像
粘液栓子が喀出され，拡張した気管支が明らかとなった．

■アレルギー性気管支肺真菌症（ABPM）：allergic bronchopulmonary mycosis　■C反応性蛋白（CRP）：C-reactive protein　■免疫グロブリンE（IgE）：immunoglobulin E　■免疫グロブリンG（IgG）：immunoglobulin G

Unit 1-1 特発性間質性肺炎・総論

間質性肺炎

- 間質性肺炎(IP)は，肺胞隔壁(狭義の間質ともよばれている)，気管支血管周囲，小葉間隔壁および胸膜直下などの間質に炎症・線維化病変が起こる疾患の総称である．
- IPの原因には，膠原病やサルコイドーシスなどの全身性疾患に随伴して発症するもの，薬剤(「薬剤性肺炎」p.218 参照)，放射線照射(「放射線肺臓炎」p.221 参照)による医原性のもの，無機・有機粉塵(「過敏性肺臓炎」p.211 参照)吸入によるものなどがある．これらの疾患を除外して，原因が特定できないものを特発性間質性肺炎(IIPs)とよんでいる．

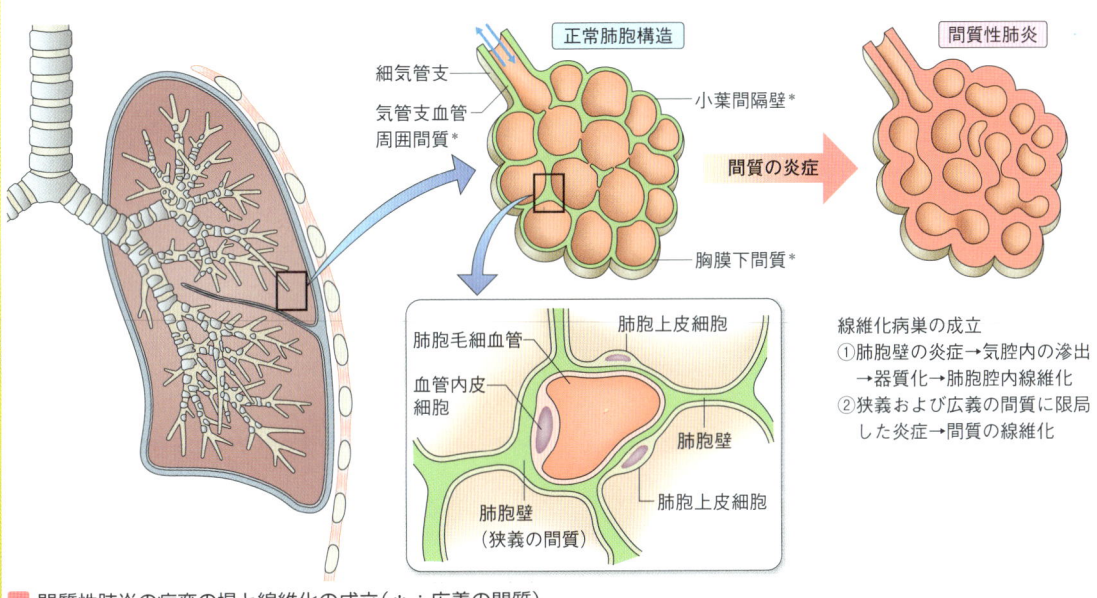

間質性肺炎の病変の場と線維化の成立(＊：広義の間質)

特発性間質性肺炎

■ 病型診断

- IIPsの各病型の診断は，間質性肺炎の病理組織パターンに基づいて，臨床所見，画像所見，病理所見を総合して行われる．したがって，IIPsの「確定診断」には基本的には外科的生検(SLB)＊を必要とする．SLBを行わなかった場合は，「臨床診断」としている．
- IIPsの臨床画像病理学的疾患単位として，現在，7つの疾患単位に分類されている．疾患単位と病理組織パターンとの関係および各病理組織パターンの特徴を次頁表に示した．これらの組織パターンに分類できない症例もある(分類不能)．
- IIPsが疑われる症例では，詳細な問診や身体所見をチェックし，胸部X線写真，肺機能検査，血液検査を行

> **用語解説**
> **外科的生検**
> 開胸肺生検(OLB)と胸腔鏡下肺生検(VTLB，VATS肺生検)とがある．経気管支肺生検(TBLB，採取される検体の大きさは数mm)や気管支肺胞洗浄法(BAL)で診断が確定できないびまん性肺疾患で，手術が禁忌でない患者に推奨される．潜在的なリスク(IPFでは急性増悪の可能性)があるので，臨床診断の確度，治療可能な疾患の同定の可能性，期待される治療効果などを勘案して慎重に適応を決定する必要がある．合併症を高めるリスクとして，高齢(70歳以上)，極端な肥満，心疾患の合併，高度の呼吸機能障害があげられている．

う．これらの検査により，原因の明らかな間質性肺炎の可能性を除外する．典型的な特発性肺線維症（IPF）や特発性器質化肺炎（COP）の症例では外科的生検を行わず，臨床診断で経過観察，治療を行うことが多いが，そのほかは外科的生検による病理診断を基本とする（次頁図）．

- IIPsの各疾患単位の画像所見の特徴を下表に示した．疾患単位というよりも組織学的パターンの画像所見の特徴と考えたほうがよい．

■IIPsの臨床画像病理学的疾患単位とその病理組織パターン

臨床画像病理学的疾患単位	病理組織パターン
特発性肺線維症（IPF）	通常型間質性肺炎（UIP）
非特異性間質性肺炎（NSIP）	疾患名に同じ
特発性器質化肺炎（COP）	器質化肺炎（OP）
急性間質性肺炎（AIP）	びまん性肺胞傷害（DAD）
剥離性間質性肺炎（DIP）	疾患名に同じ（DIP）
呼吸細気管支炎を伴う間質性肺疾患（RB-ILD）	呼吸細気管支炎（RB）
リンパ球性間質性肺炎（LIP）	疾患名に同じ（LIP）

※分類不能（unclassifiable interstitial pneumonia）：上記に分類できないIIPs．

（ATS/ERS International Consensus Statement：Am J Respir Crit Care Med, 165：277, 2002）

■IIPsの各病理組織パターンの特徴

	UIP	NSIP	OP	DAD	DIP/RB
線維化の時相	多彩	一様	一様	一様	一様
間質への細胞浸潤	少ない	細胞浸潤型NSIPは多い．線維化型NSIPでは比較的少ない．	やや多い	少ない	少ない
膠原線維増生を伴う線維化	あり，斑状	さまざま（一般的には少ない），びまん性	なし	器質化期以降はあり	さまざま，びまん性（DIP）部分的，軽度（RB）
線維芽細胞の増生	線維芽細胞巣著明	ときどき，びまん性（線維芽細胞巣はまれ）	ときどき，部分的（線維芽細胞巣はなし）	器質化期以降でびまん性	ときどき（DIP），なし（RB）
ポリープ型腔内線維化	まれ	ときどき，部分的	多い（小葉中心性）	器質化期以降でときにあり	なし
蜂巣肺	あり	まれ	なし	あり（終末期）	なし
気腔内肺胞マクロファージ滲出	ときどき，局所	ときどき，斑状	斑状（泡沫状）	なし	びまん性（DIP），細気管支周囲（RB）
硝子膜形成	なし	なし	なし	あり（滲出期）	なし

線維芽細胞巣（fibroblastic foci）：主として時間の経過した線維化病変の辺縁部にみられる線維芽細胞の集簇巣．活動性病変と考えられている．

線維化の時相が多彩：慢性に経過した密な線維化部分，活動性のある部分（線維芽細胞巣），正常肺が混ざり合って存在．

（日本呼吸器学会びまん性肺疾患診断・治療ガイドライン作成委員会編：特発性間質性肺炎診断と治療の手引き, p.14, 2004, 南江堂を改変）

■IIPs（間質性肺炎病理組織パターン）の画像所見の特徴

疾患名	病理組織パターン	胸部X線写真所見	CT所見	
			陰影の分布	陰影の特徴
IPF	UIP	両側中下肺野，末梢側に優位な網状陰影 肺容積減少 小輪状，粗大線状影	末梢肺（胸膜下，肺底区）	網状陰影，蜂巣肺（正常肺部分が混在），牽引性気管支・細気管支拡張，局所的なスリガラス陰影
NSIP	NSIP	両側下肺野背側に優位 スリガラス陰影，網状陰影	末梢肺（胸膜下，肺底区）対称性	スリガラス陰影 不規則な線状陰影，胸膜下線状影（SCLS） 均等影（コンソリデーション），牽引性気管支拡張
COP	OP	両側性の斑状の均等影（エア・ブロンコグラムを伴うこともある）．陰影が移動（1/3の症例）	胸膜下，気管支周囲 フォトネガティブバタフライ陰影（蝶形陰影のポジ・ネガを反転）	斑状の均等影と周辺部のスリガラス陰影 結節性陰影
AIP	DAD	両側性，進行性の，びまん性のスリガラス陰影，均等影	両側，びまん性	均等影，スリガラス陰影 器質化期の牽引性気管支拡張 線維化期の容積減少と蜂巣肺
DIP	DIP	下肺野優位のスリガラス陰影，粒状陰影，20％が正常	下肺野，末梢優位	スリガラス陰影 網状陰影
RB-ILD	RB-ILD	気管支壁肥厚 スリガラス陰影	びまん性	気管支壁肥厚 小葉中心性の結節性陰影 斑状のスリガラス陰影
LIP	LIP	網状陰影 小結節性陰影	びまん性	小葉中心性小結節，スリガラス陰影，小葉間隔壁肥厚，気管支血管束の肥厚，薄壁嚢胞

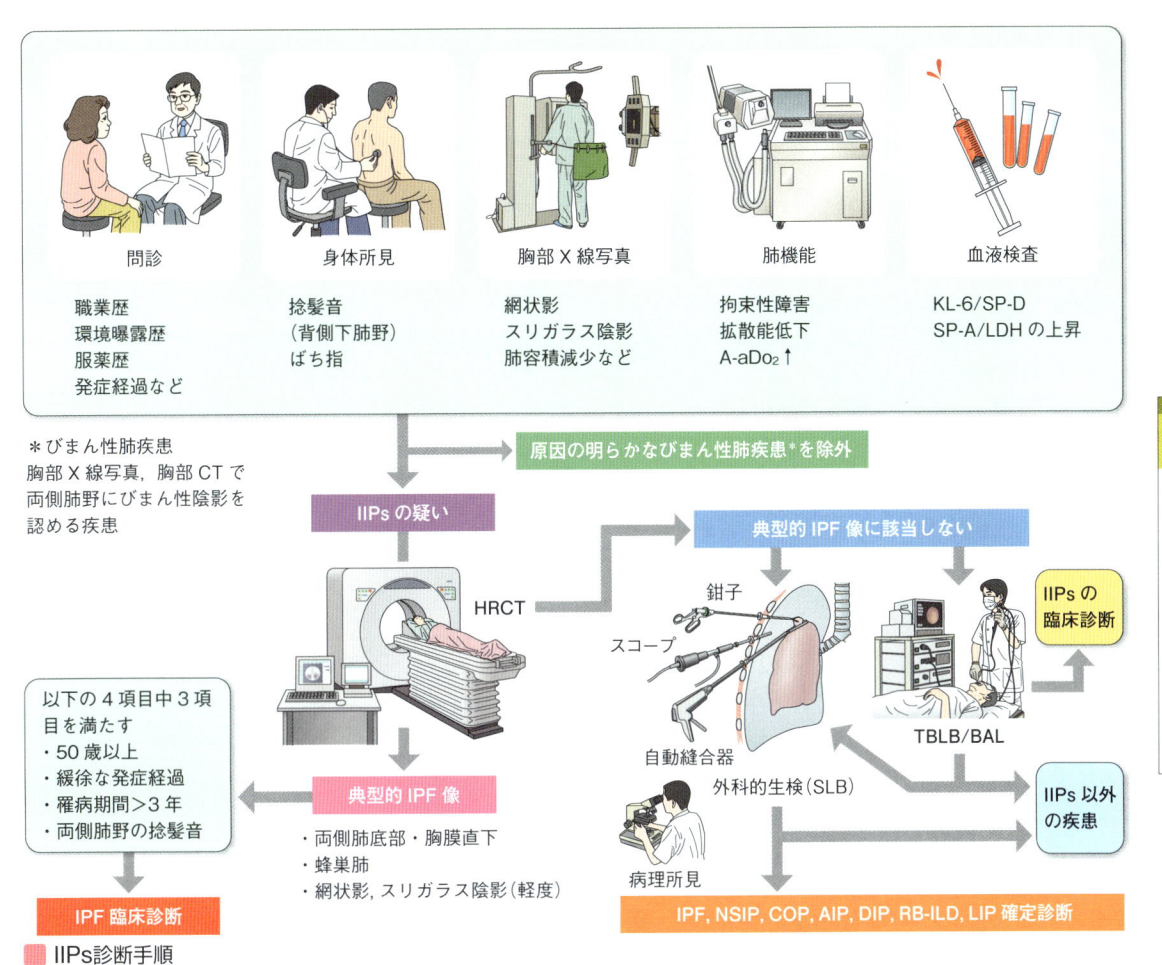

問診	身体所見	胸部X線写真	肺機能	血液検査
職業歴 環境曝露歴 服薬歴 発症経過など	捻髪音 （背側下肺野） ばち指	網状影 スリガラス陰影 肺容積減少など	拘束性障害 拡散能低下 A-aDo₂↑	KL-6/SP-D SP-A/LDH の上昇

＊びまん性肺疾患
胸部X線写真，胸部CTで両側肺野にびまん性陰影を認める疾患

原因の明らかなびまん性肺疾患＊を除外

IIPs の疑い

HRCT

典型的 IPF 像に該当しない

以下の4項目中3項目を満たす
・50歳以上
・緩徐な発症経過
・罹病期間＞3年
・両側肺野の捻髪音

典型的 IPF 像
・両側肺底部・胸膜直下
・蜂巣肺
・網状影，スリガラス陰影（軽度）

IPF 臨床診断

鉗子／スコープ／自動縫合器
外科的生検(SLB)
病理所見

TBLB/BAL

IIPs の臨床診断
IIPs 以外の疾患

IPF, NSIP, COP, AIP, DIP, RB-ILD, LIP 確定診断

■ IIPs診断手順

鑑別が問題となる疾患

● IIPsとの鑑別がとくに問題となる疾患を下表に示した．病理組織パターンのみからでは，疾患の診断はできない．

■ IIPsとの鑑別が問題となる間質性肺炎

疾患名	病理組織パターン	鑑別となる組織所見	職業歴，環境曝露歴，臨床所見	鑑別に必要な検査・所見
膠原病	UIP NSIP OP DAD（まれに）	リンパ球などの細胞浸潤が強い．リンパ濾胞形成．密な線維化病変がびまん性．気道病変，血管病変，胸膜病変	関節痛，筋肉痛，筋力低下，皮疹，レイノー現象，光線過敏症，乾燥症状など（肺病変先行型がある）	CK，各種自己抗体(RF, ANA, 抗Scl-70抗体，抗セントロメア抗体，抗Jo-1抗体，抗SS-A,B抗体，抗RNP抗体，ANCAなど)の測定
過敏性肺炎	急性型：cNSIP 慢性型：fNSIP, UIP	小葉中心部に優勢な線維化，多核巨細胞，肉芽腫性病変	鳥飼育歴，羽毛布団使用の有無，居住環境（隣人の鳥飼育歴，鳩・野鳥の飛来，日照・風通しなど），空調・加湿器などの使用の有無，職業歴（酪農など）	環境調査 抗鳩血清抗体，リンパ球刺激試験
石綿肺	UIP DIP RB-ILD	病変が小葉中心部に優勢．石綿小体，胸膜プラーク（限局性，板状の胸膜肥厚）	石綿曝露歴（鉱山，精製工場，製品工場，製品を扱う港湾労働者，電気工事，大工，解体作業など）	CTによる胸膜プラークの証明，石綿小体計測検査(BAL, 生検)
薬剤性肺炎	NSIP, OP, DAD, DIP		服薬歴（漢方，健康食品などを含む）とくに抗がん薬の使用の有無に注意	リンパ球刺激試験
慢性好酸球性肺炎	OP DIP	好酸球（少ない症例もある）		末梢血好酸球増多，BALF中の好酸球増多

cNSIP：細胞浸潤型NSIP，fNSIP：線維化型NSIP，BAL：気管支肺胞洗浄，BALF：気管支肺胞洗浄液

■発症経過と予後

- IIPsの各病型別の発症経過と予後を下表に示した．実際の臨床で遭遇する頻度からみて重要なのは，IPF，非特異性間質性肺炎(NSIP)，COPである．
- 呼吸細気管支炎を伴う間質性肺疾患(RB-ILD)，リンパ球性間質性肺炎(LIP)は報告例が少なく，予後の詳細は不明である．
- 病理組織パターン別の生存率を下図に示した．最も予後不良なのは通常型間質性肺炎(UIP)パターンで，線維化型NSIPがそれに次ぐ．

■IIPsの臨床経過と予後

臨床画像病理学的疾患名	病理組織パターン	発症経過	治療およびその効果	予後
IPF	UIP	慢性	S・I(不良)	不良，5年生存率20〜30%
IPF-AE	UIP & DAD	慢性，急性増悪	S・I(不良)	不良(改善例でも平均6か月で死亡)
NSIP	細胞浸潤型NSIP	亜急性〜慢性	S(良好)	良好
	線維化型NSIP		S・I(不良)	やや不良(IPFよりは良好)
COP	OP	急性〜亜急性	S(良好，再発あり)	良好，まれに死亡
AIP	DAD	急性	S・I(不良)	不良，ときに生存，6か月以内死亡60%
DIP	DIP	慢性	禁煙，S(良好)	良好
RB-ILD	RB	慢性	禁煙，S(良好)	良好(報告例少なく詳細不明)
LIP	LIP	慢性	S(半数が反応?)	不明(比較的良好?)

S：ステロイド，I：免疫抑制薬，S・I：ステロイドと免疫抑制薬の併用
IPF-AE：特発性肺線維症の急性増悪

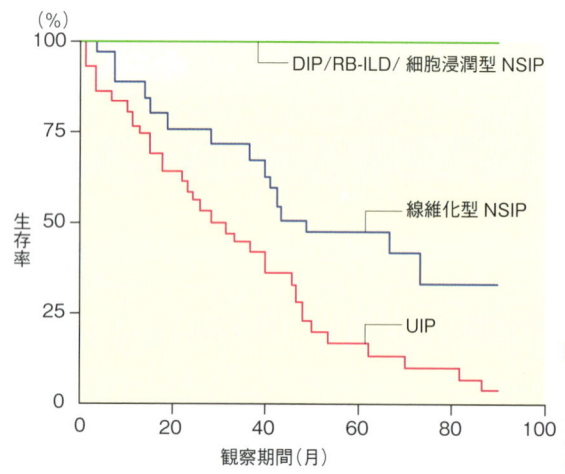

■ UIP，線維化型NSIP，細胞浸潤型NSIP，DIP，RB-ILDの生存率の比較

(Nicholson AG, et al：The prognostic significance of the histologic pattern of interstitial pneumonia in patients presenting with the clinical entity of cryptogenic fibrosing alveolitis. Am J Respir Crit Care Med. 162：2213, 2000)

■急性間質性肺炎(AIP)：acute interstitial pneumonia ■抗好中球細胞質抗体(ANCA)：anti-neutrophil cytoplasmic autoantibody ■気管支肺胞洗浄(BAL)：bronchoalveolar lavage ■気管支肺胞洗浄液(BALF)：broncho alveolar lavage fluid ■特発性器質化肺炎(COP)：cryptogenic organizing pneumonia ■びまん性肺胞傷害(DAD)：diffuse alveolar damage ■剝離性間質性肺炎(DIP)：desquamative interstitial pneumonia ■高分解能CT(HRCT)：high-resolution computed tomography ■特発性間質性肺炎(IIPs)：idiopathic interstitial pneumonias ■間質性肺炎(IP)：interstitial pneumonia ■特発性肺線維症(IPF)：idiopathic pulmonary fibrosis ■リンパ球性間質性肺炎(LIP)：lymphocytic interstitial pneumonia ■非特異性間質性肺炎(NSIP)：nonspecific interstitial pneumonia ■開胸肺生検(OLB)：open lung biopsy ■器質化肺炎(OP)：organizing pneumonia ■呼吸細気管支炎(RB)：respiratory bronchiolitis ■呼吸細気管支炎を伴う間質性肺疾患(RB-ILD)：respiratory bronchiolitis-associated interstitial lung disease ■外科的生検(SLB)：surgical lung biopsy ■経気管支肺生検(TBLB)：transbronchial lung biopsy ■通常型間質性肺炎(UIP)：usual interstisial pneumonia ■胸腔鏡下手術(VATS)：video-assisted thoracoscopic surgery ■胸腔鏡下肺生検(VTLB)：video-assisted thoracoscopic lung biopsy

腔内線維化（intraluminal fibrosis）

- 間質性肺炎の線維化は，間質（広義）に限局しておきた炎症の結果生じるのが，いわば純粋な形と考えられている．しかし，このような間質のみにみられる線維化はまれで，範囲も限られた部位にしかみられないことが多い．
- 線維化病巣の成立過程として重要視されている，もう1種類の病態は腔内線維化である．
- 炎症に伴って，呼吸細気管支，肺胞道，肺胞などの気腔に起きた滲出は，器質化を経て，線維化を起こすと考えられている．腔内線維化はポリープ型，壁在型，閉塞型の3種類に分けられている．壁在型，閉塞型の腔内線維化は，時間の経過に伴い，収縮機転が生じ，肺胞構造の改変を伴うとされている．
- 間質性肺炎の線維化の多くは，肺胞上皮障害に起因する気腔内の炎症過程で生じると考えられている．間質からはじまるのではない．

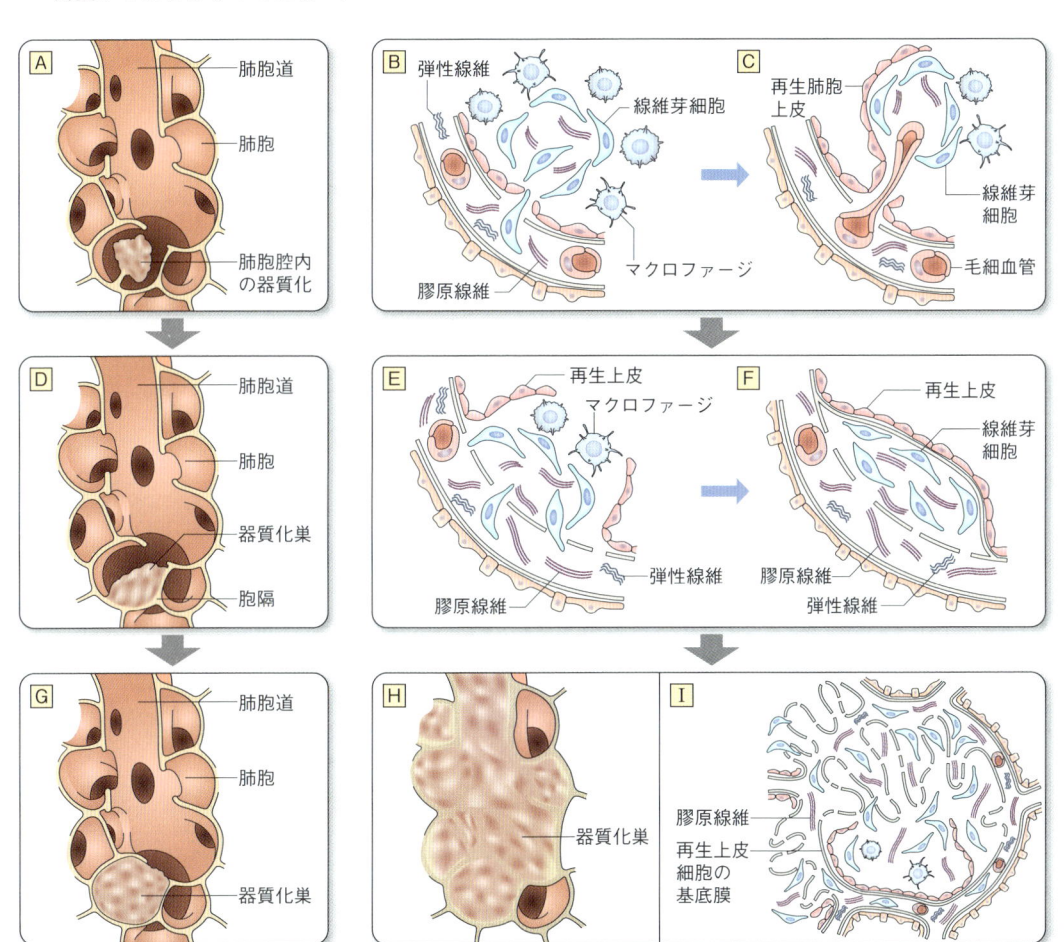

■ 肺胞腔内線維化病巣の成立

A）肺胞腔内滲出物の器質化（ポリープ型器質化巣）．周囲をマクロファージで取り込まれ，肺胞壁に茎で付着している．B）早期の器質化巣では，胞隔から移動してきた線維芽細胞が目立つ．膠原線維の沈着で線維化（ポリープ型腔内線維化）が起こる．C）時間が経過すると器質化巣は再生上皮に覆われ，中に毛細血管を認めるようになる．D）胞隔にとりこまれた器質化巣（壁在型器質化巣）．E，F）線維芽細胞の移動と膠原線維の沈着による線維化の進行（壁在型腔内線維化）．G）肺胞腔を充満する器質化巣（閉塞型器質化巣）．H）肺胞道，肺胞に器質化巣が充満，上皮細胞は消失し，収縮過程で，ゆがみが生じ，構造改変が起こる．I）構造改変でのこった基底膜から，以前は肺胞腔であったことが推測される．以前の肺胞腔は線維芽細胞，膠原線維で充満している．

(Basset F. et al：Intraluminal fibrosis in interstitial lung disorders. Am J Pathol, 122：443, 1986 を改変)

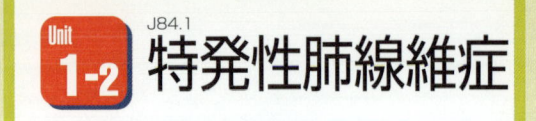

Unit 1-2 特発性肺線維症
J84.1

idiopathic pulmonary fibrosis (IPF)

疾患概念
慢性・進行性の間質性肺炎で，線維化が高度に進行すると蜂巣肺を形成する．IIPsの中で最も頻度が高い．確立された有効な治療法はなく，診断確定後の平均生存期間は2.5～5年と報告されている．経過中に両側肺に新たな浸潤影が出現して，呼吸不全の急速な進行がみられることがあり，IPFの急性増悪とよばれ，死亡率が高い病態である．また，肺がんの合併が多い（20～30％）．

SUMMARY Map

誘因・原因
- 原因不明の疾患である．
- 喫煙は特発性肺線維症（IPF）のリスク因子とされている．
- まれに家族性発症もみられる．

病態
- 病理組織パターンは，通常型間質性肺炎（UIP）に限定される．
- 病変は下葉胸膜直下に優位に，斑状に分布する．
- 慢性に経過した線維化病変と，その辺縁部には活動性の病変と考えられる線維芽細胞巣（fibroblastic foci）がみられる．

症状・臨床所見
- 乾性咳嗽，労作時息切れ．
- ばち指（30～60％）．
- 胸部聴診上，背側下肺野で捻髪音．

検査・診断・分類
- LDH，KL-6，SP-D，SP-Aの上昇．
- 呼吸機能検査：拘束性換気障害，拡散能の低下．安静時あるいは運動時の低酸素血症，A-aDo$_2$の増加．
- 胸部単純X線写真：両側中下肺野，末梢側優位の網状陰影，容積減少．
- 胸部CT：網状陰影，牽引性気管支拡張，蜂巣肺，局所的なスリガラス陰影．
- 外科的生検病理像：UIPパターン．急性増悪はびまん性肺胞障害（DAD）の所見が加わる．

治療
- 副腎皮質ステロイド薬と免疫抑制薬の併用．わが国では抗線維化薬であるピルフェニドンも選択枝の1つ．
- 急性増悪ではステロイドパルス療法．
- 高齢者，副作用のリスクが高い症例，心疾患などの合併症をもっている症例，広範な蜂巣肺を認める症例では治療の適応に乏しい．
- 肺移植：待機時間の長い移植医療の現状を考えると，現実的な治療とはいえない．

Section 1 誘因・原因

- 原因不明の疾患である．
- リスク因子として喫煙があげられている．
- まれに家族性発症もみられる．
- 病理組織パターンは，通常型間質性肺炎（UIP）に限定される．IPFでみられるUIPパターンの特徴を右表に示す．
- 最も重要な特徴は，活動性のある病変と時間の経過した古い線維化病変とが入り交じって存在する点である．これを病変の時相が多彩であると表現されている．
- IPFの慢性経過中に，呼吸器症状の増悪と胸部X線写真で両側肺に新たな浸潤影が出現し，急速に呼吸不全が進行することがあり，「IPFの急性増悪」とよばれている（右表）．
- IPFの急性増悪と急性間質性肺炎（AIP）は臨床像，画像所見，病理学的所見が類似しているが，異なった疾患概念である．AIPでは，発症前の肺には線維化像などを認めない正常肺である．
- 急性増悪は，多くの場合原因不明であるが，右表に誘因因子を示す．
- 初回急性増悪での死亡率は約80％，発症後平均6か月で死亡すると報告されている．

■IPF/UIPの主要な組織学的所見

- 病変は胸膜側，小葉辺縁部に優勢で，正常肺を介して斑状に分布．
- 病変は既存の肺胞構造が改築された密な線維化病変が主体で，しばしば蜂巣肺形成を伴う．
- 密な線維化病変辺縁部に，活動性の線維芽細胞巣が散在性に観察され，病変の時相は多彩である．
- 蜂巣肺は密な線維化病変内の末梢気腔の拡張したものである．
- 蜂巣肺の内腔面はしばしば細気管支上皮に被覆され，その壁には平滑筋増生を伴い，細気管支化を示す．

（日本呼吸器学会びまん性肺疾患診断・治療ガイドライン作成委員会編：特発性間質性肺炎診断と治療の手引き，p.34，2004，南江堂を改変）

■IPFの急性増悪

1）IPFの経過中に，1か月以内の経過で，
 ①呼吸困難の増強
 ②HRCT所見で蜂巣肺＋新たに生じたスリガラス陰影・浸潤影
 ③動脈血酸素分圧の低下（同一条件下でPaO$_2$ 10mmHg以上）
 のすべてがみられる場合を「急性増悪」とする．
2）あきらかな肺感染症，気胸，悪性腫瘍，肺塞栓や心不全を除外する．
参考所見：(1)CRP，LDHの上昇
　　　　　(2)KL-6，SP-A，SP-Dの上昇

（日本呼吸器学会びまん性肺疾患診断・治療ガイドライン作成委員会編：特発性間質性肺炎診断と治療の手引き，p.37，2004，南江堂）

■IPF急性増悪の誘因になりうる因子

- 治療として用いたステロイドの減量
- 全身麻酔下の手術（高濃度酸素，加圧）
- 経気管支肺生検（TBLB），気管支肺胞洗浄（BAL）などの検査
- 薬剤性（ゲフィニチブ，インターフェロンγ，そのほか薬剤性肺炎を惹起する可能性のある薬剤）
- 胸部放射線照射

Section 2 症状・臨床所見

- 緩徐ではあるが，進行性である．
- 発症時の主症状は乾性咳嗽，労作時息切れである．進行するにしたがって，労作時呼息切れが顕著になる．
- 聴診所見では，捻髪音（わが国ではベルクロラ音とよばれることが多い）が特徴的．初期は背側肺底部で，進行するにしたがって，捻髪音が聴取される領域も拡大していく．深吸気でより明瞭になる．
- 30〜60％の症例でばち指を認める．
- 労作によって，呼吸数の増加が著しくなる．

Section 3 検査・診断・分類

■血液生化学，免疫に関する検査

- IPFに特異的とはいえないが，赤血球沈降速度の上昇，高γグロブリン血症，LDHの上昇などがみられる．
- 10〜20％で抗核抗体，リウマチ因子の上昇がみられるが，抗体価は高くはない．
- 肺がんの合併がなくても，CEA，CA19-9，SLXなどの腫瘍マーカーの軽度の上昇がみられることがある．
- 間質性肺炎の血清マーカーとして，KL-6，SP-A，SP-Dがあり，診断，病態の評価，治療効果の評価に有用である．

■肺機能検査
- 拘束性換気障害(肺活量,全肺気量の減少),肺拡散能の低下(肺活量の低下に先行して出現)がみられる.
- 低酸素血症:進行すると,換気血流ミスマッチにより安静時の低酸素血症が出現する.安静時に低酸素血症がみられなくても,労作によって著しくPaO_2が低下することがある.これには拡散障害(「ガス交換」p.19参照)が主として関与している.
- 6分間歩行試験:歩行距離の短縮が認められる.治療薬の有効性をみる評価項目としてしばしば用いられる.
- 肺高血圧:安静時にはみられることは少ないが,初期の段階でも運動時にはみられるとされている.%肺活量(%VC)が50%未満になると安静時でも肺高血圧の発症が多くなる.

■画像検査
- 胸部X線写真:びまん性網状陰影が両側中下肺野,末梢領域に分布し,容積減少を伴うことが多い.分布に左右差がみられる場合や容積減少を伴わない場合(上葉の肺気腫合併例)もまれではあるがみられる.急性増悪では新たにスリガラス陰影,浸潤影が出現する.
- 胸部HRCT:スリガラス陰影,網状陰影,小葉間隔壁の肥厚,牽引性気管支拡張,蜂巣肺が混在してみられる.急性増悪では,これまで病変を認めなかった部位を中心に,斑状にあるいはびまん性にスリガラス陰影が出現する.

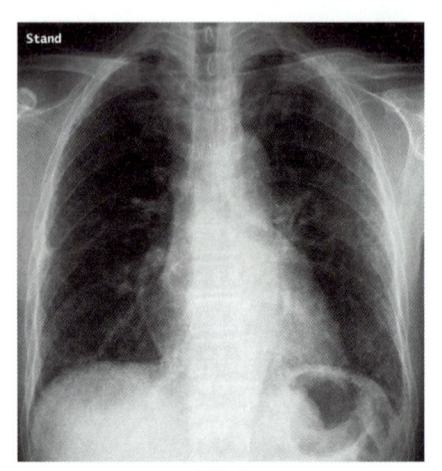

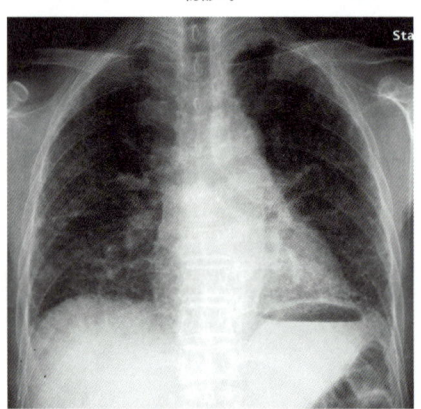

■ IPFの胸部X線所見の経過

上:61歳男性.労作時呼吸困難,乾性咳嗽で紹介.両側下肺野に網状陰影を認める.LDH285 IU/L,KL-6 846U/mL,各種自己抗体陰性,胸部CT所見と総合してIPFと臨床診断.無治療後経過観察1年後,症状,画像所見,肺機能の増悪がみられ,副腎皮質ステロイド薬,免疫抑制薬開始

下:1年3か月後の胸部X線写真.両側中,下肺野に網状陰影が拡大し,肺容積減少が進行している.

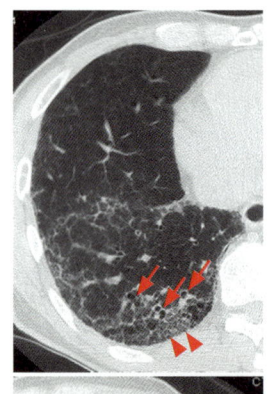

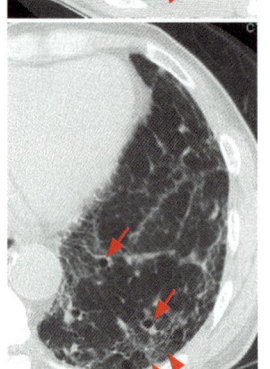

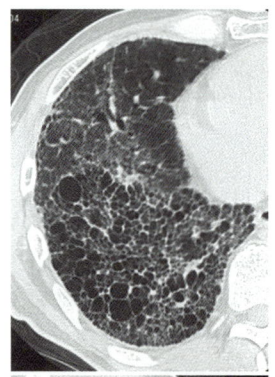

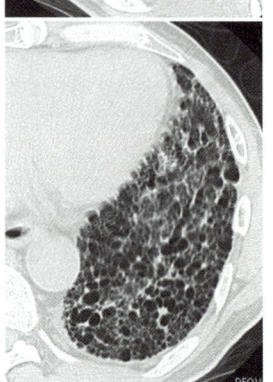

■ 左図と同一症例の胸部HRCT所見

左:初診時のHRCT所見.両側背側肺底区優位に網状陰影(矢頭),牽引性気管支拡張(矢印),小葉間隔壁の肥厚,局所的なスリガラス陰影(矢頭)を認める.

右:1年3か月後のHRCT所見で線維化が進行,蜂巣肺の形成がみられる.牽引性気管支拡張,局所的なスリガラス陰影もみられる.

初診時　　　　　　　　　　　　急性増悪時

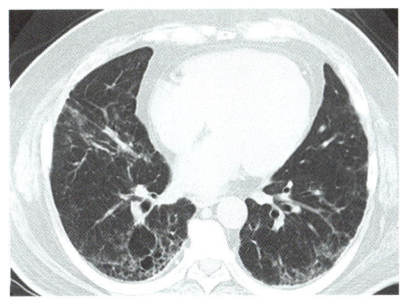

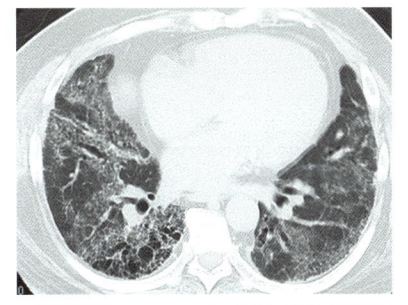

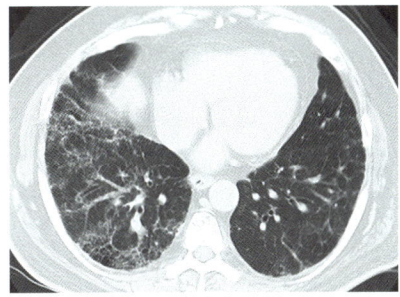

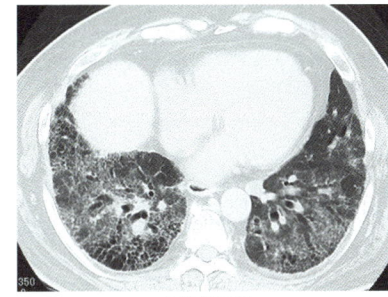

■ IPFの急性増悪
55歳男性．IPFの臨床診断例．急性増悪時の写真(右)では，初診時(1年半前)の写真(左)に比較して輪状影が目立ち，初診時には陰影のなかった部位を中心にスリガラス陰影の出現を認める．1年半の経過で線維化が進行，急性増悪を発症した所見である．輪状影に左右差があるが，剖検でUIPパターンの組織所見が確認された．

- 石綿肺，UIPパターンを示す膠原病肺，慢性過敏性肺臓炎，サルコイドーシスの肺病変の終末像(わが国ではまれとされている)のHRCT所見は，IPFと類似しており，画像所見のみからの鑑別は不可能である．

病理組織診断

- IIPsの診断では，病理組織診断は重要な要素の1つである．しかし，IPFの診断基準では，外科的生検(p.191参照)を必須とせず，特徴的な臨床像，HRCT所見(蜂巣肺)を満たせば，臨床診断は可能である(下表)．
- HRCT所見，臨床所見，肺機能所見などが典型的でない場合は，手術が禁忌でなければ，外科的生検が推奨されている．急性増悪の危険性に留意する必要がある．
- IIPsのほかの疾患との病理組織学的鑑別で問題になるのは，線維化型非特異性間質性肺炎(fibrotic NSIP, p.204参照)である．

■ IPFの臨床診断基準

以下の主診断基準のすべてと副診断基準4項目中3項目以上を満たす場合，外科的肺生検を行わなくとも臨床的にIPFと診断される．	
主診断基準	● 薬剤性，環境曝露，膠原病など，原因が既知の間質性肺疾患の除外 ● 拘束性障害(VCの低下，しばしばFEV$_1$/FVCの上昇と伴う)やガス交換障害(安静時や運動時のA-aDo$_2$の増大，安静時または運動時のPaO$_2$の低下，あるいはDLcoの低下)などの呼吸機能検査異常 ● HRCTで両側肺底部，胸膜直下優位に明らかな蜂巣肺所見を伴う網状陰影とわずかなスリガラス陰影
副診断基準	● 年齢＞50歳 ● 他の原因では説明しがたい労作時呼吸困難の緩徐な進行 ● 罹病罹患＞3か月 ● 両側肺底部に吸気時捻髪音(fine crackles, ベルクロラ音)を聴取

注：経気管支肺生検(TBLB)や気管支肺胞洗浄(BAL)を行った場合は，その所見が他疾患の診断を支持しないこと(ATS/ERSの診断基準では両検査のいずれかを必須としている)

※ATS/ERSの診断基準とは，米国胸部疾患学会(ATS)とヨーロッパ呼吸器学会(ERS)から発表された特発性間質性肺炎分類診断に関する合同のコンセンサス

(日本呼吸器学会びまん性肺疾患診断・治療ガイドライン作成委員会編：特発性間質性肺炎診断と治療の手引き, p.30, 2004, 南江堂を改変)

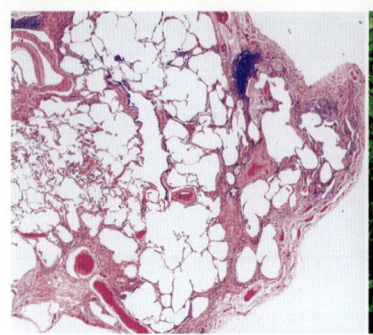

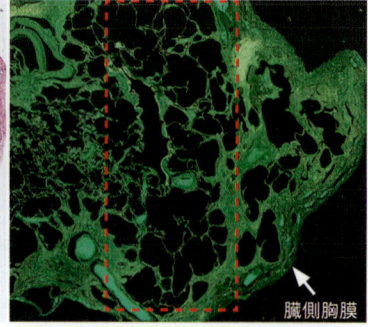

■ UIPパターンの病変分布
肺の末梢領域，胸膜下優位に密な線維化病変がみられる．この部分では肺胞構造は消失し，蜂巣肺形成を伴っている．それに隣接して，赤枠で示した部分は，線維化がほとんどみられない，ほぼ正常は肺胞構造がみられる．

■ UIPパターンの線維芽細胞巣（fibrotic foci）
線維芽細胞巣（原図の矢印，シェーマの赤点線で囲んだ部分）が肺胞構造の消失を伴う線維化病変から気腔に向かって認められる．線維芽細胞巣は活動性の病変と考えられている．

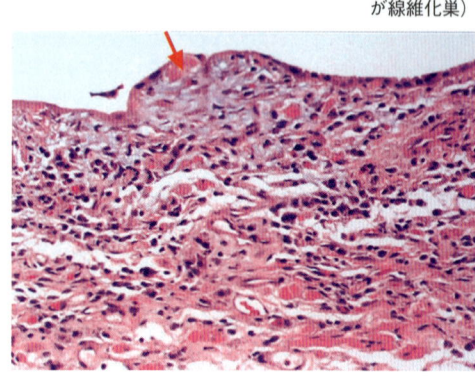

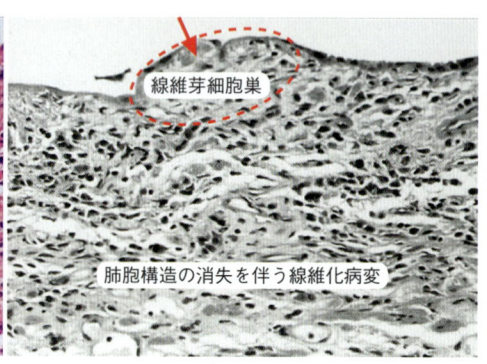

（黒色の部分が気腔，その他の緑色の部分が線維化巣）
シェーマ
臓側胸膜
線維芽細胞巣
肺胞構造の消失を伴う線維化病変
シェーマ

■ 急性増悪と肺感染症との鑑別
- 急性増悪の鑑別で重要なのは，肺感染症である．膿性痰や39℃以上の発熱がある場合は肺感染症を第一に疑う．治療中の場合は，とくに日和見感染（ニューモシスティス肺炎，サイトメガロウィルス感染症，レジオネラ肺炎，肺真菌症など）の頻度が高い．

■ 外科的肺生検を行った場合のIPFの確定診断基準

IPFの確定診断は外科的肺生検（SLB）でUIP所見が確認され，以下の基準を満たす場合である．
- 薬剤性，環境曝露，膠原病など，原因が既知の間質性肺疾患の除外
- 拘束性障害（VCの低下）やガス交換障害（安静時や運動時のA-aDo$_2$の増大，安静時または運動時のPaO$_2$の低下，あるいはDLcoの低下）などの呼吸機能検査異常
- HRCTで両側肺底部の網状陰影とわずかなスリガラス陰影（注：画像診断上の蜂巣肺は必ずしも認めなくてもよい）

（日本呼吸器学会びまん性肺疾患診断・治療ガイドライン作成委員会編：特発性間質性肺炎診断と治療の手引き, p.30, 2004, 南江堂）

Section 4 治療

- IPFの生存率や健康関連QOLの改善をもたらす薬物療法は，現時点で確立されたものはない．
- 治癒を期待できない疾患であり，全例が治療の対象とはならず，無治療も選択枝の1つである．
- 副腎皮質ステロイド薬の単独治療はIPFでは有効性が乏しい．現在のところ，副腎皮質ステロイド薬と免疫抑制薬の併用療法が暫定的に推奨されている．
- 副腎皮質ステロイド薬漸減＋免疫抑制薬併用療法と副腎皮質ステロイド薬隔日＋免疫抑制薬併用療法とがある（次頁図）．
- わが国では，抗線維化薬であるピルフェニドン（ピ

■ IPFで治療適応が乏しい場合
- 高齢者（合併症が出やすい）
- 副作用（糖尿病，易感染性，骨粗鬆症など）のリスクが高い．
- 心疾患などの重篤な合併症の存在．
- HRCT上，広範な蜂巣肺所見．
- 重篤かつ慢性の呼吸機能障害．

（日本呼吸器学会びまん性肺疾患診断・治療ガイドライン作成委員会編：特発性間質性肺炎診断と治療の手引き, p.35, 2004, 南江堂）

■ IPFで治療を考慮すべき病態
- 数か月の経過で自覚症状や画像所見が悪化．
- HRCT上明らかな蜂巣肺を認めない場合．
- 気管支肺胞洗浄液でリンパ球がみられる場合．
- 生検で非特異性間質性肺炎（NSIP）や特発性器質化肺炎（COP）など他のIIPsの病理所見と診断が紛らわしい場合．

レスバ®)の使用がIPFでは認められ，安定期の軽症例に対する治療の選択肢になっている．肺活量の低下の抑制，無増悪期間の延長が報告されている．副作用としては光線過敏症があり，光曝露に対する防護策が必要である．
- 安定期にある軽症例に対して，N-アセチルシステイン（NAC，ムコフィリン®）吸入療法の治療効果の検討が進められている．
- 急性増悪の治療には，有効な確立された薬物治療はないが，ステロイド薬，免疫抑制薬の投与が一般的に行われている．
- IPF急性増悪の予後はきわめて不良であり，気管挿管・人工呼吸管理の適応は慎重に判断する必要がある．
- 非侵襲的人工呼吸（NPPV）は，免疫抑制状態にある呼吸不全患者に対し，人工呼吸器関連肺炎（VAP）のリスクも少なく施行可能な人工呼吸管理であり，急性増悪例にも積極的に試みてよいとされている．

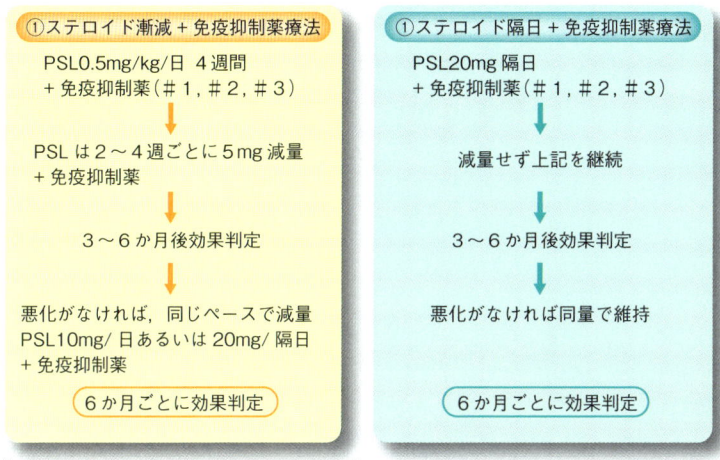

IPFの治療例

①ステロイド漸減＋免疫抑制薬療法
PSL0.5mg/kg/日 4週間
＋免疫抑制薬（#1, #2, #3）
↓
PSLは2〜4週ごとに5mg減量
＋免疫抑制薬
↓
3〜6か月後効果判定
↓
悪化がなければ，同じペースで減量
PSL10mg/日あるいは20mg/隔日
＋免疫抑制薬
↓
6か月ごとに効果判定

①ステロイド隔日＋免疫抑制薬療法
PSL20mg 隔日
＋免疫抑制薬（#1, #2, #3）
↓
減量せず上記を継続
↓
3〜6か月後効果判定
↓
悪化がなければ同量で維持
↓
6か月ごとに効果判定

#1：アザチオプリン 2〜3mg/kg/日　#2：シクロホスファミド 1〜2mg/kg/日
#3：シクロスポリン 3.0mg/kg/日

(日本呼吸器学会びまん性肺疾患診断・治療ガイドライン作成委員会編：特発性間質性肺炎診断と治療の手引き．p.36, 2004, 南江堂を改変)

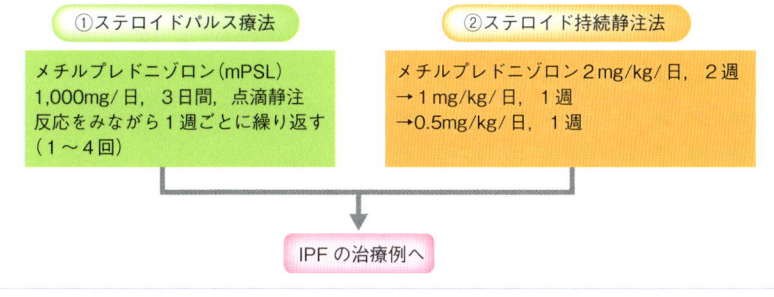

IPFの急性増悪時の治療例

①ステロイドパルス療法
メチルプレドニゾロン（mPSL）
1,000mg/日，3日間，点滴静注
反応をみながら1週ごとに繰り返す
（1〜4回）

②ステロイド持続静注法
メチルプレドニゾロン 2mg/kg/日，2週
→1mg/kg/日，1週
→0.5mg/kg/日，1週

↓
IPFの治療例へ

1）①の場合，パルス療法非施行日にPSL60mg/日の経口投与を併用してもよい．
2）①，②の治療ともに免疫抑制薬（#1, #2, #3）をはじめから併用してもよい．
3）反応性に乏しい場合，シクロホスファミドパルス療法（500mg/日，1〜2週ごと静注）を試みてよい．
#1：アザチオプリン 2〜3mg/kg/日
#2：シクロホスファミド 1〜2mg/kg/日
#3：シクロスポリン 3.0mg/kg/日

(日本呼吸器学会びまん性肺疾患診断・治療ガイドライン作成委員会編：特発性間質性肺炎診断と治療の手引き．p.39, 2004, 南江堂を改変)

■急性間質性肺炎（AIP）：acute interstitial pneumonia　■米国胸部疾患学会（ATS）：American Thoracic Society　■気管支肺胞洗浄（BAL）：bronchoalveolar lavage　■特発性器質化肺炎（COP）：cryptogenic organizing pneumonia　■びまん性肺胞障害（DAD）：diffuse alveolar damage　■一酸化炭素肺拡散能（DLco）：pulmonary carbon monoxide diffusing capacity　■ヨーロッパ呼吸器学会（ERS）：European Respiratory Society　■努力性肺活量（FVC）：forced vital capacity　■高分解能CT（HRCT）：high-resolution computed tomography　■特発性間質性肺炎（IIPs）idiopathic interstitial pneumonias　■特発性肺線維症（IPF）：idiopathic pulmonary fibrosis　■非侵襲的人工呼吸（NPPV）：non-invasive positive pressure ventilation　■非特異性間質性肺炎（NSIP）：nonspecific interstitial pneumonia　■外科的生検（SLB）：surgical lung biopsy　■経気管支肺生検（TBLB）：transbronchial lung biopsy　■通常型間質性肺炎（UIP）：usual interstisial pneumonia　■人工呼吸器関連肺炎（VAP）：ventilator-associated pneumonia　■肺活量（VC）：vital capacity

CPFE(combined pulmonary fibrosis and emphysema)

- 胸部CT所見で上葉には気腫性変化，囊胞性変化がみられ，下葉は線維化を認める症候群である．画像所見の特徴を中心として規定されており，単独の独立した疾患としてよいかについては，臨床所見，病理所見などからの詳細な検討が必要である．
- 提唱者のCottinらの診断基準，臨床的特徴を示す．
- 喫煙に関連したびまん性肺疾患と考えられており，男性に圧倒的に多い．
- 肺機能検査では，COPDの診断基準に該当する症例もある．
- 本症候群の特徴として，肺がん患者で高頻度（約9％）にみられること，予後不良であること，肺高血圧を高率に合併すること，高度の低酸素血症を呈する症例がみられることなどがあげられる．

■ CPFEの臨床的特徴
- ほとんどが男性（60：1），診断時の平均年齢は65.2歳
- 全例，現喫煙者あるいは既喫煙者
- 聴診所見：しばしば捻髪音（ベルクロラ音：87％）を，まれに喘鳴（13％）
- 身体所見，検査所見：ばち指を43％，抗核抗体を33％に認める．
- CT所見：84％がUIPパターンあるいは線維化型NSIPパターン，限局的なスリガラス陰影はIPF症例よりも多くみられる．
- 病理所見（外科的生検例）：下葉の所見はUIPパターンが多い．
- 肺機能：肺気量分画はほぼ正常だが，CO拡散能は低下，$FEF_{25〜75\%}$の低下が著しい．
- 肺気腫は小葉周辺性肺気腫（paraseptal emphysema）が多い．
- 予後は5年生存率54.6％，中間生存期間6.1年．
- 肺高血圧の合併頻度が高く（診断時47％），予後が不良
- ステロイド薬，免疫抑制薬を含め，有効な治療薬はない

(Cottin V, et al：Combined pulmonary fibrosis and emphysema：a distinct under recognized entity. Eur Respir J，25：586，2005)

■ CPFEの胸部CT所見
- 気腫性変化：薄壁（1mm未満）あるいは壁のない低吸収領域，かつ／あるいは上葉優位の多発性ブラ（>1cm）
- 線維化：末梢領域，肺底区優位の網状影，蜂巣肺，構造改変，牽引性気管支拡張／細気管支拡張，限局的なスリガラス陰影や斑状陰影

(Cottin V, et al：Combined pulmonary fibrosis and emphysema：a distinct under recognized entity. Eur Respir J，25：586，2005を改変)

著者註：確立された邦訳はないが，「気腫合併間質性肺炎」とよばれることが多い．

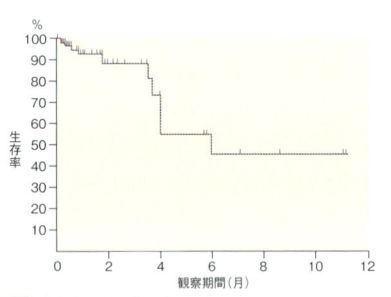

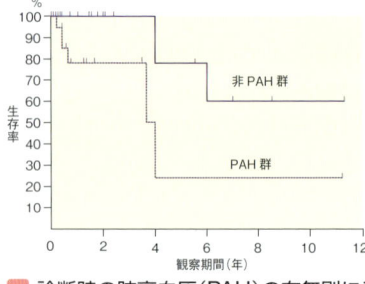

CPFE症例の生存率
対象はCPFE61例（男性60例，女性1例，年齢65.2±10.2歳）．1年生存率91.3％，2年生存率87.5％，5年生存率54.6％，生存中間期間6.1年．
(Cottin V, et al：Combined pulmonary fibrosis and emphysema：a distinct under recognized entity. Eur Respir J，25：586，2005)

診断時の肺高血圧（PAH）の有無別にみた生存率
診断時に心エコー検査を施行した43例．肺高血圧（収縮期肺動脈圧≧45mmHg）を認めた群と認めなかった群とでの比較．5年生存率は非PAH群75％，PAH群25％（p=0.003)．
(Cottin V, et al：Combined pulmonary fibrosis and emphysema：a distinct under recognized entity. Eur Respir J，25：586，2005)
著者註：PAHはPHと記載すべきである．

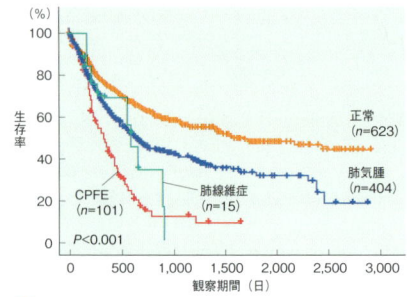

肺がん患者の背景肺別にみた診断からの生存率
肺がん患者1,143例をHRCT所見から，正常，肺気腫，肺線維症，CPFEの5群に分けて予後を比較．CPFE群が最も予後不良であった．
(Usui K, et al：The prevalence of pulmonary fibrosis combined with emphysema in patients with lung cancer. Respirology，16：326，2011)

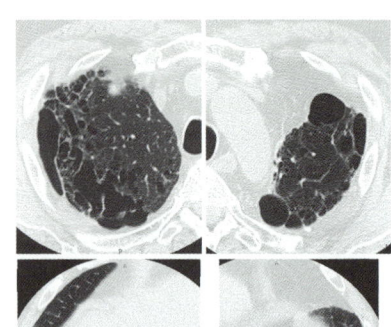

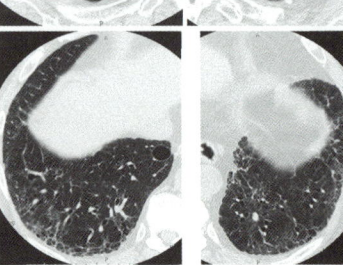

CPFEのHRCT所見
52歳，男性．喫煙は50本/日，30年間．50歳時に肺扁平上皮がんの診断で，左上葉切除を受けた．HRCTでは，両側上葉の気腫性変化，ブラと両側末梢領域，肺底区優位の網状陰影，限局性のスリガラス陰影，牽引性気管支拡張の所見を認める．

Unit 1-3 非特異性間質性肺炎

J84.1

nonspecific interstitial pneumonia (NSIP)

疾患概念
病理組織所見で非特異性間質性肺炎パターンを呈する疾患には，膠原病，薬剤性，過敏性肺炎などがあるが，原因不明とせざるえない症例もある．そこで，IIPsの疾患単位としてもNSIP（特発性を省略している）を位置づけるようになった．膠原病肺でよくみられ，間質性肺炎先行型もある．病理所見から細胞浸潤型NSIPと線維化型NSIPとに分類，後者は前者に比較して予後不良とされている．

SUMMARY Map

誘因・原因
- 原因不明の疾患である．
- 膠原病肺，慢性過敏性肺炎，薬剤性肺炎でも同じ病理組織パターンを呈する．**膠原病では，間質性肺炎が先行するタイプ**もある．

病態
- 病変は比較的均一，びまん性に分布する．
- 肺の構造は保たれ，間質にリンパ球主体の細胞浸潤，線維化がみられる．
- **細胞浸潤型**と**線維化型**に分けられる．

症状・臨床所見
- **女性，非喫煙者，50歳代**に多い．
- 労作時息切れ，乾性咳嗽．
- 亜急性〜慢性の経過をとる．

検査・診断・分類
- 亜急性経過例で赤血球沈降速度の上昇，CRP上昇などの炎症所見．
- 抗核抗体，リウマチ因子の上昇（抗体価は高くない）．
- KL-6，SP-A，SP-Dの上昇
- 気管支肺胞洗浄：**リンパ球増多（CD8陽性リンパ球）**例が多い．
- 胸部X線写真：両側下肺野優位のスリガラス陰影，浸潤影．
- 胸部HRCT：胸膜下肺底区優位の網状陰影，牽引性気管支拡張，スリガラス陰影，気管支血管束にそった陰影．蜂巣肺所見は少ない．
- 肺機能検査：拘束性換気障害，肺拡散の低下．
- 病理組織診断：確定診断には**外科的生検**が勧められている．
- まれに，特発性肺線維症（IPF）の急性増悪に類似した病態を呈することがある．

治療
- 細胞浸潤型NSIPでは**ステロイド**単独療法．
- 線維化型NSIPではステロイド＋**免疫抑制薬**の併用．
- 急速進行例では，IPFの急性増悪に準じて，ステロイドパルス療法が行われることがある（IPFの急性増悪の治療p.201参照）．

Chapter 4 肺実質の疾患 特発性間質性肺炎

Section 1 誘因・原因

- 原因不明の疾患である．
- NSIPは当初，通常型間質性肺炎(UIP)パターン，器質化肺炎(OP)パターンに属さない，間質性肺炎の病理組織パターンとして認識された．
- この病理組織パターンを呈する疾患には，膠原病肺，薬剤性肺炎，過敏性肺炎，放射線肺臓炎，ウイルス性肺炎などがあるが，原因不明のものも少なくないことが判明した．
- 病理組織所見がNSIPパターンを呈し，原因不明のものを，IIPsにおける1つの臨床画像病理組織学的疾患単位として独立させることにした．正確には，特発性NSIPとよぶべきだが，NSIPと省略されて呼称されている．
- 病理組織学的特徴：病変は比較的均一に分布していること，肺の基本構造は保たれていること，時間的に均一で，病変の中に正常肺が介在することがないことが特徴である．OPパターンとUIPパターンとの鑑別が問題になる．
- 細胞浸潤型NSIP (cellular NSIP)の予後はきわめて良好で，これまでの報告例では5年生存率はすべて100%でああある．
- 線維化型NSIP (fibrotic NSIP)はIPFとの鑑別が重要である．一般に線維化型NSIPのほうが，IPFに比し予後良好であるが，進行例では予後に差がないとする報告もある．

■ 病理組織所見がNSIPパターンを呈する疾患
- 膠原病に伴う間質性肺炎
- 過敏性肺炎
- 薬剤性肺炎
- 放射線肺臓炎
- ウイルス性肺炎
- 特発性NSIP

■ NSIPの主要な病理組織学的所見
- 病変は胸膜側から肺内側にまで比較的均一かつびまん性に分布し，小葉内でもびまん性に存在する．
- 細胞浸潤型NSIPでは，肺構造はよく保たれ，間質にリンパ球，形質細胞がびまん性に浸潤する．
- 幼弱な線維化としては，壁在型腔内線維化※が主体で，ときにポリープ型腔内線維化巣※が散見されるが，数は少なく，分布範囲も狭い．
- 線維化型NSIPでは，間質はさまざまな程度に線維性びまん性肥厚を示すが，時相は一様で，正常肺胞の介在はみられない．
- 肺構造の改変は軽度で，線維化は壁在型※および閉塞型※が主体で疎なものが多い．
- ときに小型の蜂巣肺形成を伴うが，限局しており，平滑筋の増生は少ない

(日本呼吸器学会びまん性肺疾患診断・治療ガイドライン作成委員会編：特発性間質性肺炎診断と治療の手引き，p.43, 2004, 南江堂を改変)

※肺胞腔内線維化
次の3つのタイプがある．
① ポリープ型：肺胞入口部などの一部の上皮障害→気腔内への滲出→器質化．表面は肺胞上皮が被覆．
② 壁在型：気腔内の限られた範囲の上皮障害→滲出物の付着→器質化→間質に取り込まれる．
③ 閉塞型：肺胞構造を残して，気腔内を充満する滲出→器質化，気腔の閉塞

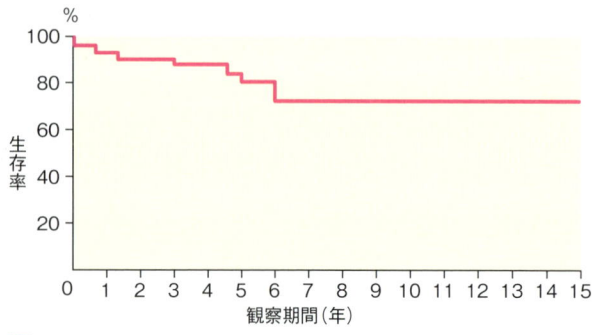

■ NSIPの予後
5年生存率82.3%，10年生存率73.2%であった．

(Travis WD, et al：Idiopathic nonspecific interstitial pneumonia: report of an American Thoracic Society project. Am J Respir Crit Care Med, 177：1338, 2008 を改変)

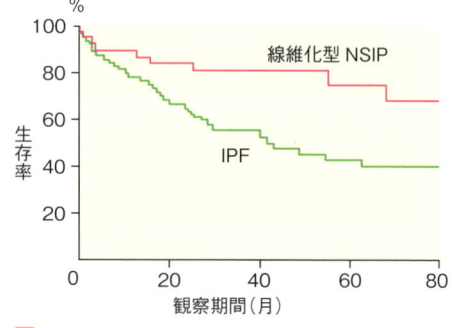

■ 線維化型NSIPとIPFとの予後の比較
IPFよりも線維化型NSIPのほうが予後が良好であった($p=0.007$)．細胞浸潤型NSIP (7例)の5年生存率は100%であった．

(Jegal Y, et al：Physiology is a stronger predictor of survival than pathology in fibrotic interstitial pneumonia. Am J Respir Crit Care Med, 171：639, 2005 を改変)

Section 2 症状・臨床所見

- 女性，非喫煙者，50歳代に多い．
- 発症時の主症状は乾性咳嗽，労作時息切れである．亜急性から慢性の経過を示す場合が多い．
- 聴診所見では，捻髪音が聴取されることがあるが，IPFのように典型的ベルクロラ音は少ない．
- 10〜35%の症例でばち指を認めるが，IPFよりも頻度は低い．

Section 3 検査・診断・分類

- 赤血球沈降速度（赤沈）の上昇，CRP上昇などの炎症所見を，とくに亜急性の経過を示す症例でみられる．
- 10〜20%で抗核抗体，リウマチ因子の上昇がみられるが，抗体価は高くはない．
- KL-6，SP-A，SP-DはIPFと同様に上昇し，診断，病態の評価，治療効果の評価に有用である．
- 気管支肺胞洗浄（BAL）：リンパ球増多（CD8陽性リンパ球）を認める場合が多く，特発性器質化肺炎（COP）と類似している．本検査の診断的意義については確立していない．
- 胸部X線写真：スリガラス陰影，浸潤影を両側下肺野に認める．容積減少を伴うこともある．
- 胸部HRCT：陰影は下葉に優位で，網状陰影，牽引性気管支拡張，容積減少が多くみられ，スリガラス陰影も半数で出現する．しかし，IPFとは違って約20%の症例で胸膜下に陰影を認めない．気管支血管束に沿った陰影も特徴的とされ，胸膜下線状影（SCLS）もその所見の1つである．蜂巣肺所見は少ない．
- 肺機能検査：拘束性換気障害，肺拡散の低下がみられる．
- 病理組織診断：画像所見からNSIPを疑うことは可能であるが，確定診断には外科的生検が薦められている．
- NSIPと同様の画像所見，病理像を呈する疾患との鑑別が重要である（前頁表）．膠原病では，膠原病の症状が出現する前に，肺病変が初発症状として出現する場合がある（間質性肺炎先行型）．

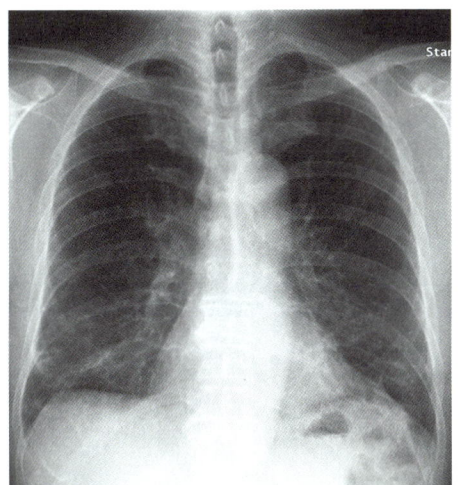

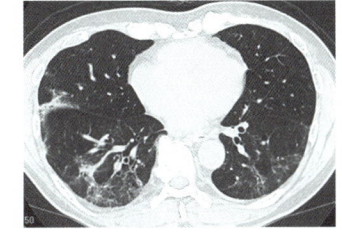

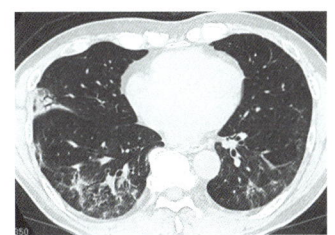

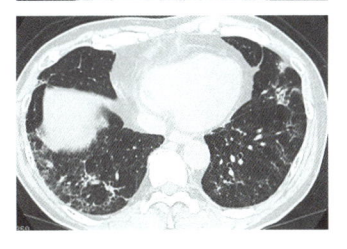

■ NSIP症例の画像所見
74歳，男性．乾性咳嗽で来院．胸部X線写真では両側下肺野にスリガラス陰影，浸潤影を認める．胸部CTでは限局性の均等影（コンソリデーション），スリガラス陰影，牽引性気管支拡張，気管支血管束の肥厚などを認める．CRP 0.3mg/dL以下，KL-6 1,805U/mL，BALF中のリンパ球は42%，外科的生検でNSIPパターンの病理組織所見を認めた．

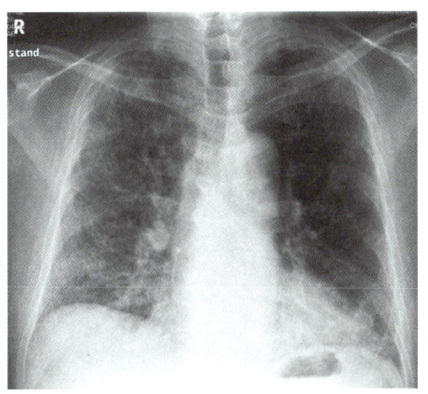

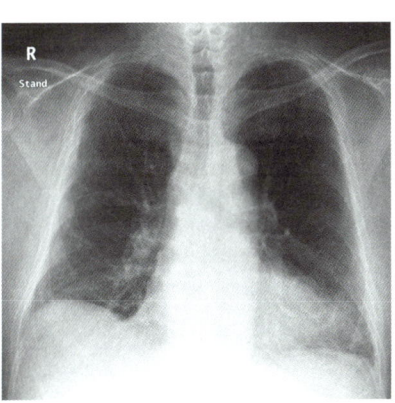

治療開始前　　治療開始1年後

■ NSIP症例の胸部X線所見
77歳，男性．発熱，咳嗽で受診．左図では右肺野優位にスリガラス陰影，粒状陰影を認める．NSIPと臨床診断，ステロイドパルス療法，ステロイド＋免疫抑制薬の併用療法を行った．治療開始後1年目の右図の胸部X線写真では，肺底区に粒状影，網状陰影が残っているが，陰影は著明に改善している．

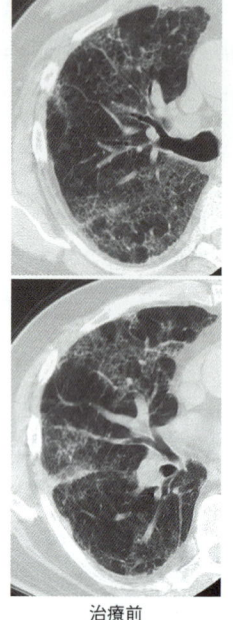

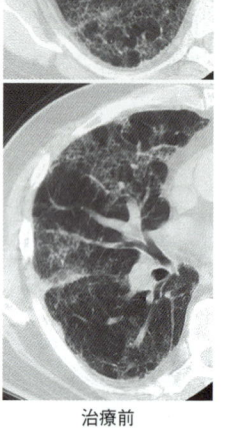

■ HRCT所見（77歳男性，前出症例）
左図では末梢から内側領域にスリガラス陰影，小葉間隔壁の肥厚を認める．右図の治療1年後のHRCTでは陰影はほとんど消失している．

治療前　　治療1年後

Section 4 治療

- 副腎皮質ステロイド薬が有効な症例が多いとされているが，その多くは細胞浸潤型NSIPである．
- 細胞浸潤型NSIPではステロイド単独療法が選択される．症状，画像所見，呼吸機能障害が軽微であれば，無治療経過観察もありうる．
- 線維化型NSIPでは，IPFと同様に，ステロイド薬と免疫抑制薬の併用療法を基本的治療とする．
- 急速進行例では，IPFの急性増悪に準じたステロイドパルス療法も行われる．

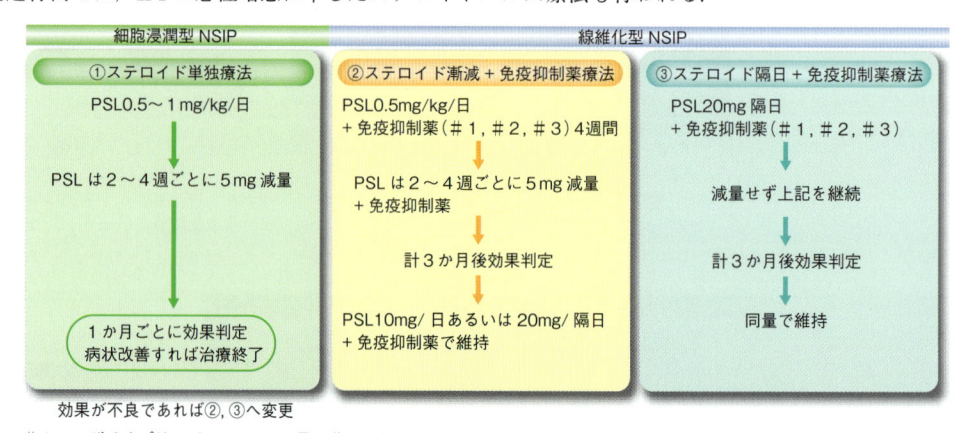

細胞浸潤型 NSIP	線維化型 NSIP	
①ステロイド単独療法	②ステロイド漸減＋免疫抑制薬療法	③ステロイド隔日＋免疫抑制薬療法
PSL0.5〜1mg/kg/日	PSL0.5mg/kg/日＋免疫抑制薬（#1,#2,#3）4週間	PSL20mg 隔日＋免疫抑制薬（#1,#2,#3）
PSLは2〜4週ごとに5mg減量	PSLは2〜4週ごとに5mg減量＋免疫抑制薬	減量せず上記を継続
	計3か月後効果判定	計3か月後効果判定
1か月ごとに効果判定 病状改善すれば治療終了	PSL10mg/日あるいは20mg/隔日＋免疫抑制薬で維持	同量で維持

効果が不良であれば②，③へ変更

#1：アザチオプリン 2〜3mg/kg/日　#2：シクロホスファミド 1〜2mg/kg/日　#3：シクロスポリン 3.0mg/kg/日

■ NSIPの治療例
（日本呼吸器学会びまん性肺疾患診断・治療ガイドライン作成委員会編：特発性間質性肺炎診断と治療の手引き．p.44, 2004, 南江堂を改変）

■気管支肺胞洗浄（BAL）：bronchoalveolar lavage　■特発性器質化肺炎（COP）：cryptogenic organizing pneumonia　■高分解能CT（HRCT）：high-resolution computed tomography　■特発性間質性肺炎（IIPs）：idiopathic interstitial pneumonias　■特発性肺線維症（IPF）：interstitial pulmonary fibrosis　■非特異性間質性肺炎（NSIP）：nonspecific interstitial pneumonia　■器質化肺炎（OP）：organizing pneumonia　■胸膜下線状影（SCLS）：subpleural curvilinear shadow　■通常型間質性肺炎（UIP）：usual interstisial pneumonia

Unit 1-4 特発性器質化肺炎

J84.1

cryptogenic organizaing pneumonia : COP

疾患概念
器質化肺炎パターンの病理組織所見を呈する疾患のうち，原因不明のものを特発性器質化肺炎とよんでいる．症状，画像所見は細菌性肺炎に類似しているが，抗菌療法は無効である．胸部CTでは末梢優位や気管支血管束に沿って拡がる均等影が特徴である．自然軽快例もあり，ステロイドによく反応するが，再発も多い．予後は一般に良好である．

SUMMARY Map

誘因・原因
- 原因不明の疾患である．
- 細菌性肺炎，膠原病，慢性好酸球性肺炎，薬剤性肺炎，放射線肺臓炎でも同様の病理組織パターンを呈する．これら疾患との鑑別を必要とする．

病態
- 病理組織パターンは，器質化肺炎（OP）パターン（p.192 参照）をとる．
- その特徴は，病変は斑状に分布し，肺胞構造の破壊はないこと，末梢気腔のポリープ型器質化病変（ポリープ型腔内線維化）である．

症状・臨床所見
- 通常，急性〜亜急性の経過をとるが，まれに急速に進行して呼吸不全を呈する．
- 咳嗽，発熱，倦怠感などの感冒様症状が多い．
- 吸気時捻髪音を聴取することが多い．
- ばち指は認めない．

検査・診断・分類
- 赤血球沈降速度の亢進，CRP上昇，好中球増多．
- 低酸素血症を呈することが多い．
- 気管支肺胞洗浄液中のリンパ球比率の増加，CD4/CD8 比の低下．
- 胸部X線写真：多発する均等影（コンソリデーション），1/3 の症例で陰影が移動する所見．
- 胸部CT：多発する均等影，周囲のスリガラス陰影．腫瘤影を呈することもある．
- 生検組織の病理所見：器質化肺炎パターン．

治療
- 自然軽快例もある．症状が軽微であれば慎重な経過観察．
- ステロイド単独療法．再発が比較的高頻度であるが，再発後の治療反応性や予後は良好．
- 急速進行例，呼吸不全例では，特発性肺線維症（IPF）の急性増悪に準じた治療．

用語解説
ポリープ型（肺胞）腔内線維化，壁在型腔内線維化
p.195 参照

Chapter 4 肺実質の疾患　特発性間質性肺炎

Section 1 誘因・原因

- 原因不明の疾患である．
- Epler(1985年)らが提唱した特発性閉塞性細気管支炎・器質化肺炎(idiopathic BOOP)と同一の疾患である．閉塞性細気管支の所見は少なく，COPの疾患名のほうが適切である．
- 病変の分布は斑状で，正常部との境界は明瞭である．
- 病変部では小葉中心部の末梢気腔内にポリープ型腔内線維化*(器質化病変)がみられ，周囲の肺胞壁にリンパ球，形質細胞の浸潤がみられる．
- ポリープ型腔内線維化は肺胞管を中心に形成され，肺胞嚢にも散在する．肺胞壁に壁在型腔内線維化*がみられ，肺胞壁の線維性肥厚を引き起こすことがある．

■病理組織所見がOPパターンを呈する疾患
- 肺感染症
- 膠原病に伴う間質性肺炎
- 慢性好酸球性肺炎
- 閉塞性細気管支炎
- 過敏性肺炎
- 薬剤性肺炎
- 放射線肺臓炎
- IIPs：細胞浸潤型NSIP，急性間質性肺炎(AIP)，IPFの急性増悪

■COP/OPの主要な病理組織学的所見
- 病変は斑状で，正常部との境界は比較的明瞭である．
- 背景の肺胞構造は保たれ，病変の時相は一様で，肺胞構造の消失を伴う線維化病巣はみられない．ときに，時間の経過したコラーゲンの球状構造をみる．
- 線維化は末梢気腔のポリープ型腔内線維化が肺胞管を中心に存在し，肺胞嚢，ときに呼吸細気管支内腔に及ぶ．
- 間質にはリンパ球あるいは形質細胞が軽度から中等度に浸潤し，肺胞腔内には泡沫状マクロファージの滲出がみられる．

(日本呼吸器学会びまん性肺疾患診断・治療ガイドライン作成委員会編：特発性間質性肺炎診断と治療の手引き，p.49, 2004, 南江堂を改変)

Section 2 症状・臨床所見

- 市中肺炎様の症状を呈する．
- 咳嗽，発熱，倦怠感などの感冒様症状が70〜90%の症例でみられる．
- 聴診所見では，捻髪音が聴取されることが多く，水泡音は聴取されない．
- ばち状指は認めない．

Section 3 検査・診断・分類

- 白血球(好中球)増多，赤血球沈降速度の上昇，CRP上昇などの炎症所見を認めることが多いが，市中肺炎よりは程度は軽い．
- KL-6は，通常，上昇しない．

■気管支肺胞洗浄
- リンパ球比率の増加(CD8陽性リンパ球が増加，CD4/CD8が低下する)を認める．
- 発症早期では，好中球比率の増加，好酸球比率の軽度増加を認めることがある．
- COP症例での気管支肺法洗浄の診断的意義は高い．

■胸部X線所見(次頁)
- 均等影が中心で，エア・ブロンコグラムを伴うことがある．
- 1/3の症例で陰影が移動する(日，または週の単位で)所見を認める．結節影や大型の腫瘤影を呈することもある．
- 蝶形陰影(「胸部X線写真」p.70参照)を写真上でポジ・ネガ反転させたような，末梢優位の非区域性均等影を呈することもある(フォトネガティブバタフライ陰影)．

■胸部CT所見(次頁)
- 均等影が末梢肺野に拡がっているように分布していることが多い．
- 胸部X線写真で認識できる以上に，多発性の均等影を認めることが少なくない．均等影周辺にはスリガラス陰影を認めることが多い．
- 重症例でなければ，胸水がみられることはまれである．

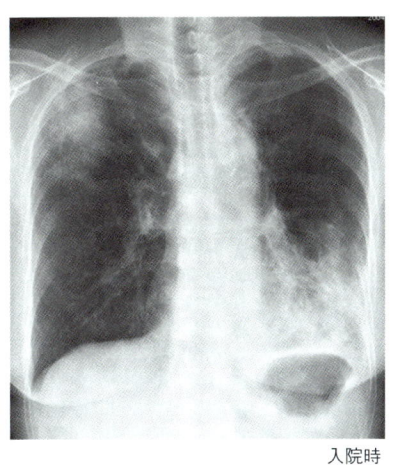

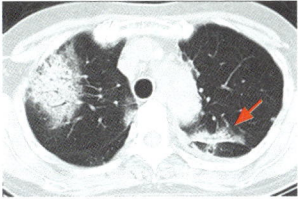

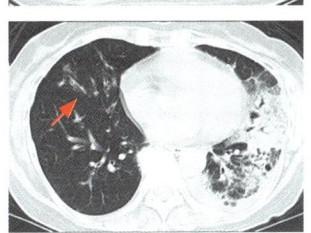

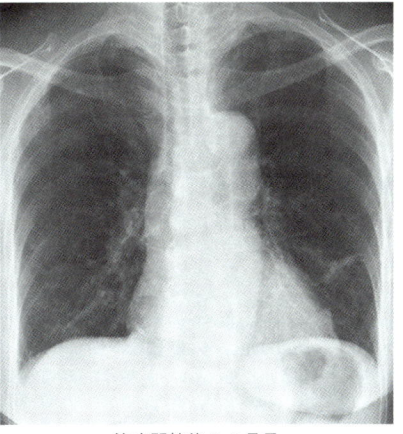

■ COPの胸部X線写真，胸部CT所見
79歳，女性．主訴は発熱，咳嗽，息切れ．左の胸部X線写真では両側肺野にスリガラス陰影，均等影を認める．胸部CTでは均等影と周囲のスリガラス陰影を認める．胸部X線写真では認識が困難な陰影もみられる（矢印）．気管支肺胞洗浄液（BALF）中のリンパ球は41%（CD4/CD8は0.2と低下）．経気管支肺生検（TBLB）では胞隔炎，腔内器質化，泡沫状のマクロファージの集簇を認めた．治療（ステロイド薬）開始後3か月目の胸部X線写真では，左下肺野に索状陰影を認めるのみに改善している．

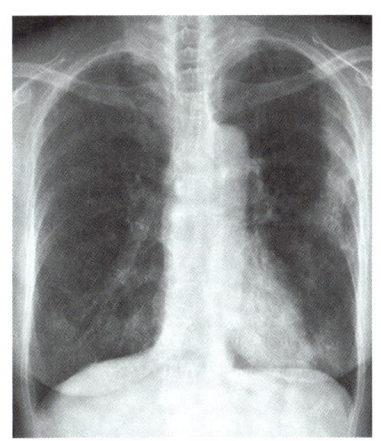

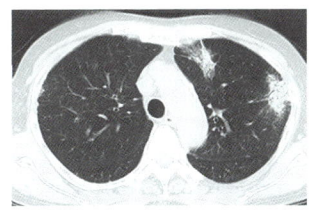

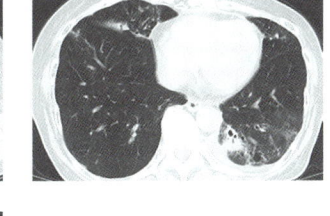

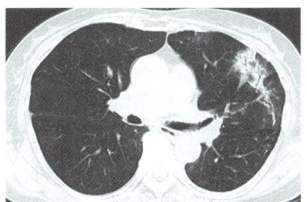

入院時　　　　　　　　　　　　　　　　　　　　　治療開始後3か月

■ 同症例の再発所見
ステロイド薬中止後3年目に発熱，息切れが出現．胸部X線写真では末梢優位の，非区域性のスリガラス陰影，均等影を認める．胸部CTでは，末梢優位の周囲にスリガラス陰影を伴った不整形の均等影を多発している．画像所見のみから再発と診断，ステロイド薬の投与ですみやかに改善した．

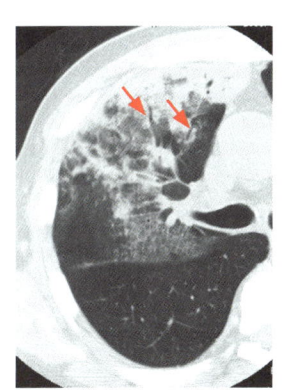

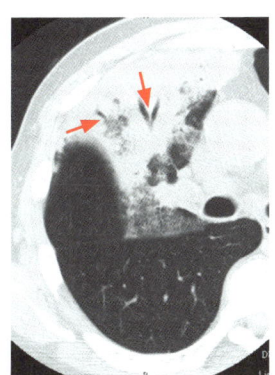

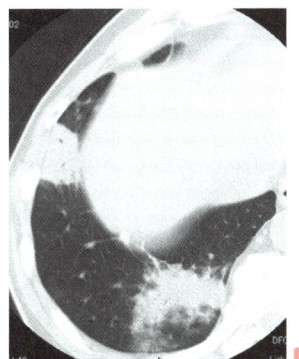

■ COPのHRCT所見
64歳，男性．主訴は発熱．多発する均等影の周囲にスリガラス陰影を認める．均等影の部分ではエア・ブロンコグラム（樹枝状の透亮像）がみられる（矢印）．COPでは通常のCTでも陰影の分布，性状はわかりやすいが，ほかのIIPsとの鑑別にはHRCTでの評価が必要である．

■ 肺機能検査，その他
- 拘束性換気障害，肺拡散能の低下がみられる．
- 呼吸不全を呈する急速進行例もみられる．
- 典型的なIPF以外の特発性間質性肺炎(IIPs)では，外科的生検が基本であるが，COPでは特徴的な画像所見(多発性の均等影，遊走性)，気管支肺胞洗浄液中のリンパ球増多，経気管支肺生検で腔内器質化病変と胞隔炎の所見を認めれば，COPと診断して，治療することが可能とされている．

臨床所見，画像所見，病理組織所見いずれの観点からも，鑑別が最も難しいのは慢性好酸球性肺炎である(「慢性好酸球性肺炎」p.184参照)．

Section 4 治療

- 自然軽快例もある(右図)．症状に乏しければ，無治療経過観察も選択枝の1つである．
- 副腎皮質ステロイド薬に対する反応は一般に良好である．プレドニゾロン0.5～1.0mg/kg/日で開始，1～2か月継続後，2～4週ごとに，5mgずつ漸減する．
- ステロイド治療に反応不良であれば，免疫抑制薬を併用してもよい．
- 急速に進行する症例，呼吸不全が高度な症例では，IPF急性増悪に準じた治療が行われる．
- 再発が多いので，定期フォローアップと，症状出現時の来院の指示が必要である．

初診時　　　　　　　　　1.2か月後

■ COPの自然軽快例
62歳，女性．咳嗽，息切れで受診．胸部X線写真では両側下肺野にスリガラス影，均等影を認め，左横隔膜縁は不鮮明になっている．胸部CTでは，両側肺底区を中心に胸膜下優位の均等影を認め，周囲にはスリガラス陰影を伴っている．BALFではリンパ球が31.8%と増加(CD4/CD8は0.1と低下)，TBLBでは胞隔炎の所見のみであったため，外科的肺生検(SLB)を行った．非特異性間質性肺炎(NSIP)パターンとの鑑別が問題になったが，OPパターンと診断された．症状が軽微であったため，無治療で経過観察．1.2か月後の画像所見は陰影の明らかな消退傾向を認める．

①ステロイド単独療法

PSL0.5～1.0mg/kg/日
4～8週間
↓
以後2～4週ごとに5mgずつ減量

ステロイド治療に反応不良の場合，免疫抑制薬(#1, #2, #3)を併用してもよい．

#1：アザチオプリン 2～3mg/kg/日
#2：シクロホスファミド 1～2mg/kg/日
#3：シクロスポリン 3.0mg/kg/日

②呼吸不全を伴う場合

(a) ステロイドパルス療法
メチルプレドニゾロン(mPSL)
1,000mg/日，3日間，点滴静注反応をみながら1週ごとに繰り返す(1～4回)

(b) ステロイド持続静注法
メチルプレドニゾロン(mPSL)
2mg/kg/日，2週
→1mg/kg/日，1週
→0.5mg/kg/日，1週

■ COPの治療例
(日本呼吸器学会びまん性肺疾患診断・治療ガイドライン作成委員会編：特発性間質性肺炎診断と治療の手引き，p.51, 2004, 南江堂を改変)

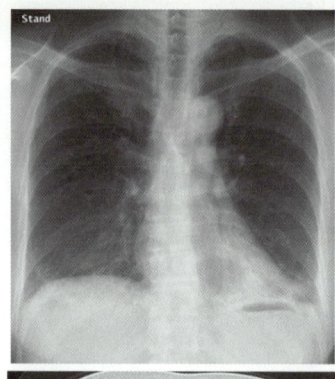

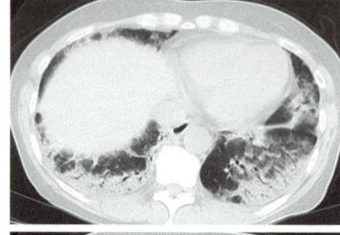

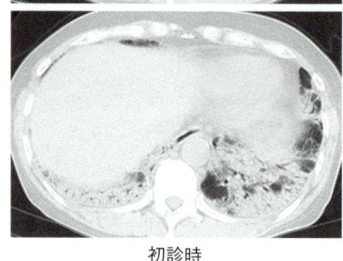

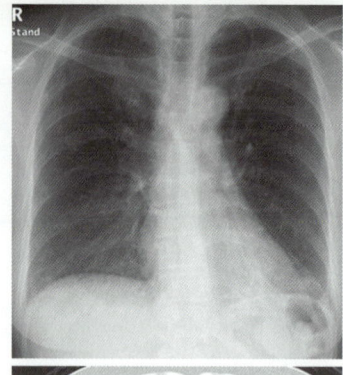

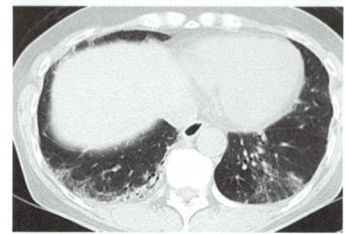

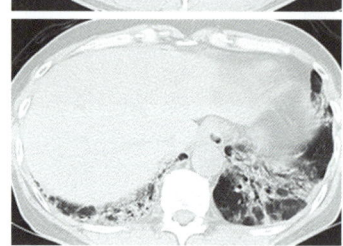

■急性間質性肺炎(AIP)：acute interstitial pneumonia　■気管支肺胞洗浄液(BALF)：bronchoalveolar lavage fluid　■特発性器質化肺炎(COP)：cryptogenic organizaing pneumonia　■特発性閉塞性細気管支炎・器質化肺炎(idiopathic BOOP)：idiopathic bronchiolitis obliterans organizing pneumonia　■特発性間質性肺炎(IIPs)：idiopathic interstitial pneumonias　■特発性肺線維症(IPF)：idiopathic pulmonary fibrosis　■非特異性間質性肺炎(NSIP)：nonspecific interstitial pneumonia　■器質化肺炎(OP)：organizaing pneumonia　■外科的生検(SLB)：surgical lung biopsy　■経気管支肺生検(TBLB)：transbronchial lung biopsy

Unit 2 過敏性肺(臓)炎

J67.9

hypersensitivity pneumonitis (HP)

疾患概念
反復吸入される有機あるいは無機塵埃(じんあい)に感作されて，アレルギー反応が細気管支から肺胞にかけて起こり，発症する肺(臓)炎である．外因性アレルギー性胞隔炎ともよばれている．病理学的には類上皮細胞肉芽腫の形成を伴う細気管支炎，胞隔炎である．わが国では，居住環境に増殖する真菌を抗原として発症する夏型過敏性肺(臓)炎が最も多い．

SUMMARY Map

誘因・原因
- 職場環境，居住環境にある真菌，細菌，動物性タンパク，化学物質などが抗原となる．
- 同一環境にいる一部の人にしか発症しないので，**遺伝的要因**の関与が推定されている．
- **非喫煙者**に発症が多い．

病態
- **Ⅲ型(免疫複合体を介する反応)**，および**Ⅳ型(T細胞を介する反応)アレルギー反応**によって起こる．
- 病理学的には細気管支炎，胞隔炎(リンパ球とマクロファージの浸潤)，非乾酪性類上皮細胞肉芽腫，器質化病変の形成がみられる．慢性型になると，線維化巣が出現する．

症状・臨床所見
- 急性型(大量の抗原に断続的，短時間に露された場合)：**抗原曝露後4～6時間で発熱，咳嗽，呼吸困難**などの症状が出現．
- 亜急性型(少量の抗原に，断続的かつより長期に暴露された場合)：呼吸器症状(咳嗽，労作時息切れ)ばかりでなく，倦怠感，体重減少などの全身症状も出現．
- 慢性型：急性型，亜急性型を繰り返して進行するか，または潜在性に進行して，**労作時息切れ**が出現．

検査・診断・分類
- 血液検査所見：軽度の炎症所見(白血球数増加，C反応性タンパク〔CRP〕陽性，赤沈亢進)，**KL-6**上昇．
- 胸部X線検査：**びまん性のスリガラス陰影**．陰影がなくても本症は否定できない．
- 高分解能CT(必須)：スリガラス陰影，**小葉中心性の粒状陰影**．慢性型では網状陰影，輪状陰影，牽引性気管支拡張．
- 気管支肺胞洗浄(BAL)：総細胞数増加，**リンパの著増**．
- 経気管支肺生検(TBLB)：非乾酪性類上皮細胞肉芽腫，マッソン体，胞隔炎．
- 血清・気管支肺胞洗浄液：**原因抗原に対する特異抗体**の存在．
- 環境誘発試験：原因が推定される環境で，症状が誘発されるか検討．

治療
- **抗原からの隔離**：原則入院．
- **環境の改善**：夏型過敏性肺(臓)炎では大掃除(畳替え)，改築，職業環境では防塵マスクの着用，鳥飼病では鳥の飼育の中止．
- 薬物療法：急性型，亜急性型では自然軽快がみられなければ**副腎皮質ステロイド薬**の投与．

Section 1 誘因・原因・病態

発症機序と病理

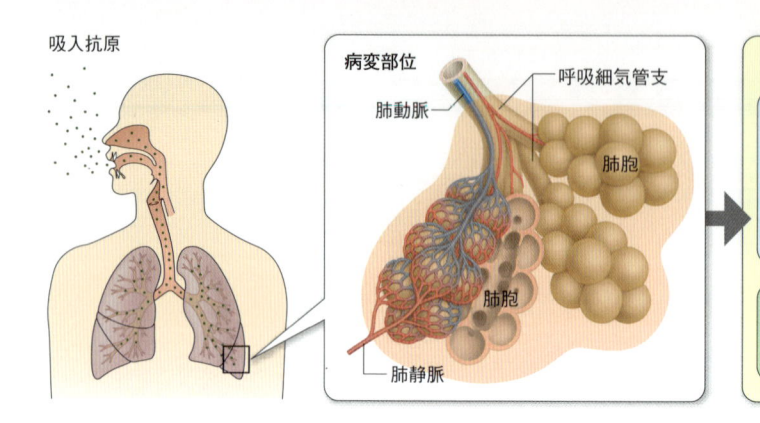

吸入抗原

病変部位
- 呼吸細気管支
- 肺動脈
- 肺胞
- 肺静脈

免疫学的発症機序

Ⅲ型アレルギー
（免疫複合体を介する免疫反応）
・抗原曝露後4～6時間して症状が出現
・皮内反応がアルサス型
・BAL，血清中に特異IgG, IgA抗体
・急性期BAL中に好中球，補体

Ⅳ型アレルギー
（T細胞を介する免疫反応）
・類上皮細胞肉芽腫の形成

病理学的変化

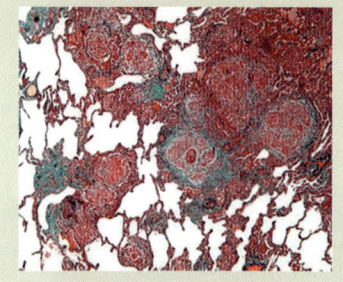

肺胞腔内の浸出物マッソン体 ／ 類上皮細胞肉芽腫 ／ 線維化巣

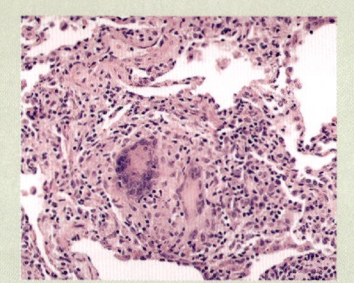

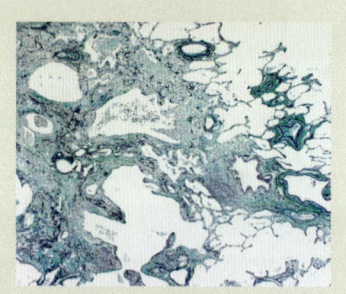

■ 過敏性肺(臓)炎発症の機序と病理像

誘因・原因

- 居住環境，職業環境に存在する有機あるいは無機塵芥を反復吸入しているうちに，これらの抗原に感作されて起こる，アレルギー性の肺(臓)炎(細気管支炎，胞隔炎)である．
- 塵芥中の細菌，真菌，化学物質，動物タンパクが抗原になっている．わが国では，夏型過敏性肺(臓)炎が約70％を占め，ついで空調病・加湿器肺(約6％)，農夫肺(4.4％)，鳥飼病(4.0％)になっている．
- 同一環境内で抗原曝露を受ける一部の人しか発症しない．発症には遺伝的要因と外因的要因が関与していると考えられている．
- 遺伝的要因の詳細は不明であるが，外因的要因としては喫煙があり，喫煙者の発症は少ない．

■ **夏型過敏性肺(臓)炎(SHP)**
- 真菌の1種であるトリコスポロン属(トリコスポロン・アサヒ，トリコスポロン・ムコイデス)が原因抗原である．臨床的特徴を次頁の表に示す．わが国特有といえる疾患で，欧米ではみられない．

■ **農夫肺**
- 飼料である枯れ草に増殖する好熱性放線菌が原因で起こる．酪農従事者にみられるが，職業環境から他の有機塵埃に接する機会もあるので，診断には注意が必要である．

■ **鳥飼病**
- 腸管由来のムチンを含む鳥排泄物や羽毛(ふとん，枕，クッション)が主要抗原である．羽毛は近年注目されている．

■ **空調病・加湿器肺**
- 空調施設の冷却水，加湿器の水が真菌や細菌に汚染され，発症する．

■過敏性肺(臓)炎の種類

	病名	環境	原因抗原
居住環境	夏型過敏性肺(臓)炎	多湿な住居環境(腐木, 畳, マット, 寝具), 小鳥の糞	*Trichosporon asahii* *Trichosporon mucoides*
	空調病	汚染された空調設備	*Thermoactinomyces candidus*
	加湿器肺	汚染された加湿器	*Penicillium, Cephalosporium* *Thermoactinomyces*
職業環境	農夫肺	かびの生えた飼料	*Thermoactinomyces vulgaris*
	マッシュルーム栽培者肺	かびの生えた堆肥	*Thermoactinomyces candidus* *Micropolyspora faeni*
	鳥飼病	鳥糞, 羽毛(ふとん, 枕など)	鳥類の排泄物, 羽毛
	砂糖きび肺	砂糖きび茎	*Thrmoactinomyces sacchari* *Thermoactinomyces candidus* *Thermoactinomyces vulgaris*
	ビニールハウス栽培者肺	かびの生えた肥料	*Aspergillus fumigatus*
	なめこ栽培者肺	かびの生えた肥料	*Aspergillus glaucus*
	タバコ栽培者肺	かびたタバコの葉	*Aspergillus sp.*
	麦芽肺症	かびの生えた麦芽	*Aspergillus fumigatus* *Aspergillus clavatus*
	コルク肺症	かびの生えたコルク	*Penicillium frequentans*
	養蚕業者肺	養蚕, まゆの選別	カイコの体成分
	チーズ製造者肺	かびの生えたチーズ	*Penicillium caseii* *Penicillium roqueforti*
	磁器再生業者肺	塗料触媒	ジイソシアン酸トルエン(TDI)
	エポキシ樹脂製造者肺	エポキシ樹脂	無水フタル酸
	プラスチック製造者肺	無水トリメリト酸	無水トリメリット酸(TMA)

青字は本邦で多い過敏性肺(臓)炎

■夏型過敏性肺(臓)炎の臨床像

発症時期	夏期(5～10月)に発症する. ピークは7月. 関東～西日本に多い. 同じ時期に, 数年にわたり再燃する症例がある
環境誘発	症状は入院すると自然に軽快, 帰宅すると誘発される(帰宅誘発試験陽性). 原因抗原の真菌は家庭内の限定された場所(日当たり, 風通し, 水はけの悪い台所, 洗面所, 風呂場, 畳, 押し入れ, 寝具, 小鳥の糞)から分離
背景因子	主婦, 非喫煙者の発症が多い. 家族内発症が約20%でみられる
症状	急性・亜急性型. 発熱, 咳嗽, 呼吸困難を3大主徴. その他に少量の喀痰, 全身倦怠感, 頭重感, 全身倦怠感, 抗原吸入後4～6時間で発症
胸部X線写真	小粒状影, スリガラス陰影, 斑状影
一般検査	白血球増加(10,000～15,000μ/L), CRP陽性(軽度), 赤沈亢進, LDH上昇, KL-6上昇(通常著増)
呼吸機能	拘束性障害, 低酸素血症
病理組織	びまん性肉芽腫性間質性肺炎(リンパ球を主体とした胞隔炎, 類上皮細胞肉芽腫, 線維化)
免疫学的所見	ツ反陰性, 抗*Trichosporon asahii/mucoides*抗体が陽性

Section 2 症状・臨床所見

- 抗原量の曝露量，曝露時間，曝露期間によって症状の出現が異なる．
- 急性型（比較的大量の抗原に，断続的かつ短期間曝露された場合）：抗原曝露と症状の出現とのあいだに明らかな関連がみられる．抗原曝露後4〜6時間で発熱，咳嗽，呼吸困難が出現する．
- 亜急性型（少量の抗原に断続的かつより長期に曝露されたと考えられる場合）：咳嗽ではじまり，次第に発熱（微熱のことも多い），労作時の息切れ，倦怠感などが加わる．
- 慢性型：急性型，亜急性型を繰り返しながら，次第に抗原曝露と症状との関連が不明になってくる．また，潜在性に発症，徐々に労作時息切れを自覚するようになる場合もある．臨床的には特発性間質性肺炎（p.191）との鑑別が困難なことがある．

Section 3 検査・診断・分類

検査

■一般検査
- 軽度の炎症所見（白血球数増加，CRP陽性，赤沈促進），LDH，KL-6の上昇．

■高分解能CT（HRCT）
- 鑑別診断に胸部X線写真は必要だが，本症の診断，除外にはHRCTは必須の検査である．HRCTでは，スリガラス陰影，小葉中心性の粒状陰影，斑状陰影を認める．慢性型では，線状陰影，輪状陰影，牽引性気管支拡張所見などの所見もみられる．

■気管支肺胞洗浄
- きわめて有用な検査である．回収細胞数の増加，リンパ球の著増を認める（50％以上）．抗原吸入後きわめて早期であれば，好中球も増加している．

■肺生検
- BAL施行時に経気管支肺生検（TBLB）を行う．慢性型では，特発性間質性肺（臓）炎との鑑別目的に，外科的生検（IPFの項のSLB，p.191参照）が必要なこともある．

■免疫学的所見
- 患者血清，BAL液中に原因抗原に対する特異抗体を認める．

■環境誘発試験
- 推定される抗原のある環境（自宅，仕事場など）での症状の再現の有無を検討する．

夏型過敏性肺（臓）炎（急性型）の所見

40歳，女性，主婦，非喫煙者，木造住宅に居住

2週間前からの咳嗽，微熱，倦怠感で7月17日に受診．1年前の夏も同様の症状がみられていた．胸部単純X線像（a）では中肺野に微細な粒状陰影が疑われるが，明確ではない．HRCT（b）では，小葉中心性に粒状陰影を認める．*Trichosporon asahii*に対する抗体が陽性．夫，娘2人のうち1人が発症．改築で再発はしていない．

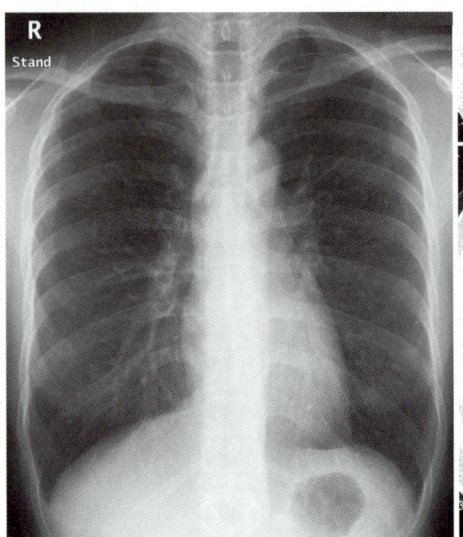

a. 胸部単純X線像

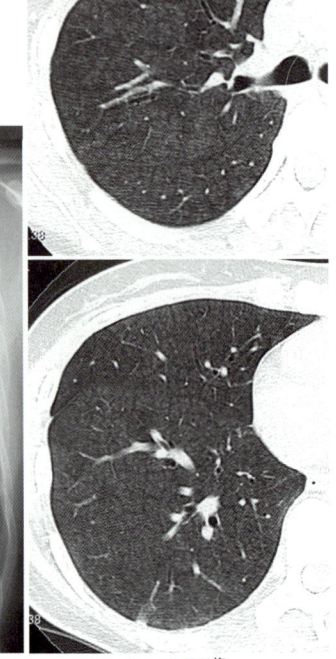

b. HRCT像

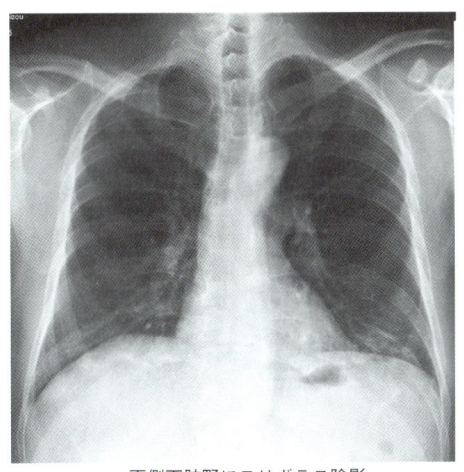

a. 両側下肺野にスリガラス陰影

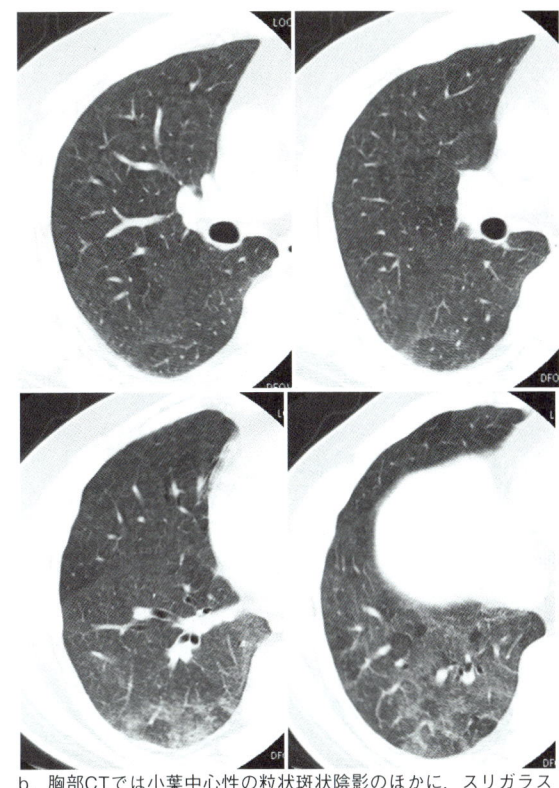

夏型過敏性肺(臓)炎(亜急性型)のCT像

54歳, 男性, 自営業(指圧), 非喫煙者, 住宅は鉄筋コンクリート
2005年9月より咳嗽, 喀痰. 3か月で8kgの体重減少もみられ, 12月1日受診(本例のように受診時期が冬になることがある)
WBC 6,400, CRP 0.5, KL-6 3,364.
ABGs(室内気)PaO$_2$ 67.5, PaCO$_2$ 35.3.
BALF：リンパ球 89.2%
血清抗体：*Trichosporon asahii*, *Trichosporon mucoides* いずれも陽性
ABGs：動脈血ガス分析, BALF：気管支肺胞洗浄液

b. 胸部CTでは小葉中心性の粒状斑状陰影のほかに, スリガラス陰影が加わって, 胞隔炎が示唆される

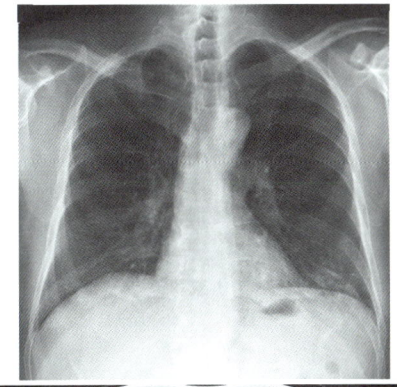

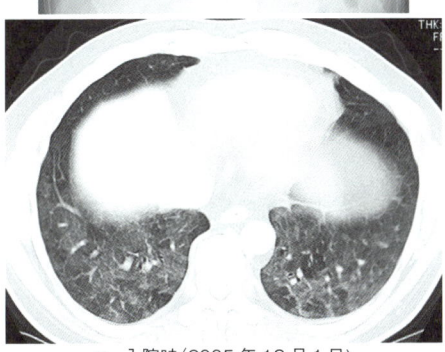

a. 入院時(2005年12月1日)　　　b. 1年後(2006年1月24日)

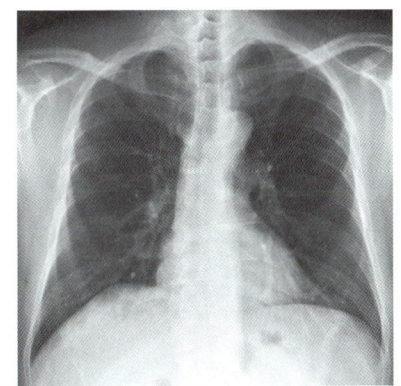

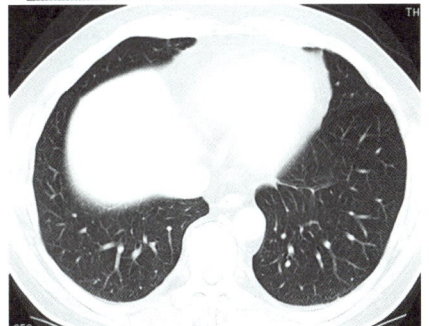

夏型過敏性肺(臓)炎(亜急性型)の経過(同一症例)

入院(抗原からの隔離), 副腎皮質ステロイド薬の投与で陰影は完全に消失. 急性型, 亜急性では病変は可逆性で, 治療, 環境改善により消失する.

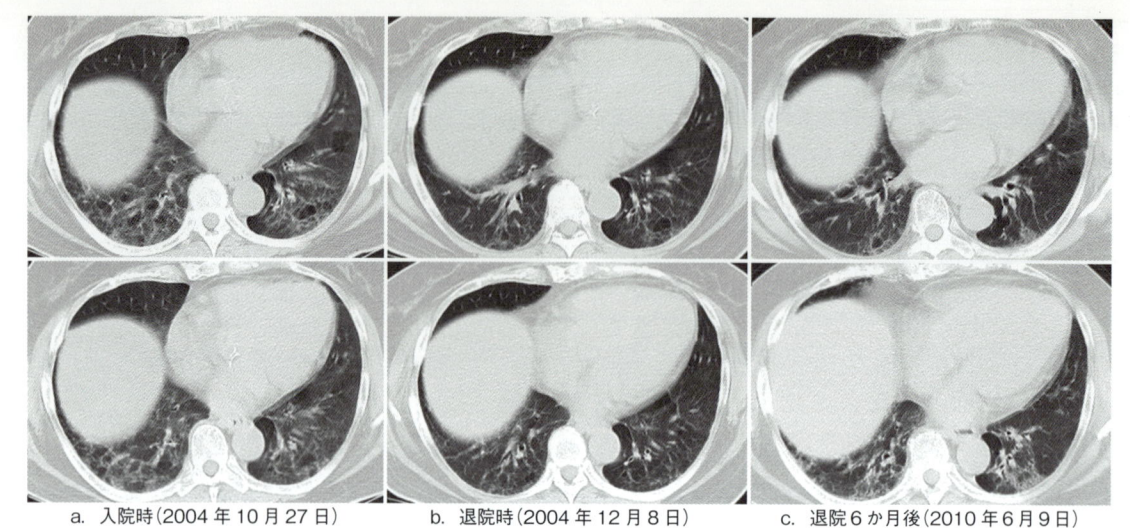

| a. 入院時（2004年10月27日） | b. 退院時（2004年12月8日） | c. 退院6か月後（2010年6月9日） |

■ 慢性鳥飼病のCT像

65歳，女性，主婦，喫煙歴なし．ペット飼育歴はインコ50羽を20年間放し飼い．2004年10月25日ころから咳嗽．KL-6が8,825と上昇．CT像（a）から間質性肺炎を疑い，BALを施行．リンパ球が56.9％と上昇．抗鳩糞抗体・抗インコ糞抗体陽性で鳩血清および羽毛抗原添加末梢血リンパ球刺激試験も陽性．TBLBでは確定的な所見が得られなかったため，外科的生検（胸腔鏡）を行った（病理はNSIPパターン）．入院中はプレドニゾロンの投与を行った結果，画像所見（b），検査所見は順調に改善した．しかし，インコの飼育を完全にはやめておらず，KL-6の再上昇はないが，CT所見（c）では線維化が徐々に進行している．

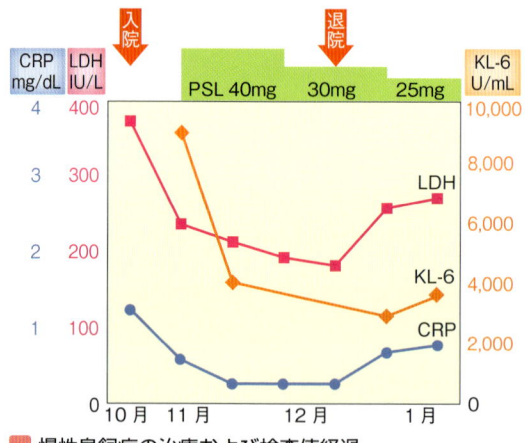

■ 慢性鳥飼病の治療および検査値経過

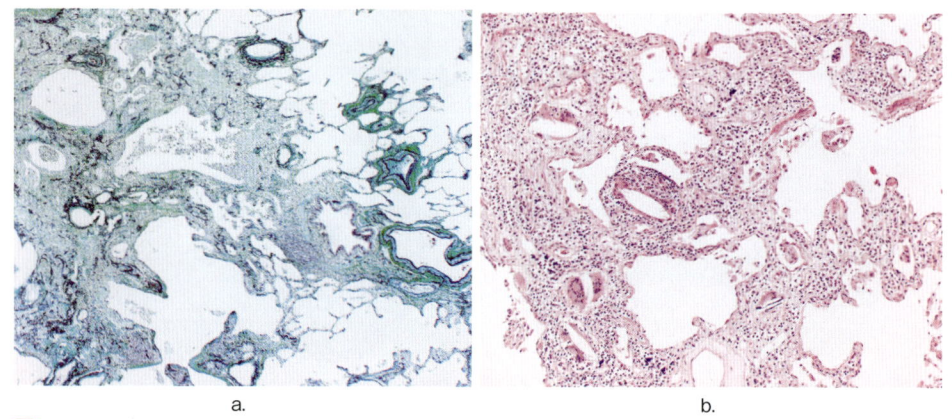

■ 慢性鳥飼病の病理組織所見

線維化（a）とリンパ球浸潤，巨細胞の出現（b）など慢性的な組織変化に加え，急性変化を示唆する所見も混在していた．

診断

● 鑑別疾患：間質性肺炎（特発性間質性肺炎，膠原病随伴性間質性肺炎），肉芽腫性疾患，好酸球性肺炎など．

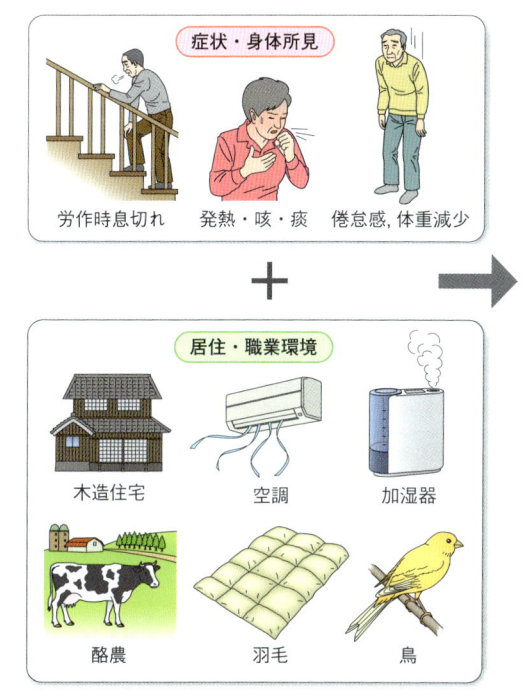

症状・身体所見
労作時息切れ　発熱・咳・痰　倦怠感，体重減少

居住・職業環境
木造住宅　空調　加湿器　酪農　羽毛　鳥

検査
・スリガラス陰影
陰影がなくても否定はできない
・小葉中心性陰影
・スリガラス陰影
・網状輪状陰
HRCT 必須
・炎症所見（軽度）
・KL-6 上昇

BAL & TBLB

BALF：総細胞数↑，リンパ球↑
TBLB：類上皮細胞肉芽腫
細気管支炎・胞隔炎・器質化

原因抗原の同定
・環境誘発試験
・環境からの真菌，細菌の同定
・血清/BALF中の特異抗体の証明

BAL：気管支肺胞洗浄
BALF：気管支肺胞洗浄液
TBLB：経気管支肺生検

■ 過敏性肺（臓）炎の診断

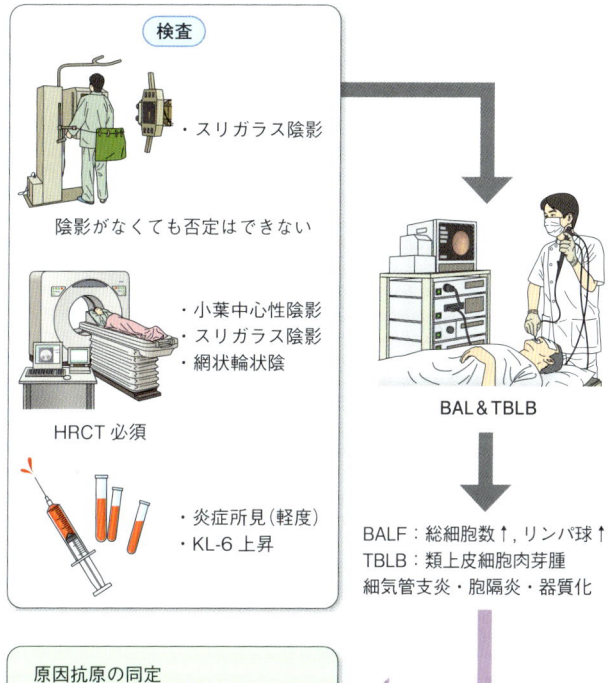

Section 4　治療

- 抗原からの隔離：原則入院させる．一般には，入院後症状は改善する．
- 環境改善対策：SHPでは，風通し・日当たりが悪い，湿気の多い場所の大掃除（腐木の除去，畳替えなど）や改築を行うが，菌の除去が困難であれば，新築，転居が必要である．農夫肺では，防塵マスクの使用を指導するが，ときには転職も必要．鳥飼病では鳥の飼育，羽毛の使用をやめさせる．
- 急性型，亜急性型では，自然にも経過するが，労作時息切れがある場合は，副腎皮質ステロイド薬の経口投与（重症例ではステロイドパルス療法）を行う．急性型，亜急性型の病変は可逆的である．
- 慢性型では，抗原を回避しても，病変は不可逆的で，残存あるいは進行する（p.216 図参照）．増悪時やどうしても抗原回避ができない場合は，副腎皮質ステロイド薬を使用する．

■気管支肺胞洗浄（BAL）：bronchoalveolar lavage　■気管支肺胞洗浄液（BALF）：bronchoalveolar lavage fluid　■高分解能CT（HRCT）：high-resolution computed tomography　■夏型過敏性肺（臓）炎（SHP）：summer-type pneumonitis　■経気管支肺生検（TBLB）：transbronchial lung biopsy　■ジイソシアン酸トルエン（TDI）：tolylene diisocyanate　■無水トリメリット酸（TMA）：trimellitic anhydride

Unit 3 　薬剤性肺炎

J70.4

drug-induced pneumonia

疾患概念
薬剤の投与によって生じる肺障害のなかで急性あるいは慢性の間質性肺炎，好酸球肺炎などが一般に薬剤性肺炎とされている．医療用医薬品のほか，一般用医薬品，健康食品なども原因となる．肺障害の起こる機序としては，大きく細胞障害性と免疫系細胞の活性化（アレルギー）に分類される．薬剤性肺炎を疑い，早期に被疑薬を中止することが重要．

SUMMARY Map

誘因・原因
- 各種薬剤による**細胞障害**あるいは**アレルギー**が原因となる．
- 多くの薬によって肺障害を起こすことが知られており，**医療用医薬品**，処方箋なしで購入可能な**一般用医薬品**のみならず**健康食品**なども原因となる．そのため，服用中のみならず服用の既往のあるすべての薬剤の把握が必要である．
- 多くの薬剤で高齢，既存の肺疾患（とくに**間質性肺炎**）の存在が発症の危険因子である．
- 薬剤性肺障害は2000年代に入って報告の増加が著しい．2004年4月の時点で薬剤性肺障害が副作用として記載されている薬剤は，1232品目，重大な副作用は1185品目，警告は50品目である．
- びまん性散布性陰影を呈する間質性肺疾患の1.4〜1.9％，入院患者の0.06〜0.73％が薬剤性肺炎とされる．
- わが国では薬剤性肺障害の頻度が高いとされており，遺伝性素因の関与が示唆されている．

病態
- 薬剤により生じうる肺障害の臨床病型は多いが，**間質性肺炎**，**急性肺障害・急性間質性肺炎**，**好酸球性肺炎**がみられることが多い．

症状・臨床所見
- 咳嗽，発熱，息切れなど非特異的症状．
- 薬剤の使用開始から発症までの期間は，薬剤ごとにある程度特徴がある．
- 薬剤ごとの肺障害の臨床病型はある程度の特徴はあるが，同じ臨床病型を異なる複数の薬剤が引き起こしたり，1つの薬剤が複数の臨床病型をとることも多くみられる．

検査・診断・分類
- 肺病変の確認：胸部X線写真，胸部CT（高分解能CT），血清マーカー（KL-6，SP-D），気管支肺胞洗浄（BAL），生検など．
- 鑑別診断では，他疾患，とくに**既存肺病変の増悪**，**感染症の鑑別**が重要である．

治療
- 原因として疑わしい**薬剤の中止**．中止のみで改善することもある．
- 原因薬剤，重症度を考慮してプレドニゾロン0.5〜1mg/kg/日を投与する．重症例ではステロイドパルス療法（メチルプレドニゾロン1,000mg/日を3日間）で治療開始．

Section 1　誘因・原因

- 薬剤性肺炎の定義はないが，薬剤の投与による生じる肺障害のなかで急性あるいは慢性の間質性肺炎，好酸球肺炎などが一般に薬剤性肺炎とされる．
- 薬剤性肺障害は，肺組織を標的とする病態が，ある薬剤の使用下（併用する薬剤との相乗作用もある）に発生し，その薬剤の使用中止，あるいは副腎皮質ステロイド薬などの抗炎症薬使用で改善を認める場合もある．診断は，主に患者の呼吸困難，発熱，咳嗽などの訴えと，胸部X線写真さらに胸部高分解能CT（HRCT）で異常陰影の検索が第一に行われ，同様の臨床症状を伴う感染症（肺炎），肺水腫（心不全による），がん性リンパ管症（原病である肺がんの進展，あるいは肺転移による），先行治療の影響（放射線照射による肺臓

- 炎など）など，関連する病態を鑑別する必要がある．
- 抗がん化学療法と胸部の同時放射線照射では肺障害を生じやすい．胸部放射線療法の既往がある例に抗がん薬などを投与した際，以前の照射野に炎症を生じることを放射線照射リコールという．
- 薬剤性障害は，薬理学的に予測可能なタイプA反応と予測不能なタイプB反応に分けられる．

■ 発症機序
- 薬剤性肺障害の発症機序は大きく2つに分類され，1つは細胞障害性機序，もう1つは免疫系細胞の活性化（アレルギー）である．

[細胞障害性機序]
・薬物の活性代謝産物や活性酸素などが，肺胞上皮細胞や血管内皮細胞を直接障害するとされる．
・薬剤の投与量，投与期間と肺障害発症が関連することがあり，慢性間質性肺炎は閾値や総投与量に依存する長期間の薬剤性細胞障害によることが多い．
・50歳以上の高齢者に多い．高齢者はがん年齢のため薬剤の使用頻度が高い一方，加齢による組織の抗酸化能低下，修復能の低下も加味されている可能性があるとされる．

[免疫系細胞の活性化（アレルギー）]
・薬剤の抗原類似作用やタンパクとの結合によるハプテン化を介してTリンパ球に認識されることで生じると考えられている．ハプテンとは低分子で，それ自体では抗原性を示さない物質だが，タンパクに結合して抗原性を示すものをいう．

Section 2 症状・臨床所見

- 薬剤性肺炎の症状は，咳嗽，発熱，息切れなど非特異的であることが多いが，皮疹を伴うこともあり消炎鎮痛薬や抗菌薬に多くみられる．
- 発症までの投与期間は，薬剤ごとにある程度の特徴があり，消炎鎮痛薬や抗菌薬では1〜2週間，漢方薬やインターフェロンで2か月前後，抗結核薬では3か月程度，金製剤では5〜6か月が多い．
- 薬剤ごとに肺障害の臨床病型は，ある程度特徴があるが，同じ臨床病型を異なる複数の薬剤が引き起こしたり，1つの薬剤が複数の臨床病型をとることも多い．
- 薬剤により生じうる肺障害の臨床病型は多いが，薬剤性肺炎では間質性肺炎，急性肺障害・急性間質性肺炎，好酸球性肺炎がみられることが多い．

Section 3 検査・診断・分類

- 診断の核は他疾患（とくに既存肺病変の増悪，感染症）の除外と，被疑薬によって生じるパターンに合致する肺障害がみられ，中止による症状，所見の改善がみられることである．
- びまん性肺疾患を認める際には，鑑別診断に薬剤性の可能性をあげることが重要である．

■ 診断の手順
① 薬剤の正確な同定：投与量と期間を含む正確な薬剤歴は必須
② 薬剤の絞り込み
③ 被疑薬開始以前に画像所見上，間質性肺疾患がない
④ 時間関係が的確であること
⑤ 文献と合致する被疑薬に特徴的な臨床的，画像，BAL，病理パターンの肺病変
⑥ 文献のエビデンスの強さを検討する．
⑦ 他疾患の除外
⑧ 薬剤中止後の改善
⑨ in vitroの検査が薬剤性肺炎を支持
⑩ 誘発試験により再発

■ 画像診断
- 胸部X線写真，胸部CT（高分解能CT）で病変の有無と分布，画像上の病型の確認を行う．

■ 血液検査
- 末梢血で好酸球増多がみられることがある．この場合には，原因薬剤として抗菌薬，抗リウマチ薬，消炎鎮痛薬が多い．
- 高分解能CTにおける治療反応性が悪いパターンでは，KL-6値が上昇することが知られている．
- 遅延型アレルギーを検査する薬剤リンパ球刺激試験（DLST）の陽性率は約65％であり，偽陰性のほか，疑陽性が生じることも知られており信頼性は十分でない．

■薬剤性肺障害のCTパターン

	パターン		特徴
1	AIP like pattern (acute interstitial Pneumonia like pattern)	急性間質性肺炎類似パターン	構造改変が急激
2	faint infiltration patternないしAcute HP like pattern (acute hypersensitivity pneumonia like pattern)	非特異的スリガラス状影ないし急性過敏性肺臓炎類似パターン	地図状スリガラス状影
3	COP/CEP like pattern (cryptogenic organizing Pneumonia/chronic eosinophilic pneumonia like pattern)	特発性器質化肺炎/慢性好酸球性肺炎類似パターン	辺縁性に分布する浸潤影
4	AEP like pattern (acute eosinophilic pneumonia like pattern)	急性好酸球性肺炎類似パターン	スリガラス状影，浸潤影に加えて小葉間隔壁や気管支周囲間質といった広義間質肥厚
5	subacute HP/RBILD like pattern (subacute hypersensitivity pneumonia/respiratory bronchiolitis interstitial lung disease like pattern)	亜急性過敏性肺臓炎/呼吸細気管支関連間質性疾患類似パターン	小葉中心性粒状影
6	NSIP image pattern 1 like pattern (non-specific interstitial pneumonia image pattern 1 like pattern)	非特異的間質性肺炎画像パターン1類似パターン	下肺野気管支血管束に沿って対称にスリガラス状影が分布
7	NSIP image pattern 3 like pattern	非特異的間質性肺炎画像パターン3類似パターン	びまん性に短く気管支束に沿ってスリガラス状影，浸潤影が全肺に広がる

(上甲　剛：臨床病型と画像所見．日本内科学会雑誌，96：1105, 2007)

■気管支肺胞洗浄（BAL），生検
- BALではリンパ球，好酸球，好中球それぞれの増多がみられることが多い．リンパ球増多は，器質化肺炎や細胞性間質性肺炎，好酸球増多は好酸球性肺炎，好中球増多は急性間質性肺炎，ARDSなどでみられる．
- 病理所見では，びまん性肺胞障害，器質化肺炎，非特異性間質性肺炎，好酸球性肺炎などがみられるが，各パターンの混在もまれではない．肺胞上皮障害，大型細胞，多核細胞，異型細胞の出現などもみられる．

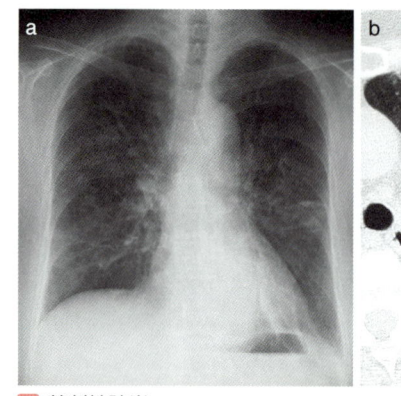

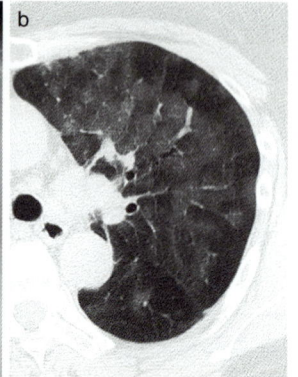

■薬剤性肺炎
60歳代，女性，ペニシリン系抗菌薬による薬剤性肺炎と考えられた．
a) 胸部X線写真：両側中下肺野優位に斑状のスリガラス影が分布．
b) 胸部CT：中枢側肺野に優位に分布する汎小葉性のスリガラス影．

Section 4　治療

- 早期の被疑薬中止が重要であり，薬剤の中止のみで改善することも多い．
- 副腎皮質ステロイド薬の投与：原因薬剤，重症度を考慮してプレドニゾロン0.5〜1mg/kg/日を投与する．重症例ではステロイドパルス療法（メチルプレドニゾロン1000mg/日を3日間）で治療を開始する．
- 副腎皮質ステロイド薬の開始後は，治療への反応性に応じて漸減する．

■薬剤性肺炎と主な原因薬剤

薬剤性肺炎	原因薬剤
間質性肺炎（急性，亜急性）	アミオダロン，金製剤，アザチオプリン，BCG療法，ブレオマイシン，カルムスチン（未承認抗がん薬），カルバマゼピン，フレカイニド，ペニシラミン，フェニトイン，メトトレキサート
器質化肺炎	ミノサイクリン，セファロスポリン系抗菌薬，アムホテリシンB，ブレオマイシン，アミオダロン，サラゾスルファピリジン，アザチオプリン，シロリムス，カルバマゼピン，インターフェロン，リセドロン酸
好酸球性肺炎	アミオダロン，ACE阻害薬，β遮断薬，ブレオマイシン，金製剤，ヨード造影剤，メトトレキサート，フェニトイン，アスピリン，カルバマゼピン，ヒドロクロロチアジド，ミノサイクリン，NSAIDs，プロピルチオウラシル，サラゾスルファピリジン

■気管支肺胞洗浄（BAL）：bronchoalveolar lavage　■薬剤リンパ球刺激試験（DLST）：drug lymphocyte stimulation test　■高分解能CT（HRCT）：high-resolution CT

Unit 4 放射線肺炎

J70.0, J70.1

radiation pneumonitis

疾患概念
肺実質は気管に比べて放射線に対する感受性が高い．放射線肺炎は，照射野に肺が含まれる肺がん，乳がん，食道がんなどに対する放射線治療後に生じる．照射線量の総量が40Gy（グレイ）を超えるとほぼ全例に発症する．

SUMMARY Map

誘因・原因

- **肺への放射線照射**により生じる．照射開始から1〜6か月以内に生じることが多い．
- 照射線量が20〜25Gyを超えると多かれ少なかれ肺への障害がみられる．照射部位を越えて，対側肺にまで放射線肺炎が起こった場合，重篤化する．
- 抗がん薬の併用により，放射線肺炎併発のリスクは高くなる（ブレオマイシン，ドキソルビシン塩酸塩が有名）．

病態

- 照射線量の総量が40Gy（グレイ）を超えると，照射野に間質性変化が出現するとされている．
- 放射線肺炎は**肺の間質を主体とする炎症**である．肺胞壁が炎症を起こし，しだいに壁が厚く硬くなり（線維化），ガス交換が困難となる．
- また，背景に間質性肺炎が存在する場合には（膠原病，ウイルス感染，抗がん薬の副作用でも起こり得る），放射線肺炎は重篤化するため，照射そのものは慎重でなければならない．

症状・臨床所見

- 咳，**発熱**，呼吸困難．
- 聴診上，捻髪音（crackles）*を聴取する．

検査・診断・分類

- 胸部X線，胸部CT：線状影，網状影，スリガラス陰影．
- 動脈血ガス分析：重症例では低酸素血症．
- 間質性肺炎マーカー：サーファクタントプロテインD（SP-D），シアル化糖鎖抗原KL-6（KL-6），乳酸脱水素酵素（LDH）の上昇を認める．

治療

- 照射範囲を越えて陰影が拡大し，呼吸不全を呈したり，発熱が持続している場合には，ステロイド治療の適応となる．プレドニゾロンを0.5mg/kgで投与し，重篤な場合にはステロイドパルス療法（メチルプレドニゾロン 1g/日 3日間）を実施する．

用語解説

捻髪音（fine crackle）
虚脱した末梢気腔へ，吸気の際に空気が流入して，気腔が開く際に生じる断続性ラ音．吸気末に明瞭に聴取される．特発性肺線維症で聞かれるベルクロラ音が有名だが，その他の間質性肺炎でもそれを柔らかくした，弱いラ音を聴取する．

air-bronchogram
胸部X線写真において，肺胞内腔や末梢気道に滲出液などが充満していると，気管支内の空気が周囲の肺胞から識別されて，末梢から肺野へ向かう樹枝状の透亮像として認められることをいう．これがみられると，肺胞などの肺末梢に病変があることを示している．

Section 1 誘因・原因

- 肺は放射線感受性の高い臓器であり，胸郭内外および周辺の悪性腫瘍の放射線治療により肺が傷害される．したがって，照射野に肺が含まれる肺がん，乳がん，食道がんなどに対する放射線治療後に生じる．
- 線量が40Gyを超えると，ほぼ全例に発症するが，発熱，呼吸器症状を伴うものが，臨床上問題になる．
- 高線量，広い照射範囲，喫煙歴，低肺機能，化学療法併用，間質性肺炎の存在は，放射線肺炎の発症および重篤化の危険因子である．

Section 2 症状・臨床所見

- 乾性咳，発熱，呼吸困難．
- 聴診上，捻髪音(fine crackles)を聴取する．
- 照射終了後，1〜6か月で発症することが多い．

Section 3 検査・診断・分類

- 胸部X線，CT：照射野に一致した異常陰影を呈する．正常肺との境界が直線的であるのが特徴的である．初期には，スリガラス陰影を呈するが，徐々に融合影となり，陰影内にair-bronchogram*を認めるようになる．さらに時間が経過すると，肺の容積減少と線維化が進行し，周辺構造の引き込み像が認められるようになる．ときに，照射範囲外に陰影がびまん性に広がり，致死的になることがある．
- 間質性肺炎マーカー：SP-D，KL-6，LDH上昇．
- 動脈血ガス分析：PaO_2低下

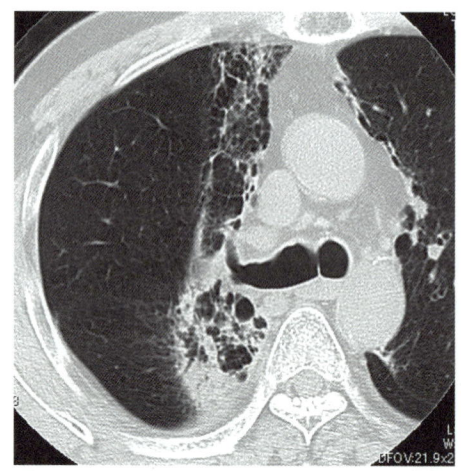

■ 放射線治療60Gy終了3か月後の胸部CT像
照射部位に一致して矩形状の肺野濃度上昇を認める．

Section 4 治療

- 自覚症状の乏しい場合は，経過観察のみでよい．
- 照射外に広がり，呼吸不全を伴う場合や，高熱が持続するなど自覚症状の激しい場合には，ステロイド治療を実施する．
- ステロイド治療の例として，プレドニゾロン 0.5mg/kgで開始し，漸減する．
- 重症の場合には，ステロイドパルス療法(メチルプレドニゾロンを1g，3日間)を実施する．

■ シアル化糖鎖抗原KL-6(KL-6)：sialylated carbohydrate antigen KL-6　　■ 乳酸脱水素酵素(LDH)：lactate dehydrogenase
■ サーファクタントプロテインD(SP-D)：surfactant protein D

Unit 5-1 珪肺症 J62

silicosis

疾患概念
粉塵を吸入することによって生じる肺の線維化病態を塵肺とよび，遊離ケイ酸(SiO₂)を吸入して発症する塵肺を珪肺とよぶ．吸入された遊離ケイ酸は肺胞マクロファージにより貪食されるが，この組織反応に伴い線維化結節が生じる．画像上，上肺野優位の小結節影の散布，肺門リンパ節の石灰化などがみられる．

SUMMARY Map

誘因・原因
- 「粉塵を吸入することによって肺に生じた線維増殖性変化を主体とする疾病」を塵肺とよび(じん肺法)，吸入粉塵が遊離ケイ酸(結晶性シリカ，SiO₂)である塵肺を珪肺とよぶ．
- 採石，採鉱，隧道掘削，その他の開発工事，窯業，鋳物製造，金属精錬，研磨などの職業従事者が発症する．

病態
- 吸入された遊離ケイ酸が肺胞に到達すると肺胞マクロファージにより貪食され，炎症反応を引き起こす．その結果，肺内に珪肺結節とよばれる線維化結節ができ，さらに結節の癒合により塊状巣が形成される．また，遊離ケイ酸の一部はリンパ流に入り肺門リンパ節に到達して，珪肺結節が形成される．
- 肺気腫が高頻度に認められ，進行すると気腫性変化による肺機能障害が強くなる．

症状・臨床所見
- 初期は無症状であるが，進行すると咳や痰，さらに息切れが強くなる．

検査・診断・分類
- 珪肺症をはじめとする塵肺の診断は，職歴と胸部X線検査で行う．X線検査の基本的な所見は，珪肺結節を反映した粒状影である．1つの結節の大きさが10mm以下のものを小陰影，10mmを超えるものを大陰影とよぶ．小陰影の密度により，第1〜3型に分類する．
- 胸部X線所見に加え，呼吸機能障害の程度により，管理1〜4の管理区分が決定される．
- 珪肺症をはじめとする塵肺の合併症として労災保険で認められる疾患は，肺結核，結核性胸膜炎，続発性気管支炎，続発性気管支拡張症，続発性気胸，原発性肺がんの6疾患である．
- 管理4もしくは管理2，3で合併症がある場合に，要療養(労災疾病)となる．

治療
- 就労中であれば，管理区分により作業転換などの措置が義務づけられている．
- 喫煙者に対しては禁煙させることが重要である．
- 進行した珪肺症に対しては鎮咳薬，去痰薬，気管支拡張薬などの薬物療法，在宅酸素療法(HOT)などを行う．

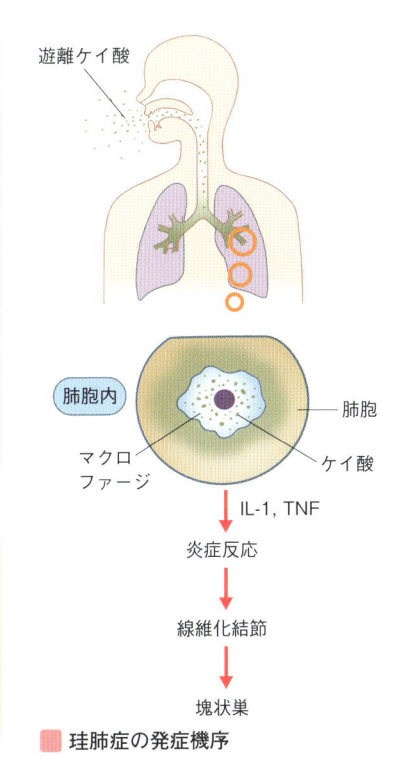

遊離ケイ酸 → 肺胞内 マクロファージ／ケイ酸／肺胞 → IL-1, TNF → 炎症反応 → 線維化結節 → 塊状巣

■ 珪肺症の発症機序

Section 1 誘因・原因

- 遊離ケイ酸（結晶性シリカ，SiO_2）は地殻の主要構成成分である．吸入した場合，肺内での線維化作用が強く，かつて鉱山での採掘，トンネル工事，石の切り出しなどに従事する労働者に，典型的な珪肺症の患者が多数発生した．しかし，産業構造の変化や労働衛生の向上により，近年新たに発症する患者は激減している．
- ケイ酸が他の陽イオンと結合したケイ酸化合物は，ケイ酸に比べて線維化作用が弱く，混合粉塵塵肺（MDP）とよばれる病態をつくる．
- 粉塵における遊離ケイ酸の量が多いと珪肺症に，ケイ酸化合物の量が多いと混合粉塵塵肺になる．
- その他，吸入粉塵の種類により，さまざまな塵肺が存在する．

■主な塵肺の種類

原因物質		塵肺名	代表的な発生職場
ケイ酸	遊離ケイ酸（SiO_2）	珪肺	採石，採鉱，隧道掘削，開発工事，窯業
ケイ酸化合物	石綿	石綿肺	石綿加工，石綿吹き付け
	滑石（タルク）	滑石肺	滑石粉砕，ゴム製造
	珪藻土	珪藻土肺	珪藻土採掘，粉砕
	蝋石	蝋石肺	ガラス溶解用るつぼ製造
アルミニウム・化合物	アルミニウム	アルミニウム肺	アルミニウム粉末製造
	アルミナ（Al_2O_3）	アルミナ肺	アルミニウム再生
鉄化合物	酸化鉄とケイ酸	溶接工肺	電気溶接，ガス切断
	硫化鉄とケイ酸	硫化鉱肺	硫化鉱採鉱
炭素	黒鉛	黒鉛肺	黒鉛精錬，電極製造
	カーボンブラック	炭素肺	製墨，カーボンブラック製造
	石炭粉じんとケイ酸	炭鉱夫肺	炭坑の採炭，掘進

Section 2 症状・臨床所見

- 胸部X線検査に所見があっても，初期は無症状である．進行すると咳，痰といった気管支炎症状，労作時息切れが出現する．離職後も症状が増悪する場合がある．
- 胸部聴診では病態により，連続性ラ音（wheeze）や断続性ラ音（crackle）を聴取する．

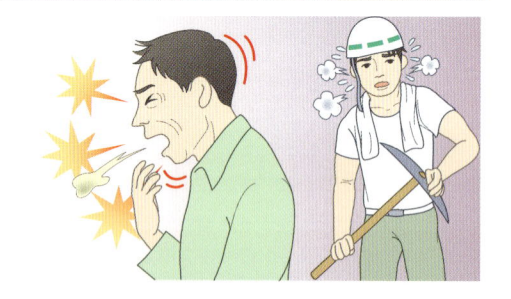

Section 3 検査・診断・分類

胸部X線所見

- 塵肺のX線所見の基本像は，小陰影が肺野に広く分布していることである．
- 小陰影には，珪肺などで認められる粒状影（上肺野優位）と，石綿肺などで認められる不整形陰影（下肺野優位）があり，両者は混在する場合もある．

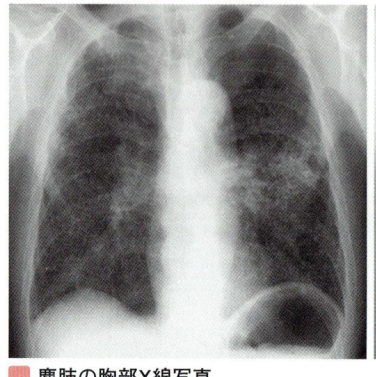

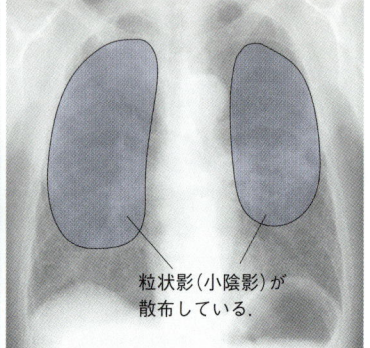

粒状影（小陰影）が散布している．

■塵肺の胸部X線写真

- 粒状影は大きさによって3種類(1.5mmまでをp, 1.5〜3mmをq, それ以上10mmまでをr)に分類され, 10mmを超えるものは大陰影とよばれる.
- 大陰影は粒状の小陰影が寄り集まって形成され, 周囲には代償性に気腫像を呈することが多い. 大陰影は両側性の場合が多いが, 肺がんとの鑑別を要することもある.
- X線所見は, 小陰影の密度により第1〜3型に分類される(じん肺標準写真に則って判断する). 大陰影が存在する場合は第4型となる. また, 珪肺では肺門リンパ節の腫大, 石灰化(egg-shell calcification, 卵殻状石灰化)が起きる場合が多い.

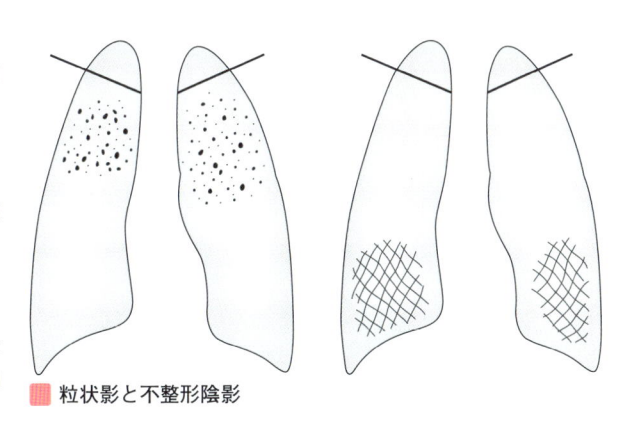

▮ 粒状影と不整形陰影

胸部CT所見

- 2〜5mmの粒状影が小葉中心や胸膜下に認められる. 上葉に多く分布する理由として, リンパ流のクリアランスが上葉で比較的不良なためと考えられている.
- 進行すると, 結節の集簇, 気管支の拡張, 気腫性変化も認められる.

じん肺管理区分

- 粉塵作業従事者に対してじん肺健診が義務づけられており, その結果により管理区分が決まる. 企業内定期健診以外に, 随時申請による管理区分申請も行われる.
- 管理4と決定された者および合併症(①肺結核, ②結核性胸膜炎, ③気管支拡張症, ④続発性気管支炎, ⑤気胸, ⑥原発性肺がん)にかかっていると認められる者は, 療養(労災補償の対象)が必要であるため, 医療機関に受診し, 治療や休業の必要性について検討する.
- 管理2または3の場合, 離職後も健康管理手帳を取得することにより, 肺がんの発見などを目的とした定期的な健康診断を受けることができる.

■ じん肺管理区分

管理1	じん肺の所見がないと認められるもの
管理2	X線写真の像が第1型で, じん肺による著しい肺機能の障害がないと認められるもの
管理3 イ	X線写真の像が第2型で, じん肺による著しい肺機能の障害がないと認められるもの
管理3 ロ	X線写真の像が第3型または第4型(大陰影の大きさが, 一側肺野の1/3以下のものに限る)で, じん肺による著しい肺機能の障害がないと認められるもの
管理4	①X線写真の像が第4型(大陰影の大きさが, 一側肺野の1/3を超えるものに限る)と認められるもの ②X線写真の像が第1, 2, 3型または第4型(大陰影の大きさが, 一側肺野の1/3以下のものに限る)で, じん肺による著しい肺機能の障害があると認められるもの

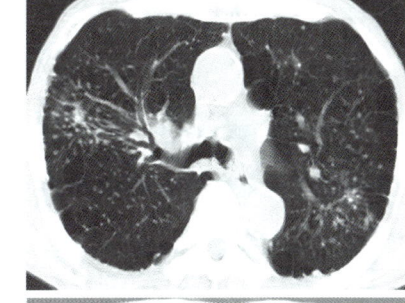

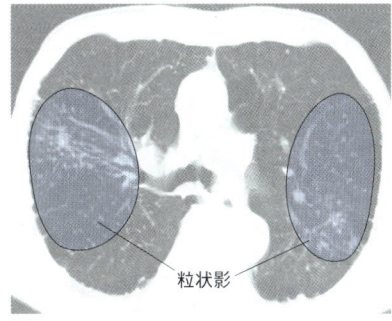

▮ 塵肺の胸部CT (粒状影)

Section 4 治療

- 就労中であれば, 管理区分により作業転換などの措置が義務づけられている.
- 喫煙者に対しては禁煙させることが重要である.
- 進行した珪肺症に対しては鎮咳薬, 去痰薬, 気管支拡張薬などの薬物療法, 在宅酸素療法(HOT: home oxgen therapy)などを行う.

■混合粉塵塵肺(MDP): mixed dust pneumoconiosis

Unit 5-2 J61 石綿肺

asbestosis

疾患概念
石綿（アスベスト）は繊維状のケイ酸化合物で，石綿粉塵を大量に吸入することによって生じる塵肺を石綿肺とよぶ．細気管支周囲の線維化からはじまり，進行すると下肺野優位に線維化，蜂窩肺を呈する．職業性の石綿曝露歴と胸膜プラーク（胸膜肥厚斑）や肺内石綿小体の存在により，特発性肺線維症と鑑別する．

Summary Map

誘因・原因
- 石綿（アスベスト）は繊維状のケイ酸化合物の総称であり，石綿粉塵を吸入することによって生じる塵肺を石綿肺とよぶ．

病態
- 石綿繊維は細くて長いため，肺内に吸入されるとマクロファージで貪食されにくく，細気管支や肺胞に滞留しやすい．
- 石綿肺の初期病変は細気管支周囲の炎症，線維化として始まり，隣接する肺胞隔壁の線維性肥厚へと進展する．
- 肺の線維化が進行すると肺容積の減少をもたらし，呼吸不全へと至る．

症状・臨床所見
- 咳，痰，息切れが主な症状である．
- 胸部聴診にて両側肺底部に捻髪音（ベルクロラ音）*を聴取．

検査・診断・分類
- 胸部X線では，両側下肺野の不整形陰影を呈し，その程度によって第1～3型に分類される．石綿曝露の所見として，胸膜プラーク（胸膜肥厚斑）も重要である．
- 胸部CTでは，初期には小葉内間質肥厚像，小葉間隔壁肥厚像，胸膜下曲線様陰影などが認められ，線維化が進行すると蜂巣肺所見が認められる．胸膜プラークや胸膜肥厚の存在も重要である．
- 呼吸機能検査では肺活量の低下（拘束性障害），拡散能の低下，歩行時の低酸素血症（SpO$_2$の低下）が認められ，さらに進行すると安静時の低酸素血症が出現する．
- 他の塵肺と同様に，職業歴，胸部X線所見，呼吸機能によって管理区分が決められる．

治療
- 石綿肺の根本的な治療はない．
- 咳や痰に対する対症療法，呼吸不全に対して在宅酸素療法（HOT）を含む呼吸リハビリテーションを行う．
- 石綿肺の患者の死因として肺がんが多いので，離職後も定期的に健康診断を行う．喫煙者に対しては禁煙させることが最も重要である．

用語解説

一酸化炭素肺拡散能力（DLco）
酸素の拡散障害を測定する検査．酸素の拡散能力を直接測定することは困難であるため，ヘモグロビンと親和性の高い一酸化炭素を用いて，拡散能力を代替的に測定する方法．

ベルクロラ音
断続性ラ音の一種で，ベルクロ社のマジックテープをはがす音に似ていることからベルクロラ音とよばれる．欧米では捻髪音とよばれている．

Section 1 誘因・原因

- 石綿（アスベスト）はきわめて細い鉱物繊維で，熱，摩擦，酸やアルカリにも強く，丈夫で変化しにくいという性質を有していることから，建材や断熱材，摩擦材などに広く使用されてきた．
- わが国で使用されてきた石綿の種類は，白石綿（クリソタイル）が最も多く，ほかに青石綿（クロシドライト），茶石綿（アモサイト）も使用された．発がん性は青石綿，茶石綿が強く，白石綿が最も弱い．
- 1970～1990年にかけて，年間約30万トンの石綿が輸入されていたが，2004年に石綿の使用が原則禁止となっている．

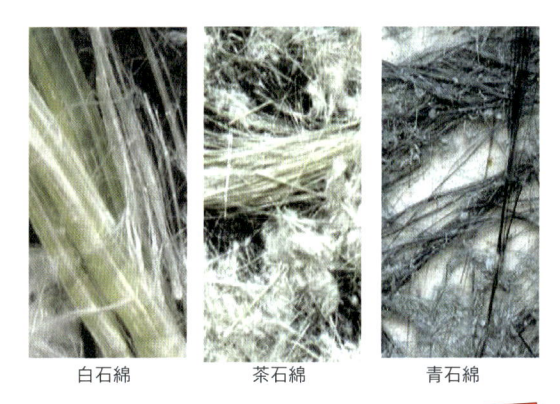

白石綿　茶石綿　青石綿

小　発がん性　大

■ 石綿の種類と発がん性
（産業技術総合研究所：地圏資源環境研究部門ホームページをもとに作成）

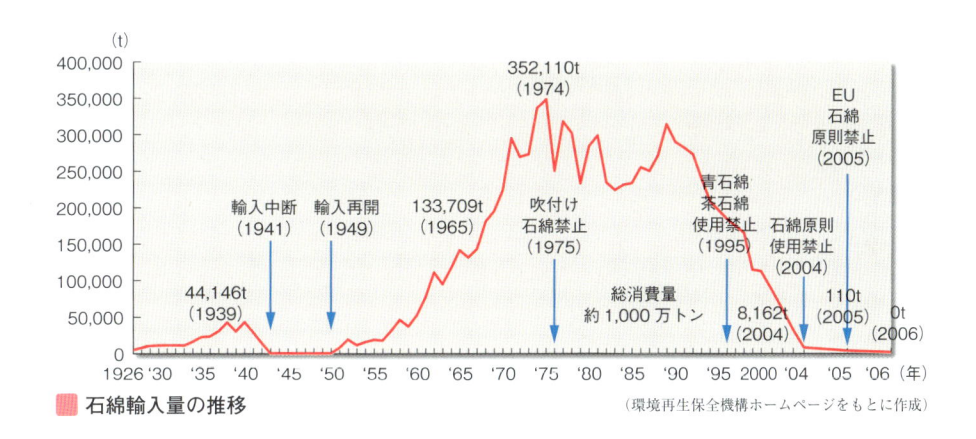

■ 石綿輸入量の推移
（環境再生保全機構ホームページをもとに作成）

Section 2 症状・臨床所見

- 他の塵肺と同様に，咳，痰，息切れが主な症状である．
- 下肺野において病変が進行するため，胸部聴診では両側肺底部に捻髪音（ベルクロラ音）を聴取する．

病態

- 石綿関連疾患には中皮腫，肺がんの悪性腫瘍，石綿肺，良性石綿胸水，びまん性胸膜肥厚が含まれる．
- 胸膜プラーク（胸膜肥厚斑）は石綿曝露の指標となる病態であるが，治療の対象となる疾患ではない．
- 胸膜プラークや中皮腫が環境曝露などの低濃度の曝露でも発症するのに対し，石綿肺は職業性などの高濃度曝露がないと発症しない．

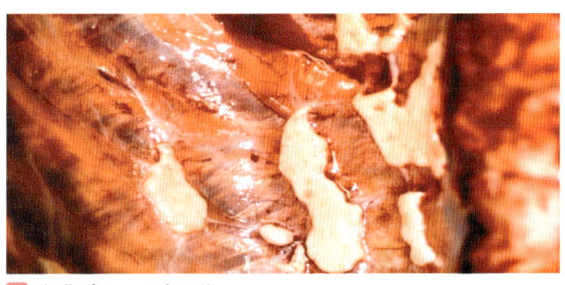

■ 胸膜プラーク肉眼像
壁側胸膜に乳白色のプラークが散在している．
（労働者健康福祉機構：アスベスト関連疾患日常診療ガイド増補改訂版．p.27，2006）

- 石綿関連疾患の特徴は，初回曝露から発症までの期間が10年以上と長いことである．
- 吸入された石綿繊維は呼吸細気管支に達し，沈着する．細気管支中心性に炎症，線維化が進行する．
- 特発性肺線維症（IPF）との鑑別が重要である．特発性肺線維症が小葉辺縁性の線維化を呈するのに対し，石綿肺の初期病変は小葉中心性である．

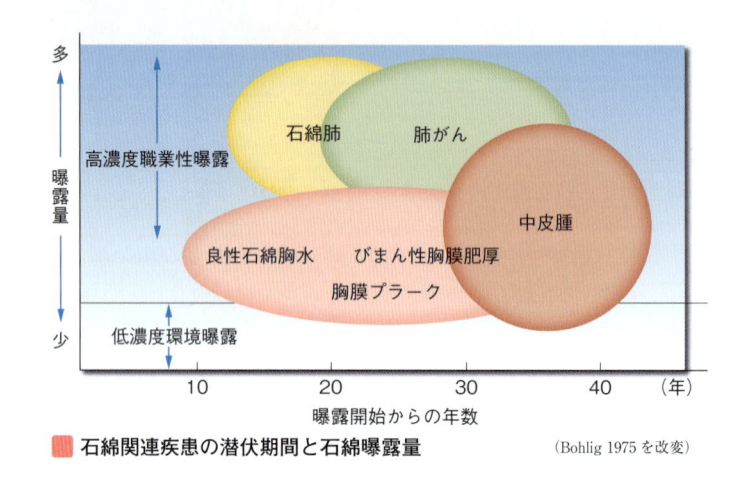

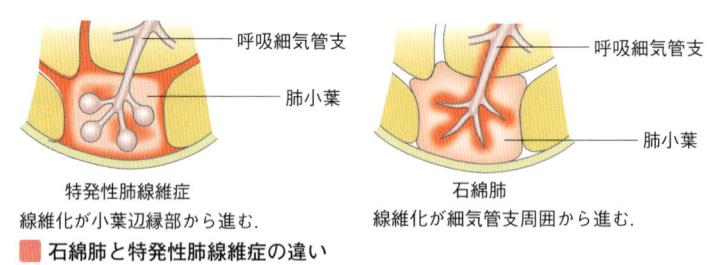

石綿関連疾患の潜伏期間と石綿曝露量
（Bohlig 1975を改変）

石綿肺と特発性肺線維症の違い

特発性肺線維症：線維化が小葉辺縁部から進む．
石綿肺：線維化が細気管支周囲から進む．

(Akira M, et al : High-resolution CT of asbestosis and idiopathic pulmonary fibrosis. Am J Roentgevol, 181：163, 2003 を改変)

病理組織所見

- 病理学的な特徴は細気管支周囲の線維化と石綿小体の存在である．

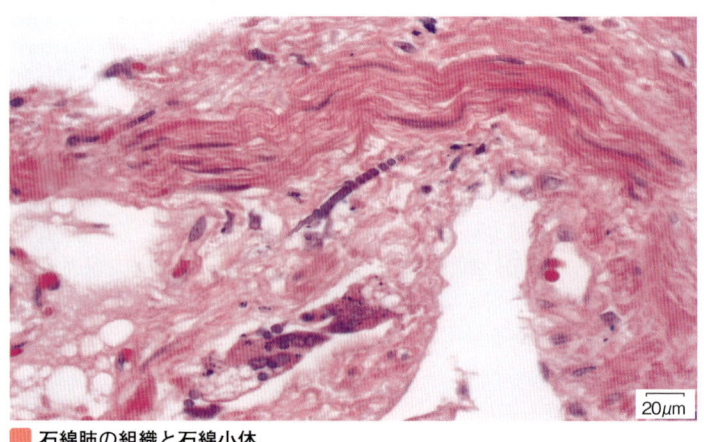

石綿肺の組織と石綿小体
線維化肺組織と石綿小体（矢印）

Section 3 検査・診断・分類

- 診断は，①職業歴（石綿高濃度曝露歴），②画像所見（肺線維化所見），③胸膜プラークや肺内石綿小体など石綿吸入の所見，④他の原因による間質性肺炎（肺線維症），の鑑別によってなされる．

画像所見

- 初期の所見は細気管支周囲の炎症，線維化を反映した胸膜下粒状影・分岐状影，胸膜下線状影で，これらはCT画像を用いないと検出は難しい．
- 石綿肺は線維化が進行すると下葉を中心に蜂窩肺所見を呈するため，画像上，特発性肺線維症（IPF）との鑑別が難しく，胸膜プラークの有無，肺内の石綿小体数や職業歴により判断せざるをえない．

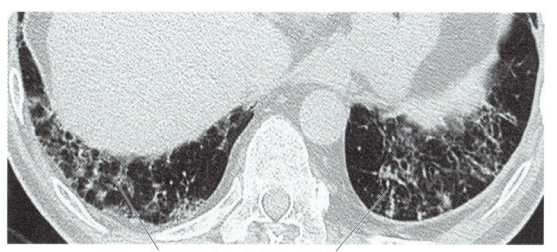

■ **胸部CT像**
細気管支中心性の線維化像を認める．

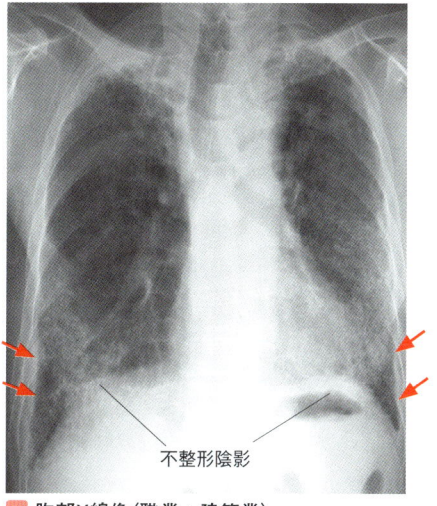

■ **胸部X線像（職業：建築業）**
中下肺野を中心に不整形陰影を認める．胸膜の肥厚（矢印）もある．

- 石綿肺は塵肺の一種であるので，塵肺標準写真を基準に胸部X線写真で第1～3型に分類し，呼吸機能障害の程度や合併症の有無を加え，p.225で示した塵肺管理区分に従って，配置転換や療養の必要性が判断される．
- CTでのみ病変を指摘できる軽度の変化は塵肺法上，石綿肺とは認められない．

呼吸機能検査

- 呼吸機能検査では，珪肺などの塵肺と比べて拡散障害（DLcoの低下），拘束性障害（肺活量の低下）をきたしやすく，併存する気腫性変化により閉塞性障害（1秒率，1秒量の低下）を示す．

Section 4 治療・管理

- 石綿肺の根本的な治療法はないが，咳や痰などの症状コントロール，呼吸不全に陥った場合の在宅酸素療法（HOT）を含む呼吸リハビリテーション，そして合併症に対する治療が必要である．
- 石綿肺の主な死因は，呼吸不全の進行および肺がんの合併である．
- 石綿自体に発がん性があるため，石綿肺という線維化病態が肺がん発症に不可欠の病態とはいえないが，石綿肺の存在は肺がんの大きな危険因子であるので，離職後も定期的に健診を行う必要がある．
- 石綿曝露作業に従事した者は，離職後も肺がんや中皮腫発症の危険があるため，健康管理手帳の取得により，年に2回の健康診断を受けることができる．肺がんの超過リスクは，曝露を受けてから30年でピークになるといわれている．

■一酸化炭素肺拡散能力（DLco）：diffusing capacity for carbon monoxide　■在宅酸素療法（HOT）：home oxgen therapy　■特発性肺線維症（IPF）：idiopathic pulmonary fibrosis　■経皮的酸素飽和度（SpO$_2$）：percutaneous oxygen saturation

Unit 6 D21.9 リンパ脈管筋腫症

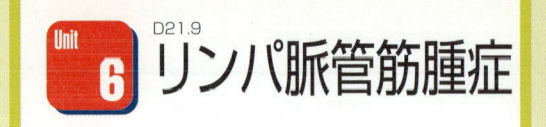

lymphangioleiomyomatosis(LAM)

疾患概念
主に妊娠可能な女性に発症するまれな全身性疾患．主として肺，体軸中心のリンパ系(胸管や縦隔，後腹膜，骨盤腔のリンパ節)などに病変を形成する．肺ではびまん性，不連続性に嚢胞が多数形成され，重症例では呼吸不全に至り，肺移植が必要となる．自然気胸*を反復することが多く，女性自然気胸の基礎疾患の1つである．

SUMMARY Map

誘因・原因
- ほぼ女性に限って発症する性差の著しい疾患である(主に妊娠可能年齢の女性)．
- がん抑制遺伝子(TSC1あるいはTSC2遺伝子)の異常により，腫瘍化した平滑筋細胞様の腫瘍細胞(LAM細胞)がクローン性に増殖して，病変(嚢胞)を形成する．

病態
- LAM細胞はリンパ管内皮細胞増殖因子を産生して，リンパ管新生を誘導する．
- リンパ管新生とともに，リンパ管内皮細胞(LEC)に覆われたLAM細胞クラスター(LCC)が形成され，リンパ流中に放出される．
- LAM細胞クラスターは，リンパ流により体軸中心リンパ系に沿って病変を形成する．リンパ流は右心系に流入するため，肺に到達する．
- リンパ流の停滞，閉塞，破綻などにより，乳糜漏(胸水，腹水，乳糜尿，乳糜喀痰，経腟乳糜漏)，リンパ浮腫などの特徴的臨床像が生じる．

症状・臨床所見
- 肺病変による症状：労作性呼吸困難，気胸，血痰，喀痰，咳，乳糜胸水，乳糜喀痰など．
- 胸郭外病変による症状：乳糜腹水，腹部膨満感，腹痛，腹部違和感，血尿，下肢のリンパ浮腫など．

検査・診断・分類
- 胸部CT：多発性肺嚢胞．
- 呼吸機能検査：拡散機能低下，閉塞性換気障害．
- 腹部画像検査(CT，MRI，超音波)：リンパ脈管筋腫(lymphangioleiomyoma)や腎血管筋脂肪腫．
- 気管支鏡検査，胸腔鏡による肺生検での病理診断：LAM細胞の証明．

治療
- LAM：ホルモン療法(GnRH療法)，mTOR阻害薬(ラパマイシン；現在治験中)．
- 肺病変：気管支拡張薬，在宅酸素療法，肺移植．
- 乳糜漏(胸水・腹水など)：脂肪制限食，胸膜癒着術，シャント術(Denverシャント)．
- 気胸：程度に応じて安静，脱気・ドレナージ，エアリーク部の嚢胞切除．気胸再発防止(全肺胸膜被覆術，壁側胸膜切除による癒着)．

*呼吸不全に関する調査研究班が発表したLAMの診断基準[1]，治療と管理の手引き[2]を参照．

用語解説

自然気胸
何の誘因(外傷，医療行為など)なしに起こる肺内のガスが胸腔に漏れる病態．原因として肺胞の破壊によって生じたブラ(気腫性嚢胞)か，胸膜下間質に生じたブレブ(肺胸膜嚢胞)の破裂が多い．

GnRHによる偽閉経療法
GnRH(性腺刺激ホルモン放出ホルモン)を人工的に合成したホルモン(GnRHアナログ)を投与することで，結果的にゴナドトロピンの分泌を抑制してステロイドホルモン産生を抑制することで，月経を停止させる方法．

Section 1 誘因・原因

- がん抑制遺伝子（*TSC1* あるいは*TSC2*遺伝子）の異常により腫瘍化した平滑筋細胞様の腫瘍細胞（LAM細胞）が，クローン性に増殖して生じる疾患である[3,4]．
- LAM細胞は，がん細胞と異なり形態学的には良性であるが，転移して新たな病巣を形成しながらゆっくりと進行する腫瘍性疾患である[5]．主にリンパ行性転移であると考えられる．

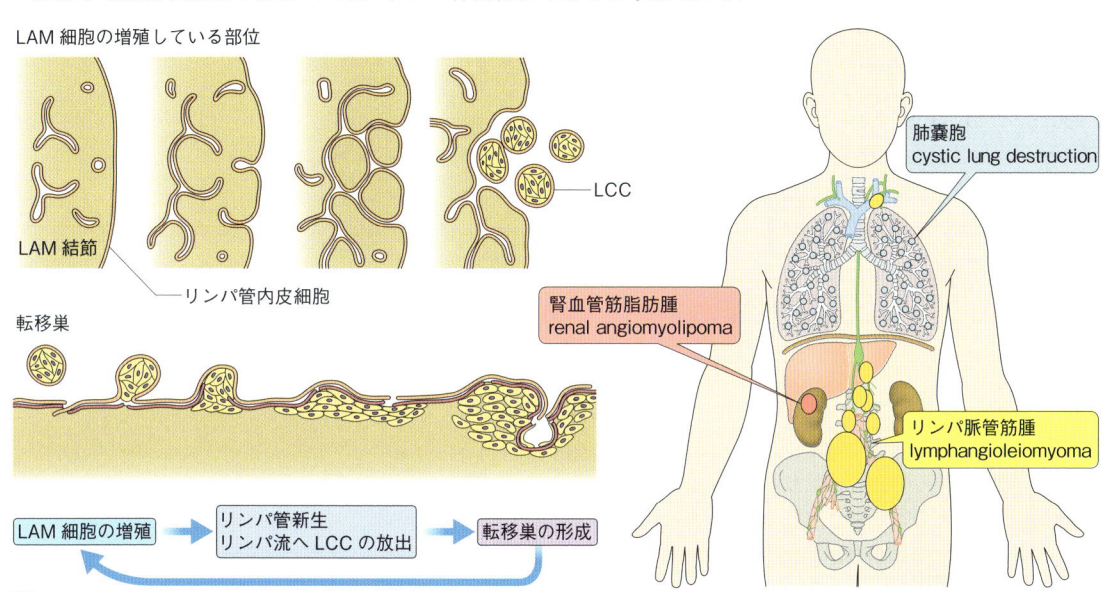

LAM細胞の増殖と転移
LAM細胞はLECで覆われてLCCを形成しリンパ流へ放出される．リンパ腔内の新たな部位に接着しリンパ管外に新たな病変を形成する．

Section 2 症状・臨床所見

- 有病率は1.2～2.3人/100万人と推定される．
- TSC-LAM（結節性硬化症に合併したLAM）と孤発性LAM（結節性硬化症とは関係なくリンパ脈管筋腫症を発症する場合）の2つの臨床病型がある．
- 主な症状と臨床所見を表に示す．
- 診断時の平均年齢は約34歳[6]である．
- 疾患の進行には個人差がある．初発症状が気胸の症例は，労作性呼吸困難を初発症状とする症例より予後がよい．

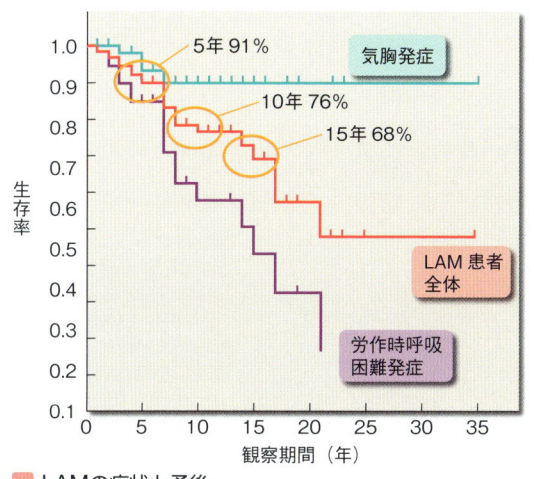

LAMの症状と予後

■主要症状と臨床所見

胸郭内病変による症状および所見	● 労作性呼吸困難(74%)* ● 気胸(53%) ● 咳(32%) ● 痰(少量)(21%) ● 血痰(8%) ● 乳糜胸水(7%)
胸郭外病変による症状および所見	● 乳糜腹水(5%) ● 後腹膜腔～骨盤腔のリンパ脈管筋腫や腎血管筋脂肪腫に伴う諸症状（腹部膨満感，腹痛・腹部違和感，下肢のリンパ浮腫，血尿など）

*カッコ内は厚生労働省LAM全国疫学調査（平成15～16年）からの初期における症状頻度[4]

Section 3 　検査・診断・分類

胸部CT検査

- 数mm～1cm大，境界明瞭な薄壁のある類円形の囊胞が，びまん性に認められる．
- 囊胞は経過とともに増加する．

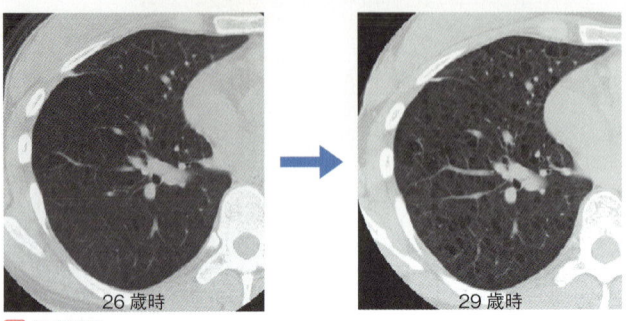

胸部CT
多発する囊胞が認められる．囊胞の増加とともに，拡散障害（DLco）の低下，閉塞性換気障害〔FEV_1/FVC，1% predicted FEV（1秒量の正常値に対する％）〕の低下が進行する．

腹部CT検査

- 腎血管筋脂肪腫，リンパ脈管筋腫（lymphangioleiomyoma）を認めることがある．

後腹膜腔～骨盤腔リンパ脈管筋腫

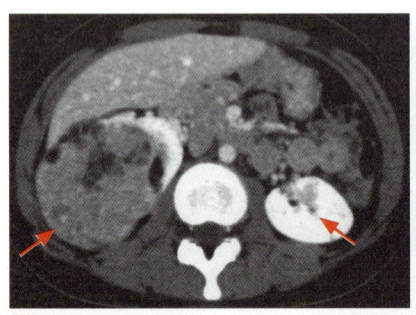

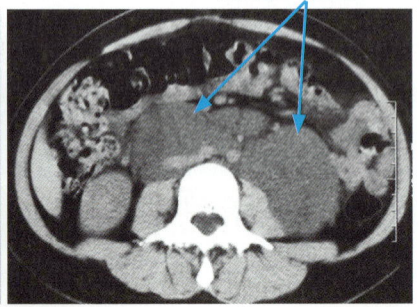

腎血管筋脂肪腫（赤矢印）とリンパ脈管筋腫（青矢印）

病理検査

- 病理診断ではLAM細胞の増殖を証明する[7]．経気管支肺生検，胸腔鏡下肺生検，リンパ節生検のほか，乳糜胸水や腹水中のLAM細胞クラスターを検出する[8]．

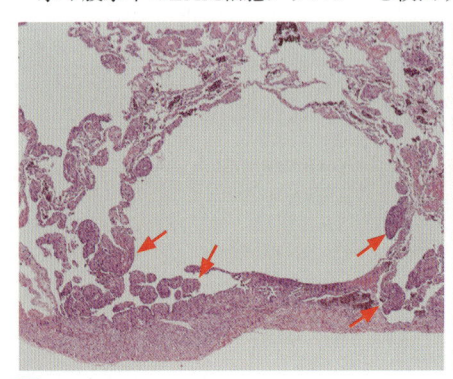

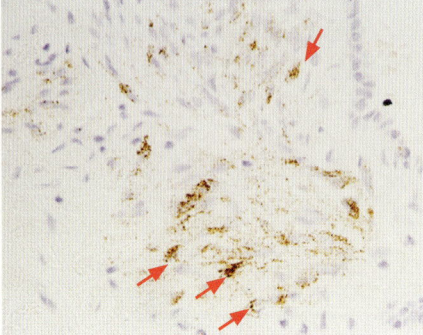

囊胞壁やその周囲に，結節状に増殖する紡錘形のLAM細胞を認める（左：HE染色）．LAM細胞では，細胞質に顆粒状にHMB45陽性に染色される（茶色部分：矢印）（右：HMB45に対する免疫組織染色）．

病理組織像
矢印がLAM細胞である．

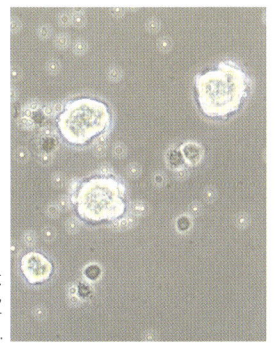

LAM細胞集塊の表面は一層の扁平なリンパ内皮細胞により覆われている．

■ 乳糜中のLCC

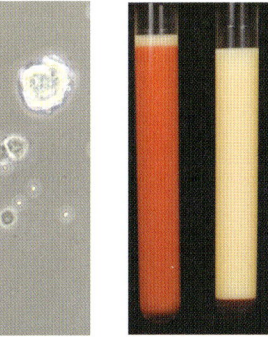

左：遠心分離前
右：遠心分離後

■ 血性の乳糜腹水

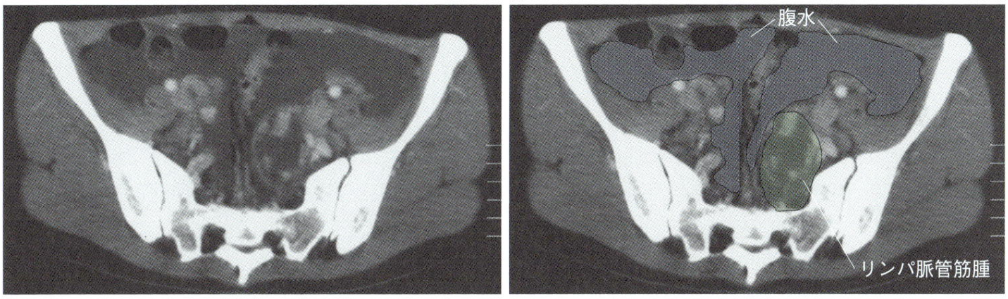

腹水

リンパ脈管筋腫

■ 骨盤部CT
骨盤腔内にリンパ脈管筋腫を認める．この症例では腹水も認められた．

Section 4 治療

- リンパ脈管筋腫症に対する確立した治療法はない．胸部CTで嚢胞が少ない，換気機能が正常な軽症例は経過観察でよい．
- 病態が進行する症例では，性腺刺激ホルモン放出ホルモン（GnRH）による偽閉経療法が推奨される．肺機能低下の緩徐化，乳糜漏やリンパ浮腫の軽減，血痰の減少などの症状の緩和と安定化が期待できる．
- LAM細胞では*TSC*遺伝子変異によりラパマイシン標的哺乳類細胞分子（mTOR）が活性化されているため，mTORを抑制するラパマイシン（rapamycin）が，LAM細胞の増殖を抑制し病態の改善につながると考えられている[9]．現在，わが国でも治験が行われている．

妊娠・出産

- 必ずしも禁忌ではないが，妊娠，出産によりリンパ脈管筋腫症（LAM）が増悪した報告もあり，病勢に影響を及ぼす可能性はある．
- 妊娠前の肺機能が良好で経過の安定している軽症例では，慎重な管理下に妊娠・出産を考えてもよいだろう．

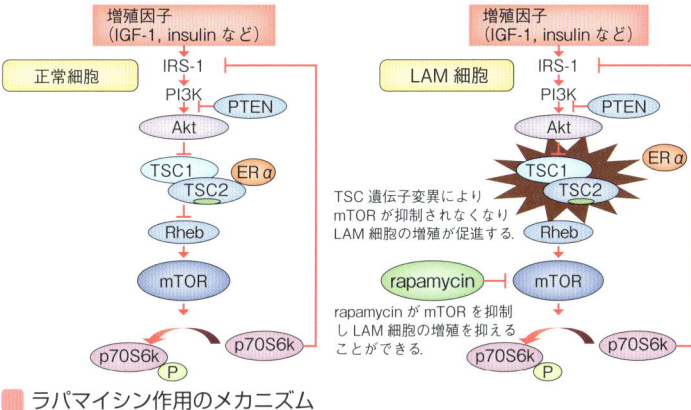

■ ラパマイシン作用のメカニズム

TSC遺伝子変異によりmTORが抑制されなくなりLAM細胞の増殖が促進する．

rapamycinがmTORを抑制しLAM細胞の増殖を抑えることができる．

■一酸化炭素肺拡散能力（DLco）：pulmonary carbon monoxide diffusing capacity　■1秒率（FEV$_1$）：forced expiratory volume in one second　■努力性肺活量（FVC）：forced vital capacity　■性腺刺激ホルモン放出ホルモン（GnRH）：gonadotropin releasing hormone　■ヘマトキシリン・エオジン（HE）染色：Hematoxylin-Eosin stain　■LAM細胞クラスター（LCC）：LAM cell cluster　■リンパ管内皮細胞（LEC）：lymphatic endothelial cell　■ラパマイシン標的哺乳類細胞分子（mTOR）：mammalian target of rapamycin　■結節性硬化症（TSC）：tuberous sclerosis

Birt-Hogg-Dubé症候群

- 1977年に常染色体優性遺伝性皮膚症候群として初めて報告された[10]．その後，報告した3人の医師名から，Birt-Hogg-Dubé症候群（BHDS）と名づけられた．
- 線維毛包腫（fibrofolliculoma）を主とする皮膚病変とともに腎腫瘍，肺嚢胞/自然気胸の合併が，Birt-Hogg-Dubé症候群の特徴とされている．これら3つの所見が必ずしも認められるわけではなく，さまざまな組み合わせもしくは単独でも認められることが，自験例を含め明らかになってきた[11, 12]．

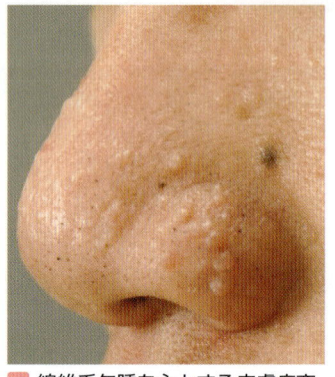

■ 線維毛包腫を主とする皮膚病変
鼻周囲に光沢のない径2～3mmの丘疹を多数認める．

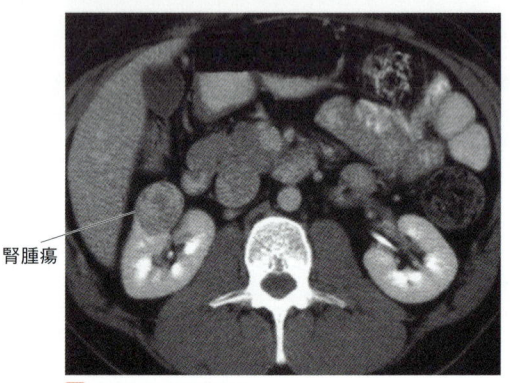

■ 腎腫瘍のCT所見
右腎臓に腫瘍を認める．

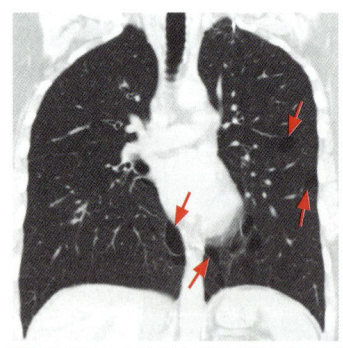

■ 肺嚢胞のCT所見（各写真は別症例）
胸部CT上，肺底部，縦隔側に多発性に類円形ではなく不整形の嚢胞を認める．

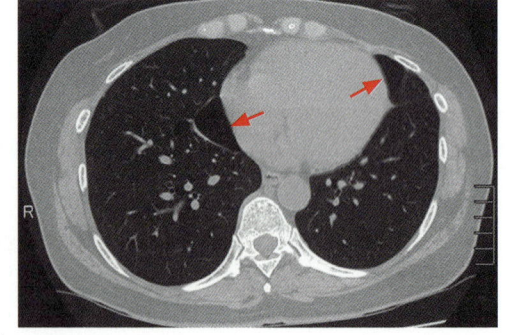

- 皮膚，肺，腎の各病変の発生には好発年齢がある．肺嚢胞や気胸は一般に20歳代で認識されはじめるため，Birt-Hogg-Dubé症候群の診断契機になる場合が多い．
- 胸部CTでは，不整形で大きさに大小のばらつきがある薄壁嚢胞が特徴で，リンパ脈管筋腫症の嚢胞と異なり肺底部や縦隔側に分布していることが特徴である[13]．
- Birt-Hogg-Dubé症候群の責任遺伝子は17p11.2に同定され，follicullin（FLCN）とよばれるタンパク質をコードすることから*FLCN*遺伝子と命名された．*FLCN*遺伝子はがん抑制遺伝子と考えられている[14]．
- *FLCN*遺伝子変異のある患者では，一般集団と比べて腎腫瘍のリスクが7倍，自然気胸のリスクが50倍とされている[15]．
- 診断にはDHPLC法（denaturing high performance liquid chromatography）および核酸塩基配列とreal-time quantitative PCR（polymerase chain reaction）により遺伝子解析を行う[16]．

Unit 7 　肺ランゲルハンス細胞組織球症

D76.0

pulmonary Langerhans' cell histiocytosis（PLCH）

疾患概念
肺ランゲルハンス細胞組織球症は，肺に対してランゲルハンス細胞が多クローン性に増殖する疾患である．多臓器病変（骨病変，尿崩症）を合併することもある．肺に薄壁囊胞を形成するが，気胸の合併は20〜30％である．好発年齢は20〜40歳で，喫煙と強い関連があり，禁煙により改善する例も多く，喫煙関連間質性肺疾患の1つにあげられる．肺ランゲルハンス細胞肉芽腫症ともいう．

SUMMARY Map

誘因・原因
- ランゲルハンス細胞*が，肺において多クローン性に異常増殖する．
- 喫煙との関連が深い．90％以上の患者が喫煙者で，禁煙により改善する例が多いことから，発症に喫煙が関与すると考えられている．

病態
- タバコ煙に含まれるタバコ糖タンパク質が，ランゲルハンス細胞の異常増殖を促進して肉芽腫病変を形成すると考えられている．
- 初期の細胞増殖期には，呼吸細気管支の間質にランゲルハンス細胞を含む肉芽腫が生じる．次第に肉芽腫は周囲の肺胞間質に広がり，病変の中心部は線維化を形成する．
- 肺の囊胞は，肉芽腫病変内の構造破壊，組織壊死あるいは近接した細気管支の拡張で生じる．

症状・臨床所見
- 若年男性に多く，好発年齢は20〜40歳である．
- 胸部X線像では囊胞陰影がびまん性であるにもかかわらず，症状が軽い．検診での発見例も多い．
- 呼吸困難のほか，倦怠感や発熱などの非特異的症状が認められる．
- 気胸の合併は20〜30％である．
- ランゲルハンス細胞の異常増殖は骨病変，下垂体，皮膚，肝臓などに認められるが，成人の場合，90％以上は肺に限局している．

検査・診断・分類
- 胸部X線像では，上中肺野優位の囊胞陰影を認める．
- 胸部CTでは，囊胞壁が通常の肺気腫よりも厚いこと，形が丸くなく不整であり，肺の末梢には所見が少ないことが特徴である．
- 気管支肺胞洗浄（BAL）でCD1aに濃染する細胞が5％以上認められれば，診断可能である．
- 肺生検による標本では，ランゲルハンス細胞，および好酸球やリンパ球を含む肉芽腫病変を，呼吸器細気管支壁から肺胞領域に認める．

治療
- 第一の治療は禁煙であり，禁煙により改善する例も多い．
- 20〜30％の症例は進行する．進行例では，副腎皮質ステロイド薬の適応となる．
- 5年生存率は約75〜90％で比較的良好である．
- 予後不良因子としては反復性気胸，他臓器の病変合併，女性，高齢，肺拡散能がある．

用語解説
ランゲルハンス細胞
皮膚組織などの細胞間に細長い突起を伸ばす，遊離状の樹状細胞．マクロファージの一種とみられる抗原提示細胞である．抗原提示細胞は，病原体や異物が体内に侵入すると，免疫系に警告する役割を担うと考えられている．

Section 1 誘因・原因

- 肺ランゲルハンス細胞組織球症（PLCH）は，ランゲルハンス細胞が多クローン性に異常増殖した疾患で，腫瘍よりも未知の抗原に対する免疫反応による肉芽腫形成の関与が疑われる．ただし，肺移植後にもPLCHの再発の報告があり，一部の例では腫瘍性増殖も関与している．
- 90％以上の患者が喫煙者で，禁煙により改善する例が多いことより，発症に喫煙が関与すると考えられている．抗原としては，たばこ煙に含まれるたばこ糖タンパク質（tabacco glycoprotein）説が有力である．

> 好酸球を伴う肉芽腫病変を形成することから，以前には「肺好酸球性肉芽腫症」とよばれてきた．しかし，好酸球はランゲルハンス細胞の浸潤増殖が起因で分泌されるサイトカインの刺激により集まるので，本症の病態を正しく反映したものではない．

Section 2 症状・臨床所見

- 90％以上が喫煙者で，喫煙開始年齢は20歳未満が多い．若年男性に多く，好発年齢は20〜40歳である．
- 主な症状として，咳嗽を50％，労作時呼吸困難を20％の患者に認める．無症状であることも多く，約45％は検診で発見される．
- 胸部X線像では囊胞陰影がびまん性であるにもかかわらず症状が軽く，検診での発見例も多い．
- PLCHの約90％において，病変は肺のみに限局する．
- 合併症としては，気胸を20〜30％，尿崩症を15％，骨病変（punched out lesionなど）を10％に認める．

Section 3 検査・診断・分類

胸部X線検査

- 上中肺優位の網状陰影・囊胞陰影・結節陰影を認める．しかし，進行すると下肺野にも分布する．

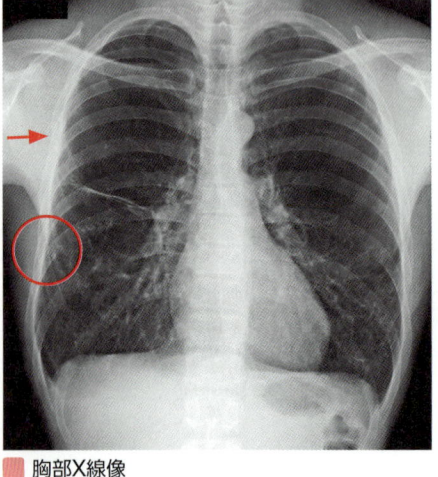

胸部CT検査

- 胸部CTでは，囊胞壁が通常の肺気腫よりも厚いこと，形が丸くなく不整であり，肺の末梢には所見が少ないことが特徴である．
- 病期により変化する．初期には結節陰影を認め，進行すると囊胞陰影が増加する．
- 囊胞の形は，ミッキーマウスの耳の形に似た融合したような不整な形をとることがある．この所見はPLCHを疑う糸口になる．

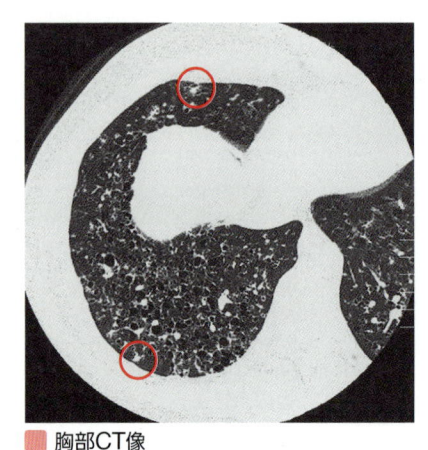

■ 胸部X線像
進行例であり，両側上肺野で気腫性変化（→）が著しく，中下肺野に網状影（○囲み）が認められる．

■ 胸部CT像
囊胞に加え，結節陰影（○囲み）を認める．

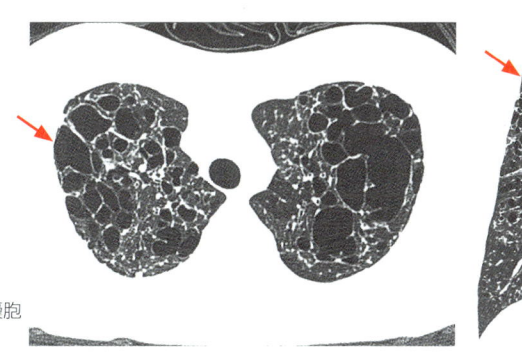

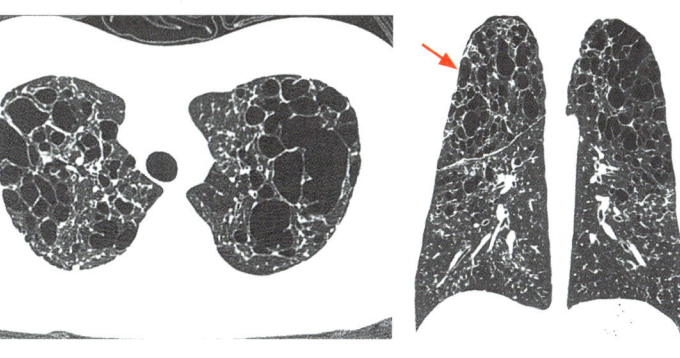

■ 胸部CT像
上肺優位に囊胞陰影(→)を認める．囊胞の壁は通常の肺気腫よりも厚い．

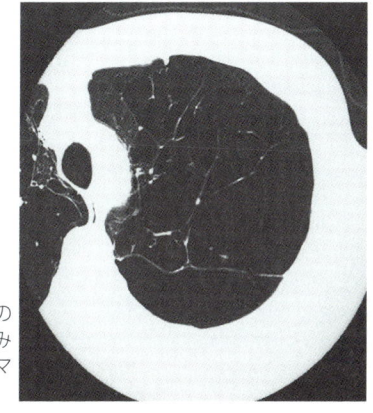

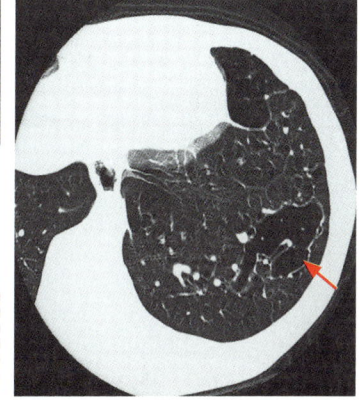

■ 胸部CT像
前ページの胸部X線画像と同じ患者のCT画像．左図の上葉では囊胞陰影のみを，右図の下葉の囊胞(→)はミッキーマウスの耳のような不規則な形をとる．

肺生検による病理学的組織検査

- 肺生検による標本では，ランゲルハンス細胞および好酸球やリンパ球を含む肉芽腫病変を，呼吸器細気管支壁から肺胞領域に認める．
- 経気管支肺生検(TBLB)でランゲルハンス細胞性組織球を確認して診断できる例もあるが，胸腔下肺生検まで行われることが多い．
- 病理像には次の段階がある．
- ・細胞増殖期：初期には呼吸細気管支の間質にランゲルハンス細胞を含む細胞浸潤が生じる．
- ・細胞増殖囊胞期：次に囊胞を形成する．
- ・瘢痕期：その後，ランゲルハンス細胞が消失して星芒状の線維化のみ残存する．
- 細胞増殖期には，免疫染色によりS-100タンパク，CD1a陽性のランゲルハンス細胞を認め診断容易であるが，瘢痕期ではランゲルハンス細胞は消失しており，診断困難である．HE染色での星芒状の線維化が特徴である．
- 電子顕微鏡では，ランゲルハンス細胞内にバーベック(birbeck)顆粒というラケット状の構造物を認める．

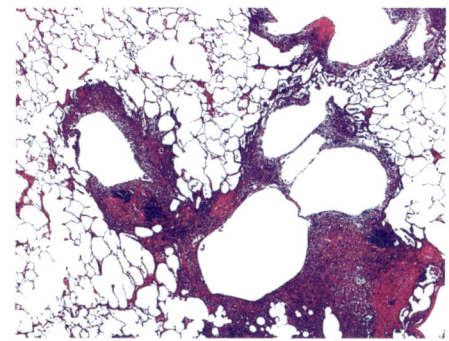

細胞増殖囊胞期の組織像．
細気管支周囲に肉芽腫を認める．
■ 胸腔鏡下肺生検による組織像

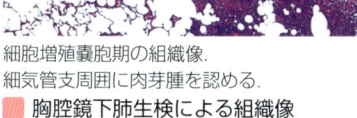

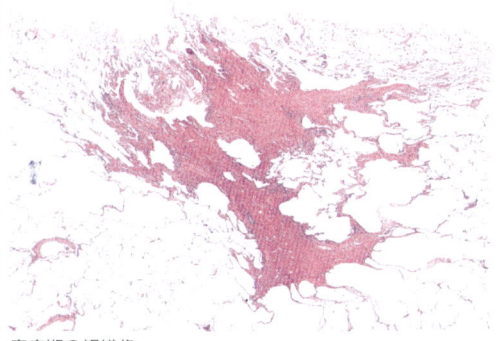

瘢痕期の組織像．
細気管支周囲に星芒状の線維化を認める．

気管支肺胞洗浄による診断アルゴリズム

- 気管支肺胞洗浄（BAL）とは，内視鏡で気管支肺胞に注入した生理食塩水を回収し，その液体に含まれる細胞成分を採取する方法である．
- 気管支肺胞洗浄で，CD1aに濃染する細胞が5％以上認められれば診断可能である，という診断アルゴリズムも提唱されている．

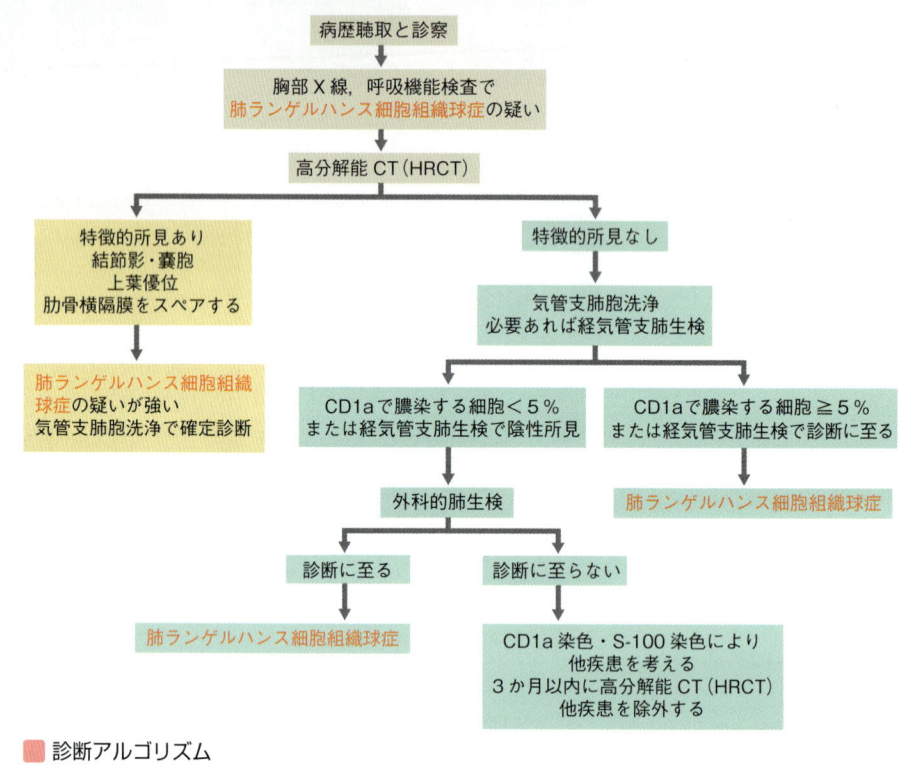

```
病歴聴取と診察
        ↓
胸部X線，呼吸機能検査で
肺ランゲルハンス細胞組織球症の疑い
        ↓
   高分解能CT（HRCT）
    ↓              ↓
特徴的所見あり      特徴的所見なし
結節影・嚢胞            ↓
上葉優位         気管支肺胞洗浄
肋骨横隔膜をスペアする 必要あれば経気管支肺生検
    ↓           ↓              ↓
肺ランゲルハンス細胞組織  CD1aで濃染する細胞<5％  CD1aで濃染する細胞≧5％
球症の疑いが強い       または経気管支肺生検で陰性所見  または経気管支肺生検で診断に至る
気管支肺胞洗浄で確定診断   ↓                        ↓
                  外科的肺生検             肺ランゲルハンス細胞組織球症
                  ↓        ↓
               診断に至る  診断に至らない
                  ↓          ↓
           肺ランゲルハンス細胞組織球症  CD1a染色・S-100染色により
                              他疾患を考える
                              3か月以内に高分解能CT（HRCT）
                              他疾患を除外する
```

■ 診断アルゴリズム

（Vassallo R, et al：Pulmonary Langerhans'-cell histiocytosis. N Engl J Med, 342(26)：1969～1978, 2000）

Section 4 治療

- 第一の治療は禁煙であり，禁煙により改善する例も多い．最初の1年は，3か月間隔で検査をすべきである．
- 20～30％の症例は進行する．進行例では，副腎皮質ステロイド薬の適応となるが，効果はなお疑問が残る．結節性陰影には有効といわれている．
- 重症例では，肺移植も考慮すべきである．
- 予後は全体的に良好で，5年生存率は約75～90％である．わが国の疫学的調査では，改善・不変例が78％，悪化例が18％，死亡例が4％であった．欧米では，生存中央値が12.5年，5年生存率は74％，10年生存率は64％との報告があり，死亡原因の半分は，呼吸不全であった．
- 予後不良因子としては反復性気胸，他臓器の病変合併，女性，高齢，肺拡散能がある．
- 悪性腫瘍の合併が多いとの報告があるが，喫煙歴との関連で，肺がんの発生には十分注意し，経過観察が必要である．

■気管支肺胞洗浄（BAL）：bronchoalveolar lavage　■高分解能CT（HRCT）：high resolution computed tomography　■経気管支肺生検（TBLB）：transbronchial lung biopsy

Unit 8 肺胞タンパク症

J84.0

pulmonary alveolar proteinosis (PAP)

疾患概念
肺胞タンパク症は，サーファクタントの生成あるいは分解過程が障害され，肺胞腔内や終末気管支内にサーファクタント（タンパク質やリン脂質）およびその老廃物が異常に貯留し，呼吸困難や咳嗽が発現するまれな疾患．比較的男性に多く，好発年齢は40～50歳代，予後は原因により異なる．肺胞リポタンパク症ともいう．

SUMMARY Map

誘因・原因
- サーファクタント*の生成または分解過程の障害による．

病態
- サーファクタントの生成または分解過程に障害があり，肺胞腔内や終末気管支内にサーファクタントやその細胞片が貯留する．

症状・臨床所見
- 自己免疫性肺胞タンパク症では，無症状が約30％．
- 症状として頻度が高いのは，労作時呼吸困難，咳，痰など．自然軽快することもある．

検査・診断・分類
- 先天性，自己免疫性（特発性），二次性（続発性）に分類される．
- 胸部X線：両側に浸潤陰影を認める．
- 胸部CT（HRCT）：両側に地図状のスリガラス陰影を呈する．
- 気管支肺胞洗浄液（BALF）：乳白色に混濁したミルク状，米のとぎ汁状外観が特徴的である．
- 自己免疫性（特発性）肺胞タンパク症では，顆粒球マクロファージコロニー刺激因子（GM-CSF）抗体が陽性である．
- 二次性（続発性）には，基礎疾患として血液疾患（とくに骨髄異形成症候群*），呼吸器感染症，自己免疫疾患などがある．

治療
- 標準的治療は肺腔内に貯留する物質の機械的洗浄・排出で，全肺洗浄法と反復区域洗浄法がある．
- 先天性：遺伝子異常の種類により異なる．
- 自己免疫性（特発性）：肺洗浄法，GM-CSF吸入療法など．自然軽快例もあるため経過観察もある．
- 二次性（続発性）：原因疾患の治療をする．

用語解説

サーファクタント
サーファクタント（surfactant，表面活性物質）は肺胞Ⅱ型上皮細胞から分泌されるリポタンパク（タンパク質とリン脂質の複合体）．肺胞内皮表面にあって表面張力に対する表面活性効果をもち，肺胞の虚脱を防ぐ．サーファクタントが不活性になると肺が膨らまない．

骨髄異形成症候群（MDS）
造血幹細胞の異常による慢性の進行性造血障害．単一の血球ではなく，種々の血球の減少・異形成・機能異常，芽球の増加を伴う．貧血や出血，発熱を生じ，病型・症状・合併症などにより治療法を選択する．白血病に移行する頻度が高い難治性疾患で，50歳以降に好発する．

ATP結合カセット輸送体A3
ATP（アデノシン三リン酸）は生体内の代謝において重要な役割を担い，細胞はATPを介して物質輸送（取り込み/排出）を行う．ATP結合カセット（ABC）輸送体は微小な物質の輸送にかかわる膜タンパク質で，ABC輸送体スーパーファミリーとよばれ，約250種が確認されている．

Chapter 4 肺実質の疾患　肺胞タンパク症

Section 1 誘因・原因

- 健常な肺の場合，肺胞マクロファージが一定量のサーファクタントを取り込んで分解することで，肺胞のホメオスタシスが保持されている．
- マクロファージの活性化には，肺胞Ⅱ型上皮細胞から分泌されるサイトカインである顆粒球マクロファージコロニー刺激因子(GM-CSF)が，未熟なマクロファージのGM-CSF受容体に結合することが必要である．

発症機序

- サーファクタントの過剰生成あるいは分解障害に起因すると考えられる．
- 分解障害である自己免疫性(特発性)肺胞タンパク症では，肺胞内に存在する抗GM-CSF自己抗体がGM-CSFを中和し，未熟なマクロファージへの結合を阻害するため，マクロファージは活性化されない．
- 成熟していないマクロファージは取り込んだサーファクタントを分解できず蓄積し肥厚，泡沫化を経て崩壊する．その結果，肺胞内に未分解のサーファクタントやその細胞片が貯留する病態を呈する．

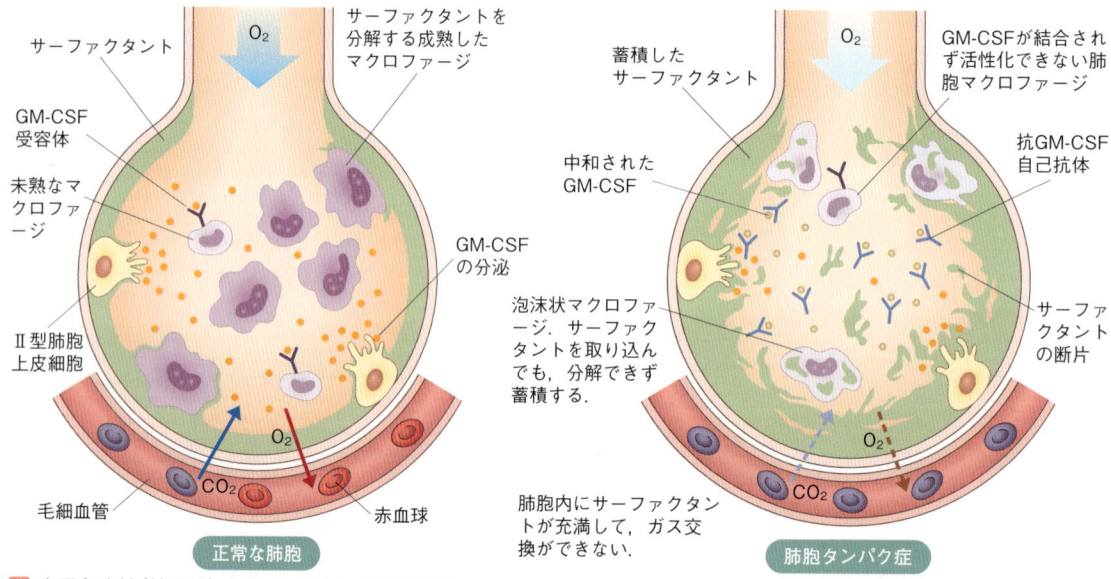

自己免疫性(特発性)肺胞タンパク症の発症機序

（正常な肺胞：サーファクタント、GM-CSF受容体、未熟なマクロファージ、Ⅱ型肺胞上皮細胞、サーファクタントを分解する成熟したマクロファージ、GM-CSFの分泌、毛細血管、赤血球、O_2、CO_2）

（肺胞タンパク症：蓄積したサーファクタント、中和されたGM-CSF、泡沫状マクロファージ．サーファクタントを取り込んでも，分解できず蓄積する．肺胞内にサーファクタントが充満して，ガス交換ができない．GM-CSFが結合されず活性化できない肺胞マクロファージ、抗GM-CSF自己抗体、サーファクタントの断片）

原因による分類

- 原因により，次のように分類される．

先天性肺胞タンパク症
- 先天的な障害により，サーファクタントの生成または分解過程で肺胞タンパク症を発症する．
- 原因として，GM-CSF受容体欠損，コロニー刺激因子受容体α(*CSF2RA*)遺伝子異常，サーファクタントタンパクB(SP-B)，サーファクタントタンパクC(SP-C)，ATP結合カセット輸送体A3*の欠損などがある．

自己免疫性(特発性)肺胞タンパク症
- 抗GM-CFS自己抗体の発現が原因で肺胞タンパク症を発症する．肺胞タンパク症の約90%を占める．

二次性(続発性)肺胞タンパク症
- 肺胞タンパク症の約10%を占め，主に以下の原因疾患に合併する．
・血液疾患〔骨髄異形成症候群(MDS)，リンパ腫，急性リンパ性白血病など〕．
・呼吸器感染症(ニューモシスチス肺炎，結核，非結核性抗酸菌症など)．
・珪肺など粉塵吸引によるもの．
・後天性免疫不全症候群(AIDS)．

Section 2 症状・臨床所見

- 肺胞内でのサーファクタント貯留によりガス交換ができず，低酸素血症や肺活量の低下が生じる．
- 労作時呼吸困難が主症状である．
- 肺胞タンパク症発症に伴い，肺結核の発症率が高まるといわれている．

■自己免疫性(特発性)肺胞タンパク症
- 症状：労作時呼吸困難，咳嗽，痰など．まれに発熱や体重減少．約30％は無症状で，検診などで発見される．
- 検査：画像所見に比べて症状・理学所見が乏しい．
- 好発年齢：50歳代．患者の4分の1に職業性粉塵吸入歴がある．
- 男女比：2.1：1
- 予後：比較的良好だが，まれに呼吸不全が進行し死亡する．

■二次性(続発性)肺胞タンパク症
- 症状：原因疾患によりさまざまである．
- 検査：血液検査で抗GM-CSF自己抗体は陰性となる．
- 好発年齢：40〜50歳代．
- 男女比：1.5：1
- 予後：不良で，2年生存率49％，5年生存率35％である．

Section 3 検査・診断・分類

■画像検査
- 胸部単純X線：サーファクタント貯留のため，両側肺野に肺門を中心とする蝶形陰影(butterfly shadow)とよばれる広範な浸潤影を認める(心原性肺水腫 p.334 参照)．
- 高分解能CT(HRCT)：両側肺野に地図状のスリガラス陰影(GGO)をみるが，胸膜下領域は正常である．メロンの皮様所見(crazy paving pattern)とよばれる小葉間隔壁肥厚や小葉内網状影を認める．

■気管支肺胞洗浄(BAL)
- 気管支鏡で気管支肺胞に生理食塩水を注入し，回収した液体に含まれる細胞成分を採取・分析する方法である．
- 回収された気管支肺胞洗浄液(BALF)は，乳白色に混濁したミルク状，米のとぎ汁状を呈する．また，顆粒状の外観を呈する好酸性，無構造物質の沈着や，泡沫マクロファージ(foamy macrophage)がみられる．

■血液検査
- 血清では，シアル化糖鎖抗原KL-6，がん胎児性抗原(CEA)，SP-A，SP-D，乳酸脱水素酵素(LDH)が高値となる．
- 自己免疫性では抗GM-CSF自己抗体が陽性を示す．

■肺機能検査
- PaO_2は低下し，$AaDo_2$は上昇する．
- ％肺活量(％VC)と％肺一酸化炭素拡散能力(％DLco)は低下するが，1秒率(FEV_1/FVC)は正常である．

■肺生検
- 肺胞腔にサーファクタントが充満し，泡沫マクロファージが集積している．
- 肺胞壁の肥厚を認める．

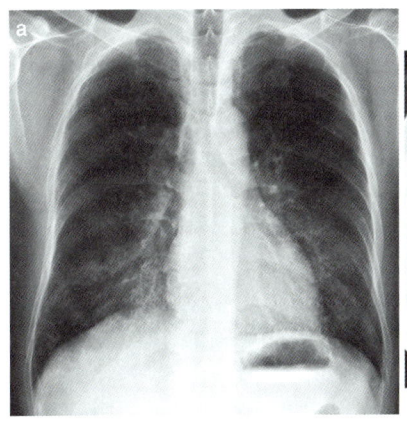

肺胞タンパク症の画像所見

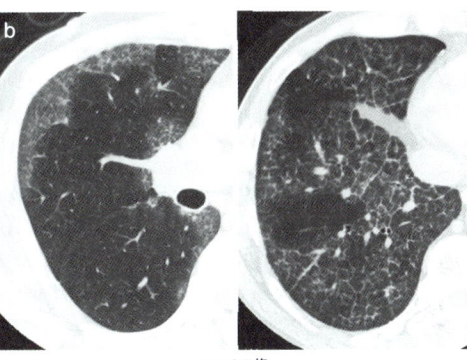

HRCT像

49歳，男性．粉塵吸入歴なし．咳嗽，息切れで受診．a)胸部X線写真では，右下肺野，左中肺野を中心に浸潤影を認める．b)中葉，上葉ではスリガラス陰影，下葉では小葉間隔壁の肥厚とスリガラス陰影(crazy-paving pattern)からなるメロンの皮様所見である．BALF，TBLBで肺胞タンパク症の診断．

Section 4 治療

- 標準的治療は，肺腔内に貯留する物質の機械的洗浄・排出である．
- 二次性（続発性）肺胞タンパク症の場合は，原因疾患の治療が重要である．

■全肺洗浄法

- 全身麻酔下で，気管支鏡と気管内チューブを用いて生理食塩水（20L以上）を肺に注入して洗浄し，液体成分や細胞成分を回収する．片肺ずつ行う．
- 何度も施行する必要があるので，施行前に患者の心肺機能や適応を熟考する．

■反復区域洗浄法

- 気管支ファイバースコープを用いて，500〜1,000mLの生理食塩水を肺の1つの区域に注入し洗浄する．区域ごとに反復して施行する．
- 気道への局所麻酔下で行うので，外来でも可能．

■GM-CSF吸入療法

- 自己免疫性（特発性）肺胞タンパク症に対する治療法で，吸入のほかに皮下注射もある．
- ヒト遺伝子組換え型GM-CSFを2mLの生理食塩水に溶解し，その溶液をネブライザーによって20〜30分かけて1日2回，下記の方法で吸入する．
  - 250μgを8日間連続吸入＋6日間休薬を6クール（12週間）．
  - 125μgを4日間連続吸入＋10日間休薬を6クール（12週間）．

> 感染症がある場合は，感染拡大の恐れがあるので行わない．また，PaO_2 低下をまねくおそれがある．

> ヒト遺伝子組換え型GM-CSFは未承認（2010年末現在）で高価，効果発現に数か月かかる．

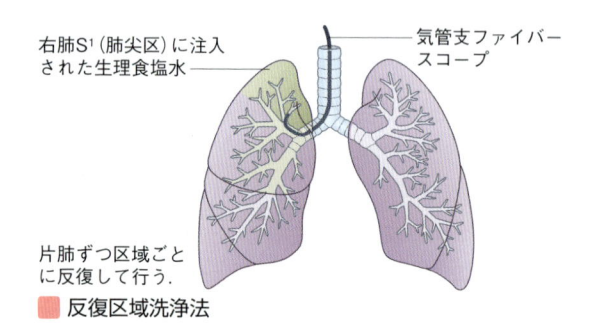

反復区域洗浄法
- 右肺S^1（肺尖区）に注入された生理食塩水
- 気管支ファイバースコープ
- 片肺ずつ区域ごとに反復して行う．

全肺洗浄法
吸気に合わせて注入する．
- ダブルルーメンチューブ
- 生理食塩水の注入
- 気管支鏡
- 鼻腔
- 咽頭
- 喉頭
- 気管
- 気管支

ダブルルーメン左主気管支用チューブ
- 気管支鏡
- 気管チューブ
- 気管支チューブ
- 白カフは分岐部直上に留置
- 青カフは左主気管支に留置
- 生理食塩水
- 肺胞
- 肺胞内も洗浄され，貯留物質は回収される．

■肺胞気動脈血酸素分圧較差（$AaDo_2$）：alveolar-arterial oxygen tension difference　■後天性免疫不全症候群（AIDS）：acquired immune deficiency syndrome　■ATP結合カセット輸送体A3：adenosine triphosphate-binding cassette transporter A3　■気管支肺胞洗浄（BAL）：bronchoalveolar lavage　■気管支肺胞洗浄液（BALF）：bronchoalveolar lavage fluid　■がん胎児性抗原（CEA）：carcinoembryonic antigen　■コロニー刺激因子受容体α（*CSF2RA*）：colony stimulating factor receptor alpha　■スリガラス陰影（GGO）：ground-glass opacity　■顆粒球マクロファージコロニー刺激因子（GM-CSF）：granulocyte-macrophage colony stimulating factor　■高分解能CT（HRCT）：high-resolution CT　■シアル化糖鎖抗原KL-6（KL-6）：sialylated carbohydrate antigen KL-6　■乳酸脱水素酵素（LDH）：lactate dehydrogenase　■骨髄異形成症候群（MDS）：myelodysplastic syndrome　■動脈血酸素分圧（PaO_2）：arterial oxygen partial pressure　■サーファクタントタンパクA/B/C/D（SP-A/B/C/D）：surfactant proteins A/B/C/D　■%肺活量（%VC）：% vital capacity

Unit 1 D86 サルコイドーシス

sarcoidosis

疾患概念
サルコイドーシスは全身性の肉芽腫性疾患であり，若年者と中高年女性に好発する．臨床的に現れやすい主な臓器は，両側肺門リンパ節，肺，眼，皮膚，表在リンパ節などであるが，そのほかに肝臓，脾臓，耳下腺，涙腺，心臓，神経系，筋肉，骨，上気道，消化管，乳房，甲状腺，精巣など，リンパ流に沿ってほぼすべての全身臓器がおかされうる．

SUMMARY Map

誘因・原因
- さまざまな物質や微生物がその原因として検討されてきたが，現在では皮膚の常在菌である Propionibacterium acnes（アクネ菌）を原因とする説が最も有力視されている．
- 女性の閉経後，出産後，ストレスを受けたあとなどに発病または悪化しやすく，一部の人種（米国の黒人など）や，北海道の富良野などの一部の地域で発病が多いとされている．

病態
- 全身に壊死を伴わない非乾酪性類上皮細胞肉芽腫が形成され，いくつかの臓器で臨床症状が発現する．
- 自然改善する場合と悪化する場合があるが，中高年発症例では自然改善は少ない．
- 人種や民族によって病態が異なり，欧米では呼吸不全で，わが国では心臓病変で亡くなる例が多い．オランダではレフグレン症候群*（急性発症の結節性紅斑，関節病変，両側肺門リンパ節腫脹［BHL］）が多いとされる．

症状・臨床所見（主な臓器のみ）
- 無症状で検診などで発見されることが多い．
- 肺：両側肺門リンパ節腫脹（BHL）が最も多い．胸部X線所見の多彩さのわりには自覚症状が少ない．
- 眼：ブドウ膜炎が多い．霧視，飛蚊症，眩しさ，眼瞼結膜出血など．
- 皮膚：肉芽腫が証明されるいくつかのタイプの皮膚サルコイド*があり，結節性紅斑（肉芽腫なし），瘢痕浸潤（以前の傷のあとにできやすい）もある．
- 心臓：不整脈と心筋病変によるポンプ機能不全．

検査・診断・分類
- 肺病変は以下のⅣ期に分けられる．
  - ０期：肺野病変なし，Ⅰ期：BHLのみ，Ⅱ期：BHL＋肺野病変，Ⅲ期：肺野病変のみ，Ⅳ期：肺線維化．
- 血清ACEの高値，ツベルクリン反応減弱化，血清ガンマグロブリン高値，血清リゾチーム高値，血清カルシウム高値，ガリウムシンチグラムで集積像陽性，気管支肺胞洗浄液の総細胞数の増加，リンパ球分画の増加，CD4/CD8比の高値．

治療
- 自覚症状の乏しいものや悪化傾向にないものは，原則として無治療で自然改善を期待する．自覚症状が強いか悪化していくものは，副腎皮質ステロイド薬治療の対象と考える．
- 十分な休養をとる．

用語解説

レフグレン症候群
急性発症の代表とされ，欧州に多く予後はよい．発病初期に急性関節炎や下肢の結節性紅斑が出現し，両側肺門リンパ節腫脹（BHL）を伴う．

サルコイド
「サルコ」は「サルコーマ（肉腫）」，「オイド」は「類」で，類肉腫とも訳される．「サルコイドーシス」は「類肉腫症」となる．

小径線維神経障害
小径線維神経は，四肢や自律神経の最末端に分布する．手足のしびれや違和感，自律神経障害などを呈するが神経伝導速度には異常がない．

Chapter 5 全身性疾患　サルコイドーシス

Section 1 誘因・原因

- サルコイドーシスの原因としてはアクネ菌病因仮説が，現在最も有力視されている．以下ではこの仮説に基づいて解説する．
- アクネ菌は，皮膚表面や環境中に多量に存在する常在菌である．思春期に経気道的に侵入し，末梢肺組織や肺門縦郭などの所属リンパ節の細胞内に潜伏感染する．
- この菌に対して細胞性免疫型アレルギー素因を有する宿主では，何らかの環境要因を契機として増殖した菌を標的に，Th1型過敏性免疫反応が惹起される．
- 増菌した局所を中心に，肉芽腫がほぼ全身性に形成される．

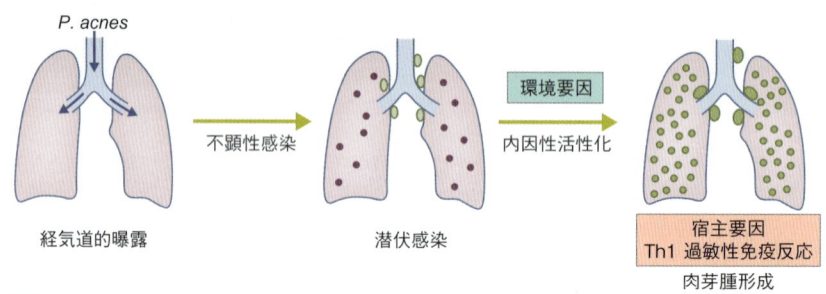

■ サルコイドーシスにおける病変の成り立ち

(江石義信：サルコイドーシスの病因．呼吸と循環，54：915～23．2006を改変)

Section 2 症状・臨床所見

サルコイドーシス特有の全身症状

- 疲れ，痛み，息切れ，しびれなどの全身症状を呈する例が多い．ステロイド治療が有効な例もある．「疲れ」と「息切れ」の原因は吸息筋力の低下によるものという説がある．
- オランダの調査では，821例の本症患者中594例(72.4%)に痛みの訴えがあり，関節痛53.8%，筋肉痛40.2%，頭痛28.0%，胸痛26.9%が主たるものであった．
- 近年，これらの症状の原因の多くは小径線維神経障害(small fiber neuropathy)*によるものとする説がある．

代表的な多臓器病変

■ 代表的な多臓器病変

臓器	特徴	臓器	特徴
眼	約50%に合併．多くはブドウ膜炎．霧視，飛蚊症，羞明，結膜発赤，視力低下，緑内障，白内障などを呈する．	関節	レフグレン症候群などの急性型では，滑膜生検で肉芽腫はなく，自然改善する．慢性型では関節の腫脹・変形があり，肉芽腫陽性例が多い．
皮膚	約10～30%に合併する．結節性紅斑は肉芽腫のない非特異的病変．瘢痕浸潤では，異物とともに肉芽腫が認められる．特異的病変として，皮膚サルコイド(結節型，局面型，びまん浸潤型，皮下型，その他)がある．	腎病	カルシウム異常に伴う腎病変や肉芽腫形成性腎炎などがある．軽症では無症状のものが多い．
		表在リンパ節	無痛性に腫大する．
神経	中枢神経病変には，脳実質内病変(髄膜病変や下垂体病変による尿崩症が多い)，髄膜病変，その他がある．末梢神経病変には，脳神経麻痺(顔面神経麻痺などが多い)，脊髄神経麻痺(多発単ニューロパチーが多い)がある．	乳房	無痛性腫瘤．乳がんと間違われることがある．
		唾液腺，涙腺	無痛性に腫大する．
		甲状腺	甲状腺機能低下症など．
		精巣	睾丸腫大や無精子症など．
心臓	わが国のサルコイドーシスの死因では，不整脈や心筋障害(拡張型心筋症様)による心臓病変が最多である．心電図所見は房室ブロック，脚ブロックなどの心室内伝導障害や，多様な不整脈が多い．心エコー検査で認められる心室中隔基部の菲薄化は本症に特異的だが，感度は高くない．	上気道	鼻腔内病変(鼻閉など)が最も多い．その他，副鼻腔，扁桃，喉頭蓋，咽頭など．
		肝臓	約半数に病変ありとされるが，ほぼ無症状である．
筋肉	腫瘤型と慢性ミオパチー型があるが，前者が多い．腫瘤型はふくらはぎや大腿部に多くみられる．	脾臓	多くは無症状で，脾腫や境界明瞭な多発低吸収領域が特徴的である．
骨	手指や足趾に多い．多くは痛みや腫脹を伴うが，無症状例もある．嚢胞性病変や骨梁減少が特徴的である．	消化管	胃，食道，小腸，大腸に病変が形成されうる．

| 前面図 | 横断面図 |

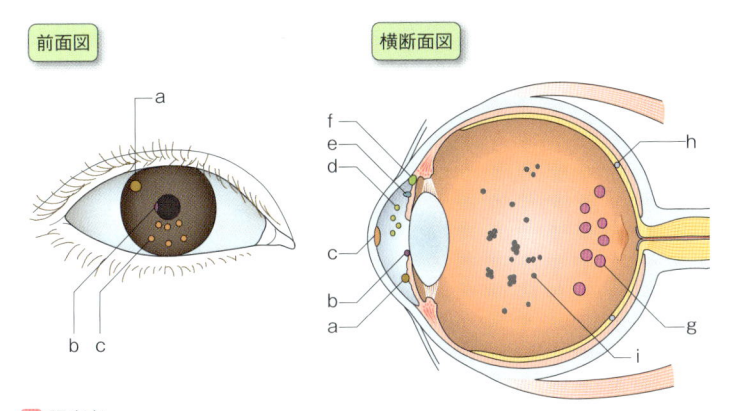

a. Busacca 結節
b. Koeppe 結節
c. 豚脂様角膜裏面沈着物
d. 前房内炎症細胞
e. 周辺虹彩前癒着（テント状 PAS）
f. 虹彩結節
g. 雪玉状混濁
h. 脈絡膜結節
i. 微塵状結節

■ 眼病変
（東 永子ほか：サルコイドーシスの眼病変－典型的肉芽腫性虹彩病変を呈した眼サルコイドーシスの一例. 日サ会誌, 21：47～51, 2001 を改変）

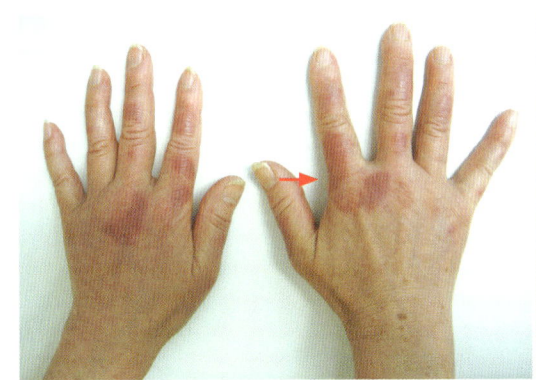

びまん浸潤型 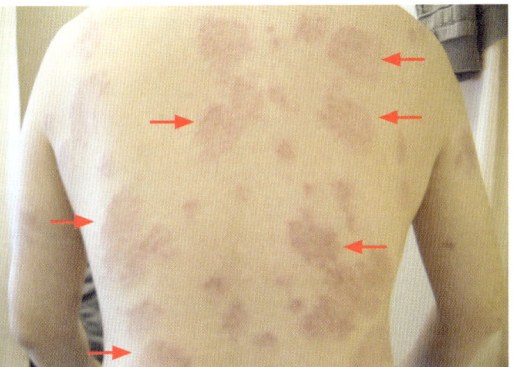　　　局面形成型

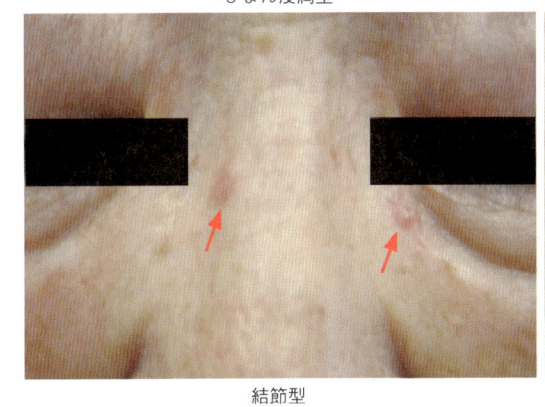

結節型 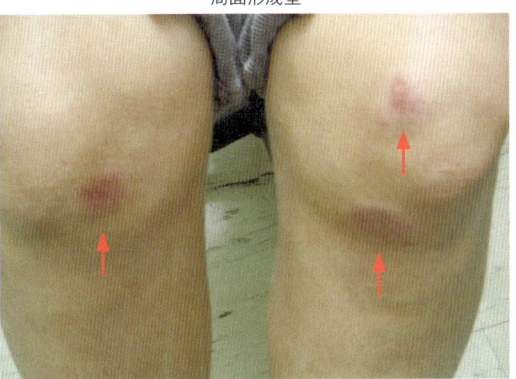　　　瘢痕浸潤型

■ 皮膚病変（矢印）

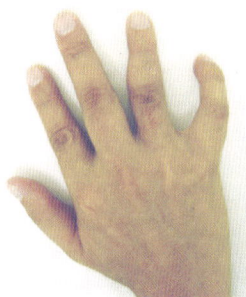

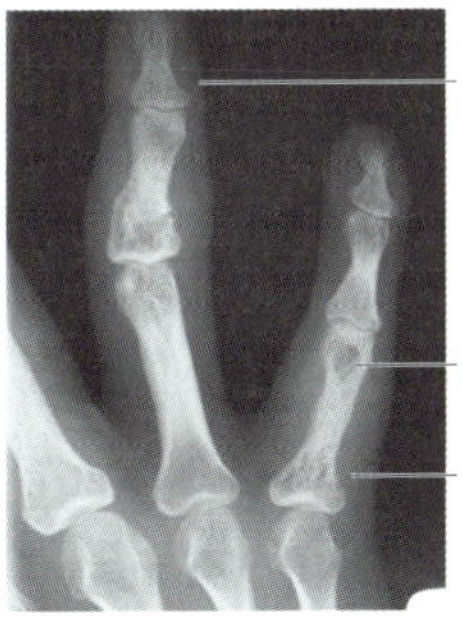

■ 骨病変
骨病変によって関節変形をきたしている.

関節変型・破壊
嚢胞形成
骨梁減少

Chapter 5　全身性疾患　サルコイドーシス

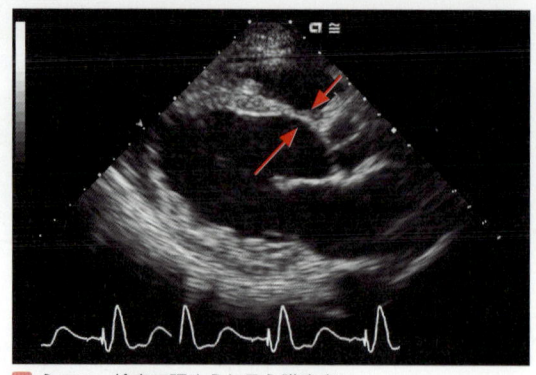

心エコー検査で認められる心臓病変
心室中隔基部の菲薄化がみられる(矢印).

Section 3 検査・診断・分類

主な検査所見

- 「サルコイドーシスの診断基準と診断の手引き2006」では,「全身反応を示す検査所見」として,6つの所見が示されている.

全身反応を示す検査所見

1. 両側肺門リンパ節腫脹(BHL)
2. 血清ACE活性高値
3. ツベルクリン反応陰性
4. ガリウム(Gallium-67 citrate)シンチグラフィーにおける著明な集積所見
5. 気管支肺胞洗浄液(BALF)検査でリンパ球増加またはCD4/CD8比高値
6. 血清あるいは尿中カルシウム高値

- 1と4は感度も特異度も高い.2と5は感度はやや劣るが特異度は高い.そのほか,血清のリゾチーム値,ガンマグロブリン値,sIL-2R値の上昇がみられる.
- BALF総細胞数は2×10万/mL以上,リンパ球比率は喫煙者で10%以上,非喫煙者で30%以上,リンパ球CD4/CD8比は3.5以上を増加の基準とする.
- 血清カルシウム値(mg/dL)+(4−血清アルブミン値(g/dL))≧10.5の場合,血清カルシウム高値とする.
- 1日尿中カルシウム排泄量が200mg/日以上,または4mg/kg/日以上の場合,尿中カルシウム高値とする.

病理組織所見

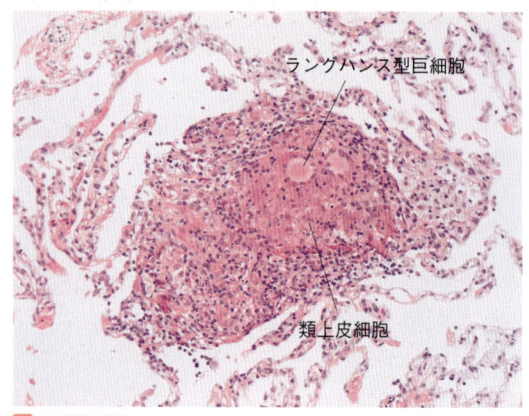

病理組織像
- ラングハンス型巨細胞
- 類上皮細胞

- ガリウムシンチグラフィーは,^{67}Gaが腫瘍や炎症を起こしている箇所に集積する性質を利用した核医学検査である.
- 集積の程度は病巣部位の活動性と比例する.

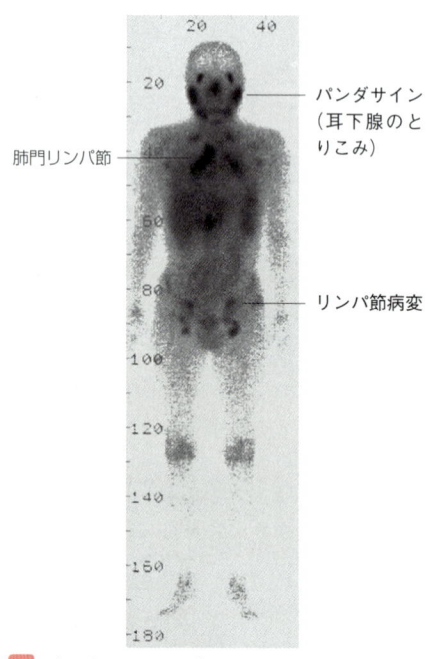

ガリウムシンチグラフィー
ガリウムシンチグラフィーでは病巣部に集積が認められる.眼,鼻,肝などは正常でもとりこみがある.
- パンダサイン(耳下腺のとりこみ)
- 肺門リンパ節
- リンパ節病変

- 乾酪壊死を伴わない類上皮細胞肉芽腫の形成が特徴的であるが,まれに壊死を伴う例もある.
- 星状小体(asteroido body),Shaumann小体などの細胞質内封入体や,リンパ洞内のHamazaki-Wesenberg(HW)小体も認められる.

胸部X線検査

- 便宜的に 0 〜 IV 期に分類される．

■X線検査分類
0期：無所見
I期：両側肺門リンパ節腫脹(BHL)のみ
II期：BHL＋肺野病変
III期：肺野病変のみ
IV期：肺野病変の線維化

I期 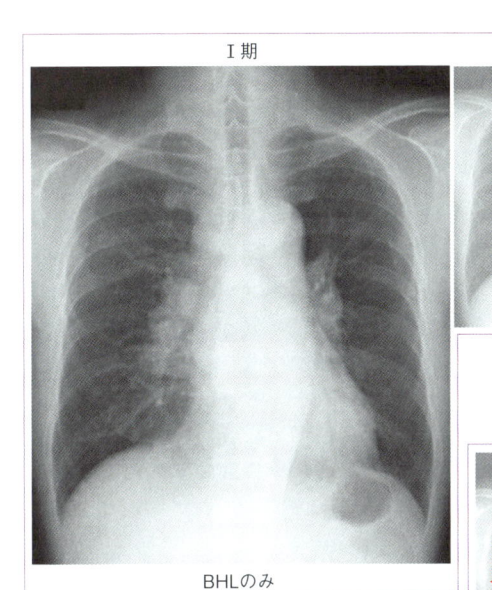
BHLのみ
最も頻度が多い．BHLのみで，肺野に病変は認められない．

BHL

II期 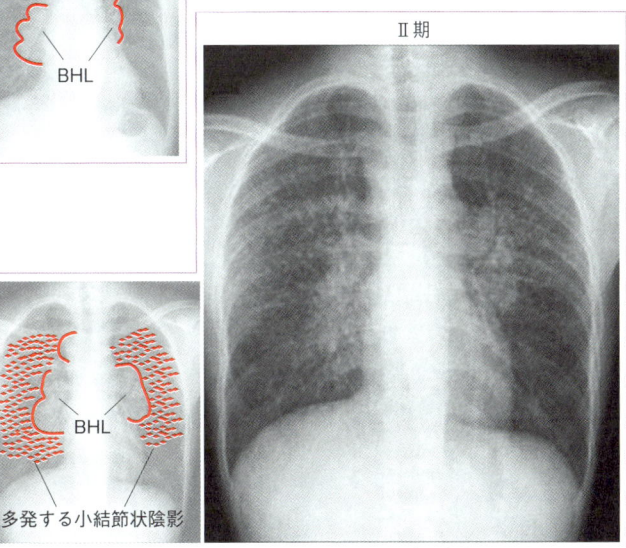
BHL＋肺野病変

BHL
多発する小結節状陰影

III期 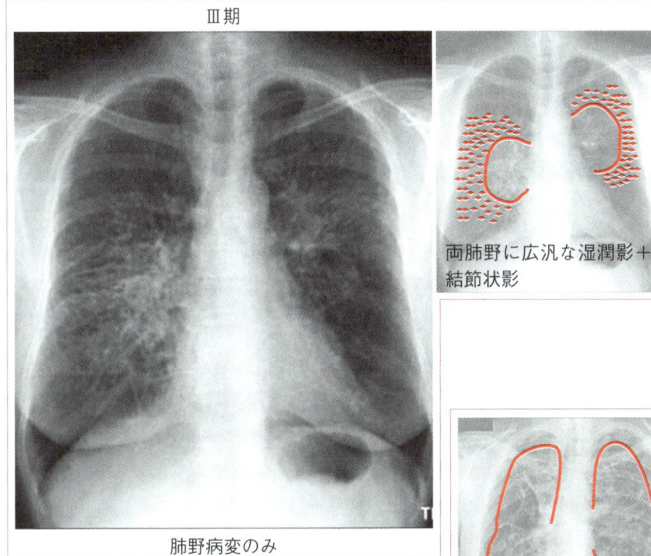
肺野病変のみ
肺野に病変が認められるが，BHLは認められない．

両肺野に広汎な湿潤影＋結節状影

IV期 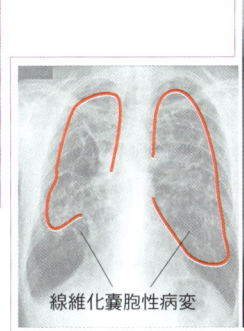 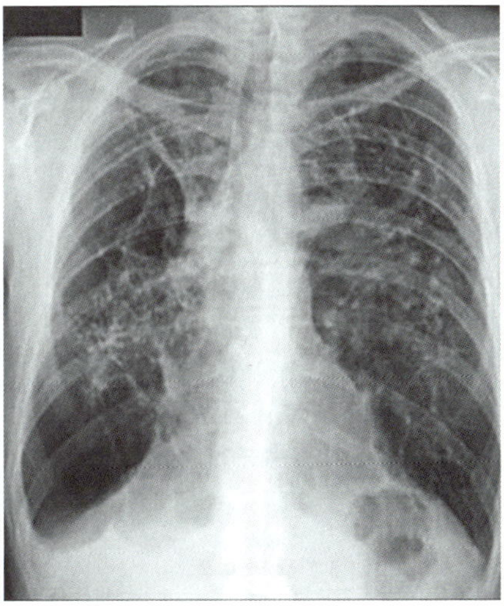
進行した肺線維化

線維化嚢胞性病変

■ 胸部X線所見

胸部CT検査

- X線検査では認められない肺野病変所見が確認できる．綿花様陰影，星雲様陰影，小粒状陰影，気管支血管束周囲陰影，上肺野の塊状陰影などが特徴的である．

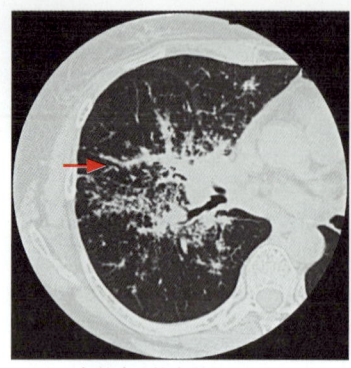

気管支血管束周囲の肥厚
（小結節状陰影の集簇）

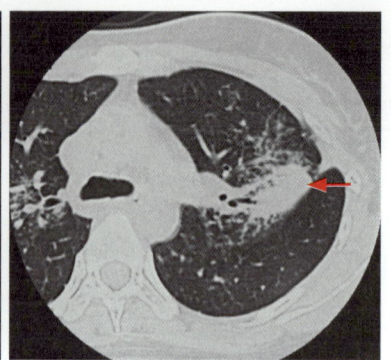

上肺野に集簇する結節／塊状陰影

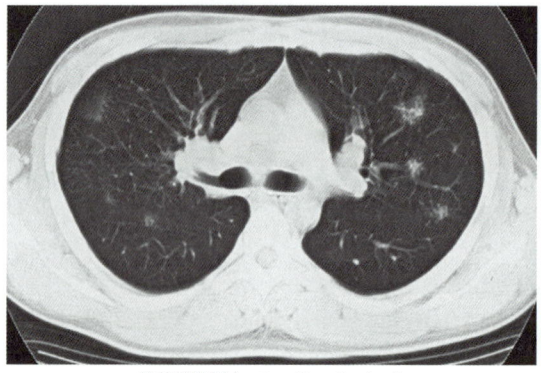

綿花様陰影（cotton-like shadow）

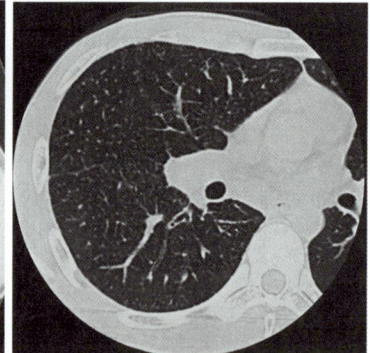

微小粒状陰影

■ 肺病変のCT像

Section 4 治療

- 全身治療の基本は副腎皮質ステロイド薬であり，30mg/日から漸減するのを原則とする．それ以外にメトトレキサート（MTX），アザチオプリン（AZP），ヒドロキシクロロキン（HCQ）などが用いられるが，わが国では保険適用がない．
- 肺病変に対する吸入副腎皮質ステロイド薬は有効性があまり高くない．
- 心臓病変がある例では，ペースメーカなどで自覚症状が落ち着いていても，副腎皮質ステロイド薬治療を加えるべきである．
- そのほかの臓器病変の治療に関しては，自覚症状の乏しいものや悪化傾向にないものは，原則として無治療で自然に改善するのを期待する．自覚症状が強い，または悪化していくものは副腎皮質ステロイド薬治療の対象と考える．
- 多忙，不眠，ストレス過多で遷延化するという例も多く，休養を勧める．

> 難治例では年余の経過をたどる．数年後に再発する場合もあり，経過観察が大切である．高度の房室ブロックや重症の不整脈が，軽いめまいなどの症状で発見されることがある．また，長期間落ち着いていた例で突然心病変を発病したという例もある．心疾患への配慮は重要で，とくに右脚ブロック左軸偏位を伴う例や，不整脈の多発する例は要注意である．

■ アザチオプリン（AZP）：azathioprine　■ 気管支肺胞洗浄液（BALF）：bronchoalveolar lavage fluid　■ 両側肺門リンパ節腫脹（BHL）：bilateral hilar lymphadenopathy　■ ヒドロキシクロロキン（HCQ）：hydroxychloroquine　■ メトトレキサート（MTX）：methotrexate　■ 可溶性インターロイキン2受容体（sIL-2R）：soluble interleukin-2 receptor

Unit 2-1 膠原病随伴性間質性肺炎・総論

J84.9

collagen disease associated interstitial pneumonia

疾患概念
自己免疫が関与する全身性の慢性炎症性疾患である膠原病に随伴する間質性肺炎(IP). 膠原病の初発症状になることもある. 予後を規定することも多いが, 特発性間質性肺炎(IIPs)より予後良好. 非特異性間質性肺炎(NSIP)が多い. 膠原病例でIPに合致する症状・所見があることにより診断する. 治療は副腎皮質ステロイド単独あるいは免疫抑制薬との併用を行う.

Summary Map

誘因・原因
- 自己免疫が関与する全身性の慢性炎症性疾患である膠原病に随伴する間質性肺炎(IP).
- 膠原病では気道, 肺実質, 胸膜, 血管など呼吸器系のすべての構成要素が侵されうるが, 合併する肺病変には疾患ごとにある程度の特徴がある.
- IPは, 既知の膠原病に合併する場合と初発症状としてみられる場合がある.

病態
- 関節リウマチ(RA), 全身性エリテマトーデス(SLE), 全身性硬化症(強皮症, SSc), 多発性筋炎/皮膚筋炎(PM/DM), シェーグレン症候群(SjS), 混合性結合組織病(MCTD)などの膠原病には, いずれもIPの合併がみられる.
- IPの合併は, 各疾患の予後規定因子として重要である.

症状・臨床所見
- 乾性咳嗽, 息切れがみられ, 聴診上, 捻髪音(ベルクロラ音, fine crackles)を聴取することが多い.
- 全身の疾患活動性と無関係に進行することもしばしば認められる.

検査・診断・分類
- 膠原病確定例では, IPに合致する症状, 検査所見, 呼吸機能検査, 画像所見から診断.
- 画像所見, 病理所見ともに特発性間質性肺炎(IIPs)の分類(p.192参照)に従って分類されることが多い.
- 原疾患が異なれば, 同じ病理所見であっても治療反応性, 予後は異なる.
- とくに感染症および薬剤性肺炎(p.218参照)との鑑別が問題になる.

治療
- 治療適応は, 症状を有するもの, 呼吸機能障害が中等度以上のもの, 進行が予想されるものなど.
- 治療薬は, ほかの臓器の障害も考慮し, 至適な量と組み合わせを決定する.
- 副腎皮質ステロイド薬単独(プレドニゾロン0.5～1mg/kg/日程度)あるいは免疫抑制薬(シクロスポリン, アザチオプリン, シクロホスファミドなど)の併用.

Section 1 誘因・原因

- 膠原病は自己免疫が関与する全身性の慢性炎症性疾患であり, 関節リウマチ(RA), 全身性エリテマトーデス(SLE), 全身性硬化症(強皮症, SSc), 多発性筋炎/皮膚筋炎(PM/DM), シェーグレン症候群(SjS), 混合性結合組織病(MCTD)などの疾患が含まれる.
- 膠原病では気道, 肺実質, 胸膜, 血管など呼吸器系のすべての構成要素が侵されうるが, 合併する肺病変には疾患ごとにある程度の特徴がある. また, 上記疾患にはいずれも間質性肺炎(IP)の合併がみられる.
- IPは, 既知の膠原病に合併する場合と初発症状としてみられる場合があり, RA, PM/DMでは肺病変先行がしばしばみられる.

Section 2 症状・臨床所見

- 乾性咳嗽，労作時の息切れなどの症状で発症するが，画像所見などから無症状で発見されることもある．
- 聴診上，捻髪音(ベルクロラ音，fine crackles)を聴取する．
- 膠原病随伴性間質性肺炎は各疾患の予後規定因子となることも多く，全身の疾患活動性と無関係に進行することもしばしば認められる．
- 特発性間質性肺炎(IIPs)と膠原病随伴性間質性肺炎では予後が異なり，膠原病に合併したもののほうが一般に予後良好である．
- 特発性とは異なり，通常型間質性肺炎(UIP)パターンと非特異性間質性肺炎(NSIP)パターンでは予後は変わらない．この２者は特発性NSIPとも予後に有意差はない．
- 器質化肺炎(OP)パターンの予後は一般によいが，線維化を伴う例では長期の治療にもかかわらず徐々に悪化するものもある．

Section 3 検査・診断・分類

- NSIPとUIPでは，画像検査上，両側肺底部・背側優位にスリガラス影，小葉内微細網状影，牽引性気管支拡張，蜂巣肺などがみられる．進行例ではとくに両側下葉の容積減少を伴うことが多い．
- OPでは通常両側性に浸潤影，スリガラス影がみられ，胸膜下，気管支血管束に分布することが多い．小葉間隔壁の粗大な肥厚や網状影も認められることがある．
- 血清マーカーとしてKL-6，SP-Dがある．
- 呼吸機能検査では拘束性障害，拡散能低下を示す．拡散能がほかの所見に比べて低下が著しい場合は，肺高血圧症の合併を疑う必要がある．
- 主に他疾患との鑑別を目的として，気管支肺胞洗浄(BAL)や経気管支肺生検(TBLB)を施行する．
- 確定診断を目的に外科的肺生検(SLB)も施行されるが，早急に他臓器の合併症などの検索，治療を行う必要があり，施行が困難な場合も多い．
- 画像所見，病理所見ともにIIPsの分類に従って分類されることが多い．IIPsとの病理組織学的な相違点は，細気管支病変や胸膜病変が存在することやリンパ濾胞が目立つ例があることである．
- 病理組織学的にはUIPパターンでも，特発性のUIP(IPF)より線維芽細胞巣は少なく，予後良好とされる．
- 原疾患が異なれば，同じ画像あるいは病理所見であっても治療反応性，予後は異なる．
- 膠原病確定例では，画像所見がIPに矛盾しなければ診断は比較的容易であるが，一見，「特発性」間質性肺炎と思われる患者で，膠原病がみられる場合があり注意が必要である．
- 膠原病では症状が自然軽快することもまれでないため，他臓器の障害が肺病変とは異時性に生じる場合もある．このため既往歴の詳細な聴取が不可欠である．

　とくに感染症および薬剤性肺障害との鑑別が問題になる．使用薬剤の聴取や細菌学的検索，BAL，TBLBなどの結果により鑑別を行う．

Section 4 治療

- 治療適応は，症状を有すもの，呼吸機能障害が中等度以上のもの，進行が予想されるものなどである．
- 実際には無治療で長期に安定している例から短期間で進行する例までさまざまであり，進行する例が治療の対象になるべきである．しかし，どの例が進行するのかは予測困難であることが多く，慎重な経過観察による治療適応の決定を必要とする．
- 治療薬は，ほかの臓器の障害も考慮して至適な量と組み合わせを決定する．
- 副腎皮質ステロイド薬単独(プレドニゾロン0.5～1mg/kg/日程度)あるいは免疫抑制薬(シクロスポリン，アザチオプリン，シクロホスファミドなど)との組み合わせで治療を行う．
- 進行が急速なものではステロイドパルス療法(メチルプレドニゾロン500～1,000mg/日を3日間)を施行後，前記のプレドニゾロンの治療に移行する．

Unit 2-2 膠原病随伴性間質性肺炎・各論

関節リウマチ(RA)

疾患概念および間質性肺炎(IP)との関連	

- RAは関節滑膜の炎症(滑膜炎)による破壊性の多発関節炎を特徴とする全身性の慢性炎症性疾患である.
- 合併する呼吸器病変には，IP，気道病変，肺内リウマトイド結節，胸膜炎などがある.
- IPは，剖検や高分解能CT(HRCT)による検索では20〜30%で合併が認められ，RAの肺合併症で最も多くを占めるが，臨床上問題になる例は約7%との報告がある．IPの発症が関節症状に先行することもあり，20%程度が先行していたとの報告もある.
- 喫煙者，男性，関節外症状合併，リウマトイド因子高値の例に多いとされ，典型例は50〜60歳代の男性である.

| 症状・臨床所見 | |

- 自覚症状は乾性咳嗽，労作時の息切れだが，関節症状の高度な例では，ADL障害によりかなり進行しないと息切れの自覚がないこともある.
- ばち指の合併もみられるが，IIPsに比べて頻度は少ないとされる.

| 検査・診断 | |

- RAに合併する肺病変は，画像診断上および病理組織学的にも通常型間質性肺炎(UIP)，非特異性間質性肺炎(NSIP)，細気管支炎，器質化肺炎(OP)の4パターンが主な変化である.
- UIPとNSIPの頻度は，ほぼ同程度かややUIPが多い．他の膠原病ではいずれもNSIPが多くみられ，UIPが多いのはRAの特徴である.
- NSIPでは細胞浸潤型(cellular)よりも線維化型(fibrotic)が多い(p.203 参照).

| 治療・予後 | |

- IPが存在しても進行がごく緩徐であることも多いが，進行例の予後は不良であり，有症状であるものや進行が速いものは治療の対象となる.
- RAに随伴するUIPの予後は，病理所見が同じUIPである特発性肺線維症(IPF)と変わらず，予後不良である.
- OPは副腎皮質ステロイド薬への反応はよいが，まれに急速に進行し致命的になるものもある.
- RAに対する治療の開始前に肺合併症，とくにIPの有無を検索することは重要である.
- 抗リウマチ薬には薬剤性肺炎を引き起こすものが多く，また免疫抑制薬や生物学的製剤による治療では感染症が問題になることも多いため，IPの有無で治療薬剤を選択する必要がある．また，治療開始後に肺病変が生じた場合，治療開始前の画像があれば鑑別診断の一助となる.

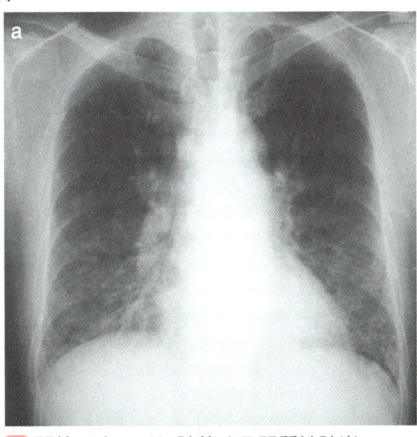

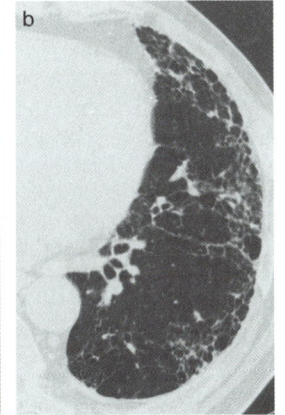

■ 関節リウマチに随伴する間質性肺炎
50歳代，男性．通常型間質性肺炎(UIP)と考えられる.
a)胸部X線写真：両側中下肺野中心にスリガラス陰影，網状影がみられる.
b)胸部CT：肺野末梢に蜂巣肺がみられる.

全身性硬化症（強皮症，SSc）

疾患概念およびIPとの関連

- 皮膚硬化をはじめとする全身諸臓器の線維化と血流障害を特徴とする疾患で，皮膚硬化の範囲により，びまん型と限局型に分類される．
- IPは剖検やHRCTによる検索では，50〜80%でみられる頻度の高い合併症である．皮膚症状の出現後にIPが発症することが多く，皮膚硬化が強い例でIP合併の頻度は高い．
- 自己抗体との関連では，抗Scl-70抗体はIPの重症化と関連し，抗セントロメア抗体陽性例では重症のIPの頻度は低い．
- 拘束性障害の進行はSSc発症後5年以内にみられ，以降は安定することが多い．

検査・診断

- 画像所見では，IPに加えて，食道拡張が確認される場合がある．
- HRCTではスリガラス状影，線維化所見（小葉内網状影，牽引性気管支・細気管支拡張など）がIP例の90%以上に認められる．蜂巣肺は30〜40%にみられる．HRCTでスリガラス状影は約90%に認められるが，治療により改善するものは約15%しかない．進行する場合，スリガラス状影や蜂巣肺よりも主に線維化所見の悪化がみられる．また，治療反応性もスリガラス状影よりも線維化所見と関連している．
- 呼吸機能検査では，拘束性障害などIPに合致する結果が認められるが，他の所見と乖離して拡散能のみが低下している場合は，肺高血圧症による可能性があり注意を要する．
- 気管支肺胞洗浄（BAL）液中の好中球増多がみられた場合には，進行の危険性が高い．
- 病理所見では，NSIPが多く約75%を占める．cellular NSIPより，fibrotic NSIPが多い．UIPは少ない．病理所見の違いによる予後の違いは明らかでない．
- 腎病変，消化器病変，心病変などと並んでSScの予後を規定する臓器障害であり，原疾患に関連する死因では最も頻度が高い
- 予後と呼吸機能との関連では，呼吸機能の正常なもので5年生存率が90%以上，拘束性障害のあるもので58%，%DLco<40%のもので9%とする報告がある．
- 呼吸機能およびHRCTによる病変の広がりが予後と関連しており，広がりが全肺野の20%以上であることと%FVC70%未満は，予後不良と関連する．
- 特発性間質性肺炎（IIPs）との比較では，特発性NSIPの予後と同様とする報告が多い．

治療

- 治療は進行性のものに対して行われる．臨床上，進行が問題にならないために治療を必要としない例も多いため，どの患者を治療すべきかが重要である．
- 副腎皮質ステロイド薬単独では十分な効果が得られないとする報告が多く，免疫抑制薬による治療が行われる．シクロホスファミドが最もエビデンスがあり，12か月間の治療で%FVCの改善が認められている．しかし，治療終了1年後にはプラセボと同等になるため，維持療法の必要性が提唱されている．
- 高用量の副腎皮質ステロイド薬やシクロスポリンは腎クリーゼの誘因となる可能性があるため，適応には慎重を期すべきである．

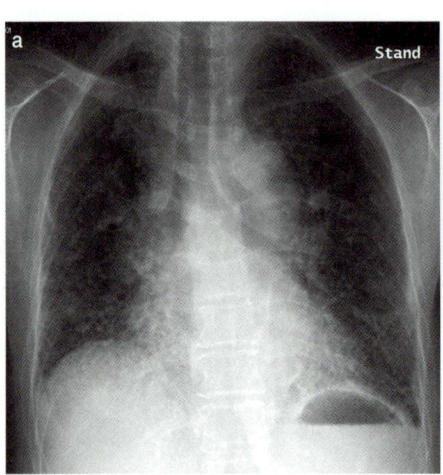

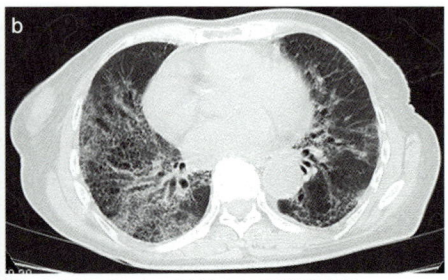

全身性硬化症に随伴する間質性肺炎
60歳代，女性．線維化型非特異性間質性肺炎（fNSIP）と考えられる．
a）胸部X線写真：両側中下肺野中心にスリガラス陰影，粒状影．両側肺底に小輪状影がみられる．
b）胸部CT：右肺優位にスリガラス陰影，小葉内網状影，牽引性気管支拡張がみられる．

多発性筋炎/皮膚筋炎（PM/DM）

疾患概念およびIPとの関連

- PM/DMは原因不明の炎症性筋症である．
- PM/DMに合併する呼吸器病変では，IP，呼吸筋障害，嚥下に関係する筋が障害された結果として生じる誤嚥性肺炎などがみられる．また，DMでは縦隔気腫を合併することがある．
- IPは筋外症状として最多で，悪性腫瘍と並んでPM/DMの予後を左右する合併症であり，30～70%の例にみられる．
- 日本人にはIPの合併が多いとされている．
- IPの合併頻度はDMがPMより高く，さらにDMでは急速に進行するIPも多い．悪性腫瘍関連筋炎ではIPの合併は少ない．

症状・臨床所見

- IPの発症は，筋症状，皮膚症状に先行（10～30%程度）することも後発することもあるが，筋症状出現後の数か月以内での発症が多い．

検査・診断

- 抗Jo-1抗体陽性例ではIPの合併例が多く，IPは慢性に経過するとされる．
- 抗Jo-1抗体以外の抗アミノアシルtRNA合成酵素（ARS）抗体陽性例では75～100%と高率にIPを合併する．抗アミノアシルtRNA合成酵素（ARS）抗体*は，抗細胞質抗体であり，抗核抗体陰性例でも検査する意義がある．
- 病理組織学的分類では，NSIPが65～80%と多数を占め，UIP，OP，びまん性肺胞障害（DAD）がそれぞれ，数%から10%程度みられるとする報告が多い．
- PM/DMにおいては，UIPパターンを示すものは，NSIPパターンと比較して予後不良であるとされている．急速進行例ではDADがみられる．
- DMの典型的皮疹がみられ，筋所見に乏しいamyopathic dermatomyositis（ADM）に合併するIPは，急速進行性で非常に予後不良である．このため，ADM例では，必ず胸部CT検査，とくにHRCTを行い，IPの有無を確認する必要がある．
- ADMの特異抗体として抗CADM-140抗体が，半数程度で陽性であると報告されている．抗CADM-140抗体陽性例では，陰性例と比較して急速進行性のIPの合併が有意に多い．
- PM/DMではIP合併の60%が呼吸不全の進行で死亡するとの報告もあるが，予後は5年生存率60%程度で，特発性NSIPと有意差はないとするものもある．

治療

- 治療には，高用量（1mg/kg/日程度）の副腎皮質ステロイド薬が選択されることが多い．なお，筋炎自体の治療にも高用量のステロイド薬が使用されることが多い．
- 進行の程度によりステロイドパルス療法や免疫抑制薬の併用も行われる．ADMに合併するIPでは，予後不良のため高用量のステロイド薬に加え，シクロスポリンやタクロリムス水和物，シクロホスファミドが使用される．
- ADM以外の例では，初期治療に反応し改善することが多いが，治療反応性が不良なものや改善後，慢性に進行し呼吸不全や肺高血圧症に至る例が存在する．
- 治療反応性は，DMよりPMに随伴するIPのほうがよい．

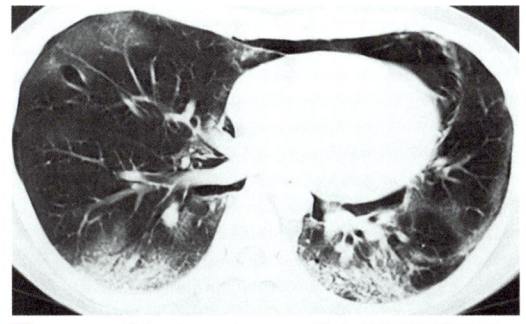

amyopathic dermatomyositisに伴う間質性肺炎
30歳代，男性．急速進行性間質性肺炎．両側肺野胸膜側優位に分布する浸潤影，スリガラス陰影が認められる．縦隔気腫を合併している．

用語解説

抗アミノアシルtRNA合成酵素（ARS）抗体

アミノ酸のトランスポーターとして重要な役割を果たすアミノアシル転移RNA合成酵素に対する自己抗体である．これに属する抗体には，抗Jo-1抗体のほかに，抗PL-7抗体，抗PL-12抗体，抗EJ，抗OJ，抗KS抗体がある．これらの抗体を認める症例はIP，多発関節炎などを高頻度に認め，抗ARS症候群ともよばれている．

シェーグレン症候群(SjS)

疾患概念 および IPとの関連	・外分泌腺へのリンパ球浸潤を特徴とする慢性炎症性疾患である． ・IPは腺外症状(外分泌腺以外の症状)の1つとしてみられる． ・シェーグレン症候群による乾燥症状に関しては，患者からの訴えがないことも多いため，IP例を見た場合，乾燥症状について問診し，必要に応じて唾液分泌試験，眼科学的検索を行う． ・SjSに合併する呼吸器病変では，IPのほか，リンパ増殖性疾患(悪性リンパ腫)，気道病変，アミロイドーシスなどがみられる． ・IPでは，NSIPが最多であると報告されている．リンパ球性間質性肺炎(LIP)，アミロイドーシスでは，囊胞形成を認めることがあり特徴的である．
治療	・治療は，副腎皮質ステロイド薬が第一選択と考えられ，治療効果に応じて，免疫抑制薬の併用が考慮される．

全身性エリテマトーデス(SLE)

疾患概念 および IPとの関連	・妊娠可能年齢の女性に好発する． ・多彩な自己抗体産生がみられ，抗体自体あるいは免疫複合体による多臓器の障害を特徴とする疾患である． ・IPの合併は比較的少なく，4%に合併がみられたとの報告がある． ・SLEに随伴するIPは，大きく急性ループス肺炎(acute lupus pneumonitis)と慢性のIPに分類される． ・慢性のIPのほうが多くみられ，病理組織学的にはNSIP，OPが多いとされる． ・急性ループス肺炎は，急性あるいは亜急性発症で発熱を伴うことが多い． ・両側肺底優位の陰影で低酸素血症を伴うことが多い．病理組織学的にはびまん性肺胞障害である． ・鑑別疾患は感染症，びまん性肺胞出血，尿毒症肺，薬剤性肺障害，肺水腫などである． ・治療は高用量副腎皮質ステロイド薬と免疫抑制薬の併用である． ・50%が死亡するとされる予後不良の病態である．

混合性結合組織病(MCTD)

疾患概念 および IPとの関連	・SSc，SLE，PMの症状・所見が併存する疾患． ・抗U1-RNP抗体陽性，レイノー現象，手指の腫脹がみられる． ・約半数でIPを合併する．上記3種の併存する各疾患に合併するIPの特徴がみられるとされる．

■アミノアシルtRNA合成酵素(ARS)：aminoacyl tRNA synthetase　■気管支肺胞洗浄(BAL)：brochoalveolar lavage　■びまん性肺胞障害(DAD)：diffuse alveolar damage　■高分解能CT(HRCT)：high-resolution CT　■特発性間質性肺炎(IIPs)：idiopathic interstitial pneumonias　■間質性肺炎(IP)：interstitial pneumonia　■特発性肺線維症(IPF)：idiopathic pulmonary fibrosis　■リンパ球性間質性肺炎(LIP)：lymphocytic interstitial pneumonia　■混合性結合組織病(MCTD)：mixed connective tissue disease　■非特異性間質性肺炎(NSIP)：nonspecific interstitial pneumonia　■器質化肺炎(OP)：organizing pneumonia　■多発性筋炎/皮膚筋炎(PM/DM)：polymyositis/dermatomyositis　■関節リウマチ(RA)：rheumatoid arthritis　■シェーグレン症候群(SjS)：Sjögren's syndrome　■全身性エリテマトーデス(SLE)：systemic lupus erythematosus　■全身性硬化症(SSc)：systemic sclerosis　■経気管支肺生検(TBLB)：transbronchial lung biopsy　■通常型間質性肺炎(UIP)：usual interstitial pneumonia

Unit 3 ウェゲナー肉芽腫症

M31.3

Wegener granulomatosis (WG)

疾患概念
ウェゲナー肉芽腫症は小血管が障害される血管炎に分類される（1994年チャペルヒル会議の基準）．抗好中球細胞質抗体*の1つであるPR3-ANCAを高率に認め，ANCA関連血管炎ともよぶ．①上気道と肺の壊死性肉芽腫，②半月体糸球体腎炎，③全身の小〜中血管の壊死性血管炎を3主徴とし，発症早期のステロイドと免疫抑制薬の併用で高率に寛解される．難病の特定疾患指定．

SUMMARY Map

誘因・原因

- 明らかな原因は不明である．
- 感染などにより好中球表面にPR3が発現し，ANCAが結合すると，サイトカインにより好中球が活性化して，血管内皮障害や肉芽腫が形成される機序が示唆されている．

病態

- 発症頻度に性差なし．初発は男性30〜60歳代，女性50〜60歳代が多い．
- 通常は，①上気道病変→②下気道病変→③腎病変の順番で発症することが多い．
- ①，②，③のすべての症状を示す場合を全身型，①または②で2つ以上の症状を示す場合を限局型とよぶ．

症状・臨床所見

- 90％以上のWG患者が上気道あるいは下気道症状で初診する．
- 上気道症状での初発が最も多く，鼻閉，鼻出血，副鼻腔炎，鞍鼻，中耳炎，口腔・咽頭潰瘍を認める．
- 下気道症状での初発が2番目に多く，血痰，呼吸困難を認める．
- 初診時には糸球体腎炎の合併率は低いが，全経過では80％にみられ，予後不良因子である．
- 関節・眼・皮膚・神経症状もときに伴う．

検査・診断・分類

- PR3-ANCAは，全身型では感度80％，特異度95％以上．限局型では感度60％である．
- 胸部画像では，結節，空洞，融合影*を認める．
- 初診時は少ないが，タンパク尿や血尿を認めたら積極的に腎生検を行う（壊死性糸球体腎炎の確認）．
- 組織学的所見では，地図状壊死，微小膿瘍，肉芽腫性炎症と壊死性血管炎を認める．
- 感染性肉芽腫疾患の除外が重要である．

治療

- 治療は，副腎皮質ステロイド薬と免疫抑制薬の併用による寛解導入をはかる．
- 寛解導入時には，全身型と限局型で免疫抑制療法の強さを調整する．
- 全身型の予後が改善し，PSL・CPA併用療法の有効率は90％以上であるが，再発率が高い．
- ST合剤などによる感染予防は重要であり，肺病変の再発時は日和見感染症を念頭に置くべきである．

用語解説

抗好中球細胞質抗体（ANCA）
好中球細胞質に対する自己抗体で，PR3-ANCAとMPO-ANCAがある．PR3-ANCAはPR3（プロテイナーゼ3）を抗原として，WGの疾患標識抗体である．MPO-ANCAの抗原はMPO（ミエロペルオキシダーゼ）で顕微鏡的多発血管炎，アレルギー性肉芽腫性血管炎，壊死性半月体形成性糸球体腎炎で高頻度に出現する．

融合影
画像検査上，均等影（consolidation）とほぼ同義．肺胞内の空気が液体成分や細胞成分に置換された状態で，大きさは数cmから肺葉全体，陰影不明瞭，気管支含気像（air bronchogram）を伴う．肺炎，肺出血などで認める．

パルス療法
薬物療法において，服薬期間と休薬期間を設け，間欠的に与薬する方法．ステロイドパルス療法の1つであるメチルプレドニゾロンの場合，通常500〜1,000mg/日の大量点滴静注を週3日，病状により1〜3か月ごとに施行する．

Section 1 誘因・原因

- 明らかな原因は不明だが，下記の機序が考えられる．
  ①感染などにより好中球表面にプロテイナーゼ3（PR3）が発現する．
  ②PR3に対する自己抗体である，抗好中球細胞質抗体（ANCA）の1つPR3-ANCAが結合する．
  ③ANCAの結合により活性化した好中球が血管内皮に接着し，活性酵素を放出する．
  ④その結果，血管内皮が傷害されて好中球遊走と血管内融解を起こし，組織障害が生じる．
- 同時に，炎症に反応して分泌されたIL-1やTNF-αなどのサイトカインにより好中球が活性化し，活性酸素やタンパク分解酵素プロテイナーゼを放出して肉芽腫が形成される，という機序が示唆されている．

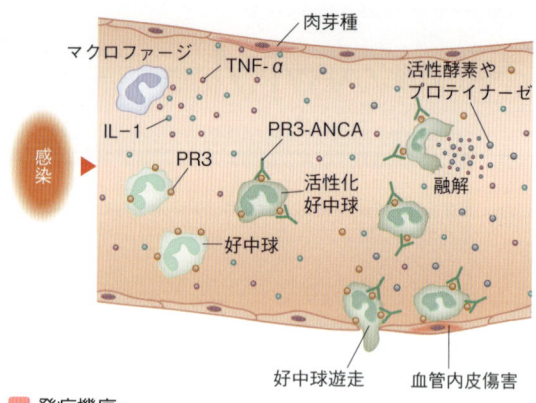

■ 発症機序

Section 2 症状・臨床所見

- 90％以上のWG患者が，上気道あるいは下気道の症状で初診する．通常は，①上気道病変→②下気道病変→③腎病変の順番で発症することが多い．
- 胸部画像で異常のあるWG患者のうち，34％は無症状であったとの報告があるので，WGを疑ったときには胸部画像検査は必要である．
- 声門下狭窄は，約20％の患者に合併し救急を必要とするので，WG患者における呼吸困難の鑑別として重要である．
- びまん性肺胞出血はWGでは約5％とまれであるが，致死的である．
- 初診時には糸球体腎炎の合併率は低いが，全経過では80％にみられ予後不良因子であることから，腎病変の検索は継続的に必要である．症状が軽微でも，急速に腎不全が進行することがある．

- 症状から，全身型と限局型に分類される．
  全身型：①，②，③のすべての症状を示す．
  限局型：③を除き，①あるいは②のいずれか2つ以上の症状を示す．

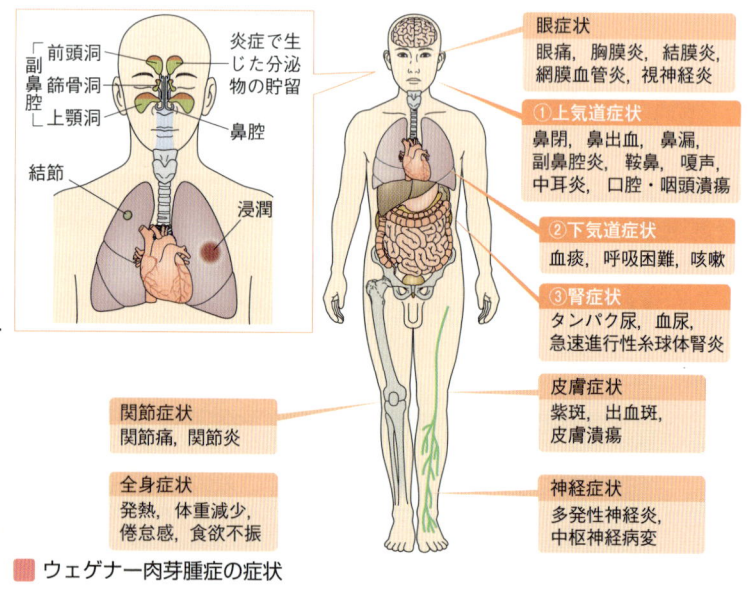

眼症状
眼痛，胸膜炎，結膜炎，網膜血管炎，視神経炎

①上気道症状
鼻閉，鼻出血，鼻漏，副鼻腔炎，鞍鼻，嗄声，中耳炎，口腔・咽頭潰瘍

②下気道症状
血痰，呼吸困難，咳嗽

③腎症状
タンパク尿，血尿，急速進行性糸球体腎炎

皮膚症状
紫斑，出血斑，皮膚潰瘍

関節症状
関節痛，関節炎

全身症状
発熱，体重減少，倦怠感，食欲不振

神経症状
多発性神経炎，中枢神経病変

■ ウェゲナー肉芽腫症の症状

Section 3 検査・診断・分類

血液検査

- 白血球増多，赤沈亢進，CRP陽性を高頻度に認める．
- PR3-ANCAはWGの疾患標識抗体として認識されており，診断にきわめて有用である．

全身型：感度71～91％，特異度95％以上とされる．
限局型：感度50～70％とされる．

胸部画像検査

- 胸部画像検査で最も多い所見は，数mm〜10cm大までの多発性結節影であるが，単発性のこともある．
- 約50%の症例で空洞を認め，壁の厚いことが多い．
- 融合影（consolidation）が多い所見である．その分布は多様で，区域性分布をとるものや全肺葉に広がるものもある．
- びまん性肺胞出血のCT所見では，両肺に広範なスリガラス陰影（GGO）を呈する．

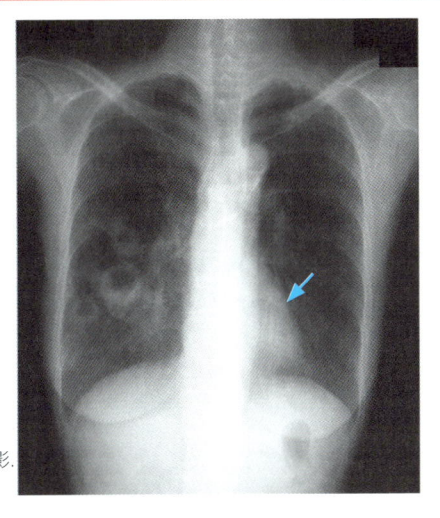

■ 胸部X線像
右中葉・下葉に多発性結節影．（→）は融合影．

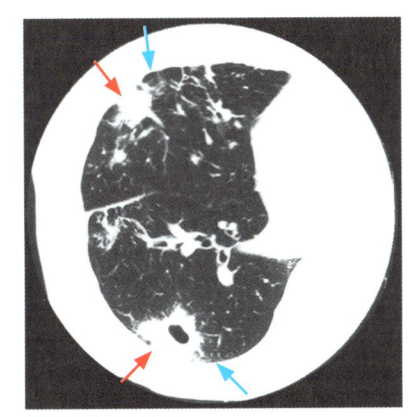

■ 胸部HRCT像
結節影（→）とスリガラス陰影（→）を認める．

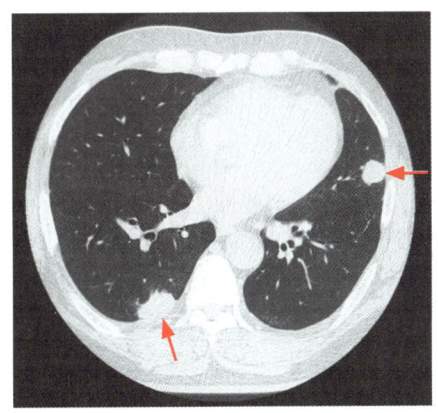

■ 胸部CT像
結節影（→）を認める．

気管支鏡検査

- 気管支病変は16〜55%に認められる．
- 肺野病変をほとんど認めず，気管支粘膜病変が顕著な症例もあるので，喘鳴や血痰を認める症例では気管支鏡検査が必要である．

■ 気管支鏡像
気道粘膜は易出血性で，白色の潰瘍性病変（→）を認める．
（写真提供：日本赤十字社医療センター呼吸器内科・生島壮一郎氏）

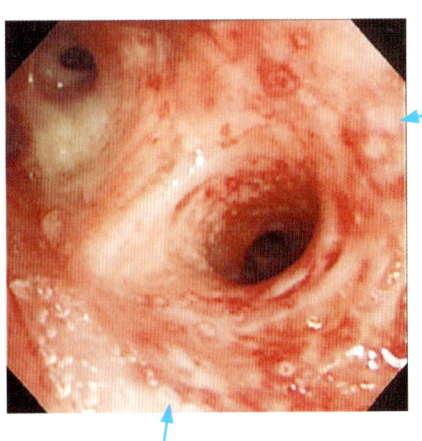

生検

- 生検により，壊死性肉芽腫性炎症を確認する．

■腎生検
- タンパク尿，顕微鏡的血尿や赤血球円柱などを定期的に検査し，場合により積極的に腎生検をする．
- pauci-immune型の半月体形成を伴う壊死性糸球体腎炎を認める．

■鼻粘膜生検
- 鼻粘膜生検は有用なので繰り返して行うべきである．肺病変は経気管支肺生検（TBLB）では診断がつきにくく，胸腔鏡的肺生検が必要になる．

■組織学的所見
- 壊死，微小膿瘍，肉芽腫性炎症と壊死性血管炎を認める．
- 壊死の特徴として，地図状で，好塩基性に染まる微小膿瘍が血管内外にみられる．
- 血管炎は中・小動脈，静脈，毛細血管に認め，壊死性血管炎のパターンをとる．
- さらに，修復機転として増殖性炎症を発症し，肉芽腫形成が起こる．

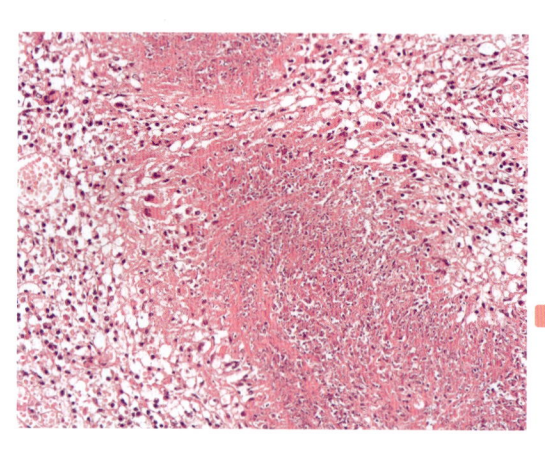

ウェゲナー肉芽腫症にみられる壊死性肉芽腫のHE像
ウェゲナー肉芽腫症の組織学的な特徴は中心に壊死を伴う壊死性肉芽腫性炎である．壊死周囲には組織球，リンパ球などとともに，しばしば多核巨細胞も出現する．
（日本病理学会教育委員会編：病理コア画像を転載）

Section 4 治療

- 治療では，副腎皮質ステロイド薬と免疫抑制薬の併用による寛解導入をはかる．
- 寛解導入時には，全身型と限局型で免疫抑制療法の強さを調整する．
- 維持療法では，肉芽腫症病変の強い症例では免疫抑制薬のシクロホスファミド（CPA）中心，血管炎の強い症例ではステロイド薬のプレドニゾロン（PSL）中心の投与を推奨している．
- CPAが無効か副作用のため使用できないときには，アザチオプリン連日やメトトレキサート少量間欠投与が勧められている．
- 肺病変の再発時は，日和見感染症を常に念頭に置くべきである．

■病型による免疫抑制療法

肺出血で急性呼吸不全を伴う最重症型	メチルプレドニゾロンパルス療法*，シクロホスファミド（CPA）パルス療法
重症全身性	CPA1～2mg/kg/日とプレドニゾロン（PSL）0.8～1.0mg/kg/日を併用
軽症限局性	PSL0.3～0.6mg/kg/日とST合剤に，CPA1mg/kg/日あるいはアザチオプリン1mg/kg/日を追加併用

■抗好中球細胞質抗体（ANCA）：anti-neutrophil cytoplasmic antibody ■シクロフォスファミド（CPA）：cyclophosphamide ■C反応性タンパク（CRP）：C-reactive protein ■スリガラス陰影（GGO）：ground-glass opacity ■高分解能CT（HRCT）：high-resolution computed tomography ■インターロイキン-1（IL-1）：interleukin-1 ■ミエロペルオキシダーゼ（MPO）：myeloperoxidase ■プロテイナーゼ3（PR3）：proteinase 3 ■プレドニゾロン（PSL）：predonisolone ■経気管支肺生検（TBLB）：transbronchial lung biopsy ■腫瘍壊死因子（TNF-α）：tumor necrosis factor-α

Unit 4 チャーグ-ストラウス症候群
M30.1

Churg-Strauss syndrome (CCS)

疾患概念
チャーグ-ストラウス症候群(以下, CCS)は小血管が障害される血管炎に分類される(1994年チャペルヒル会議の基準). 抗好中球細胞質抗体(ANCA)の1つであるMPO-ANCA*を高率に認めるANCA関連血管炎の1つ. 臨床的に気管支喘息と好酸球増多を, 病理学的に壊死性血管炎と血管外肉芽腫を特徴とする. アレルギー性肉芽腫性血管炎(AGA)ともよぶ. 肺, 皮膚, 神経, 心臓が冒される.

Summary Map

誘因・原因
- 原因は不明であるが, 抗原刺激による自己免疫反応による可能性が疑われている.
- ロイコトリエン受容体拮抗薬*や抗IgE抗体の投与により喘息が改善してステロイドが減量され, CCSが顕在化してくる場合がある.

病態
- 30～60歳代に多く, 性別では女性にやや多い.
- 発症頻度は100万人中2～5人, 喘息では200人中1人, 重症喘息に限ればその2～5%である.
- 気管支喘息やアレルギー性鼻炎が先行し好酸球増多が出現. その後, 全身の血管炎症状を伴う.
- 重症喘息から発症することが多い.
- 好酸球性肺炎症例の約20%でCCSを発症する.

症状・臨床所見
- 95%以上で気管支喘息を認め, ステロイド薬の減量でCCSが顕在化する場合がある.
- アレルギー性鼻炎の合併が多く, 反復性副鼻腔炎や中耳炎も伴うことがある.
- 50%に皮膚症状があり, 紫斑や皮下結節を認める.
- 心臓血管病変はCCSの死因の50%を占め, 予後不良因子である.
- 90%以上で多発性単神経炎を認め, 感覚障害と運動障害の両方が発現する.

検査・診断・分類
- 末梢血の白血球・好酸球増多を認める. MPO-ANCA陽性率は約40%.
- 胸部画像: 上肺・末梢優位の浸潤影やスリガラス陰影, 気管支壁肥厚, 粒状影, 縦隔リンパ節腫大, 胸水.
- 病理組織学的所見: 中小型血管の壊死性血管炎, 血管外肉芽腫, 血管外好酸球浸潤.

治療
- 治療は副腎皮質ステロイド薬の投与で, 初期量はPSL 0.5～1mg/kg/日である.
- 心臓血管病変や多発性単神経炎に対してはステロイドパルス療法*を行う.
- ステロイド抵抗性の場合はシクロホスファミドを併用する.
- 神経症状には, 大量ガンマグロブリン療法も有効である.

用語解説

MPO-ANCA
好中球細胞質に対する自己抗体で, MPO(ミエロペルオキシダーゼ)を抗原とする. 本症のほかに顕微鏡的多発血管炎, 壊死性半月体形成性糸球体腎炎で高頻度に出現する.

ロイコトリエン受容体拮抗薬
ロイコトリエン(leukotriene : LT)はアラキドン酸5-リポキシゲナーゼにより細胞内合成される. 好中球や単球上の受容体を刺激するLTB4と, 気道・血管平滑筋収縮作用のあるLTC4, LTD4, LTE4に大別される. システイニル基をもつ後者はCysLTともよばれ, 受容体にはCysLT1とCysLT2がある. 通常のLT受容体拮抗薬はCysLT1受容体拮抗薬を指し, 気道・血管平滑筋収縮抑制, 気道浮腫抑制などの作用がある.

ステロイドパルス療法
薬物療法で服薬期間と休薬期間を設けて間欠的に与薬する方法. ステロイドパルス療法の1つであるメチルプレドニゾロンの場合, 通常500～1,000mg/日の大量点滴静注を週3日, 病状により反復して施行する.

Section 1　誘因・原因

- 1994年のチャペルヒル会議における基準により，チャーグ-ストラウス症候群（以下，CCS）は小血管が障害される血管炎に分類される（p.263 分類図参照）．
- 原因は不明であるが，抗原刺激による自己免疫反応による可能性が疑われている．
- 喘息と関係する疾患で，とくに重症喘息から発症することが多い．
- 好酸球性肺炎症例の約20%でCCSを発症する．
- ロイコトリエン受容体拮抗薬や抗IgE抗体の投与が誘因と考える報告もあったが，現在はそれらの薬により喘息が改善してステロイド薬が減量され，CCSが顕在化してくると考えられている．

Section 2　症状・臨床所見

- 症状は次の3段階に分かれる．
  ①前駆症状期：気管支喘息や副鼻腔炎を発症する．
  ②好酸球増多期：好酸球増多，ときに好酸球肺炎を伴い喘息のコントロールが不良になる．
  ③全身性血管炎期：著明な好酸球増多を伴う血管炎症状を呈するようになる🩺．

■呼吸器症状
- 上・下気道の好酸球浸潤（好酸球性副鼻腔炎とくに鼻茸，好酸球性細気管支炎，好酸球性肺炎）を伴うことが多い．
- 95%以上で気管支喘息を認める．重症例が多く，不安定な喘息で副腎皮質ステロイド薬がときどき投与されている．喘息に対するステロイド療法がCCSをマスクしていることがあり，症状改善によるステロイド減量でCCSが顕在化する場合がある．
- アレルギー性鼻炎の合併が多い．反復性副鼻腔炎，中耳炎も伴うことがある．

■皮膚症状
- 50%に皮膚症状がある．紫斑や皮下結節を認める．

■循環器症状
- 心臓血管病変はCCSの死因の50%を占め，予後不良因子である．
- 自覚症状がなくても検査で50%に異常が見つかるので，ホルター心電図や心臓エコーを積極的に行うべきである．

■神経症状
- 多発性単神経炎を90%以上で認める．感覚障害と運動障害の両方が発現する．
- 治療抵抗性で，後遺症を残しやすい．

■消化器・腎症状
- 消化管障害合併が多い（30%）．発症時に消化管穿孔を起こすことがあるが，自覚症状がなく内視鏡検査で異常が見つかることが多い．
- 腎障害を起こすもあり，尿の好酸球増多は多い🩺．

🩺 気管支喘息発症から血管炎までの期間は約3年である．

🩺 血尿，タンパク尿，急速進行性腎炎を呈する例もある．

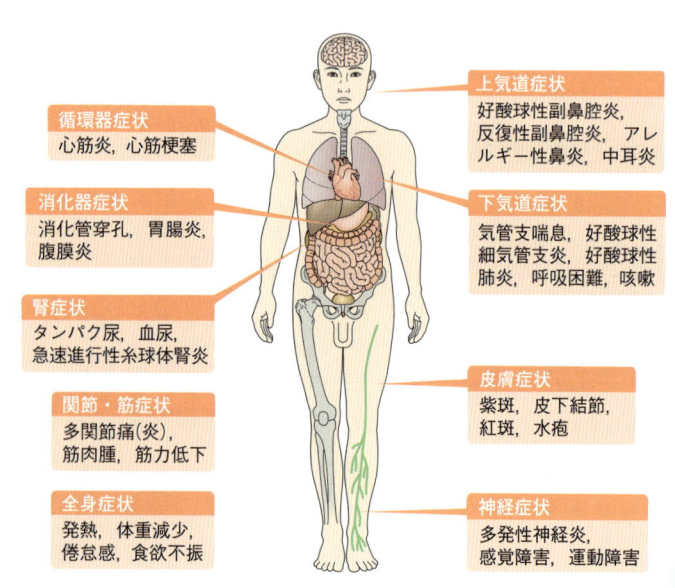

チャーグ-ストラウス症候群の臨床症状

- 循環器症状：心筋炎，心筋梗塞
- 消化器症状：消化管穿孔，胃腸炎，腹膜炎
- 腎症状：タンパク尿，血尿，急速進行性糸球体腎炎
- 関節・筋症状：多関節痛(炎)，筋肉腫，筋力低下
- 全身症状：発熱，体重減少，倦怠感，食欲不振
- 上気道症状：好酸球性副鼻腔炎，反復性副鼻腔炎，アレルギー性鼻炎，中耳炎
- 下気道症状：気管支喘息，好酸球性細気管支炎，好酸球性肺炎，呼吸困難，咳嗽
- 皮膚症状：紫斑，皮下結節，紅斑，水疱
- 神経症状：多発性神経炎，感覚障害，運動障害

Section 3 検査・診断・分類

検査

■ 血液検査
- 末梢血の白血球・好酸球増多（分画では 20～30%）を認める．
- MPO-ANCA陽性率は約 40%．MPO-ANCA陽性例と陰性例では臨床像が異なる．
- ・ANCA陽性CSS：肺胞出血，紫斑，腎障害が多い．
- ・ANCA陰性CSS：好酸球性肺炎，心臓障害が多い．
- MPO-ANCAよりも末梢血中，喀痰中の好酸球増多が活動性の指標となる．

■ 画像検査
- 好酸球性肺炎を伴うことが多いので，胸部画像では上肺・末梢優位の浸潤影やスリガラス陰影（GGO）が多い．
- 気管支壁の肥厚，粒状影，縦隔リンパ節腫大，胸水を伴う．

■ 肺機能検査
- 閉塞性障害を認める．
- 重症の喘息にもかかわらず，気道過敏性が亢進していないことが多い．

■ 病理組織学的検査
- 組織学的所見の典型例では，中小型血管の壊死性血管炎とともに，血管外の組織の肉芽腫性病変と好酸球浸潤を特徴とする．
- 肉芽腫性血管炎は生検では証明されにくく，血管外の好酸球浸潤のみが得られる症例が多い．肺や消化管の生検で確定診断が得られやすい．

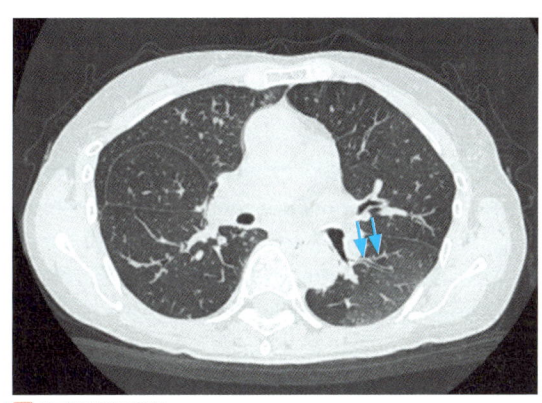

■ 胸部HRCT像
気管支壁肥厚（→）と末梢にスリガラス陰影を認める．

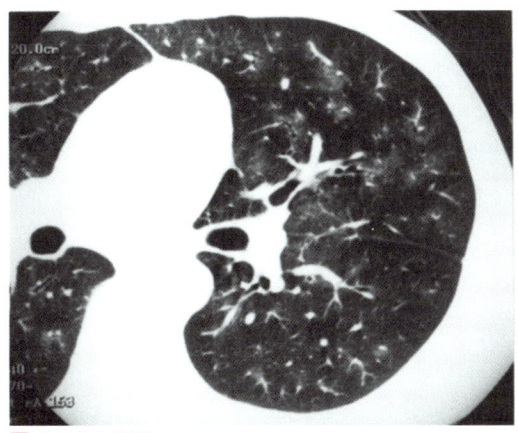

■ 胸部HRCT像
肺胞出血を合併した例．気管支周囲に，汎小葉性にスリガラス陰影を認める．
（写真提供：埼玉県立循環器呼吸器病センター呼吸器内科・高柳　昇氏，松島秀和氏）

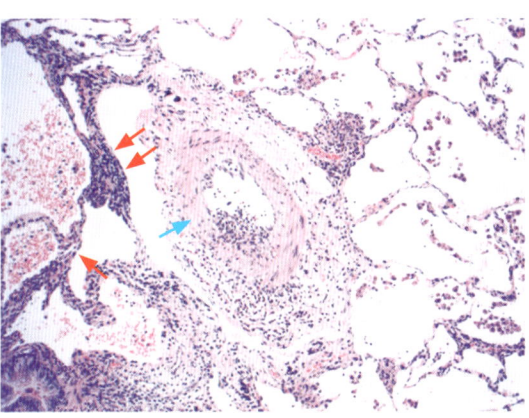

■ 病理組織所見
左のHRCT像と同一例の肺組織像．肺胞壁に好酸球浸潤（→），血管炎（→）を認める．
（写真提供：埼玉県立循環器呼吸器病センター呼吸器内科・高柳　昇氏，松島秀和氏）

診断

- 米国リウマチ協会（1990年）と厚生省難治性血管炎分科会（1998年）の2つの診断基準が使用されている．

■ チャーグ-ストラウス症候群の診断基準（厚生省難治性血管炎分科会，1998年より抜粋）

1. 主要臨床所見
   - (1) 気管支喘息あるいはアレルギー性鼻炎
   - (2) 好酸球増加
   - (3) 血管炎による症状：発熱（38度以上，2週間以上），体重減少（6か月以内に6kg以上），多発性単神経炎，消化管出血，紫斑，多関節痛（炎），筋肉痛，筋力低下
2. 臨床経過の特徴
   主要臨床所見(1)，(2)が先行し，(3)が発症する．
3. 主要組織所見
   - (1) 周囲組織に著明な好酸球浸潤を伴う細小血管の肉芽腫性，またはフィブリノイド壊死性血管炎の存在
   - (2) 血管外肉芽腫の存在
4. 判定基準
   - (1) 確実
     - a. 主要臨床所見のうち気管支喘息あるいはアレルギー性鼻炎，好酸球増加および血管炎による症状のそれぞれ1つ以上を示し，同時に主要組織所見の1項目を満たす場合（アレルギー性肉芽腫性血管炎）
     - b. 主要臨床所見3項目を満たし，臨床経過の特徴を示した場合（チャーグ-ストラウス症候群）
   - (2) 疑い
     - a. 主要臨床所見1項目および主要組織所見の1項目を満たす場合（アレルギー性肉芽腫性血管炎）
     - b. 主要臨床所見3項目を満たすが，臨床経過の特徴を示さない場合（チャーグ-ストラウス症候群）
5. 参考となる検査所見
   白血球増加（1万/μL以上），血小板増加（40万/μL以上），血清IgE増加（600U/mL以上），MPO-ANCA陽性，リウマトイド因子陽性，肺浸潤陰影（これらの検査所見はすべての例に認められるとは限らない）
6. 鑑別診断
   肺好酸球増加症候群，ほかの血管炎症候群

Section 4 治療

■ 薬物療法

- 治療には副腎皮質ステロイド薬を投与する．初期量はPSL 0.5～1mg/kg/日である．
- 心臓血管病変や多発性単神経炎に対しては，メチルプレドニゾロンパルス療法が必要となる．
- 消化管障害には，シクロホスファミド（CPA）が有効なことがある
- ステロイド抵抗性の場合は，CPA 1～2mg/kg/日を併用する．
- 多発性単神経炎に対する大量ガンマグロブリン療法の有効性が明らかになり，2010年1月に保険適用が認められた．PSL換算で40mg/日を4週間以上投与しても神経症状の改善がみられない症例に，400mg/kg/日で5日間連続投与する．

■ 予後

- 5年生存は良好だが，10年生存は悪い．
- 予後不良因子として重度消化管病変，タンパク尿，腎機能障害，心筋障害，中枢神経障害，高齢発症があり，これらのうち1つでもあれば予後不良である．
- 血管炎寛解後も気管支喘息が続く場合がある．

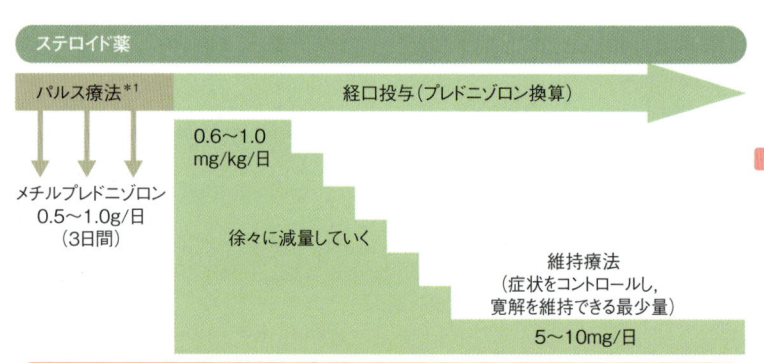

ステロイド薬

- パルス療法*1：メチルプレドニゾロン 0.5～1.0g/日（3日間）
- 経口投与（プレドニゾロン換算）：0.6～1.0 mg/kg/日 → 徐々に減量していく → 維持療法（症状をコントロールし，寛解を維持できる最少量）5～10mg/日
- シクロホスファミド（ステロイド薬で改善しない場合，当初から重症である場合）
- 免疫グロブリン*2

■ チャーグ-ストラウス症候群の治療

*1 ステロイド薬のパルス療法を必要とする場合：心臓，肺，消化管，腎臓，中枢神経系など多臓器に血管炎の症状が現れている場合．

*2 チャーグ-ストラウス症候群に保険適用のある免疫グロブリンは，乾燥スルホ化人免疫グロブリン（献血ベニロン-I®）のみ．

（2006-2007年度合同研究班報告：血管炎症候群の診療ガイドライン（日本循環器学会，2008），Circ J. 72(Suppl.IV)：1253～1318, 2008をもとに作成）

- アレルギー性肉芽腫性血管炎（AGA）：allergic granulomatous angitis
- 抗好中球細胞質抗体（ANCA）：anti-neutrophil cytoplasmic antibody
- シクロフォスファミド（CPA）：cyclophosphamide
- スリガラス陰影（GGO）：ground glass opacity
- ミエロペルオキシダーゼ（MPO）：myeloperoxidase
- プレドニゾロン（PSL）：predonisolone

ANCA関連肺疾患

疾患概念
- ANCA(抗好中球細胞質抗体)とは，ヒト好中球細胞質に特異的なIgG型自己抗体である．抗原であるミエロペルオキシダーゼ(MPO)とプロテイナーゼ3(PR3)が血管炎と深く関連している．
- 免疫複合体の沈着を認めず，血清中にANCAの出現率の高い，中小血管を中心に血管炎を生じる疾患群をANCA関連血管炎と総称している．
- 顕微鏡的多発血管炎(MPA)，ウェゲナー肉芽腫症(WG)，チャーグ-ストラウス症候群(CSS)の3疾患が含まれるが，わが国では，90％以上をMPAが占める．
- 多臓器病変をもたらすが，とくに肺病変の合併が多いため，ANCA関連血管炎を肺病変側の視点から捉えた疾患概念をANCA関連肺疾患とよぶ．
- 血清中にANCAを認める際は，血管炎を合併していなくてもその先行病変として含む．

症状
- MPAでは，肺胞毛細血管炎による肺胞出血と間質性肺炎の合併が多い．
- CSSでは，気管支喘息と好酸球性肺炎が多い．
- WGでは，壊死性肉芽腫性気管支肺病変と肺胞出血が多い．

治療
- 副腎皮質ステロイド薬と免疫抑制薬の併用による寛解導入をはかる．
- 肺出血で急性呼吸不全を伴う最重症型では，メチルプレドニゾロンパルス療法，シクロホスファミド(CPA)パルス療法が必要である．

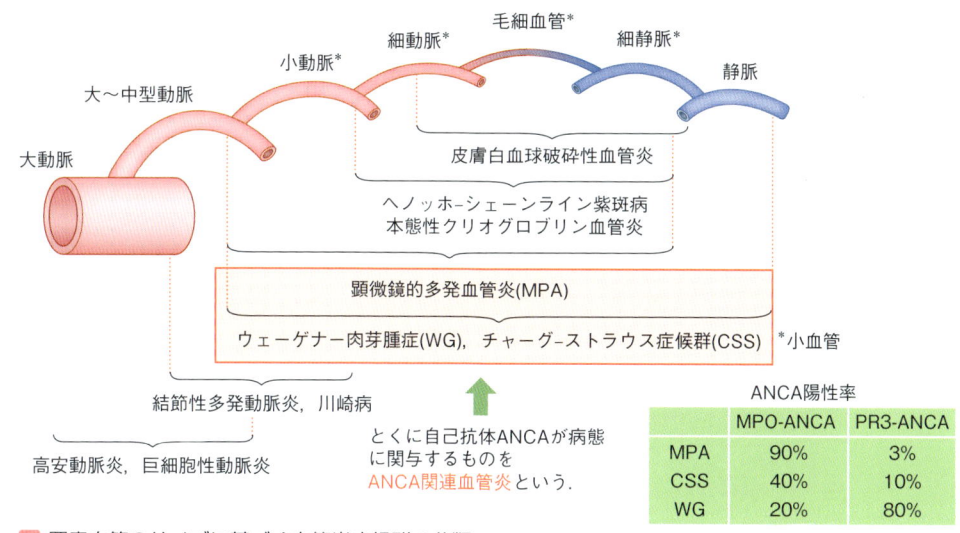

罹患血管のサイズに基づく血管炎症候群の分類
(Jannette JC, et al：Nomenclature of systemic vasculitides. Proposal of international consensus conference. Arthritis Rheum, 37(2)：187, 1994)

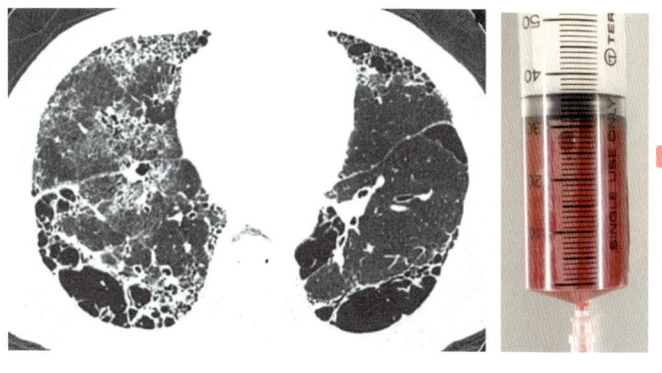

ANCA陽性率

	MPO-ANCA	PR3-ANCA
MPA	90%	3%
CSS	40%	10%
WG	20%	80%

顕微鏡的多発血管炎(MPA)の胸部CTと気管支肺胞洗浄液
特発性肺線維症のフォロー中，びまん性スリガラス陰影が出現．血清MPO-ANCAが陽性化，肺胞洗浄液(右)は血性で肺胞出血．腎病変も合併してMPAと診断．原因不明の間質性肺炎や肺胞出血では血清MPO-ANCA測定が重要である．

- 抗好中球細胞質抗体(ANCA)：anti-neutrophil cytoplasmic antibody
- チャーグ-ストラウス症候群(CSS)：Churg-Strauss syndrome
- 顕微鏡的多発血管炎(MPA)：microscopic polyangiitis
- ミエロペルオキシダーゼ(MPO)：myeloperoxidase
- プロテイナーゼ3(PR3)：proteinase 3
- ウェゲナー肉芽腫症(WG)：Wegener granulomatosis

Unit 5 グッドパスチャー症候群
M31.0

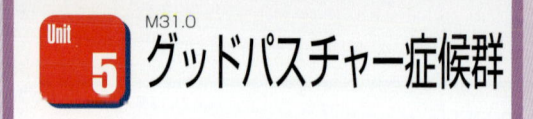

goodpasture's syndrome

疾患概念
抗糸球体基底膜抗体（抗GBM抗体）による急速進行性糸球体腎炎と，びまん性肺胞出血をきたす疾患である．免疫複合体腎炎*，ANCA関連腎炎*とは異なり，腎生検所見では炎症を起こした糸球体の基底膜に，線状に抗基底膜抗体が染色される．

SUMMARY Map

誘因・原因
- 腎臓の糸球体基底膜と肺胞基底膜に対する共通の対応抗原が原因．抗糸球体基底膜抗体（抗GBM抗体）が産生される．
- Ⅱ型アレルギーの機序で，抗GBM抗体が肺胞と糸球体に付着し，組織を破壊する．
- ウイルス感染，喫煙などの誘因で発症する．

症状・臨床所見
- 全身症状として，全身倦怠感，発熱，食欲不振．
- 呼吸器症状としては，感冒様症状・咳・血痰・全身倦怠感，頻呼吸，呼吸困難．
- 腎症状としては，肉眼的血尿，乏尿，浮腫．
- 呼吸器症状，腎症状は，必ずしも同時期にみられないことに留意．

検査・診断・分類
- 血液検査：白血球増多，LDH上昇，CRP陽性，貧血，血清クレアチニンの上昇，尿素窒素の上昇，血清カリウムの高値，タンパク尿，血尿．
- 血清糸球体基底膜抗体の陽性所見．
- 胸部X線検査，胸部CT．
- 腎生検．
- 気管支鏡検査：気管支肺胞洗浄，経気管支肺生検．

治療
- 血漿交換．
- 副腎皮質ステロイド薬とシクロホスファミドの投与．

用語解説

免疫複合体腎炎
急速進行性糸球体腎炎のなかで，免疫複合体によるⅢ型アレルギーが原因となって発症する腎炎をいう．基礎疾患として，全身性エリテマトーデス（SLE），関節リウマチ，クリオグロブリン血症，ヘノッホ・シェーンライン紫斑病，IgA腎症などを背景にもつ．病理組織学的に蛍光抗体法で毛細血管に沿って顆粒状に免疫グロブリンと補体の沈着が認められる．

ANCA関連腎炎
急速進行性糸球体腎炎のなかで，糸球体への免疫グロブリン沈着が証明されない，いわゆるpauci-immune型腎炎をいう．80％の患者血清中にANCA，とくにP-ANCA（MPO-ANCA）が検出される．わが国では，急速進行性糸球体腎炎のなかで最も多い．血清c-ANCA（抗PR-3ANCA）陽性で，上気道，肺に特徴的な肉芽腫性病変が認められる疾患がWegener肉芽腫症である．

Section 1 誘因・原因

- 腎臓の糸球体基底膜と肺胞基底膜に対する共通の対応抗原が，発症に関与している．この抗原は，基底膜を構成する成分のⅣ型コラーゲンα3鎖のC末端ドメインであるnoncollagenous(NC1)ドメインにあることが明らかにされている[1]．
- ウイルス感染，喫煙などで，通常埋没した状態にあるNC1が露出すると，抗糸球体基底膜抗体(抗GBM抗体)が産生されて発症すると考えられている．
- 抗GBM抗体は，Ⅱ型アレルギーの機序で肺胞と糸球体に付着し，組織を破壊する．
- 近年，糸球体腎炎とびまん性肺胞出血をきたす疾患に関して，抗基底膜抗体を認める古典的なグッドパスチャー症候群のなかに，MPO-ANCAが陽性となる症例が報告され，注目されている．ANCA陽性のグッドパスチャー症候群は，ANCA陰性群に比較して，治療に対する予後が良好で，血管炎との関連が考えられている．

Section 2 症状・臨床所見

- 20歳代後半の男性と60歳代以上の男女に発症する二峰性の発症年齢分布を示すが，本疾患そのものは，きわめてまれな疾患である．
- 初発症状として，全身倦怠感，発熱，食欲不振といった全身症状がみられる．とくに発熱は30％前後にみられる症状である．
- 呼吸器症状としては，感冒様症状・咳・血痰・全身倦怠感，頻呼吸，呼吸困難である．びまん性肺出血が起きるのは肺胞領域であり，中枢気道に血性分泌物がみられるのは，肺胞腔内に出血が充満したあとであるので，必ずしも初発症状として血痰・喀血がみられないことに留意する必要がある．
- 腎症状としては，肉眼的血尿，乏尿，浮腫がみられる．
- 呼吸器症状，腎症状は，必ずしも同時期にみられない．約50％は，腎病変が先行し，急速進行性糸球体腎炎として診断されてから，肺病変が起きる．

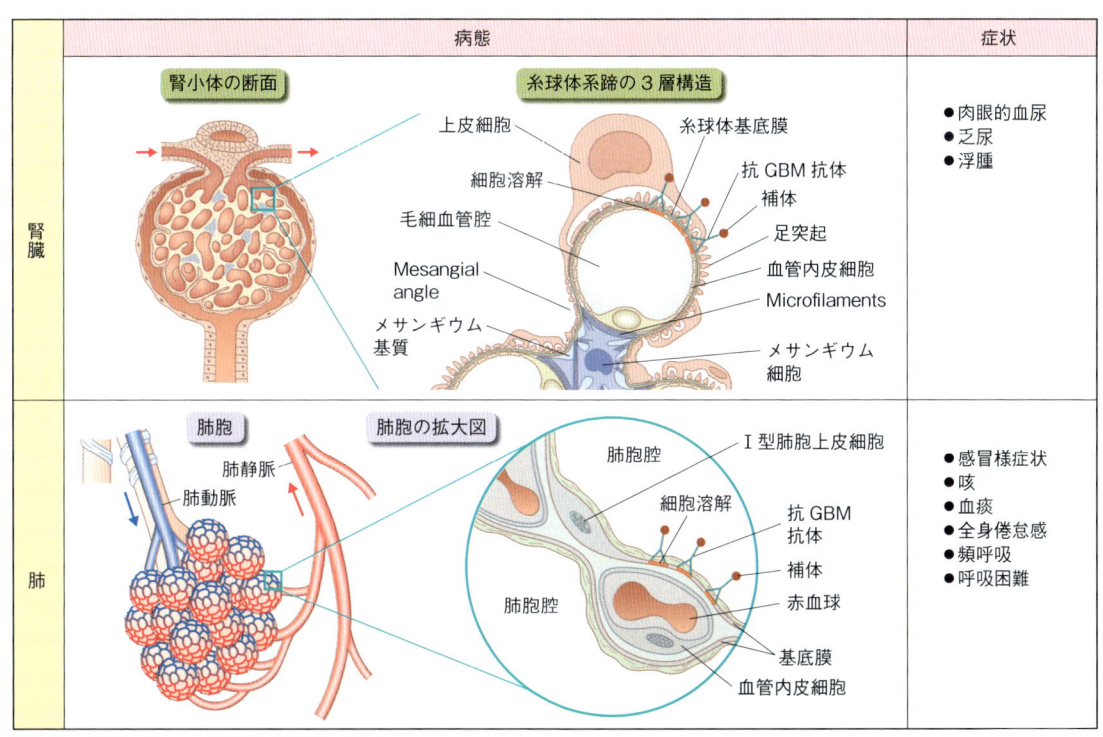

病態		症状
腎臓	腎小体の断面／糸球体系蹄の3層構造（上皮細胞、細胞溶解、毛細血管腔、Mesangial angle、メサンギウム基質、糸球体基底膜、抗GBM抗体、補体、足突起、血管内皮細胞、Microfilaments、メサンギウム細胞）	● 肉眼的血尿 ● 乏尿 ● 浮腫
肺	肺胞／肺胞の拡大図（肺静脈、肺動脈、肺胞腔、細胞溶解、補体、赤血球、基底膜、血管内皮細胞、Ⅰ型肺胞上皮細胞、抗GBM抗体）	● 感冒様症状 ● 咳 ● 血痰 ● 全身倦怠感 ● 頻呼吸 ● 呼吸困難

グッドパスチャー症候群の病態と症状

Section 3 検査・診断・分類

生化学検査

- 検査所見では，白血球増多，LDH上昇，CRP陽性がみられるが，本疾患に特異的なものではない．
- 腎障害，肺胞出血の結果，さまざまな程度の貧血，血清クレアチニンの上昇，尿素窒素の上昇，血清カリウムの高値，タンパク尿，血尿がみられる．血清糸球体基底膜抗体の陽性所見が診断の決め手となる．

胸部X線検査

- 両側肺野にびまん性の浸潤陰影を認める．全肺野に一様ではなく，出血の程度により分布には差がみられる．

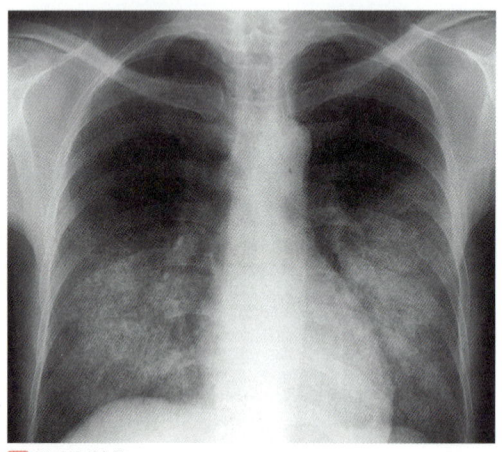

CT検査

- 内部に気管支透亮像を認める濃厚な肺野濃度上昇がみられる．陰影は胸膜直下に少ない．合併する腎不全による尿毒症肺による肺うっ血像により修飾されることがある．

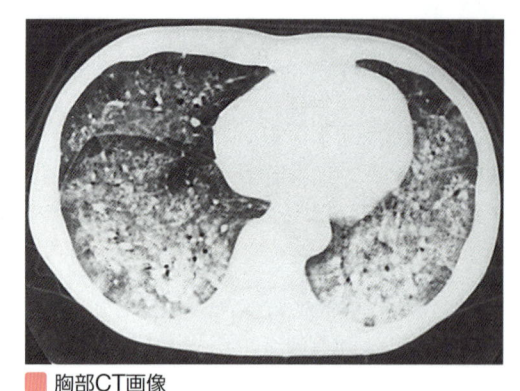

■ 胸部X線像
両中下肺野に粒状陰影が密に分布している．含気の低下はみられない．

■ 胸部CT画像
両側下葉・中葉・舌区を中心に微細な結節陰影が集簇し，肺野濃度が上昇している．異常陰影の分布は，胸膜直下には少ない．肺野容積の変化はみられない．

気管支鏡検査

- 左右の可視範囲の末梢気管支粘膜に血性分泌物が付着，ないし複数の葉気管支から出血があれば，びまん性肺胞出血を強く疑う．
- 確認には，気管支肺胞洗浄によるヘモジデリン貪食細胞の確認，可能であれば，経気管支肺生検による肺胞出血による確認を行う．

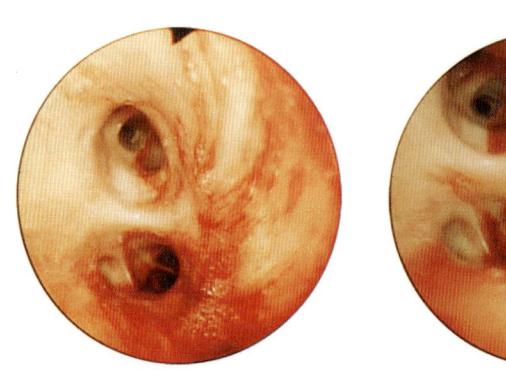

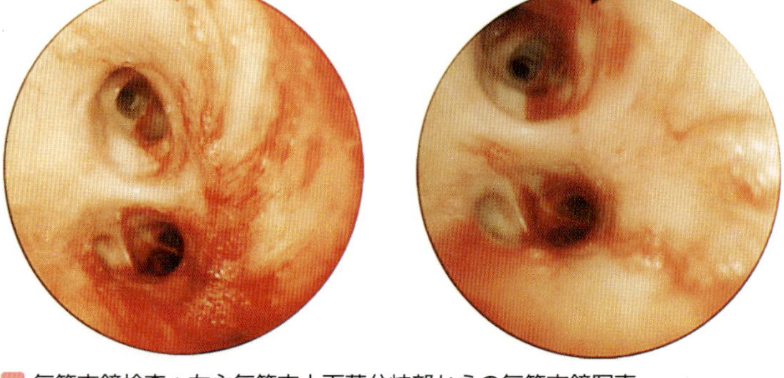

■ 気管支鏡検査：左主気管支上下葉分岐部からの気管支鏡写真
上葉支，下葉支から出血がみられる（写真左）．
主気管支膜様部に血性の分泌物が付着している（写真右）．

びまん性肺胞出血の分類

- びまん性に肺胞出血をきたす症候は，血管炎，SLEなど免疫異常の有無，腎疾患の有無で分類される[2]．
- 免疫異常，腎疾患のないびまん性肺胞出血の報告例もあるが，全身疾患の肺病変としてとらえ，検索を進めていくことが必要である．

びまん性肺胞出血（DAH）の分類
1：糸球体腎炎と抗GBM抗体関連の肺胞出血（グッドパスチャー症候群）
2：免疫異常が証明されない腎疾患関連肺胞出血
3：糸球体腎炎と免疫複合体関連の肺胞出血
4：腎疾患のない免疫複合体病と肺胞出血
5：腎疾患のない抗GBM抗体関連肺胞出血
6：免疫異常や腎炎のない肺胞出血
1＋2＋3が肺腎症候群

（Albelda SM et al：Diffuse pulmonary hemorrhage：a review and classification. Radiology 154：289〜297, 1985.）

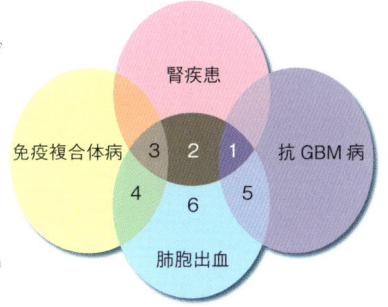

生検

- 腎生検はさまざまな程度の基底膜の破壊を伴った半月体形成性腎炎を認める．
- 免疫蛍光染色によるIgGに対する基底膜への線状の染色像は，肺病変，腎病変ともに特徴的であるが，得られるサンプル量の問題から肺生検より腎生検がなされることが多い．

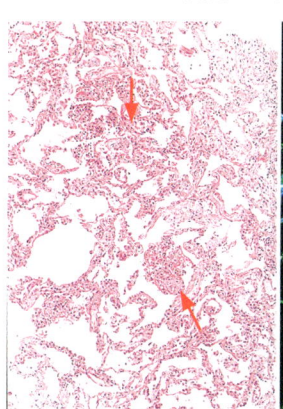

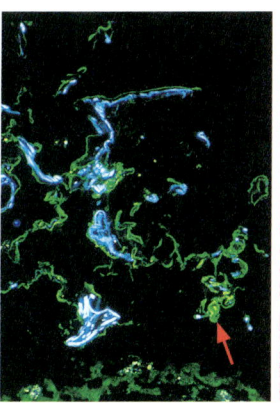

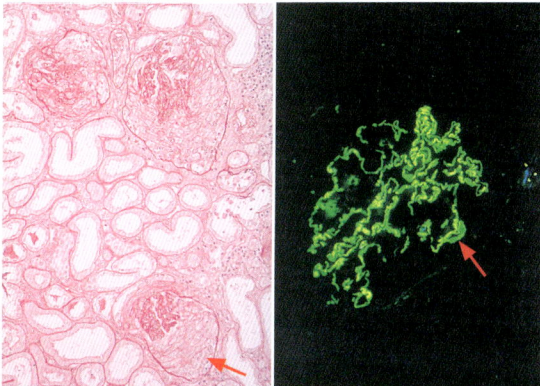

グッドパスチャー症候群の肺組織（左）光顕所見（Hematoxylin Eosin染色×25）（右）免疫蛍光染色直接法（IgG染色×400）
光顕所見では，肺胞腔内に赤血球が認められ，ヘモジデリンを貪食したマクロファージが認められる．胞隔は浮腫性に肥厚し，肺胞上皮の腫大，肺胞内の器質化が認められる．免疫蛍光染色直接法では，胞隔の一部にIgGが線状に沈着している．

グッドパスチャー症候群の腎組織（左）光顕所見（PAM染色×50）（右）免疫蛍光染色直接法（IgG染色×400）
光顕所見では，糸球体の著明な半月体形成と，係蹄の虚脱を認める．抗ヒトIgGによる免疫蛍光染色直接法では，糸球体基底膜に沿って線状のIgGの沈着を認めた．

Section 4 治療

- 100万人に1人以下というきわめてまれな疾患であり，エビデンスの集積は少ない．
- 腎不全が進行していても，肺出血は治療の対象になる．血漿交換（抗GBM抗体の除去）を発症後2週間に8〜10回，その後，経口の副腎皮質ステロイド薬とシクロホスファミドを投与する．
- 副腎皮質ステロイド薬は数か月で減量し，シクロホスファミドは発症後1年まで継続する．
- 腎移植は可能であるが再発のリスクがあり，血清からの抗基底膜抗体の消失の持続を確認して慎重に判断する．

■C反応性蛋白（CRP）：C-reactive protein　■抗糸球体基底膜抗体（抗GBM抗体）：anti-glomerular basement membrane antibody　■免疫グロブリンG（IgG）：immunoglobulin G　■乳酸脱水素酵素（LDH）：lactate dehydrogenas　■抗好中球細胞質ミエロペルオキシダーゼ抗体（MPO-ANCA）：myeloperoxidase anti-neutrophil cytoplasmic antibodye

Unit 6 血液疾患に伴う肺病変

pulmonary disease associated with blood

疾患概念
血液疾患は全身性にさまざまな病変を合併するが，肺病変は頻度が高い．原因疾患により感染性と非感染性に分類される．骨髄移植後肺合併症にも感染性と非感染性があり，その発症時期により原因は異なる．症状や治療は原因疾患により多様である．

SUMMARY Map

誘因・原因
- 感染性と非感染性がある．
- 感染性：疾患自体，治療および病状の悪化による免疫低下状態．
- 非感染性：薬剤によるものなど，さまざまな原因がある．
- 骨髄移植後の肺病変も感染性と非感染性に分類されるが，発症時期によりその原因は異なる．

病態
- 感染性の場合，免疫低下状態により日和見感染を生じ，肺炎を中心としたさまざまな肺疾患を生じる．

症状・臨床所見
- 症状や臨床所見は，原因疾患により多様である．

検査・診断・分類
- 胸部X線で限局性陰影を認める場合，喀痰塗抹，培養（一般細菌，抗酸菌），血液培養，尿中抗原検査などを行う．
- 抗菌薬による初期治療が無効の場合，抗菌薬が無効となる感染症を念頭におきながら，非感染性肺疾患の鑑別を行う．
- 診断が確定しない場合，胸部CT（HRCT），気管支肺胞洗浄（BAL）*などを追加する．

治療
- 原因疾患の治療．
- 日和見感染症の治療．
- 薬剤性の肺傷害の場合，薬剤投与の中止．
- 呼吸不全を伴う場合には，ステロイド治療を実施する．

用語解説

気管支肺胞洗浄（BAL）
気管支鏡を用いて区域〜亜区域気管支より末梢に生理食塩水を注入，回収を繰り返し，回収した液体に含まれる細胞成分を採取・分析する方法．びまん性肺疾患のほか，感染性疾患の診断にも用いられる．

移植片対宿主病（GVHD）
移植後，移植片に含まれるドナーのTリンパ球が宿主の抗原に反応して放出するサイトカインによって，宿主が攻撃を受ける移植免疫反応．発熱，下痢・下血，皮疹，肺病変，肝障害などの症状が発現する．

間質性肺炎マーカー
間質性肺炎の血清マーカーにはKL-6，SP-A，SP-Dなどがある．これらは肺胞Ⅱ型上皮細胞に特異的に発現する糖タンパク抗原であるため，間質性肺炎の診断に有用である．とくに，KL-6は間質性肺炎に特異性が高い．

Section 1 誘因・原因

- 血液疾患は全身性にさまざまな病変を合併するが，肺病変は頻度が高い．感染性と非感染性に分類される．
- 感染性：原因疾患，治療，病状の悪化による免疫低下状態にあることから，日和見感染症による肺炎が問題となる．
- 非感染性：薬剤によるものなど，さまざまな原因が考えられる．
- 初回治療が無効の場合，抗菌薬が無効となる感染症を念頭におきながら，非感染性肺疾患の鑑別も併行して実施する．
- 骨髄移植後の肺病変は，感染性と非感染性に分類され，その発症時期により，肺病変の原因，発症頻度が異なる．

■血液疾患治療中に頻度の高い肺炎起因病原体

細菌	ウイルス	真菌
● 緑膿菌(*Pseudomonas aeruginosa*) ● 黄色ブドウ球菌[*Staphylococcus aureus* (MRSA)] ● クレブシエラ・ニューモニエ (*Klebsiella pneumoniae*) ● セラチア属(*Serratia*) ● ステノトロホモナス・マルトフィリア (*Stenotrophomonas maltophilia*) ● ノカルジア属(*Nocardia* species) ● レジオネラ属(*Legionella* species) ● マイコバクテリウム・アビウム (*Mycobacterium avium*) ● 結核菌(*Mycobacterium tuberculosis*)	● RSウイルス[Respiratorysyncytial virus (RSV)] ● パラインフルエンザウイルス (Parainfluenza virus) ● インフルエンザウイルスA, B型 (Influenza virus A, B) ● サイトメガロウイルス(Cytomegalovirus) ● 単純ヘルペスウイルス(Herpes simplex) ● 帯状疱疹ウイルス(Herpes zoster) ● アデノウイルス(Adenovirus)	● アスペルギルス(*Aspergillus*) ● クリプトコッカス(*Cryptococcus*) ● フサリウム(*Fusarium*) ● ケカビ属(*Mucor*) ● ニューモシスチス(*Pneumocystis jirovecii*)

■感染性の場合に抗菌薬が無効となる要因

病原微生物側の要因	宿主側の要因	薬物性の要因
● 一般抗菌薬無効の微生物(抗酸菌，ウイルス，ニューモシスチス，真菌) ● 薬剤耐性菌(MRSA，多剤耐性緑膿菌(MDRP)，βラクタマーゼ陰性ABPC耐性インフルエンザ菌(BLNAR)，基質特異性拡張型βラクタマーゼ(ESBL)産生菌，バンコマイシン耐性腸球菌(VRE)，セラチアなど) ● 抗菌力発現阻害因子(薬剤不活性化酵素発現，膿瘍形成など)	● 合併症 ● 免疫能低下 ● 物理的要因：排痰困難，誤嚥，カテーテル，膿瘍形成など	● 薬剤使用量，回数の不足 ● 薬剤移行性不良 ● 薬剤相互作用

■非感染性の肺病変：抗菌薬が無効の場合に鑑別すべき肺病変

- 薬剤性肺炎
- 原疾患の進行
- 器質化肺炎
- うっ血性心不全
- 放射線肺炎
- 肺胞出血
- 肺血栓塞栓症
- ARDS
- 肺白血球停滞
- 閉塞性肺炎
- 二次性肺胞タンパク症
- 特発性肺炎症候群
- 輸血関連肺傷害

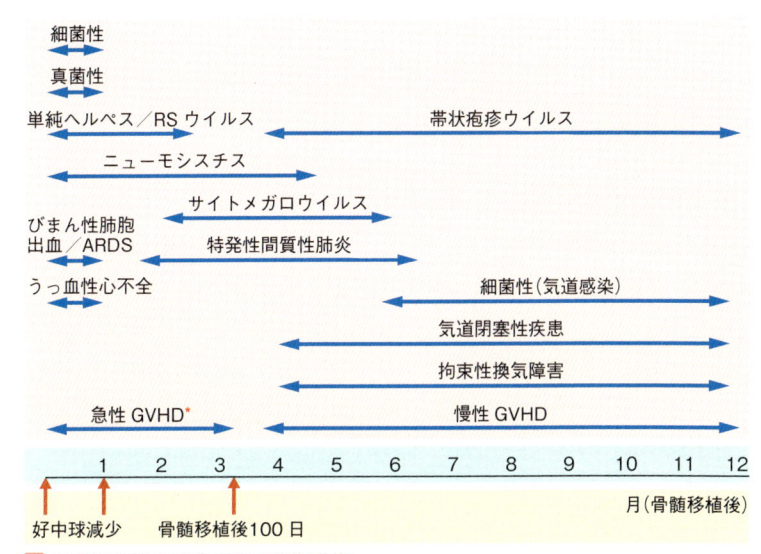

■骨髄移植後の肺合併症の出現時期

(Soubani AO, et al: Pulmonary complications of bone marrow transplantation. Chest, 109: 1066〜1077, 1996)

骨髄移植に伴う非感染性肺病変の発症時期

移植後100日以内	移植後100日以降
肺水腫	慢性GVHD
上気道合併症	閉塞性細気管支炎
特発性肺炎症候群	特発性肺炎症候群
びまん性肺胞出血	二次性肺胞タンパク症
放射線肺炎	放射線肺炎(線維化)
急性GVHD	二次性悪性疾患
胸水	閉塞性静脈疾患
細胞融解性血栓	
縦隔気腫	

■骨髄移植に伴う非感染性肺病変

発症時期（骨髄移植後の月数）：
- 上気道合併症
- びまん性肺胞出血
- 肺水腫
- 胸水
- 放射性肺炎
- 肺静脈閉塞疾患
- 急性GVHD
- 特発性肺炎症候群
- 細胞融解性血栓
- 二次性悪性疾患（14年以上）
- 慢性GVHD
- 閉塞性細気管支炎
- 放射性肺炎（線維化）（2年以上）

骨髄移植後100日

■骨髄移植に伴う非感染性肺病変の発症時期
(Khurshid I, et al: Non-infectious pulmonary complications after bone marrow transplantation. Postgrad Med J. 78: 257～262, 2002)

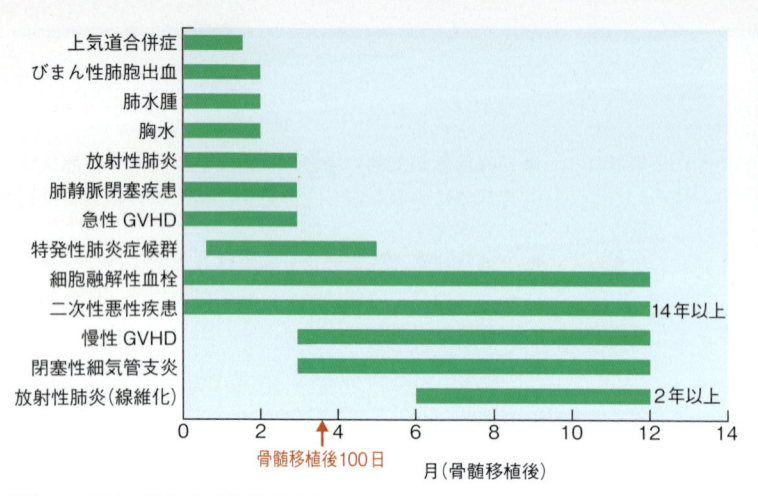

Section 2　症状・臨床所見

● 症状や臨床所見は原因疾患により多様である．

Section 3　検査・診断・分類

● 胸部X線で限局性陰影を認める場合の検査．
・喀痰塗抹，培養（一般細菌，抗酸菌）．
・血液培養．
・尿中抗原検査：レジオネラ，肺炎球菌が検索できる．
● 初期治療無効，抗菌薬治療中の肺炎発症，または，びまん性陰影を認める場合，以下の検査を追加する．
・胸部CT（HRCT）．
・気管支肺胞洗浄（BAL），経気管支肺生検．
・血清抗原検査：サイトメガロウイルス抗原，クリプトコッカス，アスペルギルス．
・1,3-β-Dグルカン，エンドトキシン．
・間質性肺炎マーカー*：SP-D，KL-6．
● 上記のほかに，原因疾患関連の肺病変が否定できない場合は，外科的生検を考慮する．

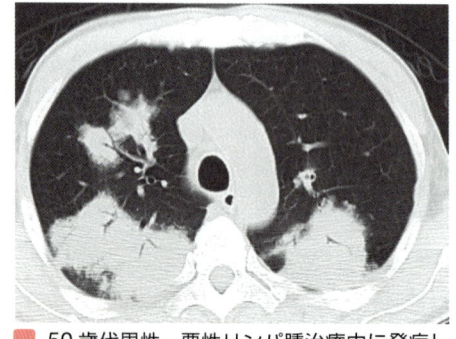

■ 50歳代男性．悪性リンパ腫治療中に発症した肺アスペルギルス症
両側肺野にコンソリデーションを認める．

Section 4　治療

● 原因疾患の治療を行う．
● 日和見感染症の治療を行う．
● 薬剤性の肺傷害の場合，薬剤投与を中止する．
● 呼吸不全を伴う場合には，ステロイド治療を実施する．

■急性呼吸窮迫症候群（ARDS）：acute respiratory distress syndrome　■気管支肺胞洗浄（BAL）：bronchoalveolar lavage　■βラクタマーゼ陰性ABPC耐性インフルエンザ菌（BLNAR）：β-lactamase negative ABPC resistant *H. influenza*　■サイトメガロウイルス（CMV）：cytomegalovirus　■基質特異性拡張型βラクタマーゼ（ESBL）：extended-spectrum β-lactamase　■移植片対宿主病（GVHD）：graft versus host disease　■高分解能CT（HRCT）：high-resolution CT　■シアル化糖鎖抗原KL-6（KL-6）：sialylated carbohydrate antigen KL-6　■多剤耐性緑膿菌（MDRP）：multi-drug resistant *Pseudomonas aeruginosa*　■サーファクタントタンパクD（SP-D）：surfactant proteins D　■バンコマイシン耐性腸球菌（VRE）：vancomycin-resistant enterococcus

Unit 1 呼吸不全

J96.0, 96.1, 96.9

Respiratory failure

疾患概念
外呼吸の障害のために，動脈血ガスが異常な値を示し，そのために生体が正常な機能を営みえない状態（内呼吸の障害）を呼吸不全とよぶ．室内気吸入下（安静，覚醒時）の動脈血酸素分圧PaO_2が60mmHg以下を呼吸不全と診断し，動脈血二酸化炭素分圧$PaCO_2$の上昇の有無によって，Ⅰ型呼吸不全とⅡ型呼吸不全に分類する．

SUMMARY Map

誘因・原因

- 呼吸不全：あらゆる呼吸器疾患で起こりうるが，肺炎，気管支喘息の増悪，各種間質性肺疾患，心原性肺水腫での発症頻度が高い．
- 慢性呼吸不全：頻度の多い疾患はCOPD，肺結核後遺症，特発性間質性肺炎，悪性腫瘍である．
- 慢性呼吸不全の急性増悪：感染症，気胸，心不全などが誘因になるが，原因不明の増悪例もある．

病態

- 換気・血流ミスマッチ，肺胞低換気，シャントがいろいろな程度に組み合わさって，**低酸素(O_2)血症，高炭酸ガス(CO_2)血症**をきたす．
- 二酸化炭素(CO_2)は揮発性の酸で，蓄積により**呼吸性アシドーシス**をきたす．持続すると腎性代償によって，アシドーシスは緩和される（p.52，動脈血ガス分析の項参照）．
- 疾患による肺血管床の減少に加え，肺胞低酸素，肺動脈血酸素分圧の低下，アシドーシスが**肺血管攣縮**を引き起こし，肺高血圧を発症する．持続すると**肺性心**をきたす．

症状・臨床所見

- **低O_2血症**：呼吸困難，頻呼吸，チアノーゼ，乏尿がみられる．急性に発症すると，神経症状（夜間視力，視野・色覚，見当識・計算力・記憶障害，意識障害）が前景に出る．
- **高CO_2血症**：脳血管拡張作用による頭痛やうっ血乳頭，振戦，アシドーシスによる意識障害がみられる．

検査・診断・分類

- 動脈血ガス分析：低O_2血症，高CO_2血症，アシドーシス．
- 胸部X線写真，胸部CT検査，肺機能検査：基礎疾患，誘因の検索．
- 血液検査，微生物学的検査：疾患の活動性，炎症所見，起炎菌の検索．
- $PaCO_2 \leq 45mmHg$ならⅠ型呼吸不全（低O_2血症性呼吸不全），$PaCO_2 > 45mmHg$ならⅡ型呼吸不全（低換気性呼吸不全）

治療

- 急性期（急性増悪期）
- 基礎疾患，誘因に対する治療：抗菌薬，副腎皮質ホルモンの投与，胸腔ドレナージ等．
- 低O_2血症：**酸素投与**（鼻カニュラ，ベンチュリーマスク），**人工呼吸管理**．
- 呼吸性アシドーシス：内科的気道確保，人工呼吸管理（非侵襲的，侵襲的）．
- 酸素輸送の改善：循環動態の維持，貧血の改善．
- 慢性安定期
- **呼吸リハビリテーション**，**在宅酸素療法**，在宅人工呼吸療法．

用語解説

急性脊髄前角炎，重症筋無力症，ギラン・バレー症候群

急性脊髄前角炎は急性灰白髄炎（ポリオ）ともいわれる．病原体はポリオウイルスで，感染するとほとんどが不顕性に終わるが，まれに脊髄前角細胞や脳幹の運動神経ニューロンがおかされ四肢の弛緩性麻痺が出現する．現在，わが国ではワクチンの普及で根絶している（ワクチン株由来の症例はみられる）．

重症筋無力症は，神経と筋の接合部の筋側にあるアセチルコリン受容体に，特異的に感作された自己抗体（抗アセチルコリン受容体抗体）が産生され，それが受容体と結合することで受容体の数が減少し，神経筋伝達障害が生じる自己免疫疾患である．胸腺の異常が自己抗体の産生に関与している．

ギラン・バレー症候群は，四肢の運動麻痺を主症状とする自己免疫性末梢神経疾患で，ウイルスや細菌などの感染が契機となって起こると考えられている．

Chapter 6 呼吸不全 呼吸不全

Section 1 誘因・原因

- 呼吸不全とは，低O_2血症あるいは高CO_2血症を呈した状態をいう．Ⅰ型呼吸不全（$PaCO_2 ≦ 45mmHg$）とⅡ型呼吸不全（$PaCO_2 > 45mmHg$）に分類される．すなわち，高CO_2血症を伴わない低O_2血症をⅠ型呼吸不全（低O_2血症性呼吸不全）といい，高CO_2血症を伴う低O_2血症をⅡ型呼吸不全（低換気性呼吸不全）という．
- 低O_2血症発症の機序は，換気血流ミスマッチ（換気血流比不均衡），シャント，拡散障害，肺胞低換気の4つの病態が単独あるいは複合して関与している．一方，高CO_2血症を起こす主因は肺胞低換気である．
- 慢性呼吸不全は，安定期に達しても肺の不可逆的病変によって呼吸不全が持続している状態をいう．
- 慢性呼吸不全の症例が，種々の誘因（感冒，肺炎，気胸など）を契機に動脈血ガス分析値が悪化して生命が危険な状態になることがある．これを慢性呼吸不全の急性増悪（acute on chronic respiratory failure）という．誘因が不明なこともある．
- 呼吸不全，慢性呼吸不全を呈する疾患をそれぞれ表に示す．

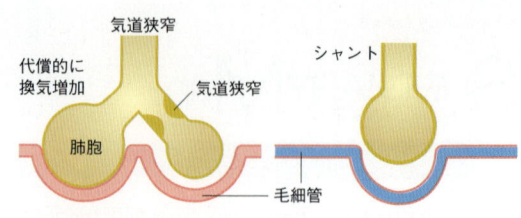

●換気血流ミスマッチ
・換気が減少した肺胞の毛細管血の酸素含量は減少する．換気障害のない肺胞の換気量は増加するが，その肺胞毛細管血の酸素はすでに飽和状態に近く，余計に酸素を取り込むことができない．したがって，肺胞毛細管血全体の酸素含量は低下する．

●シャント
・肺胞気と肺胞毛細管血とが，全く接触しない状態．心疾患，肺動静脈奇形などの解剖学的異常のほかに，肺胞が全く換気されないために起こる場合がある（生理学的シャント）．

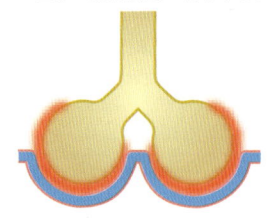

●拡散障害
・肺胞と肺毛細管との間に細胞浸潤や結合織の沈着がおき，肺胞内ガスが毛細管血に到達しにくくなる．

●肺胞低換気
・呼吸中枢・呼吸筋障害による低換気．

■ 低O_2血症を起こす病態

■呼吸不全を呈する疾患

Ⅰ型呼吸不全 （$PaCO_2 ≦ 45mmHg$）	Ⅱ型呼吸不全 （$PaCO_2 > 45mmHg$）
1. 各種微生物による重症肺炎 2. 気管支喘息の増悪（発作） 3. 間質性肺疾患 　特発性間質性肺炎（特発性肺線維症，非特異性間質性肺炎，特発性器質化肺炎，急性間質性肺炎） 　膠原病肺 　過敏性肺臓炎 　薬剤誘起性肺臓炎 　急性好酸球性肺炎など 4. 肺循環障害 　肺塞栓症 　心原性肺水腫 　非心原性肺水腫 5. 緊張性気胸 6. 各種病因による胸水貯留	1. 異物・気道分泌物による気道閉塞 2. 呼吸中枢の抑制 　薬剤（鎮静薬，睡眠薬，麻酔薬） 　呼吸中枢に影響する脳血管障害 3. 外傷 　頭部，胸部 4. 神経疾患 　急性脊髄前角炎* 　重症筋無力症* 　Guillain-Barré（ギラン・バレー）症候群*など

（mmHgとTorrは同等）

■慢性呼吸不全を呈する疾患

1. 閉塞性肺疾患 　COPD 　びまん性汎細気管支炎 　気管支喘息 　リンパ脈管筋腫症など 2. 間質性肺疾患 　特発性間質性肺炎（特発性肺線維症，非特異性間質性肺炎） 　慢性過敏性肺臓炎 　薬剤誘起性肺臓炎 　膠原病肺 　じん肺 　その他各種病因による間質性肺炎	3. 肺結核後遺症 4. 悪性腫瘍 　多発性肺転移 　がん性リンパ管症 　がん性胸膜炎 5. びまん性の気管支拡張症 6. 脊椎後側弯症 7. 神経・筋疾患 　筋萎縮性側索硬化症 　筋ジストロフィーなど 8. 呼吸中枢の異常 　Pickwickian症候群 　特発性肺胞低換気症候群 　など

Section 2 症状・臨床所見

低O_2血症，高CO_2血症

- 呼吸不全の症状は，低O_2血症に起因するものと，高CO_2血症に起因するものに大別される．
- 低O_2血症は，動脈血酸素含量（CaO_2）が低下した状態で，主にPaO_2の低下による．呼吸困難，頻呼吸などの症状が出現する．
- 高CO_2血症は，$PaCO_2$が基準値（45mmHg）以上の状態で，肺胞低換気によって起こる．頭痛，うっ血乳頭，振戦などが出現する．二酸化炭素の蓄積による呼吸性アシドーシス，低O_2血症を伴うことが多い．
- 低O_2血症，高CO_2血症による臨床所見・検査所見をそれぞれ表に示す．

■低O_2血症による臨床所見・検査所見

1.	症状・症候	呼吸困難，頻呼吸 チアノーゼ（還元ヘモグロビン≧5g/dL），乏尿
2.	神経系（急性に低酸素血症が出現した場合）	65～75Torr：夜間視力の低下 50Torr前後：視野・色覚の異常 35～50Torr：見当識・計算力・記憶障害，不穏状態 30Torr以下：意識消失
3.	循環系	心拍出量の増大（心拍数・1回拍出量の増加） 血流の再分布（脳，心臓への血流増加） 肺高血圧（低酸素性肺血管れん縮）
4.	造血系	赤血球増多
5.	換気応答	30Torr未満の低下では数分以内に換気抑制 中等度～軽度のPaO_2の低下が慢性的に持続 →低酸素による換気応答が鈍化

■高CO_2血症による臨床所見・検査所見

1.	症状・症候	頭痛，うっ血乳頭，振戦
2.	神経系	脳血管拡張作用（脳血流の増加，脳圧亢進，脳浮腫） アシドーシスによる意識障害
3.	循環系	交感神経系の緊張（心拍出量の増大，血圧の上昇） 高度の$PaCO_2$の上昇→心拍出量および血圧の低下 肺高血圧（肺血管攣縮）
4.	アシドーシス（CO_2は揮発性の酸である）	肺胞気$CO_2 \rightleftarrows CO_2 + H_2O \rightleftarrows H_2CO_3 \rightleftarrows H^+ + HCO_3^-$ アシドーシスに対する生体反応 ①緩衝：非重炭酸系（ヘモグロビン，タンパクなど） 　$CO_2 + H_2O \rightarrow H_2CO_3 + Buf \rightarrow HBuf + HCO_3^-$ ②腎性代償（数時間後からみられ，最大は1週間） 　水素イオンの分泌とHCO_3^-の産生，再吸収

肺性心

- 慢性肺疾患のために肺高血圧をきたし，右室の拡張・肥厚を呈した状態を肺性心という．
- 肺性心は，慢性呼吸不全例の予後を規定する重要な因子である．

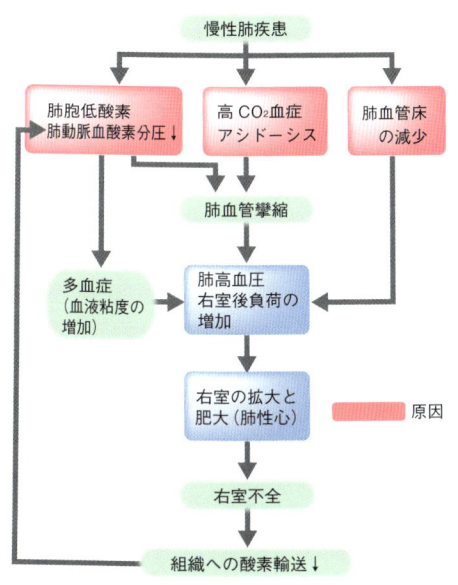

```
          慢性肺疾患
       ↓     ↓      ↓
  肺胞低酸素  高CO2血症  肺血管床
  肺動脈血酸素 アシドーシス  の減少
  分圧↓
       ↓     ↓      ↓
         肺血管攣縮
  ↓          ↓
 多血症    肺高血圧
 （血液粘度の  右室後負荷の
  増加）    増加
              ↓
          右室の拡大と
          肥大（肺性心）        ■原因
              ↓
           右室不全
              ↓
         組織への酸素輸送↓
```

■肺性心発症の機序

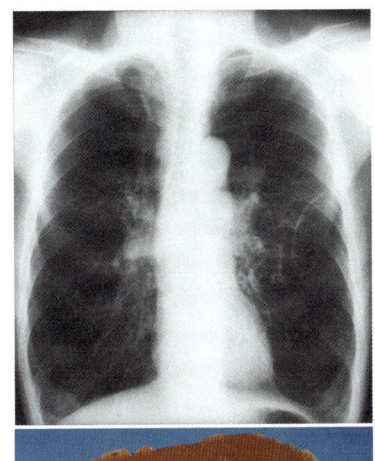

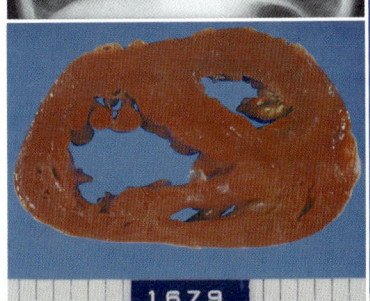

COPDの肺性心

56歳，男性．わが国ではまれな$α_1$-アンチトリプシン欠損症．胸部X線写真では肺野の血管影の減少，狭細化，滴状心，横隔膜の低位平坦化がみられる．剖検時の心臓は著明な右室の拡張，心筋肥大を認める．

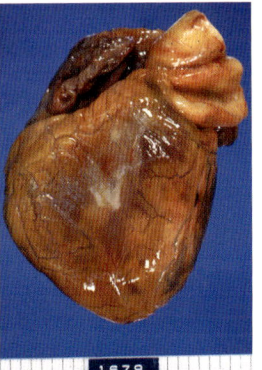

Section 3 検査・診断・分類

動脈血ガス分析

- 動脈血ガス分析は必須である(p.52 参照).
- 室内気吸入時(安静,覚醒時)のPaO$_2$が60mmHg以下を呼吸不全,60mmHg<PaO$_2$<70mmHgを準呼吸不全と診断する.
- また,PaCO$_2$が45mmHg以下をⅠ型呼吸不全(低O$_2$血症性呼吸不全),45mmHgを超えるものをⅡ型呼吸不全(低換気性呼吸不全)と分類する.

呼吸不全,慢性呼吸不全,慢性呼吸不全の急性増悪かの診断

- 問診,身体所見,各種画像所見,血液検査所見,微生物学的検査所見などを総合して,呼吸不全か,慢性呼吸不全か,慢性呼吸不全の急性増悪のいずれかを診断する.
- 慢性呼吸不全の急性増悪では誘因(感染症,気胸,心不全など)の検索が重要である.

換気血流ミスマッチ,肺胞低換気のいずれが主体かを検索

- 換気血流ミスマッチ,肺胞低換気のいずれが主体かを検索する.室内気吸入下の動脈血ガス分析値があれば,O$_2$-CO$_2$ダイアグラムにプロットしてみると病態の理解が容易である.
- 実地臨床でみられるのは,図のD方向の換気血流ミスマッチ+肺胞低換気(PaO$_2$↓,PaCO$_2$↑),E方向の換気血流ミスマッチ+肺胞過換気(PaO$_2$↓,PaCO$_2$↓)の組み合わせが多い.
- 病態が重症化するとEからDに変化することが多い.

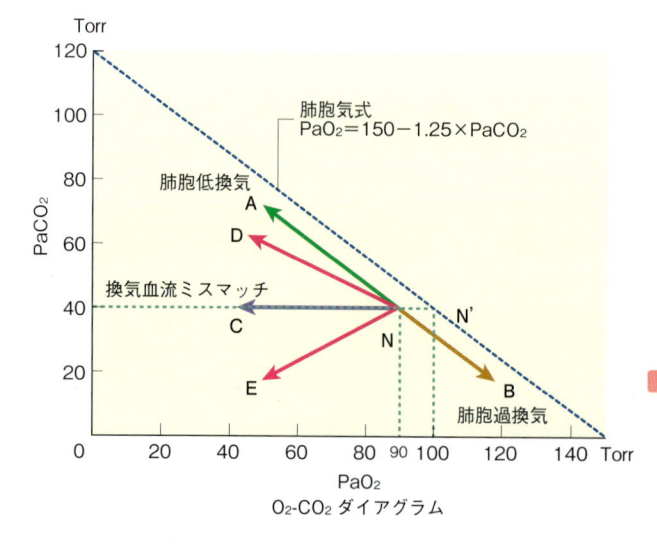

■ O$_2$-CO$_2$ ダイアグラム
N:健常人の値
・肺胞気式が示す直線(破線)に平行した動きが肺胞低換気(A),肺胞過換気(B)を示す.
・肺胞気式が示す直線から離れたC方向の動きが,換気血流ミスマッチを示す.

肺胞気式 PaO$_2$=150−1.25×PaCO$_2$

O$_2$-CO$_2$ ダイアグラム

呼吸性アシドーシスが代償性か非代償性か

- 呼吸性アシドーシスが代償性か非代償性かの状態をみる.症状出現からの時間経過,PaCO$_2$上昇の程度とpHの低下〔水素イオン濃度(H$^+$)の上昇〕の程度を比較して判断する(p.25,高CO$_2$血症の図参照).

呼吸器系以外の臓器障害

- 呼吸不全は全身性の低O$_2$症,呼吸性アシドーシスをきたし,多臓器不全を呈するのが特徴であるため,全身の臓器障害の有無の検索が必要である.

Section 4 治療

- 治療は急性期（急性増悪期），慢性期，病型別に治療計画をたてて行う．

■呼吸不全の治療

1. 急性期（急性増悪期）
   1) 基礎疾患，増悪の誘因（気道感染，肺炎，気胸など）に対する治療：抗菌薬・気管支拡張薬・副腎皮質ホルモン薬の投与，胸腔ドレナージ，気管支鏡による異物の除去・分泌物の吸引など
   2) 呼吸管理
      ① 低酸素血症
         a) 酸素投与（酸素中毒，換気抑制に注意）
            鼻カニュラ，ベンチュリーマスク
         b) 侵襲的人工呼吸管理（CPAP, CPPV, SIMV, PSV, HFVなど）
      ② 呼吸性アシドーシス（高炭酸ガス血症）
         a) 内科的気道確保
         b) 非侵襲的陽圧換気療法（NPPV）
            疾患により，pH < 7.35, $PaCO_2$ > 45Torrなどの状態
         c) 侵襲的人工呼吸管理
            pH 7.20 以下：絶対的適応
            pH 7.20 〜 7.25：状態に応じて適応
            pH 7.25 〜 7.35：まずはNPPVで経過観察
   3) 酸素輸送の改善
      ① 循環管理 安定した循環動態の維持（右心不全，両室不全，不整脈に対する治療）
      ② 貧血
      ③ 栄養
2. 慢性安定期
   1) 呼吸リハビリテーション（p.372 参照）
      口すぼめ呼吸，腹式呼吸，吸入療法，運動療法
   2) 在宅酸素療法（長期酸素療法）
   3) NPPVによる在宅人工呼吸療法

酸素療法

- 低流量酸素供給システム（酸素マスク，鼻カニュラの使用），高流量酸素供給システム（ベンチュリーマスクなど），リザーバシステムの特徴を理解して使用する．

■低流量酸素供給システム

- 患者の1回換気量以下の酸素ガスを供給する方式で，不足分は室内気が吸入され，酸素は希釈される．正確な吸入気酸素濃度は不明である．

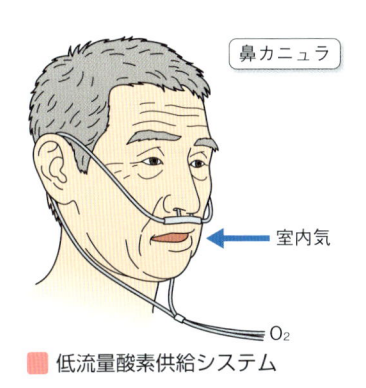

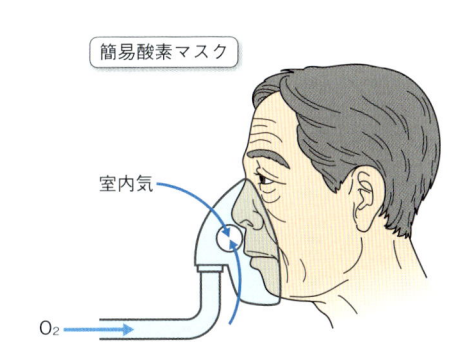

鼻カニュラ　　簡易酸素マスク
室内気　　O_2

■低流量酸素供給システム

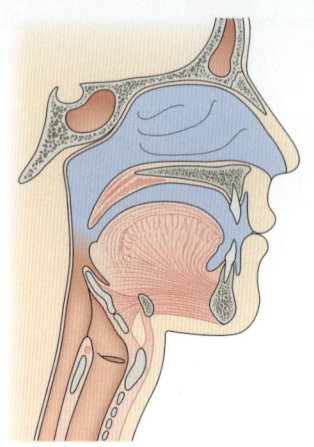

解剖学的リザーバ(50mL)

鼻カニュラ使用時のリザーバ
呼気終末から次の吸気が開始されるまでの休止期間に鼻カニュラを通して流れた酸素は，解剖学的リザーバ(図の青い部分)に貯まる．吸気開始時の酸素濃度が高くなる．

- 鼻カニュラは吸入気酸素濃度が呼吸パターン(1回換気量，呼吸数)に依存するが，鼻疾患がなければ吸入しながらの食事や会話が可能で，日常臨床では頻用される酸素投与法である．
- 鼻カニュラ使用時の1回換気量および呼吸数の変化と吸入気酸素濃度の変化を表に示す．

■ 高流量酸素供給システム
- 患者の1回換気量以上の量の高濃度酸素を含んだガスを供給する方式で，室内気は酸素流量に対して一定の比率で吸入される．
- Ⅱ型呼吸不全例では，過量の酸素投与でCO_2蓄積の悪化をきたすことがあるので，ベンチュリーマスクを用いての酸素投与が望ましい．
- ベンチュリーマスクではジェット流を発生させて周りを陰圧にし(ベンチュリー効果)，室内気を取り込んで混合気をつくり高流量を供給する．

■ 鼻カニュラ使用時の1回換気量の変化と吸入気酸素濃度(%)の変化
1回換気量が小さいほど，吸入気酸素濃度は高い

Flow rate (mL/分)	V_T		
	250mL	500mL	600mL
1	28	24	23
2	36	28	27
3	44	32	30
4	52	36	33
5	60	40	37
6	68	44	40

Flow rate：酸素流量，V_T：1回換気量
呼吸数は毎分20回に固定した場合

■ 鼻カニュラ使用時の呼吸数の変化と吸入気酸素濃度(%)の変化
呼吸数が少ないほど，吸入気酸素濃度は高い

Flow rate (mL/分)	RR		
	10回	20回	40回
1	28	24	22
2	36	28	24
3	44	32	26
4	49	36	28
5	54	40	30
6	60	44	32

Flow rate：酸素流量，RR：呼吸数
1回換気量は500mLに固定した場合

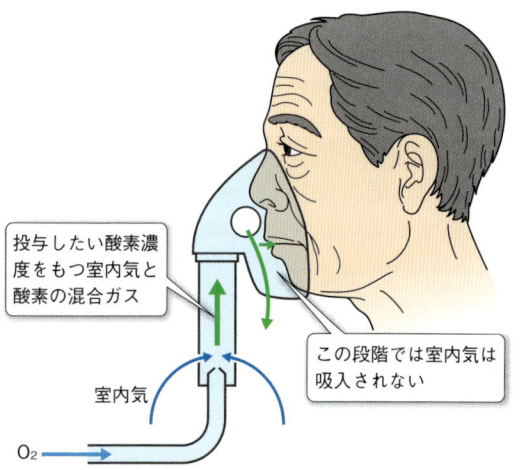

投与したい酸素濃度をもつ室内気と酸素の混合ガス

この段階では室内気は吸入されない

室内気

■ 高流量酸素供給システム
O_2

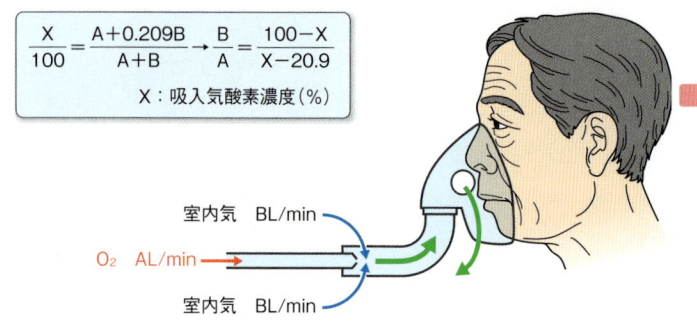

$$\frac{X}{100} = \frac{A+0.209B}{A+B} \rightarrow \frac{B}{A} = \frac{100-X}{X-20.9}$$

X：吸入気酸素濃度(%)

室内気　B L/min
O_2　A L/min
室内気　B L/min

ベンチュリーマスク
目的とする吸入気酸素濃度X%の調節管を使用して，酸素A L/分を流すと，調節管の小さな出口からジェット流が発生し，周りが陰圧になる(ベンチュリー効果)．室内気がB L/分の速さで吸い込まれ，酸素と空気が混合され，(A+B)L/分のX%の混合気が生成される．A+Bが患者の最大吸気流量(分時換気量の2〜3倍)を上回る必要がある．

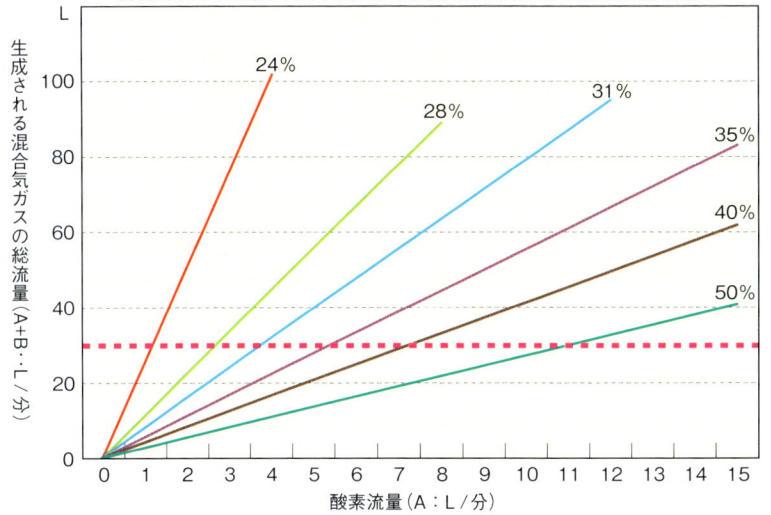

混合気ガスの流量(A+B)が最大吸気流量を上回るように酸素流量を設定

■ ベンチュリーマスクの吸入気酸素濃度別にみた酸素流量と生成される混合気ガス総流量
混合気ガスの流量(A+B)が最大吸気流量を上回るように酸素流量を設定. 図中の赤破線は健康成人の平均吸気流量を示す.

リザーバシステム(リザーバ付き酸素マスク)
- 1方向弁で呼気時に酸素をリザーバ内に蓄え,吸気時にリザーバ内の酸素とチューブから供給される酸素を吸入するシステムである.
- 酸素流量は6L/分以上で使用する(加湿が必要). 流量が少ないと呼気ガスを再呼吸する可能性があり,長時間の使用には適さない.

非侵襲的陽圧換気療法(NPPV)
- 非侵襲的陽圧換気療法は,鼻マスクやフェイスマスクを用いて行う人工呼吸で,COPDの急性増悪や急性心不全ではその有用性が確立されている. 近年では,慢性Ⅱ型呼吸不全例に対しても在宅で用いられることがある.

在宅酸素療法(HOT)
- 在宅酸素療法の適応基準を下表に示す. わが国の保険適用基準には,肺高血圧症例(PaO_2のレベルは問わない),慢性心不全例(チェーン・ストークス呼吸,無呼吸低呼吸指数≧20),チアノーゼ型先天性心疾患症例も含まれている.
- 呼吸リハビリテーションについてはp.372参照

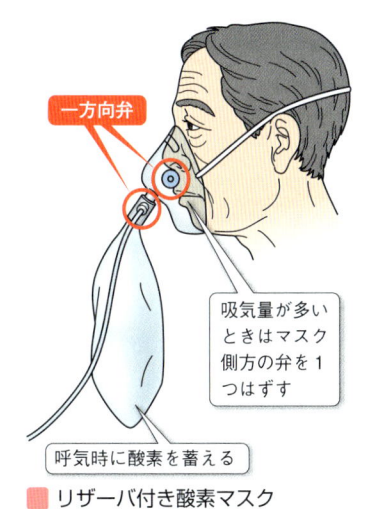

■ リザーバ付き酸素マスク

酸素流量 (L/分)	吸入気酸素濃度の目安 (%)
6	60
7	70
8	80
9	90
10	90〜

一方向弁

吸気量が多いときはマスク側方の弁を1つはずす

呼気時に酸素を蓄える

■ リザーバ付き酸素マスク

■ 在宅酸素療法の適応基準

酸素吸入以外の有効と考えられる治療(抗菌薬,気管支拡張薬,利尿薬など)が積極的に行われており,少なくとも1か月以上の観察期間を経て安定期にあり,以下の条件を満たすもの:
1) 安静,室内気吸入下でPaO_2が55Torr以下のもの
2) 上記条件下でPaO_2が55Torrを越え60Torr以下で
　a)臨床的に明らかな肺性心
　b)肺高血圧症(肺動脈平均圧 20mmHg以上)
　c)運動時,睡眠中に長時間にわたり著しい低酸素血症(PaO_2が55Torr以下あるいはこれに相当する低酸素血症)
のいずれかを呈するもの.

火気からは2m以上離れる

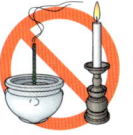

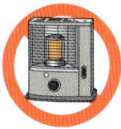

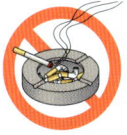

線香,ろうそく　　ストーブ　　たばこ

■慢性閉塞性肺疾患(COPD): chronic obstructive pulmonary disease　■在宅酸素療法(HOT): home oxygen therapy　■非侵襲的陽圧換気量法(NPPV): non-invasive positive pressure ventilation　■動脈血二酸化炭素分圧($PaCO_2$): arterial carbon dioxide partial pressure　■動脈血酸素分圧(PaO_2): arterial oxygen partial pressure

Chapter 6 呼吸不全　呼吸不全

Unit 1 過換気症候群

F45.3

hyperventilation syndrome (HVS)

疾患概念
器質的異常が認められないが，心理的要因によって換気の調節障害が起こり，肺胞過換気（$PaCO_2$ が正常範囲の 35〜45Torr 以下に低下）が生じて，呼吸器系・脳神経系・循環器系・精神系にさまざまな症状を呈する疾患である．

Summary Map

誘因・原因
- 過換気症候群は精神的ストレスなどの**心理的要因**によって起こるため，呼吸の行動調節系の影響が大きい．
- 20 代の若い女性に多いとされているが，最近は中年男性も増加している．

症状・臨床所見
- **過換気**により，**$PaCO_2$ が低下**し呼吸器系・脳神経系・循環器系・精神系などにさまざまな症状が現れる．

検査・診断・分類
- 過換気の存在を明らかにするには，動脈血液ガス分析が必要．
- 心理的要因による疾患を除外するために，病歴聴取，身体所見，胸部X線検査，心電図検査，CTなどを行う．

治療
- 安静，不安感の軽減．**精神療法**による心理的要因の軽減．
- **ベンゾジアゼピン系抗不安薬**による薬物療法．
- 紙袋（ペーパーバック）再呼吸法（SpO_2 モニタリングが必要）．
- 日常生活の指導．

用語解説

呼吸性アルカローシス
生体内の酸塩基平衡は一定のpH(7.4)になるように保たれている．換気の調節障害により肺胞過換気が起き，生体内の二酸化炭素が過剰に排出されて酸塩基平衡が塩基性に傾くことを呼吸性アルカローシスという．

テタニー
低Ca，Mg血症などにより上下肢に筋拘縮が起こり，痙攣や筋攣縮症状を呈するこという．とくにアルカローシスの状態では血中のカルシウムイオンが血漿蛋白と結合し濃度低下をきたし，低Ca血症を呈しやすい．

Section 1 誘因・原因

- 過換気症候群（HVS）は心理的要因によって呼吸調節が障害され，肺胞過換気を生じた状態である．
- 肺胞過換気（alveolar hyperventilation）とは，身体の炭酸ガス産生量に対して肺胞換気量が大きくなった状態であり，$PaCO_2$ は低下し，正常範囲の 35〜45Torr 以下となっている．肺胞過換気は多くの疾患と関連しており，過換気症候群と他疾患との鑑別が重要である．
- 呼吸調節は，①行動調節系，②化学調節系，③神経調節系によって行われており，$PaCO_2$ が低下した場合，これらの調節系がはたらき，換気量が低下することによって，呼吸は正常に戻る．

■ 呼吸調節システム
（山脇功監：呼吸器疾患ベストナーシング，学習研究社，p.8, 2009 を改変）

- 過換気症候群は，心理的要因（ストレスや不安など）が呼吸中枢を過度に刺激することによって調節障害を生じている．したがって本症は，3つの調節系のなかでも，行動調節系の影響が大きい．

Section 2 症状・臨床所見

- 過換気症候群では，さまざまな症状が出現する．
  - 呼吸器系：呼吸困難，頻呼吸，胸部不快，絞扼感など
  - 脳神経系：$PaCO_2$の低下に伴う呼吸性アルカローシスによって，低カリウム血症や低カルシウム血症をきたし，しびれ，痙攣，手筋肉の過緊張（テタニー），脳血流量の低下により，めまい，頭痛，失神などが生じる．
  - 循環器系：頻脈，不整脈など
  - 精神系：不安感，全身倦怠感，不眠など

Section 3 検査・診断・分類

- まずは過換気の存在を明らかにするために，動脈血液ガス分析を行う必要がある．
- 呼吸性アルカローシスの所見であるpH上昇と$PaCO_2$低下を認める．
- 過換気症候群を診断するには，器質的疾患を除外しなければならない．このため，病歴聴取，身体所見，胸部X線検査，心電図検査などを行うほか，随時CTなどの精査を追加する．

■肺胞過換気を生じるさまざまな症候

1. 低酸素血症	a. 高地 b. 肺疾患 c. 心内シャント
2. 呼吸器系疾患	a. 肺炎 b. 間質性肺炎，肺線維症，肺水腫 c. 肺血栓，肺塞栓，肺高血圧症 d. 気管支喘息 e. 自然気胸 f. 胸郭系の異常など
3. 心血管系疾患	a. うっ血性心不全 b. 低血圧，低心拍出量
4. 代謝性疾患	a. アシドーシス（糖尿病性，腎性，乳酸性） b. 肝不全 c. 甲状腺機能異常
5. 精神，脳神経疾患	a. 心理学的，精神医学的要因（心因性）による過換気 b. 中枢神経系の感染，腫瘍，脳血流循環不全
6. 薬物誘発性	a. サリチル酸 b. メチルキサンチン製剤 c. β作動薬 d. プロゲステロン e. アルコール離脱
7. その他	a. 発熱 b. 敗血症 c. 疼痛 d. 妊娠および月経黄体期 e. 人工呼吸器使用時 f. 高地 g. パニック発作
8. 過換気症候群	

（Murray JF, et al eds．[Phillipson EA, et al]：Hypoventilation and hyperventilation syndrome. Textbook of Respiratory Medicine. 3rd ed, p.2139〜2147, W. B. Saunders, Philadelphia, 2000 を改変）

Section 4 治療

- 過換気症候群を発症した患者は混乱している場合が多い．安静，不安感の軽減に努め，ゆっくり呼吸することなどを指示する．また，精神療法により心理的要因の軽減を行う．
- 必要に応じてベンゾジアゼピン系抗不安薬を使用し，発作の沈静化をはかる（ロラゼパム内服，ジアゼパム筋注など）．
- 紙袋（ペーパーバック）再呼吸法〔paper bag rebreathing（鼻と口に紙袋を少しすきまを開けてあてがい，呼吸させる方法）〕：以前は推奨されていたが，発作後の無呼吸を含む低換気が生じ，O_2分圧の低下が急激に認められる現象が報告されており[1]，SpO_2モニタリングを必ず行う必要がある．
- 必要であれば，酸素投与も考慮する．
- 日常生活においてアルコールやカフェインの摂取を避けるなどの指導を行う．
- 器質的疾患による過換気が診断される場合には，原因となる病態や疾患の適切な治療が必要である．

■過換気症候群（HVS）：hyperventilation syndrome　■動脈血二酸化炭素分圧（$PaCO_2$）：arterial carbon dioxide partial pressure
■パルスオキシメータで測定した動脈血酸素飽和度（SpO_2）：pulse-oxymetric oxygen saturation

Unit 2 E66.2 肺胞低換気症候群

hypoventilation syndrome

疾患概念
有効肺胞換気量の低下により，動脈血液中の$PaCO_2$が正常範囲（35〜45Torr）を超えて上昇している病態．広義の肺胞低換気症候群では，$PaCO_2 > 45$Torrを慢性的に呈する病態のすべてが含まれる．狭義の肺胞低換気症候群は，原発性肺胞低換気症候群（PAHS）と肥満低換気症候群（OHS）に分類される[1,2]．

Summary Map

誘因・原因

原発性肺胞低換気症候群（PAHS）
- 器質的疾患が中枢神経系に認められないにもかかわらず，肺胞低換気を示す症候群．覚醒時に低酸素血症，高炭酸ガス血症を示す．
- 延髄における化学刺激に対する呼吸調整のフィードバック機構の異常と考えられている．

肥満低換気症候群（OHS）
- 肥満と呼吸性アシドーシス（PaO_2低下，$PaCO_2$上昇，pH低下）を伴う症候群．
- 肥満による咽頭軟部組織への脂肪蓄積の結果，上気道閉塞になり，睡眠時の換気が不十分で低酸素血症，また呼吸運動の仕事量の増加により呼吸アシドーシスとなり高炭酸ガス血症となる．そのことから睡眠時の中途覚醒が起き，日中傾眠を引き起こす．
- これと延髄における化学刺激に対する呼吸調整のフィードバック機構の異常が重なったものと考えられている．

症状・臨床所見
- 日中の傾眠，起床時の頭痛，低換気に伴うチアノーゼ，軽度の呼吸困難，多血症，肺高血圧症など．
- 軽症の場合，全身倦怠感のみでほとんど症状が認められない．

検査・診断・分類
- 動脈血液ガス分析，自発的過換気テスト施行後の動脈血液ガス分析，呼吸機能検査，睡眠検査（睡眠ポリソムノグラフィ：PSG），頭部MRI，心エコー検査など．
- ①原発性肺胞低換気症候群（PAHS），②二次性（続発性）肺胞低換気症候群（COPD，陳旧性肺結核や神経筋疾患など），③肥満低換気症候群（OHS）に大別される．

治療

原発性肺胞低換気症候群
- 薬物療法（呼吸刺激薬，心不全対策と治療）
- 在宅酸素療法（HOT）
- 非侵襲的陽圧換気療法（NPPV）

肥満低換気症候群（＝Pickwick症候群）
- 減量
- 持続的陽圧換気（CPAP）療法やその他の非侵襲的陽圧換気療法（NPPV）など

Section 1 誘因・原因

- 肺胞低換気症候群は，肺胞換気量を規定している機序の異常が病因と考えられる．肺胞換気量を規定している部位は，呼吸中枢・呼吸筋・肺胞構造に大別される．
- 呼吸中枢の活動に影響を与えているのは呼吸調節系である．呼吸調節系は①行動調節，②化学調節，③神経調節に分類され，このなかで肺胞低換気に関連する要因は，化学調節系の反応性低下である．

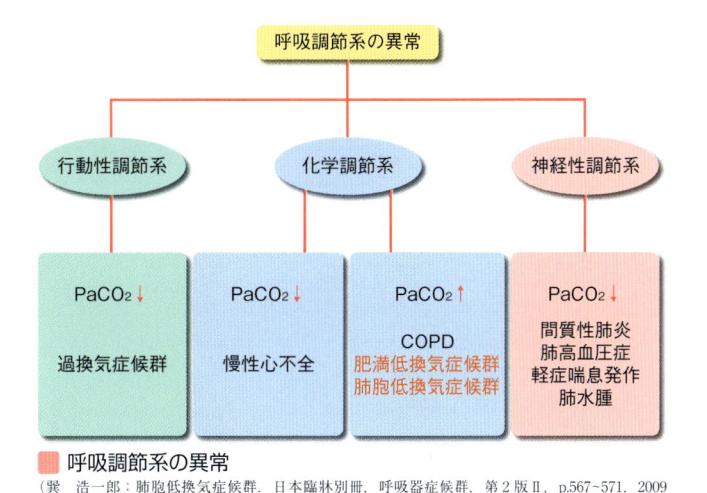

呼吸調節系の異常

```
                    呼吸調節系の異常
        ┌───────────────┼───────────────┐
   行動性調節系      化学調節系       神経性調節系
        │               │               │
     PaCO₂↓       PaCO₂↓  PaCO₂↑       PaCO₂↓
                                      間質性肺炎
     過換気症候群   慢性心不全  COPD     肺高血圧症
                          肥満低換気症候群 軽症喘息発作
                          肺胞低換気症候群 肺水腫
```

呼吸調節系の異常

（巽 浩一郎：肺胞低換気症候群．日本臨牀別冊，呼吸器症候群，第 2 版 II，p.567〜571，2009 を改変）

Section 2 症状・臨床所見

- 日中の傾眠，起床時の頭痛，低換気に伴うチアノーゼ，軽度の呼吸困難，多血症，肺高血圧症などが認められる．
- 右心不全まで進行した症例では，浮腫などをみることもある．
- 軽症の場合などは全身倦怠感のみで，ほとんど症状を認めないこともある．

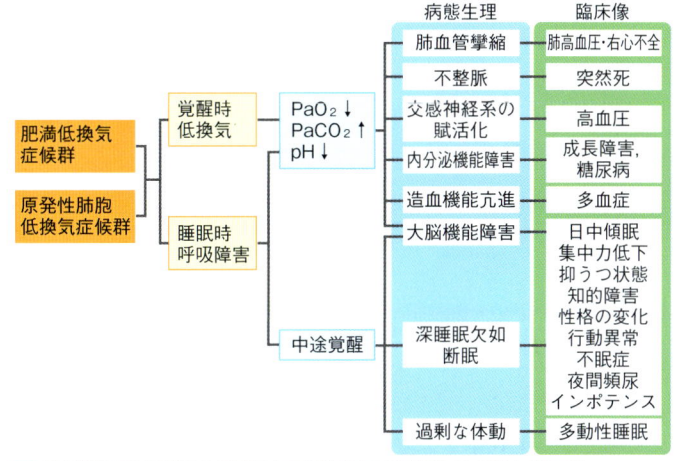

```
                                    病態生理          臨床像
                                  ┌─肺血管攣縮────肺高血圧・右心不全
                        覚醒時    ├─不整脈──────突然死
            肥満低換気   低換気    ├─交感神経系の──高血圧
            症候群                 │  賦活化
                       PaO₂↓     ├─内分泌機能障害─成長障害，糖尿病
                       PaCO₂↑    ├─造血機能亢進──多血症
            原発性肺胞  pH↓       ├─大脳機能障害──日中傾眠
            低換気症候群 睡眠時                     集中力低下
                        呼吸障害                   抑うつ状態
                                                   知的障害
                                                   性格の変化
                        中途覚醒  ├─深睡眠欠如───行動異常
                                  │  断眠          不眠症
                                  │                夜間頻尿
                                  │                インポテンス
                                  └─過剰な体動───多動性睡眠
```

原発性肺胞低換気症候群と肥満低換気症候群の病態と臨床像

（非侵襲的換気療法研究会：肥満低換気症候群，原発性肺胞低換気症候群の診断および治療のための指針の概要）

Section 3 検査・診断・分類

- 肺胞低換気症候群は病態により，①原発性肺胞低換気症候群（PAHS），②二次性（続発性）肺胞低換気症候群（陳旧性肺結核，神経筋疾患，COPD などによる），③肥満低換気症候群（OHS）に大別される．

■原発性肺胞低換気症候群の診断基準

1) 慢性の高炭酸ガス血症（$PaO_2 > 45$ Torr）を呈する．
2) 睡眠時の低酸素血症（基準値より 4％以上の低下，ないしは $SpO_2 < 90\%$ の時間が 5 分以上，ないしは $SpO_2 < 85\%$ に達する）を認める．
3) 自発的過換気による高炭酸ガス血症の改善（$PaCO_2$ で 5 Torr 以上の低下）を認める．
4) ほぼ正常な肺機能（%VC > 60％および $FEV_{1\%} \geq 60\%$ を目安とする）であり，肺の器質的疾患が血液ガス異常の主体であることが除外される．
5) 薬剤などによる呼吸中枢抑制や呼吸筋麻痺が否定され，かつ神経筋疾患などの病態が否定される．
6) 画像診断および神経学的所見により，呼吸中枢の異常に関する中枢神経系の器質的病変が否定される．
7) BMI < 30 である．

確実例：1）〜7）のすべての項目を満たす症例
ほぼ確実例：3)は未施行だが，他の項目のすべてを満たす症例
疑い例：2)の睡眠検査は未施行だが，1）および 4〜7）のすべてを満たす症例

（栗山喬之：総合研究報告．厚生省特定疾患呼吸不全研究班平成 10 年度研究報告書．p.1〜16，1999 を改変）

- とくに肥満低換気症候群は睡眠時無呼吸症において、高度の肥満と高炭酸ガス血症を伴った最重症型と考えられている。
- 原発性肺胞低換気症候群の診断基準[1]、および肥満低換気症候群の診断基準[3]より、診断に必要な検査としては、理学的所見（神経学的所見を含む）、胸部X線、血液・尿一般検査のほか、①動脈血液ガス分析、②自発的過換気テスト施行後の動脈血液ガス分析、③呼吸機能検査、④睡眠検査（睡眠ポリソムノグラフィ：PSG）、⑤頭部MRIなどがあげられる。

　診断基準には含まれていないが、胸部X線を深呼吸で撮影し横隔膜の動きをみることは、一般臨床において非常に重要である。

　右心不全の診断のために、心臓エコー検査も施行することが望ましい。

■肥満低換気症候群の重症度分類

	項目	スコア
1) BMI	30～35	0
	35～40	1
	40以上	2
2) 交通事故を含め日常生活上昇	支障なし	0
	支障あり	1
	高度の支障あり	2
3) $PaCO_2$	45～50Torr	0
	50～55Torr	1
	60Torr以上	2
4) 睡眠中における$SpO_2 < 90\%$の時間	45～90分	0
	90～180分	1
	180分以上	2
5) 高血圧の合併	なし	0
	あり	2
6) 臨床的に心不全	なし	0
	既往がある	2
	現にある	4
重症度分類	Stage 1	0, 1
	Stage 2	2, 3
	Stage 3	4, 5
	Stage 4	6, 7
	Stage 5	8点以上

1)～6)までの各項目についてスコアを合計し、重症度を判定する。

(栗山喬之ほか：総括報告．厚生省特定疾患呼吸不全研究調査研究班平成9年度研究報告書．p.1～11, 1998を改変)

■肥満低換気症候群の診断基準

| 1) 慢性の高炭酸ガス血症（$PaCO_2 > 45Torr$）を呈する． |
| 2) 高度肥満（$BMI > 30$）を呈する． |
| 3) 日中の高度の傾眠を呈する． |
| 4) 睡眠呼吸障害の重症度が重症以上である：無呼吸低呼吸指数≧30、SpO_2の最低値≦75%、$SpO_2 < 90\%$の時間が、全睡眠時間の10%以上 |
| 診断基準：1)～4)すべてを満たす場合 |

(栗山喬之ほか：総括報告．厚生省特定疾患呼吸不全研究調査研究班平成9年度研究報告書．p.1～11, 1998を改変)

Section 4 治療

原発性肺胞低換気症候群（PAHS）

- 薬物療法（呼吸刺激薬、心不全対策と治療）
- テオフィリン徐放製剤、プロゲステロン製剤、アセタゾラミド（ダイアモックス）．
- 心不全治療としてループ利尿薬など．
- 在宅酸素療法（HOT）（p.277 参照）
- 高度の高炭酸ガス血症がある場合はCO_2ナルコーシスを引き起こす危険があるため、注意を要する．
- CO_2ナルコーシスは、血中CO_2濃度の上昇により意識混濁をはじめとする中枢神経症状が出現することをいう．
- NPPV（非侵襲的陽圧換気療法）
- 重症例では気管切開や人工呼吸器管理が必要となることもある．

肥満低換気症候群（OHS）

- 高度肥満を伴っていることから、減量が必要である．しかし呼吸障害の改善まで至らない場合が多く、原発性肺胞低換気症候群と同様の治療を併用することが必要である．
- 明らかな長期的治療効果は報告されていないが、CPAP療法やその他のNPPV（BiPAPなど）が有用と考えられている（p.277 参照）．

■二相性陽圧換気(BiPAP)：bi-level positive airway pressure　■慢性閉塞性肺疾患(COPD)：chronic obstructive pulmonary disease　■持続的陽圧換気(CPAP)：continuous positive airway pressure　■在宅酸素療法(HOT)：home oxygen therapy　■非侵襲的陽圧換気療法(NPPV)：noninvasive positive pressure therapy　■肥満肺胞低換気(OHS)：obesity hypoventilation syndrome　■動脈血二酸化炭素分圧($PaCO_2$)：arterial carbon dioxide partial pressure　■原発性肺胞低換気症候群(PAHS)：primary alveolar hypoventilation syndrome　■睡眠ポリソムノグラフィ(PSG)：polysomnography

Unit 3 　睡眠時無呼吸症候群

G47.3

sleep apnea syndrome (SAS)

疾患概念
睡眠時無呼吸症候群(SAS)とは「10秒以上続く無呼吸が, 一晩の睡眠(7時間)に30回以上, もしくは睡眠1時間あたりに平均5回以上認められ, かつその一部は, 健康な人では最も規則正しい呼吸が観察できるノンレム睡眠*とよばれる睡眠中にも認められる場合」と定義されている[1]。

SUMMARY Map

誘因・原因

- 機能的異常：吸気筋(とくに横隔膜)による気道内腔の陰圧が上気道開大筋の緊張に比べ大きくなった結果, 上気道の閉塞をきたす.
- 形態的異常：①軟部組織, ②頭蓋顔面骨, ③体位の各因子が複雑に絡み合い, 睡眠時無呼吸症候群(SAS)を引き起こす.

症状・臨床所見

- 覚醒時の症状：①日中過眠(EDS), 記憶力・集中力の低下, 疲労感, ②起床時の頭痛・頭重感, ③性欲低下・インポテンス(ED), ④性格変化, 抑うつ状態など
- 睡眠時の症状：①いびき, 睡眠中の呼吸停止, ②異常体動, ③不眠・中途覚醒, ④夜間頻尿など

検査・診断・分類

- 睡眠ポリソムノグラフィ(PSG)を用いた精密検査が有用であるが, パルスオキシメータや簡易無呼吸検査機器を用いる場合もある.
- 睡眠時無呼吸症候群(SAS)は, ①無呼吸(apnea), ②低呼吸(hypopnea), ③チェーン・ストークス呼吸(CSR)に大別される. 無呼吸はさらに, ①閉塞型睡眠時無呼吸症(OSAS), ②中枢型睡眠時無呼吸症(CSAS), ③混合型睡眠時無呼吸症(MSAS)に分類される.
- 米国睡眠医学会(AASM)の提唱する基準[2]では, 閉塞型睡眠時無呼吸症は, 日中過眠もしくは閉塞型無呼吸に起因するさまざまな症候のいくつかを伴い, かつAHI(無呼吸低呼吸指数)*≧5と定義されている. しかし2005年の改訂で米国睡眠学会の睡眠障害国際分類(ICSD-Ⅱ)では, AHI≧15の睡眠呼吸障害(SDB)は, 症状の有無にかかわらず閉塞型睡眠時無呼吸症に加えることが提唱されている[3].

治療

- 気道陽圧治療機器の使用：CPAP, BiPAP, ASV*など
- 手術療法〔口蓋垂口蓋咽頭形成術(UPPP)など〕
- 口腔内装置(OA)
- 減量
- 生活習慣の改善, 原疾患の治療
- 薬物療法〔アセタゾラミド(呼吸中枢刺激)：長期使用の有効性は確立していない, 三環系抗うつ薬(レム睡眠を減らす)〕

ASV (adaptive servo ventilation)

従来のCPAPやbi-level PAP(二相式陽圧呼吸療法)のように鼻マスクを介して気道陽圧付加を行う治療機器であり, これまでのbi-level PAPと同様に吸気時気道陽圧(inspiratory positive airway pressure：IPAP)と呼気時気道陽圧(expiratory positive airway pressure：EPAP ≒ end expiratory pressure：EEP)を供給するとともに, 無呼吸時にはバックアップ換気を行うものである. これに加えASVではIPAPを設定した最大(IPAP max)から最小(IPAP min)の範囲で適切なpressure support(PS)を自動付加することによって適切な換気量を維持し, 周期的呼吸の改善を計る. すなわち無呼吸時には最大のPSを加え, 過呼吸時には最小限のPSを加えるなどの自動調節を行い, 大きく変動する炭酸ガス分圧を安定化させCSRを終息させると考えられている. 本邦では現状の呼吸状態を換気量で推定するvolume triggered ASVと気流で推定するflow triggered ASVの2機種が使用可能である.

用語解説

ノンレム睡眠
睡眠は, レム睡眠(REM sleep：rapid eye movement sleep)とノンレム睡眠(non-REM sleep)の反復から成り立つ. レム睡眠とは眼球が急速に動いていて, 脳が活動している状態であり, 一方のノンレム睡眠とは脳が深く休んでいる状態である. 成人の場合, 一晩にノンレム睡眠とレム睡眠を90～100分のサイクルで繰り返していて, 一晩の睡眠の75～80%はノンレム睡眠であるとされている.

無呼吸低呼吸指数(AHI)
1時間あたりの無呼吸(apnea)と低呼吸(hypopnea)を合わせた平均回数. AHIが5以上で睡眠時無呼吸と診断され, 日本では表のように分類されている.

AHI<5	正常
5≦AHI<15	軽症
15≦AHI<30	中等症
30≦AHI	重症

Chapter 7　呼吸調節の異常　睡眠時無呼吸症候群

Section 1 誘因・原因

- 機能的因子として，上気道開大筋（とくにオトガイ筋）の緊張度と気道内腔の陰圧（とくに横隔膜の収縮力により影響）とのバランスが重要である[4]．つまり，吸気筋による気道内腔の陰圧が上気道開大筋の緊張に比べ大きくなると，上気道は閉塞しやすくなる．
- 形態的因子として，口腔咽頭腔の狭小化があげられる．①軟部組織，②頭蓋顔面骨，③体位の各因子があげられるが，これらのなかで最も重要な因子は，肥満による上気道軟部組織への脂肪沈着である．脂肪沈着により気道内腔が狭くなるだけでなく，上気道壁が柔らかくなり閉塞しやすくなる．

■形態学的因子

1. 軟部組織の因子	● 肥満による上気道軟部組織への脂肪沈着 ● 扁桃肥大（アデノイド） ● 巨舌症 ● 上気道の炎症（アレルギー性鼻炎，慢性副鼻腔炎，咽頭炎など）	
2. 頭蓋顔面骨の因子	● 上顎骨の後方偏位 ● 下顎骨の後方偏位 ● 下顎骨の未発達，小顎症	
3. 体位の因子	● 仰臥位 ● 頸部の屈曲	

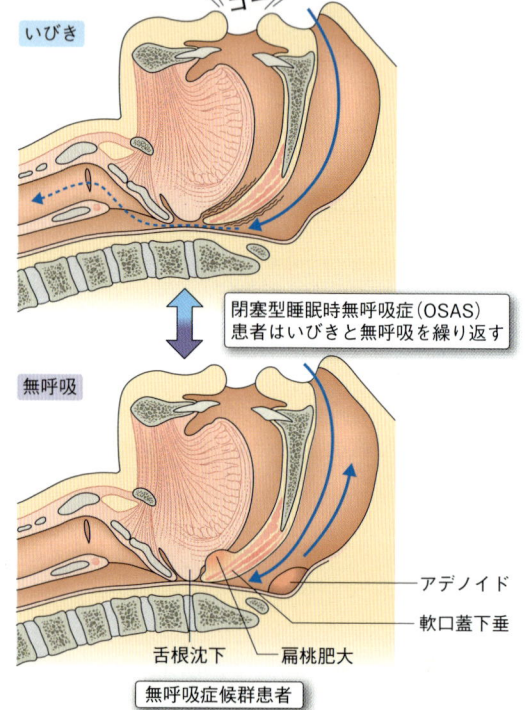

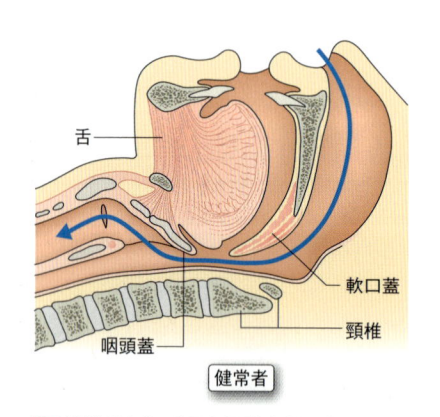

健常者と無呼吸症候群患者の特徴

Section 2 症状・臨床所見

- わが国での睡眠時無呼吸症候群の罹患率は明らかではないが，約200万人との報告がある[5]．疫学調査の進んでいる米国の最近の報告によれば男女比は2：1であり，好発年齢は男性では40〜50歳代が多く，女性では閉経後に増加するといった報告がある[6,7]．
- 日中過眠は，無呼吸によって脳波上の覚醒反応が頻回に起こり，睡眠の断片化と深睡眠の欠如，高度の睡眠不足をもたらすことが原因と考えられている．
- 主観的な眠気の検査法としては，エプワース眠気尺度（ESS）が一般臨床において最も利用されており，病的眠気は11点以上，16点以上は重症と判断される．しかし，患者自身が日中過眠を自覚していない場合や，自覚症状と閉塞型睡眠時無呼吸の重症度が必ずしも一致していない場合には，注意を要する[8]．

■主な臨床症状

覚醒時の症状	睡眠時の症状
日中過眠（EDS），記憶力・集中力低下	いびき
起床時の頭痛，頭重感	異常行動
性欲低下，インポテンス（ED）	不眠，中途覚醒
性格変化，抑うつ状態	夜間頻尿

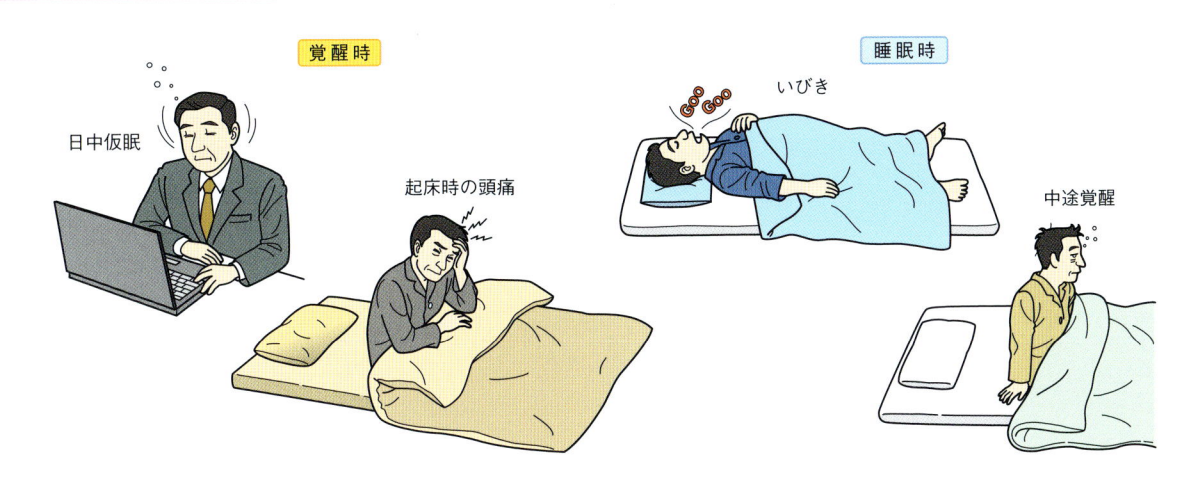

■日中の眠気に関する質問：エプワース眠気尺度（ESS）

下記のような状況になったとしたら，どのくらいウトウトとする（数秒〜数分眠ってしまう）と思いますか？　あなたの最近 1 か月の日常生活を思い浮かべて，最も近いと思われる番号（0・1・2・3）を○で囲んでください．
ただし，このような眠気には「疲れているだけの状態」は含まれないのでご注意ください．質問のような状況になったことがない場合は，そのような状況になればどうなるか想像してお答えください．

1）座って何かを読んでいるとき（新聞・雑誌・書類など）	0	1	2	3
2）座ってテレビを見ているとき	0	1	2	3
3）会議，映画館，劇場などで静かに座っているとき	0	1	2	3
4）乗客として1時間続けて自動車に乗っているとき	0	1	2	3
5）午後，横になって休息をとっているとき	0	1	2	3
6）座って人と話をしているとき	0	1	2	3
7）昼食をとった後（飲酒なし），静かに座っているとき	0	1	2	3
8）座って手紙や書類などを書いているとき	0	1	2	3
	ウトウトする可能性はほとんどない	ウトウトする可能性は少しある	ウトウトする可能性は半々くらい	ウトウトする可能性が高い

- 閉塞型睡眠時無呼吸症では，高血圧症，不整脈，虚血性心疾患，脳血管障害，心不全，糖尿病などの合併が報告されている[9,10]．とくにさまざまな心血管系疾患を高率に合併するため，これらは予後を規定する重要な因子と考えられている．
- とくに高血圧症は，高血圧ガイドライン2009において二次性高血圧の最も多い要因の1つにあげられている[9]．またメタボリックシンドロームの高リスク群[11〜13]として今後，わが国でも増加していく疾患であると考えられている．

Section 3　検査・診断・分類

- 睡眠ポリソムノグラフィ（PSG）を行うことが，睡眠呼吸障害の最も確実な診断方法とされている．
- ・PSG：脳波（EEG），眼球運動（眼電位図〔EOG〕），オトガイ筋筋電図（EMG），前脛骨筋筋電図，鼻と口の気流（thermistor），胸腹部の換気運動，心電図（ECG），パルスオキシメータ（SpO_2），体位センサなどの記録により，睡眠呼吸障害の評価を行う．
- ・パルスオキシメータ：経皮的にSpO_2および脈拍数を測定する．SpO_2下降指数（ODI）から実際のAHIを推測する方法である．

- 簡易無呼吸検査機器は，主に脳波などの睡眠検査を省くことで検査内容を簡略化し，自宅でも実施可能にした検査方法である．
- わが国では鼻呼吸センサ，気道音センサによる呼吸状態測定，およびパルスオキシメータによる酸素飽和度（SpO_2）測定の3項目以上を評価できる機器を使用している．しかし，脳波，眼球運動，オトガイ筋筋電図などが記録されないため，睡眠段階判定や中途覚醒反応の検出ができず信頼性は低いとされている．
- 睡眠の質や睡眠呼吸障害の把握のためには，PSGで診断確定すべきである．
- 重症度分類については，日本のガイドラインでは米国睡眠医学会を参考にし，軽症：$5 \leq AHI < 15$，中等症：$15 \leq AHI < 30$，重症：$AHI \geq 30$ とする基準を採用している．

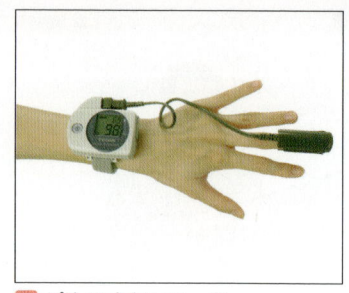

■ パルスオキシメータ

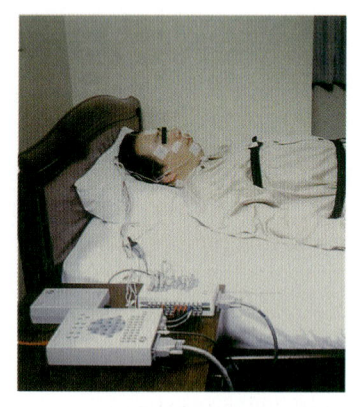

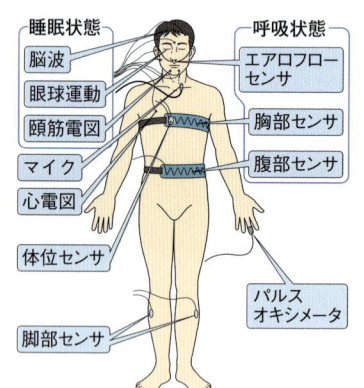

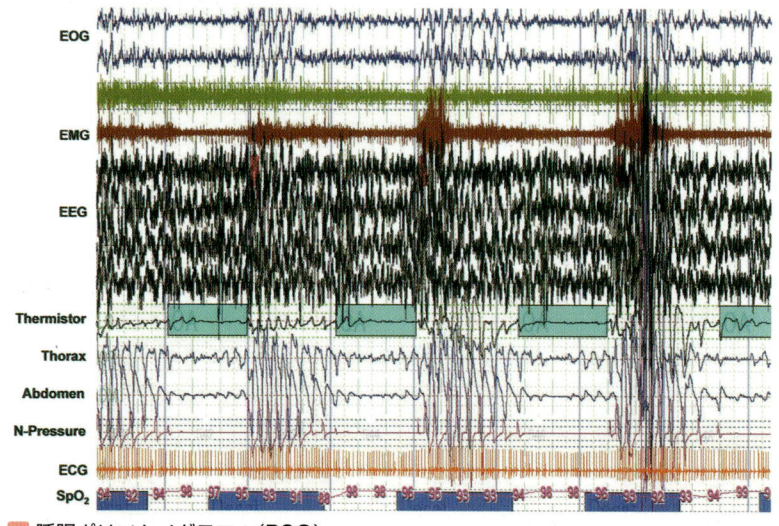

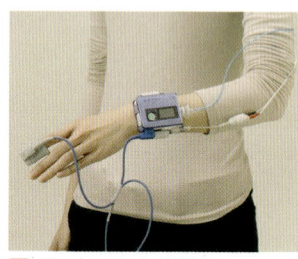

■ 簡易無呼吸検査機器
（Pulaleep LS-120，フクダ電子）鼻口呼吸センサ，気道音センサ（いびき），パルスオキシメータによるSpO_2，脈拍数測定，体位（体動）センサを備え検査内容を簡略化し，自宅でも実施可能とした睡眠簡易検査方法である．

■ 睡眠ポリソムノグラフィ（PSG）
閉塞型睡眠時無呼吸症：気流は温度センサ，鼻圧センサともに停止しているが，胸腹部運動が残存しており呼吸努力が認められる．

■無呼吸・低呼吸の定義[2,14,15)]

1. 無呼吸(apnea)
●10秒以上の呼吸気流の停止で，その間に呼吸努力がみられる． 無呼吸中の呼吸努力の有無により3つに大別できる． ①閉塞型睡眠時無呼吸(OSA)：無呼吸中に呼吸努力が認められ，胸郭と腹壁は奇異運動を示す閉塞型 ②中枢型睡眠時無呼吸(CSA)：呼吸中枢になんらかの障害が起き，呼吸筋への応答がないため，胸郭および腹壁の動きがない中枢型 ③混合型睡眠時無呼吸(MSA)：同じ無呼吸中の前半に中枢型を認め，後半に閉塞型へ移行する混合型
2. 低呼吸(hypopnea)
●10秒以上呼吸気流が明らかに減少(30％以上)し，かつ4％のSpO$_2$低下．または気流が50％以上低下し，3％のSpO$_2$低下または覚醒反応を伴う場合と定義する．
3. チェーン・ストークス呼吸(CSR)
●中枢性無呼吸(低呼吸)と過呼吸とが周期的に繰り返され，換気量の漸増漸減が認められる呼吸の変動のことである．

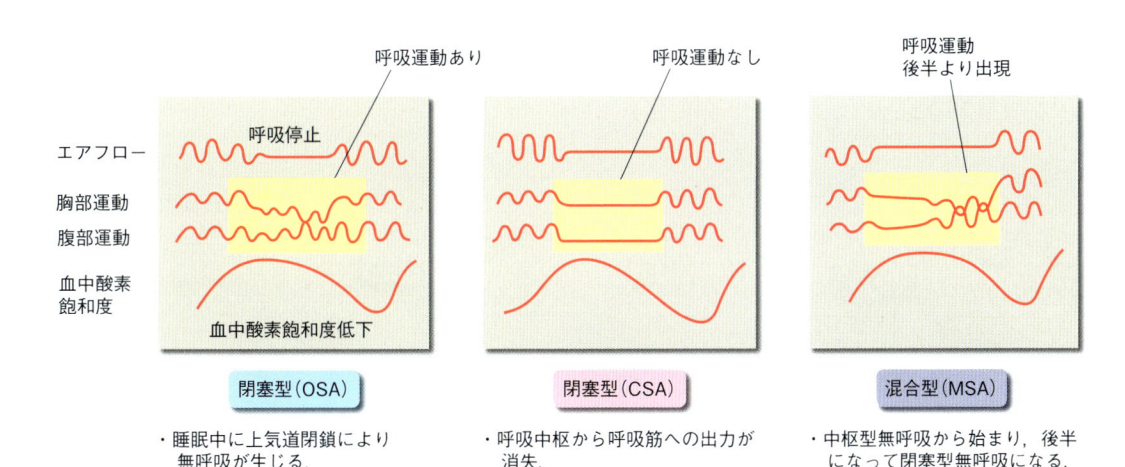

エアフロー
胸部運動
腹部運動
血中酸素飽和度

呼吸運動あり / 呼吸停止 / 血中酸素飽和度低下
閉塞型(OSA)
・睡眠中に上気道閉鎖により無呼吸が生じる．
・無呼吸中，努力呼吸が認められ，胸郭と腹壁の呼吸器は逆位相になる．
・肥満，小顎症，扁桃腺肥大

呼吸運動なし
閉塞型(CSA)
・呼吸中枢から呼吸筋への出力が消失．
・胸郭および腹壁の動きなくなる．
・うっ血性心不全，脳疾患に合併．

呼吸運動後半より出現
混合型(MSA)
・中枢型無呼吸から始まり，後半になって閉塞型無呼吸になる．

■無呼吸の3タイプ分類

Section 4 治療

- 最も一般的に行われているのは，気道閉塞を防ぐために，気道陽圧換気治療機器(CPAP，BiPAP，ASVなど)を用いる方法である．
- その他の治療法として以下のものがある．
・手術療法(口蓋垂軟口蓋咽頭形成術〔UPPP〕など)
・口腔内装置(OA：マウスピースなど)
・減量
・生活習慣の改善，原疾患の治療
・薬物療法(アセタゾラミド〔呼吸中枢刺激〕：長期使用の有効性は確立していない，三環系抗うつ薬〔レム睡眠を減らす〕)
- CPAPの保険診療上の基準は，以下のように規定されている．
①睡眠ポリソムノグラフィ検査でAHI≧20，覚醒時の眠気などの自覚症状がある場合
②睡眠簡易検査でAHI≧40，自覚症状がある場合
- 最近では，チェーン・ストークス呼吸－中枢型睡眠時無呼吸や混合型睡眠時無呼吸に対する治療機器として，ASV(adaptive servo ventilation)も使用されている．

CPAPの原理
OSASでは睡眠中，舌や軟口蓋が垂れて上気道の閉塞をきたして無呼吸になる（左）．CPAPは鼻マスクを介して，一定の陽圧の空気を送り込み，垂れ込んだ舌や軟口蓋を押し上げ，上気道を広げることで無呼吸を改善する（右）．

口蓋垂軟口蓋咽頭形成術
口蓋垂，扁桃を切除，軟口蓋，口蓋弓を含む中咽頭の過剰粘膜を切除，短縮縫合．

術前　術後

CPAP（オートCPAP）

口腔内装置（マウスピース）

低呼吸時→呼吸補助 ↑
過呼吸時→呼吸補助 ↓
→ CO_2 fractuation 消失 → CSR 消失・呼吸安定

ASVの作動原理
無呼吸，低呼吸時にはバックアップ呼吸とPSが自動調節され，中枢型無呼吸及び低呼吸を改善させる．これが繰り返されることにより，炭酸ガス分圧の変動が安定し，周期性呼吸の改善が得られる．とくにRes Med社のASVはオーシャンウェーブ様の圧波形と患者の呼吸パターンに同調する独特のアルゴリズムを有し，自然に近い快適な呼吸を実現している．

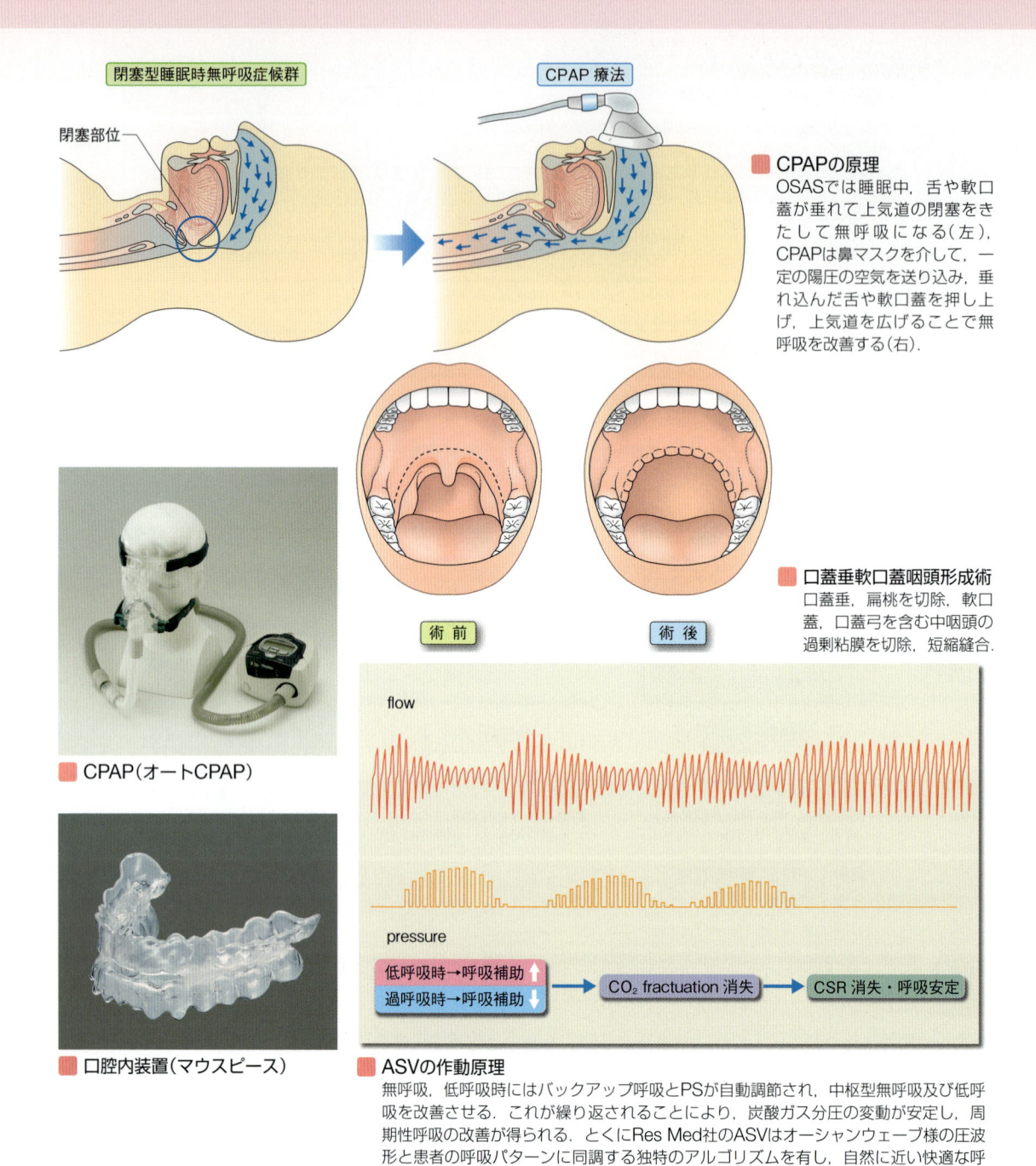

■米国睡眠医学会（AASM）：American Academy of Sleep Medicine　■無呼吸低呼吸指数（AHI）：apnea hypopnea index　■適用サーボ換気（ASV）：adaptive servo ventilation　■二相性陽圧換気（BiPAP）：bi-level positive airway pressure　■持続的陽圧換気（CPAP）：continuous positive airway pressure　■中枢型睡眠時無呼吸症（CSAS）：central sleep apnea syndrome　■チェーン・ストークス呼吸（CSR）：Cheyne-Stokes respiration　■インポテンス（ED）：erectile dysfunction　■日中過眠（EDS）：excessive daytime sleepiness　■眼電位図（EOG）：electrooculogram　■エプワース眠気尺度（ESS）：Epworth sleepiness scale　■AASMの睡眠障害国際分類（ICSD-Ⅱ）：International Classification of Sleep Disorders-Ⅱ　■混合型睡眠時無呼吸症（MSAS）：mixed sleep apnea syndrome　■口腔内装置（OA）：oral appliance　■SpO_2下降指数（ODI）：oxygen desaturation index　■閉塞型睡眠時無呼吸症（OSAS）：obstructive sleep apnea syndrome　■睡眠ポリソムノグラフィ（PSG）：polysomnography　■睡眠時無呼吸症（SAS）：sleep apnea syndrome　■睡眠呼吸障害（SDB）：sleep disordered breathing　■パルスオキシメータで測定した動脈血酸素飽和度（SpO_2）：pulse-oxymetric oxygen saturation　■口蓋垂口蓋咽頭形成術（UPPP）：uvulopalatopharyngoplasty

Unit 1 肺がん・総論

疫学

- 肺がんによる年間死亡数は約6万人で，死亡数は，男性あるいは男女総合で全悪性腫瘍の1位を占める．
- 罹患率・死亡率ともに，男性は女性の約2.5倍である．
- 罹患率・死亡率ともに，高齢であるほど高くなるが，人口の高齢化に伴い，今後ますます高齢者肺がんが増加すると予想される．
- 組織型では，腺がんが増加し，扁平上皮がん，とくに肺門型扁平上皮がんが減少する傾向にある．

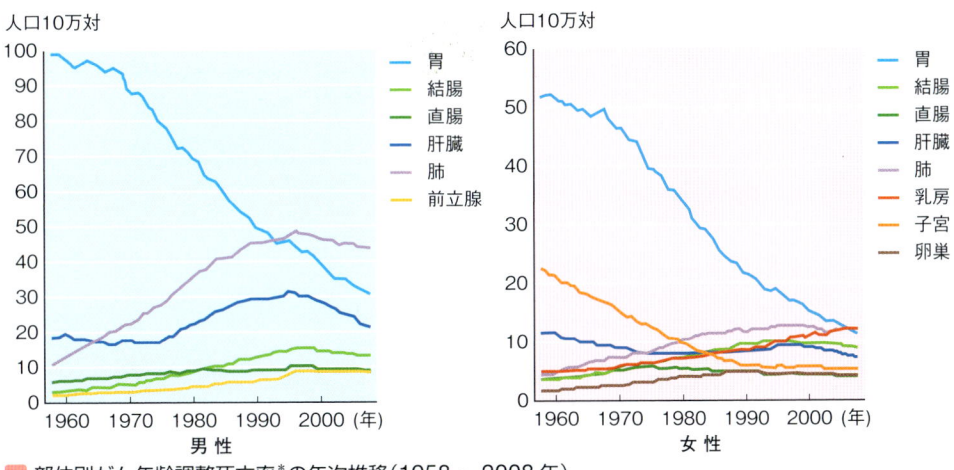

■ 部位別がん年齢調整死亡率*の年次推移（1958～2008年）

（国立がんセンター対策情報センター）

＊年齢調整死亡率は，「昭和60年モデル人口」を用いて，地域間の年齢構成を調整した死亡率のこと．

危険因子

- 喫煙が最も大きな危険因子である．非喫煙者に対する喫煙者の肺がんリスクは，欧米で10～20倍，日本では男性で4～5倍，女性で2～3倍とされる．
- 喫煙者では，喫煙量が多いほど，また喫煙年数が長いほど，リスクが高くなる．禁煙するとリスクは低くなるが，非喫煙者と同レベルになるには20年以上を要する．組織型では小細胞がんと扁平上皮がんで，とくに強い関連が示されている．また，受動喫煙も肺がんのリスクを増加させる．
- アスベスト，シリカ，砒素，クロム，コールタールなどの職業的曝露やディーゼル排気ガスなどの環境曝露もリスクを高める．

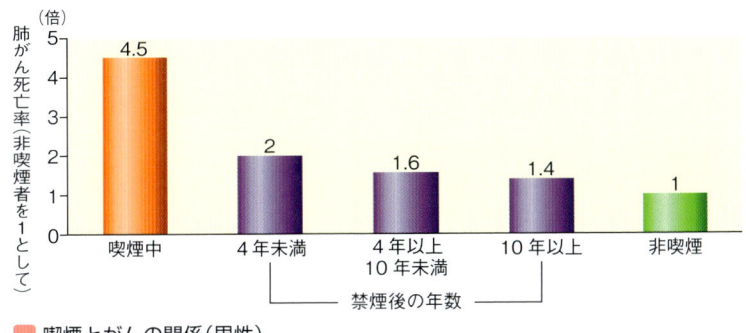

■ 喫煙とがんの関係（男性）

（がん研究振興財団：がんの統計2003年度版）

組織型

- 生物学的特性や治療法の違いから，小細胞肺がんと非小細胞肺がんに分類される．
- 非小細胞がんは 80〜85％と大半を占め，小細胞がんは 15〜20％にとどまる．
- 非小細胞がんのうち，腺がんが最も多く，扁平上皮がん，大細胞がんと続く．大細胞がんのなかには，小細胞がんに似た性質をもつ大細胞神経内分泌がんも含まれる．非小細胞がんには，腺扁平上皮がん，多形がんやカルチノイド腫瘍なども含まれる．

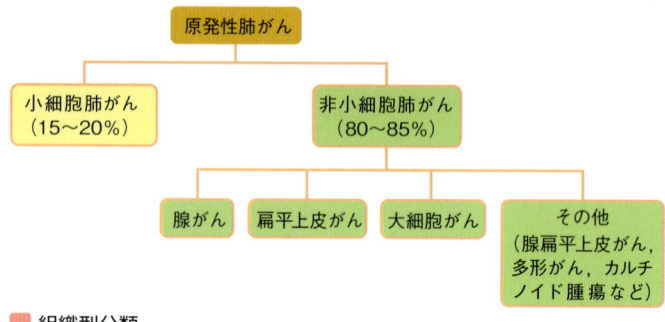

原発性肺がん
├─ 小細胞肺がん（15〜20％）
└─ 非小細胞肺がん（80〜85％）
　├─ 腺がん
　├─ 扁平上皮がん
　├─ 大細胞がん
　└─ その他（腺扁平上皮がん，多形がん，カルチノイド腫瘍など）

■ 組織型分類

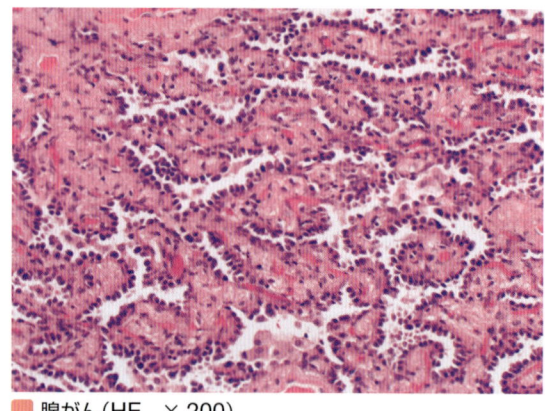

■ 腺がん（HE，×200）
既存の肺胞構造を置換しながら増殖し，管腔形成や乳頭状構築をなす．

■ 肺がんの特徴

	腺がん	扁平上皮がん	小細胞がん
頻度	40〜50％	20〜30％	15〜20％
性別	男女	男性に多い	男性に多い
喫煙	喫煙・非喫煙	重喫煙者	重喫煙者
発生部位	肺野末梢に多い	肺門部に多い	さまざま，肺門部に多い
進行速度	比較的遅い	比較的遅い	速い

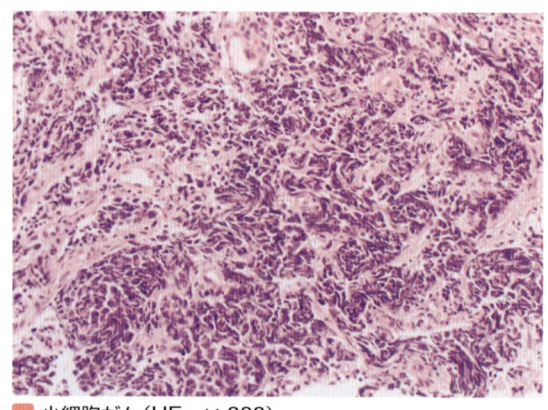

■ 小細胞がん（HE，×200）
濃染する核を有し，細胞質に乏しい小型の腫瘍細胞がびまん性に増殖する．

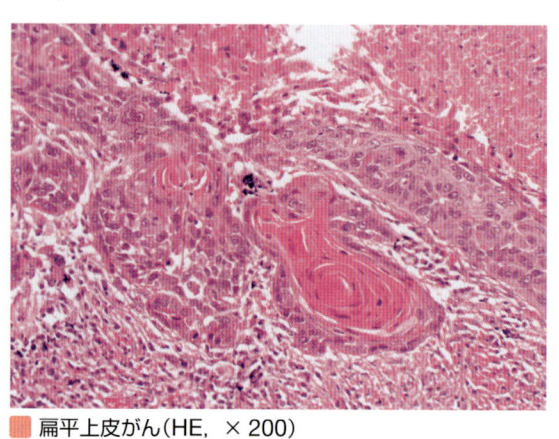

■ 扁平上皮がん（HE，×200）
角化や細胞間橋の形成を認める．壊死を伴うこともある．

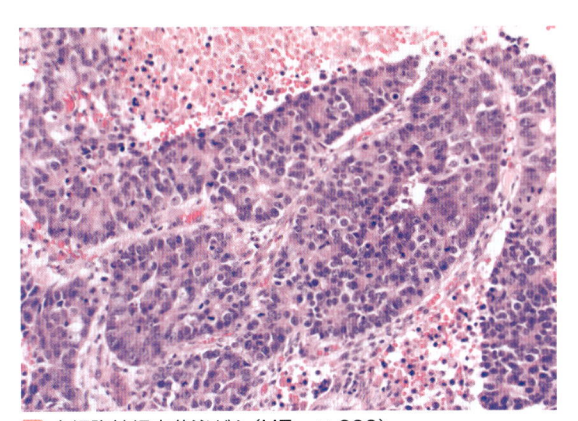

■ 大細胞神経内分泌がん(HE, ×200)
多角形核と細胞境界の不明瞭な胞体を有する大型の腫瘍細胞が増殖．ロゼット形成や核の柵状配列が認められる．

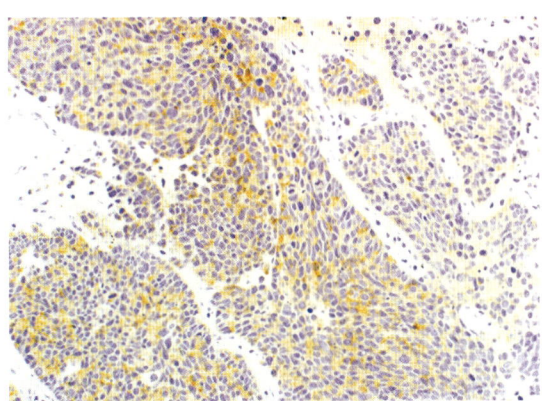

■ 大細胞神経内分泌がん(Synaptophysin, ×200)
神経内分泌マーカー陽性

診断

● 肺がん診断の流れは以下の通りである．

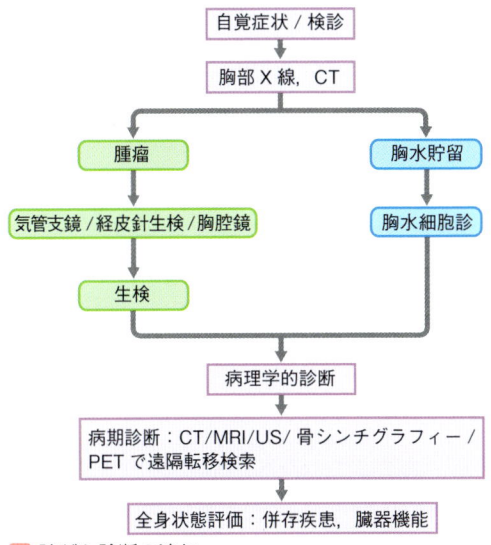

■ 肺がん診断の流れ

病期診断

小細胞肺がん

- 臨床病期は限局型(limited disease：LD)と進展型(extensive disease：ED)に分類する．
- LDは，病巣が一側胸郭内で，根治照射が可能と考えられる範囲内に限局する．同側肺門リンパ節，両側縦隔リンパ節，両側鎖骨上窩リンパ節を有する症例を含む．
- EDは，LD以上の範囲に腫瘍が進展している．

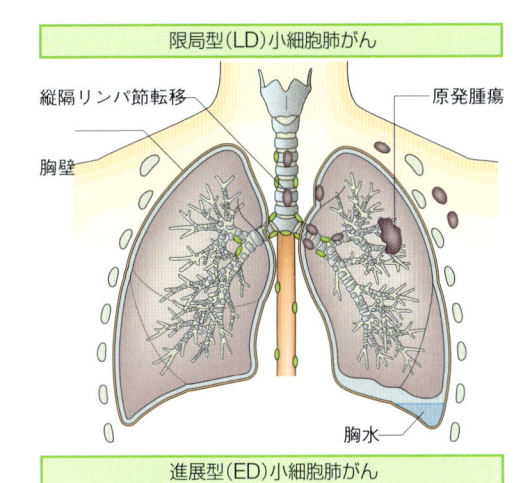

■ 限局型(LD)および進展型(ED)

Chapter 8 肺腫瘍　肺がん・総論

291

病期診断

■非小細胞肺がん
- TNM分類を用い，Ⅰ～Ⅳ期の病期に分類する．

■TNM臨床分類

T－原発腫瘍	
TX	原発腫瘍の存在が判定できない，あるいは，喀痰または気管支洗浄液細胞診でのみ陽性で画像診断や気管支鏡では観察できない．
T0	原発腫瘍を認めない
Tis	上皮内がん(carcinoma in situ)
T1	腫瘍最大径≦3cm，肺か臓側胸膜に覆われている，葉気管支より中枢への浸潤が気管支鏡上なし(すなわち主気管支に及んでいない) T1a：腫瘍最大径≦2cm T1b：腫瘍最大径＞2cmでかつ≦3cm
T2	腫瘍最大径＞3cmでかつ≦7cm，または腫瘍最大径≦3cmでも以下のいずれかであるもの(T2a) ・主気管支に及ぶが気管分岐部より≧2cm離れている． ・臓側胸膜に浸潤 ・肺門まで連続する無気肺か閉塞性肺炎があるが一側肺全体には及んでいない T2a：腫瘍最大径＞3cmでかつ≦5cm，あるいは≦3cmで胸膜浸潤あり(PL1，PL2，葉間の場合はPL3) T2b：腫瘍最大径＞5cmでかつ≦7cm
T3	最大径＞7cmの腫瘍；胸壁(superior sulcus tumorを含む)，横隔膜，横隔神経，縦隔胸膜，心嚢のいずれかに直接浸潤；分岐部より2cm未満の主気管支に及ぶが分岐部には及ばない；一側肺に及ぶ無気肺や閉塞性肺炎；同一葉内の不連続な副腫瘍結節
T4	大きさを問わず縦隔，心，大血管，気管，反回神経，食道，椎体，気管分岐部への浸潤，あるいは同側の異なった肺葉内の副腫瘍結節
N－所属リンパ節	
NX	所属リンパ節評価不能
N0	所属リンパ節転移なし
N1	同側の気管支周囲かつ/または同側肺門，肺内リンパ節への転移で原発腫瘍の直接浸潤を含める．
N2	同側縦隔かつ/または気管分岐部リンパ節への転移
N3	対側縦隔，対側肺門，同側あるいは対側の前斜角筋，鎖骨上窩リンパ節への転移
M－遠隔転移	
MX	遠隔転移評価不能
M0	遠隔転移なし
M1	遠隔転移がある M1a：対側肺内の副腫瘍結節，胸膜結節，悪性胸水(同側，対側)，悪性心嚢水 M1b：他臓器への遠隔転移がある

(日本肺癌学会編：臨床・病理　肺癌取扱い規約．第7版，p.3～4，日本肺癌学会，2010から抜粋)

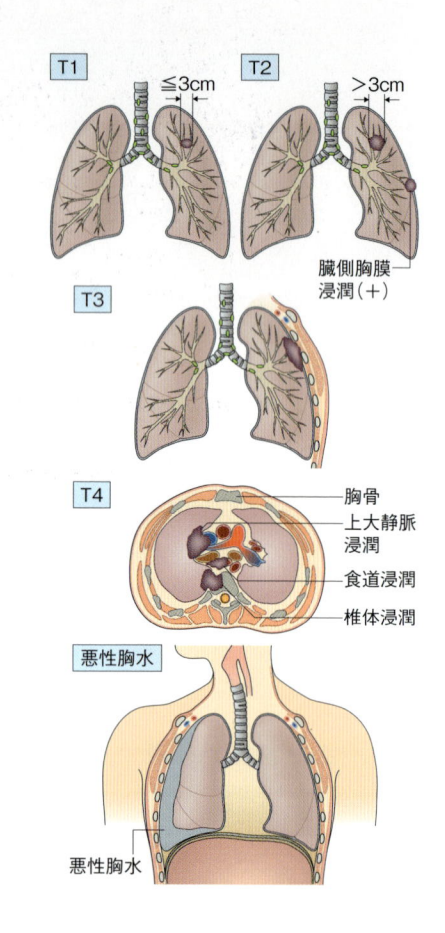

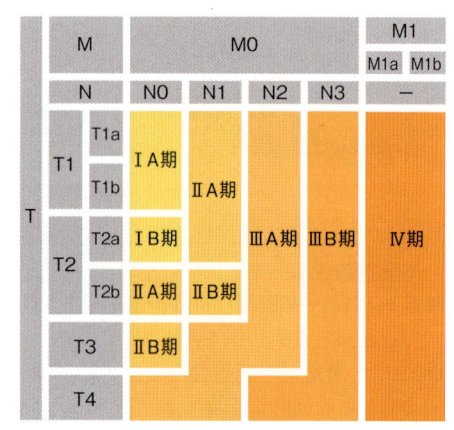

M	M0				M1	
					M1a	M1b
N	N0	N1	N2	N3	—	
T1 T1a	ⅠA期	ⅡA期	ⅢA期	ⅢB期	Ⅳ期	
T1 T1b						
T2 T2a	ⅠB期					
T2 T2b	ⅡA期	ⅡB期				
T3	ⅡB期					
T4						

病期別の治療戦略

■ 小細胞肺がん
- Ⅰ期では，外科切除を含む治療法により治癒が期待できる症例がある．全身状態良好の場合，外科切除後に術後補助化学療法を施行すると，予後が改善する．
- Ⅰ期を除く限局型小細胞肺がん（LD）では，化学療法と胸部放射線療法を併用する．化学療法と放射線療法の併用のタイミングは，全身状態が良好な症例には早期同時併用を行う．
- 化学療法や放射線療法でCR（完全寛解）に至った症例に対して予防的全脳照射を行うと，予後が改善する．
- 進展型小細胞肺がん（ED）では，化学療法を行う．化学療法が奏効した症例では，予防的全脳照射を考慮する．
- 初回治療では，PS3*の症例でも，化学療法により全身状態の改善と予後の改善が期待できる．PS4の症例では，重篤な有害事象をきたす危険性が高く，緩和ケアを考慮する．

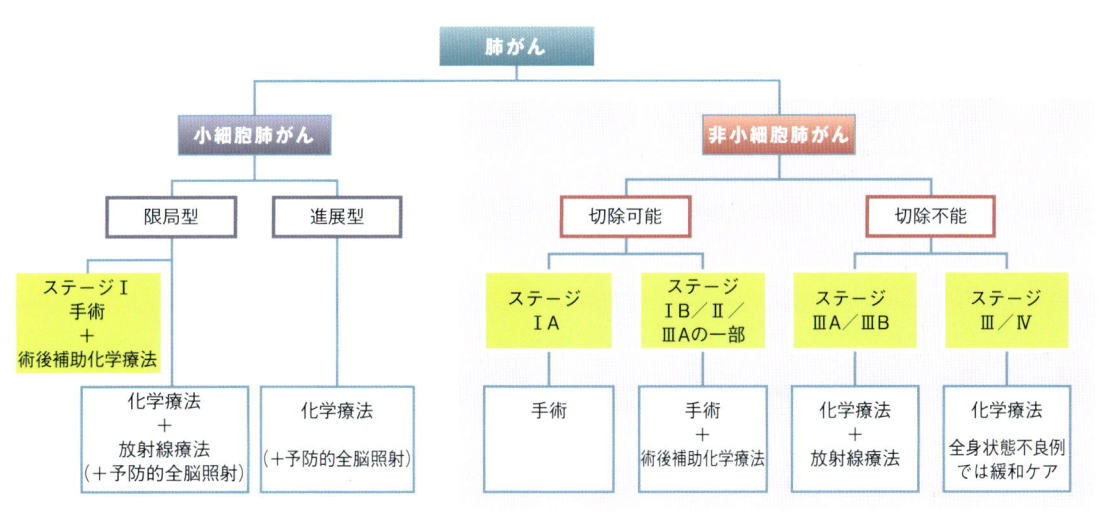

病期別の治療法

肺がん
├ 小細胞肺がん
│　├ 限局型
│　│　├ ステージⅠ：手術 ＋ 術後補助化学療法
│　│　└ 化学療法 ＋ 放射線療法（＋予防的全脳照射）
│　└ 進展型：化学療法（＋予防的全脳照射）
└ 非小細胞肺がん
　　├ 切除可能
　　│　├ ステージⅠA：手術
　　│　└ ステージⅠB／Ⅱ／ⅢAの一部：手術 ＋ 術後補助化学療法
　　└ 切除不能
　　　　├ ステージⅢA／ⅢB：化学療法 ＋ 放射線療法
　　　　└ ステージⅢ／Ⅳ：化学療法（全身状態不良例では緩和ケア）

用語解説

performance status（PS）
患者の全身状態を5段階で表した評価指数．
Grade 0：無症状で問題なく社会活動ができる．制限を受けることなく発病前と同等にふるまえる．
Grade 1：軽度の症状があり，肉体労働は制限を受ける．歩行，軽労働や座ってする作業はできる．
Grade 2：歩行や身の回りのことは可能だが，ときに少し介助がいることもある．軽作業はできない．日中の50％以上は起居している．
Grade 3：身の回りのことはある程度はできるがしばしば介助がいる．日中の50％以上は就床している．
Grade 4：身の回りのことができない．常に介助が必要で，終日就床が必要である．
（Eastern Cooperative Oncology GroupのPerformance Statusをもとに作成）

■ 非小細胞肺がん
- Ⅰ期・Ⅱ期・ⅢA期の一部では，外科切除を行う．ⅠA期は外科切除単独で治癒が期待できる．ⅠB期・Ⅱ期，ⅢA期の一部では，外科切除後に術後補助化学療法を行うことで予後が改善される．
- 根治切除不能なⅢ期では，胸部放射線療法と化学療法を併用する．化学療法と放射線療法の併用のタイミングは，全身状態が良好な症例には，同時併用の有効性が高い．化学療法は，シスプラチン（CDDP）を含むレジメンを選択する．胸部放射線療法は1回2Gy，1日1回，合計60Gyの照射を行う．
- 根治照射不能なⅢ期およびⅣ期では，延命と症状緩和の目的で，化学療法を行う．病理組織型やEGFR遺伝子変異状況により治療法を選択する．初回化学療法の標準治療は，白金製剤と第3世代抗がん薬の併用療法であるが，EGFR遺伝子変異陽性症例では，EGFRチロシンキナーゼ阻害薬を考慮する．全身状態不良例では，重篤な有害事象をきたす危険性が高く，緩和ケアを考慮する．

- 根治不能なⅢ期の標準的レジメンの一例
  - シスプラチン（CDDP）＋ビノレルビン（VNR）＋放射線療法
- Ⅳ期の化学療法のレジメンの一例

［非扁平上皮がん］
- シスプラチン（CDDP）＋ペメトレキセド（PEM）

［非扁平上皮がん，脳転移なし例］
- カルボプラチン（CBDCA）＋パクリタキセル（PTX）＋ベバシズマブ（bevacizumab）

［扁平上皮がん］
- シスプラチン（CDDP）＋ゲムシタビン（GEM）

［EGFR遺伝子変異陽性症例］
- ゲフィチニブ（gefitinib）

分子標的治療

- がん細胞の増殖，浸潤，転移にかかわる特異的な分子を標的として開発された薬剤を分子標的薬とよぶ．
- 肺がんでは，EGFR（上皮成長因子受容体）チロシンキナーゼやVEGF（血管内皮増殖因子）に対する抗体が使用されている．
- EGFRの遺伝子変異を有する症例では，EGFRチロシンキナーゼ阻害薬であるゲフィチニブやエルロチニブの有用性が高い．殺細胞性抗がん薬と有害事象の内容も異なり，高齢者やPS不良例でも治療適応となる可能性があり，予後の改善が期待できる．
- VEGFに対する抗体であるベバシズマブは，血管新生を阻害する．扁平上皮がんを除く進行非小細胞肺がんでは，ベバシズマブを白金製剤併用療法に追加することで，予後が改善する．有害事象に出血，高血圧，タンパク尿などがあるが，致死的な出血を回避するために，扁平上皮がんや脳転移症例，出血素因のある症例には使用しないなど，慎重な症例選択が必要である．

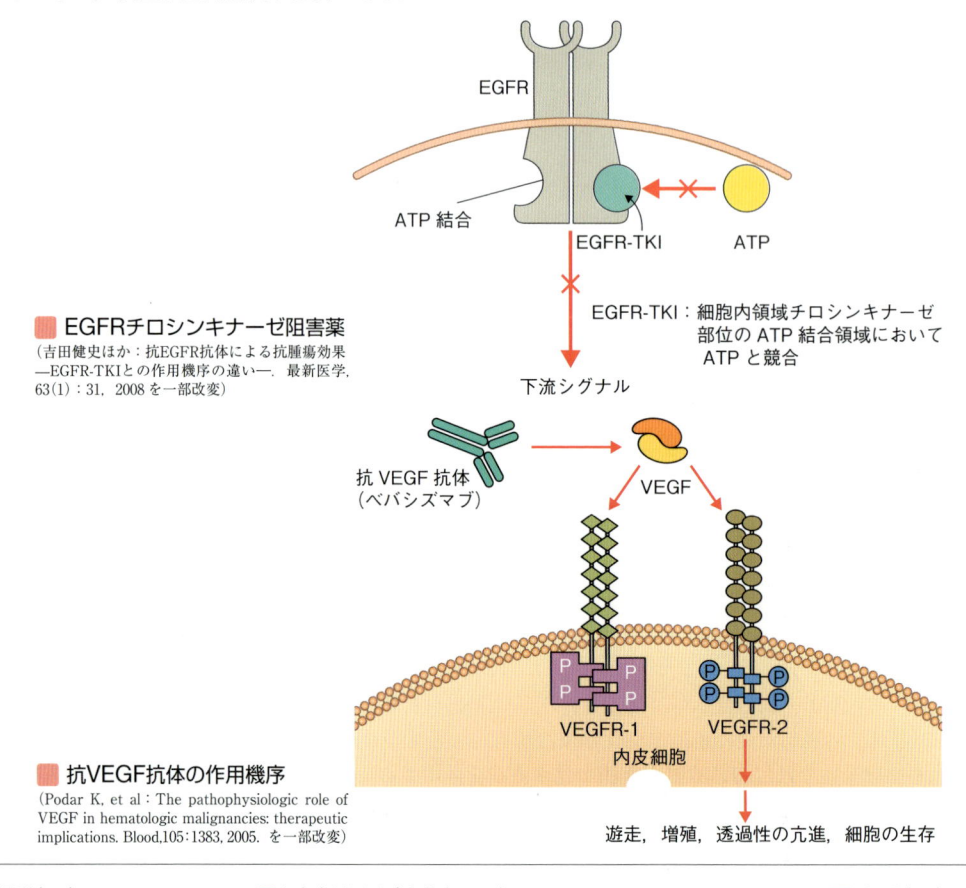

EGFRチロシンキナーゼ阻害薬
（吉田健史ほか：抗EGFR抗体による抗腫瘍効果—EGFR-TKIとの作用機序の違い—．最新医学，63(1)：31，2008を一部改変）

EGFR-TKI：細胞内領域チロシンキナーゼ部位のATP結合領域においてATPと競合

抗VEGF抗体の作用機序
（Podar K, et al：The pathophysiologic role of VEGF in hematologic malignancies：therapeutic implications. Blood,105：1383, 2005. を一部改変）

遊走，増殖，透過性の亢進，細胞の生存

- 進展型（ED）：extensive disease　　上皮成長因子受容体（EGFR）：epidermal growth factor receptor　　限局型（LD）：limited disease　　磁気共鳴画像（MRI）：magnetic resonance imaging　　ポジトロン断層法（PET）：positron emission tomography　　活動指数（PS）：performance status　　TNM分類：tumor-nodes-metastasis classification　　超音波検査（US）：ultrasonography　　血管内皮増殖因子（VEGF）：vascular endothelial growth factor

Unit 2 非小細胞肺がん
C34.9

non-small cell lung cancer

疾患概念
非小細胞肺がんは，肺がんの75～80％を占める．大半は腺がんで，扁平上皮がん，大細胞がんと続く．早期に発見されると外科切除で治癒する可能性がある．進行期の予後は不良であり，病理組織型や病期，EGFR遺伝子変異状況などに応じて最適な治療法を選択する．

SUMMARY Map

誘因・原因
- 喫煙が最大の危険因子だが，非喫煙者も罹患する可能性がある．
- アスベストや粉塵，放射線，ディーゼル排ガスなどの曝露も危険因子となる．

病態
- 腺がんは非喫煙者や女性の肺がんのなかで最も多い．末梢肺野に発生することが多い．
- 扁平上皮がんは喫煙と関係し，男性に多く，中枢（肺門部）に発生することが多い．中心部が壊死し，空洞を形成したり，気管支を閉塞し閉塞性肺炎を呈することが多い．
- 大細胞がんは未分化な非小細胞肺がん．

症状・臨床所見
- 肺がんの75～80％〔組織学的分類（扁平上皮がん20～30％，腺がん60％，大細胞がん数％）〕．
- 咳嗽，喀痰，血痰，体重減少，倦怠感，食欲低下，発熱，胸痛，呼吸困難，ばち指など．
- 胸水や心嚢水貯留による呼吸困難や胸痛，上大静脈圧迫による上大静脈症候群（上腕－顔面浮腫，頸静脈怒張），反回神経麻痺による嗄声，肺尖部腫瘍によるパンコースト（Pancoast）症候群〔上肢痛み，痺れ，麻痺，浮腫，ホルネル（Horner）症候群〕，無気肺など．
- 骨転移や脳転移などによる症状を呈することもある．
- 無症状で発見されることもある．

検査・診断・分類
- 胸部X線写真，胸部CT．
- 病理学的診断：気管支鏡検査，CT／超音波ガイド下経皮針生検・吸引細胞診，胸腔鏡検査，縦隔鏡検査など．
- 腺がんの場合は，EGFR（上皮成長因子受容体）遺伝子変異検索．
- 病期診断：腹部CT／超音波検査，脳MRI／CT，骨シンチ，PETなどで，遠隔転移検索を行う．TNM分類を用い，Ⅰ～Ⅳ期の病期に分類する．

治療
- 外科切除可能例：臨床病期ⅠA期は，外科切除のみで，ⅠB期以上では，外科切除後，術後補助化学療法を行う（p.306 参照）．
- 切除不能局所進行例：放射線療法＋化学療法併用．高齢者や全身状態不良例では，放射線療法単独治療を行う．
- 進行例：化学療法，緩和療法．EGFR遺伝子変異を有する場合は，EGFRチロシンキナーゼ阻害剤が有用である可能性が高い．

Chapter 8 肺腫瘍 非小細胞肺がん

Section 1 誘因・原因

- 喫煙が最大の危険因子だが，非喫煙者も罹患する可能性がある．扁平上皮がんは，喫煙との関連が大きい．
- アスベストや粉塵，放射線，ディーゼル排気ガスなどの曝露も危険因子となる．

Section 2 症状・臨床所見

- 咳嗽，喀痰，血痰，体重減少，倦怠感，食欲低下，発熱，胸痛，呼吸困難，ばち指など．
- 胸水や心嚢水貯留による呼吸困難や胸痛，上大静脈圧迫による上大静脈症候群（上腕－顔面浮腫，頸静脈怒張），反回神経麻痺による嗄声，肺尖部腫瘍によるパンコースト（Pancoast）症候群〔上肢痛み，痺れ，麻痺，浮腫，ホルネル（Horner）症候群〕，無気肺など．
- 骨転移や脳転移などによる症状を呈することもある．
- 無症状で発見されることもある．

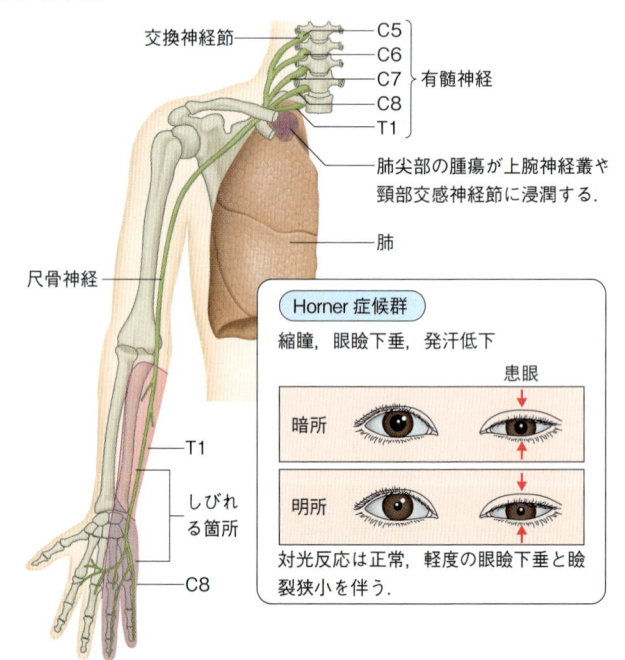

パンコースト症候群
肺尖部に生じた腫瘍が上腕神経叢や頸部交感神経幹に浸潤，圧迫し，上肢の知覚障害やホルネル症候群を引き起こす．
（右図：本田 孔士監：目でみる眼疾患，p.172，文光堂，2009 をもとに作成）

Horner 症候群
縮瞳，眼瞼下垂，発汗低下
対光反応は正常，軽度の眼瞼下垂と瞼裂狭小を伴う．

Section 3 検査・診断・分類

- 胸部X線写真，胸部CT．
- 病理学的診断：気管支鏡検査，CT／超音波ガイド下経皮針生検・吸引細胞診，胸腔鏡検査，縦隔鏡検査など．
- 腺がんの場合は，EGFR遺伝子変異検索を行い，分子標的治療薬であるゲフィチニブ（gefitinib）やエルロチニブ（erlotinib）の適応を検討する．
- 病期診断：腹部CT／超音波検査，脳MRI／CT，骨シンチ，PETなどで，遠隔転移検索を行う．

■非小細胞肺がんの特徴*

	腺がん	扁平上皮がん
性別	女性の肺がんで最多	男性に多い
喫煙	非喫煙者にも発症する	重喫煙者が多い
発生部位	肺野末梢に多い	肺門部に多い
画像所見	spicula，胸膜陥入像	空洞形成，無気肺，閉塞性肺炎
腫瘍マーカー	CEA，SLX	CYFRA-21，SCC

*その他：大細胞がん（大細胞神経内分泌がん：LCNEC），腺扁平上皮がん，カルチノイド腫瘍など

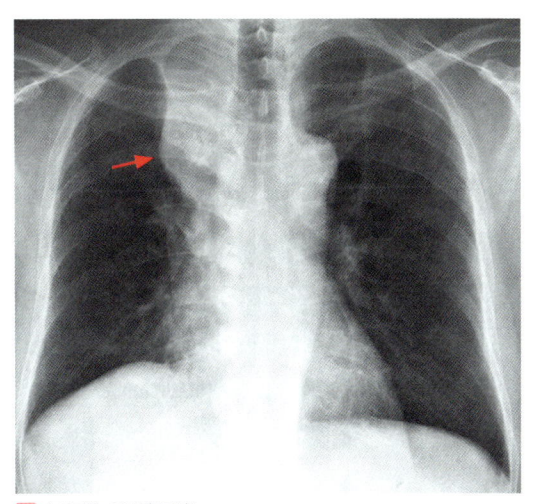

■ **無気肺のX線写真**
右肺上葉無気肺（矢印）．気管支検査で右B₁閉塞，同部位生検にて扁平上皮がんと診断．

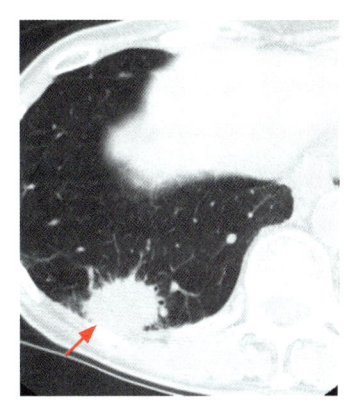

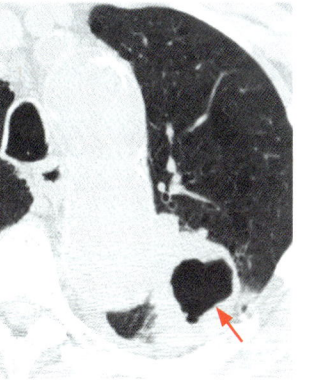

■ **組織型別CT所見**
上：腺がん〔腫瘍周囲にspicula, notch（矢印）〕．下：扁平上皮がん〔腫瘤内部に空洞形成（矢印）〕

Section 4 治療

- 臨床病期IA期は外科切除のみで根治の可能性が高い．IB期以上では，外科切除後，術後補助化学療法を行い，再発リスクを軽減し，予後の改善を図る．

切除不能局所進行例

- 放射線療法＋化学療法を併用する．化学療法と放射線療法の併用のタイミングは，全身状態が良好な症例には，同時併用の有効性が高い．
- 化学療法は，シスプラチン（CDDP）を含むレジメンを選択する．
- 胸部放射線療法は1回2Gyを1日1回，合計60Gyの照射を行う．高齢者や全身状態不良例では，放射線療法単独治療を行う．

進行例

- 化学療法，緩和療法を行う．初回化学療法の標準治療は，プラチナ製剤と第3世代抗がん剤の2剤併用療法である．組織型や全身状態，副作用の特性を考慮し，レジメンを選択する．
- EGFR遺伝子変異を有する場合は，EGFRに対する分子標的治療薬のゲフィチニブやエルロチニブが有用である可能性が高い．

■がん胎児性抗原（CEA）：carcinoembryonic antigen　■サイトケラチン・フラグメント（CYFRA）：cytokeratin fragment　■上皮成長因子受容体（EGFR）：epidermal growth factor receptor　■大細胞神経内分泌がん（LCNEC）：large cell neuroendocrine carcinoma　■磁気共鳴画像（MRI）：magnetic resonance imaging　■ポジトロン断層法（PET）：positron emission tomography　■扁平上皮がん関連抗原（SCC）：squamous cell carucinoma-related antigen　■シアリルLeX-i抗原（SLX）：sialyl Lewis X-i antigen

Unit 3 小細胞肺がん
C34.9

small cell lung cancer (SCLC)

疾患概念
小細胞肺がんは，肺がんの15〜20％を占め，喫煙との関連が大きい．進行が速く，転移をきたしやすいため，診断時になんらかの症状を有することが多い．早期に診断されることは少なく，外科切除の適応となりにくい．抗がん剤や放射線への感受性がよく，化学療法や放射線療法により，明らかな延命が得られる．

Summary Map

誘因・原因
- 喫煙者，男性に多くみられる．
- 喫煙が最大の危険因子であり，関連が大きい．
- アスベストや粉塵，放射線，ディーゼル排気ガスなどの曝露も危険因子となる．

病態
- 小型で均一な細胞質に乏しい裸核状の腫瘍細胞で，中枢（肺門部）に発生することが多い．神経内分泌性腫瘍の１つであり，ホルモンを産生し，症状を呈することがある．また，進行が速く，リンパ節や遠隔臓器への転移をきたしやすく，予後不良である．抗がん薬と放射線治療に対する感受性は高い．

症状・臨床所見
- 肺がんの15〜20％．
- 進行が速く，転移をきたしやすい．診断時になんらかの症状を有することが多い．
- 咳嗽，喀痰，血痰，体重減少，倦怠感，食欲低下，発熱，胸痛，呼吸困難，ばち指など．
- 胸水や心嚢水貯留による呼吸困難や胸痛，上大静脈圧迫による上大静脈症候群（上腕－顔面浮腫，頸静脈怒張），反回神経麻痺による嗄声，無気肺など．
- 抗利尿ホルモン不適切分泌症候群（SIADH）*による低Na血症やランバート・イートン（Lambert-Eaton）症候群*などの腫瘍随伴症候群を伴うこともある．

検査・診断・分類
- 胸部X線，胸部CT：中枢側発症が多く，リンパ節転移が目立つことが多い．
- 病理学的診断：気管支鏡検査，CT／超音波ガイド下経皮針生検・吸引細胞診，胸腔鏡検査，縦隔鏡検査など．
- 病期診断：腹部CT／超音波検査，脳MRI／CT，骨シンチ，PET，骨髄穿刺などで，遠隔転移検索を行う．限局型（LD）と進展型（ED）に分類する．
- 腫瘍マーカーでは，ProGRPやNSEが比較的特異性が高い．

治療
- Ⅰ期：外科切除を含む治療．術後補助化学療法を行うことで治療成績が向上する．
- LD（限局型）：放射線療法＋化学療法（＋予防的全能照射）〔シスプラチン＋エトポシド（EP療法）など〕
- ED（進展型）：化学療法〔シスプラチン＋イリノテカン（IP療法）など〕

用語解説

ランバート・イートン（Lambert-Eaton）症候群
骨格筋の神経筋接合部と自律神経の神経終末の膜内粒子にある電位依存性Caチャネルの機能を阻害する自己抗体により，アセチルコリン遊離が阻害されて，神経伝達障害により四肢の筋力低下，眼瞼下垂，嚥下障害などの症状をきたす症候群．

抗利尿ホルモン不適切分泌症候群（SIADH）
抗利尿ホルモン（ADH）が分泌され，腎における水の再吸収が促進されることにより，低ナトリウム血症をきたす．

Section 1 誘因・原因

- 喫煙との関連が大きい．
- 喫煙者，男性に多い．
- アスベストや粉塵，放射線，ディーゼル排気ガスなどの曝露も危険因子となる．

Section 2 症状・臨床所見

- 肺がんの15〜20%を占める.
- 非小細胞肺がんと比較して進行が速く,転移をきたしやすい.診断時に症状を有することが多い.
- 咳嗽,喀痰,血痰,体重減少,倦怠感,食欲低下,発熱,胸痛,呼吸困難,ばち指(p.34)など.
- 胸水や心囊水貯留による呼吸困難や胸痛,上大静脈圧迫による上大静脈症候群(上腕−顔面浮腫,頸静脈怒張),反回神経麻痺による嗄声,無気肺,骨転移や脳転移による症状など.
- SCLCは神経内分泌がんであり,抗利尿ホルモン不適切分泌症候群(SIADH)による低Na血症やランバート・イートン(Lambert-Eaton)症候群,副腎皮質刺激ホルモン(ACTH)産生によるクッシング症候群などの腫瘍随伴症候群を伴うこともある.

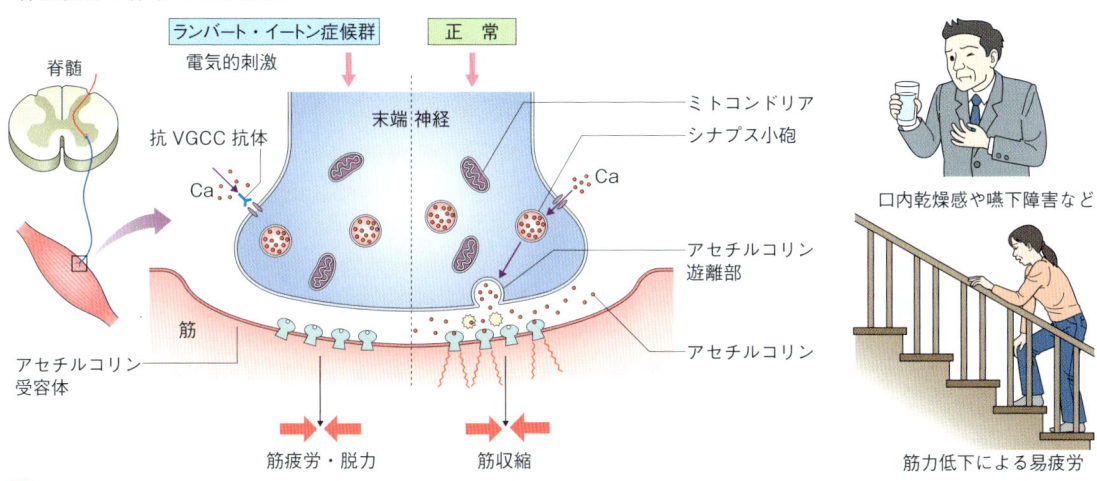

ランバート・イートン症候群
小細胞がんでは,抗VGCC(voltage-gate Ca channel)抗体がCaチャネルを阻害するため,アセチルコリンを遊離することができず,口内乾燥などの自律神経症状や筋力低下が起こる.誘発筋電図では漸増現象(Waxing)を示す.

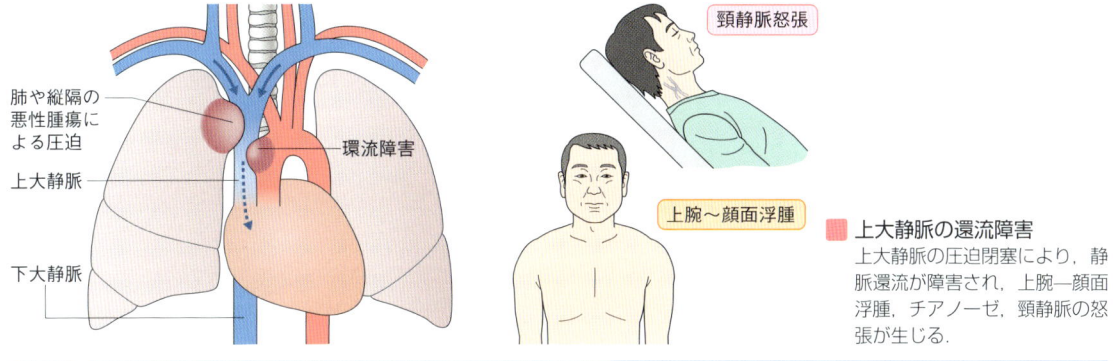

上大静脈の還流障害
上大静脈の圧迫閉塞により,静脈還流が障害され,上腕−顔面浮腫,チアノーゼ,頸静脈の怒張が生じる.

Section 3 検査・診断・分類

- 胸部X線検査,胸部CT:発生部位は中枢側が多く,リンパ節転移が目立つことが多い.X線検査では,肺門腫大,縦隔陰影の拡大を認めることが多い.また,気管圧排や狭窄,上大静脈圧迫による上大静脈症候群を認めることもある.
- 病理学的診断:気管支内視鏡検査,CT/超音波ガイド下経皮針生検・吸引細胞診,胸腔鏡検査,縦隔鏡検査などで行う.
- 病期診断:腹部CT/超音波検査,脳MRI/CT,骨シンチ,PET,骨髄穿刺などで,遠隔転移検索を行う.臨床病期は,病巣が一側胸郭内で根治照射が可能な範囲の限局型(LD)とLD以上の範囲に進展している進展型(ED)に分類する.
- 腫瘍マーカーでは,Pro-GRPやNSEが比較的特異性が高い.

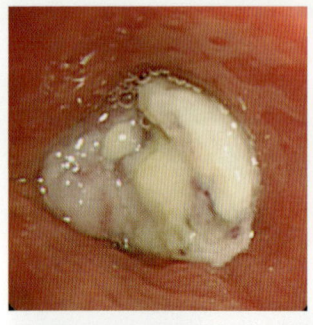

■ 気管支内視鏡所見
気管支をほぼ閉塞する腫瘍

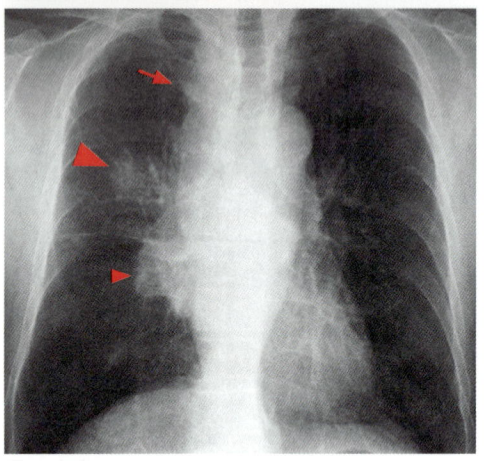

■ 小細胞肺がん症例のX線所見
右中肺野腫瘤影（肺転移）（大きい▲），縦隔・肺門腫大リンパ節と一塊となる右下葉腫瘤（小さい▲），多発縦隔リンパ節腫大（→）．

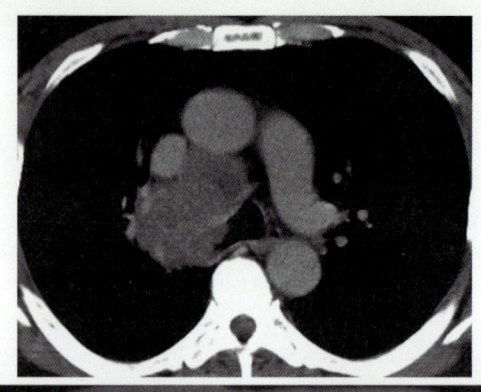

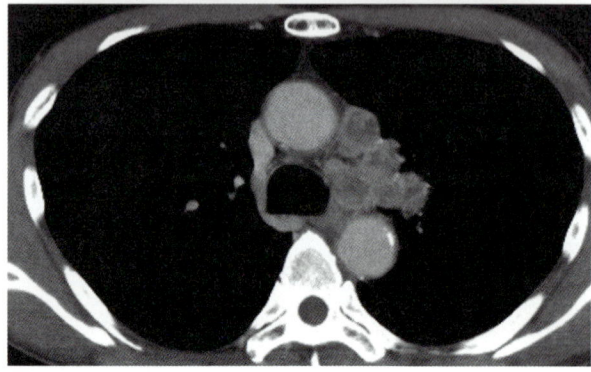

■ 胸部CT
上：肺門型肺がん．右肺門腫瘤が縦隔・肺門リンパ節と一塊となり，気管圧排・右主気管支内に浸潤，血管を巻き込む．下：肺門型肺がん．縦隔・左肺門多発腫大リンパ節と一塊となる．

Section 4 治療

- 早期に診断されることは少なく，外科切除の適応となりにくい．抗がん剤や放射線への感受性がよく，化学療法や放射線療法により明らかな延命が得られる．
- Ⅰ期では外科切除を含む治療を行う．全身状態良好の場合，術後補助化学療法を行うことで治療成績が向上する．

限局型（LD）

- 放射線療法＋化学療法（＋予防的全脳照射）．
- 放射線療法と化学療法の併用タイミングは，全身状態良好であれば，早期同時併用の効果が高い．
- 放射線療法は1回1.5Gyを1日2回，合計45Gy照射を行う．
- 化学療法は，シスプラチン（CDDP）＋エトポシド（ETP）併用療法（PE療法）を行う．
- 初期治療でCR（完全寛解）に至った症例には，予防的全脳照射が推奨される．

進展型（ED）

- 化学療法（＋予防的全能照射）．
- シスプラチン（CDDP）＋イリノテカン（CPT-11）併用療法（IP療法）を行う．高齢者や腎機能障害を有する症例では，カルボプラチン（CBDCA）＋エトポシド（ETP）併用療法を行う．

■ カルボプラチン（CBDCA）：carboplatin　■ シスプラチン（CDDP）：cisplatin　■ イリノテカン（CPT-11）：irinotecan　■ エトポシド（ETP）：etoposide　■ 磁気共鳴画像（MRI）：magnetic resonance imaging　■ 神経特異エノラーゼ（NSE）：neuron-specific enolase　■ ポジトロン断層法（PET）：positron emission tomography　■ ガストリン放出ペプチド前駆体（ProGRP）：Pro-gastrin-releasing peptide　■ 抗利尿ホルモン不適合分泌症候群（SIADH）：syndrome of inappropriate secretion of antidiuretic hormone

Unit 4 肺がんの外科的治療

手術適応

- 手術適応は，病期(TNM分類)と組織型を考慮したうえで，患者の年齢，パフォーマンス・ステータス(PS，p.293参照)，肺機能，合併疾患の有無を十分に把握検討し決定される．
- 非小細胞肺がんは，がんが局所にとどまると考えられる病期Ⅰ，Ⅱ期では手術が第一選択である．Ⅲ期に対しては化学療法や放射線療法と組み合わせて(集学的治療)その適応を検討する．
- 小細胞肺がんの場合，進行が早くて発見時にはすでに進行している(病期Ⅲ以上)ことが多いために手術適応になることは少ないが，Ⅰ期に対しては手術適応がある．

全身的・機能的な適応因子

■ PSおよび年齢

- 肺葉手術以上の術式を選択する場合は，PS0〜1を適応とする．PS2以上では縮小手術もしくは手術以外の治療を検討すべきである．
- 近年の周術期管理の進歩により，高齢者に対しても積極的に手術を行うようになった．手術適応における年齢は検討項目の1つではあるが，年齢のみから一律に手術適応基準を決めることはない．
- 機能的に手術適応があれば，積極的にその適応を検討するが，認知症の有無，理解力の程度，家族の協力の有無などの高齢者特有の条件も検討する必要がある．

■ 肺機能

- 肺切除術の呼吸機能面からの適応は，術後残存肺機能で肺活量(VC) > 1,200mL，%VC > 50%，1秒量(FEV_1) > 1,000mL，一酸化炭素肺拡散能力(DLco)*/肺胞気量(V_A)% > 50%と考える．

$VC > 1,200mL$　　$FEV_1 > 1,000mL$
$\%VC > 50\%$　　$DLco/V_A\% > 50\%$

- 術後の残存肺機能の予測
  - 術後の残存肺機能の予測には亜区域数などを用いて算出する．
  - 右肺の亜区域数22，左肺の亜区域数20 計42を分母とし，分子に42から切除予定亜区域数を置き，以下のように計算する．

気管支の閉塞がない場合

$$術後予測肺機能 = \frac{術前測定値 \times (42 - 切除予定肺の亜区域数)}{42}$$

気管支の閉塞がある場合*

$$術後予測肺機能 = \frac{術前測定値 \times (術前開存している亜区域数 - 切除予定肺の開存亜区域数)}{術前開存している亜区域数}$$

*肺切除術後などを含む

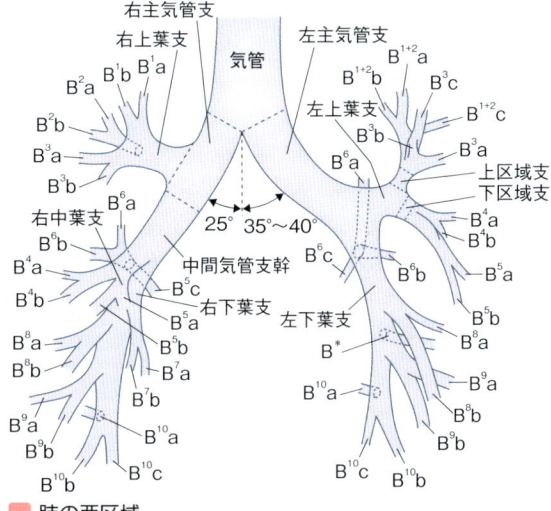

■ 肺の亜区域

気管支の分岐と肺の亜区域は原則的に一致する．肺区域についてはp.9参照

- 簡易的に区域数19(その場合，左上大区域S1＋2は2区域として計算)で同様の計算をすることもある．
- 気管支が腫瘍などにより閉塞し無気肺がある場合は，機能している亜区域数(もしくは区域数)を用いる．
- しかし，肺気腫症例などの場合の肺機能は，どの亜区域(区域)も同等とは限らないため，肺換気シンチグラムや肺血流シンチグラム*で機能肺分布を検討して計算する必要がある．

■肺動脈閉塞試験
● 一側肺全摘術を予定するときは，肺動脈閉塞試験(PA block test)*を行い，肺動脈圧と心拍出量を測定して適応を検討する場合がある

> **用語解説**
>
> **DLco**
> p.49 参照
>
> **肺換気シンチグラム，肺血流シンチグラム**
> 肺換気シンチグラムは，放射性同位元素のクリプトン，キセノンなどを吸入し，体外に放出される放射線をシンチカメラで撮影して，ガスの肺内分布を画像化して呼吸機能を調べる検査法．COPD，肺嚢胞などの肺疾患の検査に用いられる．肺血流シンチグラムは，99mTc-MAA（テクネシウム 99m粗大凝集アルブミン）を静注し，粗大凝集のために一時的に肺毛細血管に捕捉され，その核種から放出される放射線を画像化して肺血流を調べる検査法．肺塞栓症の診断などに用いられる．
>
> **肺動脈閉塞試験**
> バルーンカテーテルを右心から肺動脈へ挿入し，切除予定側の主肺動脈を 20 分間閉塞し，肺動脈圧や心拍出量を測定する検査法．肺動脈平均圧 25mmHgが安全限界．

■術前合併症に対する対応
■術前合併症などに対する対応

糖尿病	● 高血糖は創傷治癒の遅延や易感染など手術に不利な状況を増長するため，周術期の血糖コントロールは重要である． ● 術前に①空腹時血糖 140mg/dL 以下，② 1 日尿糖 < 10g，③ケトアシドーシスや低血糖を認めない，の 3 点を満たす必要がある． ● 術後はその侵襲の影響で血糖値の変動が大きくなるため，血糖値 200mg/dL 前後を目標に血糖，尿糖，尿ケトン体を適時測定する．
腎機能障害	● 鎮痛薬，抗生物質などの使用によりさらなる悪化をまねく可能性があるため，硬膜外麻酔の併用による鎮痛薬の減量や種類選択，抗生物質の種類や使用法などについて十分検討する． ● 腎機能低下あるいは腎不全の存在で手術適応がなくなることはないが，腎臓内科と密に連携する必要がある．
心疾患	● 負荷心電図は必須で，状況に応じてホルター心電図，負荷心筋シンチグラム，心エコーを行う． ● 冠動脈病変を認める場合は，経皮経管冠動脈形成術(PTCA)やステントの適応を検討するが，手術（冠動脈バイパス術）が必要な場合は同時手術を行う場合もある．
消化管潰瘍	● 慢性閉塞性肺疾患(COPD)の患者は胃炎や胃潰瘍の合併頻度が高く，術後の鎮痛薬やストレスなどにより，すべての患者でその発生頻度が高まることを考慮しておく必要がある． ● 消化管潰瘍患者やその既往者には，周術期に抗潰瘍薬の投与は必須である．
抗凝固療法施行例	● 高齢化とともに脳血管疾患や循環器疾患などで抗血栓療法を行っている患者は増加しているが，それらの患者には術前に抗血栓薬を中止する必要がある．中止する時期は薬剤の種類により決定する． ● ただし，すでに抗血栓薬内服中の心房細動や発作性心房細動，冠動脈ステント留置 1 か月以内，薬剤溶出性ステント留置後，肺動脈塞栓症の既往などの場合は，薬剤中止と同時にヘパリン投与を行う． ● 薬剤休止中の脱水は血栓形成の危険性を高めるため，とくに発熱時や食事量が減少しているときは，適時輸液を行い脱水の回避に努める．

■術前呼吸管理
● 外科治療における術前の禁煙は絶対条件である．術前最低 2 週間の禁煙期間を確保する．喫煙により気道分泌物（痰）は増加し，術後の無気肺や肺炎の危険性を高めるため，禁煙ができない場合は手術を行わない．節煙ではなく必ず禁煙である．
● 区域切除以上の手術では，術前に腹式呼吸などの呼吸訓練を実施する．トリフロー，スーフル，ボルダインなどの器具を使った訓練も有効である．
● また，慢性気管支炎などのいわゆる wet case（気道分泌物の多い患者）では去痰訓練としての体位ドレナージ，タッピング，バイブレーションを説明し習得させ，ネブライザーや加湿器を用いて，できるだけ排痰，清浄化をはかる．

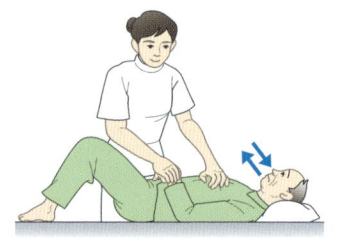

腹式呼吸
術後の疼痛➡浅い呼吸➡肺の拡張を妨げる➡換気量の低下➡呼吸器合併症の要因となる．腹式呼吸によって横隔膜の可動させ，肺の拡張を高める．

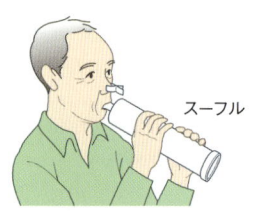

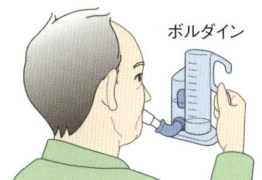

スーフル

ボルダイン
呼吸機能の改善➡換気量の増加➡痰の喀出，肺合併症の予防

■ 術前呼吸管理

手術の実際

■術式
[標準術式]
- 肺がんも他臓器がんと同じく，手術の基本は腫瘍の摘出および2群までのリンパ節郭清である（第1群は肺内と肺門のリンパ節，第2群は上・下縦隔リンパ節．p.15参照）．
- ゆえに，肺がんの場合，肺門および縦隔リンパ節郭清を伴う肺葉切除術，あるいは肺摘除術が標準術式である．
- リンパ節（p.15参照）の郭清は，病変存在部位によりその範囲が決まる．

[拡大手術]
- がんの浸潤臓器を合併切除すること．
- 合併切除部位は，T3として胸壁，横隔膜，縦隔胸膜，壁側胸膜，心膜など，T4として左房，大血管，食道，椎体などある．T3症例でリンパ節転移陰性例では比較的良好な予後が期待できるが，T4症例では合併切除の予後は期待できず適応とはならない．

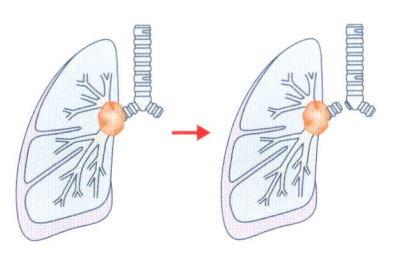

右肺全摘術
一側肺のすべてを切除する術式．がんが肺門に浸潤し，解剖学的に肺葉切除が不可能な場合に行われる．術後の過剰輸液に注意する．

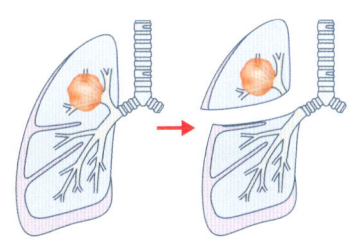

右肺上葉切除術
病巣の存在する肺葉と，肺門・縦隔リンパ節を一塊に切除する方法で，肺がんの標準術式である．病巣の広がりによっては隣の肺葉を含めた二葉切除を行うこともある．

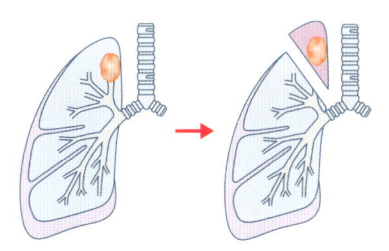

右上葉区域切除術
- 病巣の存在部位や大きさ，リンパ節転移がないと予想される場合に行われる．
- 積極的縮小手術あるいは消極的縮小手術の術式ともなる．

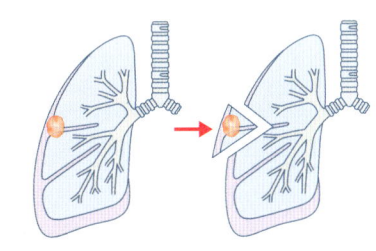

右肺部分切除術
肺の一部のみを切除する術式．肺の末梢発生で小型（2cm程度）のがんで，高齢者や低肺機能患者などに適応される．

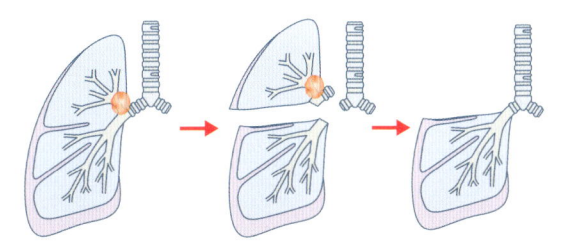

右上葉スリーブ肺葉切除術
- 病巣が気管支（主気管支，中間気管支幹）に浸潤していて，通常の右上葉切除では処理が困難な場合などに行われる．
- 切離した気管支の残存部をつなぎ合わせる気管支形成術が行われる．

：腫瘍
（簡略化のため左肺は省略している）

■肺切除術

[縮小手術]
- 肺部分切除や区域切除など切除範囲を縮小すること．
- 高齢者，低肺機能，心疾患などの合併症を有するhigh risk症例に対して選択される術式（消極的縮小手術）である．
- これに対して小型末梢肺がんに対して根治性を確保しつつ機能温存を目的に縮小手術を行うことがある．その場合は，積極的縮小手術とよぶ．現在，野口分類（p.307参照）AやBの腺がんに対する妥当性は認められているが，その他の小型末梢肺がんでは，肺内・肺門リンパ節の転移の有無を術前に確定することができず，その適応には慎重を要する．

[気管・気管支形成術]
- 気管環状切除術，気管分岐部形成術，気管支部分切除術，スリーブ（sleeve，管状）肺葉切除術などがある．
- 気管支の一部にがんの浸潤がある場合，気管もしくは気管支を切除し，肺機能の温存をはかる術式である．

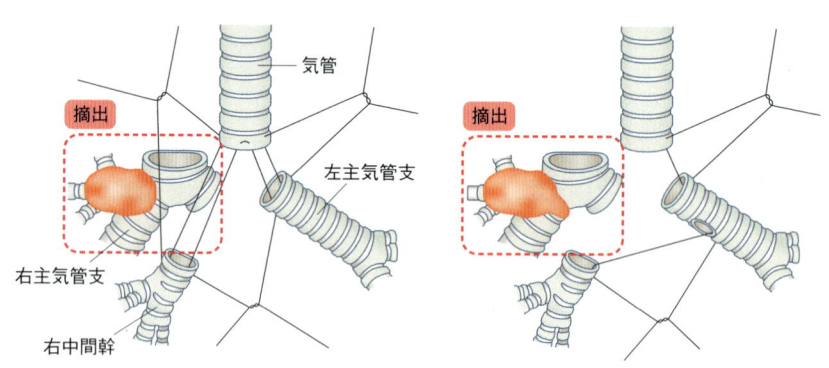

右上葉と右主気管支，分岐部を切除し，気管と左主気管支ならびに右中間幹を吻合する．

右上葉と右主気管支，分岐部を切除し，気管と左主気管支を吻合，さらに左主気管支に右中間幹を吻合する．

■ 気管・気管支形成術
- 切離した気管支の残存部をつなぎ合わせる術式である．
- 適応は肺全摘患者と重なるが，肺機能の温存と根治性をめざした術式である．
- 術後は気管支吻合に伴う喀痰喀出困難と縫合不全などが問題となる．

■ アプローチ
- アプローチには開胸下手術と胸腔鏡下手術があり，両方を組み合わせることもある．
- 従来は後側方切開が標準アプローチであったが，分離肺換気の導入により，胸筋温存後側方切開，側方切開，腋窩切開，前方腋窩切開，聴診三角開胸など手術創は縮小化し，その後の胸腔鏡の普及により，さらに創部は縮小した．
- 重要な点は，①開胸下手術と胸腔鏡下手術は術式の違いではなく，あくまでもアプローチの違いであること，②手術侵襲は創部の大きさだけが要因ではないこと，③症例ごとに両アプローチの長所・欠点を十分検討しアプローチを決定すること，④安全性，根治性が確保されたうえで創部の縮小を考えること，などである．

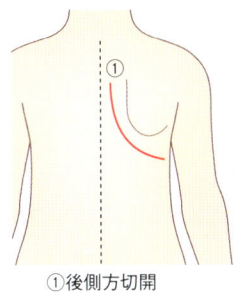

①後側方切開

標準的な開胸法．広背筋，前鋸筋，僧帽筋などを切離することで視野良好となる．胸腔鏡を用いてこれらの筋を温存する方法も行われている．

②前側方切開，③前方腋窩切開，④腋窩切開

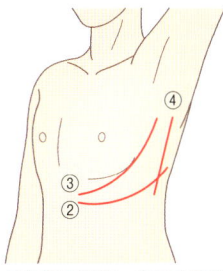

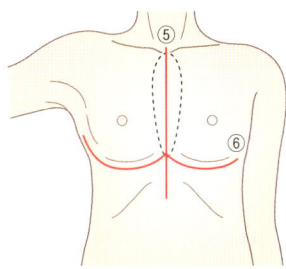

②前側方切開，③前方腋窩切開は，原則として筋肉を切離せず，前鋸筋の筋束を分けて肋間に至る方法である．胸膜の癒着がある場合には不向きだが，出血は少なく，術後の疼痛も軽度である．④腋窩切開は，広背筋前縁に縦の皮切を行い，肋骨の走行に沿って開胸するために皮切と肋間の方向が交差して煩雑となる．上肢を下げたときに創が目立たないという利点がある．

⑤胸骨正中切開，⑥胸骨横断切開

⑤胸骨正中切開は胸骨を縦に切開して，縦隔，胸腔に達する方法である．前縦隔腫瘍,肺尖部胸壁浸潤がん（パンコースト腫瘍）で血管浸潤のある場合に適している．
⑥胸骨横断切開は皮膚は肋間方向に横切開し，肋間開胸，胸骨横断して両胸腔に到達する方法である．背側にも病巣がある両側多発転移腫瘍，両側片肺移植などで行われる．

■ 開胸法

術後管理

- 術当日はICUでの管理が基本であるが，状態が安定していれば術翌日には一般病棟での管理に移行する．
- 術後在院日数の規定因子は，ドレーン留置期間であり，そのほかの合併症がなければドレーンが抜去される第4～7病日が標準的な退院時期となる．
- 術後管理のポイントを次に示す．

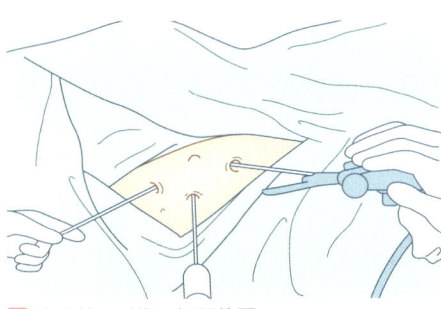

■ 胸腔鏡下手術の切開位置

切開位置は通常，胸腔鏡挿入用，術野確保用，術操作用2か所の計4か所あるが，目標とする病変の部位，大きさ，触診の必要性の有無などにより症例ごとに異なる．

■術後管理のポイント

輸液・尿量管理	● 肺切除に伴う右心負荷を避けるために，相対的にdry side（水分バランスがマイナスになる傾向）での管理が基本となる． ● しかし，極端なdry sideでの管理は，心房細動をはじめとする頻脈性不整脈，血栓塞栓症，喀痰粘調度の増加による気道粘閉塞につながるため注意が必要である． ● 心肺機能，腎機能などに問題がないような場合は，1.5mL/kg/時の維持輸液を基本として，尿量1.0mL/kg/時を目安に適時調整する．通常は術翌日朝，経口摂取が可能になった時点で輸液は終了し，尿バルーンも抜去する．
経口摂取	● 経口摂取は麻酔，挿管による誤嚥の可能性がなくなり次第開始する． ● 通常，麻酔覚醒後3時間より飲水を開始し，当日は飲水のみとし，術翌日朝より普通食を開始する．飲水に関しては，心肺機能・腎機能に問題ない症例においてはとくに制限はしない．
酸素投与	● 過度の酸素投与は控え，パルスオキシメータでのSpO_2を指標に投与量を決定する． ● 術当日はSpO_2 98％前後を目安に管理し，術翌日はroom airでSpO_2 95～96％が確保できていれば酸素投与は中止してもよい．
疼痛管理	● 疼痛は呼吸制限による呼吸苦，ADLの低下，喀痰喀出障害などにつながり，肺炎・無気肺や不穏・せん妄などの術後合併症に発展する危険性があり，強力にコントロールする必要がある． ● 硬膜外麻酔，内服，坐薬，注射などを適時組み合わせればほとんどの疼痛はコントロールできる．鎮痛薬の使用にあたっては，胃粘膜障害や腎機能障害は常に注意する必要がある．
胸腔ドレーン管理	● 胸腔ドレーンの目的は，①肺瘻による肺虚脱防止，②滲出液による圧排性無気肺の予防，③術後胸腔内出血の監視である． ● 術後は低圧持続吸引装置を用いてドレナージを行う（p.353参照）．至適吸引圧は－20～－5cmH₂Oと諸説ある． ● 術後胸腔内再出血に対する再開胸の基準は，一定のものはないが，100mL/時以上でドレーン内に凝血塊を認めるような場合は，積極的に胸腔鏡による胸腔内観察・止血を検討する． ・胸腔ドレーンの抜去基準：ドレーン抜去は，空気漏れがなくなった時点を基本とする．排液量に関しては手術施葉部位や残存肺の状態によりまちまちである（通常，上葉切除や中葉切除では少なく，下葉切除で多い）．100～200mL/日以下を基準とする施設が多いが，経時的な変化も考慮し，適時判断する必要がある． ・肺全摘（肺摘除）術時のドレーン管理：全摘時のドレーンの目的は，術後出血の監視だけである．咳嗽などの胸腔内圧上昇により術側胸腔内エアが押し出され，縦隔偏位，血圧低下を起こす可能性があるため，術後はクランプする．術当日は1～2時間ごとにクランプを開放し，胸腔内出血の有無を確認し，術翌日には抜去する．

(術後管理のポイントつづき)

理学療法	●術当日は坐位を基本として，ネブライザーなどを用いて積極的に喀痰の喀出に努める． ●術翌日には胸腔ドレーン以外の付属物（モニター，点滴，酸素，バルンなど）は除去し，行動制限は一切行わずADLの向上をはかる． ●SpO_2低下など喀痰による気道閉鎖が疑われるときは，気管支鏡による吸引を行うが，頻回に行うような場合はトラヘルパー®（経皮的気管穿刺針）などの留置を検討する．	
薬物療法	●抗生物質	・予防的抗生物質投与は，術当日のみ行う． ・低肺機能症例，糖尿病合併症例などhigh risk症例や長時間手術例に対しては状況に応じて数日間投与する．
	●止血薬	・止血薬の予防的投与は行う必要がない．ドレーンからの排液の状況により適時使用を検討する．
	●血液製剤	・極力使用は避ける． ・貧血や低アルブミン血症に対しては，バイタルサインに問題がないようであれば，鉄剤投与や経口摂取のみで対応可能である．
	●抗不整脈薬	・術後不整脈は頻尿性のものが多い．ときにジギタリス製剤や遅発性Ca拮抗薬（ジルチアゼム塩酸塩など）が使用されるが，多くは自然消失するので，自覚症状がなく血圧が保たれているようであれば経過観察とする． ・不整脈の原因として考えられる脱水や低酸素血症についてチェックする．
	●消化器系薬剤	・胃炎，胃潰瘍の合併に注意する．非ステロイド抗炎症薬（NSAIDs）による胃粘膜障害の予防に胃粘膜保護薬は必須とし，COPD症例や潰瘍既往症例に対しては抗潰瘍薬の投与も行う． ・便秘に伴う腹部膨満は横隔膜の圧排，呼吸制限の原因となるため，状況に応じて各種下剤の投与を行う．

■ トラヘルパー®
・輪状甲状膜に留置し，気道確保，気管内分泌物の吸引などを目的としている．
・経皮的または気管切開孔から気管内に挿管する．

術後補助療法

■術後放射線療法
●以下の２点が対象となる．
①切除断端のがん遺残が確認もしくは疑われるもの．
②転移縦隔リンパ節の遺残もしくは疑われるもの．
●完全切除例に対する予防的照射は，予後を悪化させるとの報告もあり，行われない．

■術後化学療法
①IA期肺がんに対しては行われない．
②IB期肺がんに対してはテガフール・ウラシル配合薬（ユーエフティ®）内服．
③Ⅱ期以上に対しては，白金製剤（シスプラチンなど）＋第３世代抗がん薬（イリノテカン塩酸塩水和物など）．

■慢性閉塞性肺疾患(COPD)：chronic obstructive pulmonary disease　■一酸化炭素肺拡散能力(DLco)：pulmonary carbon monoxide diffusing capacity　■１秒量(FEV₁)：forced expiratory volume in one second　■限局した細気管支肺胞上皮がん(LBAC)：localized bronchioloalveolar carcinoma　■非ステロイド抗炎症薬(NSAIDs)：nonsteroidal anti-inflammatory drugs　■パフォーマンス・ステータス(PS)：performance status　■経皮経管冠動脈形成術(PTCA)：percutaneous transluminal coronary angioscopy　■肺胞気量(V_A) volume alveolar　■肺活量(VC)：vital capacity

末梢発生小型肺腺がんと野口分類

- 胸部CTによる検診の普及により，胸部X線写真にはうつらない，小型の陰影が発見される機会が多くなってきている．
- 日本CT検診学会では，最大径3cm以下の円形，あるいは辺縁が不整な濃度上昇域，紡錘形などを「肺結節」と定義し，その診断指針を示している．
- 肺結節については，TS-CT(薄層CT：Thin-section CT)を実施し，陰影の性状を，均一なスリガラス影（pure GGO：pure ground-glass opacity），一部軟部組織濃度を含むスリガラス影(mixed GGO)，軟部組織濃度影(solid nodule)に分類している 1．
- 野口らは，外科的に切除された径2cm以下の末梢発生の小型肺腺がんの病理組織像を，腫瘍の増殖パターンから6型に分類 1 し，リンパ節転移，予後との関係を検討した．Type A，Bはリンパ節転移がなく，良好な予後を示した（5年生存率100％） 2．
- TS-CTによる肺結節の陰影の性状と野口分類との関連に関心がもたれている．Pure GGOはtype Aが，mixed GGOはtype Bが多い傾向にあるが，pure GGOでもtype Bを，mixed GGOでもtype Aを示すことがある 2．いずれにせよ，これらの陰影は予後良好な腺がんに相当する所見といえる．

1 小型肺腺がんの野口分類（HE染色）

Type A	限局性細気管支肺胞上皮がん
Type B	気腔の虚脱を伴う限局性細気管支肺胞上皮がん
Type C	活動性の線維芽細胞の増生巣を伴う限局性細気管支肺胞上皮がん（乳頭型腺がん）
Type D	低分化型腺がん
Type E	腺管型腺がん
Type F	圧排性および破壊性進展を伴う乳頭型腺がん

(Noguchi M, et al：Small adenocarcinoma of the lung. Histologic characteristics and prognosis. Cancer, 75：2844, 1995)

2 TS-CT所見と病理所見の対比

		病理組織所見（野口分類）			Total
		A	B	C	
TS-CT所見	pure	9	6	0	15
	mixed	6	26	2	34
	solid	0	4	1	5

54例の小型肺腺がんのTS-CT所見と病理像を対比した（NTT東日本関東病院症例）

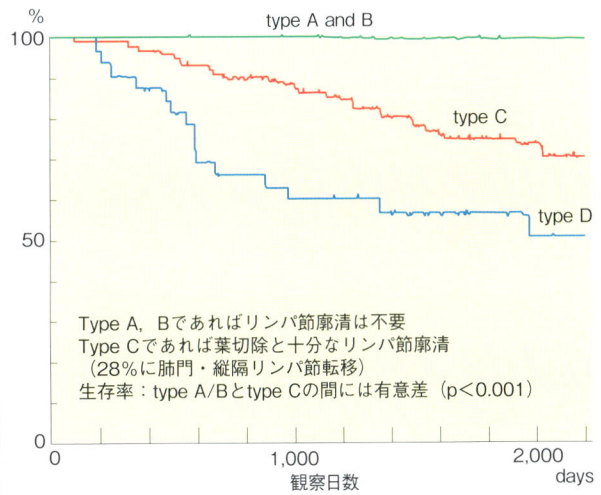

2 リンパ節転移と予後との関係

Type A，Bであればリンパ節廓清は不要
Type Cであれば葉切除と十分なリンパ節廓清（28％に肺門・縦隔リンパ節転移）
生存率：type A/Bとtype Cの間には有意差（p＜0.001）

(Noguchi M, et al：Small adenocarcinoma of the lung. Histologic characteristics and prognosis. Cancer, 75：2844, 1995)

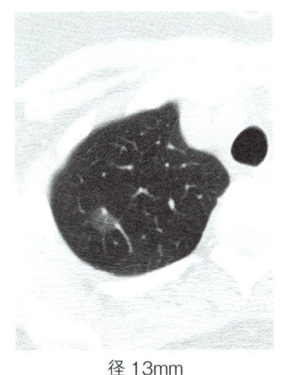

径13mm
pure GGO：野口分類A

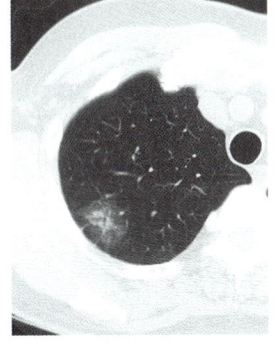

径27mm
mixed GGO：野口分類B

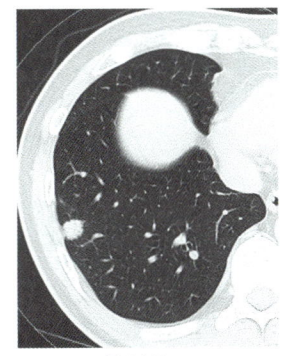

径11.5mm
solid nodule：野口分類C

1 TS-CTでの肺結節の陰影パターン

Unit 5 C78.0 転移性肺腫瘍

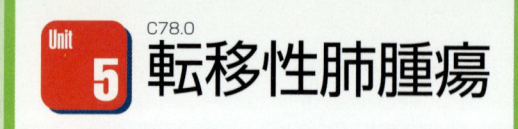

metastatic lung tumor

疾患概念
他の臓器に発生した腫瘍が肺に転移した場合を転移性肺腫瘍という．肺には大量の血液が心臓を経て流れてくるため，他臓器に発生した腫瘍の転移が起こりやすい．転移が起こる経路には血行性，リンパ行性，経気道性（管腔性）があるが，転移性肺腫瘍のほとんどが血行性転移の経路をたどる．

SUMMARY Map

誘因・原因
- 転移が起こる経路には血行性，リンパ行性，経気道性（管腔性）*があるが，転移性肺腫瘍のほとんどが血行性の経路をたどる．
- 血行性転移には，肺が第一フィルター臓器となる大静脈系の経路と，肝臓が第一フィルター臓器となる門脈系の経路がある．

病態
- 原発腫瘍によって転移する部位（肺門，末梢領域など）などに違いがあるが，血行性に転移して定着巣で拡大増殖することが多く，腫瘤型が基本である．
- 腫瘍の進展形式は，結節型で拡大増殖を示すものが多い．

症状・臨床所見
- 自覚症状を欠くことが多い．
- 腫瘍の増大とともに呼吸困難，咳嗽，発熱などの自覚症状を呈する．
- がん性リンパ管症*を呈するものでは，呼吸困難，チアノーゼ，血痰を認める．

検査・診断・分類
- 他臓器がんで経過観察中に，胸部異常陰影が認められた場合は転移を疑う．
- 拡大増殖型に進展するため，気管支への露出がみられず細胞診や組織診での診断は困難なことが多い．
- PET/CT検査や腫瘍マーカーが有用なことが多い．

治療
- 血行性転移であるので全身疾患と考え，化学療法をまず検討する．
- 手術対象となる原発巣は，結腸・直腸がん，腎臓がん，乳がん，子宮がん，睾丸（精巣）腫瘍，骨肉腫，軟骨肉腫などである．
- 手術は部分切除が基本であるが，病巣の大きさ・部位により区域切除・肺葉切除を行う．

用語解説

血行性・リンパ行性・経気道性転移
がん細胞が血流に乗って肺にたどり着く経路を血行性，リンパ管に入ったがん細胞がリンパ液の流れに乗って肺にたどり着く経路をリンパ行性，主に肺にできたがんが気道を経由して，肺の他の部分にたどりつく経路を経気道性という．

結節型・塊状型・粟粒型の分類
「肺癌取扱い規約」では長径3cm以下を結節型としているが，岡田の分類では5cmを結節型と塊状型の境界としている．塊状型は複数の結節が融合して形成されることが多い．多数の病変が認められるときは，おおむね1cmより小さいものは粟粒型，大きいものは多発性結節型と分類する．

がん性リンパ管症
血行性転移が肺の末梢に起こり，末梢から肺門に至るリンパ管にがんの浸潤をきたした状態である．肺には血管に沿うようにリンパ管が張りめぐらされ排水管の役割をしているが，そのリンパ管ががん細胞によって詰まるため，リンパ液の流れが悪くなり，肺内に水分が貯留し，ガス交換に障害が起こる．胃がん，肺がん，乳がんによる転移にみられることが多く，予後不良である．

Section 1 誘因・原因

- 転移性肺腫瘍は，ほとんどが血行性転移による．
- 血行性転移経路を下表に示す．
- 肺転移をきたす頻度が高い経路は，肺を第一のフィルター臓器とする肝静脈と上下大静脈が考えられている．
- 腫瘍の進展形式は，結節型で拡大増殖を示すものが多い．

■血行性転移経路

		主な経路と原発巣
大静脈系	Ⅰ型（肺静脈型）	●肺門・縦隔リンパ節⇒頸部リンパ節⇒上大静脈⇒右室⇒肺 ●肺がん
	Ⅱ型（肝静脈型）	●肝静脈⇒下大静脈⇒肺 ●肝がん
	Ⅲ型（大静脈型）	●上下大静脈⇒肺 ●舌がん，食道がん，喉頭がん，甲状腺がん，唾液腺がん，乳がん，子宮がん，絨毛上皮腫，セミノーマ，腎がん，前立腺がん，肉腫
門脈系	Ⅳ型（門脈型）	●門脈⇒肝臓⇒肝静脈⇒下大静脈⇒肺 ●胃がん，結腸・直腸がん，膵がん

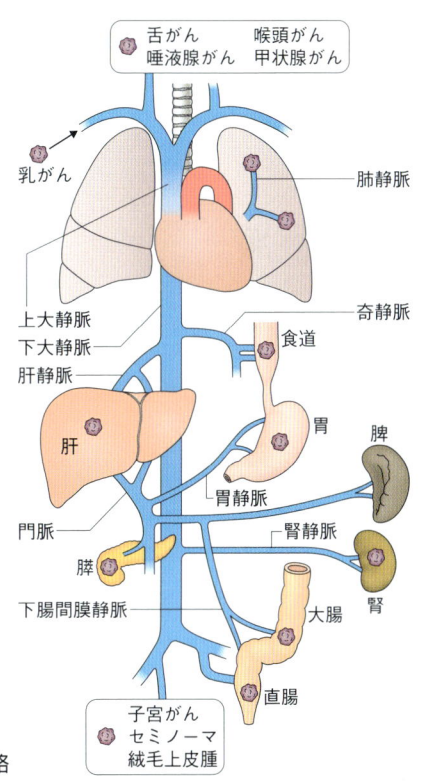

■転移性肺腫瘍の主な血行性転移経路

Section 2 症状・臨床所見

- 肺転移は肺末梢に発生することが多く，気管支に影響を与えることが少ないため，自覚症状を欠くことが多い．
- 腫瘍の増大とともに気管支への圧排・閉塞や刺激が起こり，呼吸困難，咳嗽，発熱などの自覚症状を呈する．
- がん性リンパ管症を呈するものでは，呼吸困難，チアノーゼ，血痰を認める．

Section 3 検査・診断・分類

- 画像所見は，その原発性の生物学悪性度や増殖・進展形式の違いにより多彩である（岡田分類）．血行性に転移して定着巣で拡大増殖することが多く，腫瘤型が基本である．
- 他臓器がんで経過観察中に，胸部異常陰影が認められた場合は転移を疑う．
- 拡大増殖型に進展するため，気管支への露出がみられず細胞診や組織診での診断は困難なことが多い．
- PET/CTや腫瘍マーカーが有用なことが多い．

■転移性肺腫瘍のX線像（岡田）

病型		腫瘤型		粟粒型	リンパ管症型	肺門・縦隔腫大型	胸水・無気肺型
		結節型	塊状型				
特徴		辺縁が比較的明瞭な類円形陰影を呈するもので，多発することが多い．個々の陰影は濃度均等であるが，大小不同性がみられることがあり，空洞化することもある．	類円形で大形のもので，単発または数個．キャノンボール（砲弾・砲丸型）ともよばれる．この型のもので，数個の結節型陰影を伴うことが多い．	微小な結節が両肺野に散布性にみられるもの．	肺門から末梢にかけて樹枝状に分岐放射する線状陰影からなる．下肺野に著しい．通常両側性であるが，一側から始まり両側に及ぶことが多い．	肺門部の腫瘤様腫大もしくは縦隔拡大などがみられるもの．	胸腔内へ滲出液の貯留のみられるもの，あるいは腫瘍による圧迫，閉塞のため末梢肺の拡張不全
主な原発臓器（転移経路）	I 肺静脈型	肺がん		肺がん	肺がん		肺がん
	II 肝静脈型	肝がん					
	III 大静脈型	舌がん，食道がん，喉頭がん，甲状腺がん，唾液腺がん，乳がん，子宮がん，絨毛上皮腫，セミノーマ，腎がん，肉腫	舌がん，喉頭がん，絨毛上皮腫，腎がん，肉腫	甲状腺がん，前立腺がん	乳がん	喉頭がん，甲状腺がん，乳がん，子宮がん	乳がん，子宮がん，甲状腺がん，腎がん
	IV 門脈型	胃がん，結腸・直腸がん，膵がん	結腸・直腸がん		胃がん	胃がん	胃がん，結腸・直腸がん

Section 4 治療

- 血行性転移であるので全身疾患と考え，化学療法をまず検討し，原発巣に有効な抗がん薬を用いる．
- 各種悪性腫瘍に対する化学療法の急速な進歩により，治療方針は変化しており，原発巣別，症例ごとに治療方針を検討する．
- 乳がん，前立腺がんなどが原発巣の場合は，ホルモン療法が行われる．
- 手術適応は，以下の項目を考慮して決定する．
・転移巣の大きさと数
・原発巣切除からの肺転移出現までの期間（disease free interval）
・増大速度（腫瘍倍増時間：tumor doubling time）
・リンパ節転移の有無
・有効な化学療法の有無
- 手術対象となる原発巣は，結腸・直腸がん，腎臓がん，乳がん，子宮がん，睾丸（精巣）腫瘍，骨肉腫，軟骨肉腫などである．
- 胃がんの場合，多くはリンパ管経由での転移様式をとるため手術の対象となりにくい．
- 原発巣がコントロールできていない場合や，他臓器に転移が認められる場合は基本的には手術適応はない．
- 手術は，部分切除術（p.313参照）が基本であるが，病巣の大きさ・部位や進展形式により区域切除・肺葉切除（p.303参照）を行う．

■転移性肺腫瘍の手術適応
- 原発巣が切除あるいはコントロールされ，局所再発がない．
- 肺以外の他臓器に転移がない（ただし，結腸・直腸がんの場合，肝転移があってもコントロールされていれば適応あり）．
- 転移巣が数個までで完全切除が可能である場合．両側性でもよい．
- 短期間（1〜3か月）の数的増加を認めない．

Unit 6 肺良性腫瘍 D14.3

sbenign lung tomor

疾患概念
気管・気管支，肺実質，胸膜などに発生する良性腫瘍である．頻度は原発性肺腫瘍の2～7％と低いが種類は多い．主なものには奇形腫の一種の過誤腫と，組織構成成分が血管腫様，充実性，硬化性の部分が混在している「いわゆる硬化性血管腫」がある．多くは無症状であるが，発生部位によっては咳嗽，喀痰の原因となったり，気管支を圧迫して肺炎などを起こすこともある．

SUMMARY Map

誘因・原因
- 気管・気管支，肺実質，胸膜，血管などに発生する良性腫瘍は多種あるが，いずれも予後良好である．その発生起源から上皮性，非上皮性，腫瘍様病変，その他に分類されている．
- 肺良性腫瘍の頻度は原発性肺腫瘍の2～7％と，まれな腫瘍である．
- 腫瘍成分が上皮系と間葉系から構成される**肺過誤腫が最も多く**，約半数にみられる．
- 次に多いのが硬化性血管腫で，組織学的には血管腫様や充実性，硬化性の部分が混在してみられる．

病態
- 良性腫瘍は一般に増大する速度は遅く，転移することはないが，肺過誤腫や硬化性血管腫の多くが気管支の末梢に発生するため，放置しておくと気管支を圧迫して肺炎などを起こすことがある．

症状・臨床所見
- 自覚症状や特徴的な症状はほとんどなく，検診や他疾患での検査中に偶然発見されることが多い．
- 気管支への圧排・刺激がある場合は，咳嗽，喀痰，発熱などをみることがある．

検査・診断・分類
- 診断の契機は胸部X線検査，胸部CT検査で，多くが境界明瞭な類円形の腫瘤としてみられる．
- 過去の画像がある場合，経時的な変化の有無で疑いをもつことができる
- 気管支鏡での生検は困難であり，手術によって診断がつくことが多い．

治療
- 治療は外科的切除が行われるが，良性腫瘍であるために**必要最低限の切除**範囲にとどめるよう術式を選択する．
- **胸腔鏡下手術を積極的に行う．**

■肺の良性腫瘍および腫瘍様病変（日本肺癌学会分類，一部改変）

良性上皮性腫瘍		良性非上皮性腫瘍		腫瘍様病変
1. 乳頭腫	●扁平上皮細胞乳頭腫 ●移行上皮細胞乳頭腫 ●その他	1. 過誤腫	●軟骨腫性過誤腫 ●平滑筋性過誤腫 ●末梢性過誤腫	1. 炎症性偽腫瘍 2. 好酸球性肉芽腫 3. いわゆる硬化性血管腫 4. テューマレット
2. 腺腫	●多形腺腫（混合腫瘍） ●単形腺腫 ●乳頭状腺腫 ●嚢胞性腺腫 ●筋上皮腫（筋上皮細胞腺腫） ●（気管支）膨大細胞腫	2. 軟部腫瘍	●軟骨腫 ●脂肪腫 ●線維腫 ●平滑筋腫 ●神経鞘腫 ●神経線維腫 ●血管腫瘍（リンパ管腫，血管腫，血管周皮腫，血管内皮腫） ●グロームス腫瘍 ●傍神経節腫―化学的受容体腫 ●顆粒細胞腫 ●良性明細胞腫（砂糖腫）	5. 肺胞上皮細胞過形成ないし肺胞上皮の腺腫様過形成 6. 肺の（反応性）リンパ組織増殖 7. その他

Chapter 8 肺腫瘍 / 肺良性腫瘍

Section 1 誘因・原因

- 気管・気管支および肺に発生する良性腫瘍は多種あるが，いずれも予後良好である．
- その発生起源から上皮性，非上皮性，腫瘍様病変，その他に分類されている．
- 肺良性腫瘍の頻度は原発性肺腫瘍の2～7%である．

Section 2 症状・臨床所見

- 自覚症状はほとんどなく，検診や他疾患での検査中に偶然発見されることが多い．
- まれではあるが，気管支への圧排・刺激がある場合は，咳嗽・喀痰・発熱などがみられることがある．

Section 3 検査・診断・分類

- 臨床で遭遇する機会の多いのは，肺過誤腫と硬化性血管腫である．
- 画像上では，多くが類円形の辺縁平滑な腫瘤陰影として認められるが，転移性腫瘍，肺がんなどとの鑑別が必要である．

■肺過誤腫

疫学	肺良性腫瘍の大部分を占める．		
組織	軟骨，脂肪，結合織，平滑筋などの間葉系組織からなる良性混合腫瘍である		
臨床的分類	肺実質型，気管支内型，多発型に分けられ，肺実質型が多い．		
	■臨床的分類		
		肺実質型	気管支内型	多発型
	年齢	40～60歳代	40～60歳代	20～60歳代
	男女比	3:1	男性に多い	女性に多い
	症状	無症状	咳嗽，喀痰，血痰，発熱	無症状から呼吸器症状を示すものまでさまざま
	画像所見	肺野の均一結節影で円形，ときに分葉状	無所見，肺葉過膨張，無気肺，肺炎など	円形，濃度は均等，境界明瞭
診断	気管支鏡などによる生検は困難である．		
治療	画像所見（ポップコーン様石灰化像がみられることがある）や臨床経過から過誤腫と診断された場合の手術適応はない．肺がんなどの悪性腫瘍との鑑別が困難な場合，確定診断を目的に手術を行うことがある．		
予後	悪性転化はきわめてまれである．		

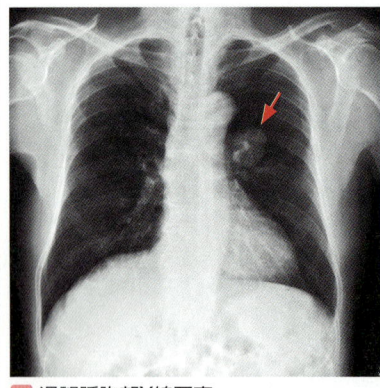

■ 過誤腫胸部X線写真
左上葉に石灰化を伴う結節影

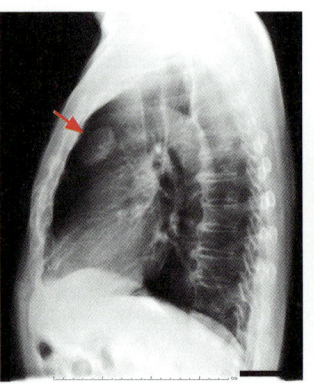

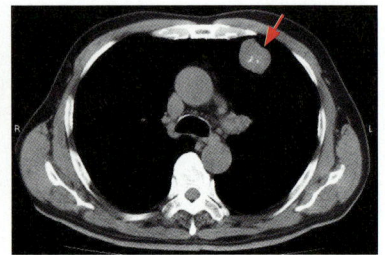

■ 過誤腫胸部CT
左上葉S3に境界明瞭な径35mm大の軟部腫瘤影．内部には点状の石灰化を含む．

■ 硬化性血管腫

疫学	圧倒的に中年女性に多い.
組織	血管腔様構造，乳頭状部分，充実性部分，硬化性部分の4所見が特徴.
臨床症状	無症状が多いが，症状で多いのは血痰.
検査	類円形の腫瘤影を呈し，造影CTで強く造影されることで本症が疑われる.
診断	術前診断は難しく，術後に組織学的診断がつけられることが多い.
手術	区域切除もしくは肺葉切除
予後	再発やリンパ節転移の報告はあるが，生命予後は良好である.

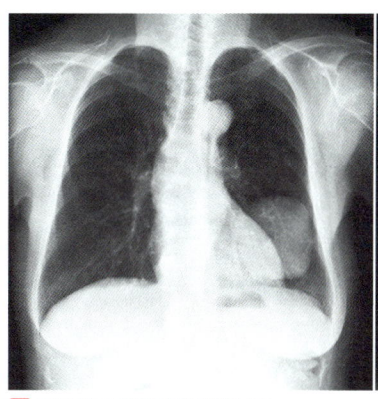

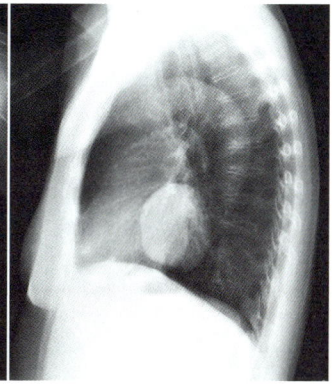

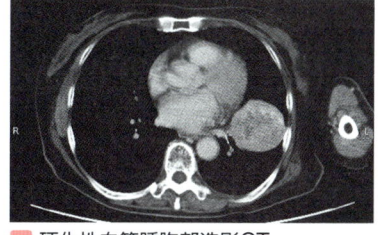

■ 硬化性血管腫胸部X線写真
45歳女性．左下肺野に径60mm大の類円形腫瘤影を認める．

■ 硬化性血管腫胸部造影CT
左下葉に最大径60mm大の境界明瞭・辺縁整な腫瘤影．造影剤増強効果は不均一で一部に石灰化を認める．

Section 4 治療

- 治療は外科的切除が行われるが，良性腫瘍であるために必要最低限の切除範囲にとどめるよう術式を選択する．手術を行う場合，胸腔鏡(p.81参照)でのアプローチを選択することが多い．
- 画像所見などで診断が確定した場合，過誤腫のように経過観察もありえる．

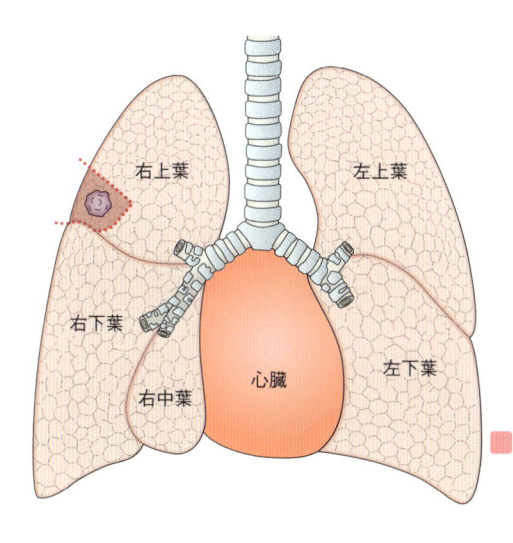

■ 右肺部分切除術
良性肺腫瘍のほかに，ごく初期の肺がん，前がん病変の手術で用いられる術式

Unit 1 肺血栓塞栓症

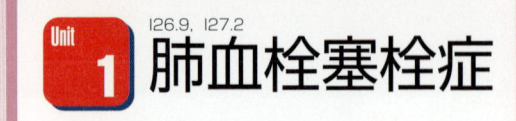

I26.9, I27.2

pulmonary thromboembolism（PTE）

疾患概念
肺外で形成された血栓，空気，脂肪，異物などが肺に運ばれ，肺動脈を閉塞する病態を肺塞栓症（PE）という．最も多いのは血栓で，その場合を肺血栓塞栓症（PTE）とよぶが，深部静脈血栓症（下肢が多い）の合併症として発症する．治療により血栓が溶解する急性PTEと，血栓が器質化して肺動脈を慢性的に閉塞する慢性PTEとがある．

SUMMARY Map

誘因・原因
- 静脈血栓は，血液凝固能亢進，血流のうっ滞，静脈壁の異常があると形成される．
- PTEの塞栓子の発生母地は，95％以上が下肢深部静脈（とくに膝から上）である．

病態
- 病型分類：急性と慢性がある．慢性PTEの40％は急性PTEのエピソードを経験しておらず，両者は別の病態である．
- 肺梗塞は，PTEによって生じる肺の出血性壊死で，PTEのうちで10～15％に梗塞が生じる．

症状・臨床所見
- 急性PTE：急激に発症する呼吸困難，胸痛，頻呼吸．広範にあるいは主肺動脈を閉塞すれば，ショック状態（血圧低下，チアノーゼ）になる．
- 梗塞合併例：胸痛（深吸気で増強），血痰，咳嗽，発熱など．
- 慢性PTE：主症状は，徐々に進行する呼吸困難．進行例では，浮腫，頸静脈怒張などの右心不全症状を伴う．
- 深部静脈血栓症：浮腫を認めるのは50％以下と少ない．

検査・診断・分類
- 改訂ジュネーブ・スコア：息切れの急性発症，あるいは増悪，原因不明の胸痛を訴えた場合は可能性の程度を予測する．
- 診断・鑑別に重要な検査
  ・胸部X線写真，動脈血ガス分析，D-ダイマー測定，心臓エコー検査，造影CT検査，肺血流シンチグラム

治療
- ショックや低血圧を伴わない急性PTE：抗凝固療法（ヘパリン，ワルファリンカリウム）が中心．
- ショックや低血圧を伴う急性PTE：呼吸管理（酸素療法，人工呼吸管理），循環管理〔カテコールアミン投与，経皮的心肺補助装置（PCPS）〕を行い，抗凝固療法，血栓溶解療法，血栓除去術（外科的あるいはカテーテル治療）．
- 慢性PTE：抗凝固療法．可能であれば血栓内膜摘除術を行う．肺高血圧に対しては，血管拡張薬の投与も試みられている．

Section 1 誘因・原因

- まれではあるが，肺動脈局所で血栓が形成される病態も考えられる．概念的には肺血栓症と命名しているが，肺血栓症か，肺塞栓症かの区別は，臨床的にも病理的にも困難で，また病態・治療にも差異はなく，一括してPTEとしている．
- PTEは，深部静脈血栓症の合併症である．静脈血栓形成の誘発因子を表に示す．血液凝固能亢進，血流の停滞，静脈壁（内皮）の異常に大別される．
- 同一患者に複数の因子を認めることが多く，因子が重なれば，血栓形成，さらにPTE発症のリスクも高くなる．

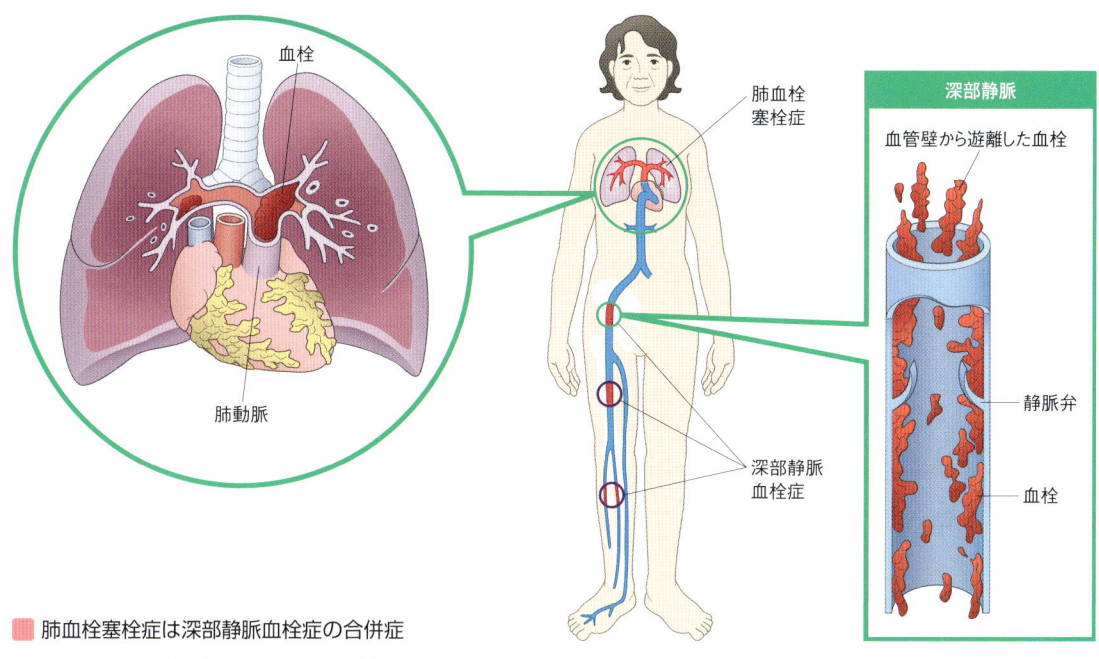

図中ラベル:
- 血栓
- 肺動脈
- 肺血栓塞栓症
- 深部静脈
- 血管壁から遊離した血栓
- 静脈弁
- 血栓
- 深部静脈血栓症

■ 肺血栓塞栓症は深部静脈血栓症の合併症

■ 静脈血栓形成の誘発因子

1. 血液凝固能亢進	● 先天性凝固異常〔プロテインC欠損（異常）症，プロテインS欠損（異常）症，アンチトロンビン（AT）Ⅲ欠乏（異常）症，プラスミノーゲン欠乏（異常）症など〕 ● 悪性腫瘍，ネフローゼ症候群，妊娠，脂質異常症，糖尿病 ● 凝固異常をきたす薬物の服用（経口避妊薬，エストロゲン薬） ● 抗リン脂質抗体症候群 ● 外傷，手術，脱水，多血症
2. 血流の停滞	● 長期臥床（脳血管障害，心疾患，手術後） ● うっ血性心不全 ● 肥満，妊娠
3. 静脈壁の異常	● 静脈炎 ● 手術による損傷（婦人科，整形外科，泌尿器科領域） ● カテーテル検査 ● 膠原病〔ベーチェット病，全身性エリテマトーデス（SLE）など〕

病態

- 血栓性塞栓子の発生母地は，95％以上が下肢深部静脈（とくに膝から上）で，静脈血栓症の10％で肺塞栓症を併発するとされている．
- 肺循環系には，本来静脈血のフィルタとしての機能がある．血栓が肺を通過して体循環系に入り，各種臓器に塞栓が起こるのを予防している．そのフィルタ能力を超える血栓が肺循環系に入った病的状態がPTEである．
- 肺は本来，血栓溶解機能が十分に備わっている．無治療でも24時間〜数日間のうちに小さい血栓は溶解する．
- PTE発症後，しばらくは深部静脈内の血栓が再塞栓を起こす危険性が高いが，発症から7〜10日後には静脈内の血栓は溶解・器質化が完了し，塞栓の危険性がなくなる．
- 肺循環系は予備能が大きく，単純に機械的閉塞という観点からみると，肺血管床全体の60〜70％が閉塞した場合に肺循環障害が起こる．
- しかし，実際のPTE症例では，肺動脈造影上で血管の閉塞が30％を超えると，肺動脈圧の上昇がみられる．これは塞栓子から血管収縮物質（セロトニン，トロンボキサンなど）が放出されるためである．
- 肺循環系の血管抵抗の増加が，右室の収縮能の限界を超えれば，右心不全を起こし，ショックに陥ることもある．
- 肺動脈の閉塞した領域は死腔様効果を呈するが，これ自体では低酸素血症は生じないが，実際は90％以上の症例で低酸素血症を認める．この機序の詳細は明らかでない．
- 肺梗塞は，PTEで生じる肺の出血性壊死と定義されている．肺塞栓症と同義語ではない．肺塞栓が生じても，梗塞を生じるのは10〜15％である．

分類

■病型分類

● 経過から急性と慢性に，閉塞の部位・範囲によって広範性，亜広範性，鞍状塞栓に分類される．急性PTEと慢性PTEの分類が重要である．両者は異なった疾患単位と考えたほうがよい．

■PTE栓の病型分類

1. 発症様式経過による分類
   - 急性PTE：各種検査，手術，心臓疾患，悪性腫瘍，長期臥床などを背景に突発的に発症
     生存例では血栓は溶解，肺循環障害は残らない．
   - 慢性PTE：器質化した血栓により，肺動脈が慢性的に閉塞
     原因：先天性の凝固系異常，抗リン脂質抗体症候群，骨盤腔内手術の既往などがあるが，基礎疾患のない，静脈血栓形成の誘発因子の明らかでない症例も多い
     治療(血栓溶解療法，抗凝固療法)：6か月以上にわたって血流分布異常，肺循環障害が持続

2. 閉塞の範囲による分類
   - 広範性PTE：肺葉動脈2本以上あるいはこれと同等の広さの閉塞
   - 亜広範性PTE：区域動脈1本以上から肺葉動脈2本未満の範囲に相当する閉塞
   - 鞍状塞栓：肺動脈主幹部から両側主肺動脈にまたがる塞栓，ショック状態を起こす．

Section 2　症状・臨床所見

● 急性PTE：急激に発症する呼吸困難，胸痛，頻呼吸がみられる．広範性では，失神や，低心拍出量のためショック状態(血圧低下，チアノーゼ)が出現することもある．病院では，術後，検査後の安静臥床が解除されて，歩行を開始したときに起こることが多い．

● 梗塞合併例：深吸気に増強する胸痛，血痰，咳嗽，発熱などがみられる．

● 慢性PTEでは，徐々に進行する呼吸困難が主症状である．胸痛，呼吸困難の急激な増強などは再塞栓のエピソード(acute on chronic)を示唆する症状である．進行例では，浮腫，頸静脈怒張などの右心不全症状が常時みられる．

● 深部静脈血栓症の所見として浮腫を認めるのは，50％以下と多くはない．発赤，熱感，自発痛などの炎症所見も少なく，一般には血栓性静脈炎を起こすと塞栓は起こりにくい．

Section 3　検査・診断・分類

■問診

● PTEは診断率の低い疾患である．その可能性を考えることが診断への第一歩である．呼吸困難，ショック状態を呈する患者では，本症を念頭に，静脈血栓形成誘発因子の有無を中心に問診を勧める．

● 急性PTEでは，発症状況，患者背景(基礎疾患，発症前に受けていた治療・検査，服用薬物など)が重要である．

● 慢性PTEでは既往歴，呼吸困難の出現状況，呼吸困難以外の呼吸器症状の有無などを詳細に問診する．

■診断

● 急性PTEでは，改訂ジュネーブ・スコア(右表)を用いて，PTEの可能性の程度を予測する．

● その程度によって，診断アルゴリズムに沿って検査を進める．

■検査

● 重要な検査は，動脈血ガス分析，胸部X線検査，D-ダイマー測定(とくにPTEの可能性が低い症例)，心臓エコー検査，造影CT検査，肺血流シンチグラムである．

■肺血栓塞栓症の可能性予測(改訂ジュネーブ・スコア)

所見	スコア
発症素因	
年齢＞65歳	＋1
DVT，PTEの既往	＋3
1か月以内の手術(全身麻酔下)，骨折(下肢)	＋2
悪性腫瘍(固形腫瘍，造血器腫瘍；現在治療中，治癒と考えられてから1年以内)	＋2
症状	
片側の下肢の疼痛	＋3
喀血	＋2
身体所見	
心拍数	
75〜94/分	＋3
≧95/分	＋5
下肢深部静脈の触診時の疼痛と片側の浮腫	＋4
PTEの可能性	
低い(low)	0〜3
中等度(intermediate)	4〜10
高い(high)	≧11

(Le Gal G, et al：Prediction of pulmonary embolism in the emergency department: the revised Geneva score. Ann Intern Med, 144：165, 2006)

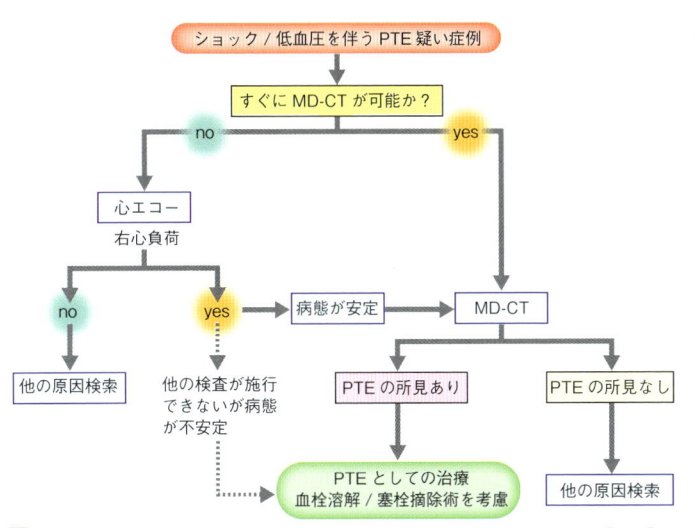

■ 高リスク（ショック/低血圧）PTEの疑いのある症例の診断アルゴリズム

■ 慢性PTEの胸部X線像
①中枢側肺動脈の拡張（knuckle sign）
②末梢肺動脈の急峻な狭小化
③心拡大
④左第2弓の突出
⑤肺野血管影の狭小化，肺野末梢の明るさ増強（Westermark's sign）

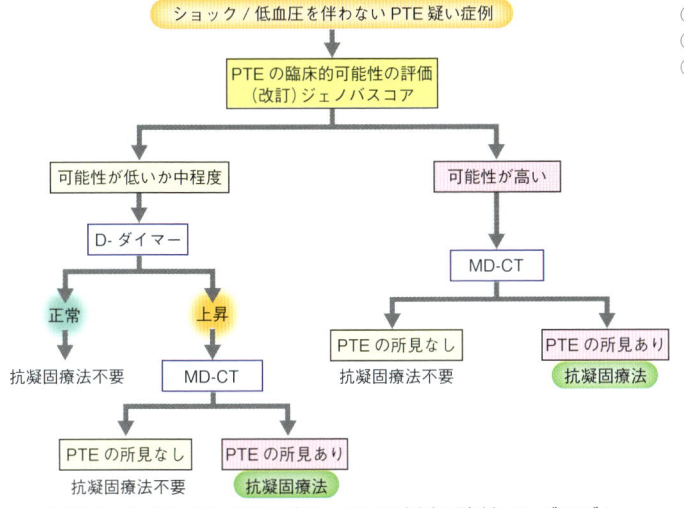

■ ショック/低血圧を伴わないPTEの疑いのある症例の診断アルゴリズム
（欧州心臓学会：急性肺塞栓症の診断と管理のガイドライン．Eur Heart J, 29：2276, 2008を引用改変）

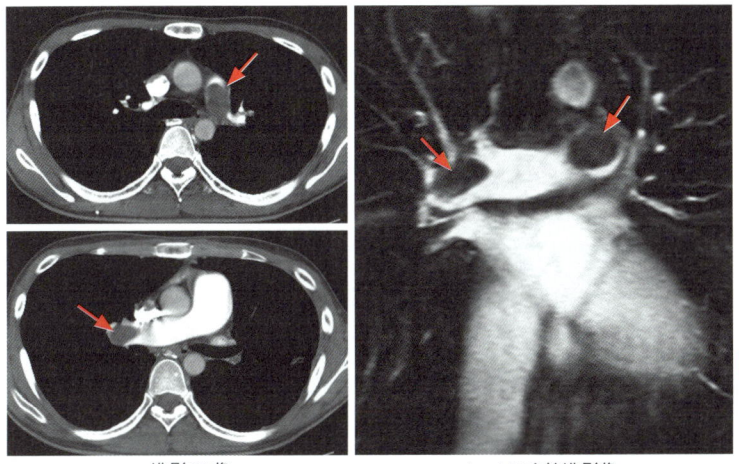

a. 造影CT像　　　b. MR血管造影像

■ 慢性PTEのCT・MR所見
25歳，男性．両側肺動脈内に血栓による造影欠損像（矢印）を認める．血栓内膜摘除術を施行し，平均肺動脈圧が35mmHgから12mmHgに低下した．

Chapter 9 肺循環障害

肺血栓塞栓症

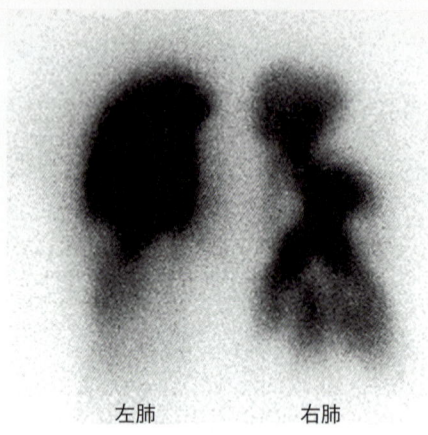

■ 肺血流シンチグラム
通常，前後，側面（左右），斜位（左，右）で撮影．図は背部からの撮影で，右肺の多区域性，左下葉の血流欠損像を認める．

左肺　　右肺

■ 肺血栓塞栓症の検査所見

1. 動脈血ガス分析
    - $PaCO_2$ の低下を伴う低酸素血症
2. 胸部単純X線検査
    - 心拡大，左第2弓の突出
    - 中枢側肺動脈の拡張：肺門部肺動脈の拡張，その末梢の急峻な狭小化(knuckle sign)
    - 肺野血管影の狭小化：血管閉塞部の肺野の明るさが増す(Westermark's sign)
    - 横隔膜挙上
    - 肺梗塞例：浸潤影，胸水
3. 心電図検査
    - $V_1 \sim V_3$ の陰性T波，ST低下，右軸偏位，V_5 の深いS波
    - V_1 の高いR波，不整脈
4. 血液検査
    - 白血球増加，LDH上昇，CRP陽性，D-ダイマーの上昇
5. 心エコー検査
    - 右室の拡大，心室中隔の左室側への圧排や奇異性運動，三尖弁逆流，肺動脈弁逆流
6. 換気・血流シンチグラム
    - 区域性あるいはそれ以上の領域の多発性血流欠損像
    - 換気シンチグラムでは血流欠損部の換気はほぼ正常
7. 造影CT，MR血管造影
    - 肺動脈主幹部・両側主肺動脈・肺葉・区域動脈レベルの造影欠損，血流途絶像
8. 肺動脈造影
    - 血流途絶像，造影欠損像，狭窄像など
9. 深部静脈造影
    - 血流途絶像，造影欠損像

Section 4 治療

- 予防が第一である．検査，治療などの医療行為に伴って発症しうるので日常の患者ケアでは，PTE合併の危険性を常に忘れてはならない．各種病態手術のリスク分類を表に示す．
- 急性PTEでは，入院中または30日以内の早期死亡のリスクについて（表）評価する．

■各領域の静脈血栓塞栓症のリスクの階層化

リスクレベル	一般外科・泌尿器科・婦人科手術	整形外科手術	産科領域
低リスク	60歳未満の非大手術 40歳未満の大手術	上肢の手術	正常分娩
中リスク	60歳以上,あるいは危険因子のある非大手術 40歳以上,あるいは危険因子がある大手術	腸骨からの採骨や下肢からの神経や皮膚の採取を伴う上肢手術 脊椎手術 脊椎・脊髄損傷 下肢手術 大腿骨遠位部以下の単独外傷	帝王切開術(高リスク以外)
高リスク	40歳以上の癌の大手術	人工股関節置換術・人工膝関節置換術・股関節骨折手術(大腿骨骨幹部を含む) 骨盤骨切り術(キアリ骨盤骨切り術や寛骨臼回転骨切り術など) 下肢手術にVTEの付加的な危険因子が合併する場合 下肢悪性腫瘍手術 重度外傷(多発外傷)・骨盤骨折	高度肥満妊婦の帝王切開術 静脈血栓塞栓症の既往あるいは血栓性素因の経腟分娩
最高リスク	静脈血栓塞栓症の既往あるいは血栓性素因のある大手術	「高リスク」の手術を受ける患者に静脈血栓塞栓症の既往あるいは血栓性素因が存在する場合	静脈血栓塞栓症の既往あるいは血栓性素因の帝王切開術

- 総合的なリスクレベルは,予防の対象となる処置や疾患のリスクに,付加的な危険因子を加味して決定される.例えば,強い付加的な危険因子を持つ場合にはリスクレベルを1段階上げるべきであり,弱い付加的な危険因子の場合でも複数個重なればリスクレベルを上げることを考慮する.
- リスクを高める付加的な危険因子:血栓性素因,静脈血栓塞栓症の既往,悪性疾患,がん化学療法,重症感染症,中心静脈カテーテル留置,長期臥床,下肢麻痺,下肢ギプス固定,ホルモン療法,肥満,静脈瘤など.(血栓性素因:主にアンチトロンビン欠乏症,プロテインC欠乏症,プロテインS欠乏症,抗リン脂質抗体症候群を示す)
- 大手術の厳密な定義はないが,すべての腹部手術あるいはその他の45分以上を要する手術を大手術の基本として,麻酔法,出血量,輸血量,手術時間などを参考として総合的に評価する.

(日本循環器学会ほか関連学会合同研究班:肺血栓塞栓症および深部静脈血栓症の診断,治療,予防に関するガイドライン.2009年改訂版.p.52,日本循環器学会,2009)

筆者註:上記のほかに,経尿道的手術は低リスクに,脳腫瘍以外の開頭術,がん以外の疾患に対する骨盤手術,心筋梗塞,呼吸不全,重症感染症,炎症性腸疾患(潰瘍性大腸炎,クローン病など)は中リスクに,脳腫瘍の開頭術,前立腺全摘術,膀胱全摘術,脳卒中の麻痺例,うっ血性心不全は高リスクとされている.

リスクレベル	推奨される予防法
低リスク	早期離床および積極的な運動
中リスク	弾性ストッキング 間欠的空気圧迫法
高リスク	間欠的空気圧迫法および抗凝固療法
最高リスク	抗凝固療法と間欠的空気圧迫法の併用および抗凝固療法と弾性ストッキングの併用

■リスク別の推奨される予防法
(日本循環器学会ほか関連学会合同研究班:肺血栓塞栓症および深部静脈血栓症の診断,治療,予防に関するガイドライン.2009年改訂版.p.54,日本循環器学会,2009をもとに作成)

■急性PTEに関連した早期死亡(入院中または30日以内)のリスク分類

PTE関連早期死亡のリスク		リスクの指標			治療
		ショックあるいは低血圧	右室の機能障害	心筋障害	
高リスク >15%		+	(+)*	(+)*	血栓溶解療法あるいは塞栓除去術
非高リスク	中リスク 3-15%	−	+	+	入院治療
		−	+	−	
		−	−	+	
	低リスク <1%	−	−	−	短期入院あるいは在宅治療

右室機能障害:心エコーでの右室負荷所見(拡張,壁運動の低下,右室圧上昇),CTでの右室拡張,脳性ナトリウム利尿ペプチド(BNP)あるいはNT-proBNPの上昇,心カテーテルでの右室圧上昇
心筋障害:トロポニンTあるいはI陽性
低血圧:収縮期血圧<90mmHg,15分以上持続する40mmHg以上の血圧低下(不整脈,循環血液量減少,敗血症を除く)
*:高リスクでは,右室機能障害,心筋障害の確認は不要

(欧州心臓学会:急性肺塞栓症の診断と管理のガイドライン.Eur Heart J,29:2276,2008を引用改変)

抗凝固療法

- 早期死亡のリスクが高くない（ショック/低血圧を伴わない）急性PTEの治療の第一選択は，抗凝固療法である．PTEを疑われた段階で，治療を開始する．
- 未分画ヘパリンナトリウムの投与量，調整の仕方など，抗凝固療法の実際を下表に示す．ヘパリンナトリウムは，ワルファリンカリウムによるコントロールが安定するまで投与する．
- ワルファリンカリウムは，ヘパリンナトリウム投与と同時に開始する．相互作用の多い薬物なので，投与の際には，他の薬物や食物に留意する．
- 慢性PTEでは，再燃，進行防止に抗凝固療法を行う．区域動脈までに塞栓子が存在し，重症肺高血圧（平均肺動脈圧＞30mmHg）を呈する場合は，血栓内膜摘除術（血栓だけでなく内膜も摘除）を考慮する．

■抗凝固療法の実際

1. 投与量
   ① 未分画ヘパリンナトリウム（ヘパリンナトリウム®）
   - ボーラス（急速）静注：80単位/kg
   - 持続点滴：18単位/kg/時間，持続点滴
   - APTTが対照値の1.5～2.5倍になるように投与量調整
   - AT-Ⅲ欠損症や低下例では，AT-Ⅲの補充が必要
   ② ワルファリンカリウム（ワーファリン®）
   - 60歳未満で他疾患をもたない外来患者は10mgで開始
   - 60歳以上，入院患者では5mgで開始
   - PT-INRが2.5（2.0～3.0）が目標

2. 未分画ヘパリンの調整法（上記投与量で開始後）

APTT	投与量の調整
＜35秒（＜対照値の1.2倍）	80単位/kgボーラス静注 持続投与は4単位/kg/時間を増量
35～45秒（対照値の1.2～1.5倍）	40単位/kgボーラス静注 持続投与は2単位/kg/時間を増量
46～70秒（対照値の1.5～2.3倍）	変更なし
71～90秒（対照値の2.3～3.0倍）	持続投与を2単位/kg/時間減量
＞91秒（＞対照値の3.0倍）	1時間投与を中止 その後，持続投与を3単位/kg/時間減量して開始

APTT：活性化部分トロンボプラスチン時間，AT：アンチトロンビン，PT-INR：プロトロン時間

（欧州心臓学会：急性肺塞栓症の診断と管理のガイドライン．Eur Heart J, 29：2276, 2008 を引用改変）

■ワルファリンカリウムと相互作用を示す薬物と注意すべき食物

1. 作用を増強する薬物	
催眠鎮静薬	抱水クロラール
抗てんかん薬	バルプロ酸ナトリウム，ヒダントイン系製剤
解熱鎮痛消炎薬	アスピリン，アセトアミノフェン，イブプロフェン，インドメタシンなど
精神神経用薬	三環系抗うつ薬，モノアミン酸化酵素阻害薬
抗不整脈薬	キニジン硫酸塩，プロパフェノン塩酸塩
高脂血症用薬	クロフィブラート，シンバスタチンなど
消化性潰瘍用薬	オメプラゾール，シメチジン
ホルモン薬	抗甲状腺製剤，甲状腺製剤，ダナゾール，タンパク同化ステロイド
痛風治療薬	アロプリノール，プロベネシド，ベンズブロマロン
スルフォニル尿素系糖尿病用薬	
抗腫瘍薬	アザチオプリン，タモキシフェンクエン酸塩，フルタミド，メルカプトプリン
抗菌薬	アミノグリコシド系，セフェム系，テトラサイクリン系，ペニシリン系，マクロライド系，キノロン系，イソニアジド，イトラコナゾール，フルコナゾール，ミコナゾール硝酸塩など
2. 作用を減弱する薬物	
催眠鎮静薬	バルビツール酸誘導体
抗てんかん薬	カルバマゼピン，プリミドン
副腎皮質ホルモン	
抗腫瘍薬	アザチオプリン，メルカプトプリン水和物
抗菌薬	グリセオフルビン，リファンピシン
血管拡張薬	ボセンタン
3. 作用を減弱する食物（ビタミンKを豊富に含有）	
納豆，クロレラ，青汁，ホウレンソウ，ブロッコリー	

血栓溶解療法

- ショック/低血圧を伴う急性PTEでは，経皮的心肺補助装置(PCPS)を開始する．禁忌例でなければ，血栓溶解療法を考慮する．
- 血栓溶解や循環動態の改善はすみやかに得られるが，予後改善効果は認められない．また，本療法では輸血を必要とする出血が約10%でみられる．

■血栓溶解療法の禁忌

絶対的禁忌
●出血性脳卒中，原因不明の脳卒中
●6か月以内の脳梗塞
●中枢神経の障害，腫瘍
●3週間以内の大きな外傷，手術，頭部外傷
●1か月以内の消化管出血
●出血が起きている

相対的禁忌
●6か月以内の一過性の虚血発作
●経口抗凝固療法中
●妊娠中，出産後1週間以内
●圧迫不能の血管穿刺
●心肺蘇生術後
●治療抵抗性の高血圧（収縮期血圧＞180mmHg）
●進行した肝疾患
●感染性心内膜炎
●活動性の消化性潰瘍

■血栓溶解療法（わが国で可能なもの）

1. ウロキナーゼ（米国FDA認可，保険未承認）
   4,400単位/kgを10分かけて静注
   その後4,400単位/kg/時で12〜24時間点滴
2. アルテプラーゼ（保険未承認：グルトパ®，アクチバシン®）
   2,400万IUを2時間以上かけて持続静脈内投与
3. モンテプラーゼ（保険承認：クリアクター®）
   13,750〜27,500IU/kg，80,000IU/mLの濃度で，10mL/分の注入速度で投与

(欧州心臓学会：急性肺塞栓症の診断と管理のガイドライン. Eur Heart J, 29：2276, 2008を引用改変)

その他の治療

- 血栓溶解療法禁忌例，薬物療法によっても改善しない症例では，カテーテル治療（血栓溶解，破砕，吸引），外科的治療（血栓除去術）を考慮する．
- 必要に応じて，酸素療法（CO_2蓄積はみられないので，PaO_2 80Torr以上を目標）を行う．慢性PTEで呼吸不全例には在宅酸素療法を行う．肺高血圧に対して，血管拡張薬の投与も試みられている（肺高血圧の項p.332参照）．
- 肺血管抵抗の増加に対して，右室の収縮力を高める必要があるため，ドブタミン塩酸塩（ドブトレックス®）やドパミン塩酸塩（カタボン®，カコージン®，イノバン®）を点滴静注する．
- 下大静脈フィルタ（永久留置型と非永久留置型とがある）：フィルタ挿入の適応は，抗凝固療法の禁忌例，抗凝固療法によっても再発を繰り返す症例，抗凝固療法の合併症を呈した症例，抗凝固療法開始早期の塞栓再発の危険性が高い時期，肺血栓塞栓摘除後などである．

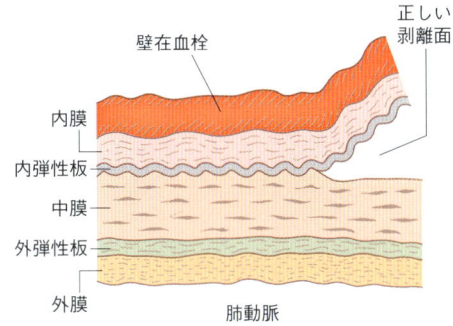

■ 血栓内膜摘除術における肺動脈壁の剥離層
(日本循環器学会ほか関連学会合同研究班：肺血栓塞栓症および深部静脈血栓症の診断, 治療, 予防に関するガイドライン. 2009年改訂版. p.39, 日本循環器学会, 2009)

■活性化部分トロンボプラスチン時間（APTT）activated partial thromboplastin time　■アンチトロンビン（AT）：antithrombin　■ヒト脳性ナトリウム利尿ペプチド（BNP）：brain natriuretic peptide　■C反応性タンパク（CRP）：C-reactive protein　■米国食品医薬品局（FDA）：Food and Drug Administration　■乳酸脱水素酵素（LDH）：lactate dehydrogenase　■多列検出器型（MD-CT）：multi detector-row CT　■ヒト脳性ナトリウム利尿ペプチド前駆体N端フラグメント（NT-proBNP）：*N*-terminal pro-brain natriuretic peptide　■経皮的心肺補助装置（PCPS）：percutaneous cardiopulmonary support　■肺塞栓症（PE）：pulmonary embolism　■プロトロン時間（PT-INR）：prothrombin time-international normalized ratio　■全身性エリテマトーデス（SLE）：systemic lupus eryhtematosus

旅行者血栓症（エコノミークラス症候群）

■概説
- 旅行者血栓症（エコノミークラス症候群）とは，航空機旅行中・旅行後に発症した深部静脈血栓症（DVT），あるいはその合併症である急性肺血栓症（PTE）のことをいう．
- エコノミークラス以外の航空機利用者や長距離列車・バス・船舶利用者でも報告されており，「旅行者血栓症」の名称を用いることが提唱されている．
- 飛行機内での本症発症の誘因を❶にあげた．長時間の坐位と脱水が引き金になっている．
- DVTのリスク因子をもつ旅行者への本症の啓発が必要である❷．とくに，中等度以上のリスク因子をもつ旅行者に対しては，薬物療法あるいは弾性ストッキング使用などの予防策を講ずる必要がある．

❶飛行機の中での血栓発症の誘因
1. 長時間座ったままでいるため，下肢を圧迫し，静脈のうっ滞を起こす．
2. 常に空調されているため，機内は乾燥（機内温度は24℃前後で，湿度は飛行時間が長くなると10～20％以下に低下）状態になっている．体からの水分蒸発が持続し（1時間に約80mL），脱水状態になりやすい．脱水によって血液粘度が上昇し，血栓ができやすくなる．
3. 利尿作用のある飲料水（アルコールやコーヒー）を摂取する機会が多く，脱水状態をより悪化させる．
4. 飛行時間が長時間，つまり，7～8時間以上で発症頻度が高くなり，12時間以上になると26万人に1人の割合に急増する．

❷旅行者血栓症（エコノミークラス症候群）発症の危険因子

1. 低危険因子	● 40歳以上，肥満，糖尿病，脂質異常症（高脂血症） ● 3日以内に受けた小外科手術（内視鏡的・肛門外科・皮膚科・眼科手術など）	
2. 中等度危険因子	● 下肢静脈瘤，心不全，6週間以内に発症した急性心筋梗塞，経口避妊薬を含むホルモン療法，真性多血症，妊娠・出産直後，下肢の麻痺 ● 6週間以内に受けた下肢の手術・外傷・骨折	
3. 高危険因子	● 深部静脈血栓症・急性肺動脈血栓塞栓症の既往歴あるいは家族歴，先天性血栓形成素因，血小板増多症，心血管系疾患の既往，がんなどの悪性腫瘍 ● 6週間以内に受けた大手術（脳外科・心臓外科・整形外科・婦人科・泌尿器科手術など）	

（日本宇宙航空環境医学会：エコノミークラス症候群に関する検討委員会）

■予防策
- 予防策としては，運動（柔軟体操，ストレッチ体操，離席して動く）の反復，十分な水分補給，アルコール，カフェインを含む飲料水を控えめにすること，ジーンズなど体を締めつける服装は避け，ゆったりとした衣類を身につけることなどである．

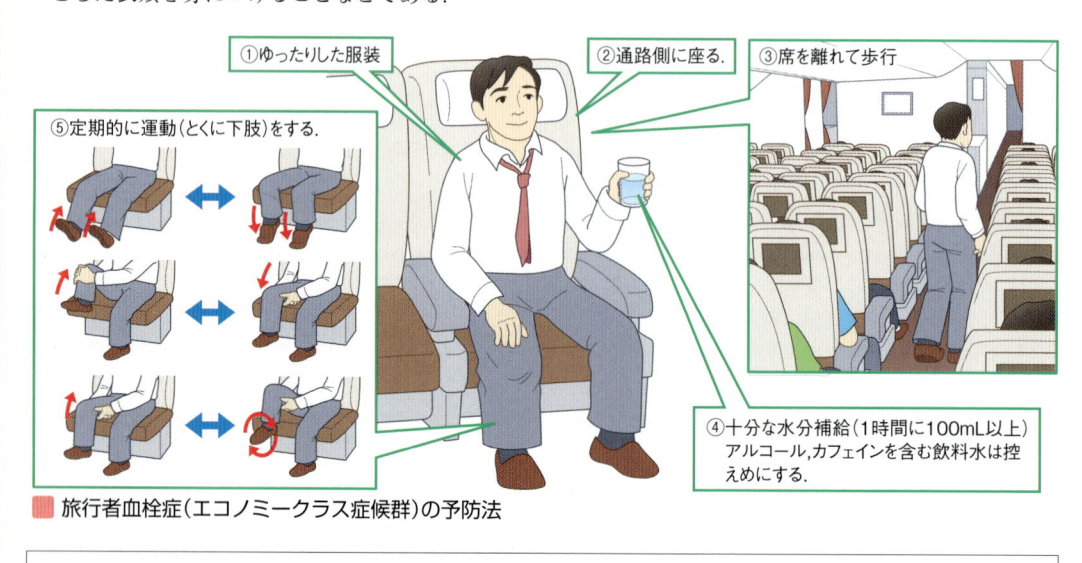

旅行者血栓症（エコノミークラス症候群）の予防法

① ゆったりした服装
② 通路側に座る．
③ 席を離れて歩行
④ 十分な水分補給（1時間に100mL以上）アルコール，カフェインを含む飲料水は控えめにする．
⑤ 定期的に運動（とくに下肢）をする．

■深部静脈血栓症（DVT）：deep vein thrombosis　■肺血栓塞栓症（PTE）：pulmonary thromboembolism

Unit 2-1 肺高血圧症

I27.0

pulmonary hypertension（PH）

肺高血圧症の臨床分類〔ダナポイント（Dana Point）分類 2008〕

■ 肺高血圧症の定義
- 正常の平均肺動脈圧は 20mmHg 未満である．安静時平均肺動脈圧が 25mmHg を越えた場合，肺高血圧と定義する（図および肺循環の項を参照）．

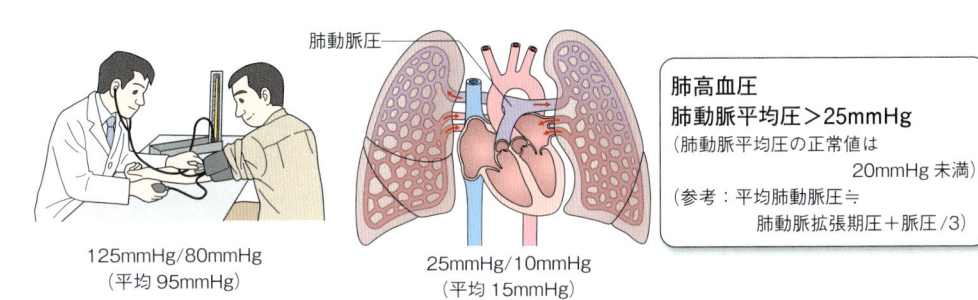

肺動脈圧

125mmHg/80mmHg
（平均 95mmHg）

25mmHg/10mmHg
（平均 15mmHg）

肺高血圧
肺動脈平均圧＞25mmHg
（肺動脈平均圧の正常値は
　　　　　　　20mmHg 未満）
（参考：平均肺動脈圧≒
　　　　肺動脈拡張期圧＋脈圧／3）

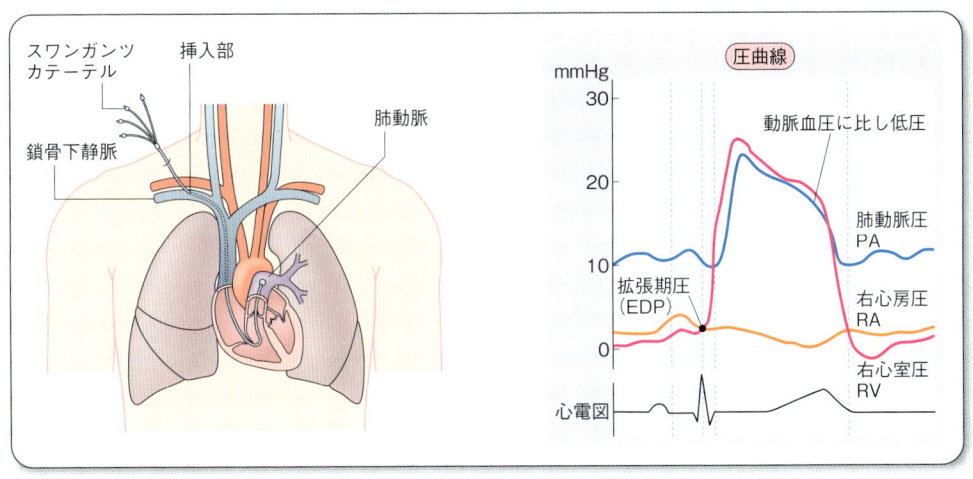

スワンガンツカテーテル　挿入部　肺動脈　鎖骨下静脈

圧曲線

動脈血圧に比し低圧
肺動脈圧 PA
拡張期圧（EDP）
右心房圧 RA
右心室圧 RV
心電図

■ 肺動脈圧の測定方法

■ ダナポイント分類
- 肺血管自体の病変による肺高血圧を肺動脈性肺高血圧（PAH）とよぶ（次頁表のGroup 1 とGroup 1'）．ただし，Group 2〜5 の疾患，とくにGroup 5 では肺高血圧の要因として，肺動脈病変の関与が否定できないものもある．
- 長い間用いられてきた原発性肺高血圧症（PPH）は，ベニス分類（2003 年）で廃止され，PPHは特発性肺動脈性肺高血圧症（IPAH）と家族性肺動脈性肺高血圧症（FPAH）に分類された．そして，ダナポイント分類では家族性肺動脈性肺高血圧症という分類は廃止され，家族歴あるいは遺伝子変異を認めるものを遺伝性肺動脈性肺高血圧症（HPAH）と命名した．
- HPAH の遺伝子変異としては，bone morphogenetic protein receptor type 2（BMPR2）遺伝子変異（HPAH の 70％の症例）とactivin receptor-like kinase type 1（endoglin）遺伝子変異が知られている．
- 各種疾患に伴う肺動脈性肺高血圧症（APAH）のうちでは，膠原病によるもの，とりわけ強皮症に伴うものが多く（7〜12％），有効な治療がある．
- 肺静脈閉塞性疾患（PVOD）／肺毛細血管腫（PCH）はまれな疾患であるが，近年注目されている病態である．両者は，病理学的に共通の病理像を呈しており，1 つの疾患スペクトラムを構成していると考えられている．

■肺高血圧の臨床分類〔ダナポイント(Dana Point)分類 2008〕

Group 1：肺動脈性肺高血圧症(PAH)	1) 特発性肺動脈性肺高血圧症(IPAH) 2) 遺伝性肺動脈性肺高血圧症(HPAH) 　①BMPR2 遺伝子変異 　②ALK1(endoglin)遺伝子変異(遺伝性出血性毛細血管拡張症を伴うものと伴わないもの) 　③不明 3) 薬物／毒物誘起性(食欲抑制剤,覚せい剤など) 4) 各種疾患に伴う肺動脈性肺高血圧症(APAH) 　①膠原病 　②HIV感染症 　③門脈圧亢進症 　④先天性シャント性心疾患 　⑤住血吸虫症 　⑥慢性溶血性貧血 5) 新生児遷延性肺高血圧症(persistent pulmonary hypertension of the newborn)
Group 1'：肺静脈閉塞性疾患(PVOD)／肺毛細血管腫(PCH)	
Group 2：左心系疾患による肺高血圧症(PH owing to left heart disease)	1) 収縮期の機能障害 2) 拡張期の機能障害 3) 弁膜疾患
Group 3：呼吸器疾患および／または低酸素症による肺高血圧症(PH owing to lung disease and/or hypoxia)	1) COPD 2) 間質性肺炎 3) 混合性換気障害を伴った呼吸器疾患(気管支拡張症,囊胞性線維症,CPFEなど) 4) 睡眠時呼吸障害 5) 肺胞低換気症候群 6) 長期の高地居住 7) 発育障害
Group 4：慢性血栓塞栓性肺高血圧症(CTEPH)	
Group 5：不明確な複合的要因による肺高血圧症(PH with unclear multifactorial mechanisms)	1) 血液疾患：骨髄増殖性疾患,摘脾 2) 全身性疾患：サルコイドーシス,肺ランゲルハンス細胞組織球症(PLCH),リンパ脈管筋腫症(LAM),神経線維腫症,血管炎 など 3) 代謝性疾患(Metabolic disorders)：グリコーゲン蓄積病,ゴーシェ病(Gaucher),甲状腺疾患 4) その他：腫瘍による閉塞,線維化性縦隔炎,長期血液透析中の慢性腎不全

2008年2月米国のDana Pointで開催された,第4回PHに関する世界シンポジウムで,2003年提唱されたベニス分類が改訂された.

　また,これらの疾患とPAHとは,リスク因子,遺伝子変異など多くの共通点をもっている.しかし,病理像,治療面では,PAHとは異なる点があるので,ダナポイント分類ではGroup 1と2の間に位置づけられた.
● Group 3の肺高血圧は,一般に軽症で,平均肺動脈圧が40mmHgを超える重症の肺高血圧症例は少ない.近年,混合性換気障害を伴った呼吸器疾患に属するCPFE(Combined pulmonary fibrosis and emphysema：上葉に肺気腫,下葉に肺線維症を認め,重喫煙者が多い)では,約50％の症例で肺高血圧を認めるとされ,重症な症例も少なくない.
● 慢性血栓塞栓性肺高血圧症は,肺高血圧症の症例をみた場合,常に鑑別に入れておくべき疾患である.

■ALK1遺伝子変異：activin receptor-like kinase type 1 遺伝子変異　■各種疾患に伴う肺動脈性肺高血圧症(APAH)：associated PAH　■気腫合併間質性肺炎(CPFE)：combined pulmonary fibrosis and emphysema　■慢性血栓塞栓性肺高血圧症(CTEPH)：chronic thromboembolic pulmonary hypertension　■家族性肺動脈性肺高血圧症(FPAH)：familial PAH　■遺伝性肺動脈性肺高血圧症(HPAH)：heritable PAH　■特発性肺動脈性肺高血圧症(IPAH)：idiopathic PAH　■リンパ脈管筋腫症(LAM)：lymphangioleiomyomatosis　■肺動脈性肺高血圧(PAH)：pulmonary arterial hypertension　■肺毛細血管腫(PCH)：pulmonary capillary hemangiomatosis　■肺高血圧症(PH)：pulmonary hypertension　■肺ランゲルハンス細胞組織球症(PLCH)：pulmonary Langerhans cell histiocytosis　■原発性肺高血圧症(PPH)：primary pulmonary hypertension　■肺静脈閉塞性疾患(PVOD)：pulmonary veno-occlusive disease

Unit 2-2 特発性肺動脈性肺高血圧症

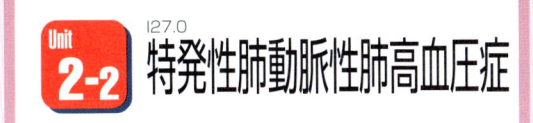

I27.0

idiopathic pulmonary arterial hypetension (IPAH)

疾患概念
家族歴がなく，リスク因子を認めない肺動脈性肺高血圧症（PAH）である．これらの症例でも，遺伝子変異を認める場合は遺伝性肺動脈性肺高血圧症（HPAH）に分類されるが，臨床的には両者を同一視して論じている．病態の特徴は，肺血管収縮と，肺動脈中膜肥厚・内膜線維化や二次的血栓形成による肺血管抵抗の著明な増加である．治療（血管拡張薬，移植）の進歩により，予後は著しく改善している．

SUMMARY Map

誘因・原因
- 家族歴，肺高血圧のリスク因子，遺伝子変異を認めない，原因不明の肺高血圧症．

病態
- 病変の主座は末梢肺小動脈にある．病変の進行により，右心不全状態が引き起こされる．
- 血管収縮物質が血管拡張物質よりも相対的に過剰になり，また血小板凝集能亢進により，局所で血栓形成が起こり，肺血管抵抗が増加すると考えられている．

症状・臨床所見
- 特異的な症状はなく，労作時呼吸困難，易疲労感，倦怠感，胸痛，失神など．
- 右心負荷が進行すると，頻脈，手足の冷感，チアノーゼなど．右心不全を合併すると，頸静脈怒張，下腿浮腫，肝腫大など．
- 胸部聴診所見で，Ⅱ音の肺動脈成分（Ⅱp音）の亢進．

検査・診断・分類
- 心電図：右軸偏位，右室肥大，肺性P波など．
- 動脈血液ガス：PaO_2は正常か軽度の低下．心内右左シャントを生ずると著明な低O_2血症をきたす．
- 胸部単純X線写真：左第二弓の突出，右肺動脈下行枝の拡大，心拡大などがみられ，末梢の血管陰影が減少し，肺野が明るくみえる．
- 胸部CT：肺動脈主幹部の拡大，心室中隔の扁平化ないしは左室側への圧排など．
- 心エコー：右心負荷の程度によって，右室・右房の肥大および拡大，心室中隔の左室側への圧排，心室中隔の奇異性運動，三尖弁逆流，肺動脈弁逆流など．
- ヒト脳性ナトリウム利尿ペプチド(BNP)，ヒト脳性ナトリウム利尿ペプチド前駆体N端フラグメント(NT-pro-BNP)の上昇．
- 6分歩行試験での歩行距離の減少．
- 右心カテーテル検査：平均肺動脈圧が25mmHg以上に上昇，低心拍出量．

治療
- 一般的治療：抗凝固療法，酸素療法，利尿薬投与を行う．
- 肺血管拡張療法：WHO肺高血圧症機能分類に応じて，Ca拮抗薬，プロスタノイド，ホスホジエステラーゼ-5阻害薬(PDE-5I)，エンドセリン受容体拮抗薬を投与する．
- 右心不全対策：過労・ストレス，水分・塩分のとりすぎなどを避ける．
- 肺移植：最大限の内科治療にもかかわらず，病態の改善がみられない症例については，移植の適応を考慮する．

Section 1 誘因・原因

- 家族歴，肺高血圧のリスク因子，PAHに関連のある遺伝子変異を認めない，現段階では原因不明の肺高血圧症である．
- 家族歴がなく，従来IPAHと考えられていた症例の11～40％で，BMPR2の遺伝子変異認める．こうした症例は，遺伝性肺動脈性肺高血圧症（HPAH）に分類される．

■ 肺高血圧のリスク因子

1. 薬物，毒物 　1.1 確実 　　Aminorex 　　Fenfluramine 　　Dexfenfluramine 　　Toxic rapeseed oil 　1.2 可能性が高い 　　Amphetamines 　　L-tryptophan 　1.3 可能性あり 　　Meta-amphetamines 　　コカイン 　　抗癌剤 　1.4 可能性を否定できない 　　抗うつ剤 　　経口避妊薬	女性ホルモン補充療法 　　喫煙 2. 条件 　2.1 確実 　　女性 　2.2 可能性あり 　　妊娠 　　体高血圧症 　2.3 可能性が否定できない 　　肥満 3. 疾患 　3.1 確実 　　HIV感染 　3.2 可能性高い 　　門脈圧亢進/肝疾患 　　膠原病	先天性左右シャント性心疾患 　3.3 可能性あり 　　甲状腺疾患 　　血液疾患 　　外科的脾臓摘出後の無脾症 　　鎌状赤血球症 　　βサラセミア 　　慢性骨髄増殖性疾患 　　まれな遺伝子あるいは代謝性疾患 　　1a型グリコーゲン蓄積疾患 　　（von Gierke病） 　　Gaucher病 　　遺伝性出血性毛細血管拡張症 　　（Osler-Weber-Rendu病）

（日本循環器学会学術委員会合同研究班：[ダイジェスト版]肺高血圧症治療ガイドライン(2006年改訂版)．p.4．日本循環器学会，2007）

■ 病態

- 本症の病態の中心は，下表に示すように，何らかの機序による肺血管収縮と，肺動脈の中膜肥厚および内膜線維化や二次的な血栓形成による肺血管抵抗の著明な増加である．

■ 特発性肺動脈肺高血圧症の病態

血管収縮物質/血管拡張物質の不均衡	トロンボキサン（血管収縮物質）/プロスタサイクリン（血管拡張物質）比の増加やエンドセリン-1（血管収縮物質）がNOなどの血管拡張物質より過剰になり，肺血管収縮が起こると考えられている．右表および次頁図に示す．
局所での血栓形成	血小板凝集能の亢進により肺血管内で血栓が形成される．また血栓を溶かす線溶活性の低下，抗凝固活性の低下も指摘されており，血栓形成が促進される．
細胞外マトリックスの合成促進	重症IPAH患者の肺動脈で，マトリックスタンパクの合成が持続的に行われていることが示唆されている．マトリックスタンパク合成阻害薬が病態の進行を制御する可能性がある．
血管内皮細胞のモノクローナルな（腫瘍性）増殖	肺小動脈の叢病変（plexiform lesion）における血管内皮細胞は，腫瘍でみられるようにモノクローナルな増殖をみせ，2次性肺高血圧症と異なることが示されている．

■ 肺動脈血管拡張物質・薬剤

	物質・薬剤名	作用
血管拡張物質	プロスタサイクリン（PGI$_2$）	● 血管平滑筋の弛緩作用 ● 血小板活性化の抑制
	一酸化窒素（NO）	● 血管平滑筋の弛緩作用（cGMPを増加させる）
	エンドセリン受容体拮抗薬（ERA）	● エンドセリン受容体（ETA, ETB）に作用 ● エンドセリン-1の血管収縮作用を阻害 ● ボセンタンはETAとETBに作用 ● アンブリセンタンはETAに作用
	ホスホジエステラーゼ-5阻害薬（PDE-5I）	● cGMPの分解酵素であるPDE-5Iの作用を阻害して，cGMPを増加（NO依存性の血管拡張を促進）
血管収縮物質	トロンボキサンA2（TXA2）	● 血管平滑筋の収縮作用 ● 血小板活性化
	エンドセリン-1	● 2種類の受容体（ETAとETB）を介して作用 ● ETA（血管平滑筋に分布）：平滑筋の収縮作用 ● ETB（血管内皮表面）：NOを放出，血管を弛緩させるが，病的状態では血管を収縮

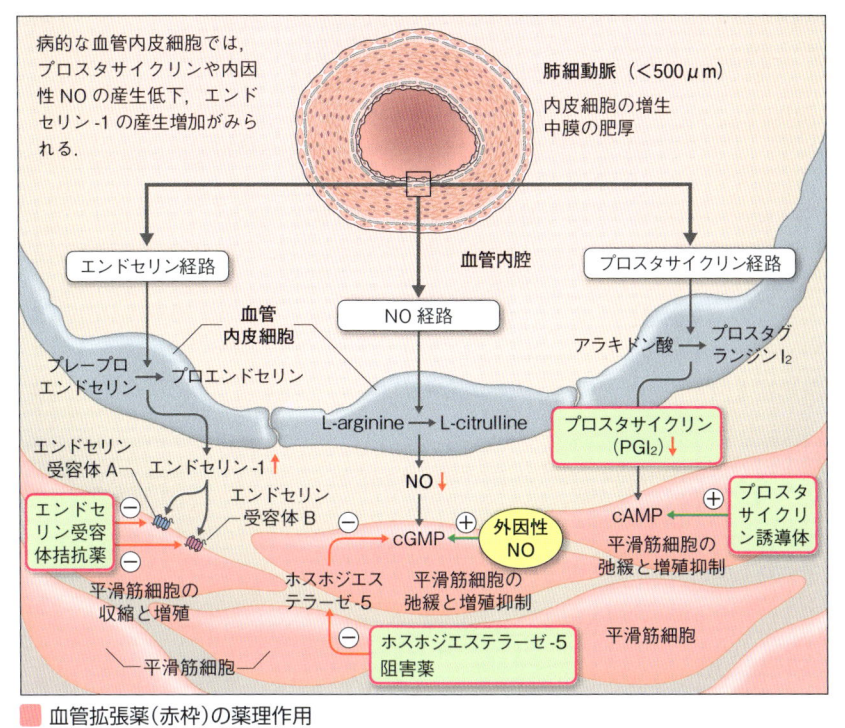

■ 血管拡張薬(赤枠)の薬理作用

(Humbert M, et al：Treatment of pulmonary arterial hypertension. N Engl J Med,351：1425, 2004 をもとに作成)

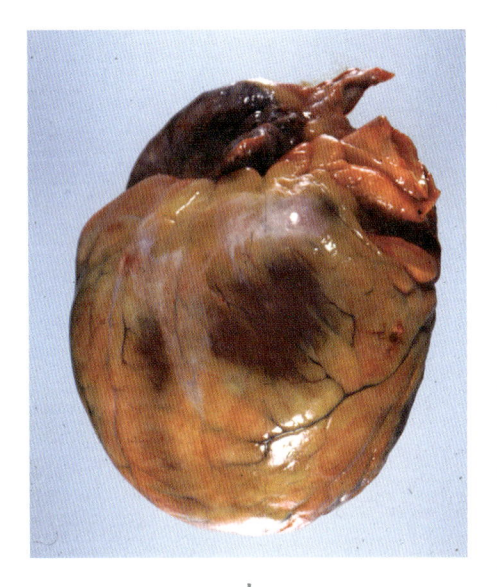

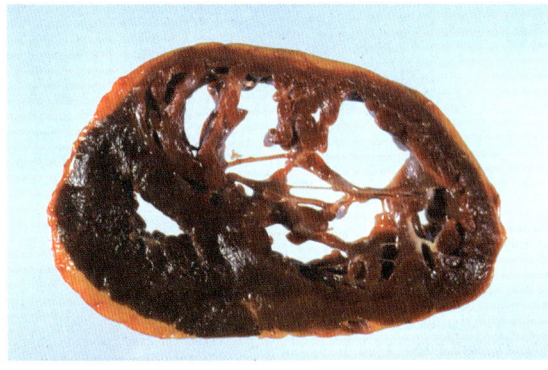

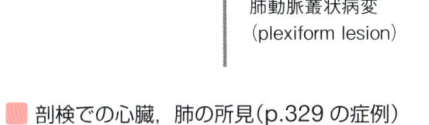

肺性心(著明な右室肥大) ── 著明な右室腔の拡張,乳頭筋の肥大
　　　　　　　　　　　　　── 肺動脈叢状病変 (plexiform lesion) 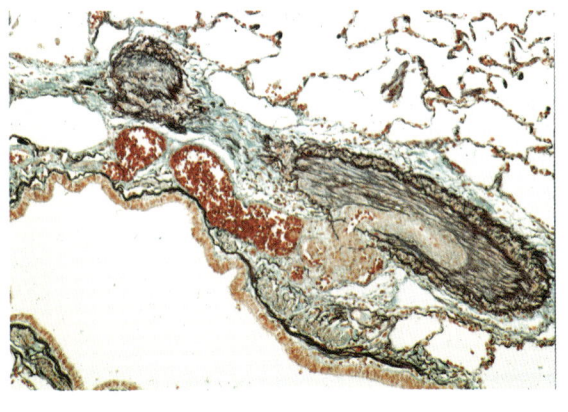

■ 剖検での心臓, 肺の所見(p.329 の症例)

Section 2 症状・臨床所見

- 本症に特異的なものはない．初発症状で最も多いのは，労作時呼吸困難である．その他の症状として，易疲労感や倦怠感，胸痛，失神(体動時に四肢の筋肉への血流が増加し，脳血流が減少するために起こる)などがみられる．
- まれではあるが，嗄声(左肺動脈の拡大による左反回神経麻痺)がみられることもある．
- 頻脈，手足の冷感，チアノーゼなどの低心拍出量の症状に加え，右心不全を合併すると，下腿浮腫や肝腫大などがみられる．
- 胸部聴診上では，II音の肺動脈成分の亢進(IIp音：肺動脈弁の閉鎖に由来する音)，三尖弁逆流が生じると収縮期心雑音，肺動脈弁逆流が起こる拡張期心雑音を聴取する．
- さらに，肺高血圧が著明になると，第2肋間胸骨左縁で肺動脈の拍動を触診することができる．

Section 3 検査・診断・分類

■ 肺高血圧症(PH)の診断

- 肺高血圧症が疑われる症例では，まず肺高血圧の診断を行う．

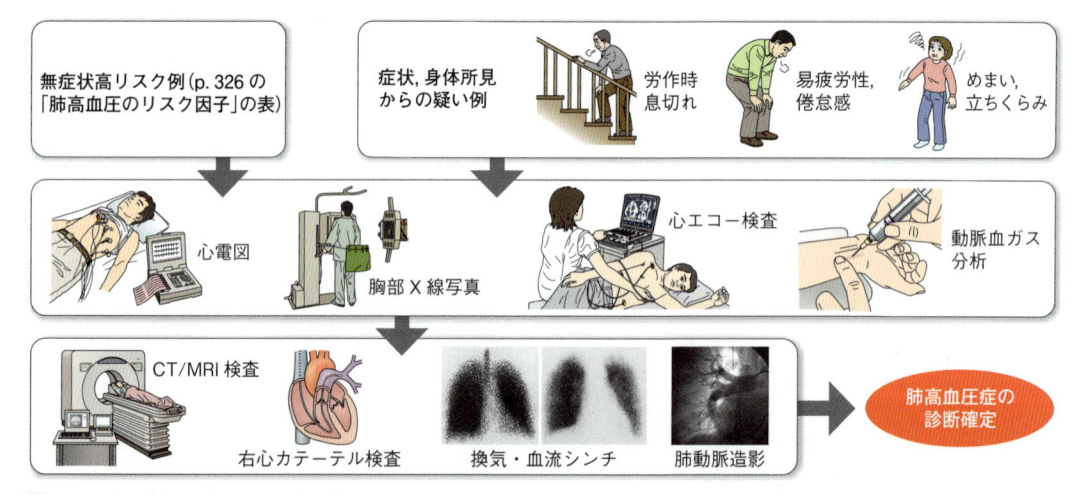

肺高血圧症の診断に用いられる主な検査

■ 肺高血圧症の鑑別

- 肺高血圧症の確定診断に続いて，各種検査を行い，肺高血圧症の原因疾患の鑑別を行う．

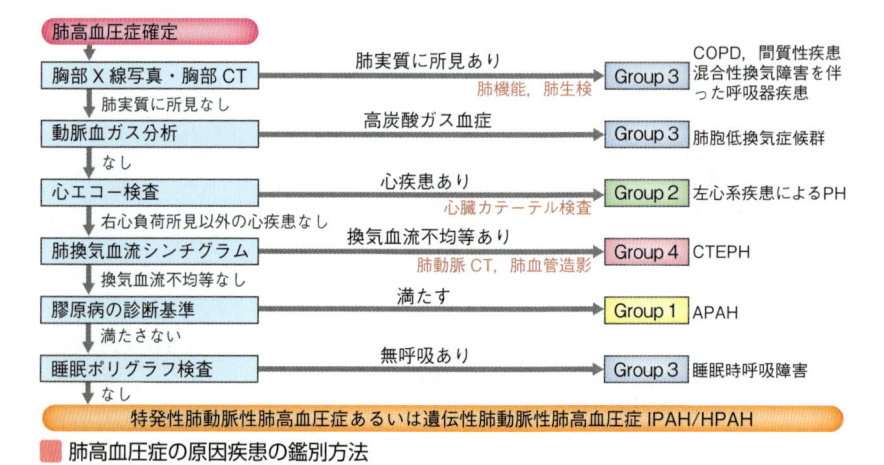

肺高血圧症の原因疾患の鑑別方法

■**各種検査**
- とくに重要なスクリーニング検査は，心臓エコー検査である．右心負荷所見（右室・右房の肥大および拡張，心室中隔の左室側への圧排や奇異性運動など）の観察のほかに，ドップラー法の応用により，三尖弁や肺動脈弁での逆流波の流速測定から，右室圧，肺動脈圧の推定が可能である．
- 高度に進行した肺疾患での，心エコーによる肺高血圧診断の感度，陰性適中率は80％台で高いが，特異度，陽性適中率は50％台である．推定収縮期肺動脈圧が45mmHg以上（最大三尖弁逆流速度が3.4 m/s以上）を肺高血圧としてスクリーニングする．また，肺高血圧症の原因としての心疾患の有無も検索する．
- その他の検査を下表に示す．

■**各種検査**

心電図	● 100°以上の右軸偏位，V_1でのR/S＞1，V_5でのR/S＜1といった右室肥大の所見に加え，肺性Pなどの右房負荷所見なども認められる．
血液・生化学所見	● ヒト脳性ナトリウム利尿ペプチド（BNP），ヒト脳性ナトリウム利尿ペプチド前駆体N端フラグメント（NT-pro-BNP）が右心負荷の程度と相関して上昇する． ● 一般の血液検査でIPAH/HPAHにPAHに特異的な所見はなく，原因疾患の鑑別のために行われる．
動脈血液ガス	● 多くの症例で，動脈血酸素分圧（PaO_2）は正常か軽度の低下を示す．低酸素血症の要因としては，低心拍出量による混合静脈血酸素分圧の低下，肺毛細血管レベルでの肺胞気との接触時間の短縮などが挙げられている． ● 重症例では，右房の拡大や右房圧の上昇により卵円孔の再開通が生じ，心内右左シャントのため著明な低酸素血症をきたすことがある．低酸素血症の程度は，慢性PTEのほうが高度である．
胸部X線写真（下図）	● 左第二弓の突出や右肺動脈下行枝の拡大，心拡大などがみられる． ● 一般に，PAHでは末梢肺血管陰影が減少し，肺野末梢が明るくみえることが特徴とされている．
肺換気血流スキャン	● 正常もしくは解剖学的区域に一致しない不規則な斑状の血流欠損像がみられる．区域以上の血流欠損像が認められないことが，慢性血栓塞栓性肺高血圧症（CTEPH）との鑑別点である．換気シンチは正常である．
胸部CT（次頁図）	● 肺動脈主幹部の拡大，心室中隔の扁平化ないしは左室側への圧排などが認められる．また，造影CTで肺動脈中枢側に血栓像のないことを確認する．
右心カテーテル検査	● 前毛細血管性肺高血圧症（病変部位が肺毛細血管より上流側に位置する末梢肺小動脈にある）の所見（肺動脈平均圧が25mmHg以上，かつ肺毛細血管楔入圧が12mmHg以下）を確認する．さらに，鑑別のために，心内シャントがないことも確認しておく．本検査に伴う不慮の事故も少なくない．施行には，十分な注意が必要である．
肺高血圧症機能分類（次頁表）	● 日常生活の身体活動の制約の程度から機能分類を行う． ● 一般に，NYHA心機能分類に準じて作成された，WHO肺高血圧症機能分類が用いられている．また，身体活動の制限の定量的評価には6分間歩行試験が行われる．

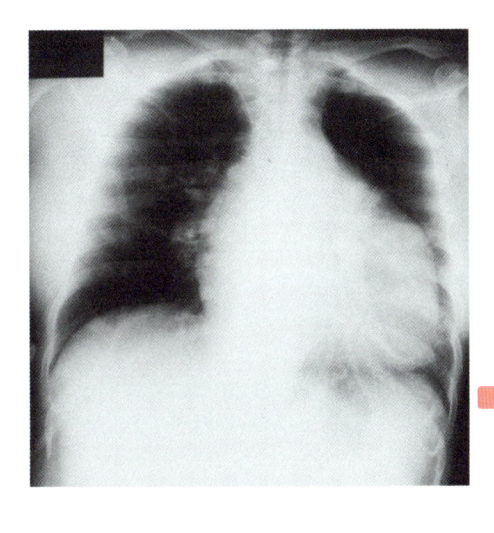

■ **IPAHの胸部X線写真（死亡前1か月）**
48歳（1986年）時に労作時息切れで発症．全経過3年で死亡．右肺動脈下行枝の拡大，著明な心拡大を認め，肺野が明るくみえる．

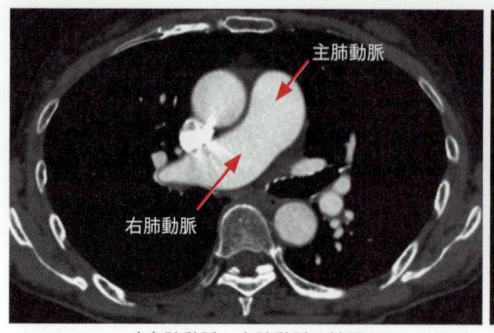

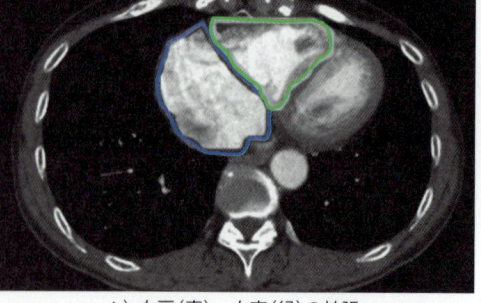

a) 主肺動脈・右肺動脈の拡張　　　　　　　　b) 右房（青）・右室（緑）の拡張

■ 発症後3年のIPAH症例（80歳，女性）
中枢側肺動脈，葉・区域肺動脈には陰影欠損（塞栓子）を認めないことも重要な所見である．

■肺高血圧症機能分類

NYHA心機能分類
Ⅰ度：通常の身体活動では無症状
Ⅱ度：通常の身体活動で症状発現，身体活動がやや制限される．
Ⅲ度：通常以下の身体活動で症状発現，身体活動が著しく制限される．
Ⅳ度：どんな身体活動でもあるいは安静時でも症状発現

WHO肺高血圧症機能分類
Ⅰ度：身体活動に制限のない肺高血圧症患者 　　　普通の身体活動では呼吸困難や疲労，胸痛や失神などを生じない．
Ⅱ度：身体活動に軽度の制限のある肺高血圧症患者 　　　安静時には自覚症状はない．普通の身体活動で呼吸困難や疲労，胸痛や失神などが起こる．
Ⅲ度：身体活動に著しい制限のある肺高血圧症患者 　　　安静時には自覚症状はない．普通以下の軽度の身体活動で呼吸困難や疲労，胸痛や失神などが起こる．
Ⅳ度：どんな身体活動でもすべて苦痛となる肺高血圧症患者 　　　これらの患者は右心不全の症状を表している．安静時にも呼吸困難および/または疲労がみられる．どんな身体活動でも自覚症状の増悪がある．

Section 4 治療

- IPAH/HPAHに対する，わが国で可能な治療を次頁表に示す．治療に用いられる血管拡張薬には，Ca拮抗薬，プロスタノイド（プロスタサイクリンPGI_2，プロスタサイクリン誘導体），エンドセリン受容体拮抗薬（ERA），ホスホジエステラーゼ-5阻害薬（PDE-5I）の4種類がある．
- プロスタサイクリンPGI_2は，強力な血管拡張作用を有し，急性効果で血管拡張反応が不良であった症例においても，長期効果での有用性が示されている．PGI_2は中心静脈カテーテルより投与する．
- 外来治療では，長期血管内留置用のカテーテル（Hickman皮下トンネルカテーテル）と携帯用小型ポンプを使用する．

■IPAH/HPAHに対する治療（わが国で承認されているもののみ）

1．これまでのデータおよび専門家の意見として強くすすめられる治療
- プロスタグランディンI_2製剤（PGI_2）
  エポプロステノール（フローラン®）
- エンドセリン受容体拮抗薬（ERA）
  ボセンタン（トラクリア®）
  アンブリセンタン（ヴォリブリス®）
- ホスホジエステラーゼ-5阻害薬（PDE-5I）
  シルデナフィル（レバチオ®）
- Ca拮抗薬
- アムロジピン，ジルチアゼム，ニフェジピン
- 肺移植
- 在宅酸素療法

2．有効性，有用性の可能性があり，すすめられる治療
- ホスホジエステラーゼ-5阻害薬（PDE-5I）
  タダラフィル（アドシルガ®）
- 抗凝固療法
- 心房中隔裂開術

3．有効性，有用性を示すデータが乏しいが，試みてよい治療
- プロスタグランディンI_2（PGI_2）誘導体
  ベラプロスト（ベラサスLA®，ケアロードLA®など）

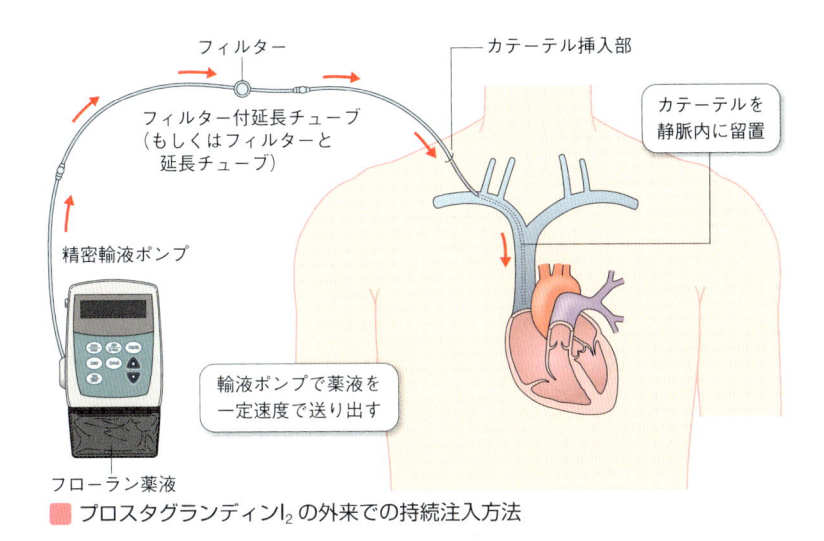

■ プロスタグランディンI_2の外来での持続注入方法

IPAH／HPAH治療のアルゴリズム

- 次頁の図に第4回世界PHシンポジウムでまとめられたPAHの治療アルゴリズムにそって，わが国で可能な治療のみを示した．これらの治療は，主としてグループ1（IPAH，HPAH，膠原病に伴うPH，食欲抑制剤によるPH）で検討されたもので，他のグループのPHには単純には適応できない．
- 欧米では，急性肺血管反応性試験（リスクを伴う試験）がルーチン的に行われているが，わが国ではCa拮抗薬に反応するIPAH/HPAHの頻度が低く，また，大量療法に耐えられる症例も少ないことから，実臨床では省略されているのが現状である．
- わが国では，WHOクラスⅡ～ⅢのPAHに対して，ベラプロストまたはボセンタンを投与し，これらの薬剤に対して非反応例やWHOクラスⅣの症例ではエポプロステノールの持続静注療法が導入される場合が多い．
- IPAH/HPAH以外のPH症例でも，WHOのクラスⅣの機能障害例に対しては，プロスタサイクリンの持続静注が試みられている．

- 右心不全対策
・過労・ストレス，水分・塩分のとりすぎを避ける．右心不全症状出現時は，フロセミドなどの利尿薬を基本とし，適応に問題は残るが，頻脈などの出現時には強心薬の使用も考慮する．
- 肺移植：PGI_2持続静注療法をはじめとする最大限の内科治療にもかかわらず，病態の改善がみられない症例については移植の適応を考慮する．
- 治療の到達目標は，WHO機能分類での障害の程度の改善である．クラスⅢ/ⅣはクラスⅠ/Ⅱに，クラスⅡはクラスⅠにすることを目標とする．

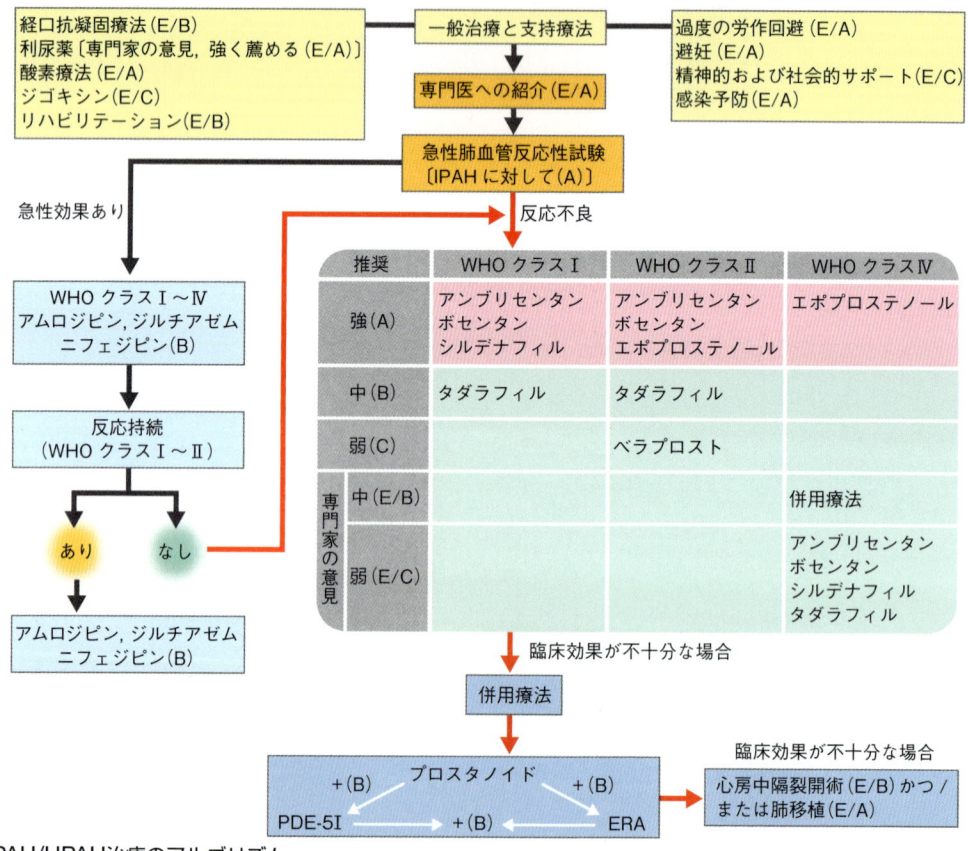

■ IPAH/HPAH治療のアルゴリズム
(Robyn J, et al：Updated evidence-based treatment algorithm in pulmonary arterial hypertension. J Am Coll Cardiol, 54：78～84, 2009 を引用改変)

日常生活の注意点

- 肺高血圧を悪化させる因子（過度の運動，喫煙，高所への旅行など）は，右心不全や不整脈を招くので控えさせる．
- 妊娠・出産を契機とした病態の悪化がしばしば報告されているので，一般には避けることが望ましい．水分摂取量，尿量，体重の毎日の測定を習慣づけさせる．

■各種疾患に伴う肺動脈高血圧症(APAH)：associated PAH　■ヒト脳性ナトリウム利尿ペプチド(BNP)：brain natriuretic peptide　■慢性血栓塞栓性肺高血圧症(CTEPH)：chronic thromboembolic pulmonary hypertension　■エンドセリン受容体拮抗薬(ERA)：endotherin receptor antagonist　■ヒト脳性ナトリウム利尿ペプチド前駆体N端フラグメント(NT-proBNP)：N-terminal pro-brain natriuretic peptide　■ホスホジエステラーゼ(PDE)：phosphodiesterase　■プロスタサイクリン(PGI_2)：prostaglandin I_2(prostacyclin)　■トロンボキサン(TXA)：thromboxane

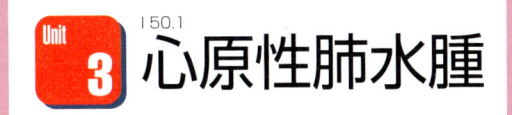

Unit 3 I 50.1 心原性肺水腫

cardiogenic pulmonary edema

疾患概念
肺水腫とは肺血管外（とくに肺胞内）に異常な水分貯留を起こした状態で，成因により血行動態性と透過亢進性に大別される．血行動態性には心原性と心疾患以外の非心原性があるが，心原性が多い．肺胞内の水分貯留により呼吸困難，ピンク色の泡沫状痰などがみられ，喘鳴，起坐呼吸も出現する．

SUMMARY Map

誘因・原因
- 大動脈閉鎖不全症，僧房弁狭窄症などの左心系障害が原因で左房圧が上昇，これにより生じた肺うっ血が肺毛細血管圧を上昇させて起こる．

病態
- 左心系障害により，肺毛細血管から間質に向けて液体を送り出す圧（静水圧）が上昇し，肺血管外において異常な水分貯留を呈する．
- 肺間質の水分貯留により肺胞まで水浸しになり，ガス交換障害が起こる．

症状・臨床所見
- ガス交換障害が起こるため，呼吸困難や頻呼吸が出現．喘鳴，起坐呼吸もみられる．
- 水分貯留を呈した肺胞からピンク色の泡沫状痰を喀出．聴診では水泡音，打診では濁音を認める．

検査・診断・分類
- 胸部X線検査：両側性に蝶形陰影，葉間胸水，カーリーB線，カフィング徴候．
- 動脈血液ガス：PaO_2低下，$PaCO_2$低下（重症例で$PaCO_2$上昇），換気血流比（$\dot{V}_A/\dot{Q}$）の不均等拡大，肺胞気―動脈血酸素分圧較差（A-aDo_2）開大．
- 呼吸機能検査：水浸しで肺が膨らまないため，肺コンプライアンス低下，重症例で拘束性障害．
- 心カテーテル検査：肺動脈楔入圧の上昇．

治療
- 基礎疾患の治療．
- 静脈還流量低下：セミファウラー位（臥位で上半身を15°～30°起こす）．
- 低酸素血症に対して：酸素投与，呼気終末陽圧（PEEP）呼吸法などの人工呼吸管理，利尿薬や強心薬などの投与．

Section 1 誘因・原因

- 左心系障害(左心不全)によって左室が血液を駆出できないと，左房圧が上昇する．これにより血流がうっ滞して肺うっ血が起こり，肺毛細血管圧(静水圧)が上昇．血管から漏出した漿液性液体成分が間質に貯留する(間質性肺水腫)．

- さらに進行すると，肺胞腔内に液体成分が移行して肺胞性肺水腫(実質性肺水腫)となる．

  心原性以外の血行動態性肺水腫には，大量輸液や大量輸血，肺静脈閉塞による肺毛細血管圧の上昇が原因で発現するものがある．

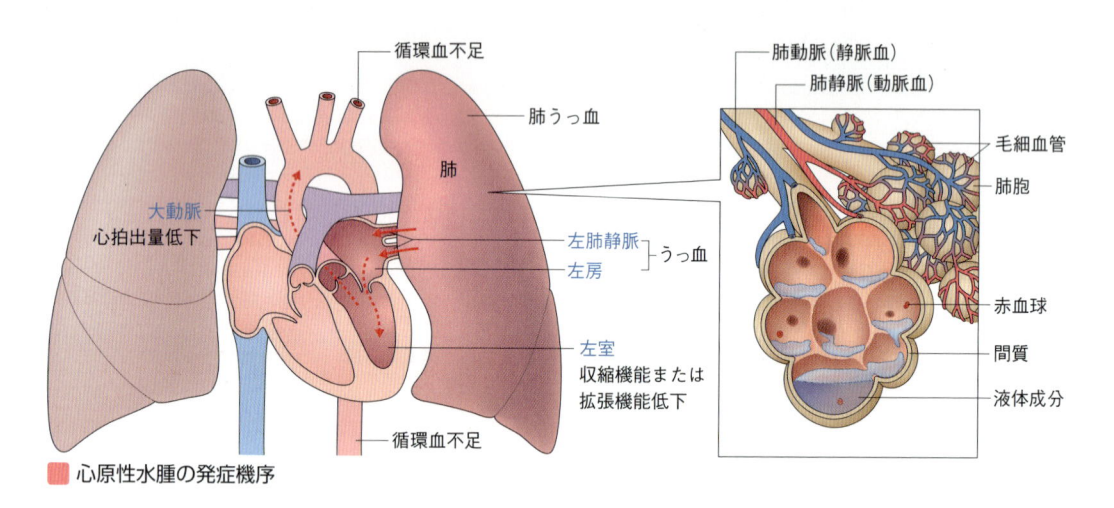

心原性水腫の発症機序

Section 2 症状・臨床所見

- 肺胞内の液体貯留によりガス交換障害が起き，呼吸困難や過換気となる．また，咳嗽，努力呼吸，胸部圧迫感，頻脈，チアノーゼ，手足の冷感も生じる．
- 仰臥位による静脈還流量増加に伴い，肺胞内に漏出する液体成分も増加し，症状が悪化する．そのため患者は，静脈還流量が減少する起坐呼吸をとる．
- 肺胞内に赤血球なども含む液体成分が漏出すると，ピンク色の泡沫状痰を喀出する．

- 聴診では，「プツプツ，ボコボコ」という水泡音(断続性副雑音)を認める．「チリチリ，パリパリ」という捻髪音を聴く場合は，軽症といえる．
- 肺水腫は喘鳴や起坐呼吸を伴うため，気管支喘息との鑑別が必要である．気管支喘息は基本的に喘鳴のみなので，喘鳴と水泡音が聴こえたときには肺水腫を疑う．

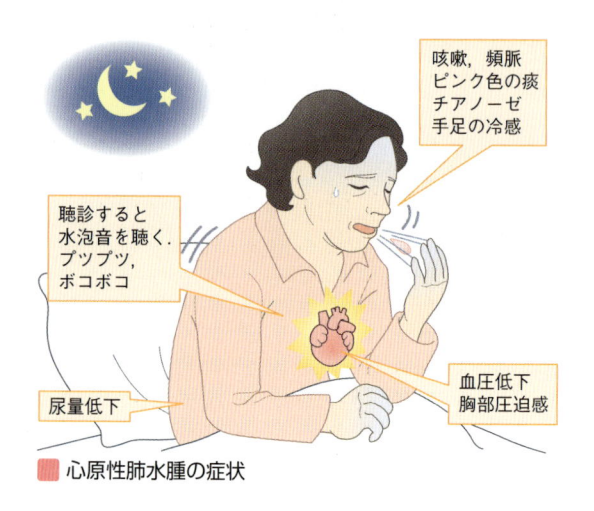

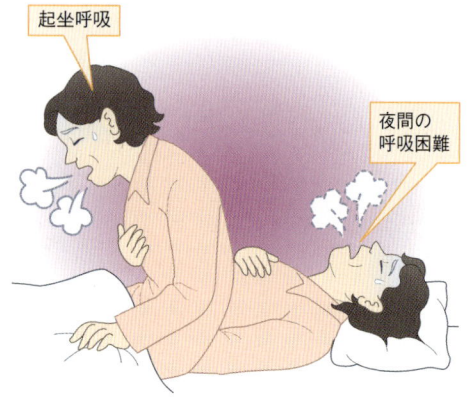

心原性肺水腫の症状

Section 3 検査・診断・分類

■胸部X線検査
- 両側肺野に肺門を中心とする蝶形陰影(butterfly shadow)とよばれる広範な浸潤影を認める．また，一過性腫瘤状陰影(vanishing tumor)とよばれる葉間胸水もみられる．
- 小葉間の間質浮腫により，肺野末梢で胸壁に対して垂直に走る線状陰影をみる．カーリーB線(Kerley's B line)とよぶ．A線とC線もあるが，発見は困難である(胸部単純X線写真の項p.62参照)．
- 気管支壁や血管壁も浮腫により腫大し，その断面がカフスボタンのようにみえる．カフィング徴候(cuffing sign)とよぶ．

■動脈血液ガス検査
- 早期には，PaO_2(動脈血酸素分圧)低下を代償して頻呼吸となり，過換気により$PaCO_2$(動脈血二酸化炭素分圧)も低下し，呼吸性アルカローシスを呈する．
- ただし，拘束性障害に至る重症例では$PaCO_2$が上昇し，呼吸性アシドーシスを呈することもある．

■呼吸機能検査
- 肺胞でのガス交換が障害されるため換気血流比($\dot{V}_A/\dot{Q}$)の不均等が拡大し，肺胞気-動脈血酸素分圧較差($A\text{-}aDo_2$)は拡大する．
- 肺胞内および間質に水分が貯留し，また肺コンプライアンスは低下するため，重症例では拘束性障害となる．

■右心カテーテル検査
- 心原性肺水腫では，左室不全により左房圧が上昇する．左房圧は肺動脈楔入圧(PCWP)と等しいので，肺動脈楔入圧の上昇がみられる．
- 肺動脈楔入圧測定には右心カテーテル検査を行う．スワン・ガンツ(S-G)カテーテルを右心系に挿入し，肺動脈楔入部で圧を得ることができる．
- 一般に肺動脈楔入圧が18mmHg未満の場合は非心原性肺水腫であり，18mmHgを超える場合は心原性肺水腫である．フォレスター(Forrester)分類による心不全の分類と治療指針の図を示す．

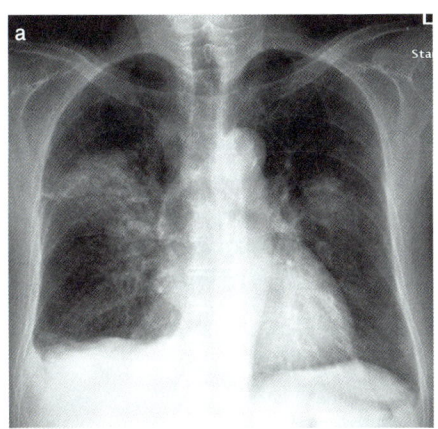

■ 心不全の胸部X線写真と胸部CT所見

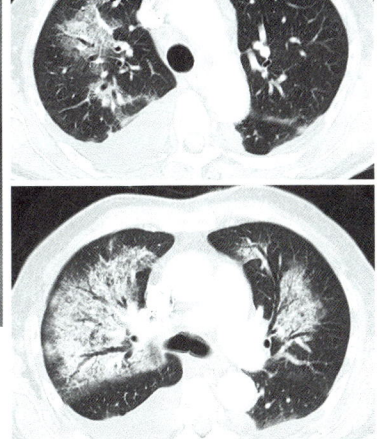

75歳，男性．全身浮腫，労作時息切れで入院．心不全の診断．
a)胸部X線写真では，両側肺門を中心とする均等影(コンソリデーション)，右胸水，葉間胸水貯留を認める．
b)胸部CTではエアブロンコグラムを伴う均等影，両側胸水貯溜を認める．上段のCTではスリガラス陰影の中に小葉間隔壁の肥厚像(間質性肺水腫)もみられる．

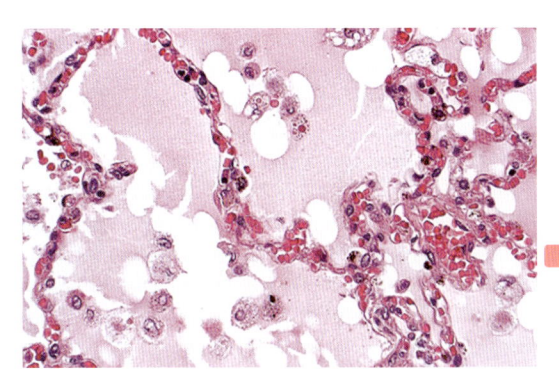

■肺水腫の肺胞組織所見
ミクロ像(HE強拡大)：うっ血の強い部位では肺胞壁を構成する血管内に赤血球が充満している．漏出した血漿や赤血球を処理するためにマクロファージが集まってきている．

(日本病理学会教育委員会編，病理コア画像を転載)

■透過亢進性肺水腫との鑑別点
● 代表的な透過亢進性肺水腫である急性呼吸窮(促)迫症候群(ARDS)との鑑別では，間質性肺水腫の有無をみる(ARDSの項p.337参照)．胸部X線上で蝶形陰影，カーリーB線，カフィング徴候などのリンパ管うっ滞所見を認めた場合は，心原性である．
● 右側優位の胸水貯留や肺動脈楔入圧の上昇の有無も鑑別点となる．

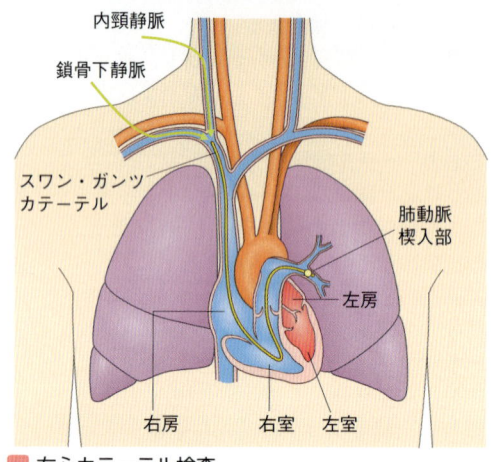

■右心カテーテル検査
内頸静脈あるいは鎖骨下静脈などからスワン・ガンツ(S-G)カテーテルを肺動脈に挿入し，先端のバルンが完全に血管腔を塞ぐ楔入部で圧を測定する．

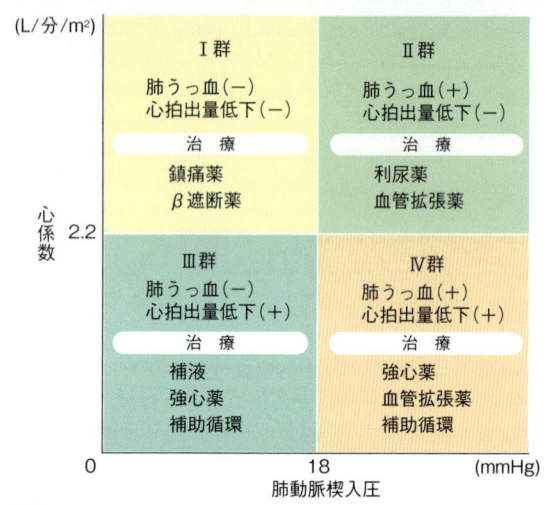

■フォレスター分類による心不全の分類と治療指針

Section 4 治療

● まず基礎疾患(左心系障害)の治療を行うことが重要で，予後はARDSに比較して良好である．
● 低酸素血症改善のために，ベンチュリマスクや鼻カニューレを装着して酸素を投与する．
● 人工呼吸管理では肺内シャントを減少させるために，呼気終末陽圧(PEEP)をかける．
● 静脈還流量を低下させるために，セミファウラー位(臥位で上半身を15°〜30°起こす)をとる．
● 痰の喀出に努める．塩分・水分の摂取制限をする．
● 薬物療法で用いられる主な薬物を表にあげる．

■心原性肺水腫治療の主な薬物

利尿薬	フロセミド	心不全の治療薬．静脈を拡張し排尿を促すことで，肺の液体成分を排出させる．
強心薬	ジギタリス製剤	心収縮力を増強し，左心不全を改善する．
気管支拡張薬	アミノフィリン	気管支喘息，慢性閉塞性肺疾患，呼吸不全などに有効で，効果は血中濃度と相関する．
麻薬	モルヒネ塩酸塩	静脈を拡張し血流のうっ滞を軽減，過呼吸を抑制する．

■肺胞気−動脈血酸素分圧較差(A-aDo₂)：alveolar-arterial oxygen pressure difference　■急性呼吸窮(促)迫症候群(ARDS)：acute respiratory distress syndrome　■持続的気道陽圧法(CPPV)：continuous positive pressure ventilation　■肺動脈楔入圧(PCWP)：pulmonary capillary wedge pressure　■呼気終末陽圧(PEEP)：positive end-expiratory pressure　■スワン・ガンツカテーテル(S-G)：Swan-Ganz catheter

Unit 4 急性呼吸窮迫症候群（ARDS）

J80, J81（非心原性肺水腫）

acute respiratory distress syndrome

疾患概念
急性呼吸窮（促）迫症候群（ARDS）とは，先行する原因疾患により肺胞隔壁が急激に破壊されて毛細血管透過性が亢進し，大量の液体成分が間質や肺胞に滲出して急性呼吸不全を呈する非心原性肺水腫を中心とした病態．急性発症の低酸素血症，胸部X線上両側のびまん性浸潤陰影を認め，かつ心原性肺水腫を否定できる一連の症候群．同じ病態の急性肺傷害（ALI）とはPaO_2/F_IO_2値で区別される．

SUMMARY Map

誘因・原因
- 先行する基礎疾患は直接損傷と間接損傷の2つに分類される．
- 直接損傷では肺炎や誤嚥による場合が，間接損傷では敗血症や外傷，熱傷による場合が多い．

病態
- 肺胞隔壁（血管内皮，肺胞上皮）の透過性亢進に基づく非心原性肺水腫．
- 肺水腫によるシャント*や拡散障害*に加え，換気血流比（$\dot{V}_A/\dot{Q}$）*の不均等分布により高度ガス交換障害が生じる．
- 病態は，透過性亢進による肺水腫（急性期），肺コンプライアンス低下（急性期～亜急性期），肺線維化（亜急性期～慢性期）と経過する．

症状・臨床所見
- 肺胞虚脱とシャント効果により，低酸素血症に至り，呼吸困難を呈する．
- 多くは基礎疾患の先行後，12～48時間経過して発症する．
- 基礎疾患による炎症を反映して，発熱を認めることが多い．
- 多臓器不全を呈した場合には，各臓器の障害を反映した臨床所見を呈する．

検査・診断・分類
- 動脈血液ガス分析：PaO_2/F_IO_2*が300以下で急性肺損傷（ALI），200以下で急性呼吸窮迫症候群（ARDS）と診断する．
- 心原性肺水腫の否定：肺動脈楔入圧が18mmHg未満．ただし，無用な右心カテーテル挿入は死亡率を上昇させるため，心臓超音波検査や臨床所見から左心不全が否定されればよい．
- 直接損傷と間接損傷に分類される．
- ALI/ARDSの診断に特異的な検査所見はないが，胸部CTが有用である．

治療
- 現在，有効な薬物療法はない．
- 肺保護戦略に基づいた人工呼吸器管理と，きめの細かい全身管理を実施する．

用語解説

拡散障害
ガス交換における拡散とは，肺胞から赤血球までのO_2やCO_2の移動のこと．炎症などにより肺胞の間質が肥厚すると肺胞と毛細血管の距離が広がり，ガス交換に異常が生じる．

PaO_2/FIO_2
肺の酸素化能をみるための指標．動脈血酸素分圧（PaO_2）を吸入気酸素濃度（F_IO_2）で除し，比率として表したもので，P/F比（P/F ratio），oxygenation indexともよばれる．350～400以上が正常とされている．

換気血流比（$\dot{V}_A/\dot{Q}$）
シャント
p.22, 23参照

Section 1 誘因・原因

- 急性呼吸窮(促)迫症候群(ARDS)および急性肺損傷(ALI)は，先行する原因疾患があり，肺胞隔壁(血管内皮，肺胞上皮)の透過性亢進に基づき広汎に肺が傷害される，非心原性肺水腫である．

■原因疾患
- 直接損傷と間接損傷に分類される．
- さまざまな先行疾患により生じるが，肺炎や誤嚥といった直接的な肺傷害や，敗血症，外傷，熱傷といった間接的な肺傷害による頻度が高い．

■発症機序
- 原因疾患で発現した炎症性サイトカインにより好中球が肺毛細血管に集積する．好中球は細胞接着分子(ICAM-1など)により血管内皮細胞に接着し血管外へ遊走・活性化し，活性酵素やタンパク分解酵素(プロテイナーゼ)などを放出する．
- 活性化した好中球や肺胞マクロファージ由来の組織傷害性物質により肺胞隔壁(血管内皮，肺胞上皮)が損傷され，透過性が亢進して血漿成分・細胞成分が滲出し貯留する．間質での液体成分貯留を間質性肺水腫，肺胞に至ったものを肺胞性肺水腫とよぶ．

■ALI/ARDSの主な原因疾患

分類	直接損傷	間接損傷
頻度の多いもの	肺炎 胃内容物の吸引(誤嚥)	敗血症 外傷，高度の熱傷 (とくにショックと大量輸血を伴う場合)
頻度の少ないもの	脂肪塞栓 吸入傷害(有毒ガスなど) 再灌流性肺水腫(肺移植直後など) 溺水 放射線肺障害 肺挫傷	心肺バイパス術 薬物中毒(パラコートなど) 急性膵炎 自己免疫疾患 輸血関連急性肺障害(TRALI)

(日本呼吸器学会ARDSガイドライン作成委員会：ALI/ARDS診療のためのガイドライン 第2版, p.15, 日本呼吸器学会, 2010)

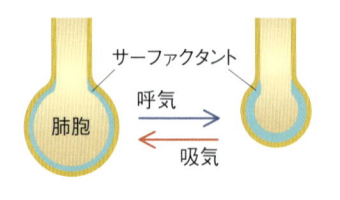

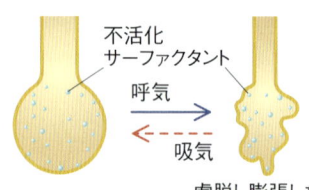

■サーファクタントの機能
呼気により肺胞は縮小するが，サーファクタント同士の反発によって虚脱はしない．

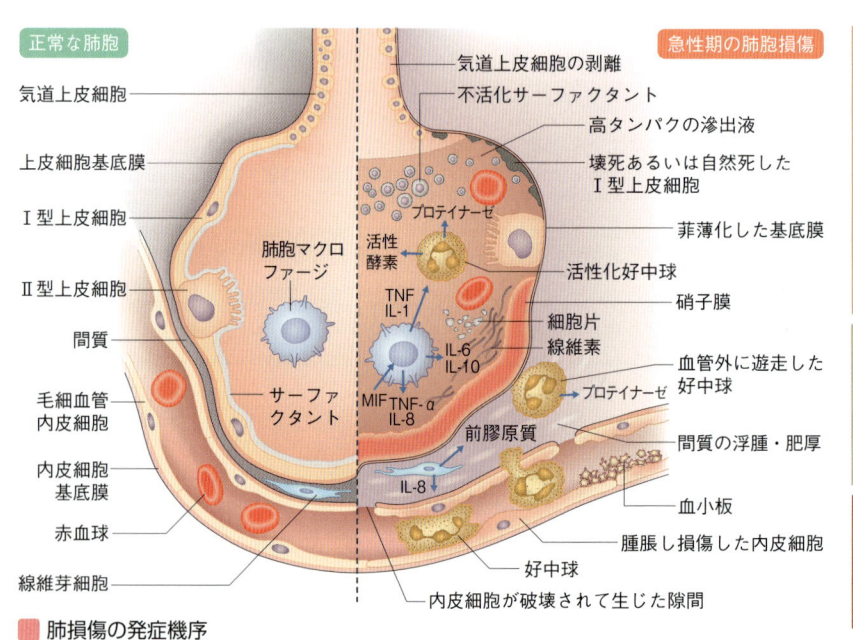

■肺損傷の発症機序

肺胞上皮の透過性が亢進し，血漿・細胞成分の滲出は肺胞内に及ぶ．肺胞内での大量の液体成分の貯留，炎症によるサーファクタントの不活化などにより酸素が取り込めなくなる．進行すると，血漿成分中の線維素により硝子膜が形成され，肺胞壁の線維化が起こる．

好中球は酵素を放出して炎症を起こし，間質は肥厚する．また，血管内皮が損傷して血管透過性が亢進するので，血漿・細胞成分が間質に滲出する．

原因疾患に起因するサイトカインが好中球を毛細血管に引き寄せる．好中球は細胞接着分子によって血管内皮細胞に接着し間質へ遊走する．内皮細胞は炎症で損傷を受ける．

(Ware LB, et al：The acute respiratory distress syndrome. N Engl J Med, 342：1334〜1349, 2000 をもとに作成)

■病態
- 間質や肺胞に血漿成分・細胞成分が貯留し，高度なガス交換障害に至る．以下に主な病態をあげる．
・シャントの増加：血流の酸素化障害が起きる．
・拡散障害：毛細血管外に遊走した好中球が放出する酵素により，間質は炎症を起こし肥厚する．
・換気血流比（$\dot{V}_A/\dot{Q}$）の不均等分布：血液の酸素化障害が起きる．
・サーファクタント機能不全：サーファクタント（surfactant，表面活性物質）は肺胞Ⅱ型上皮細胞から分泌されるリポタンパクで，肺胞内皮表面にあって肺胞の虚脱を防ぐ．サーファクタントが不活性になると肺が膨らまなくなる．
・肺コンプライアンスの低下：肺が硬化し肺活量や換気が低下する．
- 発症経過による分類と病態の変化を図に示す．

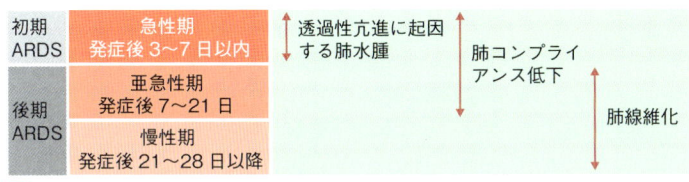

初期 ARDS	急性期 発症後3～7日以内	透過性亢進に起因する肺水腫	肺コンプライアンス低下	
後期 ARDS	亜急性期 発症後7～21日			肺線維化
	慢性期 発症後21～28日以降			

■発症経過による分類と病態の変化

Section 2 症状・臨床所見

- 高度のガス交換障害（低酸素血症）により，急激な呼吸困難，頻呼吸，チアノーゼを認める．原因疾患の炎症反応として発熱，肺以外の臓器異常を呈することもある．多臓器不全（MOF）を呈した場合には，各臓器の障害を反映した臨床所見をみる．
- 聴診では，「プツプツ，ボコボコ」という水泡音（断続性ラ音）を認める．
- 先行疾患発症後48時間以内に発症することが多いが，外傷の場合は比較的遅発性である．
- 線維素が増殖して肺線維化が進行すると，肺線維症（pulmonary fibrosis）に至る．

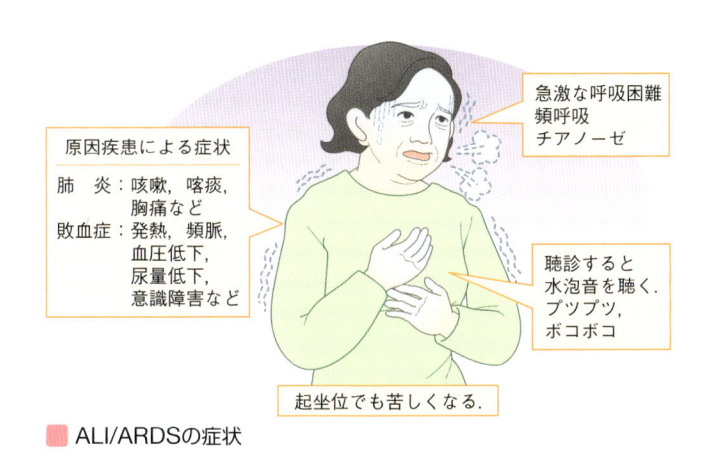

原因疾患による症状
肺　炎：咳嗽，喀痰，胸痛など
敗血症：発熱，頻脈，血圧低下，尿量低下，意識障害など

急激な呼吸困難
頻呼吸
チアノーゼ

聴診すると水泡音を聴く．プツプツ，ボコボコ

起坐位でも苦しくなる．

■ALI/ARDSの症状

Section 3 検査・診断・分類

- ALI/ARDSは，急性に発症した低酸素血症，胸部X線上両側のびまん性浸潤陰影を認め，かつ心原性肺水腫が否定できる，非心原性の急性呼吸不全である．
- 診断に特異的な検査所見はないが，胸部CTが有用である．

検査

■胸部CT検査
- 両側びまん性のスリガラス陰影を認めるが，陰影は不均一に分布することもある．
- 高分解能CT (HRCT) では，牽引性気管支拡張などの線維化期の病理像を検出できる．

■動脈血液ガス分析
- PaO_2（動脈血酸素分圧）が低下し，A-aDo_2（肺胞気–動脈血酸素分圧較差）は上昇する．
- PaO_2/F_IO_2 が 300mmHg以下でALI，200mmHg以下でARDSと診断する．
- 頻呼吸によりCO_2が減少するため，呼吸性アルカローシスを呈する．

■血液検査
- 全身の炎症反応として，白血球増加やCRP上昇を認める．

■病理学的検査
- 病理学的には，ALI/ARDSはびまん性肺胞傷害 (DAD) 像を呈する．
- 病理組織像から，滲出期 (exudative stage)，器質化（増殖）期 (proliferative stage)，線維化期 (fibrotic stage) に分類される

> 重症の敗血症では，白血球が減少する．

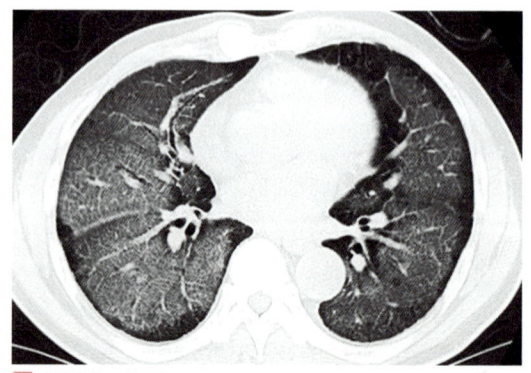

▮ARDSのCT像
両側びまん性にスリガラス陰影を認める．

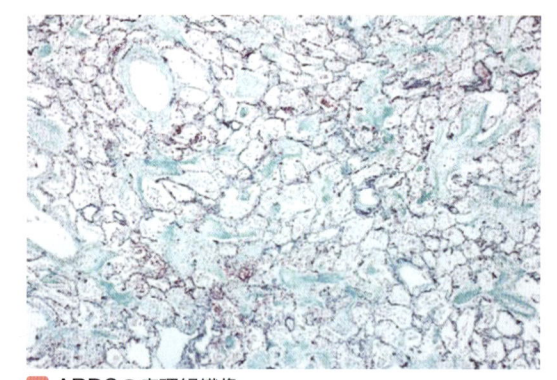

▮ARDSの病理組織像
肺胞腔内が滲出物で埋めつくされている．

■びまん性肺胞傷害の病理像

滲出期（3～7日以内）	増殖（器質化）期（7～21日）	線維化期（21～28日以降）
間質性・肺胞性浮腫 硝子膜形成	間質・気腔内の筋線維芽細胞増殖 硝子膜の器質化	膠原線維の沈着
Ⅰ型肺胞上皮細胞壊死	Ⅱ型肺胞上皮細胞の過形成 軽度の慢性炎症	Ⅱ型肺胞上皮細胞の過形成 ときに顕微鏡的蜂巣肺様変化
白血球凝集 血管内皮細胞壊死 微小血栓	肺動脈内の早期器質化血栓	肺動脈内器質化血栓 血管壁の中膜肥厚

（日本呼吸器学会ARDSガイドライン作成委員会編：ALI/ARDS診療のためのガイドライン 第2版．p.22, 日本呼吸器学会，2010）

診断

- ALI/ARDSの診断には，心原性肺水腫の否定が必要である．
- 右心カテーテル検査によって肺動脈楔入圧が18mmHg未満であれば，心原性肺水腫を否定できる．ただし，無用な肺動脈カテーテル挿入は死亡率を上昇させるため，心エコー検査や臨床所見から左心不全が否定されればよい．

■ALI/ARDSの診断基準

分類	経過	酸素化	胸部X線像所見	肺動脈楔入圧
ALI	急性	$PaO_2/F_IO_2 ≦ 300mmHg$ 〔呼気終末陽圧（PEEP）の値によらず〕	両側性の浸潤陰影	測定時には≦18mmHg または理学的に左房圧上昇の臨床所見がない．
ARDS	急性	$PaO_2/F_IO_2 ≦ 200mmHg$ 〔呼気終末陽圧（PEEP）の値によらず〕	両側性の浸潤陰影	測定時には≦18mmHg または理学的に左房圧上昇の臨床所見がない．

注：ARDSにおける肺病変の必須条件は「両側性の肺浸潤影」であり，びまん性であることは要求されない．なお，急性に進行する片側性の肺浸潤影でもALI/ARDSとできるかについては未決である．

（日本呼吸器学会ARDSガイドライン作成委員会編：ALI/ARDS診療のためのガイドライン 第2版．p.12，日本呼吸器学会，2010）

Section 4 治療

- 根本的な治療法がない難治性の呼吸器疾患なので，呼吸管理療法や薬物療法による呼吸の改善や合併症の予防を行う．
- 心原性肺水腫に比べ予後が悪く，致死率は40〜50%である．MOF，播種性血管内凝固症候群（DIC），感染症などを合併して死亡することが多い．

薬物療法

- 現時点では，生存率の改善が証明された薬物療法は存在しない．下記の薬物療法が行われているが，有効性は証明されていないか，無効である．
- 副腎皮質ステロイド薬：抗炎症作用．
- 好中球エラスターゼ選択的阻害薬：好中球から放出されて血管内皮細胞を傷害し，透過性を亢進させるエラスターゼの選択的阻害．
- 抗凝固療法：肺損傷に伴う血液凝固異常の治療．
・アンチトロンビン：血液凝固抑制作用．
・遺伝子組み換え型活性化プロテインC：血液凝固抑制作用および抗炎症作用．
- 一酸化窒素（NO）吸入療法：肺血管拡張作用があるNO吸入による低酸素血症の改善．
- サーファクタント補充療法：合成サーファクタントの気管内注入による肺サーファクタント活性化．

呼吸管理療法

- ARDSにおける換気設定は，人工呼吸器関連損傷（VALI）予防を目的とした肺保護戦略（低容量換気，高めのPEEPなど）に基づいて行う．

■肺保護戦略

- 低容量換気：低容量（6〜8mL/kg程度），高頻度換気．
- 容認される高二酸化炭素血症（PHC）：VALIの抑制．
- open lung戦略：リクルートメント手技（RM）や高PEEPなどで一時的に高い気道内圧をかけ，肺胞や末梢気道の再開放を促進．
- 自発呼吸温存療法：open lung戦略と併用し，強制換気をできるだけ回避．

■ARDSの換気設定の概念

低容量換気	・1回換気量は10mL/kgPBW（予想体重）以下になるように，吸気終末のプラトー圧が30cmH$_2$O以下になるように設定する． 予想体重（PBW）は次のように算出する． 男性：50.0+0.91〔身長（cm）−152.4〕　女性：45.5+0.91〔身長（cm）−152.4〕 ・高い気道圧は残存する正常肺胞の過伸展を起こす．
吸入気酸素濃度（F$_IO_2$）と呼気終末陽圧（PEEP）の設定	・F$_IO_2$は1.0から開始する． ・動脈血酸素分圧（PaO$_2$）>60mmHgを保つかぎり，F$_IO_2$を状況に応じて低下させる． ・調節換気時のPaO$_2$は平均気道内圧に相関するため，PaO$_2$が低下している場合には，PEEPを3〜5cmH$_2$Oずつ上昇させる．ただし，上限は20cmH$_2$Oとし，循環抑制や脳圧上昇が問題となる場合には，上限を低く設定する．
酸素化を保持する換気	・高頻度パーカッション換気（HFPV），高頻度振動換気（HFOV），体外式生命補助（ECLS）などは，酸素化を保つうえで有用とされている．

- ARDSでは背部の下側肺が浸潤されやすい．そのため，下側肺を高くする腹臥位管理がPaO_2/F_IO_2の低い（100未満）重症ARDS患者で有効である．障害部位が下側肺であることを確認してから行う．
- 輸液の際は，in-outをゼロ～マイナスバランスに保つ．
- 高頻度振動換気（HFOV）では，解剖学的死腔（ガス交換に関与しない気道）以下の1回換気量（1～2mL/kg）でも高頻度振動により酸素化を保持できる．低容量換気とopen lung戦略の効果がある．

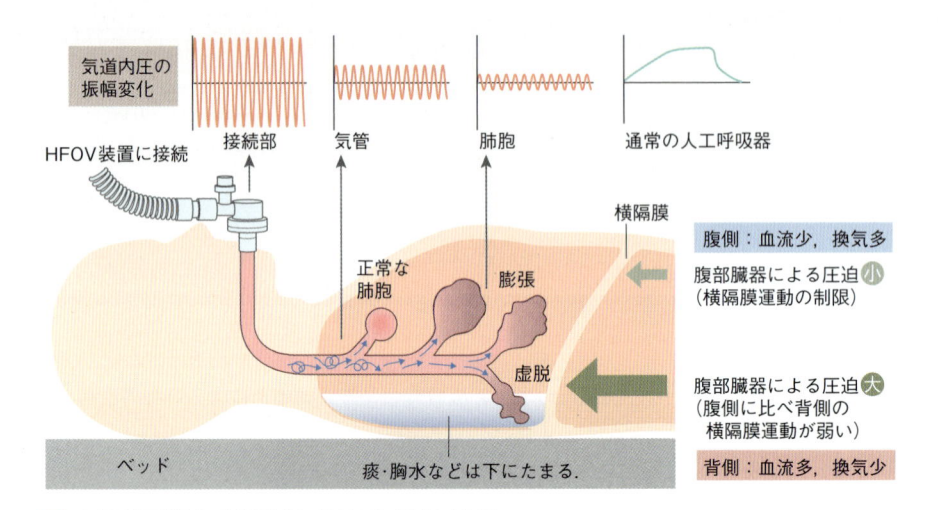

高頻度振動換気（HFOV）における気道内圧変動
気道内圧変動が小さいため，吸気時の肺胞過伸展や呼気時の肺胞虚脱・再開放によるVALIの発生を抑制できる．

■急性肺損傷（ALI）：acute lung injury　■急性呼吸窮(促)迫症候群（ARDS）：acute respiratory distress syndrome　■気管支肺胞洗浄（BAL）：bronchoalveolar lavage　■びまん性肺胞傷害（DAD）：diffuse alveolar damage　■播種性血管内凝固症候群（DIC）：disseminated intravascular coagulation　■体外式生命補助（ECLS）：extracorporeal life support　■吸入気酸素濃度（F_IO_2）：fraction of inspired O_2 concentration　■高頻度振動換気（HFOV）：high frequency oscillatory ventilation　■高頻度パーカッション換気（HFPV）：high frequency percussive ventilation　■高分解能CT（HRCT）：high-resolution CT　■細胞接着分子（ICAM-1）：intercellular adhesion molecule-1　■マクロファージ遊走阻止因子（MIF）：macrophage migration inhibitory factor　■多臓器不全（MOF）：multiple organ failure　■一酸化窒素（NO）：nitric oxide　■動脈血酸素分圧（PaO_2）：arterial oxygen partial pressure　■予想体重（PBW）：predicted body weight　■呼気終末陽圧（PEEP）：positive end-expiratory pressure　■容認できる高二酸化炭素血症（PHC）：permissive hypercapnia　■吸気最高気道内圧（PIP）：peak inspiratory pressure　■プラトー圧（Pplat）：plateau pressure　■リクルートメント手技（RM）：recruiting maneuver　■輸血関連急性肺障害（TRALI）：transfusion-related acute lung injury　■人工呼吸器関連損傷（VALI）：ventilator-associated lung injury

Unit 5 I28.0 肺動静脈瘻

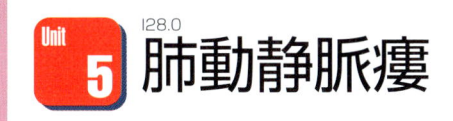

pulmonary arteriovenous fistula

疾患概念
肺動静脈瘻は，肺内における肺動脈と肺静脈が毛細血管を介さない異常シャントにより生じる．先天性のものがほとんどだが，後天性に肝硬変，僧房弁狭窄症，外傷，結核などによっても発症する．チアノーゼ，多血症，ばち指が古典的三徴として知られている．右左シャントによって，細菌や塞栓子が直接脳へ流出するために脳膿瘍，奇異性塞栓症などを合併することがある．

SUMMARY Map

誘因・原因
- 遺伝性出血性毛細血管拡張症(HHT)を約70％で認めるなど多くが先天性だが，肝硬変，僧房弁狭窄症，外傷，結核などによって続発する後天性のものもある．

病態
- 右左シャントによる慢性的な低酸素血症，および動静脈瘻による塞栓症がいろいろな臨床症状を引き起こす．
- 病理所見は，内皮細胞で裏打ちされた薄い血管成分と，周囲の肺組織と連続性を有さない間質結合組織からなる．

症状・臨床所見
- 肺動静脈瘻のサイズによるが，直径2cm以下では無症状のことが多い．
- 多発性，両側性では症状が出現しやすい．
- 呼吸困難，チアノーゼ，ばち指，喀血，鼻出血などが現れ，頭痛，めまい，麻痺，失神などの神経症状を合併する．

検査・診断・分類
- 胸部X線では，円形または結節陰影，あるいは肺門を結ぶ流入血管による策状陰影を認める．
- 3次元CTによって血管との関連を診断する．

治療
- 症状や合併症を認める場合には，絶対的な治療の対象である．
- 無症状の場合でも，破裂による血胸，大量喀血，脳梗塞，脳膿瘍などの重篤な合併症を考え，治療の適応を検討する．
- カテーテルによる肺動脈塞栓術，外科的摘出などが実施される．

Section 1 誘因・原因

- 遺伝性出血性毛細血管拡張症(HHT, Rendu-Osler-Weber)を約70％で認める．
- 肝硬変，僧房弁狭窄症，外傷，結核などによって続発する後天性のものもある．

■Rendu-Osler-Weber症候群(オスラー病)の診断基準
- 次の4項目のうち，3つ以上あると確診．2つで疑診．1つだけでは可能性は低い．
  - 繰り返す鼻血
  - 皮膚や粘膜の毛細血管拡張(口唇，口腔，指，鼻が特徴的)
  - 肺，脳，脊髄，肝臓，消化管の動静脈瘻
  - 一親等以内にこの病気を有する患者がいる．

■遺伝性出血性毛細血管拡張症(HHT)のタイプとその特徴

HHTのタイプ	HHTの特徴	遺伝形式	関連疾患	染色体	遺伝子
HHT1	高頻度の肺動静脈瘻	常染色体優性		9	endoglin
HHT2	より軽症	常染色体優性	原発性高血圧症	12	ALK-1
若年性ポリポージス＋HHT		常染色体優性	若年性ポリポージス	18	Smad4
HHT3		常染色体優性		5	不明
HHT4		常染色体優性		7	不明

Section 2 症状・臨床所見

- 右左シャントによる慢性的な低酸素血症，および動静脈瘻による塞栓症がいろいろな臨床症状を引き起こす．
- 肺動静脈瘻の形態には，単発性肺動脈瘤型から多発性末梢血管拡張型までいろいろである．単発性でサイズが直径2cm以下では無症状のことが多いが，多発性，両側性にみられる場合では，症状がでやすくなる．
- チアノーゼ，多血症，ばち指が古典的三徴として知られているが，呼吸困難，血痰，喀血なども現れることもある．また，頭痛，めまい，麻痺，失神などの神経症状を合併することも多い．
- 病変部に連続性の血管性雑音が聴取されることがあり，心収縮期と深吸気で増強する．

Section 3 検査・診断・分類

- 胸部X線では，円形または結節陰影と，肺門を結ぶ流入血管による策状陰影を認める．
- 胸部CTでは，造影による3次元CTを撮像し，血管との関連を診断する．
- 右左シャントによるPaO_2低下や二次性赤血球増多症（多血症）がみられることがある．
- 肺動静脈瘻は単純型と複雑型に分類され，80〜90％は流入区域肺動脈と流出肺静脈が1本ずつの単純型である．複雑型では流入区域肺動脈は複数で，流出肺静脈は1本である．
- 流入動脈はほとんどが肺動脈であるが，気管支動脈，肋間動脈など体循環系の支配を受けることもある．

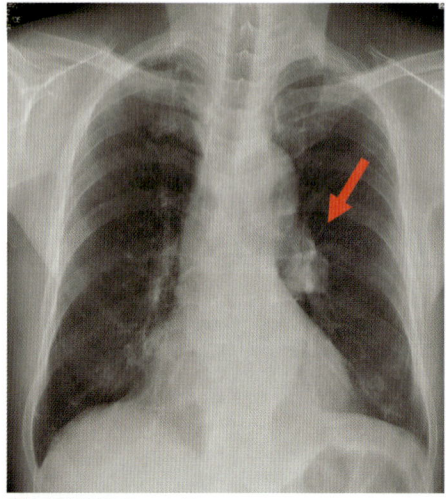

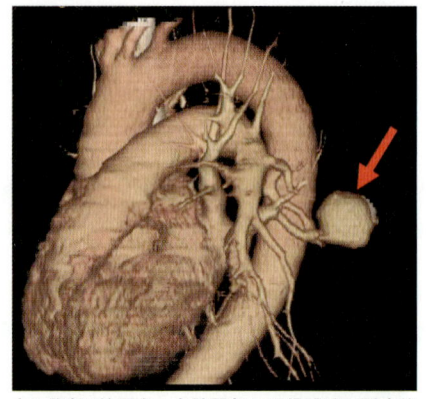

左：胸部X線写真：左肺門部に辺縁明瞭な腫瘤陰影を認める．
右：造影による胸部3次元CT：3cm大の腫瘤に輸入動脈と輸出静脈を認める．

■ 肺動静脈瘻の1例

Section 4 治療

- 症状や合併症を認める場合や，動静脈瘻が2cm以上のもの，流入動脈が3mm以上のものは，絶対的な治療の対象となる．
- 無症状の場合でも，瘻の破裂による血胸や大量喀血，静脈からの血栓や細菌が肺動静脈瘻を介して動脈側に通り抜け，脳梗塞や脳膿瘍などの重篤な合併症を引き起こすことがあるため，治療の適応を検討する．
- カテーテルによる肺動脈塞栓術，外科的摘出などが実施される．

■遺伝性出血性毛細血管拡張症（HHT）：hereditary hemorrhagic telangiectasia

Unit 1 乳び胸

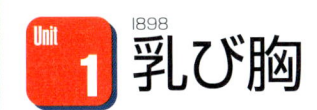

I898

chylothorax

疾患概念
腸，左右の腰，左頸，左鎖骨下リンパ本幹の流れを受ける太いリンパ管である胸管あるいは胸管と交通するリンパ管の損傷により，胸腔内に乳びが貯留した状態を乳び胸という．乳びとは脂肪球を含んだ乳白色調，いわゆるコーヒー牛乳様のリンパ液をいう．

SUMMARY Map

誘因・原因

- 胸管あるいは胸管と交通するリンパ管の閉塞・損傷により，胸(膜)腔内*（胸膜の項p.3参照）に乳びが貯留して起こる（胸管の走行上，乳びは縦隔に貯留してから胸腔内に入る）．
- 胸部の開胸手術，悪性腫瘍などが原因になることが多いが，胸壁の外傷による胸管破裂によることもある．

病態

- 乳白色調，いわゆるコーヒー牛乳様のリンパ液である乳びが漏れ出て胸腔に貯留する状態である．

症状・臨床所見

- 両側性で急激に貯留する場合は呼吸困難を訴える．
- 徐々に貯留する場合は自覚症状は乏しいが，息切れ，胸痛などが出現することがある．

検査・診断・分類

- 胸部X線写真で容易に診断．
- 貯留液が乳びであることを確かめるには，採取された液体が特徴的な色調であれば診断されるが，液体のコレステロール値やトリグリセリド(TG)値が高値であれば確実な診断となる．

治療

保存的治療
- 胸腔に貯留した乳びをドレナージして肺を十分に拡張させる．
- 脂肪制限食や禁食にして高カロリー輸液による栄養管理を実施．

外科治療
- 胸管・リンパ管の損傷部位を同定し，結紮処理あるいは横隔膜上部の高さで椎体前面を走行する胸管を結紮処理する．

Section 1 誘因・原因

胸管の走行

- リンパ流は血管から漏出した組織液を吸収し、小リンパ管やリンパ本幹（胸管と右リンパ本幹）を経て静脈に流入し右心房に至る。
① 腹腔臓器および下半身からのリンパ液が、第2腰椎の高さで椎体前面にある乳び槽に流入する。
② 乳び槽から始まる胸管は、横隔膜大動脈裂孔を通って胸椎椎体前のやや右側を上行する。
③ 第5～6胸椎の高さで左側に向かい、大動脈後方から食道左側を通って前方に走行する。
④ 左鎖骨下静脈と左内頸静脈との合流点付近の左静脈角に流入し、右心房に入る。
- 胸管には静脈と同様の弁があり、逆流を防いでいる。
- 右上半身のリンパは、右リンパ本幹を経て右静脈角に流入する。

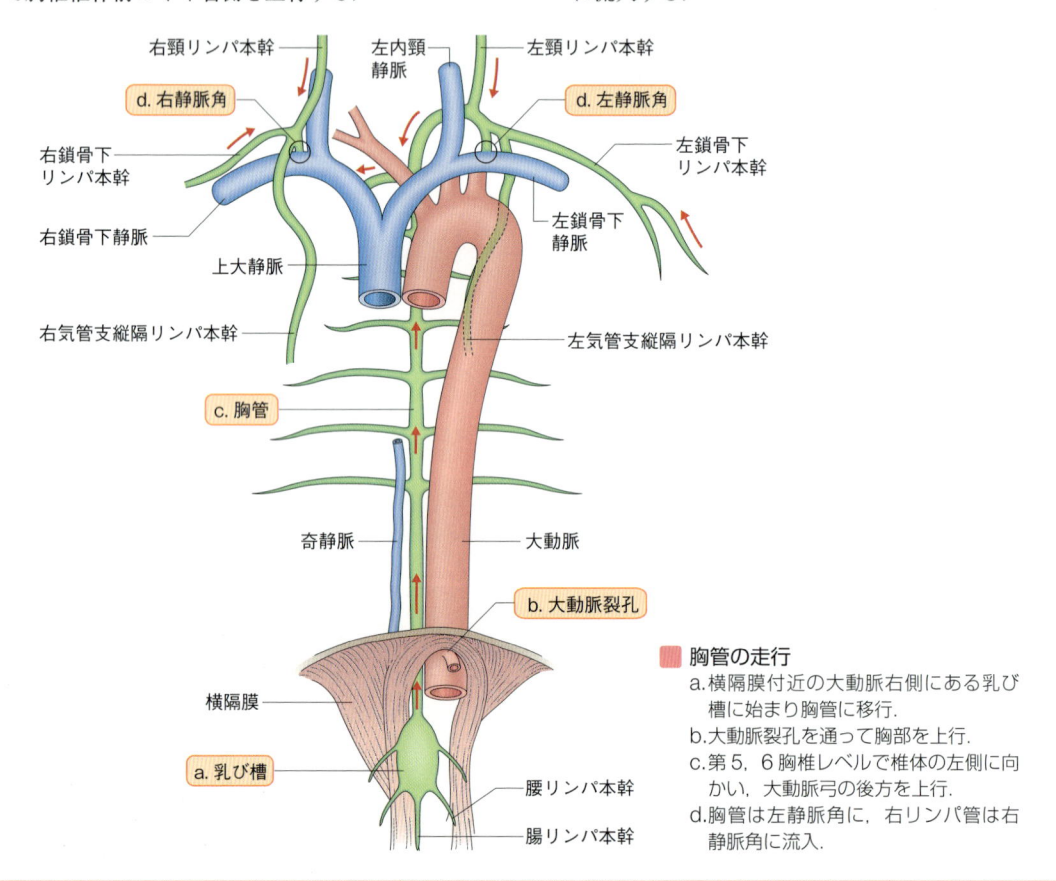

■ 胸管の走行
a. 横隔膜付近の大動脈右側にある乳び槽に始まり胸管に移行。
b. 大動脈裂孔を通って胸部を上行。
c. 第5、6胸椎レベルで椎体の左側に向かい、大動脈弓の後方を上行。
d. 胸管は左静脈角に、右リンパ管は右静脈角に流入。

原因

- 開胸手術時の損傷、胸部外傷、悪性腫瘍が大部分を占める。
・手術操作による胸管あるいは胸管と交通するリンパ管の損傷。
・胸部鈍的外傷あるいは穿通性外傷。
・胸腔内腫瘍の胸管への直接的な浸潤。

Section 2 症状・臨床所見

- 息切れ、胸痛などが出現することがあるが、無症状の場合も多い。胸痛は呼吸運動に影響を及ぼすことがある。
- 両側性で急激に貯留する場合は呼吸困難が強くなる。
- 重症例では呼吸循環不全や栄養状態の悪化をきたす場合がある。

Section 3 検査・診断・分類

- 胸腔内に乳びという液体が貯留する病態であり，胸部X線写真で容易に診断することができる．
- 貯留液が乳びであることを確かめるには，胸腔穿刺やドレーン留置により採取された液体が特徴的な色調であれば診断されるが，コレステロール値やTG値を測定して血中よりも高値であれば確実な診断となる．
- 胸管の損傷部位の同定は困難なことが多いが，リンパ管造影を行うこともある．
- 保存的治療で軽快しない場合には手術することになるが，術前数時間前に牛乳やバターなど脂肪の多いものを少量摂取させ，脂肪吸収を促進させた状態で胸腔内を観察すると，胸管損傷部位が容易に同定することができる場合もある．

> 乳び胸は検査所見により容易に診断がつくが，治療方針をどのように決定するかが大きな問題となる．

Section 4 治療

保存的治療

- 胸腔に貯留した乳びをドレナージ（p.353参照）して肺を十分に拡張させ，胸管損傷部位が周囲組織で圧迫・被覆されるようにして治癒促進を促す．
- 次に乳びの産生を抑えるために脂肪制限食や禁食にして高カロリー輸液による栄養管理を行う．これにより胸管の安静が保たれ治癒が促進される．
- がん性腹膜炎による腹水貯留の対症療法として使用されるソマトスタチン（成長ホルモン，甲状腺刺激ホルモンなどの分泌を抑制する作用がある）を投与し，難治性乳び胸が軽快した報告がある．ただし保険適用がないがないために現在では限られた条件での使用となる．

外科治療

- いかなる保存的治療も奏効しない場合は，手術を行う．
- 手術は胸管・リンパ管の損傷部位を同定し，結紮処理することが原則である．
- 損傷部位の同定ができない場合や，同定処置後の追加処置で横隔膜上部の高さで椎体前面を走行する胸管を結紮処理する．
- 最近では低侵襲性を特徴とする胸腔鏡下での手術機会が増えており，手術実施のタイミングは，より早期になる傾向にある．クリップや超音波凝固切開装置など，器具の開発も胸腔鏡アプローチに拍車をかけている．

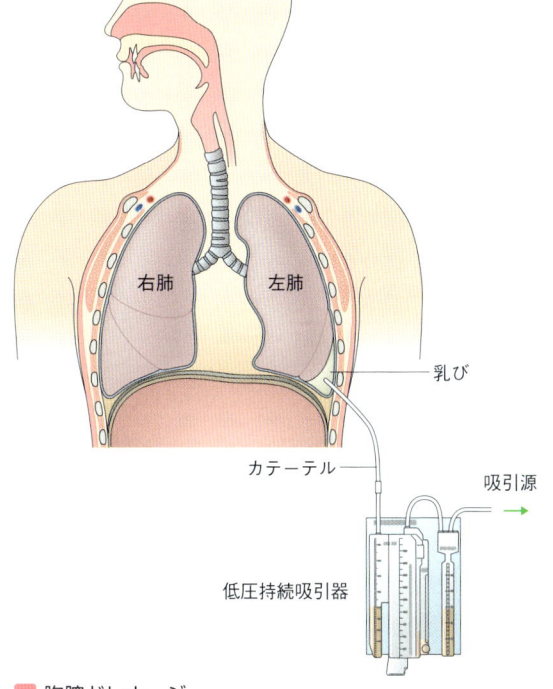

> 手術の場合，患者の脂肪喪失のほかタンパクおよび電解質異常もきたすために手術のタイミングが重要となる．

■ 胸腔ドレナージ

■ トリグリセリド（TG）：triglyceride

Unit 2 血胸

J94.2, S27.1

hemothorax

疾患概念
胸腔内に血液が貯留した状態である。索状の胸膜癒着が何らかの原因で断裂し、同部より出血したり、胸部外傷や肋間動静脈の損傷、医原性などでも起こりうる。外傷性によるものがほとんどで、その場合は気胸を合併していることが多い。出血性ショック、意識障害、呼吸不全、貧血などを呈する。貯留血液が凝固して十分に排液できないこともあるので、ドレナージはすみやかに行う必要がある。

SUMMARY Map

誘因・原因
- 交通事故、墜落、打撲、刺創などによる**胸部外傷**や、索状胸膜癒着の断裂、**肋骨動脈**の損傷などによることが多い。

病態
- 胸腔に**血液が貯留**した状態である。
- 胸腔内に空気と血液がともに貯留した状態を**血気胸***といい、肺損傷の際にみられる。

症状・臨床所見
- 出血の原因、状況による。
  - 胸部外傷による胸内苦悶、胸痛など。
  - 血液貯留による息切れ、胸痛など(自覚症状が乏しい場合が多い)。
  - 大量血胸によるショック、呼吸不全など。

検査・診断・分類
- 胸腔の液体貯留は胸部X線やCT検査により診断。
- **外傷**などのエピソードや経時的な貯留増量、胸壁など周囲臓器の損傷所見で診断。
- 貧血の進行を確認する。
- **胸腔穿刺**による貯留液体の性状確認は慎重に行う。

治療

保存的治療
- 胸腔ドレーンを留置し、**持続吸引**をして血液を排出する。

外科治療
- **手術のタイミング**が大切である。緊急手術の適応。
- 排液量の指標ばかりでなく、ドレナージ効果や肺の再拡張状況も考慮に入れる。

用語解説

血気胸
気胸と血胸が同時発生した状態を、血気胸(hemopneumothorax)という。気胸によって肺が虚脱した際に胸膜の血管を含む索状癒着部が離断したり、ブレブ(気腫性嚢胞)が破裂することにより、胸腔へ血液が漏れて貯留する場合があるが外傷性が最も多い。

空気がたまった状態

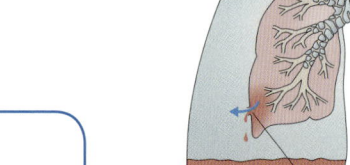

肺損傷部からの出血と空気漏れ

血液がたまっている状態

Section 1 誘因・原因

- 出血源としては肺や胸膜の裂傷，肋間動静脈の損傷，気管支動脈，そのほかの大血管の損傷あるいは胸膜癒着に伴って臓側・壁側胸膜の間に新生された血管の損傷などである．

■血胸の原因

外傷性	血管損傷，肺実質の損傷
非外傷性	気胸に伴うもの，悪性腫瘍の自壊
	大動脈瘤破裂
	子宮内膜症（月経随伴性気胸）

Section 2 症状・臨床所見

- 胸部外傷後の胸内苦悶，胸痛，呼吸困難，チアノーゼ，頻脈などが出現する．
- 大血管の損傷による大量血胸では，循環血液量減少による出血性ショック，血圧低下に伴う意識障害，同時に肺の虚脱による呼吸不全が現れる．
- 肺循環系の損傷では，自然に止血することが多い．
- 血液凝固因子である第Ⅲ因子（トロンボプラスチン）が肺には多く存在するために，低圧である肺循環系では自然に止血されることが多い．

Section 3 検査・診断・分類

- 胸腔の液体貯留は，胸部X線や胸部CT検査により容易に診断可能である．
- 液体が血液であるかどうかについては，外傷などのエピソードの有無や，貯留状況の経時的な推移で増量が確認される場合，さらに胸部CT検査で胸壁など周囲臓器の損傷所見が認められることより予想が可能である．
- 血算値も考慮する．
- 胸腔穿刺をして貯留液体の性状を確かめることも行われるが，安易に何回もやることは慎むべきで，胸腔ドレーンを挿入する前に行われる試験穿刺と兼ねて行うと考えてよい．これは感染予防や膿胸に進行する危険を防ぐ意味である．
- 肋骨動脈や肋間神経は肋骨の下縁を走行している．胸腔穿刺の際は肋骨の下縁を避け，上縁を通るように針先を進める．

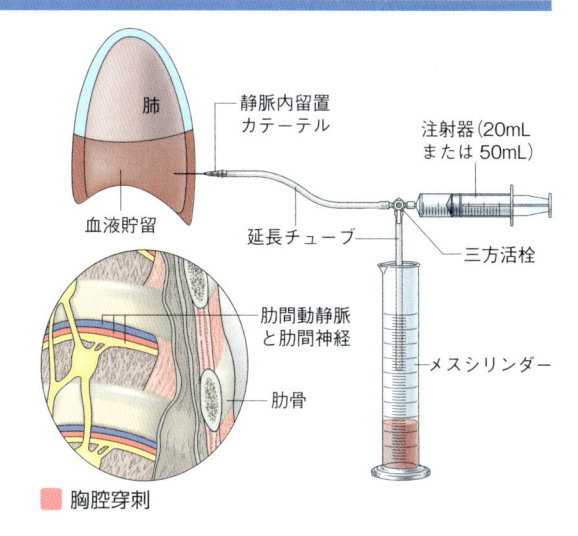

胸腔穿刺

Section 4 治療

■保存的治療

- 気胸の合併例や画像所見を診断し，血液が安全に胸腔ドレーンを留置できる程度以上に貯留している場合には，胸腔ドレーンを留置し持続吸引を行い血液の排出をはかる．挿入前にはベッドサイドで超音波検査を行い，術者の目で貯留の状態を把握することが大切である．
- 使用するドレーンはやや太めの径（22Frか24Frぐらい）のものを選択したほうがよい．
- 貯留血液が凝固し排液が十分に行えないこともあるので，ドレナージはすみやかに行う必要がある．

■外科治療

- 手術のタイミングが大切である．1,000mL以上の貯留が予測され，100～200mL/時の排液が2～3時間続く場合には，緊急に手術を実施して胸腔内を観察する必要があるとされる．
- ドレナージ効果が不良で十分な肺の拡張が得られない場合，膿胸に移行する例がある．そのため，排液量のみで手術適応を決めるのではなく，CT所見なども含めてドレナージ効果の限界が考えられる場合には手術適応を決めてもよいとされる．

Unit 3 気胸（自然気胸）

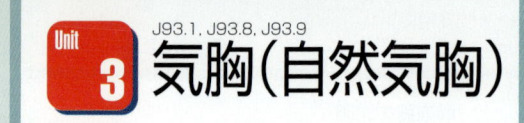

J93.1, J93.8, J93.9

pneumothorax (spontaneous pneumothorax)

疾患概念
気胸は，臓側胸膜が破れ，壁側胸膜と臓側胸膜に囲まれた胸腔内に空気または気体が漏出し，肺が虚脱した状態をいう．気胸は，発症の機序から自然気胸，外傷性気胸，医原性気胸などに分類される．

SUMMARY Map

誘因・原因
- 気胸は，自然気胸，外傷性気胸，医原性気胸などに分類される．
- 自然気胸は特発性と二次性（続発性）に分かれ，特発性は肺尖部に生じた気腫性嚢胞〔ブラ(bulla)〕の破裂により起こる．ブラの発生機序は不明．身長の高い若い男性に好発する．
- 二次性（続発性）はCOPD，肺結核，肺がん，気管支喘息，月経随伴性気胸などの原因疾患の合併症として起こる．高齢者，女性の割合が高い．

病態
- 臓側胸膜に欠損が生じ，肺内の陽圧の空気が陰圧環境の胸腔内に流入して肺が虚脱し，相互の圧環境が等しくなる病態が現れる．

症状・臨床所見
- 無症状の場合もあるが，多くは胸痛，呼吸苦や乾性咳嗽が認められる．
- 二次性（続発性）気胸：原因疾患があるため，軽度の気胸でも呼吸困難が高度となる場合がある．
- 緊張性気胸：高度の低酸素血症やショック状態．

検査・診断・分類
- 胸部X線検査で容易に診断できる．
- 胸部CT検査はブラの局在確認（健側肺を含む）や，二次性（続発性）気胸における気腫性変化の把握に適している．
- 打診により鼓音，聴診により肺胞呼吸音の減弱を認める．
- 発症機序から自然気胸〔特発性，二次性（続発性），その他〕，外傷性，医原性などに分類される．

治療
- 安静，脱気，ドレーン留置，手術に分けられる．
- 最近では，胸腔鏡手術により手術適応が広がっている．

用語解説

血気胸，縦隔気腫，皮下気腫，膿胸

血気胸：p.348参照．
縦隔気腫：縦隔洞に空気がたまった状態で，外傷，気道や食道の損傷によるものや肺胞の破壊によって肺間質から縦隔に移動した場合などがある．
皮下気腫：皮下組織内にガスがたまった状態で，気管，気管支などの気道の損傷（胸腔チューブ挿入部からのガスの流入）によることが多い．また気胸に対し胸腔ドレーンを留置するも，ドレナージ効果不良の際にも刺入部を中心に認められる．
膿胸（化膿性胸膜炎）：胸腔内に膿性の液体がたまった状態をいう．

月経随伴性気胸

子宮内膜症が横隔膜までに広がっている場合や肺にある場合，月経時に組織が崩れて穴が開き，ガスが胸腔内に流入して気胸となる．

Section 1 誘因・原因

- 気胸は，自然気胸，外傷性気胸と医原性気胸に分類される．さらに自然気胸は，健常者に発症する特発性自然気胸と，併存疾患を有する二次性(続発性)自然気胸に分かれる．

特発性自然気胸(idiopathic pneumothorax)

- 肺尖部に生じた肺胞の気腫性囊胞〔ブラ(bulla)〕と臓側胸膜が破綻し，胸腔へ気体が漏出して起こる．ブラとならんでブレブ(bleb)があるが，臨床的に区別して用いることはなく，一般にブラと総称している．
- 身長の高い若い男性に好発する．多くは自然に治癒するが，空気が漏れ続けた場合や再発が問題となる．
- 約25％の患者は再発気胸であり，2回目の気胸を発症した場合に3度目の再発をきたす頻度は50％以上といわれている．
- 両側気胸の頻度は10％以下，高度の血気胸*を合併するのは5％程度である．縦隔気腫*，皮下気腫*あるいは膿胸*を合併するものは少ない．

ブラ：臓側胸膜内弾性板の中に生じた気腔

ブレブ：臓側胸膜外弾性板の下に生じた気腔

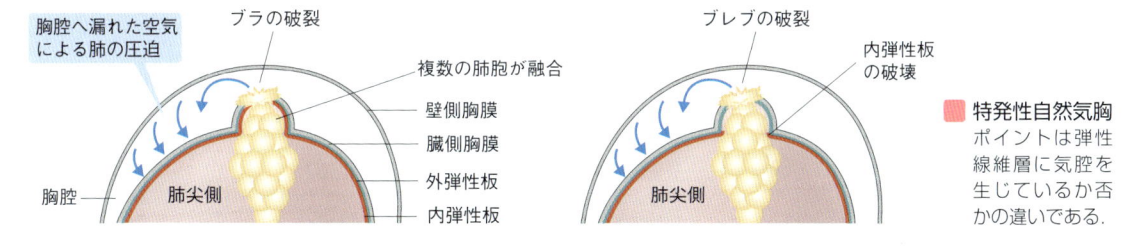

特発性自然気胸
ポイントは弾性線維層に気腔を生じているか否かの違いである．

二次性(続発性)自然気胸(secondary pneumothorax)

- COPD，肺結核，肺がん，気管支喘息，月経随伴性気胸*などの原因疾患の合併症として起こる．
- 高齢者の割合が高い．

■気胸の分類

自然気胸	特発性	肺尖部に生じたブラの破裂により起こる．背景の肺にはそのほかの異常はない．
	二次性(続発性)	COPD，感染，肺がん，月経随伴性(月経がはじまって48〜72時間ぐらいで発症する．右側に多い)など．
	その他	マルファン症候群やエーラース・ダンロス症候群などで生じる．
外傷性気胸		胸部打撲，肋骨骨折，食道疾患などに合併(p.354参照)．
医原性気胸		鎖骨下静脈穿刺，胸腔穿刺，経気管支肺生検などに合併(p.354参照)．

※マルファン症候群は，骨格系異常(高い身長，細長い手足の指)が特徴的な遺伝性疾患で(単発例もあり)，気胸を発症する率が通常の場合よりも2倍ほど高いといわれている．
※エーラース・ダンロス(Ehlers-Danlos)症候群は，皮膚，血管，関節，内臓などの結合組織の主要成分であるコラーゲンの生成異常と考えられる先天性結合組織代謝異常症で，臨床像や遺伝形式により6つの病型に分けられている．気胸は血管型の病型(皮膚が薄く，静脈が透けてみえる，皮下出血を反復しやすいなど)にみられる症状の1つ．

Section 2 症状・臨床所見

- 症状は肺虚脱の程度による．無症状の場合もあるが，多くは胸痛，呼吸苦や乾性咳嗽が認められることが多い．
- 胸膜欠損部に一方向弁〔one-way valve(check valve)〕作用が働くと，吸気時に肺から胸腔内に空気がどんどん流入するが，呼気時に胸腔内に溜まった空気は排泄されず，胸腔内の陽圧環境はさらに高まっていく．その場合，高度の低酸素血症やショック状態に至ることもある．緊張性気胸とよばれ，2〜3％の発症頻度で起こる．

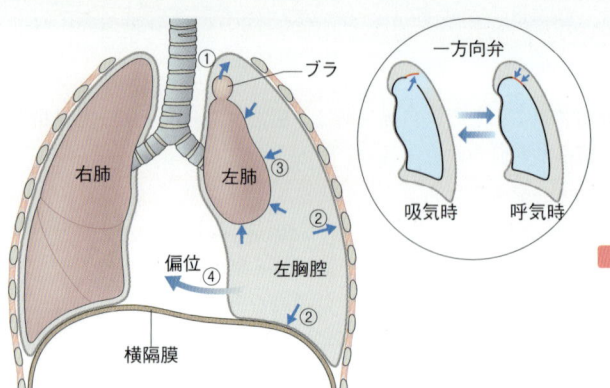

緊張性気胸の病態
①左肺ブラ破裂部にone-way valve機能が働き，肺からの空気漏れ遷延．
②胸腔内圧が上昇．胸郭，横隔膜に向かって圧がかかる．
③胸腔が陽圧になったため，肺はその弾性により萎縮する．
④縦隔が健側に偏位する．

Section 3 検査・診断・分類

- 胸部X線検査により診断は容易である．
- 軽度の肺虚脱で判別が難しい場合には，呼気位での撮影も有効である．
- 胸部CT検査は，ブラの局在確認（健側肺を含む）や二次性（続発性）気胸における気腫性変化の把握に優れ，手術を前提にした場合などでは実施すべきである．とくに冠状断面や矢状断面像はブラの確認に有効である．

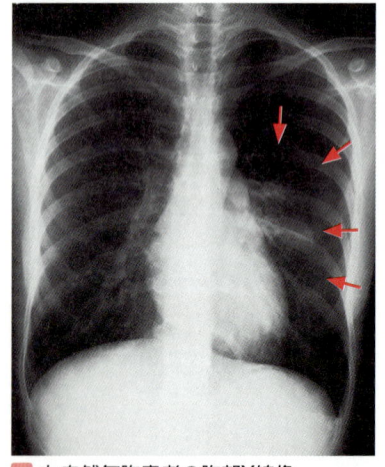

左自然気胸患者の胸部X線像
左肺は虚脱し，左胸腔にわずかに胸水貯留も確認されて，左壁側胸膜影（←）を示す．

胸部X線像による自然気胸（肺の虚脱度）の分類

軽度気胸（Ⅰ度）	中等度気胸（Ⅱ度）	高度気胸（Ⅲ度）
20%以内．X線写真で肺尖が鎖骨より上にある． 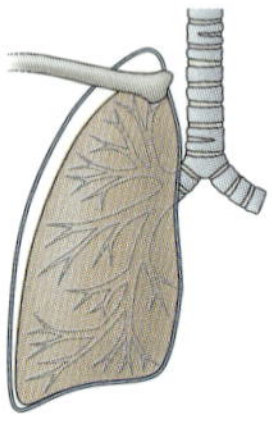	20〜50%．X線写真で肺尖が鎖骨より下にある． 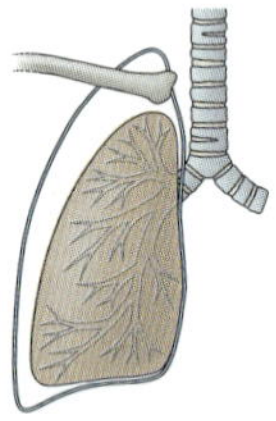	50%以上．X線写真で肺の虚脱が著しい． 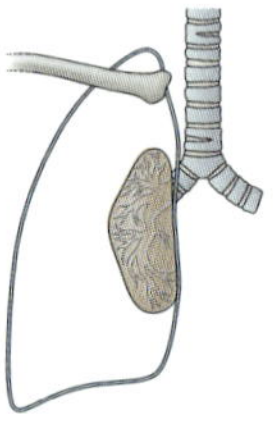

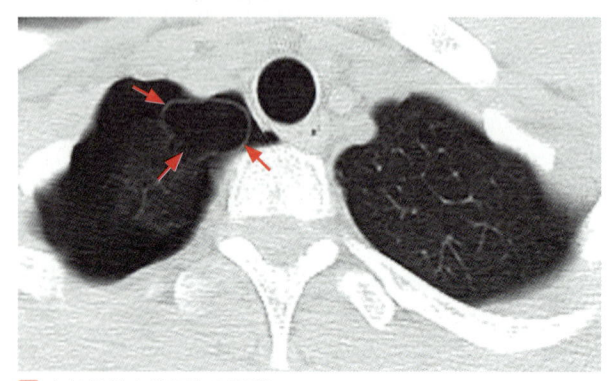

右特発性自然気胸のCT像
胸部CT肺野条件　横断面像．右肺尖部に明らかなブラを認める（←）．

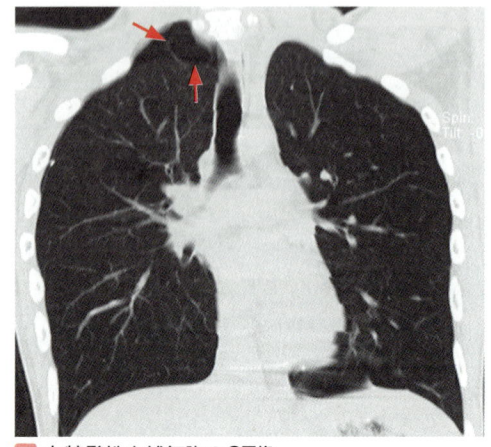

右特発性自然気胸のCT像
胸部CT肺野条件　冠状断面像．右肺尖部に限局した明らかなブラを認める（←）．

Section 4 治療

- 治療法は，安静，脱気，ドレーン留置，手術の方法がとられる．

■ 安静

- 症状が軽く，肺虚脱が軽度で進行性でない場合に適応になる．
- 2週間以上も十分な肺拡張が認められない場合は，次の治療に移行すべきである．

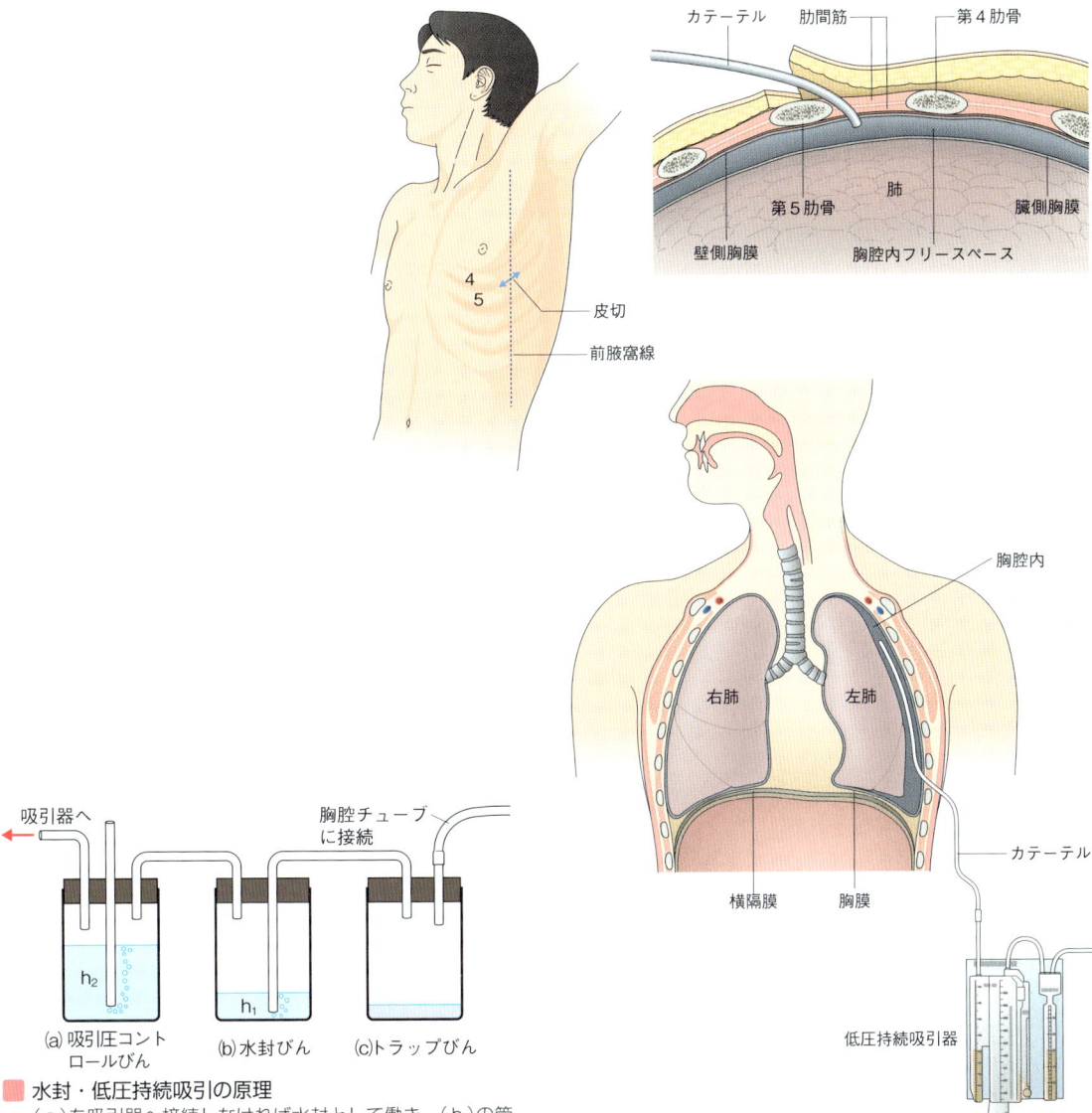

■ 水封・低圧持続吸引の原理

(a)を吸引器へ接続しなければ水封として働き，(b)の管が水中に$h_1$cm入っているならば，胸腔内圧が$+h_1$cmH_2O以上になると胸腔内の空気が自然に排気される．(a)の管が$h_2$cm水中につかるようにびんに水をいれ，吸引器へ接続し，絶えず気泡が発生するように陰圧を調整すると，(a)のびんの中は$-h_2$cmH_2Oの陰圧になる．したがって，胸腔内は$-h_2+h_1$cmH_2Oの圧で持続吸引される．

■ 気胸における胸腔ドレーン挿入

ドレーン挿入部位は外傷，胸膜癒着あるいは胸腔内フリースペースの局在により決定される．この図では，最も挿入されることの多い第4肋間前腋窩線上より挿入．肋骨上縁に向かってペアンを使用して皮下組織，肋間筋層を剥離して壁側胸膜に至り，最後に胸膜を破る．

■脱気
- 18G留置針を胸腔に穿刺し，三方活栓を利用してシリンジ連結させ，胸腔内の空気を吸引する方法である．

■ドレーン留置
- 高度肺虚脱や症状があり，ほかの治療法で奏功しなかった場合に行われ，最も汎用される治療法である．そのため，ドレーン挿入手技は必ず習得しておかなければならない．
- 水封，低圧持続吸引の原理を前ページに示した．

■手術
- ほかの治療法（20〜40％）と比べて再発率が低いこと（5%以下）が特徴．
- 低侵襲性のアプローチである胸腔鏡が普及した現在では，気胸の手術の多くが胸腔鏡下手術でブラ切除が行われている．
- 手術の適応は遷延する空気漏れ，再発気胸，血気胸，緊張性気胸，両側気胸とされる．しかし呼吸器外科医の勤務する施設では，初回発症の気胸であっても，ブラが確認されれば手術される症例も多い．

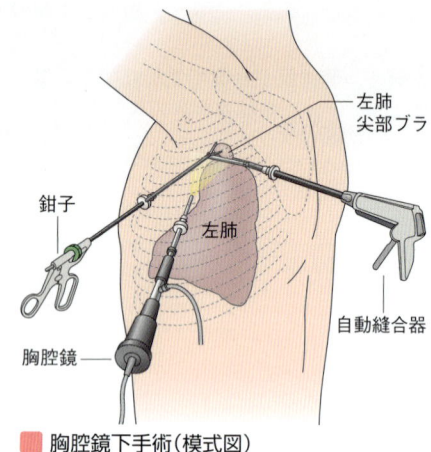

■胸腔鏡下手術（模式図）
左肺尖部のブラ切除．

外傷性気胸と医原性気胸

■外傷性気胸（traumatic pneumothorax）

原因
- 鈍的外傷において骨折した肋骨が肺に穿刺し，急激な気道内圧の上昇により肺に裂け目が生じて気胸が発症する．
- 外傷患者を診る場合には，常に念頭に置く必要がある．

症状
- 症状や臨床所見はその他の気胸と変わりなく，血胸，横隔膜破裂や腹部臓器損傷も合併している場合がある．

検査
- 胸部X線検査で気胸の診断のみで終わらせることなく，胸部CT検査やエコー検査も併用して他の損傷も同時に評価を行う．

治療
- 治療も自然気胸と同様であるが，肋骨骨折を伴っていることが多いため，胸腔ドレーンの挿入あるいは留置後に疼痛管理を十分に行う必要がある．

■医原性気胸（iatrogenic pneumothorax）

原因
- 医療処置の合併症として認められる気胸である．
- 最も頻度が多いのは，中心静脈カテーテル挿入手技に合併するものである．
- 現在では鎖骨下からの穿刺アプローチが，エコーガイドを利用した内頸静脈からのアプローチに変わっているために減少傾向にある．
- そのほか，胸水貯留例において診断のための胸水採取で胸腔穿刺をした際に，臓側胸膜まで穿刺してしまうと気胸が発症する．

治療
- いずれにしても，発症を予防するようにエコーなど利用し，なるべくブラインド操作を少なくする努力が必要である．
- 治療に関しては自然気胸の適応と同様である．

Unit 4-1 胸膜がん症

C78.2

carcinomatous pleurisy

疾患概念

胸膜がん症は，がん細胞が播種性に胸膜に転移し，胸水貯留をきたす病態をさす．胸水貯留により呼吸不全をきたし，QOLを低下させることもある．胸水中にがん細胞を証明することにより診断するが，1回の胸水検査では診断が得られないこともある．症状緩和目的に胸腔ドレナージや胸膜癒着術を考慮する．がん性胸膜炎または胸膜播種*ともいう．

SUMMARY Map

誘因・原因
- 微小血管の透過性亢進やがんのリンパ管への浸潤が関与し，がん細胞が胸膜へ播種性に転移する．
- 原因疾患は，肺がん，乳がん，悪性リンパ腫が多い．

病態
- がんの播種，浸潤，転移により胸膜が肥厚したり，がん細胞を含んだ滲出液（悪性胸水）が胸腔に貯留する．

症状・臨床所見
- 咳嗽，胸痛，胸部圧迫感，呼吸困難などが出現する．
- ある程度の時間をかけて胸水が貯留した場合は，無症状のこともある．

検査・診断・分類
- 胸部X線検査，胸部CT検査：胸水貯留，胸膜播種，胸膜肥厚を認める．
- 胸部エコー検査：胸水は低エコー領域として認められる．
- 胸腔穿刺による胸水細胞診や，胸膜生検で病理学的診断を行う．

治療
- 化学療法：小細胞肺がんや，EGFR遺伝子*変異陽性腺がんでは，薬物療法の効果が期待できるため，呼吸状態が安定している場合には，全身化学療法を先行させる．
- 胸腔穿刺：一時的な症状緩和に有効である．胸水排液のみでは，ほとんどの症例で再貯留をきたす．
- 胸腔ドレナージ：胸腔ドレーンを挿入し，胸水を持続排液する．
- 胸膜癒着術：胸腔内に薬物を注入して胸膜を癒着させることで胸水再貯留を防止する．胸腔ドレナージ後，肺の完全な再膨張をみてから行う．

用語解説

胸膜播種
がん細胞の転移様式の1つ．がん細胞が胸膜に転移し，種をまいたように広がること．そこから胸腔内に液体成分や細胞成分が滲み出て，胸水貯留を呈する．

EGFR（上皮成長因子受容体）
がん細胞の増殖，転移にかかわる．多くのがんで過剰発現し，治療標的分子の1つとして着目される．非小細胞肺がんの一部でEGFR遺伝子に変異が認められ，その場合，EGFRチロシンキナーゼ阻害剤が有効である可能性が高い．

Chapter 10 胸腔疾患

腫瘍性疾患

Section 1 誘因・原因

- がん細胞が，播種性に胸膜に転移し，胸水貯留（p.59参照）をきたす．
- 微小血管の透過性亢進や，リンパ管へのがんの浸潤が関与する．
- 原発性肺がんに起因する場合が多いが，乳がんや胃がん，悪性リンパ腫や悪性胸膜中皮腫によるものもある．

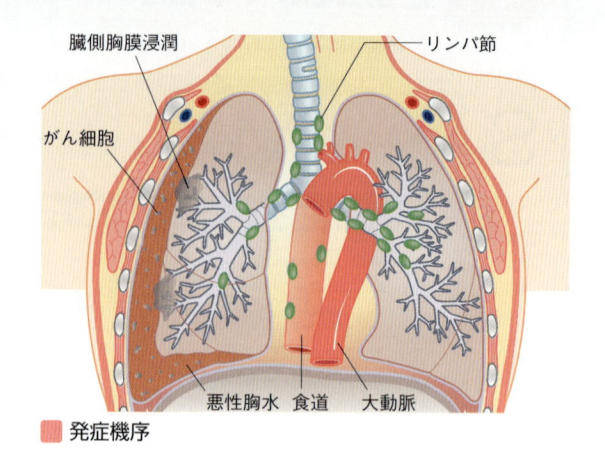

発症機序（臓側胸膜浸潤／リンパ節／がん細胞／悪性胸水／食道／大動脈）

Section 2 症状・臨床所見

- 咳嗽，胸痛，胸部圧迫感，呼吸困難などが出現する．
- 急速に貯留した場合は呼吸困難を生じる．
- 多量に貯留すると周囲臓器を圧迫する．
- ある程度の時間をかけて胸水が貯留した場合は，無症状のこともある．

Section 3 検査・診断・分類

画像検査

- 胸部単純X線検査で胸水貯留や胸膜肥厚を指摘できるが，詳細はCT検査やエコー検査が有用である．

胸部単純X線検査
- 胸水貯留，胸膜播種，胸膜肥厚を認める．
- 多量の胸水貯留では縦隔偏位を伴うこともある．

胸部CT検査
- 胸水貯留，胸膜播種，胸膜肥厚を認める．胸膜肥厚と胸水の鑑別に有用である．

胸部エコー検査
- 胸腔に低エコー領域の胸水を認める．
- エコー所見をもとに胸腔穿刺で胸水検査を行う．

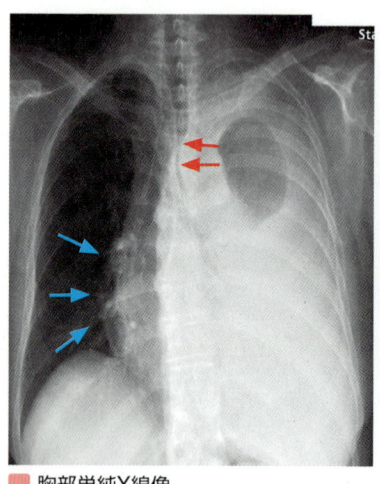

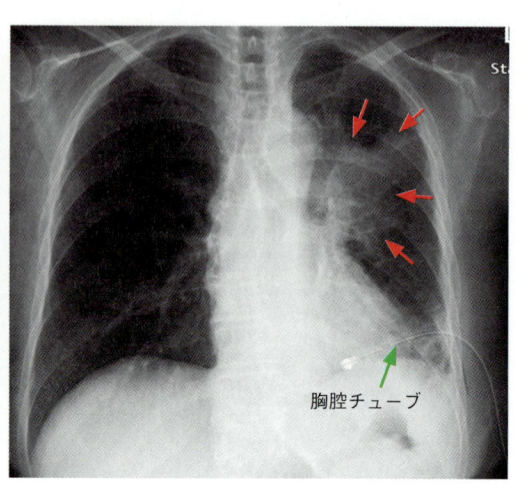

胸部単純X線像
左：左大量胸水貯留，縦隔右方偏位（→，→）がみられる．
右：胸水排液後．左肺門部腫瘤・左縦隔リンパ節腫大（→）が明瞭化．

その他の検査

- 胸水細胞診や胸膜生検での病理学的診断を行う.

■胸水細胞診
- 胸腔穿刺（p.61参照）による胸水検査で, がん細胞を検出する.
- 初回検査での陽性率は約50%といわれ, 一度で診断が確定しないことも多いが, 穿刺を重ねるごとに陽性率は上昇する.
- 血性胸水は必ずしも悪性を意味しない.

■胸膜生検
- 胸膜生検針（cope針）を用いて壁側胸膜を採取したり, 胸腔鏡下に胸膜生検（p.81参照）を行う.

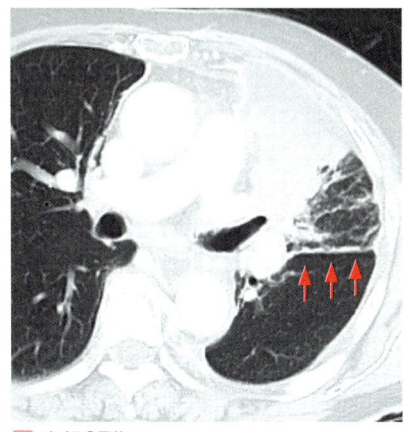

■ 胸部CT像
胸腔ドレナージ後に撮影したCT. 左葉間胸膜肥厚, 胸膜播種がみられる.

Section 4 治療

- 進行がんの一形であり, 原発の性質により, 全身治療と局所治療の適応を検討する.
- 化学療法に感受性が高い腫瘍の場合は, 全身化学療法が第一選択である.

■化学療法
- 小細胞肺がんや, EGFR遺伝子変異陽性腺がんでは, 薬物療法の効果が期待できるため, 呼吸状態が安定している場合には, 全身化学療法を先行させる.

■胸腔穿刺
- 急激に大量の胸水を排液すると再膨張性肺水腫をきたす危険性があるため, 初回の排液量は1,000mL以内に留める.
- 胸水排液のみでは, ほとんどの症例で再貯留をきたす.

■胸腔ドレナージ, 胸膜癒着術
- 胸腔ドレナージで胸水を持続排液する（p.353参照）.
- 排液後, 肺が十分に再膨張したら, 胸膜癒着術を行う. 胸腔内に薬物を注入して胸膜を癒着させることで胸水貯留を防止する方法である.
- 癒着時に胸痛や発熱が生じることがある.

炎症を起こして癒着させる薬物
- ●免疫賦活薬
  抗悪性腫瘍溶レン菌製剤（OK-432）
  商品名：ピシバニール
  ＊わが国で頻用されている.
- ●テトラサイクリン系薬
  ・ドキソルビシン塩酸塩
  商品名：アドリアシン, ドキシル
  ・ミノサイクリン塩酸塩
  商品名：ミノマイシン
  ＊テトラサイクリン系薬過敏症には禁忌.

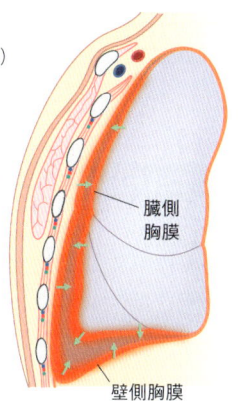

■ 胸膜癒着術で使用される主な薬物とその効果
胸腔内で薬物が広範に広がるよう, 体位変換をする. 壁側胸膜と臓側胸膜を癒着させ, 胸（膜）腔を閉鎖する.

■アデノシンデアミナーゼ（ADA）：adenosine deaminase　■がん胎児性抗原（CEA）：carcinoembryonic antigen　■上皮成長因子受容体（EGFR）：epidermal growth factor receptor　■QOL：quality of life

Unit 4-2 C45.0 胸膜中皮腫

pleural mesothelioma

疾患概念
多くは石綿（アスベスト）繊維の吸入が原因となって生じる胸膜の中皮細胞由来の悪性腫瘍．最初の石綿曝露から30〜40年経過してから発症する．石綿のなかでも青石綿の発症リスクが高い．壁側胸膜から発生し，胸水貯留をきたすことが多い．

SUMMARY Map

誘因・原因
- 石綿（アスベスト）繊維の吸入，とくに青石綿（クロシドライト），茶石綿（アモサイト）などの角閃石系の石綿の吸入が，発症原因として**重要である**．日本で多く使用されてきた白石綿（クリソタイル）の発症リスクは，青石綿の500分の1とされている．
- 石綿曝露の形態は石綿製品製造，建築現場での石綿吹きつけ，断熱材やブレーキライニングの取り扱いなどの直接職業性曝露が，濃度や曝露時間の長さから最も重要であるが，石綿を扱う作業周辺での間接職業性曝露，工場周辺などの住民の環境曝露による発症も報告されている．

病態
- 吸入された石綿繊維は胸腔内に達し，20〜40年の慢性刺激の後に腫瘍が発生する．
- 最初は壁側胸膜に発生し，**胸水貯留**をきたし，その後臓側胸膜に播種する．腫瘍の**小結節**が次第に**癒合**し，広範囲な胸膜の肥厚となる．

症状・臨床所見
- 初期には症状がないが，**胸水貯留に伴い呼吸困難や咳**，**胸痛**を呈する．

検査・診断・分類
- 胸部X線写真，CTで胸水，**不整な胸膜肥厚**を認める．
- 胸水細胞診のみでは診断率が低く，胸水が存在する場合はできるだけ胸腔鏡検査を行い，直視下での生検を行う．
- **胸水中ヒアルロン酸濃度**，胸水中CYFRA*濃度の上昇が参考になる．
- 胸膜中皮腫*の病理組織型は上皮型，肉腫型，二相型に大別される．確定診断には免疫組織化学的な検討が必要で，上皮型中皮腫は腺がんとの鑑別，肉腫型中皮腫は各種肉腫との鑑別が必要である．
- 病期の決定にはIMIG（International Mesothelioma Interest Group）による**TNM分類**が用いられる．

治療
- 病期および患者の状態や合併症によって判断する．
- 遠隔転移は比較的少なく局所にとどまる傾向があるため，根治的には胸膜肺全摘術が推奨される．外科的適応がない進行例では化学療法，放射線療法が行われる．
- 労災病院集計192例の生存期間中央値は10か月，5年生存率4.8％，切除例49例に限っても17.2か月（5年生存率6.8％）と，**予後不良の疾患**である．

用語解説

中皮腫
中皮から発生した腫瘍．中皮は，肺などの胸部臓器，胃腸などの腹部臓器を包む胸膜・腹膜・心膜などの膜の表面を覆っている組織．

CYFRA
肺がんの診断に用いる腫瘍マーカー（サイトケラチンの19フラグメント）．サイトケラチンは上皮細胞の細胞骨格を構成しているが，その19フラグメントは肺がん，とくに扁平上皮がんで特異性が高い．

Section 1 誘因・原因

- 石綿曝露が最大の発症原因と考えられている.
- 石綿の種類別にみると,青石綿(クロシドライト)が最も危険性が高く,同じ累積曝露量で比較すると白石綿(クリソタイル)の約500倍のハザード比をもつ.
- 全国の労災病院で集計した221例の中皮腫(腹膜中皮腫も含む)のうち,職業調査が可能であった201例中,職業性の石綿曝露によって発症したと思われる症例は169例(84.1%)であった.
- 石綿工場周辺住民などの非職業性曝露による発症も知られている.石綿肺がんと異なり低濃度曝露でも発症するが,中皮腫による死亡者数は年間1,170人(2008年)で,肺がんの57分の1である.
- 石綿の輸入量の推移と潜伏期間の関係から,今後20年間は症例数の増加が予測されている.

病態

- 胸膜中皮腫例における石綿曝露開始から発症までの潜伏期間は,平均で約40年と長い.
- 中皮腫の約80%が胸膜中皮腫で,約15%が腹膜,まれではあるが心膜,精巣鞘膜にも発生する.
- 石綿肺がんは喫煙の関与が大きいが,中皮腫は喫煙の影響は少なく,石綿自体の遺伝子変異原性による.
- 石綿の種類による発がん性の違いの要因として,鉄の含有量の違いが指摘されている.繊維表面の鉄の触媒効果により活性酸素が産生されやすく,中皮細胞が傷害される.

Section 2 症状・臨床所見

- 胸膜中皮腫はまず壁側胸膜に発生し,その後胸水貯留をもたらし,さらに臓側胸膜へ播種する.
- 症状は大量の胸水貯留による呼吸困難(息切れ),胸膜刺激による胸痛・背部痛,咳などである.胸水が一時消失する例もあるため,原因不明の胸水に対しては,胸膜中皮腫も念頭において精査する必要がある.

Section 3 検査・診断・分類

画像診断

- 胸部X線写真,胸部CTで不整な胸膜の肥厚,胸水貯留を認めた場合に中皮腫を疑う.
- 胸水は大量であることも少量であることもある.

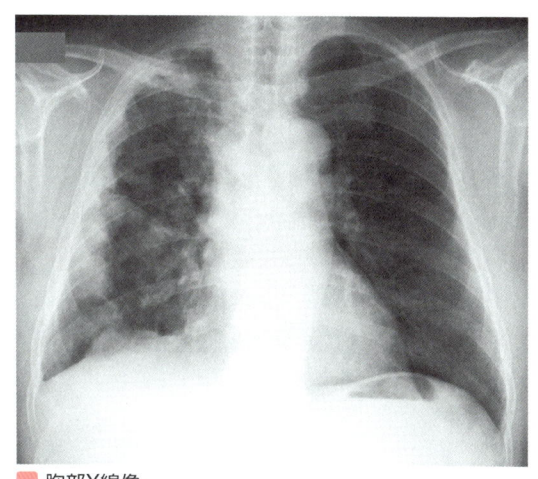

胸部X線像
右肺全肺野に不整な陰影を認める.

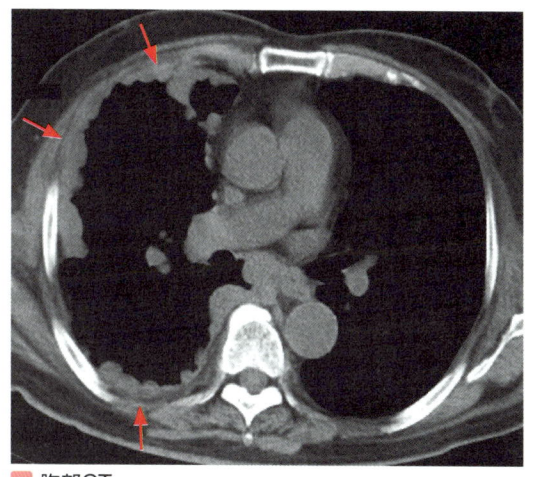

胸部CT
右胸膜に全周性の不整な胸膜肥厚が認められる(矢印).

細胞診・生検
- 胸水細胞診で診断される場合もあるが，陰性の場合も組織学的検査のため，可能であれば胸腔鏡検査による生検を行う．

生化学検査
- 胸水中ヒアルロン酸濃度，胸水中CYFRA濃度が上皮型中皮腫では上昇する場合が多い．
- 胸水中CEA濃度が上昇している場合，中皮腫は否定的である．肉腫型中皮腫では胸水中マーカーの上昇はみられないことが多い．

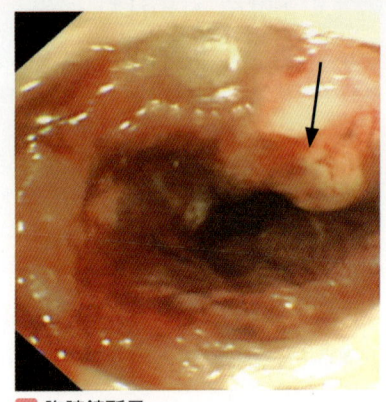

胸腔鏡所見
表面不整な隆起性病変を認める（矢印）．

組織による分類
- 組織学的に，上皮型，肉腫型，二相型に分類され，さらにいくつかの特殊型がある．
- 上皮型中皮腫：最も頻度が高い．多角形の腫瘍細胞の乳頭状あるいは線管状の増殖からなる．鑑別診断としては肺腺がん，転移性の腺がんが重要である．
- 肉腫型中皮腫：紡錘形細胞肉腫あるいは多形性細胞肉腫の形態をとり，さまざまな肉腫との鑑別が必要となる．中皮腫の鑑別診断のために免疫組織化学的染色が行われるが，肉腫型中皮腫は鑑別すべき肉腫が多く診断が難しい場合が多い．
- 二相型中皮腫：上皮型の成分および肉腫型の成分の混在からなる．
- 特殊型のなかには，線維性胸膜炎との鑑別が必要となる線維形成型中皮腫などが含まれる．

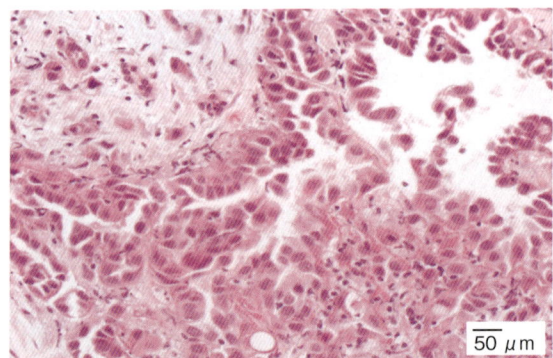

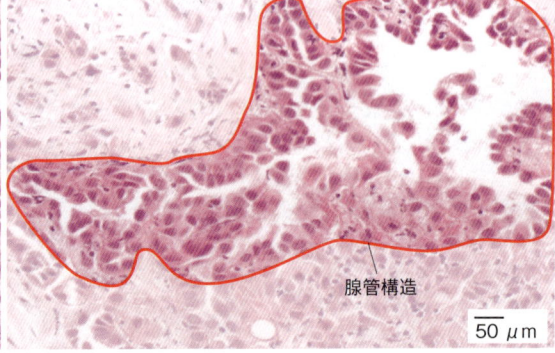

上皮型中皮腫の組織所見
腫瘍組織は腺管構造を呈する．

病期分類
- 中皮腫の病期分類として，1995年に提唱されたIMIG（International Mesothelioma Interest Group）によるTNM分類が一般的である．
- 病変が壁側胸膜に限局しているのをT1a，臓側胸膜に拡がっているのをT1bとして分類したものであるが，臨床的にはT1aで診断される症例は非常に少ない．

■臨床病期分類

Stage	T因子	N因子	M因子
Ia	T1a	N0	M0
Ib	T1b	N0	M0
II	T2	N0	M0
III	Any T3		M0
		Any N1, 2	M0
IV	Any T4		
		Any T3	
			Any M1

■胸膜中皮腫のTNM分類

T因子 (原発腫瘍)	T1	臓側胸膜腫瘍の有無により亜分類 T1a：壁側胸膜に腫瘍が限局 T1b：壁側胸膜に腫瘍があり，同側の臓側胸膜にも腫瘍の散布巣あり
	T2	同側の胸膜(壁側および臓側)に腫瘍があり，浸潤範囲が下記のもの ・横隔膜筋層 ・臓側胸膜全体(葉間胸膜を含む) ・胸膜直下肺実質
	T3	局所進行状態であるが切除可能なもので，すべての臓側胸膜に腫瘍が進展し，浸潤範囲が下記のもの ・胸内筋膜 ・縦隔脂肪織 ・胸壁軟部組織の孤在性進展腫瘍巣 ・非貫通性心膜浸潤
	T4	切除不能局所進行状態であり，すべての臓側胸膜に腫瘍が進展し，浸潤範囲が下記のもの ・胸壁へのびまん性浸潤または胸壁の多発性腫瘍巣 ・経横隔膜的腹腔浸潤 ・対側胸膜 ・縦隔臓器 ・脊椎 ・心膜腔内または臓側心膜

N因子 (所属リンパ節)	N0	所属リンパ節に転移がない
	N1	同側気管支周囲または同側肺門リンパ節転移
	N2	気管分岐部，同側縦隔，または同側内胸リンパ節転移
	N3	対側縦隔，対側内胸リンパ節転移，同側または対側鎖骨上リンパ節転移
M因子 (遠隔転移)	M0	遠隔転移がない
	M1	遠隔転移がある

Section 4 治療

外科的治療

- 手術適応があるのはTNM分類の病期でⅠ，Ⅱ期とⅢ期の一部であり，N2症例は適応外とするのが一般的である．
- 胸膜中皮腫は，呼吸困難などの自覚症状と胸水貯留で発見されることが多く，診断確定時には多くの症例で手術適応がない．また，組織型でみると肉腫型，二相型の予後は悪く，根治手術の適応は限られている．
- 完全切除を目的とした術式は胸膜肺全摘術である．これは壁側および臓側胸膜，肺，横隔膜，心囊を一塊として摘出する方法で，手術侵襲は大きいが胸腔内に入ることなく病変部を切除できる．

放射線療法

- 胸膜肺全摘術後の局所再発に対して，あるいは再発予防として放射線療法が行われる．

化学療法

- 手術適応がなく化学療法の対象となる症例は多いが，その効果は十分とはいえない．現在最も有効性が認められているレジメンは，シスプラチン(CDDP)とペメトレキセドナトリウム水和物(葉酸拮抗薬)の併用療法であり，海外での臨床試験では奏功率41.3%，生存期間中央値が12.1か月であった．
- 現在，手術後に放射線治療，化学療法を行う集学的治療の臨床試験が行われている．

労災補償と石綿救済法

- 業務上石綿に曝露して中皮腫を発症した場合は，労災保険の対象となる(中皮腫以外にも石綿曝露による肺がん，びまん性胸膜肥厚，良性石綿胸水，管理4の石綿肺が労災保険の対象である)．
- 労災補償の対象とならない人(事業主や環境曝露による発症など)が中皮腫を発症した場合は，申請により石綿健康被害救済制度による救済措置がとられる(対象疾病は中皮腫と石綿による肺がん)．

■シスプラチン(CDDP)：cisplatin　■がん胎児性抗原(CEA)：carcinoembryonic antigen

Unit 1 胸腺腫

D15.0, C37

thymoma

疾患概念
胸腺の上皮細胞から発生する腫瘍であり，未熟T細胞がさまざまな割合で混在する機能性腫瘍である．自己に反応しない成熟T細胞とは違って，未熟T細胞は種々の自己免疫疾患を合併する．自己抗体による神経筋接合部のアセチルコリン受容体の破壊が原因で起こる重症筋無力症(MG)，赤血球系の造血の抑制によって起こる赤芽球癆(PRCA)などがある．

SUMMARY Map

誘因・原因

- 原因は不明である．免疫異常が関与しているのではないかと考えられている．
- 未熟T細胞(分化途上のT細胞)の自己抗原に対する寛容誘導(免疫反応を起こさないようにすること)が不完全なために，種々の自己免疫疾患〔重症筋無力症(MG)，赤芽球癆(PRCA)など〕を合併する．
- 全縦隔腫瘍の15〜30%を占め，発生年齢は50歳前後の中高年齢層に多い．

病態

- 悪性度は低いが，周囲の肺や心臓，大血管へ浸潤性に発育する．
- 遠隔転移を惹起するものはきわめてまれである．
- 胸腺腫全体の5年生存率は95%と，術後の予後は比較的よい腫瘍である．

症状・臨床所見

- 腫瘍そのものに起因する症状と，免疫異常などの合併疾患による症状に分けられる．
- 腫瘍による症状は，初期の胸腺腫では現れることはまれで，検診などで偶然発見されることが多い．腫瘍の増大に伴って胸痛，咳，痰，呼吸困難，浮腫，頸部うっ血などが現れる．
- 免疫異常などの合併疾患による症状では，重症筋無力症の場合は眼瞼下垂，嚥下障害，構語障害などが，赤芽球癆の場合は貧血症状が出現する．

検査・診断・分類

- 大きな腫瘍は胸部X線で指摘できるが，大きさや周辺臓器への浸潤の有無を正確に診断するには胸部CTやMRIが必要で，囊胞との鑑別には造影MRIが有用である．
- PETでは，多くの胸腺腫や播種巣は陽性となる．
- 大きな腫瘍に対してはエコーガイド下もしくはCTガイド下生検が行えるが，被膜を破ることにより播種の危険性がある．
- 抗アセチルコリン受容体抗体が陽性の場合は，胸腺腫と診断できる．
- 組織学的にはWHO分類が，臨床病期分類では正岡分類が予後とよく相関する．

治療

- 局所進展が主体の腫瘍であり，血行性転移やリンパ性転移はまれであることから，外科治療が中心となる．
- 胸腺腫が疑われた場合は原則手術を行う．手術は，重症筋無力症との関連も考慮し，拡大胸腺腫摘出術を行う．
- 放射線の感受性もよいため，浸潤傾向が強いものに対しては放射線療法も併用される．

用語解説

胸腺の組織
胸腺は薄い線維性の被膜に被われ，それから伸びた結合組織により囲まれた小葉構造を形成している．胸腺実質は，リンパ球が密集している皮質と，リンパ球が比較的少なく細網細胞と血管の多い髄質とに分かれる．髄質には胸腺特有のハッサル(Hassall)小体が散在している．
胸腺の解剖：前縦隔にある．胸腺の血管支配は，動脈は内胸動脈の第1枝である胸腺動脈や甲状腺動脈由来の動脈から供給され，静脈は左腕頭静脈に注ぐ複数の胸腺静脈が主たるものである．
胸腺の機能：T細胞の分化や成熟を担う中枢性免疫器官である．T細胞成熟作用の多くを担う胸腺ホルモンとしてサイモシン(thymosin)，サイモポエチン(thymopoietin)，チムリン(thymulin)，thymic humoral factor(THF)がある．
胸腺退縮：胸腺は生後徐々にその重量を増し，幼児期に体重比で最大となり思春期に最大の絶対重量を有するが，その後は退縮し脂肪組織化する．飢餓，中毒，X線照射，副腎皮質ステロイド薬投与などによっても退縮する．

Section 1 誘因・原因
- 胸腺の上皮細胞から発生する腫瘍であり，未熟T細胞がさまざまな割合で混在する機能性腫瘍である．
- この未熟T細胞の自己抗原に対する寛容誘導が不完全なために種々の自己免疫疾患（重症筋無力症，赤芽球癆など）を合併する．
- 悪性度は低いが浸潤性に発育し，周辺臓器への浸潤や胸腔内・心嚢内への播種を惹起する．
- 遠隔転移を惹起するものはきわめてまれである．

Section 2 症状・臨床所見
■ 腫瘍による症状
- 初期の胸腺腫で症状が現れることはまれである．
- 腫瘍の増大に伴って胸痛，咳，痰，呼吸困難，上半身（特に顔面）浮腫，頸部うっ血などの症状が現れる．

■ 免疫異常などの合併疾患による症状
- 重症筋無力症の場合：眼瞼下垂，嚥下障害，構語障害など
- 赤芽球癆の場合：貧血症状など

Section 3 検査・診断・分類
- 腫瘍の大きさ・形状や周辺臓器への浸潤の有無を診断するためには胸部CTやMRIが必要である．囊胞との鑑別には造影MRIが有用である（囊胞：T_1強調像で低信号，T_2強調像で高信号，造影効果はなし）．
- PETでは多くの胸腺腫や播種巣は陽性となる．WHO分類A，AB，B1，B2，B3と胸腺がんでフルオロデオキシグルコース（FDG，PET検査で使われる検査薬）の取り込みに相違があるとの報告もある．
- 大きな腫瘍に対してはエコーガイド下もしくはCTガイド下の生検が行えるが，被膜をやぶることにより播種の危険性があるので注意が必要である．
- 抗アセチルコリン受容体抗体が陽性の場合は胸腺腫と診断できる．

■ 分類
- WHO分類は予後，腫瘍細胞の機能，悪性度をよく反映している．
- 予後は，腫瘍が被膜を破って周辺臓器に浸潤しているか否かが最も重要な要因となるため，このことを重視した臨床病期分類（正岡分類）が主に用いられている．

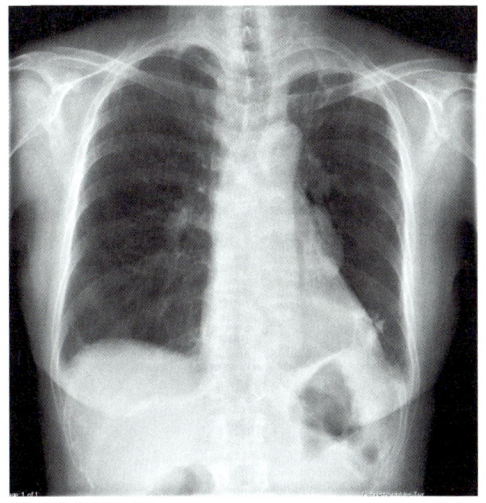

■ 胸部X線写真
左肺門部やや尾側に突出する腫瘤影

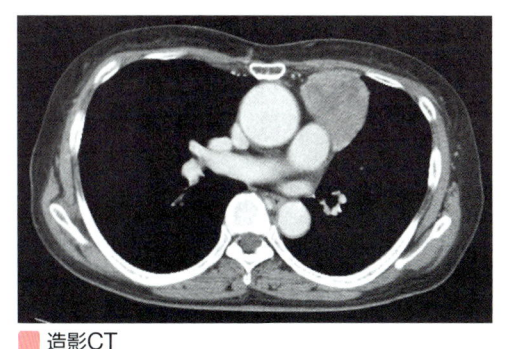

■ 造影CT
前縦隔左側に径50mm大の内部がやや不均一な腫瘤影．周辺血管・肺との境界は明瞭で浸潤傾向なし．

■臨床病期分類（正岡分類）

病期	特徴	5年生存率
Ⅰ期	肉眼的に完全に被包され，組織学的に被膜浸潤がみられないもの．	96%
Ⅱ期	1) 肉眼的に周囲脂肪組織または縦隔胸膜に浸潤がみられるか，または 2) 組織学的に被膜浸潤が認められるもの．	86%
Ⅲ期	肉眼的に隣接臓器（心膜・肺・大血管など）に浸潤が認められるもの．	69%
Ⅳa期 Ⅳb期	胸膜あるいは心膜に播種があるもの． リンパ行性または血行性転移．	50%

(Masaoka A, et al：Follow-up study of thymomas with special reference to their clinical stages. Cancer, 48：2485〜92, 1981)

■胸腺腫のWHO組織分類

A型胸腺腫（紡錘型細胞，髄質型）	紡錘あるいは卵円形の腫瘍性胸腺上皮細胞からなり，核異型はなく，非腫瘍性のリンパ球は認められないか，あっても乏しいもの．
B型胸腺腫	リンパ球浸潤の量と腫瘍性上皮細胞の異型により，さらに3種類に分類される．
●B1型（リンパ球優位型，リンパ球型，主として皮質型，オルガノイド型）	正常胸腺を模倣するもので，実際には正常の胸腺皮質と鑑別不能な大きな部分と髄質と類似する部分とが混在するもの．
●B2型（皮質型）	空胞状の核と明瞭な核小体を有する胞体の豊かな上皮細胞が，リンパ球の中に点在する腫瘍．
●B3型（上皮型，非定型，扁平上皮様，高分化型胸腺がん）	主として円形あるいは多角形で異型性のない，あるいは乏しい上皮細胞からなる腫瘍．リンパ球の関与は少なく，腫瘍性上皮細胞はシート状に配列する．
AB型胸腺腫（混合型）	A型胸腺腫がリンパ球の豊富な部分と混在するもの．

Section 4 治療

■外科治療
- 胸腺腫は局所進展が主体の腫瘍であり，血行性転移やリンパ性転移はまれであることより外科治療が中心となる．
- 胸腺腫は発育が緩徐であるが，播種を起こせば完全切除が不可能になるため，胸腺腫が疑われた場合は原則手術を行う．
- 手術は，重症筋無力症との関連も考慮し，拡大胸腺腫摘出術を行う．アプローチとしては胸骨縦切開経路が一般的である．
- 抗アセチルコリン受容体抗体陰性のⅠ期，Ⅱ期胸腺腫に対しては，胸腔鏡による胸腺腫のみの摘出も許容される（重症筋無力症合併胸腺腫の場合は全例抗体陽性．重症筋無力症非合併胸腺腫の場合は約20%が陽性との理由からであるが，術後同抗体が陽性化することもあり検討が必要）．
- 胸腺腫の場合，不完全切除でも非切除より予後は良好であり，腫瘍のvolume reduction効果（腫瘍を可能なかぎり減量する効果）が認められている．
- リンパ球の多く混在する胸腺腫は，副腎皮質ステロイド薬により縮小することから，進行胸腺腫に対して術前ステロイド投与により切除率の向上が期待できる．

■放射線療法，化学療法
- 放射線療法は，Ⅱ期以上の手術症例に再発を予防するために行う場合と，外科切除が不可の場合に行う．
- 術前照射は生存期間の延長効果はなく，手術が困難となるために通常は行わない．
- Ⅳb期に対しては化学療法を行う．

■予後
- 正岡分類と相関がある．
- 最も予後と関連するのは完全切除の有無である．
- 胸腺腫全体の5年生存率は95%と術後の予後は比較的良い．

■胸腺腫の治療方針
- 胸腺腫は遠隔転移がまれで局所進展が基本であることや，volume reduction効果も認められていることにより可能なかぎり手術を検討する．

■胸腺腫の治療方針

病期	治療方針
I期	手術：拡大胸腺腫摘出術を基本とし，単純腫瘍摘出術も検討する． **拡大胸腺腫摘出術（extended thymectomy）** 被膜や被膜外への浸潤を術中に確実には判断できないこと，胸腺と周囲脂肪組織の境界は不明瞭であることから，系統的に周囲の脂肪組織も摘出することにより腫瘍組織の取り残しを防ぐことを目的とする． 摘出範囲：左右＝横隔神経／頭側＝甲状腺下縁／尾側＝横隔膜
II期	手術＋術後放射線療法 胸腺腫の再発形式は胸膜播種が多いことより，II期に対する縦隔照射に関しては否定的な報告が多くなってきている．
III期	手術＋術後放射線療法 術前化学療法＋手術＋（術後放射線療法） 化学療法＋放射線療法 放射線療法
IVa期	手術：完全切除が困難な場合でもvolume reductionとしての手術を検討 化学療法＋（放射線療法）
IVb期	化学療法

拡大胸腺腫摘出術の摘出範囲（甲状腺／右横隔神経／胸腺／左横隔神経／横隔膜／心臓）

■フルオロデオキシグルコース（FDG）：fluorodeoxyglucose　■重症筋無力症（MG）：myastheia gravis　■赤芽球癆（PRCA）：pure red cell aplasia

胸腺がん（thymic carcinoma）

- 核異型，核分裂像を伴い，細胞学的に悪性である点で，胸腺腫とは異なる．
- 未熟T細胞の増殖を伴わず上皮細胞としての機能はない．
- 重症筋無力症の合併もない．
- 胸腺腫と比較して血行性転移やリンパ節転移も多く認められる．
- 画像所見で胸腺がんと浸潤型胸腺腫を鑑別するのは困難である．
- 治療は，完全切除が可能であれば手術．胸腺腫と違いvolume reduction効果は認められないため，完全切除が不可の場合は化学療法＋放射線療法が基本となる．
- 胸腺がん全体の予後は，5年生存率で30～50％である．胸腺がんのなかでもその多くを占める扁平上皮がんでは比較的予後はよいが，その他の小細胞がんや未分化がんでは著しく悪い．

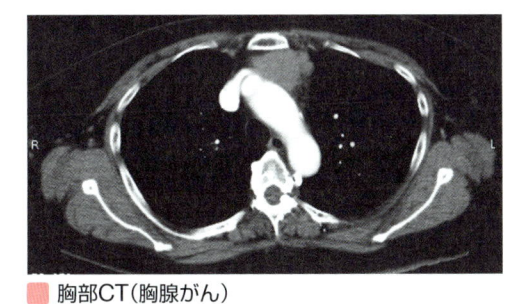

胸部CT（胸腺がん）
前縦隔に境界明瞭で分葉状の径40 mm大の腫瘤を認める．左腕頭静脈は腫瘤により閉塞している．

Unit 2 C80 胚細胞腫瘍

germ cell tumors

> **疾患概念**
> 胚細胞（卵子，精子）のもとになる細胞（原始生殖細胞）が腫瘍化したもの．性腺（卵巣，精巣）から発生するものが半数以上を占めるが，脳（松果体付近），胸（縦隔），腹部（後腹膜や胃），殿部（仙尾部）などの正中に位置する性腺以外の部位からも発生する．胸部では前縦隔にできやすい．

SUMMARY Map

誘因・原因

- 腫瘍形成の原因は不明であるが，性染色体異常を伴うクラインフェルター症候群*で合併するリスクが高いことが知られている．
- 胚細胞腫瘍は卵巣や精巣から発生するものが多いが，脳（松果体付近），胸（縦隔），腹部（後腹膜や胃），殿部（仙尾部）などの**正中に位置する性腺以外の部位**からも発生する．
- 性腺外胚細胞腫瘍は，胎児期に原始生殖細胞が迷い込んだ結果と考えられている．
- 女性より男性に高率に発症し，若年男性に好発する．

病態

- 胚細胞腫瘍は良性胚細胞腫瘍と悪性胚細胞腫瘍に分けられる．
- 胸部または縦隔の胚細胞腫瘍の多くは，**前縦隔の胸腺から発生**する良性腫瘍であるが，卵黄嚢腫瘍，絨毛がんなどの悪性腫瘍もみられる．

症状・臨床所見

- 良性腫瘍の場合，無症状で検診での発見が多い．
- 悪性腫瘍の場合，すでに進行病期で発見されることが多い．周辺臓器への浸潤，圧迫症状として呼吸器症状，上大静脈症候群，反回神経麻痺，横隔神経麻痺などを合併する．

検査・診断・分類

- 画像検査により前縦隔腫瘍を認めた場合，生検を実施し，病理診断を行う．
- 胚細胞腫瘍の腫瘍マーカーには**αフェトプロテイン（AFP），ヒト絨毛性ゴナドトロピンβ鎖（βhCG）**，乳酸脱水素酵素（LDH），がん胎児性抗原（CEA）などがある．
- 縦隔腫瘍がみられて，AFP，βhCGが高値であれば，悪性胚細胞腫瘍の非精上皮腫性胚細胞腫と診断し得る．
- 画像検査：胸部X線，胸部CT，胸部MRI．性腺腫瘍からの転移であることを除外する．
- 病理検査：CTガイド下，超音波ガイド下経皮生検査．胸腔鏡下検査．縦隔鏡下検査．

治療

- 良性腫瘍：手術．
- 悪性腫瘍：化学療法（BEP療法）．残存病変に対して手術，放射線治療．

用語解説

クラインフェルター症候群
通常の性染色体構成はXY＝男性，XX＝女性だが，その構成がXXYとXが1つ多い性染色体異常の男性を総称していう（XXXY，XXYYを亜型とすることもある）．無精子症となることが多い．

Section 1 誘因・原因

- 胚細胞腫瘍は卵巣や精巣から発生するが，脳（松果体付近），胸（縦隔），腹部（後腹膜や胃），殿部（仙尾部）などの正中に位置する性腺以外の部位からも発生する．これを性腺外胚細胞腫瘍とよぶ．胸部では前縦隔（p.14 参照）に発生しやすい．
- 性腺外胚細胞腫瘍は，胎児期に原始生殖細胞が迷い込んだ結果と考えられており，女性より男性に高率に発症し，若年男性に好発する．

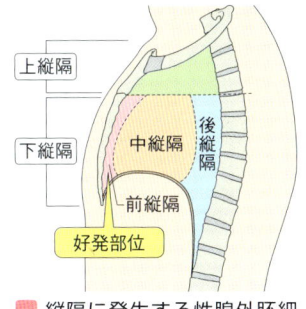

縦隔に発生する性腺外胚細胞腫瘍の好発部位

Section 2 症状・臨床所見

- 性腺外胚細胞腫瘍は，良性（奇形腫，teratoma）と悪性に分類される．
- 良性腫瘍の場合，無症状で検診での発見が多い．
- 悪性腫瘍の場合，血行性転移，播種性転移をきたすことが多く，すでに進行病期で発見されることが多い．上大静脈症候群，反回神経麻痺，横隔神経麻痺などを合併することがあり，周辺臓器への浸潤，圧迫症状として，ときに気管狭窄をきたし，緊急の呼吸管理を要することがある．
- 縦隔型非精上皮腫性胚細胞腫は，クラインフェルター症候群にしばしば合併して起こるが，血液悪性腫瘍の合併，発症頻度も高い．

Section 3 検査・診断・分類

■ 悪性の性腺外胚細胞腫瘍
- 悪性の性腺外胚細胞腫瘍は，精上皮腫（seminoma）と非精上皮腫性胚細胞腫（nonseminoma）に分類され，非精上皮腫性胚細胞腫は絨毛がん，卵黄嚢腫瘍，胎児性がん，混合型胚細胞腫瘍に分類される．性腺外由来であることは，精巣超音波検査などで慎重に診断されなければならない．

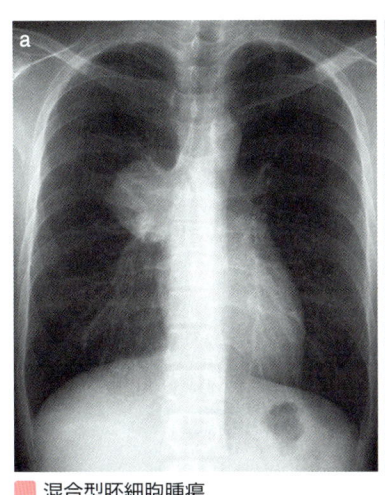

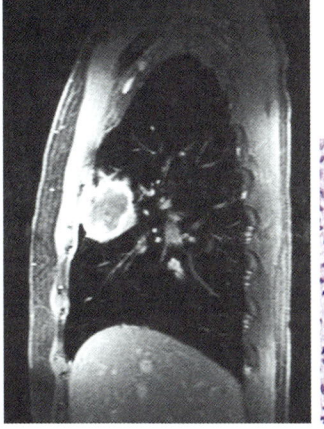

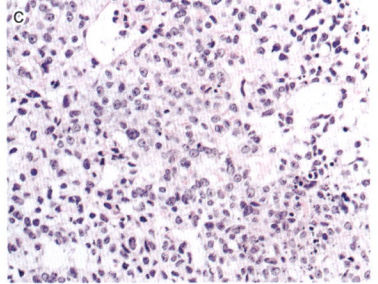

混合型胚細胞腫瘍
34歳，男性．咳嗽，前胸部違和感で受診．AFP 3,654ng/mLと上昇，hCG上昇なし．胸部X線写真(a)では肺門重畳徴候陽性の腫瘤影，MRI(b)では前縦隔に 35 × 63mm大の辺縁が造影で増強される腫瘤影を認める．生検組織標本(c)ではくびれた大型の角と明るい胞体をもつ細胞が密に増殖，PAS陽性のhyaline globule形成を認めた．胎児性がんと卵黄嚢腫瘍の混合型胚細胞腫と診断．

■ 腫瘍マーカー
- AFPは胎児期に肝臓や卵黄嚢などで産生される糖タンパクで，卵黄嚢腫瘍で上昇する．hCG（αとβのサブユニットがある）は，胎盤絨毛細胞から分泌される性腺刺激ホルモンで，絨毛がんで上昇する．
- また，LDH_1（LDHアイソザイム）においても卵黄嚢腫瘍，絨毛がんで高値を示す．
- 精上皮腫に特異的な腫瘍マーカーはないため，画像において診断する．

■ 生検
- 縦隔鏡検査，胸腔鏡検査，CTガイド下生検，超音波ガイド下検査のいずれかにより，十分な組織を採取し，病理検査を実施する．ただし，巨大腫瘍で気道狭窄などがある場合には，全身麻酔は危険を伴うため，注意を要する．

■ 性腺外胚細胞腫瘍の分類

1. 良性胚細胞腫瘍	1) 成熟奇形腫（mature teratoma）
	2) 未熟奇形腫（immature teratoma）
2. 悪性胚細胞腫瘍	1) 精上皮腫（seminoma）
	2) 非精上皮腫性胚細胞腫（nonseminoma）
	a. 絨毛がん（choriocarcinoma）
	b. 卵黄嚢腫瘍（yolk sac tumorまたは endodermal sinus tumor）
	c. 胎児性がん（embryonal carcinoma）
	d. 混合型胚細胞腫瘍（mixed germ cell tumor）

Section 4 治療

■ 良性胚細胞腫瘍
- 外科的切除を行う．

■ 悪性胚細胞腫瘍
- 化学療法を実施する．
  - 標準的化学療法：BEP療法

■ BEP療法

| ブレオマイシン（bleomycin）　30単位／週 |
| エトポシド（etoposide）100mg/m^2　1・2・3・4・5日 |
| シスプラチン（cisplatin）20mg/m^2　1・2・3・4・5日 |

3週を1コースとして3〜4コース実施

  - 副作用としてブレオマイシンの肺障害，エトポシドのアレルギー反応，シスプラチンの腎障害のほか，抗がん薬に共通する骨髄抑制，二次性がんに注意する．
- 化学療法後，腫瘍マーカー，画像ともに正常化すれば，経過観察とする．
- 腫瘍マーカーが正常化し，画像上腫瘤陰影が残存していれば，外科的切除を行う．切除組織で腫瘍の残存があれば，化学療法（放射線療法）を追加する．切除組織で腫瘍の残存がなければ，経過観察とする．
- 腫瘍マーカーが正常化しなければ，化学療法（放射線療法）を追加する．ただし，完全切除が可能な場合には，切除により長期生存が得られる可能性がある．

■ αフェトプロテイン（AFP）：α fetoprotein　■ブレオマイシン＋エトポシド＋シスプラチン併用療法（BEP療法）：bleomycin, etoposide, cisplatin chemotherapy　■がん胎児性抗原（CEA）：carcinoembryonic antigen　■ヒト絨毛性ゴナドトロピンβ（hCGβ）：human chorionic gonadotropin β subunit　■乳酸脱水素酵素（LDH）：lactate dehydrogenase

Unit 3 神経原性腫瘍

C47.9, C38.3, D48.2

neurogenic tumor

疾患概念
胸部の末梢神経や交感神経幹より発生する腫瘍で，後縦隔に好発する．成人では良性腫瘍がほとんどだが，小児では悪性の割合が高い（悪性の大部分は神経芽細胞腫）．

SUMMARY Map

誘因・原因
- 胸部の末梢神経や交感神経幹より発生する腫瘍で，後縦隔に好発する．
- 神経鞘腫*（neurilemomaあるいはschwannoma）と神経線維腫*（neurofibroma）の頻度が高い．

病態
- 神経鞘腫や神経線維腫は良性腫瘍で，成長は緩徐である．
- ダンベル（型）腫瘍では，胸椎レベルでの神経圧迫，対麻痺などを伴うことがある．

症状・臨床所見
- 無症状であるため，胸部X線写真で腫瘤影として発見されることが最も多い．
- 腫瘍の発育に伴ってしびれや疼痛などを訴えることがある．

検査・診断・分類
- 脊髄や椎体との関係を明らかにするのにはCT検査やMRI検査が有効である．
- 椎体近傍に発生する腫瘍のなかで椎間孔を通って脊椎管に進展するものは，腫瘍が脊椎管内と管外で発育するために，その形状からダンベル（型）腫瘍とよばれる．

治療
- 腫瘍の発見次第，症状の有無や悪性所見の有無にかかわりなく手術適応がある．
- 外科的に切除されれば再発は少なく，予後は良好である．

用語解説

神経鞘腫，神経線維腫

神経鞘腫は，聴神経，三叉神経，迷走神経，脊髄神経根などに発生する腫瘍で，神経を包む鞘（膜）を形成するシュワン細胞から発生する．良性腫瘍で転移や急激に増大することはなく，緩徐に発育する．神経線維腫はシュワン細胞および線維芽細胞からなる良性腫瘍．脳神経や脊髄神経根のほか，末梢神経や自律神経系にも発生する．神経線維腫症1型としてフォンレックリングハウゼン病（全身の皮膚に多発性のカフェオレ斑と皮下に多発性の神経線維腫が特徴的）がある．

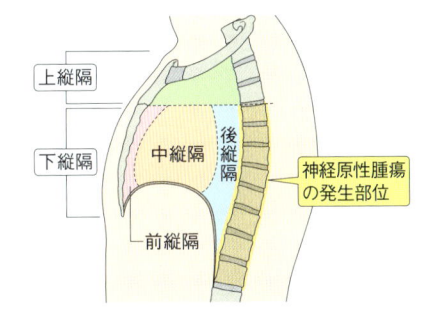

上縦隔／下縦隔／中縦隔／後縦隔／前縦隔／神経原性腫瘍の発生部位

Chapter 11 縦隔腫瘍 — 神経原性腫瘍

Section 1 誘因・原因

- 胸部の末梢神経や交感神経幹より発生する腫瘍である．
- 頻度が高い神経鞘から発生する腫瘍として神経鞘腫と神経線維腫がある．
- 椎体近傍に好発し，交感神経幹，迷走神経の枝，脊髄神経前根や後根，肋間神経などから発生する．

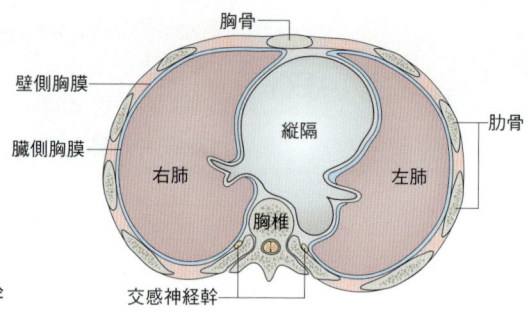

後縦隔と交感神経幹

Section 2 症状・臨床所見

- 無症状であるため，胸部X線写真で類円形の腫瘤影として発見されることが多く，腫瘍の発育に伴ってしびれや疼痛などを訴えることがある．
- ダンベル(型)腫瘍では，約60％の症例に胸椎レベルでの神経圧迫，対麻痺などの神経症状を伴う．
- 発症はすべての年齢に認められるが，40歳以上に最も多い．

Section 3 検査・診断・分類

- 脊髄や椎体との関係を明らかにするのにはCT検査やMRI検査が有効である．
- 椎体近傍に発生する腫瘍のなかで，椎間孔を通って脊椎管に進展する腫瘍が約10％に認められる．CT検査の横断像での腫瘍の形状より，いわゆるダンベル(型)腫瘍と表現される．

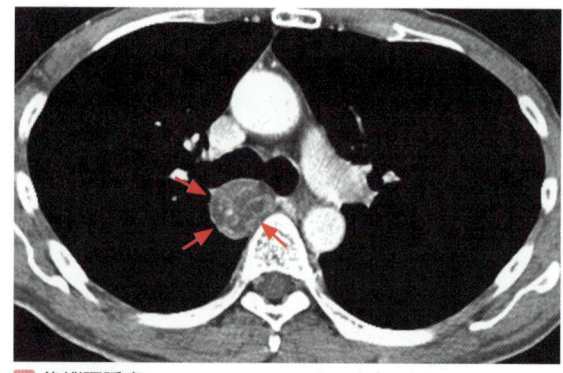

後縦隔腫瘍
神経原性腫瘍(神経鞘腫)症例の胸部造影CT像．
右主気管支模様部に接して充実性腫瘍が存在している(矢印)．

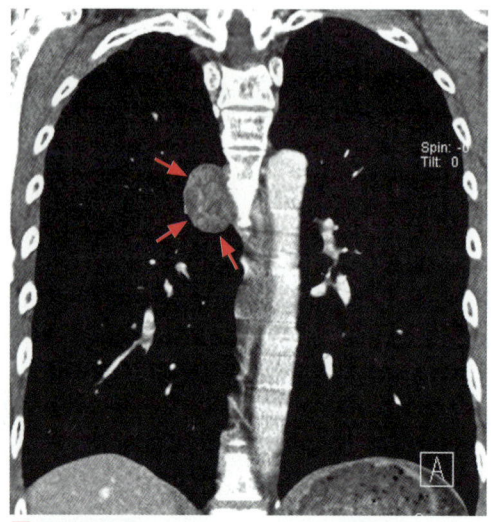

後縦隔腫瘍
神経原性腫瘍(神経鞘腫)症例の胸部造影CT像(冠状断面像)．
胸椎右側に接して充実性腫瘍が存在している(矢印)．

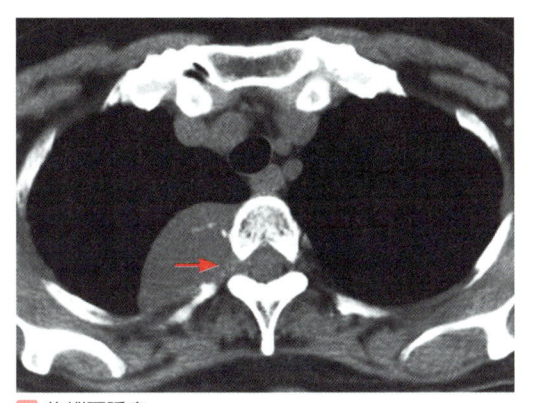

■ 後縦隔腫瘍
神経原性腫瘍の胸部単純CT像.
第3, 4胸椎の椎間孔より腫瘍が脊柱管内に進展(矢印).

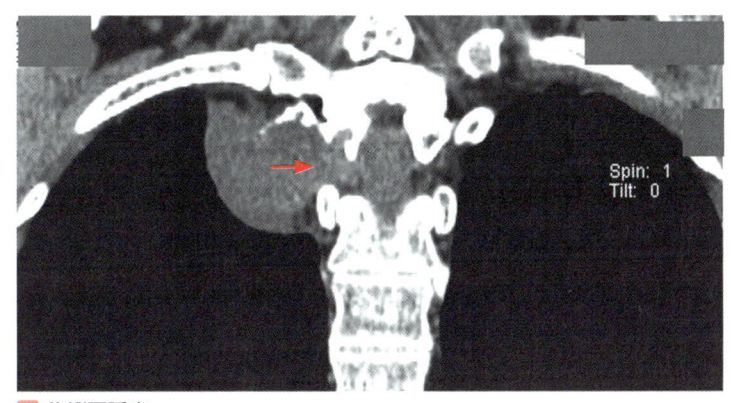

■ 後縦隔腫瘍
神経原性腫瘍の胸部単純CT(冠状断面像).
第3, 4胸椎の椎間孔より腫瘍が脊柱管内に進展(矢印).
右第3肋骨に浸潤所見あり.

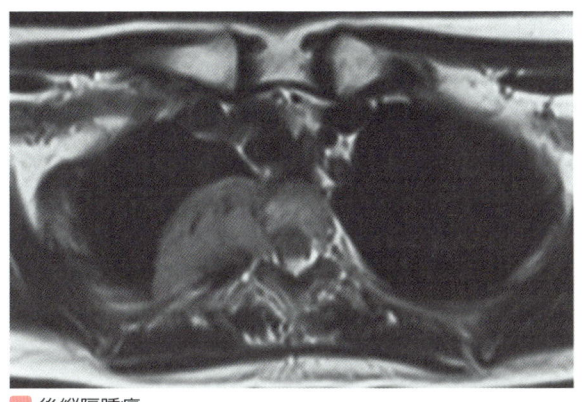

■ 後縦隔腫瘍
神経原性腫瘍の胸部MRI像.
CT所見と同様に椎間孔より腫瘍の脊柱管内進展が確認できる.

Section 4 治療

- 腫瘍の発見次第,症状の有無や悪性所見の有無にかかわりなく手術適応がある.
- 良性腫瘍であっても進行の形態によってダンベル(型)腫瘍になった場合には,手術侵襲が非常に高くなる.

Unit 1 呼吸リハビリテーション

呼吸リハビリテーション(respiratory rehabilitation)の定義

- 呼吸リハビリテーションは，以下のように定義される．

> 「呼吸器の病気によって生じた障害をもつ患者に対して，可能なかぎり機能を回復，あるいは維持させ，これにより，患者自身が自立できるように継続的に支援していくための医療である」

- 患者および家族に継続して呼吸リハビリテーションを行い，QOLの向上を重視して，地域で可能な限り自立させることを目標とする．
- また，呼吸障害を全身的な機能障害として位置づけ，内容は禁煙，患者教育，栄養指導，運動療法などを含んだ包括的呼吸リハビリテーションプログラムとし，患者のセルフマネジメントを強化するという考え方に立つ．

わが国における呼吸リハビリテーションの現状

■ 呼吸リハビリテーションプログラムの有無 ❶

- 在宅呼吸ケア白書2010における医療者調査(2010年)では，在宅酸素療法(HOT)実施施設の呼吸リハビリテーションプログラムを有する施設の割合は，2005年の35.8%から43.3%へとやや増加した．
- 増加は主に日本呼吸器学会認定・関連施設によるもので，同施設群では2005年の48.7%から60.7%への増加を示した．
- 呼吸リハビリテーションは専門施設を中心に広がりを示している．一方で，診療所を主体とする施設群は，やや減少する傾向を示した．

■ 呼吸リハビリテーションを受けた慢性呼吸器疾患患者の割合 ❷

- 患者調査では，呼吸リハビリテーションを受けた慢性呼吸器疾患患者の割合が5年間で49.4%から53.4%に増加した．
- あまり大きな増加ではないが，重症度別にみると，HOTや非侵襲的陽圧換気(NPPV)を必要としない慢性呼吸器疾患者で6.2%増加した．より早期から呼吸リハビリテーションを開始する方向にシフトしつつある．

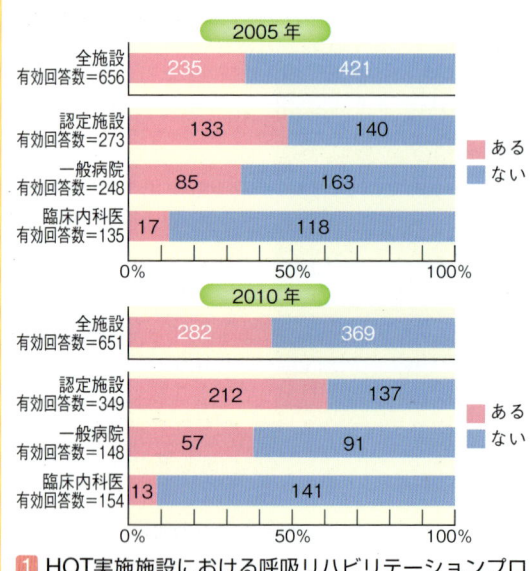

❶ HOT実施施設における呼吸リハビリテーションプログラムの有無

(日本呼吸器学会在宅呼吸ケア白書作成委員会編：在宅呼吸ケア白書.p.12,文光堂,2005 および日本呼吸器学会肺生理専門委員会在宅呼吸ケア白書ワーキンググループ編：在宅呼吸ケア白書2010.p.16,日本呼吸器学会,東京,2010)

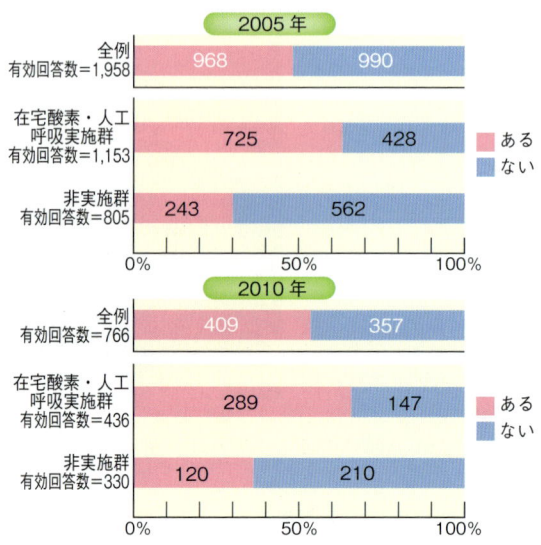

❷ 呼吸リハビリテーションを受けた慢性呼吸器疾患患者の割合

(日本呼吸器学会在宅呼吸ケア白書作成委員会編：在宅呼吸ケア白書.p.53,文光堂,2005 および日本呼吸器学会肺生理専門委員会在宅呼吸ケア白書ワーキンググループ編：在宅呼吸ケア白書2010.p.68,日本呼吸器学会,東京,2010)

■実際に指導を受けた呼吸リハビリテーションの内容 ❸

- 在宅呼吸ケア白書2010において「運動療法」が第2位となった．2003年に『呼吸リハビリテーションマニュアル─運動療法─』が2学会1協会（日本呼吸器学会，日本呼吸管理学会，日本理学療法士協会）から出版されて以降，運動療法を中核とした呼吸リハビリテーションの啓発活動の結果が白書にうかがえる．
- 在宅呼吸ケア白書初版（2005年）で，患者側からの要望第1位であった「息切れを軽くする日常生活動作の工夫」や，「食事・栄養」指導を受けた患者の割合も増加した．

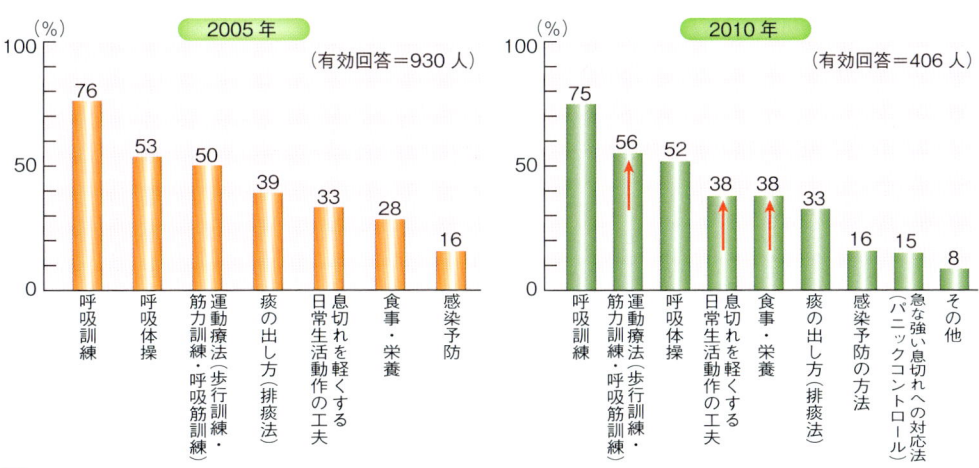

❸ 呼吸リハビリテーションで指導を受けた内容

（日本呼吸器学会在宅呼吸ケア白書作成委員会編：在宅呼吸ケア白書．p.53，文光堂，2005および日本呼吸器学会肺生理専門委員会在宅呼吸ケア白書ワーキンググループ編：在宅呼吸ケア白書2010．p.68，日本呼吸器学会，東京，2010）

呼吸リハビリテーションの適応と効果

■呼吸リハビリテーションの適応

- エビデンスを得るための呼吸リハビリテーションの研究は，主に安定期の慢性閉塞性肺疾患（COPD）を対象として行われてきた．
- 慢性閉塞性肺疾患のためのグローバルイニシアチブ（GOLD）のガイドラインでは，呼吸リハビリテーションのCOPDにおける適応はⅡ期（中等症）以上とされ（p.177参照），長時間作用型気管支拡張薬の定期的な投与と同等に位置づけられている．
- 一方で，呼吸リハビリテーションは，実際には肺結核後遺症や間質性肺炎などCOPD以外の呼吸器疾患にも行われており，エビデンスも集積されつつある．今後，種々の呼吸器疾患を対象とした研究の展開が課題である．
- 増悪（急性期）からの回復期では，より早期から開始する運動療法の有用性が報告されつつある．増悪時には換気・ガス交換能低下の改善，筋肉や関節の柔軟性の低下，筋力低下の予防を目的に，スクイージング法などによる気道クリアランス法，胸郭可動域訓練などのコンディショニングが行われるが，エビデンスを得るための検討は今後の課題である．
- 非侵襲的陽圧換気（NPPV）の使用が必要となった場合にも呼吸リハビリテーションは重要で，呼吸の同調性を得るために行うリラクセーションや徒手胸郭圧迫法などの有用性が報告されている．
- 現在の診療報酬上の適用を示す（次ページ上表❶）．

■呼吸リハビリテーションのエビデンス

- 2007年のACCP（米国胸部医師学会）/AACVPR（米国心血管呼吸リハビリテーション協会）のガイドラインに示された呼吸リハビリテーションに関する最新のエビデンスを❷に示した．
- 呼吸リハビリテーションはCOPDの息切れを軽減，健康関連QOL（HRQL）を改善する．すでに薬物療法において症状が軽減している患者においても，さらに上乗せの改善効果として得ることができる．これは運動療法の奏功機序（骨格筋のディコンディショニングの改善など）が気管支拡張薬とは異なることによる．
- COPDの入院日数や医療資源の利用を減少させ，包括的呼吸リハビリテーションは心理社会的効果をもたらす．COPDに対する生命予後改善効果は，十分なデータが得られてなく，今後の検討課題である．

1 呼吸器リハビリテーション科の適用疾患
（下記の疾患で個別に呼吸リハビリテーションが必要であると認めた患者）

1．急性発症した呼吸器疾患の患者
肺炎，無気肺など
2．肺腫瘍，胸部外傷そのほかの呼吸器疾患またはその手術後の患者
肺腫瘍，胸部外傷，肺塞栓，肺移植手術，慢性閉塞性肺疾患（COPD）に対する気腫肺減量術（LVRS）などの呼吸器疾患またはその手術後の患者
3．慢性の呼吸器疾患により，一定程度以上の重症の呼吸困難や日常生活能力の低下をきたしている患者
COPD，気管支喘息，気管支拡張症，間質性肺炎，塵肺，びまん性汎細気管支炎（DPB），神経疾患で呼吸不全を伴う患者，気管切開下の患者，人工呼吸管理下の患者，肺結核後遺症などのものであって，次の1）から3）のどれかに該当する状態であるもの 1）息切れスケール（medical research council scale）*1 で2以上の呼吸困難がある状態 2）COPDで日本呼吸器学会の重症度分類の2以上の状態 3）呼吸障害による歩行機能低下や日常生活活動度の低下により日常生活に支障をきたす状態"
4．食道がん，胃がん，肝臓がん，咽・喉頭がんなどの手術前後の呼吸機能訓練を要する患者
食道がん，胃がん，肝臓がん，咽・喉頭がんなどの患者であって，これらの疾患にかかわる手術日からおおむね1週間前の患者および手術後の患者で，呼吸機能訓練を行うことで術後の経過が良好になることが医学的に期待できる患者

*1 息切れスケール（MRC Scale）は，1959年に英国で発表されて以来，ADL障害の表現や分類のグレーディングにさまざまな修正が行われてきた．1）はオリジナルの1〜5または1〜5段階に0を加えた0〜5段階分類におけるグレード2"平地を急いで歩いたとき，あるいは緩い坂道を登ったときに息切れを感じる・息切れで困る"のレベルである．

2 呼吸リハビリテーションのエビデンス

		推奨レベル	
		1（高い）	2（低い）
エビデンスレベル	A（強い）	●呼吸リハはCOPDの息切れを軽減 ●呼吸リハはCOPDの健康関連QOL（HRQL）を改善 ●6〜12週の呼吸リハはいくつかの有益な効果をもたらし，それらは12〜18か月かけて徐々に減少 ◆COPDの運動療法は，歩行にかかわる筋群のトレーニングが必須 ◆筋力トレーニングを加えることにより，筋力が増強，筋量が増加 ◆上肢支持なし持久力トレーニングはCOPDに有用であり，呼吸リハに加えるべき ◆低強度負荷および高強度負荷によるCOPDの運動療法は，両者とも臨床的に有用	
	B（中等度）	●呼吸リハはCOPD以外のいくつかの慢性呼吸器疾患においても効果的 ◆COPDの高強度負荷による下肢運動トレーニングは低強度負荷トレーニングよりも生理学的効果は大きい ◆吸気筋トレーニングを呼吸リハの必須の構成要素としてルーチンに行うことを支持するエビデンスはない ◆患者教育は，呼吸リハの不可欠な構成要素．相互的なセルフマネジメント，増悪の予防と治療に関する情報提供が必須	●呼吸リハはCOPDの入院日数や医療資源の利用を減少 ●COPDに対する包括的呼吸リハは心理社会的効果をもたらす ●選択された重症COPDの運動トレーニングにNPPVを併用すると，ある程度の相加的な効果が得られる
	C（弱い）	●HRQL等いくつかの呼吸リハの効果は，12〜18か月の時点でも対照群を超えて維持される ●高度の運動誘発性低酸素血症をきたす患者には，呼吸リハ中は酸素投与をすべき	●費用対効果が高い ◆より長期的なプログラム（12週）は短期的なプログラムよりも効果の持続性が高い ◆呼吸リハ終了後の維持を目的とした介入は，長期的なアウトカムにある程度の効果を示す ◆COPDの呼吸リハにタンパク同化ホルモン剤のルーチンの併用を支持する科学的エビデンスはない ◆単独療法として行う心理・社会的介入を支持するエビデンスはわずかである ◆高強度負荷運動療法中の酸素投与は運動誘発性低酸素血症をきたさない患者の持久力をより改善させる可能性がある

1）COPDに対する生命予後改善効果は，エビデンスが不十分．効果として推奨はできない．
2）COPDの呼吸リハにおいて，ルーチンの栄養補給療法併用を支持する科学的エビデンスは不十分．推奨はできない．
3）エビデンスに基づく推奨はできないが，臨床の現場および専門家の見解は心理・社会的介入を包括呼吸リハの構成要素として支持している．
4）エビデンスに基づく推奨はできないが，臨床の現場および専門家の見解は，COPD以外の慢性呼吸器疾患患者への呼吸リハは，COPDと非COPDの共通の治療計画に，疾患別，個別の治療計画を加えたものとすることを示唆している．

●：呼吸リハの効果に関するエビデンス　◆：手技，介入方法に関するエビデンス

(Ries AL, et al：Pulmonary Rehabilitation：Joint ACCP/AACVPR Evidence-Based Clinical Practice Guidelines. Chest, 131：34〜35，2007 を翻訳して改変)
(日本呼吸ケア・リハビリテーション学会，日本呼吸器学会，日本リハビリテーション医学会，日本理学療法士協会編：呼吸リハビリテーションマニュアル ―患者教育の考え方と実践―．p.183，照林社，2007)

■ 呼吸リハビリテーションと医療チーム
- 呼吸リハビリテーションは，多職種がかかわる包括的なプログラムにすることで，より大きな改善効果が得られることが示唆されている．
- 患者のニーズと課題を中心に，チームが共有型学際的医療チーム（IDT）として機能するためには，患者のゴール，問題点，アウトカムなどの情報や決定がミーティングなどにより共有化されていることが必要となる．
- また，必ずしも規模の大きいチームを編成する必要はなく，医師，看護師，理学療法士のみでもIDTの形態をとることは可能である．単に集学的なチームを編成するのみでは，本来の包括的アプローチが行えずにプログラムの質が低下，チームアクティビティは低下し，導入プログラム施行中，終了後の患者のドロップアウトも増えることになる．

呼吸リハビリテーションの実際

■ プロセス 4
- 呼吸リハビリテーションのプロセスを示す．患者選択の後，評価に基づき導入のための個別的プログラムを作成・実践し，終了時に再評価を行う．
- 再評価に基づき維持を行うが，再評価は施設の状況に応じて定期的に，あるいは維持の形態が変わるとき（通院から在宅など）に行い，必要に応じて個別的プログラムを追加して施行する．

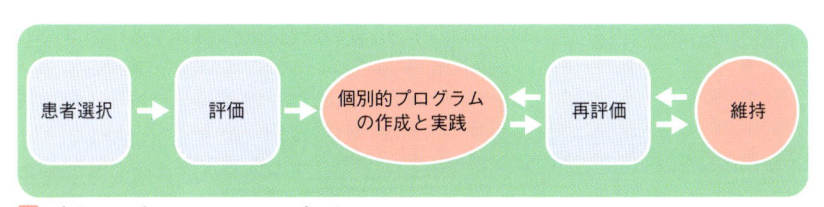

4 呼吸リハビリテーションのプロセス
（日本呼吸管理学会，日本呼吸器学会：呼吸リハビリテーションに関するステートメント．日呼管誌，11：326, 2001）

■ 評価 3
- 推奨される必須の評価，行うことが望ましい評価，可能であれば行う評価を示す．
- 必須の評価では，運動療法を行う際の禁忌やリスクの有無の簡易な評価項目が含まれる．呼吸リハビリテーションは運動中に危険性が増大するような合併症があれば適応とならない．
- 非監視下で自由歩行による持久力トレーニングを行う場合，パルスオキシメータを用いてコースとなる平地や坂道での低酸素血症の有無を評価しておくことは重要である．握力は簡易に測定でき，全身の筋力を反映する指標である．
- 6分間歩行試験（6 MWT）の主な検査目的は，「患者が6分間でできるだけ長く歩ける距離を測定すること」である．必要であれば，立ち止まること，壁にもたれかかって休むことも可能である．
- 6 MWTは，最大酸素摂取量を決定したり，運動を制限する因子を解明するためのものではなく，日常生活における機能障害の重症度を評価することに適している．
- シャトル・ウォーキング試験（SWT）は，6 MWTよりも最大酸素摂取量との相関が高く，また再現性も良好であることが報告されている．予測式より，運動強度の処方に用いることができる．

3 運動療法のための評価項目

必須の評価	● 問診および身体所見 ● スパイロメトリー ● 胸部X線 ● 心電図 ● 呼吸困難感（安静時，労作時） ● 経皮的酸素飽和度（SpO_2） ● パルスオキシメータを使った歩行試験 ● 握力
行うことが望ましい評価	● 時間内歩行試験（6分間歩行試験，シャトル・ウォーキング試験） ● 栄養評価（BMIなど） ● ADL評価
可能であれば行う評価	● 検査室での運動負荷試験（エルゴメータ，トレッドミル） ● 上肢筋力，下肢筋力の測定 ● 呼吸筋力の測定 ● 動脈血液ガス分析 ● 心臓エコー検査 ● 健康関連QOL評価（一般的，疾患特異的）

（日本呼吸管理会，日本呼吸器学会，日本理学療法士協会編：呼吸リハビリテーションマニュアル ―運動療法―．p.18．照林社, 2003）

■呼吸リハビリテーションの考え方とトレーニング構成
● 呼吸リハビリテーションは，他の領域と同様に運動療法が中心となり，柔軟性，全身持久力，筋力・筋持久力，身体組成すなわち，健康関連体力を改善させるためのトレーニングより構成される．
● 健康関連体力は，日々の生活活動を活発に行える能力，および廃用に関連する疾患に容易に陥るリスクが低いか低くする能力である．包括的プログラムとして行う場合には，患者教育のセッション，栄養カウンセリングを加えて行われる．
● 呼吸リハビリテーションは，コンディショニング，全身持久力・筋力トレーニング，ADL（日常生活動作）トレーニングから構成されるが，開始に際してのトレーニング構成は患者の重症度により異なる．

■重症例
● 重症例における開始時のトレーニング構成を5に示す．
● 重症例では，胸郭を含む全身の筋肉や関節の柔軟性の低下，筋力低下を伴う身体機能の失調，低下（ディコンディショニング）が認められることが多い．肺の過膨張，努力を要する呼吸運動，筋の萎縮や過緊張，短縮などによる姿勢の悪さ，歩行動作の障害などのため，身体のバランスが低下し，身体運動が損なわれる．
● 呼吸は頸や肩の呼吸補助筋を用いた浅く早い呼吸パターンが多く認められる．下肢筋力低下や立位歩行バランスの低下は胸郭の柔軟性をさらに低下させる．開始時には，効率のよい運動トレーニングをめざしたコンディショニングを時間をかけて行う．基礎的な内容のADLトレーニングも必要となる．
● たとえば1時間の呼吸リハビリテーションを行うとすると，コンディショニング25分，基礎的なADLトレーニング25分，低負荷の心肺持久力・筋力トレーニング10分の時間配分で開始する．

■軽症例
● 軽症のCOPDにおける呼吸リハビリテーション開始時のトレーニング構成を6に示す．軽症となるほど，コンディショニングは不要となり，運動も開始時から高い負荷量を設定することが可能である．
● 1時間行うとすると，コンディショニング5分，基礎的なADLトレーニング5分，高負荷の心肺持久力・筋力トレーニング50分の時間配分で開始する．

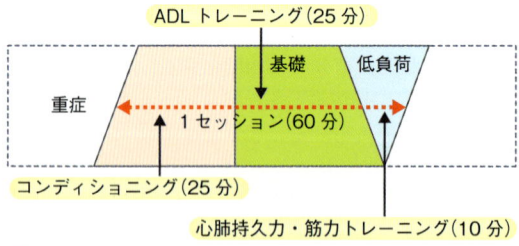

5 重症・最重症例における開始時のトレーニング構成
（日本呼吸管理会，日本呼吸器学会，日本理学療法士協会編：呼吸リハビリテーションマニュアル —運動療法—．p.3, 照林社, 2003 を改変）

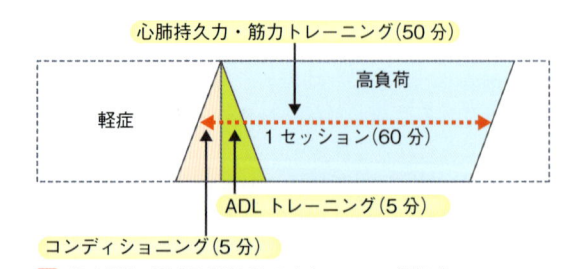

6 軽症例における開始時のトレーニング構成
（日本呼吸管理会，日本呼吸器学会，日本理学療法士協会編：呼吸リハビリテーションマニュアル —運動療法—．p.3, 照林社, 2003 を改変）

■導入プログラム 7
● 導入プログラムは，外来では監視下が最低週2回（多くは3回以上），6〜8週実施する．維持プログラムに移行する段階では，持久力・筋力トレーニングが主体となり，運動の習慣がライフスタイルに組み込まれていることが望ましい．
● また，FITT〔Frequency（頻度），Intensity（強度），Time（持続時間），Type（種類）〕を明らかにして指導することが重要である．

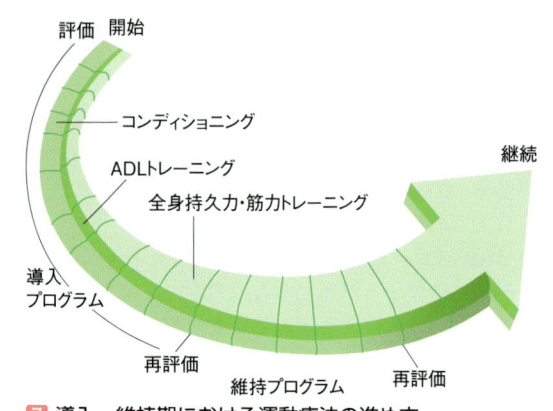

7 導入・維持期における運動療法の進め方
（日本呼吸管理会，日本呼吸器学会，日本理学療法士協会編：呼吸リハビリテーションマニュアル —運動療法—．p.3, 照林社, 2003）

■コンディショニング
- コンディショニングは，呼吸法の習得や呼吸運動パターンの修正，胸郭可動域訓練を含めた全身の柔軟性の改善，リラクセーション，排痰法などより構成される．また，広義には運動に対する不安感・恐怖感の解消やモチベーション向上への介入も含まれる．

■呼吸法
- 呼吸法には，口すぼめ呼吸8と横隔膜呼吸（腹式呼吸）9があり，両者は多くの場合，併用して用いる．さらに，各動作と連動した呼吸法の指導10が必要である．横隔膜呼吸は呼吸補助筋の活動を抑制，横隔膜の活動（腹部の動き）を増加させる．ただし，重症のCOPDにおいて胸壁の動きや呼吸効率がかえって減少する場合があり，横隔膜呼吸により呼吸困難の増悪をきたしていないか確認する必要がある．

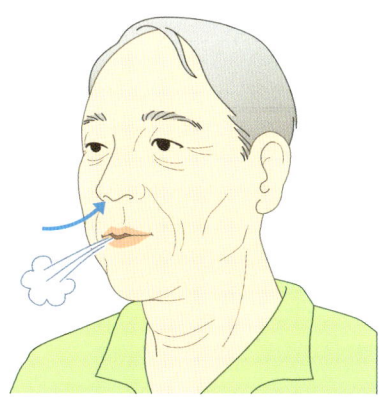

8 コンディショニング：口すぼめ呼吸
鼻から息を吸い，唇を軽く閉じてゆっくりと息を吐く．呼気は吸気の2倍の時間をかけて息を吐くようにし，徐々に呼気を延長する．口すぼめの強さは連続性ラ音が聴取される場合，ラ音の軽減，または消失できる程度がよい．このとき腹部周囲筋は過度に緊張させない．呼吸数は20回/min以下を目標に，徐々に呼吸数を少なくする．

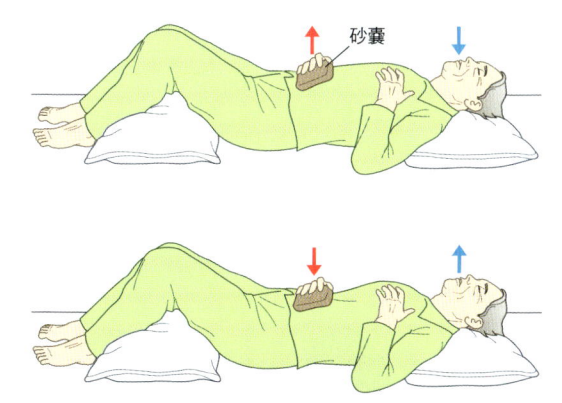

9 コンディショニング：横隔膜呼吸/腹式呼吸
利き手を上腹部に，もう一方の手を上胸部に置く．呼気時に腹部を軽く圧迫し，吸気時に上腹部の手が持ち上がるよう意識する．呼気は吸気の2倍の時間をかけ，腹部が沈むことを意識する．腹部に0.5〜1kgの砂嚢をおくと，横隔膜呼吸が理解しやすくなる．

（日本呼吸管理会，日本呼吸器学会，日本理学療法士協会編：呼吸リハビリテーションマニュアル ―運動療法―．p.88, 照林社, 2003）

- COPDでは，労作時における呼吸運動パターンを修正しエアートラッピングによる動的肺過膨張の出現を予防する．呼吸と動作を同調させるのがポイントで，歩行時は呼吸のサイクルと歩数を同調させる．たとえば呼気：吸気比を2：1と呼気に時間をかける場合は，4歩で口すぼめ呼吸で吐き，2歩で吸う10．
- 重症例では，階段昇段時はゆっくり口すぼめ呼吸で吐きながら昇り，吐き終わったら立ち止まってゆっくり吸い，また吐きながら昇段する．

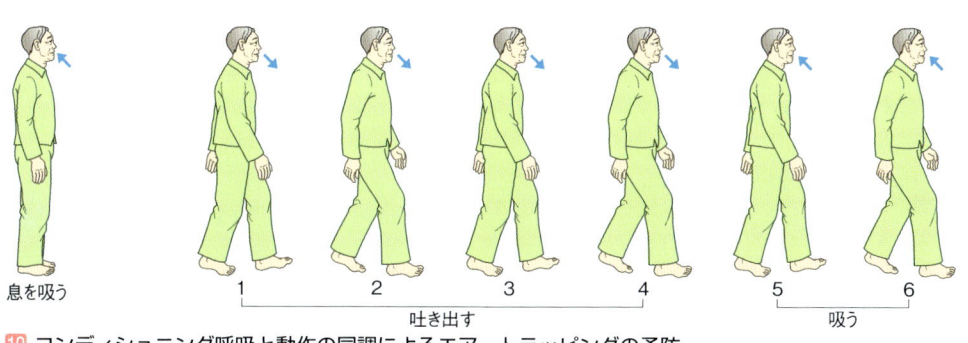

10 コンディショニング呼吸と動作の同調によるエアートラッピングの予防

（日本呼吸管理会，日本呼吸器学会，日本理学療法士協会編：呼吸リハビリテーションマニュアル ―運動療法―．p.27, 照林社, 2003）

- 頸や肩の呼吸補助筋を用いた浅く速い呼吸を行っている場合，これらの呼吸補助筋のストレッチやマッサージによるリラクセーションの適応となる．胸郭の可動性，柔軟性を改善し，呼吸運動に伴う呼吸仕事量を軽減することを目的に，徒手胸郭圧迫法[11]，[12]や関節モビライゼーションなどによる胸郭可動域訓練やストレッチによる柔軟性のトレーニング[13]，[14]が行われる．
- これらの手技により，COPDにおいて肺過膨張所見の軽減（TLC，FRCの減少）や運動耐容能の改善などが報告されているが，エビデンスを得るための臨床試験は今後の課題である．

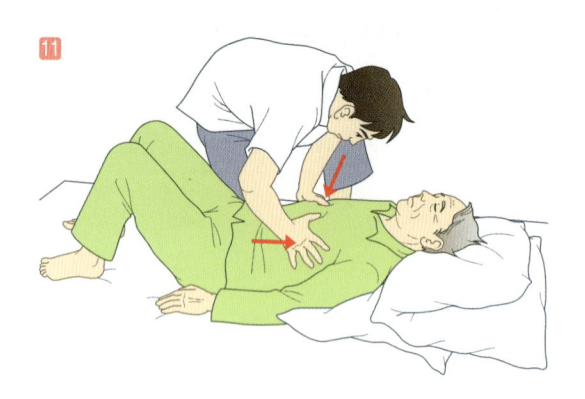

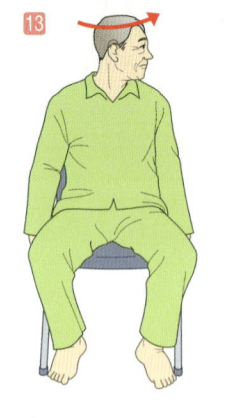

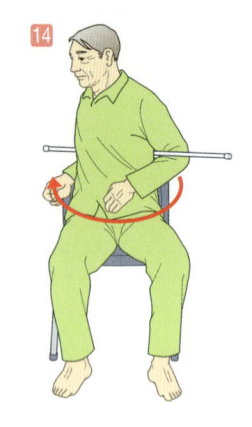

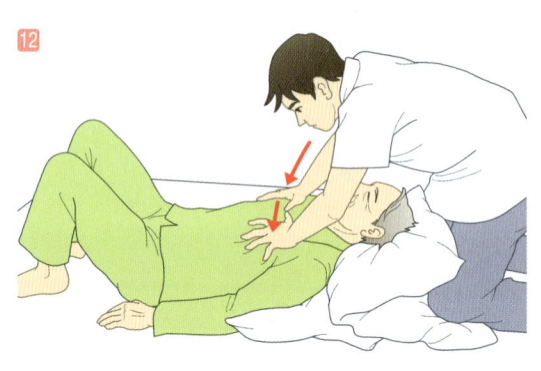

[11] コンディショニング：徒手による下部胸郭可動域の拡張
患者の側方に立ち，肘を軽く屈曲させ下部胸郭に手を当てる．呼気時に胸郭を呼気運動方向（内下方）へ軽く圧迫する．

[12] コンディショニング：徒手による上部胸郭可動域の拡張
患者の上方に立ち，両手を大きく開き鎖骨の直下で両母指が胸骨を覆うように上胸部へ置く．呼気時に胸郭を呼気運動方向へ軽く圧迫する．

[13] コンディショニング：頸部の回旋（ストレッチング）
坐位で正面を向く．息を吐きながら開始肢位から頸部を左に回旋させる．息を吸い吐きながら正面に戻す．左右でこれを繰り返す．

[14] コンディショニング：体幹の回旋（棒を用いたストレッチングによる胸郭可動域の拡張）
椅子坐位で，棒を背側に肘（前腕上部）で把持する．息を吐きながら開始肢位から，体幹を回旋させる．息を吸い吐きながら正面に戻す．これを繰り返す．

（日本呼吸管理会，日本呼吸器学会，日本理学療法士協会編：呼吸リハビリテーションマニュアル ―運動療法―．p.89, 91, 照林社, 2003）

■ 全身持久力トレーニング
- 全身持久力トレーニングとは全身の大きな筋群を使用して一定のリズムを保った動的運動を一定時間以上行うトレーニングである．
- 下肢，上肢による方法に分類できるが，下肢を用いたトレーニングが最も強く推奨される．トレーニングの種類（T）には平地歩行[15]，階段昇降，踏み台昇降[16]，自転車エルゴメータ[17]，トレッドミルなどがあるが，歩数計を用いた歩行は性別，年齢を問わず最も親しみやすい運動である．踏み台昇降には筋力トレーニングの要素も加わる．自転車エルゴメータの機種の多くは回転数により負荷強度が変化してしまうため，決められた一定の回転数に保つ必要がある．

■ 負荷強度[4]
- 最適の負荷強度，期間に関するコンセンサスは得られていないが，高度の呼吸不全や肺性心を合併した場合は，低強度負荷法が適する．高齢者では，継続しやすい軽めの運動強度が一般的である．
- 運動時間は，最初は5分程度から開始し，徐々に時間を延ばして20分以上を目標に増加する．実施頻度としては，連日が望ましいが，3回/週以上が望ましい．導入の実施期間は6～8週間以上継続して実施する．重症例や増悪からの回復期では，非侵襲的換気療法併用下での運動療法が試みられている．

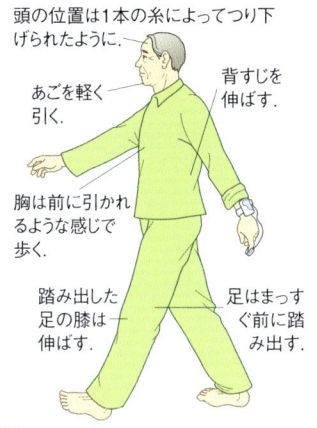

15 持久力トレーニング：歩行
歩行時間や歩数計により運動量の把握が簡単にできる．平地歩行では歩行速度を強度としてFITTで処方を行う．マンツーマンで指導する場合，PTがコントロールして一定に保つようにする．前屈みにならないように上体をまっすぐに伸ばして呼吸とリズムを合わせながら歩く．

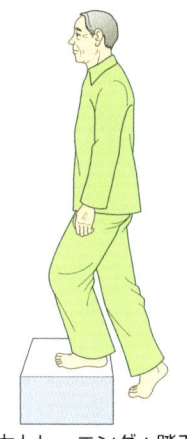

16 持久力トレーニング：踏み台昇降
右足から昇段し，次に左足をあげる．右足を降ろし，次に左足を降ろす．5分位から開始して徐々に時間を長くする．筋力トレーニングとして行う場合は，段差を高くし，10回1セットから開始し，3セット行う．腕を壁などで支持すると息切れの軽減，転倒の予防になる．呼気時に昇降する．

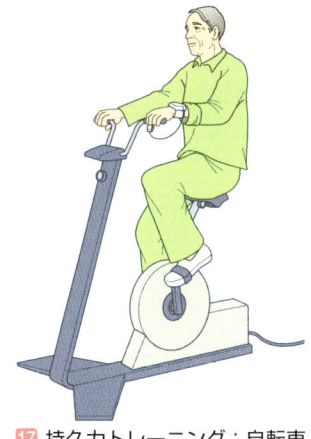

17 持久力トレーニング：自転車エルゴメータ
一定した負荷量を与えることができる．回転数により負荷量が変化してしまう機種では，一定の回転数（50～60回/分）に保つようにする．

（日本呼吸管理会，日本呼吸器学会，日本理学療法士協会編：呼吸リハビリテーションマニュアル —運動療法—．p.92～93, 照林社, 2003）

4 高強度負荷と低強度負荷

負荷の強さ	高強度負荷（high intensity）	低強度負荷（low intensity）
定義	●患者個々の$\dot{V}O_2$peakに対して60～80％の負荷	●患者個々の$\dot{V}O_2$peakに対して40～60％の負荷
利点	●同一運動刺激に対して高い運動能力の改善がみられ，生理学的効果は高い．	●在宅で継続しやすい． ●抑うつや不安感の改善効果は大きい． ●リスクが少ない． ●コンプライアンスが維持されやすい．
欠点	●すべて患者に施行は困難（とくに重症例） ●リスクが高いため，付き添い，監視が必要 ●患者のコンプライアンス低下	●運動能力の改善が少ない． ●運動効果の発現に長期間を要す．
適応	●モチベーションが高い症例 ●肺性心，重症不整脈，器質的心疾患などがないこと ●運動時にSpO$_2$が90％以上であること	●高度な呼吸困難症例 ●肺性心合併例 ●後期高齢者（85歳以上）

（日本呼吸管理会，日本呼吸器学会，日本理学療法士協会編：呼吸リハビリテーションマニュアル —運動療法—．p.33, 照林社, 2003）

■ 四肢・体幹筋力トレーニング
● COPDにおける筋力トレーニングの効果として，筋力，筋持久力の増大，筋横断面積の拡大，筋肉内の代謝機能の改善（酸化酵素活性の増大）などが報告されている．
● 筋力トレーニングの種類には，自重，ダンベルなどのフリーウェイト**18**，セラバンド®等の弾性ゴムバンド**19**，**20**，**21**，トレーニングマシンを用いたトレーニングがある．
● 移動（歩行）に関与する下肢筋群（とくに大腿四頭筋や下腿三頭筋），および上肢を使用するADLと関連が大きい筋群（肩関節周囲筋，肘関節筋群）をトレーニングの対象とする．最低1セット10～15回を2～3回/日行う．本法の効果は4週程度で出現する．

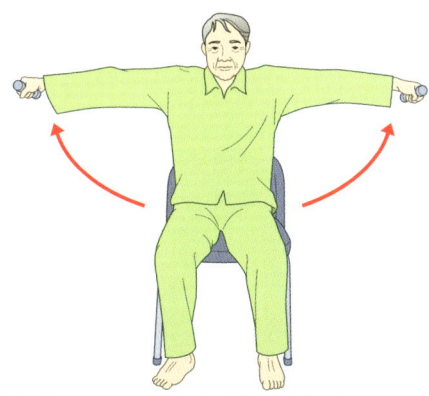

18 筋力トレーニング：肩関節外転筋群
ダンベル等を両手に持ち両肘を伸ばしたまま上肢を外側に上げる．水平となる高さまで上げたら，ゆっくりと元に戻す．これを繰り返す．

（日本呼吸管理会，日本呼吸器学会，日本理学療法士協会編：呼吸リハビリテーションマニュアル —運動療法—．p.103, 照林社, 2003）

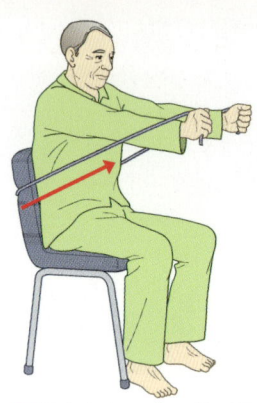

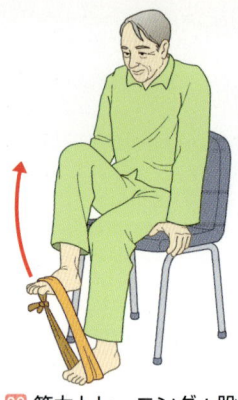

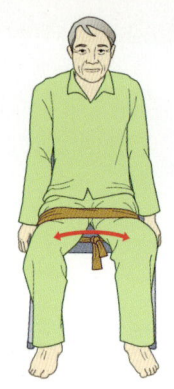

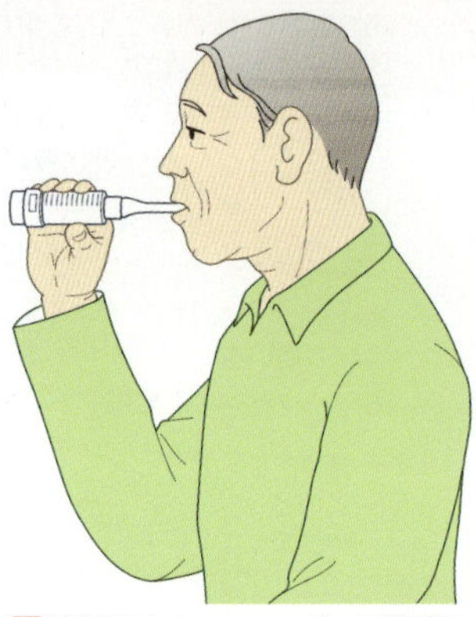

19 筋力トレーニング：肩関節屈筋群
弾性ゴムバンドを椅子の背もたれに固定し，肘を伸ばしたまま上肢を上げる．肩の高さまで両肘を挙げたら，元の姿勢に戻る．これを繰り返す．

20 筋力トレーニング：股関節屈筋群
弾性ゴムで輪を作る．輪の中に両前足部を通し一側の下肢で弾性ゴムを踏む．反体側の膝を胸に近づけるように上げる．左右交互に行う．

21 筋力トレーニング：股関節外転筋群
弾性ゴムバンドで両大腿を縛る．膝の間が離れるように両大腿を外側へ開く．そのまま数秒間保持し，ゆっくりと元に戻す．これを繰り返す．手は椅子の端などを持ち，上体を安定させる．

22 呼吸筋トレーニング：吸気筋
スレッショルド®を水平に持ち，マウスピースを口にくわえる．強めに息を吸い，普通に息を吐く（強めに吸わないと弁が開かない）．

（日本呼吸管理会，日本呼吸器学会，日本理学療法士協会編：呼吸リハビリテーションマニュアル ―運動療法―．p.96, 103, 105, 照林社, 2003）

■ **呼吸筋トレーニング**
● 呼吸筋トレーニングはルーチンのトレーニングとしてCOPDの呼吸リハビリテーションに組み入れるコンセンサスは得られていない．圧閾値弁（一定以上の圧力で開く弁）を用いた吸気抵抗負荷法では，吸気流量に依存せず，一定の圧負荷をかけることができる．一般にスレッショルド®（THRESHOLD®）を用いて，30% PImax（最大吸気筋力）で15分，1日2回，6〜8週間の実施する．最初は，30% PImaxで困難であれば，15%程度から徐々に増加する 22．

■ **ADLトレーニング**
● ADLトレーニングは起居・移動動作（起きる・立つ・歩く），基本動作能力の回復をめざしたプログラムと，基本および応用動作における具体的動作法の工夫と獲得，ADL遂行のための道具や生活環境の改善などの応用的なプログラムなどに分かれる．基本動作のトレーニングは，運動療法と重複する部分も多い．
● 労作時の息切れを緩和するためには，動作パターンの修正が重要である．動作の断続化や緩徐な動作を指導することにより，息切れを緩和できることがある．息切れが強い場合は，動作は基本的に呼吸と同調して行うようにし，呼気時にあわせて動作するように指導する．動作時の呼吸も口すぼめ呼吸や横隔膜呼吸（腹式呼吸）を行う 23．24．25．
● 階段，トイレ，浴室などにおける手すりの設置，椅子の設置や高さの調整，屋内外の段差の解消，シャワーの位置の調整，酸素チューブの延長，などの指導も同時に行う．

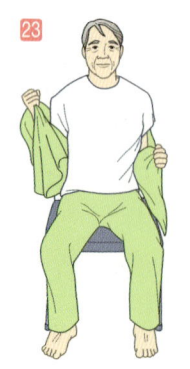

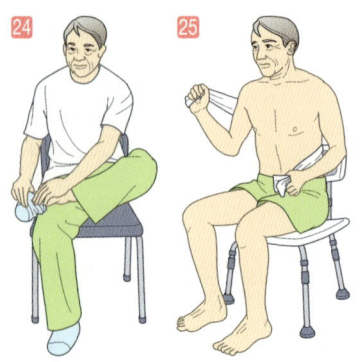

23 ADLトレーニング：更衣動作
両腕を肩より高く挙げると，胸郭の動きが制限され息切れが強くなる．前あきのシャツは，片側の腕を通し，腕を高く上げずに腰の高さで反対側の腕も通す．次に両前身ごろを把持して，背中を滑らせるように着る．着替えの衣類は机や台の上に置いておく．

24 ADLトレーニング：更衣動作
更衣動作時の腹部の圧迫を少なくするために腰掛けて行う．息を吸い，ゆっくりと吐きながら片足を上げて反対側の大腿の上に挙げる．靴下を着脱もゆっくりと息を吐きながら行う．

25 ADLトレーニング：洗体動作
一般に市販されている低い浴室用椅子や床面に座って行うと腹部が圧迫され息切れが強くなる．洗面器は膝か台の上に置く．長いタオルを腰の高さで回し，両端を持つ．ゆっくりと吐きながら小さい範囲でタオルを動かす．少しずつ場所を変えて，腕を高く挙上せずに背中全体を洗う．

（日本呼吸管理会，日本呼吸器学会，日本理学療法士協会編：呼吸リハビリテーションマニュアル ―運動療法―．p.114〜115, 照林社, 2003）

呼吸リハビリテーションと患者教育

- 包括的呼吸リハビリテーションにおける患者教育の重要性は広く認識され，効果も実証されつつある．
- 2007年に発表された米国胸部医師学会（ACCP）/米国心血管・呼吸リハビリテーション協会（AACVPR）のガイドラインでは，「患者教育は，呼吸リハビリテーションの不可欠な構成要素であり，相互的なセルフマネジメント，急性増悪の予防と治療に関する情報提供が必須」として初めて位置づけられた．包括的プログラム例を示す 5．

5 週2回6週間の外来包括的プログラム例

	日時	講義開始時間	場所	内容	リハ開始時間	場所
第1回				肺，心臓，呼吸筋（解剖生理）		
第2回				COPD，慢性呼吸不全について（病態）		
第3回				慢性呼吸不全患者の食事療法		
第4回				薬の役割と飲み方，薬の副作用，吸入薬の正しい使い方		
第5回				禁煙		
第6回				身体所見の観察法，日常あらわれやすい症状と対応		
第7回				感染予防，ワクチン，日常生活，住まいの工夫		
第8回				パニックコントロール，気道浄化法・排痰法		
第9回				検査（呼吸機能，胸部X線・CT，血液など）の意味		
第10回				在宅酸素療法の必要性，支援体制，酸素濃縮器・酸素ボンベなどの使用法，外出や旅行		
第11回				慢性呼吸不全患者への社会的支援		
第12回				COPDの外科的治療（LVRS・肺移植）		

（日本呼吸ケア・リハビリテーション学会，日本呼吸器学会，日本リハビリテーション医学会，日本理学療法士協会編：呼吸リハビリテーションマニュアル ―患者教育の考え方と実践―．p.28，照林社，2007）

- 『在宅呼吸ケア白書2010』に示された療養生活，指導に対する要望を，全体および在宅酸素療法・在宅人工呼吸療法実施群と非実施群別に示す．
- 全体および在宅酸素療法・在宅人工呼吸療法実施群と非実施群ともに最も多い要望は，「療養生活についてもっと教えてほしい」で，77〜80％を占めた．セルフマネジメント能力向上のための指導が強く求められている．第2位は「病気が悪化した時の症状を教えてほしい」で30〜34％である．患者はセルフモニタリングの技術を高めることを要望している 6．

6 患者サイドからの療養生活・指導に関する要望

	在宅酸素・人工呼吸実施群 有効回答数＝402		非実施群 有効回答数＝264		全例 有効回答数＝666	
1	療養生活についてもっと教えてほしい	77%(310)	療養生活についてもっと教えてほしい	80%(212)	療養生活についてもっと教えてほしい	78%(522)
2	病気が悪化したときの症状を教えてほしい	34%(136)	専門外来を作ってほしい	30%(79)	病気が悪化したときの症状を教えてほしい	32%(210)
3	使用できる福祉制度の活用法や窓口を教えてほしい（公的助成やヘルパー等）	30%(121)	病気が悪化したときの症状を教えてほしい	28%(74)	専門外来を作ってほしい	30%(198)
4	呼吸器教室を地域規模でも行ってほしい	30%(120)	最適な治療を行ってほしい	26%(68)	呼吸器教室を地域規模でも行ってほしい	28%(185)
5	専門外来を作ってほしい	30%(119)	セカンドオピニオンが聞けるところがほしい	25%(67)	使用できる福祉制度の活用法や窓口を教えてほしい（公的助成やヘルパー等）	27%(180)

（日本呼吸器学会肺生理専門委員会在宅呼吸ケア白書ワーキンググループ編：在宅呼吸ケア白書2010. p.71, 日本呼吸器学会，東京，2010）

■米国心血管・呼吸リハビリテーション協会（AACVPR）：American Association of Cardiovascular and Pulmonary Rehabilitation　■米国胸部医師学会（ACCP）：American College for Chest Physicians　■慢性閉塞性肺疾患（COPD）：chronic obstructive pulmonary disease　■慢性閉塞性肺疾患のためのグローバルイニシアティブ（GOLD）：Global Initiative for Obstructive Lung disease　■共有型学際的医療チーム（IDT）：Interdisciplinary team　■6分間歩行試験（6MWT）：six-minute walk test　■非侵襲的陽圧換気（NPPV）：non-invasive intermittent positive pressure ventilation　■シャトル・ウォーキング試験（SWT）：shuttle walking test

Unit 1 F17 禁煙治療

smoking cessation

疾患概念
喫煙はニコチン依存症と喫煙関連疾患という全身性疾患であり，すべて喫煙者は禁煙治療を必要とする患者である．禁煙に伴う離脱症状を軽減する禁煙補助薬の使用により，禁煙が達成しやすくなった．しかし，禁煙治療は単に禁煙補助薬を処方することではない．喫煙者に正しい知識を提供し，禁煙の意志を持続させ，禁煙達成まで支援するカウンセリングが非常に重要である．

Summary Map

喫煙による健康被害

- ニコチン依存症と喫煙関連疾患という全身性疾患
- 毎年，世界で500万人，日本では11万人が喫煙で死亡している．
- 肺がんのみならず全身のがん，心・血管疾患をはじめとする各種臓器疾患の発生に関与し，寿命を短縮する．

受動喫煙の影響と対策

- 副流煙中には，主流煙よりも高濃度の有害物質が含まれる．
- 受動喫煙の影響は，あらゆるがん，心疾患，脳卒中などの喫煙関連疾患のリスクになる．
- 受動喫煙により，日本では毎年5,000人以上が死亡している．
- 台所の換気扇の下，空気清浄機の前やベランダでの喫煙，喫煙室の設置による分煙などの対策では不十分で，受動喫煙は防止できない．建物内を完全禁煙にする以外に受動喫煙を防止する手段はない．

禁煙指導の基本

- 日常診療の場で，喫煙者には積極的に禁煙を勧める．毎回の受診ごとの短時間の介入は有効である（5Aアプローチ）．
- 受診は，動機づけのための絶好の機会である（動機づけのための5R）．無関心期の喫煙者が徐々に行動変容を生じ，関心期，準備期へと変容できるよう支援する（Prochaskaによるステージ理論）．
- 禁煙を希望する喫煙者には，禁煙補助薬の使用により，ニコチン依存症からの離脱症状を軽減できる禁煙外来の受診を勧める．
- 禁煙達成後も，継続的に再喫煙防止の支援を行うことが重要である．

禁煙外来での治療

- 標準手順書第3版に基づいた手順で実施する．
- 保険適用となる受診回数は，5回（初診，2週後，4週後，8週後，12週後）である．
- ニコチン依存症スクリーナー（TDS）によるニコチン依存症の診断，およびブリンクマンインデックス>200が保険適用の条件．
- 禁煙補助薬は，ニコチンパッチ（貼付剤）とバレニクリン（内服薬）の2種類である．

一般外来での禁煙支援

- 外来待合室への禁煙を啓発するポスターの掲示，パンフレットの配備．
- 喫煙は個人の嗜好ではなく，「ニコチン依存症という病気」であるとの情報発信．
- 禁煙補助薬を使用する禁煙外来の存在を知らせるポスターの掲示．

入院での禁煙支援

- 病棟掲示板への禁煙を啓発するポスターの掲示，パンフレットの配備．
- 喫煙は個人の嗜好ではなく，「ニコチン依存症という病気」であるとの情報発信．
- 喫煙者には禁煙外来を紹介するパンフレットを手渡す．

Section 1 ニコチン依存症とは

- たばこに含まれるニコチンは，自律神経節や神経筋接合部に存在するニコチン性アセチルコリン受容体に結合して作用を発揮する．とくに，中脳腹側被蓋野の神経細胞の $\alpha_4 \beta_2$ 受容体に結合すると，脳内報酬回路の側坐核からドパミンが放出され，一時的な快感や報酬感がもたらされる．
- 喫煙により繰り返し受容体が刺激され，依存症が形成されていく．

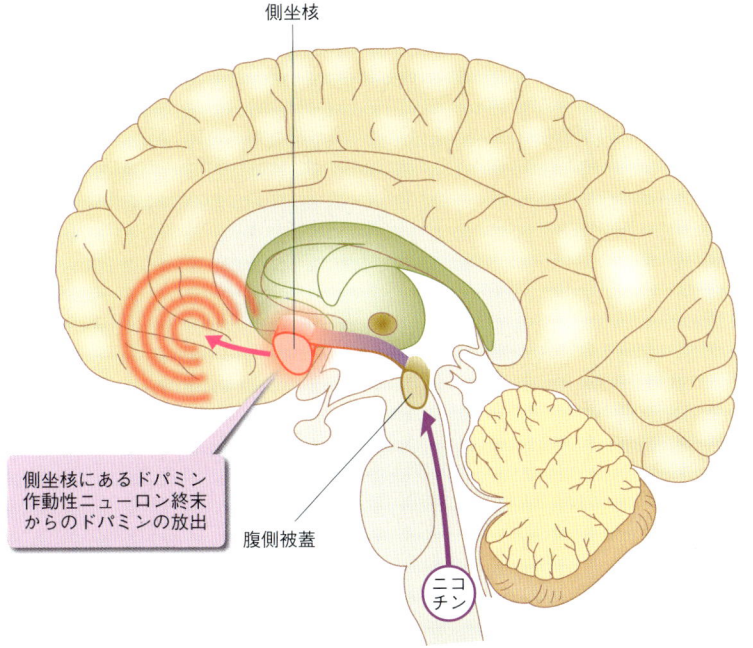

側坐核

側坐核にあるドパミン作動性ニューロン終末からのドパミンの放出

腹側被蓋

ニコチン

■ 脳内報酬回路と $\alpha_4 \beta_2$ ニコチン性アセチルコリン受容体

Section 2 喫煙による健康被害，受動喫煙の影響とその対策

- たばこ煙中には，たくさんの有害物質が含まれている．有害物質は，受動喫煙のもととなる副流煙中では，より多くなっている．
- 2008年国民健康・栄養調査（厚生労働省）では，喫煙習慣がある男性の割合が36.8％となり，調査を開始した1986年以来最も低い数字を記録した．女性喫煙率は9.1％だった．男性の喫煙率は2003年の46.8％と比較して10％減少し，女性喫煙率も2003年の11.3％と比べると2.2％低下．また，減少幅が最も大きかった世代は，男女ともに20代で，男性の喫煙率は41.2％（5年前は55.8％），女性は14.3％（同19.0％）だった．
- 健康志向・節約志向の高まり，オフィスの禁煙化や路上喫煙禁止など受動喫煙防止対策などの影響とみられる．

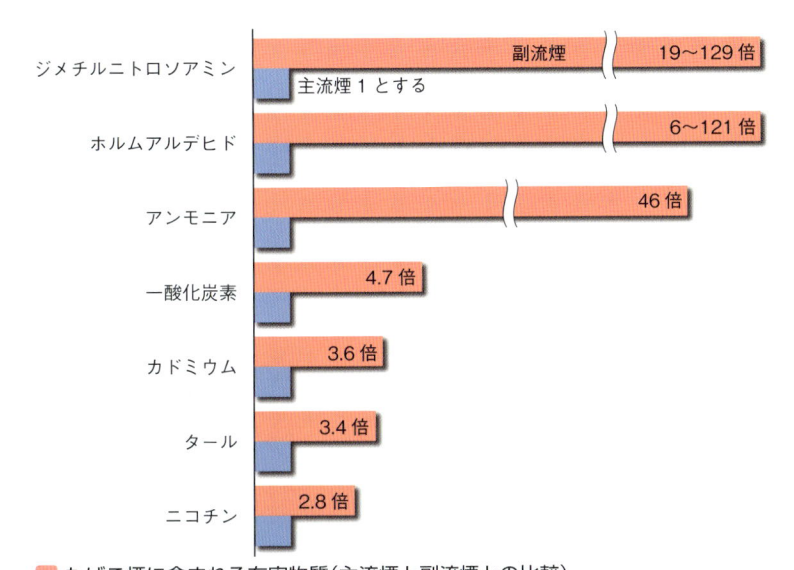

物質	副流煙／主流煙
ジメチルニトロソアミン	19～129倍（主流煙1とする）
ホルムアルデヒド	6～121倍
アンモニア	46倍
一酸化炭素	4.7倍
カドミウム	3.6倍
タール	3.4倍
ニコチン	2.8倍

■ たばこ煙に含まれる有害物質（主流煙と副流煙との比較）
（厚生労働省：最新たばこ情報ホームページ，厚生労働省：たばこと健康に関する情報ページ，厚生省編：喫煙と健康問題に関する報告書第2版, p.98, 1993を元に作成）

Chapter 13 禁煙治療

禁煙治療

- 喫煙者ばかりではなく，受動喫煙者も健康被害を受ける．
- 喫煙者は，喫煙後も粉塵を呼出し続ける．受動喫煙を防ぐには，建物内を完全禁煙にする以外に手段はない．

■受動喫煙関連疾患（成人，乳幼児・小児）

病気・障害	エビデンスの強さ	オッズ比など	
成人			
肺がん	確実	1.2〜1.3倍	
乳がん	可能性大	1.5倍	
副鼻腔がん	可能性大	2倍	
虚血性心疾患罹患・死亡	確実	1.3倍	
脳卒中	可能性大	2倍	
動脈硬化	可能性大	多数の実験的・病理学的証明あり	
悪臭ストレス・鼻・目・のどへの刺激	確実	著しくQOLを低下させる．	
アレルギー性鼻炎悪化	可能性大	1.4倍	
気管支喘息新規発症・悪化	可能性大	1.5〜3倍	
気管支喘息患者の呼吸機能悪化	可能性大	短時間での受動喫煙で発生	
健常人の呼吸器症状	可能性大	1.5〜4倍	
健常人の呼吸機能悪化	可能性大	FEV_1 3%低下	
COPD発症	可能性大	2〜5倍	
病気・障害	エビデンスの強さ	オッズ比など	曝露時期・発生源
乳幼児・小児			
乳幼児突然死症候群（SIDS）	確実	2〜5倍	出生前・出生後
早産	可能性大	1.5〜2倍	母親の受動喫煙
低体重出生	確実	1.5〜2倍	母親の受動喫煙
小児がん	可能性大	1.1〜2倍	出生前・出生後
小児白血病	可能性大	ALL 3〜5倍	出生前・出生後
小児悪性リンパ腫	可能性大	3〜6倍	出生前・出生後
小児脳腫瘍	可能性大	1.5〜2倍	出生前・出生後
気管支炎・肺炎	確実	1.5〜2倍	母親喫煙の影響大
中耳炎（急性・再発性・滲出性）	確実	1.5〜2倍	親の喫煙
学齢期小児の呼吸器症状	確実	1.5倍	親の喫煙
学齢期小児の気管支喘息	確実	1.5倍	親の喫煙
幼児期の喘息様気管支炎	確実	1.5〜2倍	親の喫煙
小児期の呼吸機能低下	確実	FEV_1 1〜2%低下	出生前・出生後

（US Department of Health and Human Services：Office on Smoking and Health, 2006 を一部改変）

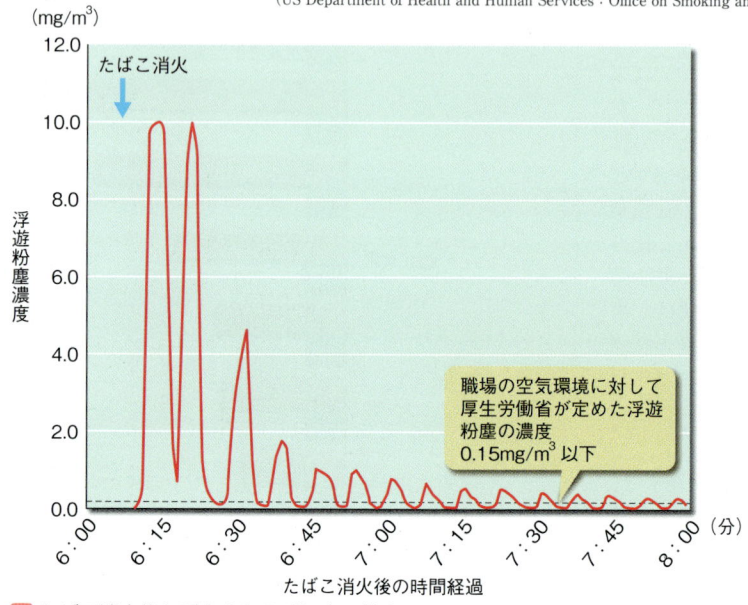

たばこ消火後も呼出される呼気中の粉塵

Section 3 禁煙指導の基本

● 医療者は，喫煙者に正しい情報を提供して健康被害のリスクを伝え，診療のたびに禁煙を勧めるべきである．

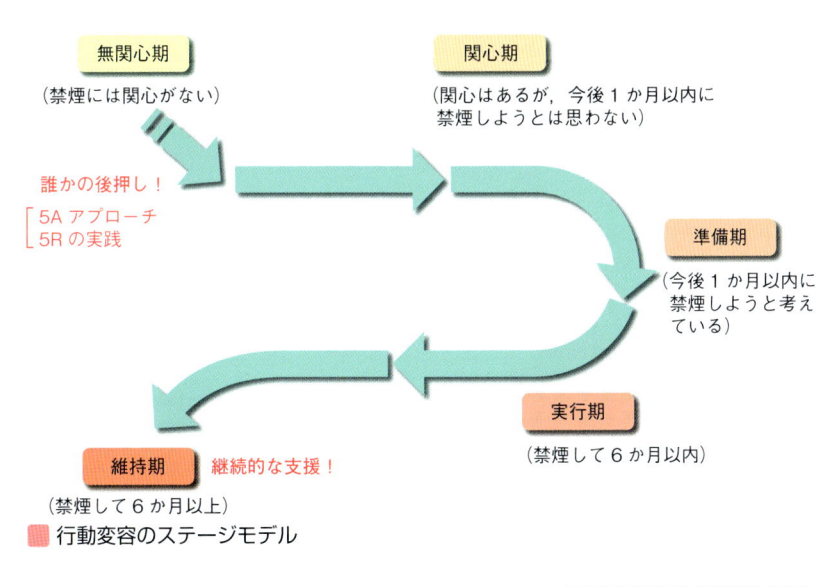

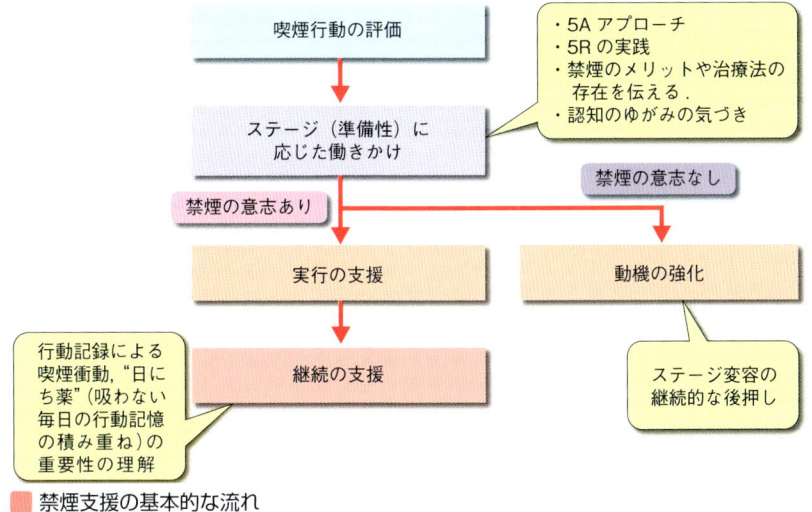

無関心期
(禁煙には関心がない)

関心期
(関心はあるが，今後1か月以内に禁煙しようとは思わない)

準備期
(今後1か月以内に禁煙しようと考えている)

実行期
(禁煙して6か月以内)

維持期
(禁煙して6か月以上)

誰かの後押し！
- 5Aアプローチ
- 5Rの実践

継続的な支援！

■ 行動変容のステージモデル

喫煙行動の評価
↓
ステージ（準備性）に応じた働きかけ
- 5Aアプローチ
- 5Rの実践
- 禁煙のメリットや治療法の存在を伝える．
- 認知のゆがみの気づき

禁煙の意志あり → **実行の支援**
禁煙の意志なし → **動機の強化**

実行の支援 → **継続の支援**
- 行動記録による喫煙衝動，"日にち薬"（吸わない毎日の行動記憶の積み重ね）の重要性の理解

動機の強化
- ステージ変容の継続的な後押し

■ 禁煙支援の基本的な流れ

■ 短時間でできる禁煙介入法：5Aアプローチ

Ask	喫煙の有無を識別する．「たばこを吸いますか？」と話しかける．
Advise	喫煙者にははっきりと「禁煙が必要である」と禁煙を勧める．すでに禁煙した人には再発予防を話題にする．
Assess	禁煙を積極的に希望する喫煙者を選別する．
Assist	禁煙を希望する喫煙者を支援する．喫煙衝動への対処法や禁煙補助薬などの治療法の存在を知らせる．
Arrange	禁煙開始日を決め，フォローアップ予定などの実施計画を立てる．

(日本呼吸器学会喫煙問題に関する検討委員会編：禁煙治療マニュアル．p.54，メディカルレビュー社，2009を一部改変)

■ 禁煙の動機づけのための5つのR

Relevance	本人自身の疾患や個人的な問題と関連づけて説明を行いながら，禁煙の必要性を理解させる．
Risks	血液・尿検査，呼吸機能検査などの測定結果をもとに，本人のリスクや受動喫煙による家族のリスクなどについて説明する．
Rewards	禁煙により本人自身が得られるメリットに気づかせる．
Roadblocks	何が禁煙への障害になっているのかを本人に確認させ明らかにし，解決方法を提示する．
Repetition	受診などの機会をとらえて，動機づけのための介入を繰り返す．

(日本呼吸器学会喫煙問題に関する検討委員会編：禁煙治療マニュアル．p.55，メディカルレビュー社，2009を一部改変)

Section 4 禁煙外来での治療

- 12週間の治療期間，5回の受診が基本である．

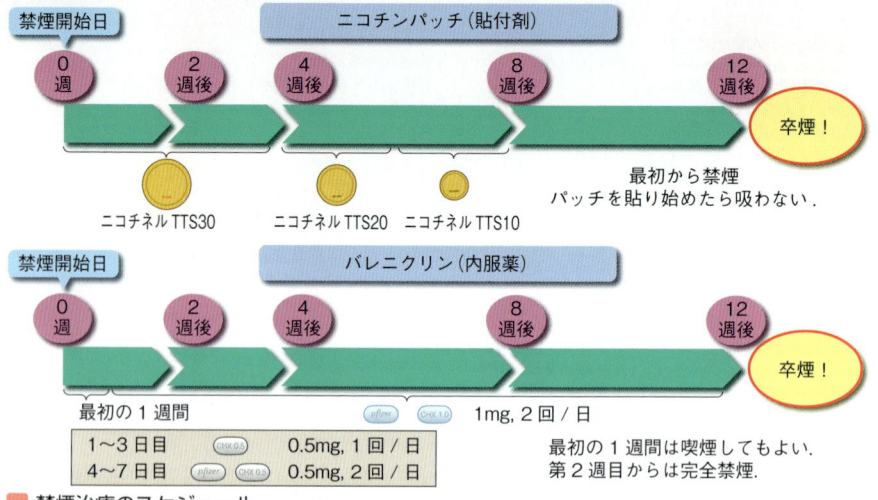

ニコチンパッチ（貼付剤）

禁煙開始日 → 0週 → 2週後 → 4週後 → 8週後 → 12週後 → 卒煙！

ニコチネル TTS30　ニコチネル TTS20　ニコチネル TTS10

最初から禁煙パッチを貼り始めたら吸わない．

バレニクリン（内服薬）

禁煙開始日 → 0週 → 2週後 → 4週後 → 8週後 → 12週後 → 卒煙！

最初の1週間

1～3日目	0.5mg，1回／日
4～7日目	0.5mg，2回／日

1mg，2回／日

最初の1週間は喫煙してもよい．
第2週目からは完全禁煙．

■ 禁煙治療のスケジュール

- 2種類の禁煙補助薬のどちらかを選択する．作用機序に基づき，ニコチン離脱症状が軽減できることを説明する．

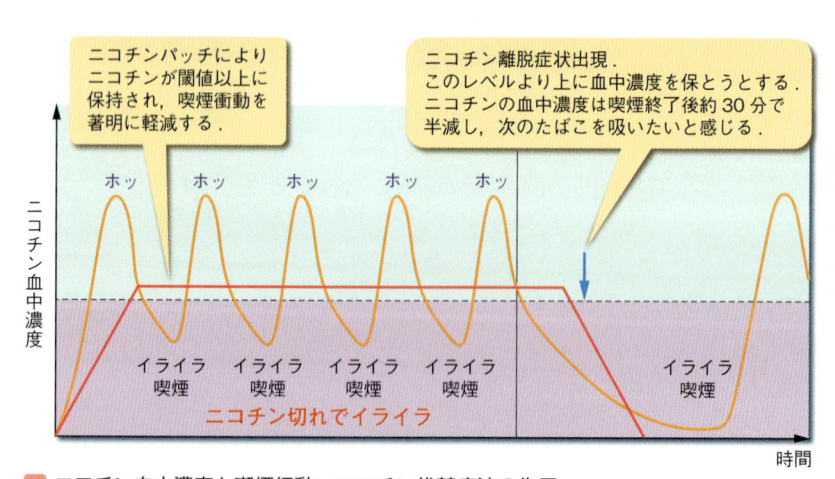

ニコチンパッチによりニコチンが閾値以上に保持され，喫煙衝動を著明に軽減する．

ニコチン離脱症状出現．このレベルより上に血中濃度を保とうとする．ニコチンの血中濃度は喫煙終了後約30分で半減し，次のたばこを吸いたいと感じる．

ニコチン血中濃度

ホッ　ホッ　ホッ　ホッ　ホッ

イライラ喫煙　イライラ喫煙　イライラ喫煙　イライラ喫煙　イライラ喫煙

ニコチン切れでイライラ

時間

■ ニコチン血中濃度と喫煙行動，ニコチン代替療法の作用

ニコチンの作用

ニコチン — $\alpha_4\beta_2$ニコチン受容体

ドパミン放出　ニューロン

バレニクリンの作用

バレニクリンは$\alpha_4\beta_2$ニコチン受容体と結合してニコチンを遮断する（拮抗作用）とともに，少量のドパミンを神経終末より放出させる作用がある（作動薬作用）．このため，禁煙に伴うニコチン離脱症状を軽減し，禁煙を継続しやすくする．

ニコチン
ニコチンを遮断（拮抗作用）
バレニクリン
少量のドパミン放出（作動薬作用）
$\alpha_4\beta_2$ニコチン受容体
ニューロン

■ バレニクリンの作用メカニズム

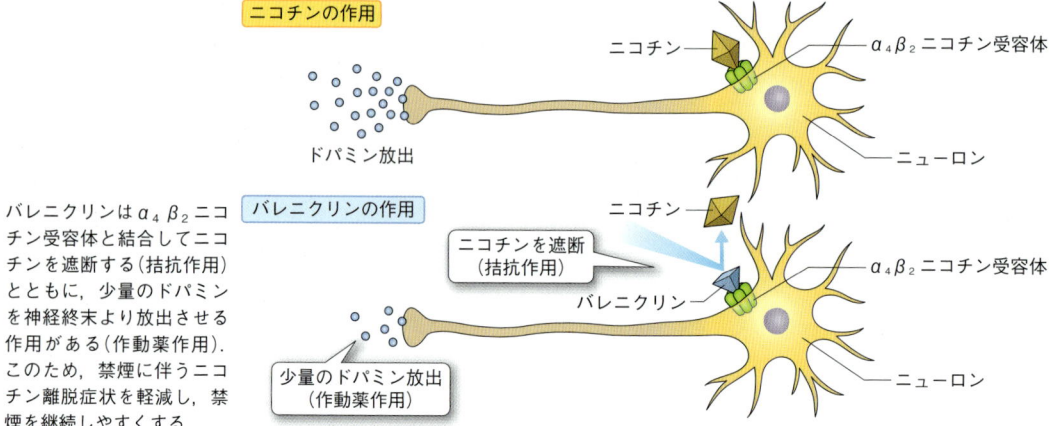

● 禁煙が進むにつれて回復する健康な自分を意識させることが重要である.

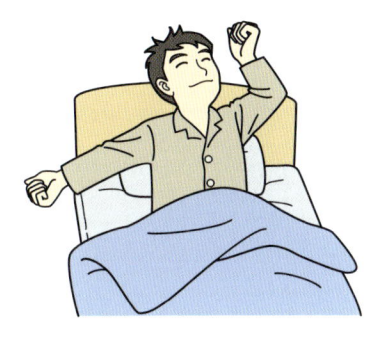

目覚めがさわやかである.
熟睡できるようになる.

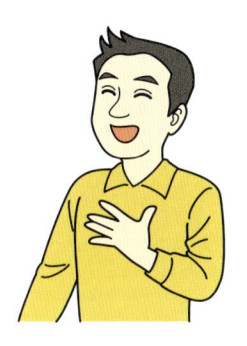

咳や痰がとまる.
呼吸しやすくなる.
声が出しやすくなる.

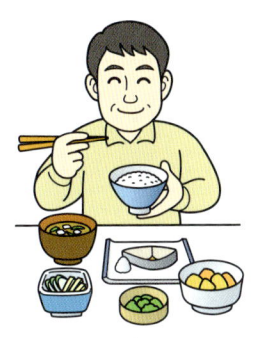

味覚や嗅覚が戻る.
ごはんがおいしい.
胃の調子がいい.

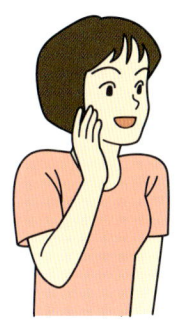

肌がきれい.
香りがわかる.

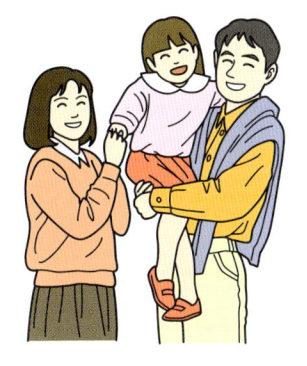

家族や周囲が喜ぶ.
健康になる.

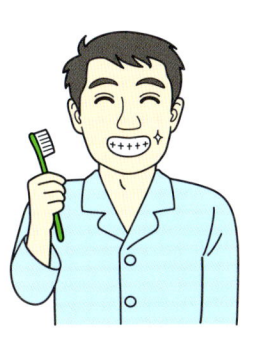

歯磨きのときの吐き気がなくなる. 歯にヤニがつかなくなる.

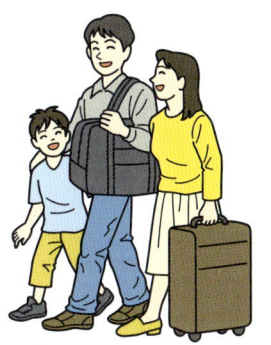

小遣いがたまる.
お金が貯まって旅行できる.

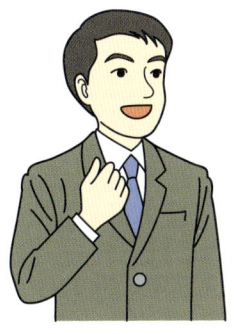

口臭を気にしなくなる.
気持ちが楽になる.
自信がわいてくる.

■ 禁煙のメリット

● 喫煙衝動に対する対処法を説明する.
● 禁煙日記を記録させ(「禁煙治療のための標準手順書 第3版」[1])や製薬メーカー作成の小冊子を参照),診療時には持参させる. 日記を見ながら問題解決法をカウンセリングする.

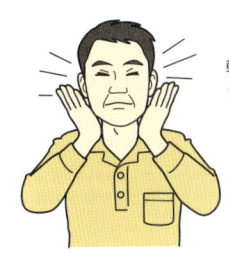

軽い痛み刺激
(耳のつぼを指先で押さえる,顔をたたく etc.)

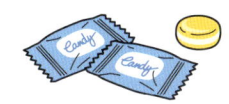

低カロリーのアメをなめる.

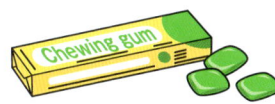

低カロリーのガムをかむ.

軽い運動をする,散歩するなどして気分転換する.

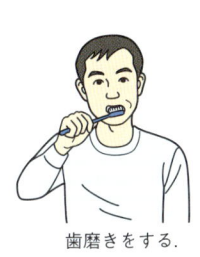

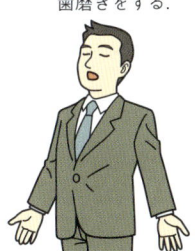

歯磨きをする.

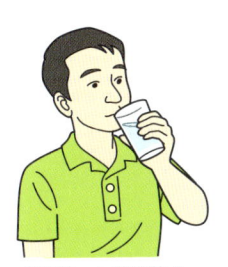

水や熱いお茶を飲む.

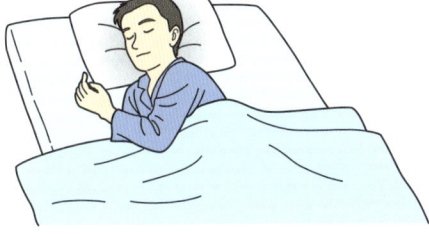

眠ってしまう.

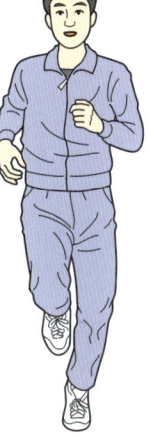

深呼吸をする,ストレッチなどで気持ちを落ち着ける.

■ 喫煙衝動への対処法

reference 引用文献・参考文献一覧

Part2 呼吸器疾患の症状と診断に用いられる検査

Chapter 2 身体所見
1) 島田 馨ほか編：内科学書．改訂第6版，中山書店，p.1466～1467，2002．
2) 金澤一郎ほか編：内科学．医学書院，p.189～192，2006．
3) Bickley LS：Bate's guide to physical examination and history taking. 10th ed, Lippincott Williams & Wilkins, p.253～272, 2008.

Chapter 3 呼吸機能検査
Unit 4 気道可逆性試験と気道過敏性試験
1) Adelroth E, et al：Do physicians need objective measurements to diagnosis asthma? Am Rev Respir Dis, 134：704～707, 1986.
2) Cockroft DW et al：Mechanisms of airway hyperresponsiveness. J Allergy Clin Immunol, 118：551～559, 2006.
3) 吸入試験標準化研究会および吸入試験標準化に関する研究班：気管支喘息および過敏性肺臓炎における吸入試験の標準法．アレルギー，31：1074～1076，1982．
4) Hargreave FE, et al：Bronchial responsiveness to histamine or methacholine in asthma；measurements and clinical significance. J Allergy Clin Immunol, 56：323～327, 1975.
5) Takishima T, et al：Direct-writing recorder of the dose-response curves of the airway to methacholine. Clinical application. Chest, 80：600～606, 1981.

Chapter 6 画像検査
Unit 2 胸部X線CT検査
1) 日本医学放射線学会胸部放射線研究会編：びまん性肺疾患の画像診断指針．医学書院，1998．
2) Webb WR, et al：High-resolution CT of the lung. 4th ed, Lippincott Williams & Wilkins, 2009.

Unit 3 胸部MRI検査
1) 日本放射線科専門医会・医会編：画像診断ガイドライン2003．p.85～118, 日本放射線専門医会・医会（http：//www.jcr.or.jp/guideline/guide_3.pdf）．

Chapter 7 内視鏡検査
Unit 1 気管支鏡検査
1) 日本呼吸器内視鏡学会編：気管支鏡—臨床医のためのテクニックと画像診断．第2版，医学書院，2008．
2) 荒井也嘉司：3D-CGで学ぶ肺区域解剖—基本型から各種変異まで（DVD-ROM）．アトムス，2008．

Chapter 8 超音波検査
1) 檀原 高，福地義之助：呼吸器領域の超音波医学—超音波からみた臨床．克誠堂出版，2003．
2) Mathis G, ed：Chest sonography. Springer, 2008.
3) オリンパスメディカルタウン編：内視鏡サイト 呼吸器Net（http：//www.medicaltown.net/kokyuki/index2.html）．
4) 日本超音波医学会編：肺癌胸膜浸潤の超音波診断基準（http：//www.jsum.or.jp/committee/diagnostic/pdf/haigan.pdf）．

Part3 呼吸器疾患の理解

Chapter 1 呼吸器感染症
Unit 4 誤嚥性肺炎
1) 日本呼吸器学会呼吸器感染症に関するガイドライン作成委員会：成人院内肺炎治療ガイドライン．日本呼吸器学会，2008．
2) 嚥下性肺疾患研究会．嚥下性肺疾患の診断と治療．ファイザー，2003．

Chapter 2 気道系の疾患
Unit 1 気管支喘息
1) 日本アレルギー学会喘息ガイドライン専門部会監：喘息予防・管理ガイドライン2009. p.30, 協和企画, 2009.
2) James AL, et al：The mechanics of airway narrowing in asthma. Am Rev Respir Dis, 139：242～246, 1989.
3) Eichenhorn MS, et al：An assessment of three portable peak flow meters. Chest, 82：306～309, 1982.
4) 同上1）．p.2, 協和企画，2009．
5) Harding SM, et a：Asthma and gastroesophageal reflux；acid suppressive therapy improves asthma outcome. Am J Med, 100：395～405, 1996.

Unit 1 Supplement 慢性咳嗽
1) 日本呼吸器学会咳嗽に関するガイドライン作成委員編：咳嗽に関するガイドライン．日本呼吸器学会，2005．
2) 藤村政樹：アトピー素因を有する咳嗽患者の臨床像—いわゆるアレルギー性気管支炎．アレルギーの臨床，9：66～69, 1989.
3) Gibson PG, et al：Chronic cough；eosinophilic bronchitis without asthma. Lancet, 17：1346～1348, 1989.

Chapter 4 肺実質の疾患
Unit 6 リンパ脈管筋腫症 Supplement Birt-Hogg-Dubé症候群
1) Hayashida M, et al：Diagnostic criteria for lymphangioleiomyomatosis. Nihon Kokyuki Gakkai Zasshi, 46（6）：425～427, 2008.
2) Hayashida M, et al：Guide to the treatment and care of lymphangioleiomyomatosis. Nihon Kokyuki Gakkai Zasshi, 46（6）：428～431, 2008.
3) Carsillo T, et al：Mutations in the tuberous sclerosis complex gene TSC2 are a cause of sporadic pulmonary lymphangioleiomyomatosis. Proc Natl Acad Sci USA, 97（11）：6085～6090, 2000.
4) Sato T, et al：Mutation analysis of the TSC1 and TSC2 genes in Japanese patients with pulmonary lymphangioleiomyomatosis. J Hum Genet, 47（1）：20～28, 2002.
5) Kumasaka T, et al：Lymphangiogenesis-mediated shedding of LAM cell clusters as a mechanism for dissemination in lymphangioleiomyomatosis. Am J Surg Pathol, 29（10）：1356～1366, 2005.
6) Hayashida M, et al：The epidemiology of lymphangioleiomyomatosis in Japan；a nationwide cross-sectional study of presenting features and prognostic factors. Respirology, 12（4）：523～530, 2007.
7) Hirama M, et al. Lymphangioleiomyomatosis diagnosed by immunocytochemical and genetic analysis of lymphangioleiomyomatosis cell clusters found in chylous pleural effusion. Intern Med, 46（18）：1593～1596, 2007.
8) Mitani K, et al：Cytologic, immunocytochemical and ultrastructural characterization of lymphangioleiomyomatosis cell clusters in chylous effusions of patients with lymphangioleiomyomatosis. Acta Cytol, 53（4）：402～409, 2009.
9) Bissler JJ, et al：Sirolimus for angiomyolipoma in tuberous sclerosis complex or lymphangioleiomyomatosis. N Engl J Med, 358（2）：140～151, 2008.
10) Birt AR, et al：Hereditary multiple fibrofolliculomas with trichodiscomas and acrochordons. Arch Dermatol, 113（12）：1674～1677, 1977.
11) Schmidt LS, et al：Germline BHD-mutation spectrum and phenotype analysis of a large cohort of families with Birt-Hogg-Dubé syndrome. Am J Hum Genet, 76（6）：1023～1033, 2005.

12) Gunji Y, et al：Mutations of the Birt Hogg Dubé gene in patients with multiple lung cysts and recurrent pneumothorax. J Med Genet, 44（9）：588～593, 2007.
13) Tobino K, et al：Characteristics of pulmonary cysts in Birt-Hogg-Dubé syndrome：Thin-section CT findings of the chest in 12 patients. Eur J Radiol, 2009 Sep 24.
14) Schmidt LS, et al：Birt-Hogg-Dubé syndrome, a genodermatosis associated with spontaneous pneumothorax and kidney neoplasia, maps to chromosome 17p11.2. Am J Hum Genet, 69（4）：876～882, 2001.
15) Zbar B, et al：Risk of renal and colonic neoplasms and spontaneous pneumothorax in the Birt-Hogg-Dubé syndrome. Cancer Epidemiol Biomarkers Prev, 11（4）：393～400, 2002.
16) Kunogi M, et al：Clinical and genetic spectrum of Birt-Hogg-Dubé syndrome patients in whom pneumothorax and/or multiple lung cysts are the presenting feature in press 2009.

Chapter 5 全身性疾患
Unit 1 サルコイドーシス
1) 江石義信：サルコイドーシスの病因．呼吸と循環，54：915～923, 2006.
2) 東　永子ほか：サルコイドーシスの眼病変―典型的肉芽腫性虹彩病変を呈した眼サルコイドーシスの一例．日サ会誌，21：47～51, 2001.

Unit 5 グッドパスチャー症候群
1) Hudson BG, et al：Alport's syndrome, Goodpasture's syndrome, and type Ⅳ collagen. N Engl J Med, 348：2543～2556, 2003.
2) 田口善夫：Goodpasture症候群．別冊日本臨牀，呼吸器症候群，第2版Ⅱ，新領域別症候群シリーズ No.9, 585～588, 2009.

Chapter 7 呼吸調節の異常
Unit 1 過換気症候群
1) Callaham M：Hypoxic hazards of traditional paper bag rebreathing in hyperventilation patient. Ann Emerg Med, 18：622～626：1989.
2) Phillipson EA, et al：Hypoventilation and hyperventilation syndrome. In：Murray JF, et al eds., Textbook of respiratory medicine. 3rd ed, W. B. Saunders, Philadelphia, p.2139～2147, 2000.

Unit 2 肺胞低換気症候群
1) 栗山喬之：総合研究報告．厚生省特定疾患呼吸不全研究班平成10年度研究報告書．p.1～16, 1999.
2) 栗山喬之ほか：肥満肺胞低換気症候群，原発性肺胞低換気症候群の診断及び治療のための指針の概要．厚生省特定疾患呼吸不全研究班平成13年度研究報告書．p.10～14, 2002.
3) 栗山喬之ほか：総括報告．厚生省特定疾患呼吸不全調査研究班平成9年度研究報告書．p.1～11, 1998.
4) 巽　浩一郎：肺胞低換気症候群．別冊日本臨牀，呼吸器症候群，第2版Ⅱ，新領域別症候群シリーズ No.9, p.567～571, 2009.

Unit 3 睡眠時無呼吸症候群
1) Guilleminault C, et al：The sleep apnea syndromes. Annu Rev Med, 27：465～484, 1976.
2) The report of an AASM task force：Sleep-related breathing disorders in adults：Recommendations for syndrome definition and measurement techniques in clinical research. Sleep, 22：667～689, 1999.
3) Obstructive sleep apnea syndrome. In：The International Classification of Sleep Disorders, 2nd ed, American Academy of Sleep Medicine, IL, p.51～59, 2005.
4) Cistulli PA, et al：Pathophysiology of sleep apnea. In：Saunders NA, et al eds., Sleep and Breathing. Lung Biology in Health and Disease. 2nd ed, Marcel Dekker, New York, p.405～448, 1994.
5) 山城義広ほか編著［粥川裕平］：睡眠呼吸障害の疫学．睡眠呼吸障害．日本評論社，東京，p.2～8, 2002.
6) Lugaresi E, et al：Prevalence of snoring. In：Saunders NA, et al eds., Sleep and Breathing. Lung Biology in Health and Disease. 2nd ed, Marcel Dekker, New York, p.337～361, 1994.
7) Grunstein R：Endocrine and metabolic disturbances in obstructive sleep apnea. In：Saunders NA, et al eds., Sleep and Breathing, 2nd ed, Marcel Dekker, New York, p.449～491, 1994.
8) Chervin RD, et al：The Epworth Sleepiness Scale may not reflect objective measures of sleepiness or sleep apnea. Neurology, 52：125～131, 1999.
9) Leung RS, et al：Sleep apnea and cardiovascular disease. Am J Crit Care Med；164：2147～2165, 2001, RV.
10) Eguchi K, et al：Nocturnal hypoxia is associated with silent cerebrovascular disease in a high-risk Japanese community-dwelling population. Am J Hypertens, 18：1489～1495, 2005, OS.
11) Wolk R, et al：Sleep and the metabolic syndrome. Exp Physiol, 92：67～78. RV, 2007.
12) Sasanabe R, et al：Metabolic syndrome in Japanese patients with obstructive sleep apnea syndrome. Hypertens Res, 29：315～322, 2006, OS.
13) Shiina K, et al：Concurrent presence of metabolic syndrome in obstructive sleep apnea syndrome exacerbates the cardiovascular risk：a sleep clinic cohort study. Hypertens Res, 29：433～441, 2006, OS.
14) Kushida CA, et al：Practice parameters for the indications for polysomnography and related procedures：An update for 2005. Sleep, 28：499～521, 2005.
15) Clinical Practice Review Committee：Hypopnea in sleep-disordered breathing in adults. Sleep, 24：469～471, 2001.

Chapter 8 肺腫瘍
Unit 1 肺がん総論
1) 日本臨床腫瘍学会編：新臨床腫瘍学．p.427～446, 南江堂, 2009.
2) 日本肺癌学会編：肺癌診療ガイドライン．p.121～191, 金原出版, 2005.

Unit 2 非小細胞肺がん
1) 日本臨床腫瘍学会編：新臨床腫瘍学．p.434～446, 南江堂, 2009.
2) 日本肺癌学会編：肺癌診療ガイドライン．p.121～168, 金原出版, 2005.

Unit 3 小細胞肺がん
1) 日本臨床腫瘍学会編：新臨床腫瘍学．p.427～433, 南江堂, 2009.
2) 日本肺癌学会編：肺癌診療ガイドライン．p.169～191, 金原出版, 2005.

Chapter 10 肺腫瘍
Unit 4-1 胸膜がん症
1) 日本臨床腫瘍学会編：新臨床腫瘍学．p.763～766, 南江堂, 2009.

Chapter 13 禁煙治療
1) 日本循環器学会・日本肺癌学会・日本癌学会編：禁煙治療のための標準手順書．第3版, 2008年4月．
2) 日本呼吸器学会喫煙問題に関する検討委員会編：禁煙治療マニュアル．2009年6月．
3) Prochaska JO：What causes people to change from unhealthy to healthy～enhancing behavior? In：Heller T, et al eds., Preventing cancer. Open University Press, Buckingham, p.147, 1992.

Index

呼吸器疾患ビジュアルブック インデックス

数字

- 1回換気量 …………………………… 45
- 1次小葉 ……………………………… 11
- 1秒率 ………………………………… 45
- 1秒量 ………………………………… 45
- 2次小葉 ……………………………… 11
- Ⅱp音 ………………………………… 328
- Ⅱ型呼吸不全 ………………………… 272
- 5Aアプローチ ……………………… 385
- 5Rの実践 …………………………… 385
- 6MWT ……………………………… 375
- 6分間歩行試験 ………………… 198, 375

欧文

- AaDo₂ ………………………………… 54
- ABCアプローチ …………………… 180
- ABPA ……………………………… 187
- ACCPカテゴリー ………………… 150
- ACE阻害薬による空咳の発現機序
  ……………………………………… 30
- ADLトレーニング ………………… 380
- A-DROP ……………………………… 97
- Af …………………………………… 187
- AFP ………………………………… 366
- AIA ………………………………… 153
- air-bronchogram …………………… 221
- air-crescent sign …………………… 138
- ALI ………………………………… 338
- ALI/ARDSの症状 ………………… 339
- ALI/ARDSの診断基準 …………… 341
- Allenらによる診断基準 …………… 182
- AMPH-B ……………………… 139, 141
- ANCA関連肺疾患 ………………… 263
- ARDS …………………………… 122, 337
- *Aspergillus fumigatus* …… 136, 137
- ASV ………………………………… 283
- ──の作動原理 …………………… 288
- ATP結合カセット輸送体A3 …… 239
- A型インフルエンザウイルス …… 92
- BAL …………………………… 80, 205
- BALF ……………………………… 185
- barrel chest ………………………… 175
- BCG ………………………………… 128
- BE …………………………………… 167
- BEP療法 …………………………… 368
- BHDS ……………………………… 234
- birbeck顆粒 ……………………… 237
- Birt-Hogg-Dubé症候群 ………… 234
- bleb ………………………………… 351
- BO …………………………………… 164
- BODEインデックス ……………… 177
- bulging fissureサイン …………… 107
- bulla ……………………………… 351
- butterfly shadow ………………… 335

- CaO₂ ………………………………… 21
- CAP RAST法 ……………………… 152
- CD1a ……………………………… 237
- CD4/CD8 ………………………… 208
- CD4陽性Tリンパ球 ……………… 142
- CD8陽性リンパ球 ………… 205, 208
- CEP ………………………………… 184
- CF …………………………… 167, 168, 169
- CFTR遺伝子変異検索 ……… 167, 170
- *Chlamydophila pneumoniae* … 110
- clubbed finger …………………… 34
- CMV ……………………………… 120
- CNPA ……………………………… 136
- CO₂蓄積によるpHへの影響 …… 25
- CO₂ナルコーシス ………………… 25
- coarse crackles ………………… 41
- combined pulmonary fibrosis and emphysema ……………… 202
- compromised host ……………… 106
- COP …………………… 186, 194, 205, 207
- COPD ………… 172, 173, 175, 373
- ──の安静時の息切れの機序 … 33
- ──の管理 ……………………… 178
- ──の危険因子 ………………… 174
- ──の診断 ……………………… 176
- ──の全身的影響 ……………… 176
- ──の肺性心 …………………… 273
- ──の病期分類 ………………… 177
- ──の労作時の息切れの機序 … 33
- COPD増悪の診断と治療 ……… 180
- COPD病変の成立機序 ………… 174
- cough variant asthma ………… 154
- CPAPの原理 …………………… 288
- CPFE …………………………… 202
- *Cryptococcus neoformans* …… 140
- CTガイド下生検 ……………… 75
- CT検査 ………………………… 71
- cuffing sign …………………… 335
- CURB-65 ……………………… 97
- CYFRA ………………………… 358
- DHPLC法 ……………………… 234
- directly observed treatment/ short-course ………………… 129
- directly observed treatment/ therapy ……………………… 129
- DLco ……………… 49, 183, 226, 229
- DLST …………………………… 183
- DM ……………………… 249, 253
- DOT …………………………… 129
- DOTS ………………………… 129
- DPB …………………………… 161
- EB ……………………………… 128
- EGFR ……………………… 294, 355
- EGFRチロシンキナーゼ阻害薬 … 294
- egg-shell calcification ………… 225

- Ehlers-Danlos症候群 …………… 351
- EIA ………………………………… 154
- ESBL産生菌 ……………………… 107
- EUS ………………………………… 85
- fibrotic foci ……………………… 200
- fibrotic NSIP …………………… 199
- fine crackles …………………… 41
- *FLCN*遺伝子 …………………… 234
- FLCZ ……………………………… 139
- FRC ……………………………… 16
- GERD …………………………… 157
- GM-CSF ………………………… 239
- GM-CSF吸入療法 ………… 239, 242
- GnRH ……………………… 230, 233
- GVHD …………………………… 165
- H5N1 ……………………………… 93
- *Haemophilus influenzae* … 58, 102
- halo sign ……………………… 138
- Hamazaki-Wesenberg小体 …… 246
- Hamman徴候 …………………… 41
- HCO₃⁻の評価 ………………… 55
- HFOV …………………………… 342
- Hickman皮下トンネルカテーテル
  ……………………………………… 330
- HIV感染 ……………………… 140
- HIV感染症 …………………… 143
- HLA-B54抗原 ………………… 162
- Hoover's sign ………………… 175
- Horner症候群 ………………… 296
- HOT ……………………… 179, 277
- hot tub lung ………………… 133
- HRCT …………………………… 72
- HVS …………………………… 278
- idiopathic BOOP …………… 208
- IFN-γ ………………………… 185
- IIPs ……………………… 191, 192
- ──の臨床経過 ……………… 194
- IIPs診断手順 ………………… 193
- IL ……………………………… 152
- INH …………………………… 128
- intraluminal fibrosis ……… 195
- IP ……………………………… 191
- IPA …………………………… 136
- IPAH ………………………… 325
- IPAH/HPAH治療のアルゴリズム
  ……………………………………… 332
- IPAH/HPAHに対する治療 …… 331
- IPF ……………… 196, 204, 228
- ──の急性増悪 ……………… 197
- ──の治療例 ………………… 201
- ──の臨床診断基準 ………… 199
- IP療法 ……………………… 300
- Jónsson分類 ………………… 154
- Kartagener症候群 …… 170, 171
- Kerley's B line …………… 335

KL-6 …………… 144, 216, 222	PS ………………… 293, 301	VF ……………………………117
Klebsiella pneumoniae …… 58, 106	PSIスコア ………………………97	volume reduction効果 …………364
Lambert-Eaton症候群 …………299	PSSPとPRSP ………………100	VRCZ ……………………………141
LAM細胞 ………………231, 233	PTE ……………………………314	X線写真 …………………………62
LAM細胞クラスター ……………232	──の疑いのある症例の診断	Young症候群 ……………………170
LCC ……………………………233	アルゴリズム ………………317	α₁-アンチトリプシン欠損症 ……173
LDH ……………………216, 222	PTE栓の病型分類 ………………316	αフェトプロテイン ……………366
Legionella pneumophila ………113	pulmonary circulation …………12	β₂刺激薬 …………………………156
LVRS ……………………………180	PZA ……………………………128	β-D-グルカン …………………144
MAC ………… 128, 133, 171	RA ……………… 172, 249, 251	β-D-グルカン陽性 ………………138
M.avium-intracellulare complex	Rendu-Osler-Weber症候群の診断	βラクタマーゼ陰性アンピシリン
…………………………128, 133	基準 …………………………343	耐性 …………………………103
MCTD …………………249, 254	REP ……………………………121	βラクタマーゼ阻害剤配合ペニシ
MD-CT …………………………71	RFP ……………………………128	リン系抗菌薬 … 103, 105, 107
MDS ……………………………239	SaO₂ ……………………… 20, 56	**あ行**
Mellemgaardの式 ………………52	SARS ……………………………122	
meniscus sign …………………137	satellite lesion …………………126	悪性胸水 …………………………356
Miller&Jonesの分類 ……………58	severe acute respiratory syndrome	悪性胚細胞腫瘍 …………………368
M.intracellulare ………………133	………………………………122	アクネ菌 …………………………243
*M.kansasii*症 …………………134	Shaumann小体 …………………246	アシドーシス ……………………25
MPO-ANCA ……………………259	SHP ……………………………212	アストグラフ法 …………………51
MPO-ANCA陽性 ………………261	SIADH …………………………299	アスピリン喘息 …………………153
MRC息切れスケール ……………32	SjS ……………………… 249, 254	アスベスト ………………………227
MRI禁忌 …………………………77	SLB ……………………………191	アスペルギルス …………………188
mTOR …………………………233	SLE ……………………… 249, 254	アスペルギルス抗体 ……………137
Mycobacterium avium complex	SM ………………………………128	アスペルギルス・フミガーツス 136
感染症 ………………………171	SMG ……………………………145	アトピー咳嗽 ……………… 159, 160
Mycobacterium tuberculosis …123	Sorbiniの式 ………………………52	アトピー型喘息 …………………155
Mycoplasma pneumoniae ……108	SP-D ……………………………222	アニオンギャップ ………………55
nontuberculous mycobacteriosis	SpO₂下降指数 …………………285	網状陰影 …………………………198
………………………………131	SpO₂とPaO₂の対比 ……………57	アムホテリシンB ……… 139, 141
NPPV …… 179, 180, 201, 277	SSc ……………………… 249, 252	アレルギー性気管支肺アスペルギ
NSIP …………………… 194, 203	ST ………………………………144	ルス症 ………………………187
NTM ………… 131, 168, 171	*Staphylococcus aureus* …… 58, 104	──の診断基準 ………………188
O₂-CO₂ダイアグラム ……………274	*Streptococcus milleri* group	アレルギー性気管支肺真菌症……188
O₂解離曲線の右方・左方シフト ‥57	……………………… 145, 146	アレルギー性鼻炎 ………………157
one-way valve …………………351	*Streptococcus pneumoniae*	安静時呼気 ………………………3
OPパターン ……………………208	………………………… 58, 99	アンチゲネミア …………………121
PaCO₂ ……………………………54	ST合剤 …………………………142	鞍鼻 ………………………………255
Pancoast症候群 …………………296	subpulmonic fluid ……………147	息切れ ……………………………32
PaO₂ ………………………… 53, 54	SWT ……………………………375	医原性気胸 ………………………354
PaO₂/F_IO₂ ……………………337	systemic circulation ……………12	異常陰影 …………………………73
PC₂₀ ………………………………51	T1強調像 …………………………76	胃食道逆流症 ……………………157
PCD ……………………… 168, 170	T2強調像 …………………………76	石綿 ………………………………227
PD₂₀ ……………………………51	TBLB ……………………………80	イソニアジド ……………………128
PE ………………………………314	TE …………………………………76	Ⅰ型呼吸不全 ……………………272
PEF ……………………………155	Th2細胞 …………………………152	一次結核症 ………………………124
PEG ……………………………118	TNM分類 ………………………292	一方向弁 …………………………351
performance status ……………293	TR …………………………………76	一過性腫瘤状陰影 ………………335
PET ……………………………363	tree-in-bud ……………………126	一酸化炭素拡散能 ………………183
PE療法 …………………………300	TS-CT …………………………307	一酸化炭素肺拡散能力 …… 49, 226
pH ………………………… 55, 323	TSC遺伝子 ……………………231	遺伝子組み換え型活性化プロテイン
PLCH …………………………236	UIP ……………………… 194, 197	C ……………………………341
PM ……………………… 249, 253	uP分類 …………………………84	遺伝性出血性毛細血管拡張症の
Pneumocystis jirovecii ………143	V̇25 ………………………………46	タイプ ………………………343
PPD ……………………………128	V̇50 ………………………………46	イトラコナゾール
PPE ……………………………146	vanishing tumor ………………335	……………… 138, 141, 188, 190
PR3-ANCA ……………………255	VAP ……………… 104, 116, 201	いびき …………………………284
Prochaskaによるステージ理論 382	VATS ………………………81, 150	いびき音 …………………………41
Propionibacterium acnes ……243	VEGF …………………………294	医療ケア関連肺炎 ………………96

インターフェロンγ ……………128	解剖学的リザーバ ……………276	気管支拡張 ………………………166
院内肺炎 ……………………96, 105	化学調節 …………………………17	気管支拡張症 ……………………167
インフルエンザ ………………89, 91	過換気症候群 ……………………278	気管支拡張薬 ……………………160
インフルエンザウイルス	下気道 ……………………………8	気管支鏡検査 ……………………78
……………………92, 120, 121	過共鳴音 …………………………38	気管支鏡的肺容量減少術 ………80
インフルエンザ菌 ……………58, 102	拡散 …………………………11, 19	気管支呼吸音 ……………………40
インフルエンザ菌肺炎 …………102	拡散原理 …………………………18	気管支樹図 ………………………78
インフルエンザ迅速診断キット …94	拡散障害 ……………………272, 337	気管支洗浄 ………………………80
ウイルス性肺炎 …………………119	拡散能 ……………………………49	気管支喘息 ………………………151
ウイルス分離 ……………………121	拡大胸腺腫摘出術 ………………364	気管支動脈塞栓術 ………………172
ウィンドウ機能 …………………71	拡大手術 …………………………303	気管支の分枝 ……………………9
ウェゲナー肉芽腫症 ……………255	喀痰抗酸菌塗抹陽性患者 ………124	気管支肺胞呼吸音 ………………40
──の症状 …………………256	喀痰の肉眼的品質評価 …………58	気管支肺胞洗浄
右心カテーテル検査 ……………336	喀痰微生物検査 …………………58	………………80, 205, 208, 214
ウロキナーゼ ……………………150	過呼吸 ……………………………35	気管支肺胞洗浄液 ………………185
運動誘発喘息 ……………………154	加湿器肺 ……………………212, 213	気管分枝部 ………………………8
運動療法のための評価項目 ……375	ガス希釈法 ………………………48	気胸 …………………………4, 236, 350
エアトラッピング …………164, 166	ガス交換 …………………11, 16, 18	奇形腫 ……………………………367
──の予防 …………………377	かぜ症候群 ………………………88	起坐呼吸 …………………………334
エアトラッピング指数 …………45	かぜと鑑別を要する重篤な疾患 …90	器質化肺炎 ………………………220
エア・ブロンコグラム …………209	下大静脈フィルタ ………………321	器質化病変 ………………………208
エアロゾル ………………………113	学会分類 …………………………126	基質特異性拡張型βラクタマーゼ
衛生仮説 …………………………152	過敏性肺炎 …………………133, 193	産生菌 ………………………107
エオタキシン …………………184, 185	過敏性肺(臓)炎 …………………211	気腫合併間質性肺炎 ……………202
エコー検査 ………………………84	──の診断 …………………217	気腫性囊胞 ………………………351
エコー時間 ………………………76	カフィング徴候 …………………335	気腫像 ……………………………225
エコノミークラス症候群 ………322	紙袋再呼吸法 ……………………279	喫煙関連疾患のリスク …………382
壊死性血管炎 …………………255, 259	下葉気管支 ………………………8	喫煙衝動への対処法 ……………387
壊死性糸球体腎炎 ………………255	ガラクトマンナン抗原陽性 ……138	喫煙とがんの関係 ………………289
エタンブトール …………………128	カーリーB線	気道可逆性 ………………………45
エプワース眠気尺度 ……………284	……………335, 70, 181, 182	気道可逆性試験 …………………50
エーラース・ダンロス症候群 …351	顆粒球マクロファージコロニー	気道過敏性 …………………152, 160
エルロチニブ ……………………297	刺激因子 ……………………239	気道過敏性試験 ………………50, 151
塩化メサコリン負荷試験 ………51	簡易嚥下誘発試験 ………………117	気道線毛運動 ……………………10
嚥下機能検査 ……………………117	簡易酸素マスク …………………275	気道・肺胞の構造 ………………31
嚥下機能リハビリテーション …118	簡易無呼吸検査機器 ……………286	気道陽圧換気治療機器 …………287
嚥下障害 …………………………116	緩解維持療法 ……………………138	気道リモデリング ………………153
嚥下造影検査 ……………………117	換気 ………………………………16	機能性腫瘍 ………………………363
嚥下内視鏡検査 …………………117	──と血流のミスマッチ ……22	機能的残気量 …………………16, 48
エンピリック治療 ………………98	換気血流ミスマッチ ……………272	亀背 ………………………………36
横隔膜 ……………………………5	環境改善対策 ……………………217	偽閉経療法 …………………230, 233
横隔膜可動域の確認 ……………39	環境誘発試験 ……………………214	吸気時 ……………………………3
横隔膜呼吸 ………………………377	管腔性 ……………………………308	吸気時横隔膜位 …………………39
黄色ブドウ球菌 ………………58, 104	感作アレルゲン …………………158	休止菌 ……………………………123
黄色ブドウ球菌肺炎 ……………104	間質性陰影 ………………………69	急性咳嗽 …………………………28
オウム病 …………………………111	間質性肺炎	急性気管支炎 ……………………89
オスラー病の診断基準 …………343	……………96, 191, 195, 218, 220	急性期の肺胞損傷 ………………338
音声伝導 …………………………37	間質性肺水腫 ……………………334	急性好酸球性肺炎 ………………181
	間質性パターン …………………69	急性呼吸窮迫症候群 …………122, 337
か行	患者教育 …………………………381	急性肺損傷 ………………………338
開胸法 ……………………………305	乾性咳嗽 …………………………28	急性PTE …………………………316
外呼吸 ……………………………18	がん性胸水 ………………………61	──に関連した早期死亡のリスク
──の障害 …………………271	がん性リンパ管症 ………………308	分類 …………………………319
塊状陰影 …………………………248	関節リウマチ …………172, 249, 251	急性ループス肺炎 ………………254
塊状型 ……………………………310	がん抑制遺伝子 …………………231	吸入ステロイド薬 …156, 157, 186
外傷性気胸 ………………………354	乾酪壊死 …………………………125	胸郭 ………………………………3
咳嗽比率 …………………………159	寒冷凝集素 …………………161, 162	──の可動性 ………………37
改訂ジュネーブ・スコア ………316	緩和時間 …………………………76	胸郭可動域訓練 …………………378
解剖学的死腔 ……………………9	気管・気管支形成術 ……………304	胸管の走行 ………………………346
解剖学的シャント ………………23	気管呼吸音 ………………………40	胸腔 ………………………………3

胸腔鏡下胸部手術 …………150	口すぼめ呼吸 ……35, 175, 377	原発性肺胞低換気症候群 …281
胸腔鏡下手術 ……………354	グッドパスチャー症候群 ……264	顕微鏡的多発血管炎 ………263
胸腔鏡検査 ………………81	──の症状 ………………265	抗悪性腫瘍溶レン菌製剤 …357
胸腔鏡補助下手術 ………81	──の病態 ………………265	抗ウイルス薬 ………………121
胸腔穿刺 ……………61, 349	クラインフェルター症候群 …366	口蓋垂軟口蓋咽頭形成術 …288
胸腔ドレナージ …150, 347, 357	クラミジア・トラコマティス肺炎	硬化性血管腫 ………………313
胸腔ドレーン ………………353	…………………………111	抗凝固療法 …………………320
胸腔内圧 ……………………4	グラム染色 ………………58	高強度負荷 …………………379
凝固壊死 …………………125	クララ細胞 ………………10	抗菌薬一覧表 ………………86
胸水 ……………………5, 59	繰り返し時間 ……………76	抗菌薬や抗がん薬投与 ……106
胸水検査の流れ …………59	クリプトコッカス・ネオフォル	抗菌療法 ……………………114
胸水細胞診 ………………357	マンス ……………………140	口腔ケア ……………………118
胸水中ヒアルロン酸 ………360	クレオラ体 ………………152	口腔内常在菌 ………………146
胸水貯留 …………147, 183, 359	クレブシエラ ………………58	抗結核薬の副作用 …………129
胸水・無気肺型 ……………310	クレブシエラ・ニューモニエ …106	膠原病 ……………164, 193, 205
胸水量の推定 ……………149	クロライドシフト …………21	膠原病随伴性間質性肺炎 …249
胸腺 …………………………15	経気管支肺生検 …………80	抗好中球細胞質抗体 ………256
──の組織 ………………362	経気道性 ……………………308	好酸球 ………………………181
胸腺がん …………………365	頸胸部徴候 ………………66	──増多 …………………183
胸腺腫 ……………………362	ケイ酸 ………………224, 226	好酸球性気道炎症疾患群 …160
──のWHO組織分類 ……364	経食道超音波 ……………85	好酸球性細気管支炎 ………260
胸痛喘息 …………………154	珪肺症 ………………………223	好酸球性副鼻腔炎 …………260
強皮症 ……………………252	経皮的酸素飽和度 ………56	好酸球肺炎 …………218, 220
胸部X線CT検査 …………71	外科的生検 ………………191	抗酸菌感染症 ………………171
胸部X線写真 ……………62	結核患者退院基準 ………130	抗酸性の封入体 ……………121
胸部MRI検査 ……………76	結核患者入院基準 ………130	高CO_2血症 …………………272
胸部単純X線写真 ………62	結核菌 ………………………123	抗糸球体基底膜抗体 ………265
胸膜 …………………………5	結核症の組織反応 ………125	抗GBM抗体 ………………265
胸膜液 ………………………5	結核性胸水 ………………61	後縦隔 ………………………14
胸膜炎の分類 ……………146	結核病学会病型分類 ……126	後縦隔腫瘍 …………………370
胸膜外徴候 ………………64	結核病巣 ……………………124	抗真菌薬療法 ………………138
胸膜がん症 ………………355	血管拡張薬の薬理作用 …327	拘束性換気障害
胸膜浸潤診断分類 ………84	血管空気関門 ……………11	…………44, 198, 205, 210
胸膜生検 …………………357	血管収縮物質 ………………315	拘束性障害 …………………229
胸膜中皮腫 ………………358	血管内皮障害 ………………255	高炭酸ガス血症 ……………24
胸膜痛 ……………………146	血管内皮増殖因子 …………294	高地登山 ……………………19
胸膜肺全摘術 ……………361	血気胸 ………………………348	好中球エラスターゼ選択的阻害薬
胸膜播種 …………………355	血胸 …………………………348	…………………………341
胸膜肥厚 …………………359	──の原因 ………………349	行動調節 ……………………17
胸膜プラーク ……227, 228, 229	月経随伴性気胸 ……………350	高病原性鳥インフルエンザ ……93
胸膜摩擦音 ………………41	血行性 ………………………308	高頻度振動換気 ……………342
胸膜癒着 …………………146	血行性転移経路 ……………309	抗VEGF抗体の作用機序 …294
胸膜癒着術 ………………357	血行動態性肺水腫 …………334	高分解能CT …………………72
共鳴音 ………………………38	血清IgE値 …………………189	絞扼性閉塞性細気管支炎 …165
共鳴現象 …………………76	結節影 ………………………68	抗利尿ホルモン不適切分泌症候群
共有型学際的医療チーム …375	結節型 ………………………310	…………………………299
虚脱率 ……………………85	結節性紅斑 …………………243	高流量酸素供給システム …276
去痰訓練 …………………302	血栓内膜摘除術 ……………321	誤嚥性肺炎 …………………115
気流制限 …………………175	血栓溶解療法 ………………321	鼓音 …………………………38
禁煙介入法 ………………385	ゲフィチニブ ………………297	呼気時 ………………………3
禁煙指導の基本 …………385	ケモカイン ……………………184	呼気時横隔膜位 ……………39
禁煙治療 …………………382	ゲル-クームス分類 ……187, 188	呼吸 …………………………2
緊張性気胸 ………………351	減感作療法 …………………130	呼吸運動 ……………………3
均等影 ……………………186	嫌気性菌 ……………………115	呼吸音 ………………………40
筋力トレーニング …………379	限局型小細胞肺がん ………291	呼吸器の構造 ………………2
空気感染 …………………124	健康関連体力 ………………376	呼吸筋 …………………3, 16
空調病 ……………212, 213	減弱呼吸 ……………………35	呼吸筋トレーニング ………380
腔内線維化 ………………195	原発性線毛機能不全症 …168, 170	呼吸困難 ……………………32
クオンティフェロン ……128, 133	原発性肺がん …………290, 356	呼吸細気管支 ………………8
クスマウル呼吸 ……………35	原発性肺クリプトコッカス症 …140	

——の閉塞 161
呼吸状態の観察項目 35
呼吸性アシドーシス 25, 55
呼吸性アルカローシス 55, 278
呼吸中枢 17
呼吸調節 17
呼吸調節系の異常 281
呼吸調節システム 278
呼吸不全 210, 271
——の治療 275
呼吸法 377
呼吸リズム 17
呼吸リハビリテーション 372
——のエビデンス 374
呼吸リハビリテーション科の適用疾患 374
骨髄異形成症候群 239
骨髄移植 269
コロナウイルス 89, 122
混合型胚細胞腫瘍 367
混合性換気障害 44
混合性結合組織病 249, 254
混合粉塵塵肺 224
コンソリデーション 69
コンディショニング 377
コントローラー 156

さ行

細気管支 8
細気管支炎 212
細菌性胸膜炎 145
細菌性肺炎と非定型肺炎の鑑別 96
最小発育阻止濃度 99
最大吸気量 45
最大呼気流量 46
在宅酸素療法 179, 277
サイトメガロウイルス 120, 121
再発気胸 351
細胞質内封入体 246
細胞浸潤型NSIP 204, 206
細胞性デブリ 146
細胞性・破壊性閉塞性細気管支炎 165
細胞性免疫 142, 143
細葉 11
細葉陰影 69
杯細胞 10
鎖骨随伴陰影の消失 64
擦過細胞診 80
サーファクタント 239
——の機能 338
サーファクタントプロテインD 221
サーファクタント補充療法 341
サブスタンスP 29
サルコイドーシス 199, 243
酸塩基平衡 55
残気量 48
酸素解離曲線 20
酸素含量 21

酸素飽和度 20
酸素輸送 20
酸素療法 179, 275
散布巣 126
シアル化糖鎖抗原 221
シェーグレン症候群 249, 254
持久力トレーニング 379
自己免疫性(特発性)肺胞タンパク症の発症機序 240
四肢・体幹筋力トレーニング 379
視診 34
自然気胸 230, 350
シーソー呼吸 175
市中感染型メチシリン耐性黄色ブドウ球菌 104
市中肺炎 96, 116, 208
疾患と息切れの関係 33
実質性肺水腫 334
湿性咳嗽 28
自転車エルゴメータ 379
シャトル・ウォーキング試験 375
シャルコー・ライデン結晶 184
シャント 23, 272
縦隔 14
縦隔型非精上皮腫性胚細胞腫 367
縦隔気腫 350
縦隔条件 72
縦隔偏位 356
縦隔リンパ節 15
重症急性呼吸器症候群 122
重症筋無力症 363
集団感染 124
終末細気管支 8
主気管支 8
——の断面 79
縮小手術 304
手術所見P因子 84
術後化学療法 306
術後管理 305
術後放射線療法 306
術後補助療法 306
術後予測肺機能 301
術前呼吸管理 302
受動喫煙 382
受動喫煙関連疾患 384
腫瘍随伴症候群 299
腫瘍様病変 311
腫瘤影 68
主流煙と副流煙との比較 383
準呼吸不全 274
小陰影 224
上気道 8
小径線維神経障害 243
小細胞肺がん 291, 298
上縦隔 14
小循環 12
常染色体優性遺伝性皮膚症候群 234
上大静脈の還流障害 299
静的肺・胸郭圧量曲線 16

小児期呼吸器感染症 168
上皮型中皮腫 360
上皮成長因子受容体 294, 355
静脈血栓形成の誘発因子 315
静脈血栓塞栓症のリスクの階層化 319
小葉 11
上葉気管支 8
上葉区域切除術 303
小葉周辺性肺気腫 202
上葉切除術 303
小粒状陰影 248
少量胸水 59
初期結核症 124
触診 37
食道裂孔 5
徐呼吸 35
シルエット・サイン 65
腎クリーゼ 252
神経原性腫瘍 369
神経鞘腫 369
神経線維腫 369
神経調節 17
腎血管筋脂肪腫 231, 232
心原性肺水腫 333
人工呼吸器関連損傷 341
人工呼吸器関連肺炎 104, 116, 201
侵襲性アスペルギルス症 136
侵襲性肺炎球菌感染症 101
滲出性胸水 60, 146, 149
浸潤影 189
腎生検 258
進展型小細胞肺がん 291
塵肺 227
じん肺管理区分 225
塵肺の種類 224
深部静脈血栓症の合併症 315
髄液穿刺 141
水痘ウイルス 121
水封・低圧持続吸引の原理 353
水泡音 41, 334, 339
髄膜炎 140
睡眠時無呼吸症候群 283
睡眠ポリソムノグラフィ 285
スクウォーク 41
ステロイド持続静注療法 201, 210
ステロイド単独療法 206, 210
ステロイドパルス療法 201, 206, 210, 217, 259
ストレプトコッカス・ニューモニエ 99
ストレプトマイシン 128
スパイログラムと肺気量分画 44
スパイロメトリー 44
スーフル 302
スリガラス陰影 70
スリーブ肺葉切除術 303
スルファメトキサゾール/

トリメトプリム……………144	粟粒結核………………126	低O₂血症………………272
星雲様陰影………………248	**た行**	──発症の機序………272
声音振盪……………………37	大陰影…………………225	低換気性呼吸不全………274
正常気管支鏡所見…………79	代謝性アルカローシス……55	低強度負荷………………379
星状小体…………………246	代謝性アシドーシス………55	低呼吸……………35, 287
精上皮腫性胚細胞腫……367	体循環………………………12	低酸素血症…22, 113, 198, 221
成人市中肺炎……………113	大循環………………………12	低酸素症……………………22
成人市中肺炎初期治療の基本	大静脈裂孔……………………5	低流量酸素供給システム…275
フローチャート…………98	大動脈裂孔……………………5	テタニー…………………278
成人喘息…………………155	ダイニン……………………10	転移性肺腫瘍……………308
性腺外胚細胞腫瘍………367	対標準1秒量………………45	──のX線像………………310
性腺刺激ホルモン放出ホルモン233	対標準肺活量………………45	導入プログラム…………376
生理的胸水…………………59	体プレチスモグラフ法……48	動脈血ガス分析……………52
咳……………………………28	対面服薬治療……………129	動脈血採血…………………53
──の反射…………………29	大量胸水……………………59	動脈血酸素分圧……………52
──のメカニズム…………28	濁音…………………………38	動脈血酸素飽和度…………56
赤芽球癆…………………363	多血症……………………344	動脈血二酸化炭素分圧……52
咳受容器……………………29	多呼吸………………………35	動揺胸郭……………………36
咳喘息……………154, 160	打診…………………………38	透亮像………………………74
脊椎後彎……………………36	縦緩和時間…………………76	特発性間質性肺炎………191
脊椎側彎……………………36	ダナポイント分類………323	特発性器質化肺炎 186, 205, 207
脊椎の変形…………………37	タバコ糖タンパク質……236	特発性自然気胸…………351
石綿………………………227	多発性筋炎…………249, 253	特発性肺線維症……196, 228
石綿健康被害救済制度…361	多発性肺囊胞……………230	特発性肺動脈性肺高血圧症…325
石綿肺……………193, 226	タミフル……………………95	特発性閉塞性細気管支炎…208
石綿曝露…………………359	樽状胸………………………36	徒手胸郭圧迫法…………378
──量……………………228	弾性収縮力…………………16	塗抹検査結果の記載法…127
石灰化……………………225	断続性雑音…………………41	トラヘルパー……………306
線維化型NSIP………204, 194	断続性ラ音…………………41	鳥インフルエンザと新型インフル
線維化型非特異性間質性肺炎…199	ダンベル型腫瘍…………370	エンザの関係……………93
線維芽細胞巣……………200	チアノーゼ…………………34	鳥飼病………212, 213, 216
線維素溶解療法…………150	チェーン-ストークス呼吸…35, 287	トリコスポロン属………212
線維毛包腫………………234	チャーグ-ストラウス症候群…259	トリフロー………………302
遷延性咳嗽…………28, 159	──の診断基準……………262	努力呼吸……………16, 35
潜在性結核感染症治療…130	──の臨床症状……………260	努力肺活量…………………45
前縦隔………………………14	注意すべき体内留置金属…77	トレーニング構成………376
全身持久力トレーニング…378	中間気管支……………………8	**な行**
全身性エリテマトーデス	中耳炎……………………259	内呼吸………………………18
…………………249, 254	中縦隔………………………14	──の障害…………………271
全身性硬化症………249, 252	中枢化学受容器……………17	内臓逆位……………167, 171
喘息重症度の分類…154, 155	中枢神経症状……………113	夏型過敏性肺(臓)炎
喘息治療ステップ………157	中枢神経病変……………141	…………212, 213, 215
喘息治療の目標…………156	中枢性チアノーゼ…………34	軟性気管支鏡………………78
喘息のアレルギー性炎症…153	中皮腫……………228, 358	肉芽腫……………………255
喘息の危険因子…………152	中葉気管支……………………8	肉芽腫病変………………237
喘息発作・増悪のメカニズム…152	超音波ガイド下生検………85	肉腫型中皮腫……………360
喘息発作…………………158	超音波検査…………………84	ニコチン依存症…………383
全摘術……………………303	超音波診断所見……………84	二酸化炭素の輸送…………21
先天性肺タンパク症……240	超音波内視鏡………………85	二酸化炭素分圧と水素イオン濃度
全肺洗浄法…………239, 242	蝶形陰影……………70, 335	……………………………25
喘鳴…………………………41	聴診…………………………40	二次小葉……………………74
線毛運動……………………10	聴診器………………………43	二次性自然気胸…………351
臓器移植後の発症………165	聴診部位と順序……………43	二次性赤血球増多症……344
造血幹細胞移植後………120	直接確認治療……………129	二次性(続発性)肺胞タンパク症240
臓側胸膜………………………5	鎮咳薬………………………30	二相型中皮腫……………360
塞栓子……………………315	通常型間質性肺炎…194, 197	日本アレルギー学会標準法………50
続発性自然気胸…………351	ツベルクリン反応………128	日本結核病学会病型分類…127
続発性肺クリプトコッカス症…140	低圧持続吸引器…………353	乳酸脱水素酵素…………221
粟粒影………………………68	低Na血症………………299	乳び胸……………………345
粟粒型……………………310		

乳糜胸水 …………………………232
乳糜腹水 …………………………233
乳糜漏 ……………………………230
ニューマトセル …………………105
ニューモシスチス・イロヴェツィー
  ………………………………143
ニューモシスチス肺炎 …120, 142
ニューロキニンA …………………29
尿中抗原検査 ……………………100
二類感染症 ………………………125
妊娠・出産 ………………………233
粘液栓子 ……………………188, 189
粘液線毛クリアランス ……………31
粘液線毛クリアランス障害 ……170
捻髪音 ……………41, 221, 227, 250
膿胸 146, 148, 149, 150, 350
膿性痰 ……………………………162
農夫肺 ………………………212, 213
囊胞陰影 …………………………236
囊胞性線維症 ………167, 168, 169
野口分類 ……………………304, 307
ノンレム睡眠 ……………………283

は行

肺アスペルギルス症 ……………135
肺アスペルギローマ ……………136
肺移植 ……………………………166
肺MAC症 …………………………133
肺炎 …………………………………96
肺炎球菌 ……………………………58
肺炎球菌肺炎 ………………………99
肺炎クラミジア …………………110
肺炎随伴性胸水 ……………146, 150
肺炎マイコプラズマ ……………108
肺音の分類 …………………………41
肺外徴候 ……………………………64
肺下胸水 …………………………147
肺拡散能力 …………………………49
肺過誤腫 …………………………312
肺活量 ………………………………45
肺がん ………………………228, 289
　　──の特徴 …………………290
肺換気シンチグラム ……………302
肺がん胸膜浸潤の超音波診断基準
  …………………………………84
肺感染症 ……………………171, 200
肺気腫 ……………………………175
肺区域 ………………………………7
肺クリプトコッカス症 …………139
肺結核 ……………………………123
　　──の疫学 …………………125
　　──の感染 …………………124
　　──の感染対策 ……………124
　　──の菌種同定 ……………127
　　──の細菌検査 ……………127
　　──の届出 …………………125
　　──の塗抹検査 ……………127
　　──の発病の形式 …………124
　　──の標準治療が行えない状況
  …………………………………129

　　──の薬剤耐性 ……………125
肺結核初回治療の標準治療法 …128
肺結核発病の危険因子 …………125
肺血管 ………………………………13
肺血栓塞栓症 ……………………314
　　──の可能性予測 …………316
肺血流シンチグラム ……………302
肺高血圧 …………………………198
　　──のリスク因子 …………326
　　──の臨床分類 ……………324
　　──の診断 …………………328
肺高血圧症 ………………………323
肺高血圧症機能分類 ……………330
肺梗塞 ……………………………315
胚細胞腫瘍 ………………………366
肺循環 ………………………………12
肺水腫のネガ像 …………………185
肺性心 ……………………………273
肺切除術 …………………………303
肺臓炎 ………………………………96
肺塞栓症 …………………………314
肺損傷の発症機序 ………………338
肺動静脈瘻 ………………………343
肺動脈圧の測定方法 ……………323
肺動脈血管拡張物質・薬剤 ……326
肺動脈閉塞試験 …………………302
肺内石綿小体 ……………………229
肺年齢 ………………………………45
　　──と喫煙による1秒量の変化
  …………………………………45
肺の亜区域 ………………………301
肺囊胞 …………………………231, 234
肺の虚脱度の分類 ………………352
肺の血管系 …………………………7
肺の小葉構造 ………………………11
肺非結核性抗酸菌症の診断基準 132
肺胞 …………………………………8
　　──でのガス交換 ……………19
肺胞過換気 ………………………278
肺胞換気量とPaCO$_2$の関係 ……24
肺胞気酸素分圧 ……………………54
肺胞気式 ……………………………54
肺胞呼吸音 …………………………40
肺胞上皮障害 ……………………195
肺胞性陰影 …………………………69
肺胞性パターン ……………………69
肺胞タンパク症 …………………239
肺胞低換気 ……………………24, 272
肺胞低換気症候群 ………………280
肺胞マクロファージ ……………112
ハイポキシア ………………………22
ハイポキセミア ……………………22
肺保護戦略 ………………………341
肺毛細血管 …………………………13
肺毛細血管通過時間 ………………19
肺門影 ………………………………63
肺門・縦隔腫大型 ………………310
肺門重畳徴候 ………………………66
肺野高吸収域 ………………………73
肺野条件 ……………………………71

肺野低吸収域 ………………………73
肺葉 …………………………………6
肺容量減量手術 …………………180
肺ランゲルハンス細胞組織球症
  ………………………………235
肺良性腫瘍 ………………………311
バケツハンドル運動 ………………4
播種性NTM症 ……………………134
ばち(状)指 ………………………34
鳩胸 …………………………………36
鼻茸 ………………………………260
パフォーマンス・ステータス …301
バーベック顆粒 …………………237
針穿刺吸引 …………………………80
パルスオキシメータ ………………56
パルスオキシメトリー ……………56
半月体形成性腎炎 ………………267
パンコースト症候群 ……………296
瘢痕浸潤 …………………………243
斑状影 ………………………………69
ハンスフィールド単位 ……………71
反復区域洗浄法 ……………239, 242
反復性副鼻腔炎 …………………259
反復唾液嚥下試験 ………………117
ビア樽状胸郭 ……………………175
ビオー呼吸 …………………………35
皮下気腫 …………………………350
鼻カニュラ ………………………275
非乾酪類上皮細胞肉芽腫 ………243
鼻腔ぬぐい液採取法 ………………94
ピークフローメータ ……………155
非結核性抗酸菌 ……………131, 132
非結核性抗酸菌症 131, 168, 171
非結核性細菌検査 ………………132
飛行機の中での血栓発症の誘因
  ………………………………322
鼻口腔・咽頭ぬぐい液の抗原検査
  …………………………………90, 94
非CF性気管支拡張症 …168, 169, 170
非小細胞肺がん ……………292, 295
非侵襲的人工呼吸 ………………201
非侵襲的陽圧換気療法 …179, 277
非精上皮腫性胚細胞腫 …………367
非喘息性好酸球性気管支炎 ……160
非特異性間質性肺炎 ………194, 203
ヒト絨毛性ゴナドトロピン ……366
ヒト白血球抗原 …………………162
鼻粘膜生検 ………………………258
皮膚筋炎 ……………………249, 253
皮膚サルコイド …………………243
非閉塞性無気肺 ……………………67
飛沫核 ………………………123, 124
飛沫核感染 ………………………124
飛沫感染 ……………………108, 111
びまん性胸膜肥厚 ………………228
びまん性肺胞出血の分類 ………267
びまん性肺胞傷害の病理像 ……340
びまん性汎細気管支炎 …………161
肥満低換気症候群 ………………281

標準術式 …………………………303	胞隔炎 ………………………212, 215	免疫抑制療法 …………………258
鼻翼呼吸 ……………………………35	包括的呼吸リハビリテーションプログラム …………………………372	綿花様陰影 ……………………248
日和見感染 …………………………200	蜂窩肺 ……………………………73, 229	**や行**
日和見感染症 ……136, 142, 270	放射線治療 ………………………222	薬剤性細胞障害 ………………219
ピラジナミド ……………………128	放射線肺炎 ………………………221	薬剤性肺炎 ………………193, 218
ピルフェニドン …………………200	蜂巣肺 ……………………198, 199	――の原因薬剤 ………………220
頻呼吸 ………………………………35	泡沫細胞 …………………161, 163	薬剤性肺炎診断の手順 ………219
部位別がん年齢調整死亡率の年次推移 ……………………………289	泡沫状痰 …………………………334	薬剤性肺障害 ……………183, 220
笛音 …………………………………41	ボリコナゾール …………138, 141	――の発症機序 ………………219
フォレスター分類 ………………336	ポリープ型腔内線維化 …………208	薬剤リンパ球刺激試験 ………219
負荷強度 …………………………378	ボルダイン ………………………302	融合影 ………………………………69
副雑音 ………………………………40	ホルネル症候群 …………………296	有瘻性膿胸 ………………………148
腹式呼吸 ………………………16, 377	ポンティアック熱 ………………113	葉と区域 ……………………………6
副鼻腔炎 …………………161, 162	ポンプハンドル運動 ………………4	横緩和時間 …………………………76
副流煙 ……………………………382	**ま行**	予備吸気量 …………………………45
不顕性誤嚥 ………………115, 116	マイコプラズマ …………………108	予備呼気量 …………………………45
不整形陰影 ………224, 225, 229	マイコプラズマ肺炎 ……………108	**ら行**
ブドウ膜炎 ………………………243	マウスピース ……………………288	ライ症候群 …………………………91
フーバー徴候 ……………………175	マクロライド系抗菌薬 …………172	ライトの基準 ………………………60
部分切除術 ………………303, 313	マクロライド系薬 ………………163	ライノウイルス ……………………89
踏み台昇降 ………………………379	マクロライド療法 ………………166	ラパマイシン ……………………233
ブラ …………………………………351	正岡分類 …………………………364	ランゲルハンス細胞 ……………235
フルコナゾール …………139, 141	麻疹ウイルス ……………………121	ランバート・イートン症候群 …299
フレッチャー，ヒュー・ジョーンズの呼吸困難の程度の分類 ………32	末梢化学受容器 ……………………17	リザーバシステム ………………277
ブレブ ……………………………351	末梢気道病変 ……………………175	リザーバ付き酸素マスク ………277
不連続抗原変異 ……………………92	末梢発生小型肺がん ……………307	リバルタ反応 ………………………60
プロスタグランディンI₂の持続注入方法 ……………………………331	マルファン症候群 ………………351	リファンピシン …………………128
プロスタサイクリンPGI₂ ……330	慢性壊死性肺アスペルギルス症 ………………………………136	粒状陰影 ……………68, 162, 163
フロ－ボリューム曲線 ……………46	慢性炎症性疾患 …………………172	粒状影 ………………73, 224, 225
分岐状影 …………………………126	慢性咳嗽 ……………………28, 159	良性上皮性腫瘍 …………………311
分子標的治療 ……………………294	慢性好酸球性肺炎 ………184, 193	良性胚細胞腫瘍 …………………368
分子標的治療薬 …………………297	慢性呼吸不全の急性増悪 ………272	良性非上皮性腫瘍 ………………311
分離肺換気 …………………………82	慢性肺疾患 ………………………273	旅行者血栓症 ……………………322
閉塞型睡眠時無呼吸症 …………284	慢性PTE …………………………316	リリーバー ………………………156
閉塞性換気障害 ……………44, 165	慢性閉塞性肺疾患 …172, 173, 373	リレンザ ……………………………95
閉塞性細気管支炎 ………………164	右左シャント ……………………344	リンパ管の損傷 …………………345
閉塞性障害 ………………………229	水飲み試験 ………………………117	リンパ球刺激試験 ………………183
閉塞性無気肺 ………………………67	無気肺 ………………………………67	リンパ行性 ………………………308
壁在型腔内線維化 ………………208	無莢膜株 …………………………103	リンパ節 ……………………………15
壁側胸膜 ……………………………5	無呼吸症候群 ……………………284	リンパ脈管筋腫 …231, 232, 233
ペニシリン系抗菌薬 ……………101	無呼吸低呼吸指数 ………………283	リンパ脈管筋腫症 ………………230
ペニシリン結合タンパク ………100	無呼吸・低呼吸の定義 …………287	レジオネラ肺炎 ……………112, 113
ペニシリンの薬剤感受性判定基準 ……………………………101	メチシリン感受性黄色ブドウ球菌 ………………………………105	レフグレン症候群 ………………243
ペーパーバック再呼吸法 ………279	メチシリン耐性黄色ブドウ球菌 ………………………………105	連続抗原変異 ………………………92
ヘマグルチニン ……………………92	メニスカスサイン …………59, 147	連続性雑音 …………………………41
ヘモジデリン貪食細胞 …………266	免疫異常 …………………………363	連続性ラ音 …………………………41
ヘリング・ブロイエル反射 ………17	免疫賦活薬 ………………………357	ロイコトリエン受容体拮抗薬 …259
ベルクロラ音 ……………………226	免疫不全 …………………………143	労災保険 …………………………361
偏性細胞内寄生細菌 ……………110	免疫不全症 ………………………172	漏出性胸水 …………………………60
片側鎖骨随伴陰影の消失 …………64	免疫抑制薬療法 …………201, 206	漏斗胸 ………………………………36
ベンチュリー効果 ………………276		**わ行**
ベンチュリーマスク ……………276		ワルファリンカリウムと相互作用 ………………………………320

呼吸器疾患ビジュアルブック

2011年4月5日　　　初　版　第1刷発行

監　修	落合	慈之（おちあい ちかゆき）
発行人	影山	博之
編集人	森	浩
発行所	\multicolumn{2}{l	}{株式会社 学研メディカル秀潤社}
	\multicolumn{2}{l	}{〒141-8414 東京都品川区西五反田 2-11-8}
発売元	\multicolumn{2}{l	}{株式会社 学研マーケティング}
	\multicolumn{2}{l	}{〒141-8415 東京都品川区西五反田 2-11-8}
ＤＴＰ	\multicolumn{2}{l	}{有限会社ボンソワール書房}
印刷所	\multicolumn{2}{l	}{株式会社シナノパブリッシングプレス}
製本所	\multicolumn{2}{l	}{加藤製本株式会社}

この本に関する各種お問い合わせ先
【電話の場合】
● 編集内容については Tel 03-6431-1237（編集部直通）
● 在庫, 不良品（落丁, 乱丁）については Tel 03-6431-1234（営業部直通）
【文書の場合】
● 〒141-8418 東京都品川区西五反田 2-11-8
　　学研お客様センター『呼吸器疾患ビジュアルブック』係

©C.Ochiai　2011.　Printed in Japan
● ショメイ：コキュウキシッカンビジュアルブック
本書の無断転載, 複製, 複写（コピー）, 翻訳を禁じます.
本書に掲載する著作物の複製権・翻訳権・上映権・譲渡権・公衆送信権（送信可能化権を含む）
は株式会社学研メディカル秀潤社が保有します.
本書を代行業者等の第三者に依頼してスキャンやデジタル化することは, たとえ個人や
家庭内の利用であっても, 著作権法上, 認められておりません.

JCOPY〈（社）出版者著作権管理機構委託出版物〉
本書の無断複写は著作権法上での例外を除き禁じられています. 複写される場合は, その
つど事前に, （社）出版者著作権管理機構（電話 03-3513-6969, FAX 03-3513-6979, e-mail:
info@jcopy.or.jp）の許諾を得てください.